Kareen Dannhauer

Guter Hoffnung

HEBAMMENWISSEN FÜR MAMA UND BABY

Das Standardwerk
vollständig überarbeitet und erweitert

Kareen Dannhauer

Guter Hoffnung

HEBAMMENWISSEN FÜR MAMA UND BABY

Ganzheitliche Begleitung aus Evidenz und Naturheilkunde

Mit Illustrationen
von Claudia Meitert

KÖSEL

Wichtiger Hinweis

Alle Behandlungsvorschläge, Hinweise, Ratschläge und Übungen in diesem Buch sind von der Autorin sorgfältig geprüft worden. Sie ersetzen jedoch nicht die persönliche Begleitung und Abklärung durch behandelnde Hebammen oder Geburtsmediziner. Im Zweifelsfall, bei akuten Ereignissen wie Schmerzen, Blutungen oder deutlichen Symptomen, die Sie beunruhigen und die Sie nicht einordnen können, bei Vorerkrankungen oder bestehender Erkrankung muss für eine konkrete Diagnose und entsprechende Behandlung stets ein Arzt oder eine Ärztin aufgesucht werden. Eine Haftung vonseiten der Autorin oder des Verlags wird ausdrücklich ausgeschlossen.

MIX
Papier | Fördert
gute Waldnutzung
FSC® C010328

Penguin Random House Verlagsgruppe FSC® N001967

2. Auflage 2025

Redaktion: Melanie Hartmann, Fürstenfeldbruck
Layout und Umschlaggestaltung: Tanja Maus
Umschlagmotiv und Innenteilillustrationen: Claudia Meitert
Satz: Uhl + Massopust, Aalen
Druck und Bindung: Alföldi Nyomda Zrt., Debrecen
Printed in Hungary
ISBN 978-3-466-31214-6

www.koesel.de

Meinen Töchtern

Liebe muss dabei sein.
Ohne Liebe sind wir bestenfalls geschickt.

Frederick Leboyer

Inhalt

Am Ende der Schwangerschaft

Essen für zwei

Zeit der Vorbereitung

Der Weg zum Baby

Die allerersten Wochen

Rückkehr zum Alltag

Anhang

Vorwort zur überarbeiteten Neuausgabe

Jede Schwangerschaft ist etwas Großartiges und berührt uns wie kaum etwas anderes mit dem Zauber des Anfangs. Ein Baby wächst in deinem Körper heran, ihr werdet Eltern. Dieser Gedanke ist manchmal so verrückt, dass wir all die Gefühle, die sich da mischen, oft gar nicht fassen können. In eurer Biografie wird diese Schwangerschaft für immer einer der ganz wichtigen Meilensteine sein. Viele Umstände können dazu beitragen, dass es eine besonders schöne Zeit deines Lebens sein wird, eine grandiose, manchmal auch irritierende, sinnliche Erfahrung. Eine Zeit, die du genießen kannst und gespannt – sicher auch mit Respekt, mit Höhen und Hürden, insgesamt aber voller Vorfreude – erlebst. Guter Hoffnung sein.

Für all das musst du dir nicht erst meterweise Literatur anlesen, auch für das Gebären nicht. Unser Körper ist klug und weiß ja eigentlich, wie alles funktioniert. Wir aktivieren unsere angeborene intuitive Gebärkompetenz. Nur manchmal ist diese Intuition ein bisschen kapriziös und sagt einfach nichts, wenn du in dich hineinhorchst.

Gerade in Zeiten überbordender Information auf allen Kanälen ist es enorm hilfreich, einen Filter zu haben, um nicht in den Weiten des Internets oder irgendeinem Social-Media-Rabbithole deiner Bubble zu stranden – überfordert von all den Stimmen und Meinungen. So ein Filter kann dieses Buch sein. In diesem dicken Wälzer habe ich meine 30-jährige Hebammenerfahrung kondensiert. Sie kann dir eine Basis bieten, für das, was man in der Medizin *informed choice* nennt: Um erwachsene Entscheidungen zu treffen und im Rahmen des Möglichen selbstbestimmt zu gebären, braucht es ein Fundament an Wissen.

Und es kann helfen, sich auf Prioritäten im großen Dschungel der Eventualitäten zu fokussieren. In meiner alltäglichen Arbeit werde ich bisweilen nach Komplikationen gefragt, die im Promillebereich liegen, die aber gerade ausführlich auf Instagram oder an Uromas Kaffeetafel diskutiert wurden. Es gibt so viele Mythen rund um Nabelschnüre, Saugglocken, Sturzgeburten, runde oder spitze Bäuche und verwöhnte Babys, dass es mir regelmäßig eine Freude ist, einige von ihnen zu pulverisieren.

Manchmal erleben wir die Schwangerschaft auch nicht als »das Natürlichste der Welt«, sondern als eine fragile Situation, die mitunter medizinischer Diagnostik, Therapie oder Intervention bedarf. Da hilft eine klare Beschreibung dessen, worum es geht und was die Hintergedanken des medizinischen Personals sind, um die Situation besser einordnen zu können, sinnvolle Maßnahmen zu kennen und ganz konkreten Rat an die Hand zu bekommen, was du selber tun kannst.

Und auch die Vorstellung und Realität zu ganz banalen Alltagsdingen klafft auseinander. Manchmal ist es nicht besonders glamourös, sich in der frühen Schwangerschaft nur zwischen Sofa (dauermüde) und Toilette (dauerübel) zu bewegen. Viele Tage im Leben mit einem Baby sehen ganz anders aus als auf so manchem Instagram-Account, wenn du mit schmerzenden Brüsten und dicken Rändern unter den Augen den siebten Versuch unternimmst, das Baby kurz mal abzulegen, um endlich das vollgespuckte T-Shirt von vorgestern auszuziehen und unter die Dusche zu hüpfen.

Das Hebammenhandwerk ist mittlerweile akademisiert, wir schreiben mit an Leitlinien und dem wissenschaftlichen Diskurs zur fortwährenden Entwicklung von *Goldstandards* und *Best Practices*. Auch deshalb gibt es sieben Jahre nach dem ersten Erscheinen nun eine vollständig überarbeitete Neuausgabe dieses Buchs. Gute, zeitgemäße Hebammenarbeit steht für eine kluge, interventionsarme, frauen-, baby- und familienfreundliche Geburtshilfe, nicht nur zu Hause und in den Geburtshäusern, sondern auch und gerade in den Kliniken – immerhin werden hier 98 Prozent aller Babys geboren. Geburtsbegleitung ist dann sicher, wenn Frauen gut betreut werden, und nicht zwangsläufig dann, wenn »viel Medizin« aufgefahren wird.

Um diese gute Begleitung musst du dich kümmern. Unter den aktuellen Bedingungen im ambulanten und klinischen Gesundheitswesen ist das wichtiger denn je. Schon die erste Hürde ist, überhaupt eine Hebamme für die Betreuung in Schwangerschaft, Geburt und Wochenbett zu finden, und eine Geburtsklinik, die deine Geburt so begleitet, wie es ihr gebührt: mit Geduld und Spucke, ohne Einmischung und mit einem großzügigen Personalschlüssel. Hier und da ist vielleicht ein Statement gefragt, oder ihr müsst euch einmischen und Entscheidungen treffen, wenn euch bestimmte Dinge besonders wichtig sind. Kümmere dich gut und gestalte mit. Im Sinne einer informierten Entscheidung, die in der modernen Geburtshilfe gefragt ist. Es ist deine Schwangerschaft und deine Geburt! Birth matters!

Ich wünsche dir eine wunderschöne, kraftvolle und gesunde Zeit für dich und dein Baby!

Ganz herzlich
Kareen Dannhauer

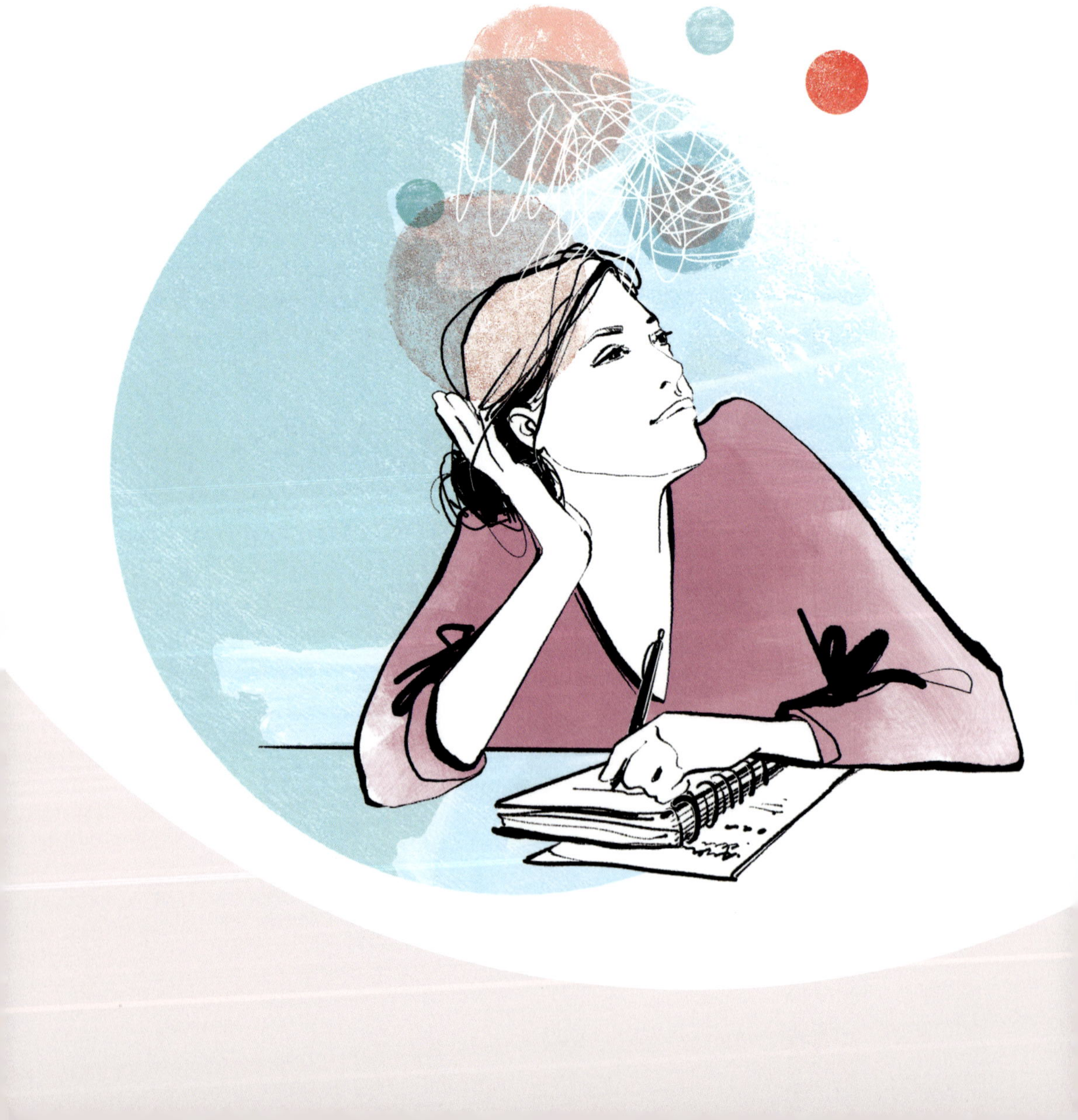

Frühe Schwangerschaft

DAS ERSTE DRITTEL

Schwangersein ist wirklich eine Reise, ein Aufbruch zu ganz neuen Ufern. Glücklicherweise dauert sie neun oder zehn Monate, sodass du für alle diese Prozesse und letztlich dein Mutterwerden ein wenig Zeit hast. Eine aufregende und sehr besondere Zeit liegt vor dir!

Du bist tatsächlich schwanger. Wie schön! Oder? Irgendwie ist das immer noch eine verrückte Vorstellung. Und deshalb mischt sich in dieses Gefühl von Vorfreude hin und wieder eine kleine Spur ambivalenter Gedanken. Bei den einen Menschen mehr, bei den anderen weniger. Wenn sich etwas so Grundlegendes im Leben ändert, kriegt man auch ein bisschen Angst vor »diesem großen Ding«, ein Kind zu haben. Wollte ich das wirklich, bin ich (jetzt schon) bereit dazu, und was wird mit dem Rest des Lebens – der sogenannten Freiheit, meinem Job, dem ganzen bunten Leben mit Kultur, Reisen, Party und überhaupt: unserer Liebe? Auch unpopuläre Gefühle sind Teil davon: Vermutlich alle Frauen und Männer haben diese Gedanken.

PROLOG: UNGEGLAUBTE WAHRHEITEN ÜBER DAS LEBEN MIT BABY

Ihr werdet vermutlich genauso reagieren wie fast alle Eltern vor euch: Von den Dingen, die im Leben mit einem Baby eben nicht vorstellbar sind, wenn man noch keines hat, glaubt man allerhöchstens die Hälfte. Eine Liste dieser Dinge könnte so aussehen:

- ***Euer Baby wird in eurem Bett schlafen,*** zumindest in Teilen der Nacht. Du kannst dich am besten schon jetzt verabschieden von dem Gedanken, dass ihr diejenigen seid, die das bestimmen werden. In diesem Buch steht an verschiedenen Stellen, warum das gut so ist! Also nicht einfach Kapitulation, sondern wirklich gut.
- ***Deine Einstellung zu sehr grundsätzlichen Themen*** wie Pädagogik im Allgemeinen und Speziellen, zum Stillen, zum Wert von Organisation und Struktur, zu partnerschaftlicher Paarbeziehung wird sich verändern. Lass dich überraschen.
- ***Wenn du dein Baby stillst,*** wirst du das früher oder später auch öffentlich tun und noch etwas später angelutschte Apfelreste aufessen. Du wirst nicht sonderlich viel dabei finden.
- ***Du wirst phasenweise um 14 Uhr das erste Mal das Haus verlassen,*** hast es aber noch nicht geschafft, die Haare zu waschen, obwohl das seit vorgestern dringend nötig gewesen wäre. Auch das ist dir oftmals egal. Oder es fällt dir noch nicht mal auf.
- ***Es stimmt, was alle sagen: Mit einem kleinen Baby kommst du zu gar nichts.*** Deine To-do-Liste des Tages besteht aus: eine Maschine Wäsche waschen und sie auch aufhängen, Brot kaufen, einen Brief einwerfen und zumindest das eine, allerwichtigste Telefonat auf der Liste mit der Krankenkasse oder der Elterngeldstelle führen. Wenn die Hälfte davon klappt – war es ein guter Tag und du fühlst dich hoffentlich wie Superwoman.
- ***Du wirst deine Erwerbsarbeit überhaupt nicht vermissen.*** Oder du beneidest deinen Mann oder deine Partnerin, dass sie ins Büro fahren dürfen und dort bei einem Kaffee erst mal gemütlich den Rechner hochfahren, während du zu Hause versuchst, zumindest in Ruhe auf die Toilette zu gehen. Gerne beides gleichzeitig oder abwechselnd.
- ***Ihr werdet wesentliche Teile des Tagesablaufes um euer Kind herumstricken,*** wie so Helikoptereltern, weil sonst wesentliche Teile des restlichen Tages gelaufen sind. Nichts daran ist schlecht.

Du wirst also vieles von dem tun, bei dessen Betrachtung du jetzt mit den Augen rollst. Gewöhne dich schon mal daran. Wenn man noch kein Kind hat, klingt das zugegebenermaßen einigermaßen furchtbar. Als würden sämtliche Befürchtungen, die sich um die Aufgabe eines selbstbestimmten Lebens ranken, nun alle wahr. Ziemlich vieles von dem, was (noch) kinderlosen Menschen angesichts verschiedener Kinderszenarien in den Sinn kommt, würde man natürlich »ausdrücklich und ausnahmslos selbst *niemals* so machen«. Für euch ist sonnenklar: »Kein Wunder, dass denen ihre Kinder so auf der Nase herumtanzen, wenn sie sie auch so in den Mittelpunkt stellen. Man kann sich ja nicht mal auf einen entspannten Kaffee mit denen verabreden!« So will man also im Vorwege auf keinen Fall Teil des Klischees werden – und wird es schließlich doch. Aber erst mal dort angekommen, willst du nie wieder zurück – und wirst ein kleines bisschen demütig.

FRÜHE ZEICHEN EINER SCHWANGERSCHAFT

Bin ich tatsächlich schwanger? Diese Frage, mit Herzklopfen gestellt, prägt für fast alle Frauen die allerersten Tage und Wochen einer Schwangerschaft. Überrascht oder ersehnt – vermutlich ertappst du dich bei akribischer Selbstbeobachtung: War mir nicht heute Morgen ein kleines bisschen schlecht? Ich bin so müde, meine Brüste sind riesig … und ich habe solche Lust auf schräge Sachen!

Manche Frauen können es kaum abwarten und machen einen Schwangerschaftstest noch vor Ausbleiben der Periode, andere horchen erst mal in sich, ob sie dort schon ein feines oder deutlicheres Anzeichen des Schwangerseins finden, wieder andere sind in der 12. Schwangerschaftswoche komplett geplättet von einem Zufallsbefund und haben gar nichts gespürt. Es gibt eine ganze Reihe an mehr oder weniger subtilen Symptomen, die typischerweise in der frühen Schwangerschaft bei vielen Frauen auftreten.

EINE SCHWANGERSCHAFT FESTSTELLEN

Die wohl gängigste Art, Gewissheit über deinen Zustand zu erhalten, findet meistens – mit einem dieser lebensverändernden Teststreifen bewaffnet – in deinem Badezimmer statt. Mit klopfendem Herzen beobachtest du das Testfeld und einen sich langsam entwickelnden zweiten Streifen oder – unmissverständlich – das Erscheinen des Wortes *schwanger*. Ein sehr besonderer Moment. Überlege dir also gut, wann genau du ihn erleben möchtest, ob du allein sein willst oder nicht und ob die Bürotoilette dazu der geeignetste Ort ist.

Ist dieser Test positiv, heißt das zunächst einmal etwas nüchtern, dass eine Befruchtung stattgefunden hat und ein kleines Zellkrümelchen in deinem Bauch Schwangerschaftshormone produziert. Falls du gleich zum Hörer greifen möchtest, um bei der Gynäkologin deines Vertrauens einen Termin auszumachen, damit sie das alles fachgerecht

TYPISCHE GANZ FRÜHE ANZEICHEN FÜR EINE SCHWANGERSCHAFT

- **Der Klassiker: Die Menstruation ist ausgeblieben.** Bei Frauen, die sonst einen regelmäßigen Menstruationszyklus haben – alles plus/minus zwei Tage gilt als regelmäßig –, ist ein Ausbleiben der Regelblutung seit mehr als zwei Tagen allein tatsächlich ein ziemlich starker Hinweis auf eine Schwangerschaft. Und jeder Tag mehr macht es wahrscheinlicher.
- **Du spürst immer mal ein leichtes Ziehen im Bauch,** ein bisschen so, als würde deine Menstruation »doch noch« kommen. Schon jetzt wächst deine Gebärmutter, sie wird gut durchblutet, die Mutterbänder dehnen sich. Es passiert eben schon früh ordentlich was in deinem Bauch, und das spürst du auch. Ein solch unspezifisches Ziehen ist auch in den nächsten Wochen noch häufig, du wirst deine Gebärmutter in diversen Aktivitätsgraden ganz neu kennenlernen. Frauen mit großem Kinderwunsch rennen bisweilen dreimal am Tag sorgenvoll aufs Klo, nur um nachzuschauen, ob sie nicht doch noch ihre (verspätete) Periode bekommen haben, so sehr kann das Ziehen an Menstruationsziehen erinnern.
- **Dein Busen fühlt sich gespannt, prall und empfindlich an.** Das kennen viele Frauen schon als Prä-Mens-Symptom. Normalerweise verringert es sich etwa einen Tag vor dem Einsetzen der Periode und verschwindet dann ganz. Im Falle einer Schwangerschaft bleibt es bestehen – und dies ist erst der Anfang ... Auch die Brustwarzen verändern sich oft: Sie werden empfindlicher, dunkler, und die Montgomery-Drüsen, diese kleinen, hellen Erhebungen auf den Brustwarzen, treten deutlicher hervor.
- **Du musst häufig pinkeln.** Das Gefühl, ständig auf die Toilette zu müssen, möglicherweise auch am frühen Morgen oder nachts davon aufzuwachen – ein häufiges Symptom, schon in der ganz frühen Schwangerschaft. Während später das wachsende Baby und der Druck auf die Blase eine logische Erklärung dafür sind, liegt das in den ersten Wochen einer Schwangerschaft am Progesteron, dem Gelbkörperhormon, einem der Schwangerschaftshormone.
- **Deine Haut ist weich wie Samt.** Das merkst du vielleicht schon beim Blick in den Spiegel – deine Gesichtszüge sehen unglaublich weich und entspannt aus. Und beim Darüberstreichen oder beim Eincremen bemerkst du eine tolle Weichheit und Glattheit, oft auch schon ganz früh, schon an den Tagen der ausbleibenden Regel. Der Schönmacher hier heißt Östrogen – und auch der Spiegel dieses Hormons steigt in der Schwangerschaft an. Um diese Östrogenwirkung auf die Haut weiß man schon lange: Manche unserer Großmütter rieben sich mit Cremes namens »Placentubex« oder »Hormocenta« ein. Dreimal darfst du raten, was da drin war (echt!) .
- Weiteres zu Veränderungen von Haut und Haar findest du unter → *Körperliche Veränderungen* und im nächsten Buchteil »Mittendrin in der Schwangerschaft« unter → *Veränderung von Haut & Haar* und → *Schwangerschaftsstreifen.*

ETWAS SPÄTER, ETWA AB DER FRÜHEN 6. SSW, KOMMEN DANN WEITERE SYMPTOME HINZU

- **Auch ein Klassiker: Dir ist schlecht.** Eines der unangenehmeren Schwangerschaftssymptome. Tritt häufig in Wellen auf, direkt nach dem Aufstehen ist es oft am schlimmsten, dann, nach einem kleinen Snack und einem warmen Tee, geht es erst mal wieder besser. Bestimmte Reize lösen bei einigen Frauen die nächste Übelkeitswelle aus: Das können bestimmte Gerüche (Essen, Parfum, Zigaretten, U-Bahn-Mief) oder Reize im Mund wie Gähnen, Husten oder schlicht die Zahnbürste sein. Oft ist die Übelkeit auch verbunden mit Appetitlosigkeit (essen und trinken) oder einem »komischen Geschmack im Mund«. Land in Sicht: Der Höhepunkt der Übelkeit ist etwa die 8. ssw, bis zur 14. ssw verschwindet die Übelkeit dann bei fast allen Frauen wieder völlig. Mehr dazu und Möglichkeiten zur Linderung findest du unter → *Übelkeit*.

- **Saure Gurken und so ...** Klischeehaft, weil häufig. Merkwürdige Gelüste oder auch schlichtweg Hungerattacken gibt's in verschiedenen Ausprägungen in der frühen Schwangerschaft. Lust auf sauer (Gurken) und scharf (Thai-Essen, Peperoni) sind in der Frühphase am häufigsten, auch ungewohnte oder den sonstigen Ernährungsgewohnheiten nicht entsprechende Appetitattacken treten oftmals auf. Süßzungen stehen plötzlich auf salzig (oder umgekehrt), vegetarisch oder vegan lebende Frauen wollen am liebsten in ein Salamibrot beißen. Vielen Frauen läuft auch mehr »das Wasser im Mund zusammen«, ein verstärkter Speichelfluss ist ebenfalls ein typisches Symptom in diesem Kontext.
- **Du bist soooo müde ...** Kaum aufgestanden, könntest du dich schon wieder hinlegen, am Wochenende ist das Tollste ein Mittagsschlaf, und ansonsten schläfst du auch mal auf dem Sofa ein. Um 19.30 Uhr. An Aktivitäten jeglicher Art ist nicht zu denken → *Müdigkeit*.
- **Veränderungen an Vulva und Vagina.** Ein in alten gynäkologischen Lehrbüchern noch überall zu findendes Symptom ist die *livide Verfärbung* der Vulvalippen und der Vagina, die zarte Haut erscheint dunkler als sonst, bräunlich bis lila. Gleichzeitig fühlt sich die Oberfläche der Vagina eher samtig-rau als (sonst) glatt an.

bestätigt und am besten auch gleich ganz genau sagt, wie ab nun alles weitergeht: Halte einen kleinen Moment inne. Deine Frauenärztin wird dich vor der etwa 6. Schwangerschaftswoche gar nicht sehen wollen. Und das lehrt dich schon mal gleich eine erste kleine wichtige Lektion, von der beim Schwanger- und Muttersein noch häufiger die Rede sein wird: Geduld. Nichts machen. Aushalten. Und in diesem Fall: guter Hoffnung sein.

Beim ersten Besuch bei deiner Frauenärztin wird diese eine Ultraschalluntersuchung durchführen, um die biochemische Realität, Schwangerschaftshormone in deinem Blut, nun auch »schwarz auf weiß« im Ultraschallbild zu sehen: dass dort ein winzig kleines Baby in seiner Fruchthöhle in deine Gebärmutter eingezogen ist. Erst ab der 6./7. ssw kann man das zweifelsfrei sehen, vermutlich sogar schon, dass ein kleines Herzchen begonnen hat zu schlagen. Vorher sieht man möglicherweise noch nichts oder nichts so richtig, und diese Restzweifel lösen vielleicht erst mal Sorgen bei dir aus und auch unnötige, häufige frühe Ultraschall-Kontrolluntersuchungen. Lerne, dass dies eine Phase ist, die sich unwirklich und irgendwie auch fragil anfühlt – mehr kann dir noch nicht mal eine ausgewiesene Expertin dazu sagen. Im besten Fall lernst du im Laufe der nächsten Zeit andere Ebenen kennen, dich deinem Baby und diesem merkwürdigen Muttergefühl zu nähern, als auf einen Bildschirm außerhalb deines Körpers zu gucken. Das klingt vielleicht erst mal noch fremd und unzumutbar. Gleichzeitig trägt uns diese scheinbare Sicherheit oft nur bis zur nächsten Straßenlaterne, denn *gestern* war alles noch okay, aber wie ist es *heute*? Schon am Abend nach der höchstärztlichen Bestätigung tippst du »sichere schwangerschaftszeichen woran merke ich fehlgeburt« in das Eingabefeld deiner Suchmaschine. Sicher ist das eine der Aufgaben, an der wir auf unserer Reise zur Elternschaft nicht vorbeikommen: Ungewissheiten aushalten. Und das ist schwer.

Es gibt übrigens auch heutzutage Frauen, die tatsächlich keinen einzigen Schwangerschaftstest machen, vielleicht nur mal als Gedankenexperiment, weil ein positiver Test erst mal gar nicht so viel ändert. Bei ihnen bleibt ebenfalls die Menstruation aus, und aus Zweifeln, noch ein weiteres Mal Nachzählen und das Bauchgefühl-Befragen kann eine Gewissheit heranreifen, von Tag zu Tag wahrscheinlicher, ergänzt um subtile Symptome. Auch das schärft vielleicht deine Sinne, du verfeinerst deine Antennen. Manche Frauen träumen intensiver, haben ein eigenartiges Ziehen im Bauch, bemerken eine besondere Empfindsamkeit – das kann alles heißen oder gar nichts, aber in Summe kann nach und nach eine Gewissheit heranreifen: Du bist tatsächlich schwanger.

EIN GEHEIMNIS?

Menschen gehen sehr unterschiedlich damit um, wann und wem sie das noch frische Geheimnis einer Schwangerschaft erzählen. Daraus grundsätzlich Regeln abzuleiten, funktioniert nie für alle Frauen und Paare gleich. Die erste Person, die es erfährt, ist in glücklichen und stabilen Partnerschaften vermutlich dein Mann oder deine Partnerin. Und dann? Gar nichts halte ich jedenfalls von der pauschalen Empfehlung, es »bis zur 12. SSW« niemandem zu erzählen.

Meistens schwingt dabei mit, dass man das Baby ja auch noch verlieren könnte – es scheint so fragil, dies kleine zarte Glück. Und das ist so, natürlich gibt es Fehlgeburten, gar nicht mal so selten. Immerhin 15 Prozent aller Schwangerschaften enden mit einer Fehlgeburt. Darin enthalten sind – wegen der heutzutage üblichen sehr frühen Diagnose einer Schwangerschaft »schon am Tag der ausbleibenden Regel« – auch die sehr frühen Fehlgeburten, die in vergangenen Zeiten gar nicht als solche empfunden und mitgezählt worden wären. In den allermeisten Fällen geht natürlich alles gut, und vor allem ist die 12. SSW kein magischer Schalter. Schon sehr viel früher sinkt kontinuierlich die statistische Wahrscheinlichkeit, dass ein Baby nicht bleiben möchte: Nur ca. drei bis vier Prozent aller Frauen erleben noch eine Fehlgeburt, wenn das Baby in der 7. SSW zeitgerecht entwickelt ist, das Herzchen schlägt und keine Blutungen auftraten.

Wenn du aber tatsächlich eine Fehlgeburt haben solltest, möchtest du sicher dieses tragische Erlebnis nicht mit allen Kolleginnen aus der Buchhaltung teilen. Gleichzeitig bist du auch mutterseelenallein mit dieser Geschichte, wenn schlicht niemand davon wusste und du nun das auch noch geheim hältst. Gute Freunde und Freundinnen, die heute in Teilen die Rolle von »Wahlverwandten« übernommen haben, haben teil an unserem Leben, im besten Fall in all seinen Facetten. Vielleicht haftet dem Verlust einer Schwangerschaft auch deshalb noch immer ein gesellschaftliches Tabu an, weil er sich immer ein bisschen nach körperlichem Unvermögen anfühlt, nach Unperfektheit. Versagensgefühle und Scham sind Empfindungen, die viele Frauen dann erleben. Oft sind sie dann überrascht, wie viele Frauen irgendwann schon mal eine Fehlgeburt hatten, wenn sie sich öffnen und zu erzählen beginnen. Das Gefühl des »Ich bin nicht allein, das gibt es einfach« kann sehr entlastend sein, wenn es auch erst mal nicht zu trösten vermag.

Überlege also, was sich für dich richtig anfühlt, wen du einweihen und wie lange du dieses süße Geheimnis noch ganz für dich behalten möchtest.

UND WENN ES ZWEI SIND?

Etwa eine von 60 Frauen in Deutschland bekommt Zwillinge, und meistens ist dies eine Überraschung. Es gibt familiäre Dispositionen, große ethnische Unterschiede und sozio-medizinische Begleitumstände: Durch Fertilitätsbehandlungen und das ansteigende Alter der Schwangeren – in späteren Lebensjahren ist die Wahrscheinlichkeit mehrerer Eizellen pro Zyklus höher – ist in den letzten Jahren die Rate leicht angestiegen.

Wenn du mit Zwillingen schwanger bist, ist einerseits vieles anders: Du wirst sicher in engmaschigerer medizinischer Begleitung sein, mehr mit Diagnostik unterschiedlichster Art und auch bezüglich der Geburt mit anderen Thematiken konfrontiert werden. Gleichzeitig ist es gewissermaßen als Kontrastprogramm besonders wichtig, dass du auch das »ganz normale gesunde Schwangersein« genießt. Suche dir Menschen für deine Begleitung, die erfahren sind und dir auch in dieser besonderen Situation verschiedene Wege aufzeigen.

Buchtipp: Petra Lersch/Dorothee von Haugwitz: *Zwillinge: Gut durch Schwangerschaft, Geburt und erstes Lebensjahr,* Trias 2015
Ein tolles Buch zum Weiterlesen.
Im Netz: *es-sind-zwei.de.* Das Zwillingsportal im Netz mit vielen hilfreichen Tools und netter Community. Mit im Team sind auch Hebammen.

INFORMATIONEN SAMMELN

Frisch schwanger, von einem Moment auf den anderen, wechselt dein Blick auf das Leben die Richtung. Manchmal kommt auch ein Anflug von Panik auf, ob der vielen großen Veränderungen, die dies bedeuten kann. Bislang kanntest du dich in deinem Leben ganz gut aus – und nun tut sich vor dir eine bislang ganz unbekannte Welt auf. Was muss ich jetzt alles wissen? Worum mich kümmern? Was zuerst? Vieles kannst du schon mal im Freundeskreis vorsondieren. Geburtskliniken, Hebammen, den ultimativen Windeleimer oder Kinderwagen – Menschen, die das vor noch nicht allzu langer Zeit erlebt haben, sind da mitten im Thema und helfen gern beim Sortieren.

Das Internet bietet wie immer alles, und wie so oft ist genau das Fluch und Segen zugleich. Es ist super geeignet, um die Hebammenwebsites deines Wohnortes zu durchstöbern, weniger hilfreich sind Suchanfragen nachts um drei, wie etwa »unbemerkte Behinderungen Baby« oder »Folgen Dammschnitt Sex«. Sie werden nicht dazu führen, dass du hinterher mehr weißt, und schon mal gar nicht, dass es dir besser geht. Verbiete dir allzu zielloses Herumlesen im Netz, zumal die ersten Suchmaschinenergebnisse meistens Portale mit SEO-optimierten, mehr oder weniger beliebigen Copy-paste-Texten sind, die meist auch nicht mehr bieten als die üblichen, kurz zusammengefassten Allgemeinplätze.

Im Netz stehen zudem in allen möglichen denkbaren medizinischen Kontexten die normalen, gesunden Verläufe vollkommen ungewichtet allen denkbaren, aber oft sehr exotischen Abweichungen oder Erkrankungen gegenüber, sodass nur der Eindruck entstehen kann, dass es schlicht ein Wunder ist, dass überhaupt Menschen auf diesem Planeten herumlaufen, weil die Diagnose von Dr. Google zweifelsfrei einen tödlichen Verlauf prognostiziert. Der passende Medizinerspruch dazu: »Wenn du Hufgetrappel hörst, denk an Pferde. Nicht an Zebras.« Für viele Menschen kommen nach ausgiebiger Internetrecherche differenzialdiagnostisch neben Zebras auch noch Bergtapire und armenische Mufflons infrage. Es ist für medizinische Laien nicht möglich, Internetfunde zu hierarchisieren und zu bewerten, und schon mal gar nicht, sie auf die eigene Situation anzuwenden.

Am besten machst du so bald wie möglich einen Termin mit der Fachperson für diese Lebensphase aus, die alle diese Dinge kompetent mit dir sortieren und dich wieder ein wenig auf den Boden bekommen kann: mit einer Hebamme.

EINE HEBAMME FINDEN

Wie immer, wenn man in einer vollkommen neuen Lebenssituation landet, geht es darum, sich erst mal zu orientieren. Jemand, der dir auf dieser aufregenden Reise als examinierte medizinische Fachperson zur Seite steht, ist eine Hebamme.

Möglicherweise bist du gerade noch zu sehr damit beschäftigt, zu realisieren, dass du schwanger bist. Das Thema Hebamme scheint noch meilenweit entfernt. Ist das nicht irgendwas mit Geburt?

Dass dieses Kapitel schon so früh in diesem Buch seinen Platz findet, hat einen guten Grund. Denn auch das ist die Realität im deutschen Gesundheitssystem: Wenn du eine Hebamme zur Betreuung im Wochenbett an deiner Seite haben möchtest (und du wirst es wollen), musst du dir *jetzt* eine suchen.

Üblicherweise haben Menschen das erste Mal im Leben Kontakt mit dem Berufsbild einer Hebamme, wenn sie ihr erstes Kind erwarten – die erste Frau, die dich vermutlich je das erste Mal berührt hat, nicht mitgezählt. Verständlicherweise haben daher viele auch keine ganz genaue Vorstellung davon, was eine Hebamme überhaupt macht. Denn eine Hebamme ist nicht nur diejenige, die dich während der Geburt – egal ob im Kreiß- oder OP-Saal, einem Geburtshaus oder zu Hause – betreut und dir beim Gebären hilft. Sie begleitet dich auch in der Schwangerschaft und in der Zeit nach der Geburt, dem Wochenbett. Ob ausschließlich oder in Kombination mit deiner Frauenärztin: Es gibt verschiedene Modelle mit unterschiedlicher Gewichtung.

Eine Hebamme gehört in Deutschland zur

medizinischen Grundversorgung, sodass ihre Leistungen üblicherweise von allen gesetzlichen und fast allen privaten Krankenversicherungen übernommen werden.

Möglicherweise scheint es erst mal naheliegend, sich eine Hebamme zu wünschen, die »alles macht«, also eine Person, die deine Betreuung während der Schwangerschaft, der Geburt und des Wochenbetts übernimmt. Aus verschiedenen organisatorischen und persönlichen Gründen bieten die meisten Hebammen aber gar nicht alle Leistungen aus dem gesamten Hebammenportfolio an. Es gibt Kolleginnen, die machen ausschließlich Wochenbettbetreuungen, andere geben viele Kurse und können deshalb nicht annähernd alle Frauen auch drum herum begleiten. Es kann also gut sein, dass du zwei (oder – wenn du die Kurse nach der Geburt mitzählst – noch mehr) Hebammen kennenlernen wirst und einen Teil des nächsten Jahres mit ihnen verbringst.

Aufgrund der desolaten berufspolitischen Lage von uns Hebammen wird es zunehmend schwieriger, überhaupt eine Hebammenbegleitung zu finden. Regional ist dies sehr verschieden, aber es gibt durchaus Regionen (vor allem sehr dünn besiedelte Gebiete oder kinderreiche Stadtteile großer Städte), in denen man nach der 8. oder 10. Schwangerschaftswoche kaum mehr eine Hebamme bekommt, weil alle bereits ausgebucht sind. Und hier ist ausdrücklich nicht nur die Geburtshilfe gemeint – bei Interesse an einer 1:1-Betreuung, etwa für eine Beleggeburt in der Klinik oder eine außerklinische Geburt zu Hause oder im Geburtshaus, ist sogar das mittlerweile fast überall schon zu spät.

Welche Hebamme passt zu dir?

Eine Hebamme wird dich in einer sehr besonderen und körperlich und emotional intimen Situation deines Lebens begleiten. Sie wird auf deiner Bettkante oder in der unaufgeräumten Küche sitzen, deine Brüste abtasten, Dammverletzungen und deine Binden genau anschauen wollen. Mit anderen Worten: Ihr kommt euch sehr nahe. Deshalb ist Vertrauen natürlich wichtig, und auch die viel beschriebene Chemie sollte unbedingt stimmen. Du solltest sie einfach gern um dich haben wollen. Ein guter Weg, um eine passende Kollegin ausfindig zu machen, ist natürlich Mund-zu-Mund-Propaganda. Häufig werden wir Hebammen in ganzen Freundeskreisen herumgereicht, weil ihr Freundinnen ja voneinander wisst, wie ihr so tickt. Ist dein Freundeskreis nicht so ergiebig, macht man es erst mal wie sonst im Leben auch: googeln.

Auf den Websites der Hebammen findest du einen ersten Eindruck, wahrscheinlich ein Foto, ein paar persönliche Sätze. Ob du dann Massenmails an alle in der Umgebung schreibst oder erst mal nur deine Lieblingswunschhebamme kontaktierst, ist Geschmackssache. Telefonisch sind Hebammen schwierig zu erreichen, da sie in ihrer Arbeitszeit entweder im persönlichen Termin oder im Kurs sind. Aus den gleichen Gründen checken sie auch möglicherweise nicht stündlich ihre Mails – also nicht wundern. Wichtiger als ein vollständiger Lebenslauf in der Mail sind deine Adresse und der ET, der errechnete Termin. Ihr werdet zueinanderfinden und im nächsten Schritt ein Vorgespräch verabreden, in dem ihr euch ein wenig kennenlernen könnt. Ein Vorgespräch ist durchaus üblich. Die Krankenkassen bezahlen allerdings nur eines davon, und Hebammen sind sehr, sehr gut gebucht und haben keine Kapazität für »Hebammencastings«. Mehrere Hebammen »mal unverbindlich angucken« geht also nur, wenn du solche Gespräche privat bezahlst und die Hebammen in ihrem vollen Terminkalender Zeit dafür freischaufeln können.

Sollte es nach einem Vorgespräch so gar nicht passen, sagst du ab und suchst weiter. Aus eigener Erfahrung würde ich sagen, dass das eher selten vorkommt. Hebammen sind professionell darin, sich auf dich und deine Bedürfnisse einzustellen, und grundsätzlich empathische Wesen. Der Sinn eines Vorgespräches ist, ein gutes Gefühl füreinander zu bekommen. Und wenn sich das nicht einstellt: neu orientieren. Das ist sicher besser, als immer ein mulmiges Gefühl zu haben, wenn wieder der nächste Termin ansteht.

Überlege dir zu Beginn der Hebammensuche deine persönlichen Kriterien, die dir wichtig sind. Vielleicht macht es für dich einen Unterschied, ob die Hebamme älter oder jünger, mütterlicher oder eher erfrischend ist. Ob sie selbst Kinder hat, ist für einige Frauen ein Grund, aber natürlich keine Bedingung – zumal die engagierten jungen Kolleginnen viel mehr arbeiten können als eine Mutter von drei Kindern. Mache dir klar, dass du die »eierlegende Wollmilchhebamme«, die alle Phasen rundum betreut, wahlweise Frauen-, Partner- oder Yogakurse anbietet, drei Kinder geboren hat, die aber nie krank werden und eine 50-Stunden-Woche zulassen, und die in der einen Hand Studienmaterial aller Evidenzlevel schwingt, im Zweifel aber homöopathische Globuli für jede Lebenslage parat hält, nicht finden wirst. Es gibt unterschiedliche Frauen, und es gibt unterschiedliche Hebammen. Du wirst eine finden, die zu dir passt und mit der du glücklich wirst!

Vorsorge bei der Hebamme

Viele Frauen wissen gar nicht, dass die Hebamme bis auf die Ultraschalluntersuchungen eigenständig und vollständig auch Vorsorgen gemäß den Mutterschaftsrichtlinien durchführt, einen Mutterpass und eine Bescheinigung über den errechneten Termin, den ET, ausstellen kann. Die meisten Frauen erleben die Hebammenvorsorge als bereichernde Ergänzung zu den ärztlichen Vorsorgen und echte Option oder Alternative. Natürlich arbeiten alle Ärztinnen anders und individuell und Hebammen ebenso. Deshalb ist eine Darstellung à la »so macht es die Ärztin und so die Hebamme« natürlich nicht möglich. Oft aber ist die Hebammenvorsorge deutlich haptischer als bei der Ärztin. Die Hebamme berührt dich und dein Baby ausführlich mit ihren Händen, nicht nur mit dem Ultraschallkopf oder am Muttermund. Sie tastet sehr genau deinen Bauch ab, fühlt die Größe, die Lage, das »Temperament« deines Babys anhand der Qualität der Kindsbewegungen, den Gebärmuttertonus und so vieles mehr, was man nicht im Ultraschall ausmessen kann und was nur das geübte »Fingerspitzengefühl« verrät.

Meistens hat die Hebamme auch mehr Zeit für ein Gespräch. Das liegt an der unterschiedlichen Gebührenstruktur und Praxisorganisation bei Ärzten und Hebammen – diesen Luxus können wir uns also (noch) leisten, da zumindest in der Schwangerschaft (und bei dem Vorliegen von Beschwerden) eine Abrechnung über den Faktor »Zeit« möglich ist. Darüber hinaus erhebt die Hebamme alle Befunde selbst, misst also den Blutdruck, nimmt dir Blut ab, wertet die Urinprobe aus, hört nach den Herztönen. Es ist also alles mehr »in einer Hand« als in einer ärztlichen Praxis, wo diese Untersuchungen von einer MFA meist unkommentiert durchgeführt werden, da Diagnosen und Befunde erheben (und diese besprechen) Ärztinnen und Hebammen vorbehalten ist.

Leider hat die friedliche und in großen

Teilen wohlwollende Kooperation von Ärzten und Hebammen mancherorts empfindliche Dämpfer bekommen. Manche Ärztinnen lehnen es – in einigen Regionen Deutschlands mittlerweile flächendeckend – ab, Schwangere gemeinsam mit der Hebamme zu betreuen, entweder aus abrechnungstaktischen oder aus missverstandenen haftungsrechtlichen Gründen. Gegen beide Argumente gehen die Rechtsabteilungen der Hebammenberufsverbände derzeit vehement vor, da in internen Papieren eher vom Motiv die Rede ist, »die Schwangerschaftsvorsorge wieder zurück in ärztliche Hand« zu bekommen. Niemand haftet für irgendetwas, was eine andere Berufsgruppe tut oder auch lässt. Den Schwangeren gegenüber zu vermitteln, die Hebammenvorsorge sei »was zum Quatschen mit Kräutertee, richtige Medizin machten aber die Ärzte«, ist schlicht unlauter.

Glücklicherweise regeln nicht die Advokaten der Berufsverbände die Rechtsgrundlagen unter sich, sondern das 5. Sozialgesetzbuch: »Die Versicherte hat während der Schwangerschaft, bei und nach der Entbindung Anspruch auf ärztliche Betreuung sowie auf Hebammenhilfe einschließlich der Untersuchungen zur Feststellung der Schwangerschaft und zur Schwangerenvorsorge.« Das ist recht klar formuliert. Deine Frauenärztin darf keine Entscheidung »entweder – oder« verlangen und auch keine Positionen privat in Rechnung stellen, anstatt sie mit deiner Krankenkasse abzurechnen, wenn du gesetzlich krankenversichert bist (IGeL-Leistungen natürlich ausgenommen).

Du allein entscheidest, wer dich betreut, wenn du dieses Angebot bekommst. Lerne beides kennen und entscheide, wer wann welche Untersuchungen durchführen soll. Ein abwechselnder Modus ist z. B. recht üblich. Eine »doppelte Vorsorge« bei beiden im gleichen Zeitfenster geht allerdings natürlich nicht.

ULTRASCHALL: WOZU IST DER DA?

Ultraschall gehört zu den wichtigen diagnostischen Werkzeugen in der Schwangerschaft. Es sind im Verlauf deiner Schwangerschaft drei Untersuchungen vorgesehen, um systematisch nach bestimmten Auffälligkeiten zu suchen – und sie im besten Fall natürlich nicht zu finden. Ein solches Vorgehen in der Medizin nennt man *Screening* → *Pränatale Diagnostik*. Für uns visuelle Wesen ist Ultraschall außerdem zu etwas geworden, das uns ermöglicht, das zu sehen, was jenseits aller Vorstellung liegt: dass da wirklich ein kleiner Mensch in unserem Bauch heranwächst. Es gibt unterschiedliche Ansichten darüber, ob uns das dem Baby wirklich näherbringt oder gar nicht so sehr.

Für die Partner*innen ist es oft der erste selbst erlebte Zugang zu ihrem Baby. Es wärmt das Herz, was wir da sehen. Wir erleben, gerade zu Beginn der Schwangerschaft, oft Zeiten und Momente von Zweifel, weil das Baby selbst eben noch nicht direkt spürbar ist. Die meisten Frauen bemerken das Baby an seinen Bewegungen erst zwischen der 16. und 20. SSW. Ist das Baby wirklich »noch da«? Lebt es? Es hat gerade so komisch im Bauch gezogen, mir ist plötzlich viel weniger schlecht – bei vielen Frauen ein sicheres Schwangerschaftszeichen –, das Brustspannen ist weg – ist wirklich alles okay? Es ist dann natürlich unglaublich beruhigend, das Baby putzmunter im Ultraschall zu sehen. Es zappelt, das Herzchen schlägt. Alles ist gut. Oft zumindest für diesen einen Moment lang – Sicherheit.

Gleichzeitig ist es eine enorm wichtige Aufgabe für das Leben als Eltern, das da vor uns liegt, irgendetwas von diesem Gefühl der Sicherheit in uns selbst zu finden. Es ist eine billige Floskel, das als »Hör doch mal auf dein Bauchgefühl« einzufordern. Manchmal sagt das Bauchgefühl einfach nichts. Oder es ist genauso ein fragiles Fähnlein im Wind wie wir selbst. Es ist nur langfristig keine gute Idee, dieses Sicherheitsgefühl an die Autorität einer ärztlichen Praxis zu binden. Es könnte sein, dass du mehr und mehr ein Bedürfnis nach dieser für den Moment vermittelten Sicherheit hast, aber eben nicht mehr und mehr auf diesem Weg davon bekommst. Und dass deine innere Stimme immer leiser wird. Warst du ganz zu Beginn vielleicht nach einem Ultraschall noch eine Woche lang beruhigt, kann es sein, dass etwas später die Sicherheit nur noch bis zur nächsten Straßenlaterne reicht. Weil dir dann einfällt, dass die Ärztin ja gesagt hat, dass »alles okay ist, nur ein bisschen klein« oder »nur ein kleiner Schatten auf der Niere« oder »nur ein weißer Fleck auf dem Herzen«: »Das gibt's manchmal, machen Sie sich keine Sorgen.« Der zweite Teil des Satzes vermag es dann nicht mehr, dieses erschütterte Urvertrauen zu kitten.

Begib dich also auch auf die Reise, Dinge zu erspüren, die nur ganz subtil zu spüren sind. Dich deinem Baby zuzuwenden, es zu fragen, wie es ihm geht, obwohl du keine versprachlichte Antwort bekommst. Dir Vertrauen in dich, deinen Körper und dein Kind (zurück) zu erobern. Eben »guter Hoffnung« zu sein, auch wenn das sicher ein bisschen altmodisch ist oder sich nach Hebammenesoterik anhört. Das ist wichtig, weil es zu einer tiefen, nicht externalisierten, inneren Verbindung zu deinem Baby führt. Das Schwangersein und Gebären auch als spirituellen Moment zu erleben, ist ein großes, uns vorbehaltenes Geschenk, und das sind wichtige Aspekte. Du wirst da näher hinkommen, je länger deine Schwangerschaft dauert.

VERUNSICHERUNG UND ENTSCHEIDUNGEN

Um mit einem weitverbreiteten Vorurteil aufzuräumen: Es gibt in der Medizin – wie in jeder Wissenschaft – selten den »einen richtigen Weg«. Wissenschaft beschreibt letztlich den jeweiligen Stand des fachlichen Diskurses, also der Auseinandersetzung mit den jeweiligen Hypothesen und dem kontinuierlichen Anwachsen von Wissen. Oder auch: den derzeitigen Stand des Irrtums. Denn selbstverständlich bedeutet das auch, dass regelmäßig für wahr gehaltene Zusammenhänge gar keine sind und gänzlich andere Erkenntnisse scheinbar aus dem Nichts auftauchen. Es ist in vielen Bereichen kaum möglich, Richtig und Falsch zu definieren. Nicht nur für dich – solltest du keine medizinische Fachperson sein, wird das kaum verwundern. Auch die Koryphäen in ihrem jeweiligen Fach ringen um Erkenntnis und Wahrheit. Es gibt oft mehrere fundierte, berechtigte Ansichten und Vorgehensweisen zu allen denkbaren Themen. Ich halte es für sehr wahrscheinlich, dass Laien grundsätzlich überschätzen, was die Medizin alles kann, weiß und vermag. Wenn es also noch nicht mal in der »offiziellen Lehrmeinung« eine klare Aussage dazu gibt, wie eine Präeklampsie überhaupt entsteht, ob ein Streptokokken-Abstrich und eine damit einhergehende antibiotische Behandlung unter der Geburt indiskutabel sinnvoll sind, ob und wie viele Ultraschalluntersuchungen notwendig sind oder ob es legitim ist, an Homöopathie zu glauben – wie sollst du das dann wissen und abschließend entscheiden?

In der Schwangerschaft bist du regelmäßig mit widersprüchlichen Aussagen konfrontiert. Um nicht daran zu verzweifeln, ist es wichtig, diese Widersprüche anzuerkennen und auch ein gewisses Maß an Eigenverantwortung und gesunden Menschenverstand aufzubringen. Denn natürlich sind diese großen Fragen auch dann nicht vorbei, wenn dein Baby auf der Welt ist. Darf es in eurem Bett schlafen, ist das schützend oder gefährdend für den plötzlichen Kindstod? Wie viel Handykonsum in Gegenwart des Kindes ist okay? Soll man Babyfieber mit Medikamenten senken oder lieber nicht? Diese Liste lässt sich beliebig erweitern, deshalb: Nimm es hin, es gibt ab jetzt viele Pros und Kontras für und gegen alles Mögliche. Und: Such dir Menschen aus, denen du vertraust. Manchmal ist es auch wichtig, eine Entscheidung abzugeben, vor allem dann, wenn sich keine fachliche Augenhöhe herstellen lässt. Wenn deine Hebamme dir für deine Geburtsvision oder aus medizinischen Erwägungen eindeutig zu einer Klinikgeburt rät – hat sie vermutlich recht. Wenn die Krankenhausärztin die Entscheidung für eine notwendige Geburtseinleitung anhand von individuellen Befunden gut begründen kann – vermutlich auch. Dazu ist Vertrauen unabdingbar. Suche dir Menschen als Begleitung aus, die dieses Vertrauen verdienen.

Oft ist es für die vielen Entscheidungen, die du nun treffen musst, hilfreich, das »große Bild« nicht aus dem Blick zu verlieren. Du kennst alle Baby-Wachstumsphasen anhand heimischer Gemüsesorten und wirst regelmäßig von sieben Schwangerschaftsapps upgedatet? Auf den Infoabend der infrage kommenden Geburtsklinik bist du bestens vorbereitet, weißt auf die Kommastelle genau die Dammschnittquote der Alternativklinik und beeindruckst alle Anwesenden mit wichtigen Detailfragen? Natürlich hast du dir schon in der 8. Schwangerschaftswoche bei der angesagtesten Hebamme der Stadt einen Platz gesichert? Spätestens in der Mitte der Schwangerschaft zweifelst du daran, weil du »pragmatische« Entscheidungen getroffen hast, statt dich auf dein spontanes Gefühl zu verlassen.

Erlaube dir Ambivalenzen. Es ist in dieser Situation normal, dass du dich gelegentlich wie ein Fähnchen im Wind fühlst. Verliere dich nicht nächtelang im Internet, um über den Zugang zu Statistiken deine Angst zu rationalisieren. Halte inne in solchen Situationen und mache dir klar, dass du ins Mikromanagement von winzigen Details abdriftest.

Yoga, Meditation und Atemübungen helfen, zu dir selbst zurückzukommen. Nimm mit Achtsamkeit den Moment deines allerersten, spontanen Gefühls wahr. Was will ich wirklich? Und sieh es als Übung, diesem etwas schwammigen Gefühl von »Intuition« bei Fragen, die du nur auf dieser Ebene entscheiden kannst, etwas näher zu kommen.

EVIDENZ UND INTUITION

Evidenz beschreibt das Fundament einer Entscheidung oder eines Handelns, das auf empirischen Daten und wissenschaftlichen Forschungsergebnissen fußt statt auf anekdotischer, persönlicher Erfahrung oder Meinung. Evidenz soll möglichst objektiv und nachvollziehbar sein, um als gültig und tragfähig zu gelten. Sie spielt eine wichtige Rolle in der modernen Medizin, das war beileibe nicht immer so. »Eminenzbasierte Medizin«, also das, was die jeweilige Autorität – im Zweifel ein alter weißer Chefarzt mit entsprechender Attitüde – für richtig erachtete, wurde gemacht, ohne Diskussion. Zum Glück sind diese Zeiten vorbei.

Gleichzeitig ist es wichtig zu verstehen, dass Evidenz kein goldenes Kalb ist, sondern dass sie auch Limitationen hat. Und dass so etwas wie Intuition und Erfahrung weiterhin einen wichtigen Wert haben.

Als ein Goldstandard für Evidenz gelten *Randomized Controlled Trials* (RCT), also Studien, die große, standardisierte und verblindete Gruppen direkt miteinander vergleichen. Für viele Fragestellungen gibt es allerdings gar keine Evidenz, weil die wissenschaftliche Welt sich nicht hinreichend dafür interessiert. Für viele Aspekte der Erfahrungsheilkunde (von Omas Hühnersuppe bis hin zum Heilkräutertee) existiert vielleicht ein reicher Schatz an Erfahrungswissen, aber nur ein dünnes Fundament wissenschaftlicher Literatur – RCT sind ganz sicher nicht darunter. Viele Fragestellungen aus der Geburtshilfe sind zudem nach diesen eingeforderten Evidenzleveln aus ethischen Gründen schwierig durchzuführen, weil man in einer selbstbestimmten Geburtshilfe Frauen nicht einfach willkürlich (= randomisiert) bestimmten Gruppen zur Klärung wissenschaftlich interessanter Fragen zuordnen kann. »Du kommst in die Wassergeburtsgruppe« – das geht natürlich nicht.

Letztlich geht Evidenz auch immer an der Individualität vorbei: Ist es bei dieser einen Frau wirklich sinnvoll, eine Geburt ET + 10 einzuleiten, wo doch die beiden vorherigen Kinder über der Zeit waren (und die ihrer Schwester auch) und es Mutter und Baby gut geht? Oder: Ist es nicht vielleicht doch eine gute Idee, dieses eine Baby lieber noch einen Tag länger in der Klinik zu behalten, weil der → *Bilirubin-Blutwert* zwar okay ist, es aber irgendwie nicht so wach scheint und gut trinkt, wie es sollte?

Wir tun gut daran, dieses Gespür auch weiter als Qualität in unserer Arbeit wahrzunehmen und zu achten. Es gilt als bewiesen, dass es etwas wie Intuition und auch die Intelligenz des Bauchgefühls gibt. Nicht umsonst gibt es den Satz: Ärztliche Kunst fängt da an, wo Evidenz aufhört.

WAS IST INTUITION?

Intuition beschreibt ein tiefes, inneres Wissen, das auf unbewussten Erfahrungen und Erinnerungen beruht und durch innere Empfindungen und Gefühle zum Ausdruck gebracht wird. Immer liegt dem ein Erfahrungsschatz zugrunde, der sich aus dem speist, was wir in ähnlichen Situationen schon erlebt haben, und den wir zu gegebener Zeit wieder abrufen können, ohne dass es uns immer möglich ist, genau zu beschreiben, warum.
Wichtig ist dabei offenbar, seinem Bauch nur in Bereichen zu vertrauen, in denen man Erfahrung hat – der Erfahrungsschatz heißt nicht umsonst so. Wir kennen das aus verschiedenen Lebenssituationen: Die beste Entscheidung ist nicht zwangsläufig die, bei der wir das Für und Wider in allen Details abwägen oder auf einer Liste gegenüberstellen. Vielmehr gibt es so etwas wie die Intelligenz des Unbewussten: Wir stehen vor einer Entscheidung und wissen ohne Nachdenken sofort, welches die richtige Handlungsweise ist. Elfmeterkiller-Torwarte wurden untersucht, Menschen, deren Beruf es ist, männliche und weibliche Küken zu unterscheiden (sogenannte *Kükensexer*), obwohl das nach wenigen Lebenstagen noch gar nicht möglich ist, Super-Recognizer, die in der Polizeiarbeit Menschen erkennen, auch wenn nur drei Pixel zur Verfügung stehen – sie alle eint, dass sie nicht beschreiben können, was sie da tun, und dass sie alle nur einen Wimpernschlag Zeit haben für ihre Entscheidung. Ihre Fähigkeiten sind weit überzufällig belegbar. Und sie werden messbar schlechter, wenn sie länger überlegen.

Weil sie so wenig greifbar ist, wurde die Intuition häufig unterschätzt – oder mit dem Adjektiv »weiblich« belegt, was faktisch das Gleiche ist. Tatsache ist, dass auch Männer schon immer intuitiv entschieden haben. Nur taten sie es offenbar überzeugend und tatkräftig genug, um nicht infrage gestellt zu werden. Es geht also nicht um die Polarität zwischen zwei sich gegenüberstehenden Konzepten, in der Intuition als etwas Mystisches und Unfassbares betrachtet, während Ratio oder eben Evidenz als etwas Nüchternes und unverrückbar Wissenschaftliches angesehen wird. Vielmehr geht es um die Möglichkeit, beide Arten der Wahrnehmung miteinander in Einklang zu bringen, um ein umfassenderes Verständnis zu erlangen.
Erfahrene Geburtshelferinnen können oft nicht benennen, was sie in kritischen Situationen scheinbar blind und richtig handeln ließ – uns allen hilft im Zweifel der Mut, zwischen diesen beiden Möglichkeiten den richtigen Weg zu wählen.

SCHWANGER ÜBER 35

Wenn du über 35 bist, fühlst du dich zu Recht wie das blühende Leben. 40-Jährige sind heute sowohl gefühlt als auch im messbaren biologischen Alter deutlich jünger als noch vor einigen Jahrzehnten, vor allem im bildungsnahen Umfeld. Hochwertige Ernährung, weniger körperlich schwer beanspruchende Arbeit, mehr sportliche Aktivität und weniger Rauchen tragen einen wesentlichen Teil dazu bei. Und unsere Biografien haben sich verändert. Erst seit wenigen Jahrzehnten ist es in Deutschland selbstverständlich, dass Frauen einen höheren Bildungsabschluss erreichen. Mehr als die Hälfte aller Studierenden sind Frauen, und sie entscheiden sich – anders als noch vor 30 Jahren – nicht automatisch »für Kinder« und damit »gegen einen beruflichen Aufstieg«. Allgemein zugängliche Familienplanung erlaubt Planung (auch wenn ein nicht unerheblicher Teil der Schwangerschaften eher »billigend in Kauf genommen« wird als geplant – so ist das Leben). So ist es auch erst mal nicht überraschend, dass heute immerhin 30 Prozent aller Kinder eine Mutter haben, die bei ihrer Geburt über 35 war, 5 Prozent sind über 40. Dennoch fühlst du dich möglicherweise so, als hättest du ein Schild um den Hals, auf dem mit großen Buchstaben steht: *risikoschwanger*.

Natürlich ist es nicht so, dass in deiner 35. Geburtstagsnacht ein geheimer biologischer Schalter umgelegt wird und auf wundersame Weise plötzlich alles, was mit Kinderkriegen zu tun hat, kompliziert zu werden droht.

Wenn du aber die ersten Wochen der Schwangerschaft hinter dir gelassen hast – die Statistik sagt: Das Schwangerwerden dauert manchmal länger und die Rate früher Fehlgeburten ist etwas höher –, gibt es nur wenige statistische Größen, die ab jetzt ein grundsätzlich höheres Risiko erkennen lassen, vor allem dann, wenn du spontan schwanger geworden bist. Dennoch gehörst du sicher zur Kernzielgruppe der pränatalen Diagnostik und wirst dort mit einem Haufen statistischer Zahlen überschüttet, die dich vermutlich auch etwas mehr beunruhigen als eine 25-Jährige.

Im Hinblick auf die Entstehung einer Präeklampsie oder eines Schwangerschaftsdiabetes sowie die Funktion der Plazenta gibt es einen leichten statistischen Effekt, sodass die dich betreuenden Ärzte und Hebammen diese Themen im Hinterkopf behalten werden. Aber gerade in Bezug auf die Geburt gibt es keine erhöhten Risiken für irgendetwas, bloß weil du ein paar wenige Jahre älter bist als der Durchschnitt, der bei ziemlich genau 30 Jahren bei den Erstgebärenden liegt. Einen geplanten Kaiserschnitt oder ähnliche unnötige Spezialbehandlungen, bloß weil du gerade 41 geworden bist, schlägt – ohne weitere Gründe – hoffentlich keine Fachperson in deinem Umfeld ernsthaft vor (eine → *Geburtseinleitung* bei einer deutlichen Terminüberschreitung aber wahrscheinlich schon). Wenn du privat krankenversichert sein solltest, steigt dieses Risiko für Interventionen der verschiedensten Art übrigens deutlich an, auch das ist eine unwidersprochene Tatsache. Das Einholen einer Zweitmeinung wiederum senkt die Quote an Eingriffen wieder drastisch – auch interessant.

PRÄNATALE DIAGNOSTIK

Im Rahmen der Schwangerschaftsvorsorge wird natürlich ausgiebig nach deinem Baby geschaut. Da gibt es eine ganze Menge, nach dem man gucken könnte. *Screening* ist ein medizinischer Begriff, der eine systematische Untersuchung beschreibt und aus einem großen Kollektiv Besonderheiten oder Abweichungen herausfischen soll. Man sucht also die sprichwörtliche winzige Nadel (die kleine Wahrscheinlichkeit einer relevanten Abweichung) in einem riesigen Heuhaufen (viele normale Befunde mit ihren großen Bereichen gesunder Normabweichungen). Dabei kann man nach bestimmten, klar eingegrenzten Parametern suchen. Wie ist etwa ein spezifischer Blutwert oder – bezogen auf das *First-Trimester-Screening* in der Schwangerschaft – sind Blutwerte verbunden mit einer Ultraschalluntersuchung? Wie dick ist die Nackenfalte oder wie lang das Nasenbein? Beides kann man in einen Computer mit vielen, vielen Daten werfen, der einem dann eine Statistik ausgibt, denn hier geht es im Wesentlichen um Statistik. Das Wichtigste ist, dass du dir von vornherein klarmachst, welche Dinge man überhaupt genau herausfinden kann – und mit welcher Konsequenz.

Wer viel sucht, findet viel

Dieser alte Medizinerspruch stimmt natürlich auch in der Schwangerschaft – und manchmal auch auf schwierige Weise. Bei vielem, was man bei den diffusen Screenings so »findet«, handelt es sich um Neben- oder Zufallsbefunde. Diese Zufallsbefunde werden auch *Softmarker* genannt. Das bedeutet, bezogen auf die pränatale Diagnostik, erst mal nichts weiter, als dass ein gewisser Anteil von Kindern mit diesen Merkmalen auch weitere Auffälligkeiten hat. Softmarker können beispielsweise Zysten in der Niere sein, kleine weiße Flecken auf dem Herzen, eine einzelne Nabelschnurarterie statt zwei und etliche originelle Dinge mehr. Die Zahl an Frauen, die demnach mit Verdachtsdiagnosen der verschiedensten Art konfrontiert werden, ist im Verhältnis zur Zahl derer, deren Baby tatsächlich eine Auffälligkeit, Erkrankung oder Behinderung aufweist, recht hoch. Sehr oft, zum Glück, zerstreuen sich diese Zweifel vollends wieder. In der Zwischenzeit wird allerdings zu Hause das mulmige Gefühl mit ausgiebiger Internetrecherche zunächst noch untermauert. Alle diese Elternpaare stürzen emotional in einen Abgrund. Erst mal Schluss mit »guter Hoffnung«.

Wie soll man sich auch freuen unter Vorbehalt? Wie kann man dem Baby innerlich sagen: Du bist schon jetzt da, aber wir, deine Eltern, trauen uns erst, dich zu lieben, wenn man uns sagt, du seist gesund. Und was genau heißt das eigentlich? Was macht das mit unserer Bindung zum Baby, die sich als noch zarter Keim ganz langsam entwickelt?

Hier macht die pränatale Diagnostik das Leben tatsächlich und im Einzelfall kein bisschen leichter. Sie verlangt uns Eltern Entscheidungen ab, die ein Mensch eigentlich unmöglich treffen kann. Es ist ernst, und für das Baby geht es im wahrsten Sinne des Wortes um Leben und Tod, für die Eltern um ihr Leben mit allen Perspektiven, Träumen, Wünschen und Ansprüchen. Vieles dreht sich darum, dass die Last, mit einem kranken oder behinderten Kind zu leben und es gleichermaßen zu lieben, schwer oder unmöglich zu tragen erscheint. Und scheinbar kann man sich ja heutzutage aussuchen, ob man das zu tragen bereit ist oder lieber doch nicht. Wohlgemerkt: Das Baby, um das es geht, ist bereits »da«! Wir geben unser »gutes Gefühl«,

BEISPIEL NACKENTRANSPARENZ

Früh in der Schwangerschaft, zwischen der 11. und 13. SSW, kann die Nackentransparenz oder auch die sogenannte Nackenfalte ausgemessen werden. Diese Untersuchung wird mittlerweile fast allen Frauen zumindest vorgeschlagen. Ein erhöhter Wert (dicker als 3 mm) gilt als sogenannter Softmarker für eine chromosomale Veränderung und auch organische Veränderungen wie beispielsweise Herzfehler.

Softmarker bedeutet: Dieser Befund ist ein Hinweis, aber keine Diagnose. Es gibt sowohl Kinder mit einer Störung, die keine dickere Nackenfalte haben, als auch »gesunde« Kinder mit einer Nackenfalte über 3 mm. In der Medizin nennt man diese Befunde »falsch negativ« oder »falsch positiv«. Untersucht man alle Schwangeren, so erhalten etwa 5 Prozent aller Frauen den Befund: Nackenfalte 3 mm dick oder mehr. Und nun? Man schlägt den Frauen üblicherweise eine Chromosomenuntersuchung vor, um zu schauen, ob eine Abweichung im Chromosomensatz dahintersteckt: je nach Befund und Schwangerschaftsalter entweder niedrig-invasiv per → *NIPT* oder per Chorionzottenbiopsie mit Entnahme einiger Plazenta-Zellen, was früh geschehen kann, oder per Amniozentese, der Fruchtwasseruntersuchung, die erst ab der 15. oder 16. SSW möglich ist. Auf die Befunde aller Untersuchungen muss man einige Tage warten, dann bekommt man das Ergebnis des Chromosomensatzes. Von den 5 Prozent der Babys mit »dicker Nackenfalte« zeigen allerdings etwa 80 Prozent einen unauffälligen Chromosomenbefund und keine weiteren Anzeichen einer schwerwiegenden Störung.

Ein weiteres Problem ist das der Messungenauigkeit. Es erfordert viel Erfahrung und Können, eine qualitativ hochwertige und aussagefähige Messung zu machen. Es handelt sich bei den frühkindlichen Ultraschalluntersuchungen um wirklich winzige Strukturen, schon ein halber Millimeter Messungenauigkeit macht sich auf dem Papier mit riesigen statistischen Ausreißern bemerkbar. Dann seid ihr mit eurer Bewertung gefragt: 1 zu 2300 – ist das viel? Oder wenig? Macht mich dieses Wissen dann schlauer, und welche Konsequenz hat es für mein Handeln? Es ist nicht ungewöhnlich, dass sich eure Ärztin heutzutage vorsorglich unterschreiben lässt, dass das alles keine Garantie für irgendwas ist.

das wir eigentlich hatten, her und tauschen es gegen statistische Aussagen. Wir lernen, dass darauf kein Verlass ist und dass es eine Instanz gibt, die das »schwammige Gefühl« durch »schwammige Zahlen« ersetzt. Auch das ist ein Preis, den wir zahlen.

Andersherum kann man in der Diagnostik spezifischer Parameter auch nur das finden, was man gezielt sucht. Allein im Blut kann man theoretisch unzählige Biomarker bestimmen und auf einem Laborbogen für viele 10 000 Euro ankreuzen. Hartnäckig hält sich der Mythos vom »großen Blutbild«, mit dem man allerlei erdenkliches Ungemach finden könnte (vgl. → *Nährstoffprofil*). Tatsächlich aber steht dem eine konkrete diagnostische Fragestellung voran – oder beim Screening eine gewisse Häufigkeit –, sodass sich eine ungerichtete Suche bei allen nach einem konkreten Marker – statistisch betrachtet – »lohnt«, also ausreichend häufig positiv ist und/oder weitreichende Konsequenzen haben könnte.

Was kann pränatale Diagnostik?

Pränatale Diagnostik kann mit verschiedenen Methoden spezifische oder unspezifische Besonderheiten erkennen oder den Verdacht darauf diagnostizieren. Sei dir dessen bewusst, dass es für vieles, was man sieht, weder eine eindeutige Diagnose noch eine Therapie für den Moment gibt. Zahlreiche Zufalls- und Nebenbefunde machen das Leben nicht unbedingt leichter. Wie es sich die nächsten Wochen bis zur Geburt mit einem solchen Zufallsbefund lebt, mit welchem Herzklopfen man jeder erneuten Untersuchung entgegensieht, kannst du dir vermutlich lebhaft vorstellen. »Leicht« ist dieses Thema eben nicht.

Man kann per Ultraschall ausschließlich körperliche Defekte finden (die aber manchmal gleichzeitig ein Hinweis auf chromosomale Abweichungen sein können) und mit der Gewinnung kindlicher Zellen – direkt oder weniger invasiv indirekt über das mütterliche Blut – einige wenige genetische. Dabei sucht man nach klar eingegrenzten, an einer Hand abzählbaren Auffälligkeiten, wie etwa nach der Trisomie 13, 18 und 21. Nicht mal ansatzweise alle denkbaren genetischen Defekte, derer es unzählige gibt, werden dabei entdeckt. Es sind die häufigsten chromosomalen Abweichungen, aber selbst diese drei häufigen machen – selbst wenn man alle anderen seltenen hinzuzählt – insgesamt nur einen kleinen Teil der vorstellbaren Erkrankungen oder Behinderungen aus.

Zudem gehört die Trisomie 21, auch bekannt als Downsyndrom, sicher nicht zu den schwerwiegendsten denkbaren Behinderungen. Menschen mit dem Downsyndrom sind meist – gemessen an standardisierten IQ-Tests – etwas weniger intelligent, aber üblicherweise glücklich und gehen mit guten Fördermaßnahmen oft weitgehend selbstständig durchs Leben. Aber man kann eben gezielt nach ihr suchen – weil es geht.

99 Prozent aller Babys, bei denen Trisomie 21 diagnostiziert wird, werden abgetrieben.

Alles andere kann man durch keine pränatale Diagnostik der Welt herausfinden. Von allen schwerwiegenden Störungen, die Menschen im Laufe des Lebens aufweisen, sind überhaupt nur 3 bis 5 Prozent angeboren, und nur ein kleiner Teil davon ist genetisch bedingt. Niemand weiß, was das weitere Leben alles an Überraschungen bereithält. Da hat man überall schöne grüne Haken nach den vorgesehenen Untersuchungen gemacht – und dann wird das Baby doch zu früh geboren und rutscht damit plötzlich in eine ganz andere Risikogruppe hinein. 75 Prozent aller perinatal bedingten Morbiditäten sammeln sich nämlich in der Gruppe der Frühgeborenen. Oder dein Kind erkrankt mit einem Dreivierteljahr an einer Hirnhautentzündung, eine nicht genetische, schwere Entwicklungsstörung wird diagnostiziert, es fällt mit drei kopfüber vom Klettergerüst oder in den Gartenteich oder mit 17 betrunken von der U-Bahn-Brücke – ab jetzt hört das nie wieder auf mit allen diesen Gedanken an lebensverändernde Momente.

Dies alles soll nicht die pränatale Diagnostik generell infrage stellen, es soll euch nur von vornherein klarmachen, dass die Grenzen des Vorhersehbaren viel enger gesteckt sind, als man glauben möchte oder als uns die Medizin gelegentlich scheinbar suggeriert, und dass diese Grenzen uns vor Entscheidungen stellen, die unübersehbar groß und überfordernd sind. Nun soll man plötzlich Schicksal spielen. Will man etwas wissen oder nicht? Und wenn ja, dann was? Und vor allem, welche Konsequenzen erwachsen daraus? Denn natürlich gibt es auch so etwas wie das Recht auf Nichtwissen.

Es ist wahrscheinlich naiv, anzunehmen, solche Entscheidungen im Vorhinein treffen zu können, im Sinne von »Was würden wir tun, wenn …?«. Und etwas untersuchen zu lassen, nur um es zu wissen oder weil man

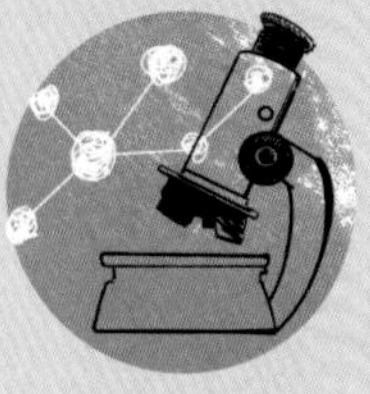

KINDLICHE ZELLEN IM MÜTTERLICHEN BLUT: DER NICHT-INVASIVE PRÄNATALTEST (NIPT)

Ein noch recht neuartiger Bluttest kann im mütterlichen Blut kindliche Zellen finden und sie auf ihren Chromosomensatz hin untersuchen.
Seit 2022 wird der NIPT in begründeten Fällen von den gesetzlichen Krankenkassen bezahlt, wenn *im Rahmen der ärztlichen Schwangerenbetreuung die Frage entsteht, ob eine fetale Trisomie vorliegen könnte, und die Ungewissheit für die Schwangere eine unzumutbare Belastung darstellt.* Mit einer ziemlich hohen Genauigkeit können zuverlässige Aussagen auf das (Nicht-)Vorliegen einer Trisomie 21, 18 und 13 getroffen werden.
Der NIPT ist zur Erkennung von Trisomien relativ sicher. Trotz allem besteht eine sehr geringe Wahrscheinlichkeit eines falsch-positiven Ergebnisses. Bei einer Trisomie liegt das Risiko bei 0,1 Prozent, dass der Test positiv anschlägt, obwohl das Kind einen unauffälligen Chromosomensatz hat. Die Erkennungsrate für Trisomie 21 liegt bei 99,5 Prozent, für Trisomie 18 bei 97,4 Prozent und für Trisomie 13 bei 93,8 Prozent. Manche Tests sind nicht eindeutig oder müssen wiederholt werden. Daher ist ein auffälliger Test allein auch keine Indikation für einen Schwangerschaftsabbruch.
Nach etwa einer knappen Woche bekommt deine Frauenärztin den Befund und kann ihn mit euch besprechen. Im Falle eines auffälligen Tests würden sich dann weitere diagnostische Maßnahmen anschließen, die Fruchtwasserpunktion ist zu diesem Zeitpunkt die meistgewählte Untersuchung.
Mit dem NIPT steht also eine Untersuchungsmethode zur Verfügung, die zunächst keine invasive Gewinnung kindlicher Zellen, etwa aus dem Fruchtwasser oder der Plazenta erfordert. Damit gibt es kein Fehlgeburts- oder Verletzungsrisiko durch den Test. Dennoch ist der NIPT keine einfache Blutentnahme, sondern eine komplexe Fragestellung mit manchmal lebensverändernden Konsequenzen. Aus ethischer Sicht gibt es vielschichtige Aspekte, die Berücksichtigung finden müssen. Der NIPT setzt daher immer ärztliche Aufklärung und Beratung nach dem Gendiagnostikgesetz voraus.
Frühestens ab dem Beginn der 10. SSW kann der Test durchgeführt werden. Meistens wird der NIPT erst nach einem frühen Ultraschall zwischen der 12. und 13. SSW durchgeführt, wenn zu diesem Zeitpunkt verschiedene mögliche Entwicklungsstörungen und Fehlbildungen im Ultraschall entdeckt worden sind, etwa eine erhöhte Nackentransparenz oder Auffälligkeiten an den Organen, Ärmchen, Beinchen, Füßen, Händen. Erst diese Auffälligkeiten können formal die Indikation auf den NIPT begründen.

es kann, bringt manchmal ungeahnte Folgen mit sich, deren man sich bewusst sein sollte – bevor man es macht.

Wir möchten so gern hören, dass alles gut ist. Wir möchten endlich die Ängste loswerden, die sich alle Mütter und Väter seit Menschengedenken machen. Seien wir uns klar darüber, dass das über den Weg von »noch mehr Untersuchungen« nur sehr begrenzt möglich ist.

Hauptsache, gesund – und wenn nicht?

96 Prozent aller Kinder kommen gesund auf die Welt – das sind beruhigend viele. Es ist aber nur ein kleiner Gedanke weiter, sich mit den übrigen, beunruhigenden 4 Prozent zu beschäftigen. Wir hätten schließlich so gern 100 Prozent. Es gibt in chaotischen biologischen Konzepten, wie es das Leben ist, keine Sicherheit – für gar nichts. Immerhin bemühen wir uns um ein Gefühl von Sicherheit – aber das ist ein Unterschied.

Natürlich wünschen sich alle Eltern ein gesundes Baby. Die Gedanken und die Sorgen darum gehören zu einer Schwangerschaft wie alles andere auch. Manchmal kommt dann der Wunschgedanke auf, die Medizin könne in irgendeiner Weise sicherstellen, dass das Baby gesund auf die Welt kommt. Die Medizin kann vieles – aber das kann sie nicht.

Die Idee, möglichst viele Untersuchungen, möglichst viel Vorsorge, möglichst viel Screening in der Schwangerschaft machten das Baby gesünder, trägt natürlich nicht. Das Baby ist ja schon da, so, wie es ist. Und dieses Baby gibt es eben auch nur in dieser Version, so, wie es ist, mit allem, was es mitbringt. Blonde Haare oder dunkle, einen krummen kleinen Zeh oder einen geraden – und alles andere eben auch.

»Das könnte ich nicht« – das mag die spontane Reaktion gar nicht so weniger Eltern bei der Vorstellung sein, ein Baby, nämlich ihr eigenes, mit einer Behinderung genauso lieben zu können wie ein vermeintlich gesundes. Und gemeinsam ein glückliches Leben zu leben. Als seien die Eltern eines behinderten Kindes vorher gefragt worden oder würden sich durch besondere Eigenschaften in dieser »Könnerschaft« auszeichnen. Keine dieser Eltern haben sich zuvor durch bestimmte menschliche Qualitäten mehr oder weniger ausgezeichnet. Sie wurden unterschiedslos in dieses etwas kühlere Wasser geworfen.

Es mischen sich natürlich ganz unterschiedliche ethische, gesellschaftliche, philosophische, religiöse Aspekte und Gedanken in diese Fragen, zusammen mit einem Bild, das wir von uns selbst und der Welt haben. Vollkommen unmöglich, das alles irgendwie oder gar angemessen unter einen Hut zu bringen. Wie gehen wir in unserer Liebesbeziehung damit um? Sind wir uns als Elternpaar einig bei diesem wichtigen Thema? Bringt es uns einander näher, oder entfernen wir uns?

Wir Fachpersonen erleben und fühlen dieses Dilemma letztlich genauso wie die Paare in diesen Situationen. Ambivalent und immer auch mit einem Teil unserer eigenen Geschichte. Wir betreuen Frauen, die sich bewusst für oder gegen pränatale Diagnostik entscheiden. Mit oder ohne partnerschaftliche Konflikte zu dieser Frage. Oder die, die da unversehens reinrutschen, ohne sich wirklich entschieden zu haben. Wir betreuen Frauen, die im Falle einer ungünstigen Diagnose die Konsequenzen für sich und ihr Baby tragen und sich für einen Schwangerschaftsabbruch entscheiden. In den meisten Fällen ist ein Schwangerschaftsabbruch dann übrigens eine richtige Geburt, da er fast immer nach der 12. Schwangerschaftswoche stattfindet, mit wachen Sinnen, und keine

»Abtreibung« in Form einer Ausschabung unter Vollnarkose, die schnell und bewusstlos vorbei ist. Und wir begleiten Paare, die das Baby »trotzdem« bekommen … es sind wenige. Mit all diesen Paaren fühlen wir mit.

Es gibt im Leben keine Sicherheit, für nichts. Es gibt auch keinen Anspruch auf irgendetwas. Kinderkriegen ist ein Geschenk, Gesundheit ist ein Geschenk. Unser Handeln und Tun in den wirklich entscheidenden Aspekten des Lebens vollzieht sich in engen Grenzen, und das sind wir nicht gewohnt. Eine Schwangerschaft, ein neues Leben, zwingt uns zum Hinsehen und zu ganz grundsätzlichen Entscheidungen. Zur Konfrontation mit all den Themen, an denen wir sonst so leicht vorbeigehen im Leben: Tod, Krankheit, Behinderung. Das ist schwer, in jedem Fall aber ist es unausweichlich, mit allem, was dazugehört, und mit allen Gefühlen, denen du dabei begegnest. Und vielleicht ist es einfach die wichtigste Voraussetzung fürs Elternsein: sich in irgendeiner Weise damit einverstanden zu erklären, dass es kein Leben gibt ohne Schicksal. Denn das ist auch der Grund dafür, dass euer Baby bei euch ist.

Wie so oft ist die Bundeszentrale für gesundheitliche Aufklärung eine gute Anlaufstelle für umfangreiche und fundierte Informationen zu gesundheitlichen Themen.
Auf deren Website findest du alles zu den verschiedenen konkreten Untersuchungen, wann sie genau durchgeführt werden können und mit welchen Konsequenzen. Die Broschüren sind fast alle kostenlos und werden regelmäßig aktualisiert:
shop.bzga.de

EIN ORT FÜR DIE GEBURT

Die Geburt eines Kindes ist ein tief berührendes Erlebnis. Sie ist für Vater, Mutter und Kind eine starke körperliche und seelische Erfahrung und bedarf daher einer vertrauensvollen Beziehung zwischen den Eltern und denen, die sie auf diesem Weg begleiten. Wo dein Baby geboren werden soll, ist eine der wirklich wichtigen Entscheidungen, die in der Schwangerschaft zu treffen sind. Vermutlich hast du schon recht schnell und intuitiv eine klare Idee davon, ob du dir eine Geburt zu Hause, in einem Geburtshaus oder in einem Krankenhaus vorstellen kannst.

Gebären zu Hause oder im Geburtshaus

Für die beiden außerklinischen Varianten empfiehlt es sich, schon früh in der Schwangerschaft mit einer Hausgeburtshebamme oder einem Geburtshaus Kontakt aufzunehmen, um diesen Wunsch zu konkretisieren und so die weitere Schwangerschaft im Sinne der Ganzheitlichkeit begleiten zu lassen. Außerhalb eines Krankenhauses kommen in Deutschland nur etwa 2 Prozent aller Kinder zur Welt, doppelt so viel wie noch vor 20 Jahren. Die meisten Menschen, die den Gedanken an eine Hausgeburt spontan eher abwegig finden, denken entweder an unkalkulierbare medizinische Risiken oder haben diffuse Splatterfantasien im Kopf, verbunden mit der Sorge um die Auslegeware oder die Nachbarn. In beiden Schubladen liegen eher Klischees als Realitäten, aber so sind Gedanken nun mal, wenn man an bislang gänzlich fremde Themen denkt, mit denen man sich bislang noch nicht beschäftigt hat.

Gerade für erstgebärende Paare ist der Gedanke vielleicht ganz interessant, dass die Devise bei einer Hausgeburt auch durchaus sein kann: Wir bleiben mit Begleitung unserer vertrauten Hebamme zu Geburtsbeginn erst mal zu Hause – und gucken, wie es halt so wird. Viele Dinge weiß man ja vorher schlicht nicht, und sie überschreiten die Grenzen unserer Vorstellungskraft: Wie kannst du die Wehen überhaupt aushalten, wie wird die Geburt vorangehen, wie wird es deinem Baby und deinem Gefühl in diesem Moment in der Zukunft gehen – je nach Organisationsform deines gewählten geburtshilflichen Set-ups kann es möglich sein, erst in der Situation zu entscheiden, ob ihr letztlich zu Hause bleiben oder doch lieber zu einem späteren Zeitpunkt in aller Ruhe in die Klinik umziehen wollt. Allein diese Perspektive öffnet so manchen Horizont und so manche Möglichkeit.

Wenn du eine außerklinische Geburt möchtest oder in Erwägung ziehst, ist es wichtig, dass du dich sehr früh kümmerst, es gibt Gegenden in Deutschland, in denen kaum noch Hausgeburtshebammen arbeiten. Bedauerlicherweise ist die berufspolitische Situation in vielerlei Hinsicht so angespannt, dass kaum mit einer Trendwende zu rechnen ist.

Zu Hause gebären ist weder gefährlich noch verrückt. Jährlich veröffentlicht die *Gesellschaft für Qualität in der außerklinischen Geburtshilfe (QUAG)* in ihren Berichten die jeweils aktuellen Ergebnisse und zeigt das. Auch viele Hebammen gebären zu Hause. Und wer, wenn nicht wir Hebammen, wüssten qua Beruf am besten, wann etwas heikel wird und wann nicht? Wir würden natürlich selbst sehenden Auges kein noch so klitzekleines Risiko eingehen, für uns selbst oder unser Baby, wenn es ernsthafte Zweifel gäbe, die sich durch die Zahlen belegen ließen.

Buchtipp: Martina Eirich/Caroline Oblasser: *Luxus Privatgeburt – Hausgeburten in Wort und Bild*, edition riedenburg 2012
Ein wunderbar klischeefreies Buch zum Herumblättern und Lustkriegen.

Geburt im Krankenhaus

Auch die Krankenhäuser sind unterschiedlicher, als man zunächst glauben mag. In Ballungsgebieten hast du möglicherweise die Wahl zwischen verschiedenen Kliniken mit ganz unterschiedlichen Ansätzen im geburtshilflichen Arbeiten.

Mit dem Geburtsort deines Babys steht und fällt auch dein Geburtserleben, mehr, als du es jetzt am Anfang der Schwangerschaft für möglich hältst. Das, was eine »gute Geburt« ausmacht, also das, was du danach subjektiv darüber sagen wirst, das, was hängen bleibt und dieses Erlebnis prägt, hängt zu ganz wesentlichen Teilen vom Umfeld und dem Setting ab, in dem die Geburt stattfand, und wie mit dir dabei umgegangen wurde. Damit sind nicht Äußerlichkeiten wie die Farbe der Wände gemeint, ob sie rosa gewischt oder mit Echtholzpaneelen verkleidet sind. Eine schöne Atmosphäre ist wichtig, aber ein Day-Spa-Feeling eher zweitrangig.

Wahrscheinlich steht für dich der Aspekt »Sicherheit« absolut im Vordergrund und ist ein entscheidendes Kriterium, das für den Geburtsort Klinik spricht. Das ist wichtig. Gleichzeitig ist möglicherweise nicht das, was vordergründig so aussieht, auch genau das, was eine Geburt sicher macht. Der wichtigste Sicherheitsaspekt in allen Akutbereichen eines Krankenhauses, in der Notaufnahme, auf der Intensivstation und auch im Kreißsaal, steht und fällt mit einer guten Betreuung, einem leitliniengemäßen Personalschlüssel. Es müssen genügend Menschen da sein, die alle sich bietenden Situationen im

Blick haben und dich gut betreuen. Es können noch so tolle Kinderintensivstationen mit angeschlossenem Herzzentrum aufgeboten werden: Wenn die Hebamme in diesem Kreißsaal vier Frauen (mit vier Babys in den Bäuchen) gleichzeitig betreuen muss, ist das ein ernsthaftes Problem für die Sicherheit einer Geburt und für dein Geburtserlebnis sowieso.

Alle Fachbereiche der Medizin wissen das: Die wichtigste Komponente für Sicherheit in einem Krankenhaus ist gut ausgebildetes Personal in ausreichender Anzahl. Deshalb ist auch in den Leitlinien zur vaginalen Geburt verankert, dass während einer Geburt eine 1:1-Betreuung durch die Anwesenheit einer Hebamme gewährleistet sein soll, was es heute in kaum einem Krankenhaus noch gibt. Das ist übrigens ein wesentlicher Aspekt, warum außerklinische Geburten so sicher sind: Es gibt hier genau das, eine konsequente 1:1-Betreuung. Deine Hebamme ist die ganze Zeit da – und nur für dich und dein Baby da.

Kliniken unterscheiden sich auch etwa in dem grundsätzlichen Verständnis von Geburt. Etwas überspitzt vielleicht: Die einen verstehen eine Geburt eher als die Begleitung einer gesunden und kraftvollen Körperfunktion, die anderen schon per se als ein intensivpflichtiges Großereignis. Gute Geburtsmedizin heißt auch, dass eine interventionsarme Begleitung »Stil des Hauses« sein sollte. Niedrige Zahlen an Kaiserschnitten, an Dammschnitten, an anästhesierten Frauen sind Qualitätsmerkmale und zeigen geburtshilfliches Können. So kann es sogar möglich sein, auch an einer großen Uni-Klinik fast unter hausgeburtsähnlichen Bedingungen zu gebären (z. B. unter dem Schutz der Intimsphäre, unter Einbezug der Frauen und Paare in Entscheidungen, bei zurückhaltender Intervention), wenn die Einstellung des geburtshilflichen Personals mit diesen Werten übereinstimmt. Der Haken an der Sache ist nur der, dass du schwer vorab bewerten kannst, wie die ganzen Details, die hierzu von den jeweiligen Kliniken veröffentlicht werden, einzuordnen sind.

Auf den Info-Abenden oder Websites der Kliniken erfährst du jedenfalls nicht sonderlich viel Erhellendes; sie dienen eher der Selbstdarstellung, dazu sind sie da. Die Dinge, die man dort in diesem Krankenhaus gut und richtig findet, werden von einem eloquenten Oberarzt oder einer charismatischen Hebamme entsprechend dargelegt: Wassergeburten? – »Haben wir nicht so gute Erfahrungen mit.« Kinderintensivstation? – »Klar haben wir eine, und Sie wären verrückt, in ein Haus zu gehen ohne eine solche.« Geburtseinleitung? – »Machen wir großzügig, damit auch ja nicht kurz vor Schluss das Baby in Gefahr gerät.« Beckenendlagen? – »Da machen wir lieber einen Kaiserschnitt, man muss heutzutage doch nun wirklich kein Risiko mehr eingehen.« Es ist wirklich nicht einfach für werdende Eltern, das alles einzuschätzen und zu bewerten.

In Zeiten zunehmend prekärer Verfassungen des Gesundheitswesens wird bedauerlicherweise mehr und mehr ein bestimmter Stil von Geburtshilfe als »normal« angesehen, der sich ein ganzes Stück weit von »physiologisch« entfernt hat. Es entsteht ein gesellschaftliches Bild von Geburt, in dem beispielsweise ein Dammschnitt ganz normal ist – eigentlich bedarf er einer strengen Indikation –, in dem man eine Geburt keinesfalls ohne PDA aushalten kann – kann man oft, muss man aber natürlich auch nicht – und in dem ein Drittel der Frauen heutzutage einen Kaiserschnitt bekommt.

Geburtshilfe in Deutschland wird derzeit im Trend besorgniserregend interventions-

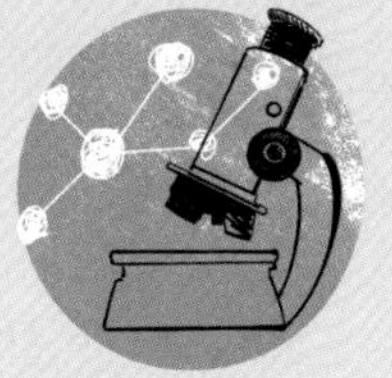

WAS IST EINE LEITLINIE?

Leitlinien sind heute aus der modernen, evidenzbasierten Medizin nicht mehr wegzudenken. Für so gut wie jede Fragestellung oder Diagnose haben die jeweiligen Fachgesellschaften in den letzten Jahrzehnten systematisch Leitlinien entwickelt. Sie untersuchen bewährte und neue Verfahren und bewerten dabei kritisch deren Relevanz, Effizienz, Angemessenheit und Wirtschaftlichkeit, immer unter Beachtung der Behandlungsalternativen.

Auch in der Geburtshilfe gibt es für verschiedene denkbare Situationen Leitlinien. Im Unterschied zu einfachen Studien oder Metaanalysen beinhalten Leitlinien ganz konkrete Handlungsempfehlungen in den definierten Situationen. Diese Empfehlungen sind aber keine »Gesetze« und auch rechtlich nicht bindend, ein Vorgehen streng nach Leitlinien hat umgekehrt auch keine haftungsbefreiende Wirkung. Leitlinien sind also nicht in Stein gemeißelt, vielmehr sind sie als »Handlungs- und Entscheidungskorridore« zu verstehen, innerhalb derer eine Entscheidung für eine medizinische Intervention gefällt wird. In begründeten Fällen kann auch davon abgewichen werden. Und es können nicht alle denkbaren Situationen für eine konkrete Situation oder Patientin einfach in einem Katalog aufgeschrieben werden.

Leitlinien haben auch ein »Ablaufdatum«, da sich Erkenntnisse in der Medizin ständig mehren und verändern. Eine Leitlinienkommission setzt sich aus verschiedenen Fachgesellschaften zusammen, in der Geburtshilfe etwa die der Gynäkologinnen und Hebammen, aber auch die der kinderärztlichen oder anästhesiologischen Fächer. Auch die Interessen der Patientinnen sind in größeren Leitlinien mit eingebunden. Gemeinsam bilden sie in einzelnen Details auch sogenannte Konsens-Level ab, d. h., wie sehr sich also die Beteiligten über einzelne Punkte einig sind. In Deutschland koordiniert die AWMF, die *Arbeitsgemeinschaft der Wissenschaftlichen Medizinischen Fachgesellschaften*, die Entwicklung medizinischer Leitlinien durch die einzelnen Fachgesellschaften. Als qualitative Staffel sind unterschiedliche Evidenzlevel definiert.

2021 wurde nach jahrelanger Arbeit die S3-Leitlinie »Leitlinie vaginale Geburt am Termin« veröffentlicht. Auf knapp 250 Seiten wurden darin neben der 1:1-Betreuung auch eine kritische Bewertung des Dauer-CTG unter der Geburt und ein zurückhaltenderer Umgang mit vaginalen Untersuchungen festgehalten sowie die von Information und Aufklärung getragene Einwilligung und das gemeinsame Entscheiden von Frauen und Fachpersonal.

Im Netz: Die Leitlinien im Originaltext kannst du im Internet finden unter: *register.awmf.org/de/leitlinien* reich, und dabei keineswegs »besser«, wenn man es am sogenannten *Outcome*, der mütterlichen und kindlichen Gesundheit während und nach der Geburt, misst. Dass Interventionen dabei vor allem noch mehr Interventionen nach sich ziehen, ist bekannt.

Wir Hebammen wissen, wie eine Geburt unter gut begleiteten, das heißt meistens interventionsarmen Umständen, hätte sein können. Deshalb können deine Ansprüche an eine Klinik gar nicht hoch genug sein. Es ist *deine* Geburt! Sie ist ein so tiefes biografisches Erlebnis, dass es dich begleiten wird, solange du lebst.

Suche dir also den Geburtsort gut aus. Eine gute Entscheidungshilfe zu diesem Thema ist natürlich ein Gespräch mit eurer Hebamme. Sie wird mit euch gemeinsam herausfinden, was euch wichtig ist und was in eurer persönlichen Hierarchieliste nach ganz oben gehört. Sie kennt die infrage kommenden Kreißsäle von innen und betreut vor allem seit Jahren die Frauen, die in all diesen Krankenhäusern gebären. Sie kennt schlicht sämtliche Pappenheimer. Wenn du ihr grundsätzlich vertraust und einen konkreten Rat hören möchtest: Hör auf sie! Sie wird gute Gründe für ihren Rat haben, auch wenn Klinik X doch viel näher und um die Ecke ist.

Gebären mit einer Beleghebamme

Auch die Betreuung durch die jeweils diensthabende Hebamme ist natürlich ein wichtiger Faktor für das Erleben einer Geburt. Im herkömmlichen Schichtsystem, in dem 98 Prozent aller Klinikgeburten stattfinden, kennen sich die Gebärende und die Hebamme vor der Geburt nicht. Die Hebamme weiß erst mal nicht mehr über dich, als der Mutterpass hergibt, also wenig zu deiner individuellen Geschichte, deinen Vorstellungen und Wünschen. Das muss gar nicht weiter tragisch sein, Hebammen sind Expertinnen darin, Vertrautheit herzustellen und Frauen in all ihren Unterschiedlichkeiten individuell zu begleiten.

Wie beschrieben, betreut eine Klinikhebamme oft mehrere Gebärende auf einmal, und ein Personenwechsel in der Betreuung ist eher die Regel als die Ausnahme. Eine kontinuierliche Betreuung zeigte allerdings in Erhebungen eine ganze Reihe von Vorteilen: Frauen hatten kürzere Geburten, brauchten weniger Schmerzmittel, hatten weniger Kaiserschnitte, die Babys waren fitter und die Frauen insgesamt zufriedener.

Für Paare, die sich eine individuelle Begleitung durch eine schon früh in der Schwangerschaft kennengelernte, vertraute Hebamme in einer 1:1-Situation wünschen, aber im Krankenhaus gebären möchten, ist das Belegsystem eine gute Alternative. Aufgrund der großen Nachfrage und der geringen Anzahl an Beleghebammen ist für Beleggeburten eine frühzeitige Anmeldung ab der 5. oder 6. SSW notwendig. Gerade bei einer Beleghebamme sollte es in einem Vorgespräch für dich total stimmig sein. Wenn sich irgendetwas »komisch« anfühlt oder nicht zu dir passt und sich das auch beim zweiten Termin bestätigt – wird sich das vermutlich im Laufe der Betreuung eher verfestigen als in Luft auflösen. Horche auf deine innere Stimme, sie sagt dir, ob das die richtige Konstellation für deine Geburt ist.

Die Rufbereitschaft für eine Beleggeburt wird von den meisten Krankenkassen nicht oder nicht im vollen Umfang getragen und muss privat bezahlt werden. Je nach Region und den genauen Arbeitsbedingungen liegt sie etwa zwischen 500 und 1500 Euro für den Luxus der 1:1-Betreuung.

DOS UND DON'TS IN DER SCHWANGERSCHAFT

Sobald du schwanger bist, gibt es um dich herum eine Menge schlauer Leute, die dir ab jetzt sagen wollen, was in »deinem Zustand« gut und richtig für dich ist. Gewöhne dich daran, das wird, bis die Kinder aus dem Haus sind, so bleiben. Grundsätzlich gibt es nicht viele Einschränkungen in dem, was du tun darfst. Im Alltagsleben erweist sich dein Körper als ausgesprochen klug, also wird er dir Zeichen geben, was guttut, was okay und was zu viel ist. Mache gern den Sport weiter, den du immer machst – sei lediglich vorsichtig und eher zurückhaltend bei allzu unfallträchtigen Sportarten, dazu gehört auch Mannschaftssport mit intensivem Zweikampf. Gegen Ende der Schwangerschaft werden bestimmte Sachen möglicherweise unbequem oder unangenehm, dann lasse es. Wenn du dich hinterher nicht gut fühlst, auch.

- ***Habe weiterhin Sex,*** wenn du Lust dazu hast, nur bei Blutungen, einer Zervixinsuffizienz oder → *vorzeitigen Wehen* solltest du auf konventionellen (penetrierenden) Sex vorläufig verzichten. Sex löst keine Fehl- oder Frühgeburten aus! Spüre in dich hinein, was sich schön, genussvoll und richtig anfühlt.
- ***Du kannst weiterhin sehr viele leckere Sachen essen,*** es gibt nur wenige Ausnahmen, die folgen unten.
- ***Wenn du verreist, kann man im Allgemeinen sagen:*** Fliegen ist während einer komplikationslosen Schwangerschaft okay, hin und wieder auch mal weit, Bahnfahren ist okay, Autofahren ist okay. Wenn du in eine andere Stadt pendelst, ist sicher ein → *Beschäftigungsverbot* früher oder später eine gute Idee. Nicht wegen des Fliegens (oder Fahrens) an sich, sondern wegen des ganzen Stresses drum herum. Gegen einen Flug in den Urlaub, auch einen einzelnen Transatlantikflug ist grundsätzlich nichts einzuwenden.
- ***Überdenke das Reiseziel:*** Reise vielleicht nicht in Länder, in denen das Zika-Virus grassiert oder du dich gegen Gelbfieber impfen lassen solltest. Auch über 2500 Metern solltest du dich nicht dauerhaft aufhalten. Lasse dir Kompressionsstrümpfe Klasse 2 für lange Flüge oder Fahrten verordnen, die bekommst du dann im Sanitätshaus mittlerweile in allen möglichen Farben. Die Anfertigungszeit beträgt aber zwei bis vier Wochen – darum solltest du dich also rechtzeitig kümmern.
- ***Denke an angemessene medizinische Versorgung am Reiseziel*** mit mitteleuropäischem Standard für dich (oder ein frühgeborenes Baby), »falls was ist« oder zu deiner Beruhigung. Dann kannst du natürlich auch mehrere Wochen lang in den Urlaub fahren (nach der 35. SSW nimmt dich sowieso keine Airline mehr mit). Dies gilt für gesunde Schwangere ohne echte Risikofaktoren, wie etwa relevante Blutungen in der Vorgeschichte, ungünstig angeordnete Plazenten oder vorzeitige Wehen und auch nur dann, wenn du zuvor noch keine Frühgeburt hattest.
- Im Einzelfall natürlich immer ein guter Rat: ***Befrage deinen gesunden Menschenverstand*** und zur Sicherheit natürlich auch noch mal deine Hebamme oder deine Frauenärztin. Schließe, falls noch möglich, eine Reiserücktrittsversicherung ab und schaue aufs Kleingedruckte in Sachen Schwangerschaft.

INFEKTIONEN IN DER SCHWANGERSCHAFT

Schwangere gehören grundsätzlich zu den vulnerablen und daher besonders schützenswerten Personen, wenn es um den Schutz vor verschiedenen übertragbaren Erkrankungen geht. Etliche Infektionskrankheiten spielen im jungen, gesunden und immunkompetenten Erwachsenenalter kaum eine Rolle, Toxoplasmose etwa oder auch Cytomegalie verlaufen bei Nicht-Schwangeren oft gänzlich symptomfrei. Das ist in der Schwangerschaft anders, manche Erkrankungen, die uns sonst nichts ausmachen, können das Baby im Bauch wirklich gefährden. Hier gibt es Bakterien, Mykoplasmen und Viren, die eine Rolle spielen und auf unterschiedliche Weise übertragen werden können.

Infektionen über das Essen

Sobald du schwanger bist, wird das Essen etwas komplizierter. Im Buchteil »Essen für zwei« findest du ausführliche Informationen darüber, wie du dich über deine Ernährung mit allen wichtigen Vitalstoffen versorgen kannst und welche Supplemente und Vitaminpräparate (z. B. Folsäure, Vitamin D, Eisen, Jod, Omega 3 und Co.) hier und da sinnvoll sind.

Darüber hinaus gibt es ein paar Vorsichtsmaßnahmen, was du alles nicht essen darfst oder solltest. Im Wesentlichen geht es dabei um die Vermeidung von Infektionen über das Essen, einmal um die mit Toxoplasmose, zum anderen um die mit Listerien. In der Schwangerschaft könntest du bei diesen Erkrankungen dein Baby über den Blutweg anstecken, dein Baby kann Schaden nehmen und sogar daran sterben. Theoretisch. Faktisch kommt das glücklicherweise nur sehr selten vor, es gibt in ganz Deutschland etwa 30 bis 40 Fälle von Listeriose und 10 bis 20 Fälle von Toxoplasmose während der Schwangerschaft pro Jahr.

Damit du also einerseits nicht komplett überängstlich durchdrehst, weil hinter jedem rohen Salatblatt Unbill lauert, andererseits aber angemessen achtsam mit der schwangeren Situation umgehst, gibt es zwei Perspektiven, aus denen man sich das Ganze anschauen könnte: die mikrobiologische Theorie und die Praxis »mitten im Leben«.

Denn kein Nahrungsmittel ist steril. Auf allen Dingen, die man sich in den Mund steckt, tummeln sich munter Millionen von Bakterien. Viele davon sind lebensnotwendig und sorgen dafür, dass unser größtes Mikrobiom, der Darm, immer ausreichend Nachschub an guten und gesunden Bakterien bekommt. Bifidus- und Lactobazillenstämme gehören dazu, reich vertreten in Milchprodukten, sie erst machen Milch zu Joghurt oder Käse. Dann gibt es Stämme, die sind weder gut noch richtig böse, einige Streptokokken- und Staphylokokkenstämme etwa. Sie gehören zur *kommensalen Flora*, die meistens harmlos sind, aber bei weniger immunkompetenten Menschen wie z. B. Babys Infektionen verursachen können, wie etwa → *B-Streptokokken*.

Und dann gibt es Keime, die per se Krankheitserreger sind. Cholera z. B., der Masern- oder Norovirus. Listerien und Toxoplasmen liegen irgendwo dazwischen. Ob man an ihnen erkrankt, hängt von verschiedenen Faktoren ab, auch beispielsweise von der Keimmenge und dem Milieu, auf das sie treffen.

Toxoplasmose

Toxoplasmen sind winzige, einzellige Parasiten. Sie leben potenziell in allen Säugetieren und stellen im rohen Fleisch, vor allem von Schwein, Ziege und Schaf, eine Infektionsquelle dar. Als Zwischenwirt fungiert die Katze – nur ein sehr geringer Teil frei laufender Katzen ist allerdings Träger von Toxoplasmen. Infizierte Tiere scheiden Toxoplasmen-Eier mit ihrem Kot aus, auch in der Erde können diese dann überleben.

Über diese drei Quellen – Fleisch, Katzen, Erde – können Menschen sich also anstecken. Um eine Infektion zu vermeiden, solltest du auf rohes oder nicht ganz durchgebratenes Fleisch verzichten, Obst und Gemüse gut waschen und bei der Gartenarbeit Handschuhe tragen – und dir dennoch danach gut die Hände waschen. Die Katzentoiletten von frei laufenden oder rohes Fleisch essenden Katzen solltest du nicht selbst säubern, ansonsten gehen von Katzen weder über ihr Fell noch über den Speichel Ansteckungsgefahren aus. Hunde wälzen sich manchmal in Katzenkot oder fressen ihn, auch sie können dann Toxoplasmose übertragen.

Ob traditionelle Arten der Haltbarmachung von Nahrungsmitteln wie Räuchern oder Pökeln ausreichen, um Toxoplasmen hinreichend abzutöten, ist nicht zu 100 Prozent sicher, aber vermutlich ist die Keimzahl deutlich reduziert. Selbst das Vorhandensein eines einzelnen Toxoplasmas ist natürlich nicht gleichbedeutend damit, dass du erst dich und dann auch dein Baby ansteckst. Wie so oft im Leben ist die Infektion also eine Frage der Wahrscheinlichkeiten und der Statistik.

Relevant sind diese Gedanken zur Toxoplasmose für dich übrigens nur dann, wenn du zuvor in deinem Leben noch nie eine Toxoplasmose-Infektion hattest, eine erneute Infektion wäre keine Gefahr mehr für dein Baby. Wahrscheinlich weißt du allerdings nichts über deinen Infektionsstatus, weil du diese Infektion irgendwann einmal unbemerkt durchgemacht hast. Man kann dies zu Beginn der Schwangerschaft feststellen, indem man die Antikörper in deinem Blut bestimmt. Diese Laboruntersuchung ist nicht Bestandteil der Mutterschaftsvorsorge, sie muss also privat bezahlt werden und kostet circa 20 Euro. Etwa 20 Prozent aller deutschen Frauen im gebärfähigen Alter (die Zahlen schwanken je nach Quelle erheblich) sind seropositiv, hatten also schon einmal Kontakt mit Toxoplasmen.

Erstinfektionen mit Toxoplasmose können für dein Baby gefährlich sein, vor allem sind Schäden am Gehirn und an den Augen beschrieben. Sollte man eine Erstinfektion in der Schwangerschaft entdecken, würde man die Frau antibiotisch behandeln, um die Infektionsgefahr für das Baby zu senken. Beruhigenderweise ist die konnatale, das heißt die rund um Schwangerschaft und Geburt auftretende Toxoplasmose selten. In Deutschland werden dem Robert Koch-Institut pro Jahr ungefähr 15 Fälle gemeldet. Es ist aber sicher von einer gewissen Dunkelziffer auszugehen, da einige Verläufe erst weit nach der Geburt zutage treten können und möglicherweise nicht als solche rekonstruierbar sind.

Es ist also alles etwas unklar – und selbst dann, wenn du durch eine Erstinfektion einen gewissen Schutz hast, sollte dennoch kein Carpaccio auf deinem Teller landen: Denn es gibt noch die Listerien.

Listeriose

Listerien sind keine Parasiten wie Toxoplasmen, sondern Bakterien. Sie leben nicht im Fleisch, sondern besiedeln die Nahrungsmittel sekundär. Listerien sind dummerweise ziemlich widerstandsfähig und leben deshalb fast überall. Vor allem der Erdboden und der Verdauungstrakt von Tieren sind Infektionsquellen für den Menschen. Kühe infizieren sich häufig schon an der Nahrung auf der Wiese oder durch Silage, erkranken selbst nicht, scheiden dafür aber Listerien mit ihrem Dung aus. Daher sind Rohmilch und Fleisch besonders anfällig für eine Listerienbesiedelung.

Listerien sind recht unempfindlich gegen Kälte und sterben auch im Kühlschrank nicht ab. Andere, nicht unbedingt krank machende Keime überleben Kälte oft nicht, sodass Listerien sich – ungehemmt von den anderen Keimkonkurrenten – im Kühlschrank wunderbar vermehren können. Sinnvollerweise achtest du also auf einen zügigen Verbrauch von angebrochenen Wurst- und Käsepackungen, damit aus einem einzelnen, unbedenklichen Listerium nicht in zwei Wochen Hunderttausende, infektionsrelevante werden. Je nach deinem persönlichen Hygienestandard: Nimm es etwas genauer als sonst. Tausche den Wischlappen in der Küche (der keimbesiedeltste Gegenstand im ganzen Haushalt) regelmäßig alle paar Tage aus oder wasche ihn bei 60 Grad in der Maschine und säubere Arbeitsflächen und -utensilien gründlich.

Die häufigsten Infektionsquellen sind Rohmilch und ihre Produkte, vor allem Weichkäse und dessen Rinde (dort lieben Listerien das alkalische Milieu), Räucherfisch und auch alle fertig verarbeiteten Nahrungsmittel wie Salate, fertig belegte Brötchen aus der Bäckertheke, Sushi, und zwar unabhängig davon, ob sie mit Fisch oder Avocado gefüllt sind. Lange gereiften Hartkäse wie etwa Parmesan stuft aber selbst das strenge Bundesamt für Risikobewertung als gefahrlos ein.

Es geht bei den Listerien immer um eine sekundäre Keimbesiedelung. Wird der frisch geangelte, ganze Fisch direkt filetiert und mithilfe von hygienisch einwandfreien Matten, Brettern und Messern zu Sushi verarbeitet, kann man sich auch nicht mit Listerien anstecken. Bei einem Take-away sieht das Ganze jedoch schon anders aus.

Bei einer großen Zahl der bekannten europaweiten Listeriose-Endemien der letzten Jahre konnten retrospektiv die Infektionsquellen ausgemacht werden, bei Einzelansteckungen oft nicht. In den meisten Fällen war dies Rohmilch-Weichkäse oder geräucherter Fisch. In Frankreich gab es zwei Wellen, bei denen »Schweinezunge in Aspik« als Quelle gefunden wurde. Vermutlich nicht unbedingt eines deiner Hauptnahrungsmittel, aber bei Schwangeren kann man ja nie wissen.

Insgesamt ist auch Listeriose in der Schwangerschaft selten. Pro Jahr gibt es in Deutschland um die 20 bis 25 Fälle. Wenn man sich aber ansteckt, ist sie leider oft wirklich schlimm für die Babys. Es gibt eine Fehl- und Totgeburtenrate von 35 bis 50 Prozent. Wenn eine Listeriose-Infektion bei einer schwangeren Frau diagnostiziert wird, behandelt man diese ebenfalls mit einem Antibiotikum und hofft darauf, dass das Baby sich nicht schon angesteckt hat.

Es bleibt also kompliziert. Einerseits sind diese Erkrankungen wirklich selten. Wenn du aber eine fatale Ansteckung sicher ausschließen willst, solltest du konsequent sein. Nicht in jedem Mettbrötchen lauert eine tödliche Gefahr, theoretisch möglich wäre sie aber. Die Wahrscheinlichkeit aber, dass du dich ausgerechnet gestern am Avocado-Sushi – weil du ja dachtest, es gehe nur um den Fisch! – angesteckt hast, ist natürlich wirklich gering!

Statt einer Tabelle, was du alles essen darfst und was nicht, gibt es hier den kürzeren und einfach gehaltenen Rat von offizieller Seite: *»Zur Vorbeugung von Listeriose und Toxoplasmose sollen rohe tierische Lebensmittel, Weichkäse und abgepackte frische Salate gemieden sowie frisches Obst, Gemüse und Salate immer gründlich gewaschen und bald verzehrt werden.«*

Wenn du diesbezüglich sehr ängstlich bist, kannst du dir auch eine App herunterladen (etwa *»Schwangerschaft Lebensmittelampel«*) und genau nachschauen, wenn du dir bei einem bestimmten Lebensmittel (luftgetrocknete Salami? Parmesankäse?) unsicher bist.

Weitere für die Schwangerschaft relevante bakterielle Infektionen und generelle Infos zum Zusammenleben der Bakterien in unserem Körper findest du unter den Suchworten → *Paradontitis* → *B-Streptokokken* und → *Mikrobiom.*

Virale Infektionen

Auch die verschiedenen uns umgebenden Viren spielen in der Schwangerschaft eine Rolle. Zum einen haben Schwangere selbst ein höheres Risiko für Komplikationen und schwere Verläufe etwa bei Atemwegsviren wie der klassischen Influenza oder SARS-CoV-2. Zum anderen können einige Viren das ungeborene Baby anstecken und eine *konnatale Infektion* verursachen, einige davon können schwer für dein ungeborenes Baby verlaufen.

Schütze dich so gut, wie es eben in deiner Lebenssituation geht. Einige dieser Erkrankungen werden vorrangig von kleinen Kindern übertragen. Wenn du bereits Mutter eines Geschwisterkindes bist, schaue, dass dieses gegen die üblichen Kinderkrankheiten geimpft in die Kita geht und dass du ggf. deinen Antikörperstatus auf bestimmte virale Erkrankungen untersuchen lässt (etwa Cytomegalie und Röteln, mehr dazu im nächsten Kapitel).

Bei größeren Ausbrüchen, gegen die es keine Impfungen (oder keine für Kinder verfügbare) gibt, oder auch in großen saisonalen Krankheitswellen ist es manchmal eine Überlegung wert, dein großes Kind einige Tage aus der Kita zu nehmen, wenn du die Ressourcen dazu hast. Trage ggf. eine Maske in Innenräumen, wenn du unter vielen Menschen bist, diese schützt gut vor Viren, die per Aerosolen oder Tröpfchen übertragbar sind. Das Gleiche gilt für das Wochenbett und für Besuch, wenn ein winziger Säugling bei euch zu Hause eingezogen ist. RSV- oder SARS-CoV-2-Wellen wären da etwa zu nennen, aber natürlich auch andere virale Erkrankungen in Kitas oder Schulen (Kinderkrankheiten wie etwa Windpocken oder Ringelröteln), wenn kein Nestschutz der schwangeren Mutter erwartbar ist (etwa, weil sie diese Erkrankungen nie durchgemacht hat oder dagegen geimpft ist – oder das nicht sicher rekonstruierbar ist).

Cytomegalie

Das Cytomegalie-Virus, CMV, gehört zu den humanen Herpesviren (Humanes Herpesvirus 5). Wie alle Herpesviren ist es ziemlich ansteckend und weit verbreitet: Etwa 50 bis 80 Prozent der Bevölkerung tragen es hierzulande in sich. Eine Ansteckung findet über den direkten Kontakt mit Körperflüssigkeiten statt. Speichel, Sperma, Vaginalsekret oder Muttermilch gehören dazu.

Nach der ersten Infektion verbleibt das Virus lebenslang in einer schlummernden Form im Körper und kann durch unterschiedliche Anlässe reaktiviert werden. Sowohl nach einer Primärinfektion als auch bei einer Reaktivierung oder Reinfektion kann das Virus ansteckend sein. Besonders Kleinkinder, die mit CMV infiziert sind, scheiden das Virus oft über viele Monate hinweg aus. Immunkompetente Menschen bemerken eine Infektion häufig nicht oder bekommen nur wenige und unspezifische Symptome.

Eine Infektion mit CMV ist die häufigste der konnatalen, also rund um Schwangerschaft und Geburt erworbenen Infektionen beim Kind. 40 Prozent der Frauen, die sich in der Frühschwangerschaft mit CMV infizieren, übertragen das Virus auf ihr Baby. Davon sind 10 bis 15 Prozent der Babys symptomatisch oder entwickeln später Symptome. Zu den möglichen Folgen zählen Hör- oder Sehbeeinträchtigungen, neurologische Auffälligkeiten und Entwicklungsstörungen, die oft erst im Kleinkindalter sichtbar werden. Man geht in Deutschland von bis zu 4.000 CMV-infizierten Babys pro Jahr aus. Dabei stellt vor allem die Erstinfektion ein Risiko dar, insbesondere im ersten Schwangerschaftsdrittel und bereits kurz vor der Empfängnis. Je früher die Infektion erfolgt, desto wahrscheinlicher sind Erkrankungen mit späteren Symptomen beim Kind. Im zweiten oder dritten Trimester sind Komplikationen zwar seltener, aber auch immer noch möglich. Bei einer Reinfektion wird – ähnlich wie bei Toxoplasmose – angenommen, dass die mütterlichen Antikörper das Risiko für das Ungeborene deutlich reduzieren.

Ein Bluttest in der Kinderwunschphase oder früh in der Schwangerschaft kann helfen, seronegative Frauen zu identifizieren, also solche, die noch kein CMV hatten und ein erhöhtes Risiko tragen, sich nun ausgerechnet in der kritischen Phase anzustecken. Im Gegensatz zum Rötelntiter werden die Kosten für den CMV-Test nicht von den gesetzlichen Krankenkassen übernommen, da er nicht in den Mutterschaftsrichtlinien vorgesehen ist. Sollte dieser Test negativ sein, kann eine weitere Untersuchung einige Wochen später sinnvoll sein. Die Unterscheidung zwischen Primärinfektion und Reaktivierung ist labortechnisch leider schwierig und oft nicht möglich.

Virale Infektionen sind komplex in der medikamentösen Behandlung, umso wichtiger sind präventive Maßnahmen, die umfangreich sind und sich vor allem an seronegative Frauen richten, die also noch nie Kontakt zu CMV hatten. Eine Ansteckung kann durch enge Alltagskontakte mit deinen Lieblingsmenschen erfolgen, das macht es so schwer, sich konsequent zu schützen. Vermeide dann Küssen auf den Mund, das Teilen von Besteck, Handtüchern oder Zahnbürsten, und achte auf Hygiene, besonders wenn du engen Kontakt mit Kleinkindern hast – wenn es dein eigenes »großes Baby« ist, wird das natürlich kaum möglich sein. In Berufen mit intensivem Kontakt zu Kindern wird häufig ein Beschäftigungsverbot ausgesprochen.

Zur Behandlung gibt es neue Ansätze: *Valaciclovir*, ein antivirales Medikament gegen Herpesviren, das oral eingenommen wird, hat in manchen Studien vielversprechende Ergebnisse gezeigt. Es kann die Viruslast der Mutter reduzieren und so das Übertragungsrisiko für das Baby senken. Eine andere Option sind passive Immunisierungen mit *Hyperimmunglobulin-Infusionen* mit Cytotect® (nicht zu verwechseln mit dem nicht mehr im Handel befindlichen Cytotec®, das früher off-label zur Geburtseinleitung verwendet wurde). Dabei handelt es sich um spezifische menschliche Antikörper gegen CMV, die möglicherweise die vertikale Transmission über die Plazenta verringern können. Beide Therapieansätze erfordern weitere Forschung, da die Studienergebnisse nicht einheitlich sind. Sie zeigen aber Potenzial zur Risikominderung und sollten daher erwogen werden. Hyperimmunglobulin-Infusionen stehen derzeit in Deutschland eher an größeren Kliniken und pränataldiagnostischen Zentren zur Verfügung, besprich diese Optionen mit deiner Gynäkologin.

Weitere Infos und Hilfestellungen findest du auf der Seite starkgegencmv.de.

SARS-CoV-2

Auch wenn »die Pandemie« der Jahre 2019 bis 2022 mit all ihren Folgen und vielen Toten überstanden sein mag: SARS-CoV-2 wird bleiben. Mittlerweile weiß man, dass das Coronavirus zwar den Atemwegstrakt als Eintrittspforte in den Körper nutzt, nicht aber ausschließlich als Atemwegsvirus verstanden wird, sondern vielmehr als sogenanntes *multisystemisches Virus*. Das Virus dockt an bestimmte Rezeptoren an, die besonders dicht in unseren Blutgefäßen und vielen Organen vorkommen. Vor allem die zarte Innenschicht unserer Blutgefäße, das Endothel, ist Zielorgan, und dort werden dann typische, diffus entzündliche Reaktionen hervorgerufen. Auch im Immunsystem hinterlässt das Coronavirus Spuren, die bislang noch nicht vollständig verstanden sind, vermutlich aber auch lang dauernde Folgen haben können. Verschiedene Auto-Antikörper etwa scheinen auch nach milden Infektionen längerfristig erhöht zu sein; was genau das auf lange Sicht bedeutet, ist Bestandteil aktueller Forschungen.

Die Beteiligung des Endothels und entzündliche Prozesse dort sind der Grund für das erhöhte Risiko für Thrombosen in den Wochen und Monaten nach einem möglicherweise sogar milden Akutverlauf einer Coronainfektion. Schwangere tragen hier ein höheres Risiko. Auch die Sauerstoffversorgung von Organen mit einer hohen Dichte an besonders feinen Blutgefäßen ist betroffen. In der Schwangerschaft geht diese Endothelbeteiligung mitunter mit typischen Veränderungen in der Plazenta einher.

Untersuchungen von Plazenten, deren Besitzerinnen in der Schwangerschaft eine SARS-CoV-2-Infektion durchgemacht haben, ergaben häufiger entzündliche und thrombotische Veränderungen, wodurch die Mikrodurchblutung und die Versorgung des Babys beeinträchtigt sein kann, man spricht dann von der *SARS-CoV-2-Plazentitis*. Auch Frühgeburten und → *Präeklampsien* kommen nach einer Coronainfektion doppelt so häufig vor, geimpfte Frauen waren seltener betroffen als ungeimpfte.

Ein milder Akutverlauf kann – genau wie bei einer CMV- oder Toxoplasmose-Infektion – dennoch Risiken für das Baby mit sich bringen. Auch eine lediglich als »Erkältung« erlebte SARS-CoV-2-Reinfektion kann diese Phänomene zeigen – das ist das Tückische daran. Ein Geschehen, das auch erst mal kontraintuitiv ist. »Ich merke nix – was soll daran so schlimm sein?«

Es ist das Spike-Protein des Virus, das diese Effekte auslöst, und nicht die eigentliche Krankheitssymptomatik. Mittlerweile ist gesichert, dass das SARS-CoV-2-Virus nicht zu den »Banalviren« gehört, sondern eine ganze pathophysiologische Kaskade in unserem Körper auslösen kann, ähnlich wie es von verschiedenen anderen Viren (wie etwa den Herpesviren, z. B. dem Epstein-Barr-Virus oder HPV) bekannt ist.

Verschiedene Studien zeigen, dass eine intrauterin durchgemachte Infektion auch auf die Babys Auswirkungen haben kann: Die Wahrscheinlichkeit für die Diagnose neurologischer Auffälligkeiten stieg bei Kindern von in der Schwangerschaft an Corona erkrankten Müttern, seltene Herzfehler waren bei Infektionen in den ersten Wochen um ein Vielfaches häufiger, auch die Lungenreife und das Lungenvolumen bei Babys von erkrankten Müttern kann beeinträchtigt sein.

Kinderkrankheiten

Auch Röteln und Ringelröteln sowie Windpocken sind Viren, mit denen man sich bestenfalls nicht in der Schwangerschaft anstecken sollte. Die Immunität der Schwangeren gegen Röteln wird gleich zu Beginn überprüft, weil eine Ansteckung in der frühen Schwangerschaft seit Langem bekannte und weitreichende, schädigende Auswirkungen auf das Baby haben kann. In Deutschland sind fast alle Frauen in der Kindheit gegen Röteln geimpft und haben daher einen Antikörper-Schutz – dieser ist aber nicht bei allen Menschen gleich stabil und gleich lang anhaltend. Gleiches gilt für Windpocken, die zudem so ansteckend sind, dass ungeimpfte Menschen bisher kaum ihre Kindheit ohne Infektion durchlebt haben.

Aus Platzgründen können hier nicht alle Konstellationen sämtlicher Kinderkrankheiten zu den unterschiedlichsten Phasen der Schwangerschaft im Detail beschrieben werden.

Auf den Seiten des RKI findest du genaue und regelmäßig aktualisierte Informationen dazu: *rki.de* unter »Infektionskrankheiten A-Z«.

Impfungen

Nicht gegen alle Erkrankungen gibt es Impfungen, CMV ist ein Beispiel dafür. Die Impfung gegen RSV ist ganz neu. Impfungen gegen Kinderkrankheiten (etwa Masern oder Röteln) sind Lebendimpfungen, sie können also nicht in der Schwangerschaft aufgefrischt werden.

Klassische Atemwegsinfektionen haben einen saisonalen Charakter, wir stecken uns also im Winter häufiger damit an als im Sommer. Zudem ist der Antikörperschutz, anders als bei den typischen Kinderkrankheiten, nicht von langer Dauer. Wenn du über den Winter hinweg schwanger bist, kann es sinnvoll sein, dich gegen endemische Atemwegserkrankungen impfen zu lassen, etwa gegen Influenza und ggf. auch gegen aktuelle Varianten von SARS-CoV-2, vor allem dann, wenn deine letzte Erkrankung oder Impfung schon länger als ein Jahr zurückliegt.

Einige Erkrankungen impft man mit einem anderen wichtigen Hintergedanken in der Schwangerschaft: Um den sogenannten → *Nestschutz* für das Baby aufzubauen, impft man die schwangere Mutter. Mit diesem Trick profitiert das frisch geborene Baby von den Antikörpern seiner Mutter, die es über die Plazenta und später über die Muttermilch erhält.

Besonders bedeutsam ist diese Impfung gegen Keuchhusten (Pertussis). Keuchhusten ist eine Atemwegsinfektion, die wie RSV auch für kleine Babys besonders gefährlich ist. Jedes Jahr landen viele Säuglinge mit diesen Erkrankungen in den Kinderkliniken und können wirklich schwere und langwierige Verläufe erleben. Anders als bei etlichen viralen Kinderkrankheiten gibt es für Keuchhusten keinen stabilen Nestschutz für das Baby, wenn die Mutter in ihrer eigenen Kindheit Keuchhusten durchgemacht hat oder dagegen geimpft wurde. Die Keuchhusten-Impfung ist deshalb seit einigen Jahren Teil der STIKO-Empfehlungen in der Schwangerschaft. Seit 2023 gibt es auch die lange erwartete RSV-Impfung für Erwachsene, auch diese vor allem, um kleine Babys vor einer Ansteckung schützen zu können.

Auch die Corona- und Influenza-Impfung in der Schwangerschaft haben diesen schützenden Effekt und können dazu beitragen, dass Winterbabys einige Monate lang gut vor einer Infektion geschützt sind.

KAFFEE

Konntest du dir vor dem Schwangersein einen Start in den Tag ohne Kaffee kaum vorstellen, vergeht dir dann, kaum bist du schwanger, vielleicht unerklärlicherweise die Lust darauf. Viele Frauen mögen ihn plötzlich einfach nicht mehr so sehr. Sollte das bei dir nicht der Fall sein, dann sei unbesorgt: Größere Metastudien zeigen, dass moderater Kaffeekonsum dem Baby nicht schadet, zu keiner Zeit während der Schwangerschaft. Als gut untersuchte, sichere Menge gilt: »nicht über drei Tassen pro Tag«, oder konkreter: etwa 300 mg Koffein täglich. Diskutierte Risiken wie ein erhöhtes Fehlgeburtenrisiko und ein niedrigeres Geburtsgewicht konnten sämtlich nicht bestätigt werden.

Was Kaffee aber sicher tut: Er hat einen Einfluss auf deine Neurotransmitteraktivität, er ist somit eine psychoaktive Droge, deshalb trinkt man ihn ja. Solltest du also Probleme mit Themen aus dem vegetativen Symptomkreis von innerer Unruhe, diffusen Ängsten, Schlaflosigkeit, Restless Legs und Ruhelosigkeit haben, solltest du deinen Kaffeekonsum einmal überdenken. Du bist schwanger und in vielerlei Hinsicht möglicherweise sensibler als sonst.

ALKOHOL

Dass Alkohol in der Schwangerschaft keine gute Idee ist, weiß mittlerweile jeder. Auch das »kleine Gläschen – ausnahmsweise, weil Weihnachten ist« – solltest du wirklich lassen. Interessanterweise wird ebenjenes »kleine Gläschen« von Frauen mit einem hohen Bildungsstand sehr viel häufiger getrunken und auch viel häufiger gerechtfertigt. In einer Studie der Charité Berlin gaben erschreckend viele, nämlich 58 Prozent aller Frauen, an, in der Schwangerschaft »zumindest gelegentlich« Alkohol getrunken zu haben.

Da spielt deine sonst so entspannte Hebamme auch mal die Spaßbremse – mit der Unterstützung führender Neurologen. Auch die sagen ganz klar: null Promille in der Schwangerschaft. Das heißt nicht, dass dein Baby von ebenjenem einen leichtsinnigen Glas in der Vergangenheit zwangsläufig bereits Schaden genommen hat. Nur kennt eben kein Mensch die Grenze, ab wann das der Fall ist. Bis das wirklich schreckliche Vollbild einer sogenannten fetalen Alkohol-Embryopathie zu beobachten ist, sind meistens größere Mengen Alkohol oder regelmäßiger Konsum im Spiel. Allerdings sind subtilere Störungen schon weit darunter zu beobachten, Alkohol wirkt bereits in geringen Mengen neurotoxisch. *Fetal Alcohol Spectrum Disorder (FASD)* beschreibt einen Symptomkomplex von verschiedenen Störungen, die die Sprachentwicklung, die Wahrnehmung, die Aufmerksamkeit, die kognitiven Fähigkeiten, die sozialen Kompetenzen und das Verhalten betreffen können. Jährlich etwa 10 000 Kinder, das sind immerhin 0,6 Prozent aller Babys, werden in Deutschland mit einer mehr oder weniger ausgeprägten Form der FASD geboren. Damit ist Alkoholkonsum die häufigste Ursache für eine geistige Behinderung überhaupt.

ILLEGALE DROGEN

Auch der zunehmende Konsum illegaler Drogen, und zwar auch durchaus in der gebildeten, finanziell gut gestellten Mittelschicht, ist sicher ein Kind der Zeit und gehört für mehr Menschen, als man spontan glauben mag, zum »Lifestyle«, zum Runterkommen oder Aufdrehen, je nach Situation. Falls du jetzt denkst: »Och, ich rauche ja nur hin und wieder ein bisschen Gras« – auch das hat gravierende Auswirkungen auf die Hirnentwicklung deines Babys. Es gilt also, nun endlich irgendwie doch vernünftig und erwachsen zu werden. Ausgehen, Party, Tanzen, gerne auch wild und ausgelassen, ist natürlich ausdrücklich erlaubt: Feier dich, die Liebe und das Leben. Nur eben ohne Substanzgebrauch.

SCHWANGERSCHAFTSTEE

Schwangerschaftstees sind Tees aus traditionellen Frauenkräutern, die im besten Fall auch noch gut schmecken. Grundsätzlich stellt eine gesunde Schwangerschaft keine Indikation dar, einen Arzneitee zu trinken. Deshalb sind viele Schwangerschaftstees auch keine Arzneien, sondern Genusstees – in Kombination mit Kräutern, die eine sanfte, positiv überlieferte Wirkung auf die Schwangerschaft haben. Falls dir Kaffee also irgendwie nicht mehr so richtig schmeckt und du dich nach Alternativen in Sachen Heißgetränk umschaust: Das wäre eine Option.

KÖRPERLICHE VERÄNDERUNGEN

Mit der Schwangerschaft beginnt auch die Zeit des tatenlosen Staunens. Auch über deinen Körper, darüber, wie er sich verändert und was er vermag, und wie verrückt es ist, die Einwirkung von verschiedenen Hormonen direkt zu erleben. Du entdeckst an dir Kurven, die du nie hattest, und channelst nun vielleicht deine innere Gina Lollobrigida.

Im Laufe der Schwangerschaft nimmst du an Gewicht zu. Für viele Frauen, die ein *issue* damit haben, kann das durchaus eine Herausforderung sein, diese Zahlen schwarz auf weiß in ihrem Mutterpass an offizieller Stelle festgehalten zu finden, und es kann auch Körperbild- oder Essstörungen aus der Vergangenheit triggern. Du bekommst nicht nur einen runden Bauch, sondern auch rundere Oberschenkel, möglicherweise einen dickeren Po, vielleicht (vielleicht auch nicht) die tollste Haut und die am tollsten sitzenden Haare deines Lebens. Früher oder später allerdings vielleicht auch Wassereinlagerungen oder Hämorrhoiden oder beides.

Manche Frauen irritiert diese Explosion an Körperlichkeit und an Veränderungen sehr, andere nicht so. Auch das hängt eher von deinem grundsätzlichen Körperbild, deinem Blick auf dich selbst und von deiner Biografie

NATURHEILKUNDE

Teemischung

GUTER HOFFNUNG 1 *(into life)*

Ein Schwangerschaftstee der leckeren Art: Frauenmantel schützt und stabilisiert die Schwangerschaft in allen Phasen, Himbeerblätter wirken durchblutungsfördernd und stärkend, Melisse schenkt heitere Gelassenheit. Die feinen Rosenblüten haben etwas königlich Weibliches, genau wie du jetzt. Sie geben Teemischungen zusammen mit Orangenschalen und Lemongrass einen besonders feinen Geschmack. Am Ende der Schwangerschaft, wenn geburtsvorbereitende Aspekte mehr in den Vordergrund treten, lässt sich beispielsweise der Himbeerblätteranteil erhöhen → *Teemischung: Guter Hoffnung 2.*

Anwendung: 2 TL Kräuter pro Tasse mit kochendem Wasser übergießen und 10 Minuten ziehen lassen. Trinke davon so viel und wann immer du magst – oder phasenweise eben auch mal nicht

Rosenknospen, Frauenmantel, Himbeerblätter, Zitronenmelisse, Brennnessel, Sanddornfrüchte, Lemongrass, Johanniskraut, Orangenschalen, alle Zutaten in Bio-Qualität.

ab als von allem anderen. Letztlich ist Schwanger- oder Mutterschaft eine Zäsur, ein unumkehrbarer Meilenstein. Dieser Übergang mit all seinen Veränderungen ist vermutlich der am meisten unterschätzte Veränderungsprozess im Erwachsenenalter. Wir betreten eine ganz und gar neue Sphäre, viel mehr noch als etwa durch eine Ehe oder feste Partnerschaft, auch in der Wahrnehmung von außen. Dass mit dem Mutterwerden gleichzeitig all deine jugendliche Sexyness und innere Anarchie für immer futsch ist, ist glücklicherweise Blödsinn, dennoch vielleicht auch ein Gedanke, der sich zuweilen anschleicht.

Wenn dein Körper und dein Leben also andere Formen annehmen und dies nicht nur am Bauch spürbar ist: Wundere dich, staune und nimm es mit einer gesunden Portion Humor. Und sei freundlich zu dir!

Du wirst in deiner Schwangerschaft zwischen acht und 25 kg zunehmen. Wo genau und wie viel, hängt u. a. von deiner Ernährung ab, viel mehr noch von deinem individuellen Mix aus unabänderlichen genetischen Faktoren, deinem Fettverteilungsmuster, der mysteriösen Stoffwechsellage (Schilddrüse, Insulin und vieles mehr), aber auch von deiner körperlichen Aktivität, deiner Darmflora und weiteren Einflussfaktoren.

Wenn du vorher schlank warst, gibt es gute Gründe, davon auszugehen, dass du es eines Tages wieder sein wirst – natürlich nicht sofort nach der Geburt. Dazu gibt's ja den Satz: Neun Monate kommt es, neun Monate bleibt es. Was nicht bedeutet, dass, wenn dein Baby geboren ist, jemals irgendetwas wieder so ist wie vorher. Lerne, das mit Gelassenheit zu nehmen. Selbst ohne Schwangerschaften,

Geburten, Kinder würden all die Veränderungen, die mit dem Wachsen und Reifen einhergehen, mit den Jahren nicht unbedingt leichter werden. Offenbar müssen wir da alle irgendwann und irgendwie durch. Mache dir also keine allzu niederschmetternden Gedanken über Dehnungsstreifen und Schwerkraft.

Die wichtigsten Basics für den schwangeren Kleiderschrank

Früher gab es noch ausgewiesene Geschäfte für »Umstandsmode«, heute sind unsere normalen Anziehsachen viel flexibler und lassen sich bis auf ein paar Ausnahmen und je nach Jahreszeit ziemlich gut umbauen. So funktionieren sie mit ein oder zwei passenden Schwangerschaftshosen und ein paar weiteren Basics ziemlich gut, ohne dass du die komplette Garderobe austauschen musst.

- ***Eine klassische »Boyfriend-Jeans«,*** zwei bis drei Konfektionsgrößen größer als normal oder tatsächlich aus dem Kleiderschrank deines Boyfriend, ist ein unkompliziertes Keypiece. Mit einem Haargummi zwischen Knopf und Knopfloch kannst du sie locker bis zur Hälfte der Schwangerschaft tragen – und in den Wochen nach der Geburt, wenn dir nämlich gefühlt gar nichts mehr passt: nicht die Klamotten von vorher, und deine Schwangerschaftsklamotten kannst du irgendwann auch nicht mehr sehen.
- Im Sommer funktioniert alles in Richtung ***Flatterkleid und Tunika,*** XXL-Herren- oder lässige Jeanshemden. Hemdblusenkleider sind auch später super stillkompatibel. Im Winter sind Strickkleider (oder lange Pullis) warm und gemütlich.
- ***Dazu ein paar Leggins,*** die passen unter alles und machen Sommerkleider herbsttauglich. Achte auf gemütliche Modelle mit viel Platz für deinen Bauch. Manche Frauen kaufen ab diesem Zeitpunkt bis ans Lebensende nur noch Leggins und Strumpfhosen mit einem extra hohen Bündchen, weil die so viel bequemer sind. Auch das, was man früher »Trainingshosen« nannte, ist superbequem und mittlerweile absolut streetstyletauglich.
- ***Ein lässiger XXL-Parka*** hat zwei entscheidende Vorteile: Er ist weit genug, sodass dein Bauch auch hochschwanger noch mit reinpasst und ein bisschen später dein Baby in einem Tragetuch. Für die Babyzeit ist auch Vorteil zwei unschlagbar: Der Parka hat riesige Taschen, in denen du nicht nur dein Handy, Schlüssel und Portemonnaie unterkriegst, sondern noch diversen Kleinkram, für den einige Frauen eine Wickeltasche mit sich rumschleppen: ein kleiner Zipperbeutel mit einer Extrawindel, ein Greifring oder Kuscheltier und irgendwo noch 'ne halbe Packung Schokokekse für dich – passt alles rein. Der Parka passt zu allem und kann in die Waschmaschine – praktisch, weil auch Babysabber dann ein ständiger Begleiter ist.
- ***Unterwäsche:*** Deine BHs passen wahrscheinlich schon in der Schwangerschaft nicht mehr, und deine Brüste werden sich auch in den nächsten Monaten noch weiter verändern. Später, in der Stillzeit, reichen bei kleinen bis mittelgroßen Brüsten oft Stilltops, die in den Körbchengrößen etwas flexibler sind als »Cups«, die du natürlich schon jetzt gut tragen kannst, auch wenn die Größenkalkulation jetzt noch nicht absehbar ist. Achte auf weiches, bequemes Material, Bügel-BHs sind spätestens ab der Stillzeit tabu, weil sie Milchstaus provozieren können. Und rechne damit, dass du noch mal auf größere Größen umsteigen wirst. Bei den Unterhemden wähle welche, die ausreichend lang sind, damit sie bei runder werdendem Bauch nicht immer aus der Hose rutschen.

- ***Schuhe:*** Deine Füße werden in der Schwangerschaft durch die Wassereinlagerungen etwas dicker und manchmal etwas länger, weil sich die beiden Fußgewölbe, Längs- und Quer-, absenken. Ersteres ist reversibel, Zweiteres oft nicht. Manche Schuhe passen also tatsächlich nie wieder. Im Sommer ist das Schuh-Thema einfacher, weil man in Birkenstocks und Co. schneller hineinschlüpfen kann. Sie sind auch praktisch, wenn du nach der Geburt mit Baby im Tragetuch deine Füße schon wieder nicht sehen (und erreichen) kannst.

ÜBELKEIT

Ein wirklich häufiges Schwangerschaftszeichen in der frühen Schwangerschaft ist die fast sprichwörtliche Übelkeit, extreme Formen davon nennt man *Hyperemesis gravidarum*. Etwa 70 Prozent aller Schwangeren erleben sie mehr oder weniger ausgeprägt. Verantwortlich dafür ist vermutlich das Beta-HCG, das frühe Schwangerschaftshormon, welches auch in den herkömmlichen Schwangerschaftstests im Urin gemessen wird. Das Beta-HCG-Wert steigt in den ersten Wochen der Schwangerschaft steil an und erreicht seinen Höhepunkt um die 8. bis 10. Schwangerschaftswoche, dann fällt der Wert wieder langsam ab.

Etwa denselben Verlauf nimmt die Übelkeit in der Schwangerschaft: Einige Frauen spüren diese schon recht früh, um die 5./6. Woche herum, dann klingt sie um die 12. Woche meistens wieder ab. Während manchen Frauen nur zeitweise »etwas flau im Magen« wird, leiden andere sehr unter dieser Übelkeit und müssen sich auch mehr oder weniger regelmäßig übergeben, in besonders schlimmen Fällen tatsächlich mehrmals pro Stunde. Und das ist wirklich nicht witzig.

Warum es einige Frauen besonders hart trifft und andere (die ja auch einen hohen Beta-HCG-Spiegel haben) nicht, ist weitgehend ungeklärt. Gerade in der Frauenmedizin gibt es das unangenehme Phänomen, solche körperlichen, klar beschriebenen Symptome zu psychologisieren oder sie kleinzureden. Frauen mit Endometriose kennen das, Frauen mit einem PCO-Syndrom auch. Was die Wissenschaft nicht versteht (oder wofür sie sich nicht hinreichend interessiert), wird also als Hysterie abgetan, heutzutage spricht man dann von dem passenden oder unpassenden *mindset*. Alles das ist Blödsinn.

Wenn du unter schlimmer Schwangerschaftsübelkeit leidest, liegt das ganz sicher nicht daran, dass du die Schwangerschaft irgendwie innerlich ablehnst oder dich nicht mit der Mutterrolle (was auch immer das sein soll) identifizierst oder dein Baby nicht genug lieb hast. Du hast medizinische Hilfe verdient. Wenn Übelkeit zu einem ständigen Begleiter über den gesamten Tag wird, ist sie eine ernst zu nehmende Beeinträchtigung des Lebensgefühls.

In leichterer Form – als gewisses »Flauigkeitsgefühl« – gehört sie zu den häufigen physiologischen Phänomenen einer Schwangerschaft, die seit der Antike beschrieben sind. Als es noch keine Labordiagnostik und noch keinen Ultraschall gab, zählte tatsächlich allein diese Übelkeit zusammen mit einer ausbleibenden Menstruation zu den »Zeichen einer Schwangerschaft«. Auch heute wird dieses Signal von Frauen so verstanden, dass sie tatsächlich schwanger sind, und es wird als ein spürbares Zeichen von »Es ist alles okay!« gesehen. Im Volksmund existiert ja auch der etwas schief gereimte Spruch: »Speiber sind Bleiber« im Sinne einer stabilen Schwangerschaft. Das Risiko für eine Fehlgeburt ist bei Frauen, denen schlecht ist, tatsächlich um 50 bis 75 Prozent niedriger.

In der frühen Schwangerschaft gesellen sich zusätzlich noch gern die (ebenfalls normalen, aber in der Kombination auch ganz schön anstrengenden) Symptome Müdigkeit, Schlappheit und emotionale Instabilität dazu. Nicht selten stellen Frauen sich dann die naheliegende Frage: Was, bitte, soll denn am Schwangersein so toll sein? Und wollen manchmal, wenn es ganz schlimm ist, am liebsten sterben (oder in diesem Moment zumindest: *nie wieder schwanger werden*).

Die gute Nachricht: Es geht vorbei, fast immer. Nur bei 10 Prozent der betroffenen Frauen besteht die Schwangerschaftsübelkeit weiter fort, bei einigen von ihnen tatsächlich bis zur Geburt.

Es gibt bewährte Maßnahmen, die du ergreifen kannst, um die Beschwerden zu lindern.

Das hilft gegen Schwangerschaftsübelkeit

- ***Entwickle ein Gespür dafür, was dir guttut!*** Zu welchen Zeiten ist es ganz okay, was löst Übelkeit aus, kannst du bestimmte Umstände vermeiden? Einige Frauen bekommen von Gerüchen anderer Menschen Brechreiz (Menschenmengen in der U-Bahn oder im Fahrstuhl, das Rasierwasser des Kollegen); Essensgerüche in der Kantine können schlimm sein. Manchmal gibt es Tageszeiten, die sich ausmachen lassen, an denen es besonders fies ist. Manchmal hilft ein Mittagsschlaf, manchmal macht das Liegen alles schlimmer. Welche Nahrungsmittel oder Getränke fühlen sich stabil an, welche sind gerade furchtbar?
- ***Fast immer: Essen hilft!*** In der chinesischen Medizin sind es vor allem die warmen Erdgemüse (Kartoffeln, Karotten, Süßkartoffeln), die »die Mitte stärken« und »wärmen« sollen. Vielleicht wird dir das geraten, eine wirklich ernährungswissenschaftliche Erkenntnis ist das nicht. Probiere einfach aus, was dir guttut. Vielleicht ist es eher Suppe als Salat oder Porridge statt Müsli, vielleicht aber auch eiskalter Zitronenjoghurt oder Cola mit Eiswürfeln, oder was auch immer das flaue Gefühl etwas lindert.
- Schon abends kannst du dir einen ***kleinen Snack ans Bett stellen***, um morgens nicht mit nüchternem Magen aufzustehen: einen Keks, etwas Zwieback, ein Knäckebrot. Am besten zusammen mit einem warmen, leicht gesüßten Tee, den du schon in einer Thermoskanne bereitstellen kannst.
- Viele Schwangere werden ***reizsensibler in der Schwangerschaft***, was mit der Regulation des autonomen Nervensystems zusammenhängt. Beim kleinsten Sonnenstrahl braucht es eine Sonnenbrille, Pullis kratzen plötzlich, und das Radiogedudel macht dich manchmal wahnsinnig. In diesen Zeiten können Stress und ein Umfeld mit viel Reizüberflutung durch Lärm, Multitasking, Bildschirmarbeit bis in die Nacht, eng getaktete Meetings, Pitches und Abgaben einfach zu viel sein. Wie sich das anfühlt, kennen wir modernen, gestressten Großstadtmenschen nur zu gut: wie eine Überdosis Kaffee. Das Herz klopft, man wird fahrig und kann abends nicht mehr schlafen. Und dieses Zuviel schlägt manchmal »auf den Magen«.
- ***Ruhe und Entlastung.*** Auch wenn es sich völlig ungewohnt anfühlt, so unfit und unbelastbar zu sein: Manchmal wird es besser, wenn dein Arbeitgeber von der Schwangerschaft weiß,

du musst dir und anderen nicht beweisen, dass du weiterhin »funktionierst«. Flexiblere Arbeitszeiten oder Homeoffice können helfen. Wenn das nicht möglich ist, kann auch eine Krankschreibung indiziert sein. Sprich mit deiner Frauen- oder Hausärztin. Es hat nichts mit »anstellen« zu tun, wenn du für eine Weile nicht arbeiten gehen kannst – nimm es als Signal deines Körpers, dass es eben gerade nicht anders geht und du schwanger bist. Auch für deinen Partner ist das ein wichtiges Signal. Verständnis ist wichtig – aber kaum jemand, der das nicht erlebt hat, kann sich vorstellen, wie fies das ist!

- ***Auch Kompressionsstrümpfe*** sind über die miteinander verwobenen vegetativen Symptome einen Versuch wert. In einer kleineren Studie wurden Beziehungen zwischen Kreislaufschwäche, Müdigkeit und Übelkeit gesehen. Man vermutet, dass das progesteronvermittelte venöse Pooling in den Beinen Auswirkungen auf den Vagus und auf die glatte Muskulatur des Verdauungstraktes und auch eine leicht verminderte Durchblutung der Hirngefäße zur Folge hat. In einer Skala bewerteten Frauen den *Quality of Life Index* mit Kompressionsstrümpfen deutlich besser als ohne. Die Hälfte der Frauen empfand eine Besserung der Übelkeitssymptome durch das regelmäßige Tragen von Strümpfen.
- ***Suche dir Hebammenbetreuung!*** Bei jeglichen Schwangerschaftsbeschwerden kannst du Hebammenhilfe in Anspruch nehmen. Es ist sowieso sinnvoll, dass du dich frühzeitig kümmerst, um noch eine Hebamme zu bekommen. Und es hilft enorm zu wissen, dass es Dinge gibt, die man dagegen tun kann!
- Seit einigen Jahren ist bekannt, dass ausgeprägter Schwangerschaftsübelkeit ***auch eine Besiedelung mit dem Magenkeim Heliobacter pylori zugrunde liegen kann.*** In Hinblick auf Diagnostik und Therapie kann das gemeinsam mit deiner Frauenärztin auch einen Gedanken wert sein.
- ***Akupunktur kann ebenfalls helfen,*** muss aber anfangs in recht kurzen Intervallen angewandt werden (täglich bis alle zwei Tage). Auch hier ist die Hebamme eine geeignete Ansprechpartnerin, aber längst nicht alle Hebammen bieten Akupunktur an.
- ***Vitamin B6 hochdosiert und Ingwer*** sind zwei Mittel, die du probieren kannst, einzeln oder in Kombination, etwa in *Mama Well®* von *into life.*

Wenn diese unterschiedlichen Maßnahmen von Schonung, Ernährung und spezifischer Nahrungsergänzung nicht helfen, muss Medizin her. Alle folgenden Mittel sind verschreibungspflichtig, gut erprobt und sicher, deine Frauenärztin wird dich hierzu beraten und dir ggf. eines der Medikamente verschreiben.

- ***Meclozin (Handelsname Agyrax® oder Postafen®).*** Laut *embryotox.de* ist Meclozin in Hinblick auf die gute Wirkung, die wenigen Nebenwirkungen und vor allem eben aus embryotoxikologischer Sicht das erste Medikament der Wahl. Meclozin ist in Deutschland derzeit nur über den Einzelimport aus internationalen Apotheken, etwa Frankreich oder Norwegen, erhältlich.
- ***Doxylamin,*** ein Antihistaminikum, ist ebenfalls seit einigen Jahren auf dem Markt, ein Handelsname ist Cariban®. Es wird neben der Indikation gegen Schwangerschaftsübelkeit auch als Schlafmittel eingesetzt und sollte daher abends eingenommen werden, weil es eben ziemlich müde macht. Manchmal reicht die abendliche Gabe aber nicht zur Bekämpfung der Übelkeitssymptome über die zweite Tageshälfte aus. Es kann mit einer weiteren Dosis am Mittag ergänzt werden, allerdings

kann dann die Fahrtüchtigkeit eingeschränkt sein. Schau, wie du es verträgst.

- ***Dimenhydrinat (Vomex®)*** wurde früher häufig verwandt, wird allerdings heutzutage wegen der Nebenwirkungen (Schläfrigkeit und Erhöhung der Gebärmutterkontraktilität und damit Frühgeburtsgefahr) eher zurückhaltend eingesetzt.

Wenn das alles nicht ausreicht und du tatsächlich »nichts mehr drin behalten kannst« und an Flüssigkeit und Gewicht verlierst, ist manchmal eine stationäre Therapie im Krankenhaus sinnvoll, um den Flüssigkeits- und Elektrolytverlust mit Infusionen auszugleichen. Auch Vitamin B6 wird dann häufig als Infusion eingesetzt. Bei guter sonstiger häuslicher Versorgung seitens deiner Familie oder von Freunden kannst du Infusionen eventuell auch zu Hause bekommen. Besprich mit deiner Frauen- oder Hausärztin und deiner betreuenden Hebamme, ob das eine Alternative sein könnte.

Wenn du schon Kinder hast, kannst du auch eine Haushaltshilfe bei deiner Krankenkasse beantragen, die zu Hause den Laden schmeißt.

Pro Klinik: Du bist wirklich raus aus allem, auch als Signal an die Umwelt ist das manchmal hilfreich. Infusionen können dir in dieser Versorgungsstruktur zuverlässig und mehrmals am Tag verabreicht werden. Manchmal ist das einfach die notwendige »Reißleine«: Du bist jetzt krank! Kontra: mangelnde Privatsphäre, die übliche Krankenhausroutine, ungewohnte und nicht immer angenehme Gerüche, Großküchenessen.

MÜDIGKEIT

Zu Beginn der Schwangerschaft fühlen sich viele Frauen sprichwörtlich so, als hätte man ihnen den Stecker gezogen. Vielleicht wachst du auf und bist schon am Morgen einfach nur müde, müde, müde und weißt gar nicht, wie du überhaupt aufstehen oder ohne Mittagsschlaf den Tag überleben sollst. Das ist anstrengend, demotivierend und lässt einen manchmal an allem Möglichen zweifeln. Bekanntermaßen ist das beste Mittel gegen Müdigkeit nicht deren Bekämpfung mit einem halben Liter Kaffee, sondern viel einfacher: schlafen! Mache, wann immer du kannst, einen Mittagsschlaf, und gehe nach dem Abendessen einfach mit Buch ins Bett. Müdigkeit ist wie Hunger ein zentrales Grundbedürfnis und Schlafen oder Essen das einzige gesunde Mittel. Dass du es gleichzeitig auch einfach nur blöd, komisch und ungewohnt findest, dass du ständig so schlapp bist, ist natürlich total nachvollziehbar.

Es ist einfach alles ganz schön viel! Dein Körper muss sich massiv umstellen: Er versorgt jetzt einen weiteren, noch winzig kleinen Menschen, er braucht dafür mehr Kraft und mehr von allem: Dein Sauerstoffbedarf, dein Blutvolumen und deine Blutzusammensetzung verändern sich, ebenso Herzkapazität, Lungenkapazität, Hormonhaushalt. Von den emotionalen Aspekten gar nicht erst zu reden: Alles ist neu, dein Selbstverständnis, deine neue Lebensperspektive, aus der Liebesbeziehung wird eine Familie mit Kind – was bedeutet das alles für das, was man Zukunft nennt? –, alles muss erst mal sacken.

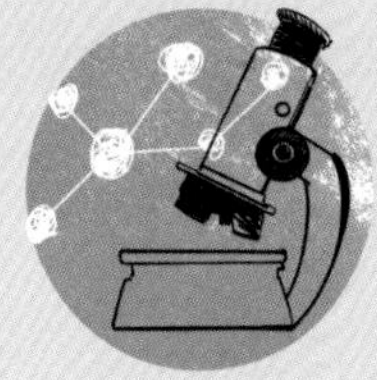

VITAMIN B6 UND INGWER

Vitamin B6 ist ein einfaches und recht wirksames Mittel gegen Schwangerschaftsübelkeit. Die therapeutische Standarddosis beträgt 60 bis 80 mg pro Tag, am besten in 2 bis 3 Dosen über den Tag verteilt. Es reduzierte die Schwangerschaftsübelkeit in einer Studie tatsächlich um etwa 70 Prozent. Wichtig: Diese (hohe) Dosis entspricht etwa 3000 Prozent des Tagesbedarfs, einfache (Schwangeren-)Multivitaminpräparate reichen dazu also bei Weitem nicht aus. Die Datenbank *Embryotox.de* empfiehlt: »Zur Therapie einer Hyperemesis sollte eine Tagesdosis von 80 mg Vitamin B6 pro Tag nicht dauerhaft überschritten werden.«

Ingwer ist in der Pflanzenheilkunde ein wirkliches Multitalent und darf wohl zu Recht zu den Superfoods gezählt werden. In der Naturheilkunde wird die Anti-Übelkeitswurzel schon seit Jahrtausenden, sowohl in der traditionellen chinesischen Medizin als auch im Ayurveda, verwendet. Ingwer wärmt, vitalisiert und energetisiert. Bei der Behandlung von Schwangerschaftsübelkeit kannst du Ingwer in unterschiedlicher Zubereitung zu dir nehmen:

- **Als Tee:** 1 EL frischen, klein geschnittenen Ingwer in einen Liter Wasser geben, zusammen fünf Minuten sieden lassen. Die Ingwerwurzel danach im Tee lassen, du kannst sie auch mitessen. Mit Honig süßen und schluckweise über den Tag verteilt trinken.
- **Als kandierter Ingwer:** Gibt es oft in Tee- oder Pralinengeschäften. Immer mal ein paar Stückchen knabbern.
- **Als Gewürz aus der frischen Knolle** in Suppen, Gemüsepfannen und Salat. Oder dünne Ingwerscheiben lutschen.
- **Als Extrakt:** Wer Ingwer gar nicht mag, kann den Extrakt in Kapseln zu sich nehmen, Zintona® Kapseln enthalten Ingwerextrakt als Monopräparat.

Ein spezifisches Nahrungsergänzungsmittel gegen Schwangerschaftsübelkeit ist Mama Well von *into life*. Es kombiniert die beiden beschriebenen Wirkstoffe und enthält eine ordentliche Dosis bioaktives Vitamin B6 (als gut bioverfügbares Pyridoxin-5-Phosphat) plus Ingwerextrakt, zusammen mit etwas entspannender Melisse. Probiere aus, welche Dosis du brauchst, bis sich die Symptome spürbar bessern, 2 Kapseln enthalten 25 mg Vitamin B6.

Ozgoli, G./ Goli, M. / Simbar, M.: *Effects of ginger capsules on pregnancy, nausea, and vomiting.* J Altern Complement Med. 2009;15(3):243–246
Ensiyeh, J. / Sakineh, M.A.: *Comparing ginger and vitamin B6 for the treatment of nausea and vomiting in pregnancy: a randomised controlled trial.* Midwifery. 2009;25(6):649–653
American College of Obstetrics and Gynecology, Practice Bulletin: *Nausea and vomiting of pregnancy.* Obstet Gynecol. 2004;103(4):803–814

Rezept
INGWERSIRUP MIT XYLIT

1 kg Xylit, 1 Liter Wasser, 150 Gramm geschälten, klein geschnittenen Ingwer.

Xylit ist ein natürlicher Zuckerersatzstoff, der aus Birkenholz gewonnen wird. Er ist kaum insulinwirksam und hat zudem eine kariesvorbeugende Wirkung → *Kariesprophylaxe.*

Das Xylit mit dem Wasser und dem Ingwer aufkochen und eine halbe Stunde sieden lassen. Heiß in Flaschen abfüllen und gut verschließen. Hält sich im Kühlschrank mehrere Wochen und ergibt mit etwas Zitronensaft und Sprudelwasser das leckerste Ginger Ale der Welt. Wenn Kohlensäure und »kalt« nicht gut geht: Schmeckt auch gut in heißem Wasser als »Ingwertee«. Die xylitgetränkten Ingwerstückchen kannst du trocknen lassen und als kandierten Ingwer knabbern.

Das hilft bei Müdigkeit

- ***Schlafe.*** Wann immer es geht. Die Müdigkeit wird im zweiten Schwangerschaftsdrittel fast immer viel besser (und kommt manchmal kurz vor der Geburt zurück).
- ***Licht und Bewegung.*** Nutze im Winter eine Tageslichtlampe und starte mit einem kurzen, zügigen Spaziergang oder ein paar Sonnengrüßen am offenen Fenster in den Tag.
- ***Eine kalte Dusche am Morgen*** ist belebend und stimuliert die Herstellung von Mitochondrien und Neurotransmittern.
- ***Sorge für eine gute Vitalstoff-Versorgung!*** Ein Magnesiummangel macht müde, im Winter ist eine Vitamin-D-Supplementierung sinnvoll, auch Omega 3 und die B-Vitamine 6 und 12 sind wichtig. Mehr als die Hälfte aller Schwangeren entwickelt im zweiten Schwangerschaftsdrittel zudem einen Eisenmangel → *Eisen.*
- ***Sage alles ab, was zu viel ist.***

Manchmal verschwimmen auch die Symptome von Müdigkeit und Kreislaufbeschwerden. Weil beides aus der gleichen vegetativen Schwäche resultiert, gibt es alle anregenden Tipps in der folgenden Aufzählung unter *Das hilft bei Kreislaufbeschwerden* zusammengefasst.

ETWAS ANDERES ALS MÜDIGKEIT

Manchmal bist du dir nicht mehr sicher, ob du nur müde oder schon lethargisch bist. Du kennst dich kaum wieder und hast dir das Schwangersein definitiv anders und etwas glamouröser vorgestellt, als müde und depressiv vor der Toilette zu knien, weil dir obendrein auch noch permanent schlecht ist. Immerhin 15 bis 20 Prozent aller Schwangeren leiden unter einer Schwangerschaftsdepression. Weil sich jetzt innerhalb so kurzer Zeit so vieles in deinem Leben ändert und du zudem körperlich manchmal schon ganz schön mitgenommen bist, ist Entlastung wichtig. Fühlst du dich genug unterstützt? Gibt es finanzielle oder existenzielle Probleme? Hast du bereits kleine Kinder, sodass du im Alltag überhaupt keine Pausen hast? Überlege konkret, wie diese Entlastung aussehen könnte, und besprich mit deinem Partner, was jetzt wirklich notwendig ist. Manchmal ist auch eine Haushaltshilfe, eine Krankschreibung oder ein Arbeitsverbot eine gute Idee. Für alles Tiefergehende: → *Depressionen* im nächsten Buchteil.

KREISLAUFBESCHWERDEN

Auch dein gesamtes Herz-Kreislauf-System und dein vegetatives Nervensystem müssen sich in der Schwangerschaft gravierend umstellen. Wie bei allen umfassenden Organsystemen in deinem Körper wäre es auch ein Wunder, wenn du diese ordentliche Herausforderung nicht merken würdest. Viele Frauen sind zu Beginn der Schwangerschaft kreislaufsensibel, manche bis hin zur Ohnmachtsneigung. In alten Filmen wird dies gern als »Wink-mit-dem-Zaunpfahl-Regieeinfall« genutzt, um nun auch allen klarzumachen: Die weibliche Hauptrolle ist unmissverständlich schwanger!

Das hilft bei Kreislaufbeschwerden

- ***Viel trinken*** ist wichtig, damit dein Blut gut zirkulieren kann und schön »voluminös« ist.
- ***Kompressionsstrümpfe:*** Sie verhindern, dass das Blut in der unteren Körperhälfte versackt und dann oben im Gehirn fehlt. Viele Frauen fühlen sich mit Strümpfen »irgend-

BESCHÄFTIGUNGSVERBOT

Neben dem allgemeinen Beschäftigungsverbot im Rahmen der Mutterschutzfristen gibt es auch ein sogenanntes individuelles Beschäftigungsverbot. Es wird immer dann ausgesprochen, wenn – so heißt es im Gesetzestext – das Leben oder die Gesundheit von Mutter und/oder Kind bei Fortdauer der Beschäftigung gefährdet sind. Das gilt z. B. dann, wenn der Arbeitsplatz als solcher den Bestimmungen des Mutterschutzes widerspricht, etwa durch Berührung mit schädlichen Stoffen, schwere körperliche Arbeit (die Fließbandarbeiterin), Infektionsgefahr (die Krankenschwester) oder auch dann, wenn zu erwarten ist, dass dieser Arbeitsplatz zukünftig zu anstrengend für die Schwangere wäre und damit echte Beschwerden oder Erkrankungen heraufbeschwören könnte (die Friseurin, die den ganzen Tag stehend Haare schneidet). Auch ein Teilzeit-Beschäftigungsverbot ist möglich, in dem die tägliche Arbeitszeit auf vier oder sechs Stunden herabgesetzt werden kann. **Wichtig:** Ein Beschäftigungsverbot ist keine Krankschreibung, sondern ein Instrument des Mutterschutzes, also der Fürsorge für die Mutter und ihr Baby. Deine Ärztin kann ein solches Beschäftigungsverbot aussprechen. Die Lohnfortzahlung wird in voller Höhe von der Krankenversicherung übernommen, auch der Arbeitgeber ist also nicht belastet.

wie fitter«. Zusätzlich unterstützen diese das venöse System. In der Schwangerschaft übernehmen die Krankenkassen zwei Paare der oberschenkellangen Strümpfe.

- ***Eine Tasse Kaffee am Morgen*** ist erlaubt und sorgt manchmal für den notwendigen Kickstart.
- ***Kalte Armbäder,*** auch die *Kneipp'sche Tasse Kaffee* genannt: Fülle das Waschbecken gut mit kühlem, nicht eiskaltem Wasser, und bade deine Arme eine halbe Minute darin. Du kannst es einige Male am Vormittag wiederholen. Wenn du mutig bist, ist eine kalte (oder kühle) Dusche auch eine gute Idee.
- ***Bewegung an der frischen Luft:*** Mache morgens einen kleinen Spaziergang in zügigem Tempo um den Block, und lass dich von der Frische des Tages anstecken.

STIMMUNG

Auch typisch schwanger: Deine Stimmungen wechseln möglicherweise viel schneller, als du es von dir kennst, vermutlich reagierst du auch deutlich emotionaler als sonst. Statt das mal wieder als »hormonell getriggerte Hysterie« geframt zu bekommen, schauen wir doch viel lieber auf den Wert dieser entfachten neuen Seite der Unbeherrschtheit.

Vielleicht rücken wir nämlich in einer lebensbiografisch und evolutionsbiologisch so wichtigen Phase einfach nur näher an unser unverstelltes Selbst heran. Möglicherweise will diese Urmutter Natur auch, dass wir genau so sind oder werden. Dass wir unsere emotionalen Grenzen und die, die uns auferlegt werden, mehr spüren als zuvor. Weniger Lust haben auf faule Kompromisse. Wütender sind. Auf die Konventionen, die Macht der zugedachten Rollen, auf die Misogynie, die wir erfahren. Wir sind entrüstet.

Es nervt dich plötzlich mehr als sonst (oder es fällt dir überhaupt erst auf), wenn du strukturelle Ungerechtigkeiten erfährst, als Frau, als werdende Mutter. Der Gender-Pay-Gap, der Gender-Care-Gap, alles das trifft dich möglicherweise das erste Mal so richtig, und dir wird die ganze Tragweite dessen bewusst.

In der Partnerschaft werden wir zum ersten Mal mit Rollenbildern konfrontiert, den eigenen und denen der anderen, den alten und den neuen. Ein sonst als unbedeutend erlebter Streit mit deinem Mann, den du sonst mit einem Augenrollen vom Tisch gewischt hättest, wird plötzlich zur Riesensache. Einem schlecht gelaunten Chef begegnest du mit noch mehr Ohnmacht als sonst und bist viel persönlicher getroffen, als er es verdient. Und diese ganzen rüpeligen Menschen, die dir in der U-Bahn keinen Platz anbieten – eine Zumutung.

Viele Frauen sind in der Schwangerschaft auch näher am Wasser gebaut als sonst. Rührungstränen spielen plötzlich eine Rolle in deinem Leben, hin und wieder kommt man am Kitsch nicht vorbei.

Wir werden weich. Berührbar und verwundbar, auf allen Ebenen. Und gleichzeitig stark und kämpferisch, Amazonen mit wildem Haar. Schwanger sein ist eine Heldinnenreise, und letztlich sind das alles wichtige Eigenschaften für dich als Mutter.

Auf dem parallelen Gleis erlebst du vermutlich auch manchmal Ambivalenzen und gemischte Gefühle, weil sich mit deiner Schwangerschaft deine Lebensperspek-

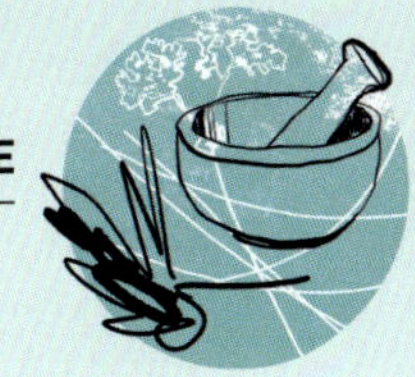

ROSMARIN

Rosmarin wird in der Kräuterheilkunde in unterschiedlichen Darreichungsformen eingesetzt. Als ätherisches Öl wirkt es aktivierend und kräftigend, klar und aufrichtend, körperlich und emotional. Er setzt dem manchmal etwas »zerfließenden« Yin zu Beginn der Schwangerschaft das kräftigende Yang entgegen. Rosmarin stärkt klares Denken und die innere Sammlung und schenkt Aktivität und Kraft.
Seine Strenge kann gut ergänzt werden mit allen Zitrusölen, die ihm etwas spielerische und weibliche Leichtigkeit hinzufügen und dabei die klärenden, erfrischenden Aspekte unterstützen.

- *Lift-me-up* ***Aroma-Roller*** *(into life):* Eine Mischung ätherischer Öle (Rosmarin, Zitrone, Bergamotte, Mandarine, Atlaszeder) zum Aufrollen auf die Pulse. Immer mal wieder dran schnuppern – das aromatherapeutische Riechsalz für mehr Klarheit und Wachheit.
- Die ***Handwaschlotion*** von *Aesop* enthält ebenfalls Rosmarin: Hände waschen, sie dann aufs Gesicht legen und den angenehm krautigen, belebenden Duft einatmen. Oder vom Rosmarin-***Aktivierungsbad*** *(Weleda)* einige Tropfen in ein kühles Armbad geben.
- ***Rosmarinhydrolat*** *(Ingeborg Stadelmann)* ist ganz mild und kann immer mal auf die Unterarme oder in die Kniekehlen gesprüht werden.

tive komplett und unverrückbar verändert. Umbrüche stehen bevor, und obwohl Frauen (und Männer) sich eigentlich alles genau so gewünscht haben, sind sie sich zwischendurch nun gar nicht mehr so sicher, ob das nun *wirklich* eine gute Idee war. Fühlst du dich *wirklich* bereit für ein Kind, also *jetzt*? Bleibt *wirklich* nichts in deinem Leben, wie es war? Eine große Entscheidung, so ein Baby bleibt ja tatsächlich für immer. Vielleicht habt ihr Schiss, dass euer Leben, so wie ihr es kennt, jetzt zu Ende ist. Und ein bisschen ist das ja auch so. Die Geburt des ersten Kindes ist wahrscheinlich die am meisten unterschätzte Veränderung in unserem erwachsenen Leben. Manche Paare flüchten sich schon vorsorglich in Exit-Strategien, kümmern sich um eine Nanny und haben schon einen Kitaplatz, bevor die Feindiagnostik durch ist, um den Weg zurück ins alte Leben irgendwie zu ebnen. Andere entdecken ab jetzt diese komplette Parallelwelt mit coolen Mütterblogs, finden auf Instagram neue Bubbles mit völlig »unmuddihaften« Role-Model-Müttern. Denn auf keinen Fall willst du das werden: Muddi. Auch Abgrenzung ist so ein Thema in der Elternwelt, schließlich gehört ihr zu den *wirklich* coolen Eltern. Stürz dich hinein!

NATURHEILKUNDE

DIE ZITRONE

Der Duft von Zitronen weckt spontan ein Gefühl von Frische und Reinheit. Zitrone duftet frisch, hell und heiter. In der Aromatherapie wird sie überall dort eingesetzt, wo sie uns in unsicheren Situationen oder Zuständen körperlicher oder geistiger Schwere zu klarem Verstand und hellen Gedanken verhilft. Wenn sich die Emotionalität zu verselbstständigen droht, beruhigt die Zitrone, und du gewinnst einen klaren Kopf zurück. Zudem wirkt sie stimulierend und sanft anregend bei Müdigkeit, Konzentrationsschwäche und dumpfen Gedanken. In Körperölen wirkt sie außerdem gefäß- und venenstärkend. Auch die anderen Zitrusöle symbolisieren Heiterkeit und Leichtigkeit, alle mit etwas anderem Akzent: die Orange mit ihrer sonnigen und warmen Fröhlichkeit, die Mandarine mit kindlicher Lebensfreude. Bergamotte, eine Kreuzung aus Bitterorange und Zitrone, wirkt angstlösend und antidepressiv, Grapefruit aufmunternd und mild euphorisierend. Sie ergänzen sich gut und ergeben gemeinsam einen abgerundeten frisch-warmen Zusammenklang.

- Mit ***Lemongrass:*** Zitronen-Lemongrass-Pflegeöl *(Dr. Hauschka)*
- Mit ***Mandarine, Bergamotte, Pink Grapefruit und Ylang Ylang:*** Schwanger-Öl *(into life)*

BLUTUNGEN UND DROHENDE FEHLGEBURT

Blutungen gehören zu den Symptomen, die einerseits bestenfalls in der Schwangerschaft nicht auftreten, die aber andererseits gar nicht so selten sind. Es gibt dabei verschiedene Gründe und Erklärungen – und unterschiedliche Bedrohlichkeitslevel.

Gerade dann, wenn du schon mal eine Fehlgeburt erlebt hast, ist das Auftreten einer Blutung ein Déjà-vu oder gar eine Retraumatisierung, und du spürst wieder diese Angst bis in die Knochen. Aber auch wenn das nicht der Fall ist, findest du das sicher erst mal maximal beunruhigend.

Du selbst kannst in diesem Moment nicht einschätzen, ob es sich z. B. um eine harmlose Kontaktblutung handelt oder um eine für das Baby bedrohliche Situation. Es gibt sowohl intakte Schwangerschaften mit überregelstarken Blutungen inklusive geronnener Klümpchen als auch Fehlgeburten ohne die Spur einer Blutung (eine sogenannte *missed abortion*, siehe das Kapitel »Verhaltene Fehlgeburt«).

Dennoch gehört jede Blutung, die regelstark oder stärker ist, in jedem Fall in die zügige ärztliche Abklärung, das gilt für alle

Phasen der Schwangerschaft. Je frisch-roter, je aktiver eine Blutung ist und je später sie innerhalb der Schwangerschaft auftritt, umso zügiger sollte eine ärztliche Abklärung erfolgen. Erst jenseits der sogenannten »Lebensfähigkeitsgrenze« außerhalb der Gebärmutter, etwa ab der 24. SSW, kommt die einzige Therapieoption einer schwerwiegenden Blutung infrage, nämlich dein Baby bei einer lebensbedrohlichen Blutung mit einem Kaiserschnitt retten zu können. Vorher kann man tatsächlich nur abwarten – und hoffen.

Auch dann, wenn deine Blutung zwar deutlich weniger stark, aber nicht innerhalb kurzer Zeit wieder vorbei ist, wird dir wahrscheinlich danach sein, die Situation ärztlich abklären zu lassen. Mithilfe einer Ultraschalluntersuchung kann deine Ärztin sehen, ob es dem Baby gut geht, und möglicherweise auch, woher die Blutung kommt. In der frühen Schwangerschaft kann man aber oft nicht erkennen, aus welchem Grund du blutest, und tatsächlich auch nicht, was es für eine Prognose gibt, ob also alles gut gehen wird oder nicht. Gleichzeitig gibt es auch keine ursächliche Therapieoption bei Blutungen. Es gibt also tatsächlich nichts, was du nun tun kannst oder solltest, um den weiteren Verlauf zu beeinflussen.

Weder gibt man irgendein Medikament, noch ist es notwendig, dich sofort ins Bett zu legen. Man wartet und hofft, dass es sich schnell wieder gibt, und wahrscheinlich läufst du mindestens stündlich ins Bad, um zu schauen, ob wieder etwas Blut am Klopapier oder in der Unterhose ist oder nicht.

Der Rat, »ruhig zu bleiben«, fühlt sich an wie ein schlechter Witz. Das zentrale Gefühl ist nackte Angst und die Vehemenz, mit der dich eine Blutung aus der Bahn zu werfen vermag. Eben noch warst du sicher, dass du eine von den ganz entspannten Schwangeren sein würdest – davon ist nun keine Rede mehr.

In der frühen Phase der Schwangerschaft weiß man so gut wie nie, was hinter diesen Blutungen steckt: Ist es eine Störung der Einnistung, eine Hormonschwankung, ein empfindlicher Muttermund oder einfach »nur so« passiert? Es gibt in den ersten Wochen der Schwangerschaft das sogenannte »Alles-oder-nichts-Gesetz«, welches besagt, dass Kinder, die – aus manchmal guten Gründen, die wir alle nicht kennen – gehen wollen, auch gehen werden. Zwischen Verschmelzung von Ei- und Samenzelle und Geburt des Kindes kann in der ersten fragilen Zeit letztlich so viel schiefgehen, dass es manchmal fast ein Wunder zu sein scheint, dass so viele Babys gesund und munter geboren werden.

Wenn du nur eine leichte Blutung hast, einen kleinen Blutfleck oder nur bräunliches (älteres) Blut entdeckt hast, kannst du erst mal abwarten, was passiert. Wenn du lieber gleich zu deiner Ärztin gehen möchtest, kann sie im Ultraschall schauen, ob dein Baby zeitgerecht entwickelt ist und ob es lebt, also ein Herzschlag zu sehen ist.

Hilfe bei Blutungen

- ***Gegen die Angst: Atme.*** Verbinde dich innerlich mit deinem Baby, und knüpfe sozusagen ein Herzensband. Sei im Dialog: Gibt es etwas, was du deinem Baby sagen möchtest oder es dir?
- ***Es ist wichtig und gleichermaßen schwer,*** sich damit anzufreunden, dass es auf der Ebene des »Handelns« kaum etwas gibt, was du tun kannst, außer den Dingen ihren Lauf zu lassen und abzuwarten.
- ***Bettruhe ist nicht notwendig*** und hat keinen Einfluss auf den Fortgang der Schwangerschaft, tut vielen Frauen aber gut. Wenn es dir hilft, zu dir und deinem Kind zu kommen,

und wenn sich die Welt da draußen zu hart und rau anfühlt, lasse dich krankschreiben.

- ***Auch wenn eine leise Sickerblutung weiterhin anhält:*** Widerstehe der Versuchung, alle zwei Tage bei der Ärztin per Ultraschall gucken zu lassen, ob dein Baby noch wohlauf ist. Ich weiß, dass das schwer ist! Doch deine kurz gewonnene Sicherheit und Erleichterung reicht nur bis zum nächsten Toilettengang. Die Studien zu den Auswirkungen gehäufter Ultraschalluntersuchungen in der Frühschwangerschaft sind bislang nicht ganz eindeutig. Verzichte darauf, wenn es dir irgendwie möglich ist. Eine Alternative könnte der Verlauf des Schwangerschaftshormons Beta-HCG im Blut sein, wenn du einen »messbaren Wert« für dein Gefühl brauchst. Das kann auch deine Hebamme zu Hause auf deinem Sofa alle paar Tage abnehmen. Achtung: Ein einzelner Wert sagt sehr wenig aus. Nur eine weitere Bestimmung einige Tage später dokumentiert den Verlauf – und bestenfalls den Anstieg –, der hier entscheidend ist.
- ***Vaginale Gaben des Gelbkörperhormons Progesteron*** (z. B. Utrogest®) waren früher in solchen Situationen ein Therapieversuch. Neuere Studien zeigen aber, dass dies in der frühen Schwangerschaft überhaupt keinen Einfluss auf den Ausgang der Schwangerschaft hat.
- ***Das pflanzliche anthroposophische Mittel → Bryophyllum*** kann eine Möglichkeit sein, dich emotional und deine Schwangerschaft zu stabilisieren. Es ist gebräuchlich (und wissenschaftlich untersucht) bei Unruhezuständen, Schlaflosigkeit und vorzeitigen Wehen. Nimm von der Bryophyllum 50 % Trituration® *(Weleda)* 6-mal täglich eine Messerspitze und lasse sie im Mund zergehen.
- ***Wenn du etwas magisches Denken gebrauchen kannst*** und dir Evidenz grad egal ist: Einige Menschen schwören auf Bachblüten, etwa die sogenannten »Notfall-Tropfen«, die *Rescue Remedy*. Nimm davon 3 Tropfen auf die Zunge, und lutsche sie im Mund, du kannst das im Akutfall (Panikanfall) bis zu viertelstündlich wiederholen.

VERHALTENE FEHLGEBURT

Die *missed abortion*, der sogenannte »verhaltene Abort«, ist eine Fehlgeburt, die sich erst mal nicht durch bestimmte äußerliche Symptome bemerkbar macht. Oft wird nur zufällig bei der zweiten oder dritten Vorsorgeuntersuchung entdeckt, dass das Baby nicht mehr gewachsen und keine Herzaktion mehr nachweisbar ist. Eine Blutung fehlt also zunächst. Diese Diagnose ist immer ein Schock und eine emotionale Katastrophe. Dein Baby ist gegangen, einfach so und unbemerkt.

Was du jetzt tun kannst:

- ***Erst mal gar nichts.*** Außer realisieren, was da geschehen ist. Zunächst stehst du unter Schock und machst von nun an – in sehr individuellem Tempo – alle Phasen der notwendigen Trauerarbeit durch. Bodenlose Verzweiflung, Trauer, Wut und natürlich auch die große Frage nach dem »Warum« stürzen dich in eine emotionale Achterbahn. Von jetzt auf gleich ist alles anders.
- ***Ein winziger Hoffnungsfunken:*** Manche Babys wachsen ganz zu Beginn einer Schwangerschaft ein wenig unorthodox. Untersuchun-

FRAUENMANTEL

Frauenmantel *(Alchemilla)*, das in der traditionellen Pflanzenheilkunde wichtigste Frauenkraut überhaupt, ist in seinem Wesen genau das, was für viele Frauen in unterschiedlichen Situationen rund um das Kinderkriegen eine Hilfe und Unterstützung ist. Das beinahe flauschige Blatt dieses Rosengewächses symbolisiert einerseits den weichen Schoß einer Frau, der rhythmisch jeden Morgen einen Tropfen gebiert, der im Kelch des Blattes wie ein Tautropfen funkelt. Gleichzeitig wirkt sein flaumiges Blatt wie ein schützender Mantel, der sich um alle Wesensmerkmale des fruchtbaren Lebens herumlegt. Es wirkt nach traditioneller Ansicht ausgleichend auf die hormonelle Situation, kräftigt die Gebärmutter und schützt das Baby, das in deinem Schoß behütet heranwächst.
Du kannst Frauenmantel als Tee trinken, um deine Fruchtbarkeit zu unterstützen und die frühe Schwangerschaft zu stabilisieren. Trinke dazu zwei bis drei Tassen täglich. Auch dann, wenn du schon einmal Fehlgeburten erlebt hast oder nicht ganz so einfach schwanger geworden bist und wenn du das Gefühl hast, gern irgendetwas Zelebrierendes und Kräftigendes tun zu wollen, kannst du diesen Tee trinken. Frauenmantel enthält neben Gerbstoffen auch geringe Mengen an Salicylsäure, die Frauen bei einer Neigung zu Fehlgeburten oder Gestosen zur Verbesserung der Plazentadurchblutung in Form von ASS gegeben wird.

- ***Anwendung als Tee:*** Pur oder in Mischungen, etwa → *Guter Hoffnung 1 (into life)*, 1 bis 2 Tassen täglich genießen.

- ***Anwendung als Sitzbad:*** Nach der Geburt zur Unterstützung der Wundheilung.

Frauenmantel symbolisiert Weiblichkeit – sein Blatt legt sich wie ein schützender Mantel um das fruchtbare Leben.

gen zeigen, dass ein abwartendes Verhalten auch bei leeren Fruchthöhlen und Babys ohne Herzschlag in ganz frühen Wochen Sinn machen kann, wenn keine Blutung zu beobachten ist. Manche Babys scheinen zu einer ganz frühen Zeit in ihrem Wachstum und sogar mit ihrem Herzschlag in so etwas wie einen Winterschlaf zu fallen. Es spricht überhaupt nichts dagegen, eine oder zwei Wochen lang zu warten, um dann noch einmal zu schauen. Ich habe schon einige Babys im Wochenbett betreut, deren Müttern gesagt wurde: »Das wird nix, da sehe ich nichts. Da müssen wir eine Ausschabung machen.« Hänge nicht alles daran, dies gilt auch vorwiegend für die 4. bis 6. SSW, aber manchmal gibt es solche Wunder.

- ***Wenn es doch so ist, dass dein Baby gegangen ist:*** Verarbeiten ist ein Prozess. Körper und Seele brauchen ihre Zeit. Deshalb ist es hilfreich, nichts zu überstürzen und in Aktionismus auszubrechen. Bis vor wenigen Jahren war es noch üblich – und in einigen Regionen ist es das bis heute –, den Frauen direkt nach der Diagnose, dass das Baby nicht mehr lebt, einen Überweisungsschein für die Klinik zur Ausschabung in die Hand zu drücken, wo sie sich spätestens am folgenden Tag auf dem OP-Tisch wiederfanden. Das ist weder notwendig noch ratsam. Der Körper kann das üblicherweise alleine! Du kannst alternativ eine natürliche »Kleine Geburt« einfach zu Hause abwarten, ohne operativen Eingriff. Das kann allerdings dauern, manchmal nur einige Tage, manchmal auch (wenige) Wochen. Nur in ganz seltenen Fällen ist letztlich eine Curettage (Ausschabung) nötig! In vielen anderen europäischen Ländern, ist dieses abwartende Vorgehen, eventuell unterstützt durch ein misoprostolhaltiges Medikament, mittlerweile absolut üblich.
- ***Überlege zumindest, ob das eine Option für dich ist.*** Es ist verständlich, dass du erst mal einfach nur in Narkose versetzt werden möchtest, in der Hoffnung, das könne auch deine unendliche Verzweiflung betäuben. Ein totes, winziges Baby in deinem Bauch – und einfach so abwarten? Manchmal ist das erst mal eine ungewohnte oder sogar eine etwas unheimliche Vorstellung. Andererseits: Dort bei dir ist es noch ganz sicher und geborgen. Ganz sicher entwickelst du jedenfalls keine »Vergiftungs«- oder Sepsis-Symptome, zu deren Vermeidung du eilig etwas tun müsstest. Du hast alle Zeit der Welt!
- ***Eine weitere Möglichkeit ohne langes Warten,*** welches manchen Frauen als zu große Herausforderung erscheint, und ohne eine Curettage, ist die Gabe des oben erwähnten misoprostolhaltigen Medikaments, das recht zuverlässig eine natürliche »Kleine Geburt« auslöst. Dazu findest du mehr im Kasten *Medikamentöse Unterstützung ohne Curettage.*
- ***Suche dir eine Hebamme, die Fehlgeburten zu Hause begleitet.*** Sie unterstützt dich in diesem ganzen Prozess, körperlich, aber auch in deiner Trauer, mit all deinen Fragen. Auch diese Hebammenbegleitung wird von deiner Krankenkasse übernommen.
- ***Wenn du gern auf eine Ausschabung verzichten möchtest,*** ist das Wichtigste, dass dir vorher klar ist, dass es Warten bedeutet und dass das nicht immer leicht ist. Es kann wirklich dauern! Nimm dir diese Zeit zum Abschiednehmen, zum Weinen, für die Leere, die erst mal leer bleibt – für all das. Ich empfehle den Frauen immer als Erstes, einmal nachzurechnen: Oft verabschieden sich die Kinder zu einem Zeitpunkt, an dem du normalerweise deine Menstruation bekommen hättest, und auch begleitende Maßnahmen (siehe folgender Kasten) sind zu diesem Zeitpunkt besonders sinnvoll, weil dann die Gebärmutter

offenbar auf mehr Aktivität eingestellt ist. Rechne also damit, dass es eher zwei bis drei Wochen dauert, bis dein Körper das Baby hergeben möchte, als zwei bis drei Tage.

- ***Das Warten kann zäh sein, traurig, leer und lang.*** Und es ist eine Herausforderung, deinen Alltag mit diesem Geschehen in dir zu verbinden. Manchmal wirst du das Gefühl haben, nichts ließe sich jetzt damit vereinbaren. Wie sollst du weitermachen, als sei nichts geschehen: arbeiten, einkaufen, Kindergarten-Elternabend, Geburtstag einer Freundin? Und dabei darauf warten, dass du dein Baby endgültig verlierst? Manchmal tut es auch gut, sich mit diesen alltäglichen Dingen abzulenken. Die Sorge, es könnte jederzeit ohne Vorwarnung losgehen, du also unvermittelt zu bluten beginnst, ist fast immer unbegründet.
- ***Im Nachhinein wird sich diese Zeit, die du dir genommen hast,*** und die Wichtigkeit, die du damit diesem Kind, das ab jetzt für immer Teil deiner Biografie (und auch für immer dein Kind) sein wird, eingeräumt hast, für dich wahrscheinlich friedlich, gut und richtig anfühlen. Es ist manchmal ein notwendiger Weg, und manche Schritte, die wir im Leben zu gehen haben, lassen sich nicht abkürzen. Aus langer Berufserfahrung in der Begleitung von Frauen mit einer Fehlgeburt kann ich sagen, dass sich an die Betreuung zu Hause oft erinnert wird mit einer Dankbarkeit, einen Weg gegangen zu sein, der Bestandteil des »Lebens im Fluss« und der eigenen körperlichen Kompetenz war, der keine (chirurgischen) Maßnahmen unter Narkose gebraucht hat.

Dein Baby loslassen

Spüre achtsam nach, wie viel Zeit du euch geben möchtest und kannst, bis dein Baby sich von dir verabschieden kann und du dich von ihm. In Absprache mit deiner Hebamme kannst du ergänzend folgende Maßnahmen erwägen:

Naturheilkundliche Maßnahmen, um dein Baby loszulassen:

- ***Hirtentäschel als Tinktur,*** Bursa pastoris *(Ceres)*: Nimm 3-mal täglich 5 Tropfen. Oder als Tee: Trinke davon 2 bis 4 Tassen täglich.
- Ein ***gebärmutteranregendes Massageöl*** für deinen Bauch ist das Ut-Öl *(Ingeborg Stadelmann)*. Massiere damit sanft deinen Bauch über dem Schambein. Es kann sein, dass diese Berührung deiner Gebärmutter, in die dein Kind noch weich eingebettet ist, sehr emotional für dich ist. Nimm dir Zeit, auch für alle Tränen, die geweint werden wollen.
- ***Rainfarntinktur:*** Tanacetum vulgaris spag. Dilution *(Spagyros)*: Nimm 3-mal 10 Tropfen.
- ***Vitamin C hoch dosiert,*** 6 g Ascorbinsäure-Pulver in Wasser aufgelöst über den Tag verteilt trinken. In dieser Dosierung regt Vitamin C die Gebärmutteraktivität an. Achtung, diese Dosis kann Durchfall auslösen. Wenn dir das zu sauer ist, sind retardierte Kapseln eine Alternative.
- ***Senfmehl-Fußbäder*** wirken intensiv anregend und ausleitend: 2 EL Senfmehl (aus der Apotheke) in einen großen Eimer geben (gut ist es, wenn die halbe Wade mit hineinpasst), lauwarmes Wasser dazugeben. 10 bis 15 Minuten lang die Füße baden, dabei ruhig nach und nach heißeres Wasser dazulaufen lassen (→ *ansteigendes Fußbad*). Wahrscheinlich werden deine Füße richtig warm, manchmal bizzelt es auch etwas. Danach ist die Haut evtl. leicht gerötet und brennt etwas – das ist normal. Creme die Füße gut ein und lege dich zum Nachruhen ins Bett.

EVIDENZ

MEDIKAMENTÖSE UNTERSTÜTZUNG OHNE CURETTAGE

Seit einigen Jahren ist das früher standardgemäße Vorgehen per Curettage, also einer Operation in Vollnarkose, nicht mehr Goldstandard bei einer *missed abortion*. Dennoch kann es sein, dass es – je nach regionalen Gepflogenheiten – weiterhin als einzige denkbare Option im Raum steht. Frage unbedingt nach, wenn du über die Alternative ohne Curettage nicht aufgeklärt wirst! Das medikamentöse In-Gang-Bringen einer verhaltenen Fehlgeburt (bei per Ultraschall gesicherter Diagnose) mit dem Wirkstoff Misoprostol ist laut Studienlage sanfter, führt zu weniger Komplikationen – auch bei Folgeschwangerschaften – und zu einer höheren Patientinnen-Zufriedenheit. Misoprostol ist konkurrenzlos billig und nebenwirkungsarm, die WHO listet es unter den zehn wichtigsten Arzneimitteln der Welt. Es ist verschreibungspflichtig und löst bei einer *missed abortion* recht zuverlässig eine Fehlgeburt aus.

Bis 2021 wurde das Medikament Cytotec®, das Misoprostol enthält, innerhalb einer Off-Label-Anwendung gegeben, mittlerweile ist es in Deutschland bedauerlicherweise vom Markt genommen worden. Es gibt in Bezug auf die Dosierung bislang in Deutschland keine gleichwertige Alternative. Mit einem Einzelimport gemäß § 73 (3) Arzneimittelgesetz kann Cytotec® – mit einer kooperativen Ärztin und einer kooperativen Apothekerin – im Einzelfall in einer ausländischen Apotheke bestellt werden, besonders oft passiert das meiner Erfahrung nach allerdings nicht.

Cytotec® wird vaginal angewandt, und es braucht eine valide Dosis: In den Studien dazu kommt es nach der vaginalen Gabe von 800 µg Misoprostol bei 90,6 Prozent, nach 600 µg bei 87,8 Prozent aller Frauen (das sind meistens 3 bis 4 Tabletten à 200 µg) zu einer vollständigen Fehlgeburt, die keiner weiteren Behandlung bedarf. Oftmals folgt das In-Gang-Kommen der »Kleinen Geburt« mit Blutungen und wehenartigen Schmerzen wenige Stunden nach der vaginalen Gabe.

Da Cytotec® aber heute eben leider im regulären Angebot fehlt, ist das Medikament Arthotec® im Off-Label-Verfahren das einzige in Deutschland erhältliche Medikament, das für diesen Zweck infrage kommt. Arthotec® mit seinem Hauptwirkstoff Diclofenac wird regulär als Schmerzmittel bei degenerativen Gelenkerkrankungen wie Arthrose und Arthritis eingesetzt. Das Misoprostol ist in diesem Fall nur begleitend als »Magenschutz« hinzugefügt, so wie auch Cytotec® ursprünglich als Magen- und Zwölffingerdarm-Medikament eingesetzt wurde. Arthotec® ist nun also bedauerlicherweise ein Kombipräparat von 200 µg Misoprostol und 75 mg Diclofenac. Auch wenn die Kombination mit einem Schmerzmittel bei einer Fehlgeburt durchaus Sinn machen kann, ist die Dosis des Diclofenac limitierend: Die erlaubte Tageshöchstdosis davon beträgt 125 mg, daher können nur 2 Tabletten Arthotec®, also 400 µg Misoprostol pro Tag, gegeben werden – das ist nur die Hälfte der in den Studien empfohlenen Dosis von Misoprostol bei einer *missed abortion*. Es kommt also häufiger zu einem Therapieversagen, weil die Dosis nicht ausreicht. Einen Versuch wert ist dieses Off-Label-Verfahren aber dennoch und kann eine Option sein, wenn du nicht (weiter) warten kannst oder möchtest, aber dennoch am liebsten um eine Curettage herumkommen würdest. Medikamente mit einer ähnlichen Wirkungsweise, die bei einem Schwangerschaftsabbruch gegeben werden, sind aus komplexen rechtlichen und bürokratischen Gründen keine Option in der gynäkologischen Praxis bei einer *missed abortion*. Verrückte, gender-ungerechte Welt.

Für jede weitere Schwangerschaft ist es gut, die Gebärmutter zunächst in Ruhe zu lassen und sie keinem Verletzungsrisiko auszusetzen.

Gemzell-Danielsson, K. et al.: *Misoprostol to treat missed abortion in the first trimester*. International Journal of Gynecology and Obstetrics 99 (2007) S182–S185

Esteve, J. L. et al.: *Early abortion with 800 micrograms of misoprostol by the vaginal route*. Contraception 59 (1999) 219–225

Pandian, Z. et al.: *The treatment of incomplete miscarriage with oral misoprostol*. Br J Obstet Gynaecol 108 (2001) 213–214

Barceló, F. et al.: *The management of missed miscarriage in an outpatient setting: 800 versus 600 ½g of vaginal misoprostol*. Australian and New Zealand Journal of Obstetrics and Gynaecology, February 2012, 39–43

Dannhauer, K.: *Cytotec – es wird bitter fehlen!* Die Hebamme 2021; 34 (04) 16–20, DOI: 10.1055/a-1515-1327

Wenn dann – mit oder ohne medikamentöse Unterstützung – eine Fehlgeburt in Gang kommt, ist dies wirklich eine kleine Geburt, viel mehr als etwa eine verstärkte Menstruation, wie es manchmal kommuniziert wird. Viele Frauen unterschätzen den Umfang der Blutung, und du wirst auch wehenartige Schmerzen haben – erschrick nicht darüber. Es ist gut möglich, dass mehrere Handvoll Blut mit Gewebsanteilen aus dir herauskommen, gar nicht selten löst sich auch die etwa walnussgroße Fruchthöhle und kommt gänzlich intakt aus dir heraus. Umso wichtiger ist deshalb auch hier eine Hebammenbegleitung in den Tagen drum herum; du selbst kannst und sollst nicht beurteilen, ob das alles richtig so ist.

Da weitere Details hier an dieser Stelle viele Frauen mit glücklichen und intakten Schwangerschaften triggern könnten, kannst du mehr dazu in meinem Blog nachlesen, wenn es dir in deiner Situation hilft. Dort habe ich den Ablauf einer Fehlgeburt etwas detaillierter beschrieben.

Im Netz: *into-life.de/eine-kleine-geburt-vom-umgang-mit-dem-unfassbaren*

Podcast-Tipp: Mit Cordelia Röders-Arnhold habe ich dazu eine sehr berührende Folge ihres Podcasts *Unausgesprochen* aufgenommen: »*Jede dritte Frau* …«, zu hören auf Spotify und vielen anderen Streaming-Plattformen.

Curettage

Auch wenn es sich in den Abschnitten zuletzt vorwiegend darum drehte, wie du eine Ausschabung vermeiden kannst, ist eine solche natürlich nicht das Ende der Welt, obwohl sich vielleicht alles in dir gerade so anfühlt. Wenn alles Warten nicht zu einer spontanen (oder nicht zu einer vollständigen) »Kleinen Geburt« geführt hat, oder wenn das für dich kein denkbarer Weg war, ist eine Curettage in der Gynäkologie ein Routineeingriff, der nur wenige Minuten dauert. In vielen größeren gynäkologischen Praxen wird dieser Eingriff ambulant durchgeführt. Du bekommst dazu eine Narkose (eine kurze angenehme, fast immer mit Propofol, einem intravenös verabreichten Narkosemittel) und kannst kurz darauf wieder nach Hause gehen.

NACH EINER FEHLGEBURT

Nach einer Fehlgeburt blutet es meist noch ein paar Tage lang leicht, etwa wie bei einer Menstruation. Einige Frauen haben noch einige Zeit lang eine leichte Schmierblutung. Wenn du dazu etwas Unterstützendes oder auch Ritualisiertes unternehmen möchtest, kann → *Frauenmanteltee* oder → *Nest-Tee* eine gute Idee sein. Oft stellt sich dein Menstruationszyklus auch bald darauf wieder ein.

Einige Frauen wollen am liebsten sofort wieder schwanger werden, andere brauchen etwas mehr Zeit. Grundsätzliche Empfehlungen zu den Pausen, die eingehalten werden sollten (sofort oder erst nach drei Zyklen?), sind nicht besonders hilfreich, das sagt auch die aktuelle Studienlage. Du wirst schwanger, wenn es wieder so sein soll und auch dein Körper wieder bereit dazu ist. Der Verlust wird dich auf emotionaler Ebene sicher noch einige Zeit begleiten. Von einem Moment auf den anderen hat sich immerhin deine ausgemalte Lebensperspektive total verändert: Auch wenn dein Baby noch winzig klein war, war es eben doch schon ganz da. Mit allen Bildern, die du dazu im Kopf hattest: Du im nächsten Frühling mit Kinderwagen herumspazierend. Es gab schon einen ausgerechneten Entbindungstermin. Du hast schon mal verstohlen bei H&M in der Umstandsabteilung geguckt und bist in der Preggo-Bubble auf Instagram eingetaucht. Deine Eltern haben schon in überbordender Vorfreude das Familienbabybettchen vom Dachboden geholt. Alle diese kleinen und großen Dinge – und von einem Moment auf den anderen gehörst du nicht mehr dazu.

Neben allem, was nun so unendlich traurig ist, ist auch das plötzliche Zuschlagen des Schicksals etwas, mit dem wir oft nicht rechnen. Das wirft uns aus unserer vermeintlich so sicheren Welt und nimmt uns etwas von dem Selbstverständlichen, vielleicht auch von dem naiv-romantischen Gefühl, dass immer alles gut geht. Es ist vielleicht im Moment nicht besonders tröstlich, aber auch glücklose Schwangerschaften sind in unserer Frauen-Fruchtbarkeitsbiografie etwas Normales, etwas, das geschieht, und auch etwas, das nicht grundsätzlich die Frage »Können wir jemals ein gesundes Baby bekommen?« verneint – auch wenn es sich jetzt gerade erst mal so anfühlt.

Menschen trauern unterschiedlich, Männer und Frauen trauern möglicherweise auch unterschiedlich, vielleicht hast du das Gefühl, dein Mann oder deine Partnerin könne schon viel schneller zu etwas wie Alltag zurückkehren, und fühlst dich unverstanden.

Auch in deinem Umfeld warten manchmal Momente, in denen du still leidest und einfach unfassbar traurig bist. Vielleicht verkündet eine Freundin kurz darauf ihre Schwangerschaft – oder traut sich kaum, weil sie auch deine Geschichte mit dir geteilt hat – und du freust dich für sie, natürlich, aber …

Rechne damit, dass es Zeit braucht. Eine kleine Narbe auf deiner Seele wird bleiben. Und ein kleiner Platz in deinem Herzen für dieses Kind auch.

Spüre achtsam nach, wie viel Zeit du brauchst.

GUNDELREBE

Gundelrebe ist ein wichtiger Bestandteil in ausleitenden Nest-Tees, und auch als Urtinktur entfaltet sie heilsame Wirkungen. Hier wirkt sie vor allem stabilisierend für die Selbstheilungskräfte, um erstarrte Prozesse wieder in den Fluss des Lebens zu integrieren. Sie stellt wieder Urvertrauen her und hilft bei der Einsicht, dass wir nicht immer etwas tun und handeln müssen, um einen Schritt weiter zu gehen. Sie unterstützt nach Fehlgeburten, um wieder Vertrauen in das Vermögen des Körpers zu gewinnen oder wenn du dich im Aktionismus-Hamsterrad gefangen fühlst, auch etwa in den Pausen von (hormonellen und assistierten) Kinderwunschbehandlungen. Nimm von der Tinktur Glechoma hederacea *(Ceres)* 1- bis 3-mal täglich 2 bis 5 Tropfen.

Teemischung

HAPPY NEST *(into life)*

Frauenmantel, Brennnessel, Zitronenmelisse, Lemongrass, Gundelrebe, Storchenschnabel, Johanniskraut, Taubnessel-Kraut und -Blüten, Stiefmütterchenkraut, alle Zutaten in Bio-Qualität.

Nest-Tees wird eine gewisse ausleitende, innerlich und äußerlich reinigende und klärende Wirkung nachgesagt. Stiefmütterchen wirkt auf alle Häute und Schleimhäute. Gundelrebe hilft auch emotional bei allen Zuständen von Erneuerung, Brennnessel ist eine der wichtigsten Erneuerungs- oder Ausleitungspflanzen schlechthin. So entsteht Raum für Neues, das »Nest«, deine Gebärmutterschleimhaut, kann so vorbereitet und wieder aufnahmefähig für eine erneute Schwangerschaft werden, wenn es an der Zeit ist.

Anwendung: 2 TL Kräuter pro Tasse mit kochendem Wasser übergießen und 10 Minuten ziehen lassen. 2 Tassen täglich trinken.

WENN DU MAL KRANK BIST

Eine Schwangerschaft ist lang genug, um auch irgendwann einmal durch die Infektsaison zu schlittern. Schnell ist es passiert, dich erwischt irgendein blöder Infekt mit Schnupfen, Halsweh, Gliederschmerzen. Weil du schwanger bist, ist es in erster Linie die *good old* Hausapotheke, die dir jetzt zugutekommt, und die ist ja oft erstaunlich nützlich. Klaglos aushalten musst du es jedenfalls nicht. Auch fieber- und schmerzlindernde Medikamente sind in gewissen Grenzen erlaubt, kontraindiziert sind allerdings die gängigen Komplexmittel für Tag oder Nacht.

- Erhöhte Temperatur ist einer der Kunstgriffe des Körpers, um das Immunsystem zu stimulieren. Man kann diesen Effekt imitieren, indem man ein sogenanntes ***ansteigendes Bad*** nimmt: Steige dazu bei den ersten Anzeichen eines Infektes bei circa (fast etwas kühlen) 37 Grad in die Badewanne und lasse dann heißes Wasser dazu laufen, sodass die Temperatur allmählich ansteigt. Übertreibe es nicht, gut 39 Grad sind in der Schwangerschaft genug. Danach warm eingepackt ins Bett gehen und nachruhen oder am besten gleich einschlafen. Das Thymian-Myrte-Bad *(Ingeborg Stadelmann)* ist ein tolles und nicht so »scharfes« Erkältungsbad. Es ist daher gut für kleine Kinder und Schwangere geeignet.
- ***Nahrungsergänzung für dein Immunsystem:*** Zink ist essenziell für die Immunabwehr und vermutlich das Einzige, das – rechtzeitig genommen – eine Erkältung noch »abbiegen« und, laut einem Cochrane-Review, die Erkältungszeit tatsächlich verkürzen kann. Nimm initial eine ordentliche Dosis, also etwa 50 bis 75 mg Zink ein, am besten plus 1000 mg Vitamin C, sobald du die ersten Anzeichen einer Erkältung spürst. Nimm in den folgenden Tagen Zink weiterhin in etwa dieser Menge über den Tag verteilt (4–6 Dosen à 10–20 mg), ebenfalls zusammen mit Vitamin C (1000 mg). Du kannst es in Kapseln einnehmen, z. B. im Mama immun von *into life*. Darin ist Zink als Bisglycinat mit herausragender Bioverfügbarkeit, zusammen mit Vitamin C, unterschiedlichen Bioflavonoiden, Selen und dem antiviralen Polyphenol Quercetin als immunstärkendes Kombipräparat enthalten.
- ***Quercetin*** ist ein neongelbes Polyphenol und Flavonoid, ein Pflanzenwirkstoff mit antiinflammatorischer und antiviraler Wirkung. Er kommt z. B. in Kapern und Liebstöckel in relevanten Mengen vor. Zusammen mit Vitamin C wirkt es antioxidant und synergiert mit ihnen zu einem Wirkkomplex. 500 mg Quercetin am Tag können eine gute Ergänzung sein.
- ***Viel trinken ist wichtig,*** damit deine Schleimhäute immer gut befeuchtet sind: Linden- und Holunderblütentee zu gleichen Teilen, bei Husten hilft zusätzlich Thymian. Schön heiß trinken und ab ins Bett.
- ***Omas klassische Hühnersuppe,*** nicht umsonst auch »Jewish Penicillin« genannt: lecker, wohltuend, gesund machend. Ein Rezept findest du in der Umschlagklappe.
- ***Propolis*** (siehe Kasten am Kapitelende) ist toll bei allen Infekten in Mund, Hals und Bronchien. Es hat auch eine ausgeprägt lokal-antivirale Wirkung, etwa bei Herpesbläschen, und wirkt hier ebenso hervorragend wie pures ätherisches Melissenöl.
- Lasse dich ***großzügig krankschreiben!***
- Wenn Kopf- oder Gliederschmerzen ganz schlimm sind: ***Bis zur 28. SSW kannst du 400 mg Ibuprofen nehmen,*** danach sollte es wegen der Gefahr eines vorzeitigen Ver-

schlusses des *Ductus Arteriosus Botalli* und kindlicher Niereninsuffizienz bis zum Ende der Schwangerschaft nicht mehr genommen werden. Nach der 28. SSW wäre Paracetamol das Mittel der Wahl – allerdings gibt es Hinweise, dass eine Paracetamolgabe in der Schwangerschaft mit ADHS im Kindesalter in Verbindung stehen kann, es belastet die Leber – es bedarf also einer strengeren Indikation.

Schnupfen

- ***Klassische Dampfbäder helfen:*** Eine Schüssel mit kochendem Wasser füllen (oder mit Erkältungstee), 2 bis 3 Esslöffel Salz hinzufügen und mit Handtuch über dem Kopf darüberbeugen. Nach einer 10-minütigen Anwendung können festsitzende Sekrete meist gut ausgeschnaubt werden. Danach Mütze oder Handtuchturban auf und ab ins Bett.
- ***Engelwurz-Balsam*** *(Ingeborg Stadelmann)* auf die Nasenflügel und unter die Nase geben.
- ***Sinupret®*** kann grundsätzlich genommen werden, enthält aber Verbene, das bei empfindsamen Frauen Gebärmutterkontraktionen verursachen kann.
- ***Eine Rotlichtlampe*** strahlt im Infrarotbereich, der zwischen dem sichtbaren roten Licht und den für das menschliche Auge unsichtbaren Mikrowellen liegt. Infrarotwellen sind nicht sichtbar, das rote Licht der Lampe stammt von der Beschichtung und signalisiert im Prinzip nur, dass die Lampe brennt. Das Infrarotlicht wird auch als Tiefenwärme bezeichnet, dringt aber nur wenige Millimeter tief in die Haut vor. Dadurch wird die Durchblutung angeregt und lokale Abwehrprozesse in der Schleimhaut in Gang gesetzt. Auch die Schleimproduktion wird angekurbelt, sodass sie besser ins Fließen kommt. 10 bis 20 Minuten Rotlicht genügen, um die Durchblutung zu fördern. Vor Infrarotstrahlen können die geschlossenen Augenlider die empfindlichen Augen bei einer Bestrahlung des Gesichts nicht sicher schützen, eine Schlafbrille (oder spezielle Schutzbrille) ist daher eine gute Idee → *Rotlicht, Infrarot und Softlaser*.
- Alternativ kann auch ***ein warmer Brei aus geschrotetem Leinsamen*** sehr angenehm sein. Trage ihn wie eine Gesichtsmaske dort auf, wo es drückt und unangenehm ist.
- ***Regelmäßige Nasenduschen*** mit lauwarmem Salzwasser bei allen Nasenproblemen (häufige Infekte, Nebenhöhlen, allergische Anschwellungen): Spülungen mit einem Nasenkännchen befeuchten die Schleimhäute, befreien von zähem Schleim sowie Pollen und Großstadtschmutz und helfen den wichtigen Flimmerhärchen bei ihrer Arbeit.
- ***Mit klassischem Nasenspray*** (wie etwa Nasivin®, Olynth® etc.) solltest du zurückhaltend sein. Der massiv gefäßzusammenziehende Effekt könnte bei hohen Dosen theoretisch auch an der Plazenta ankommen. Und da will man ihn nicht. Wenn du zu Neben- und Stirnhöhlenentzündungen neigst oder dir ein Infekt schnell auf die Ohren schlägt, ist eine »Belüftung« über eine halbwegs freie Nase aber wichtig. Benutze dann die Säuglingsvariante der klassischen Nasentropfen mit der geringeren Konzentration der Wirkstoffe.

Halsschmerzen

- ***Lutschen regt den Speichelfluss an,*** genau das brauchen jetzt die gereizten Schleimhäute: Salbeibonbons oder Bonbons mit Manukahonig oder Propolis sind mild und wohltuend.
- ***Mit Salzwasser gurgeln:*** 1 TL Salz auf 250 ml warmes Wasser.
- ***Quarkwickel*** sind sehr angenehm (wirklich einen Versuch wert!) und »ziehen« förmlich

alle Hitze und alles Entzündliche aus dem Gewebe. Wie man sie ohne viel Aufwand macht, findest du unter → *Milcheinschuss.*

Husten

Bei einer länger andauernden Bronchitis ist in Schwangerschaft und Wochenbett der Beckenboden durch den Druck der Bauchmuskeln nach unten ordentlich belastet. Beckenbodenschonendes Husten geht so: Im Sitzen mit übereinandergeschlagenen Beinen ein wenig verschraubt in Richtung Schulter husten, dabei den Beckenboden mit Grundspannung »dagegenhalten« – wenn du schnell genug bist, funktioniert das auch beim Niesen.

- ***Hustensaft*** hat nachgewiesenermaßen die gleiche Wirkung auf den Verlauf einer Bronchitis wie Hustenbonbons: nämlich gar keine (bei Kindern übrigens auch nicht), zumindest sagt das die Studienlage. Manchmal ist das aber ein angenehmes und durchaus linderndes Ritual. Die pflanzlichen Säfte mit Auszügen von Spitzwegerich, Fichtenspitzen oder Efeu kannst du auch in der Schwangerschaft nehmen, wenn sie dir guttun.
- Du kannst auch ***Hustensaft selbst machen*** (auch für kleinere und große Kinder super): eine große Zwiebel klein hacken und mit 3 bis 4 EL Zucker, Kandis oder Honig vermengen, etwas Wasser dazugeben. In einem kleinen Kochtopf ganz kurz einmal aufkochen, über Nacht stehen lassen, dann durch ein Mulltuch laufen lassen und »auspressen«. 2- bis 3-mal täglich einen EL voll davon nehmen. Der Saft ist im Kühlschrank drei Tage haltbar.
- In schlimmen Fällen, vor allem wenn dein Beckenboden durch das viele Husten sehr leidet und dein Gebärmutterhals deshalb sehr unter Druck gerät (bei Mehrgebärenden manchmal ein Thema), kann auch der ***Hustenblocker Capval®*** erwogen werden. Der ist ohne Codein und enthält den aus dem Schlafmohn gewonnenen Wirkstoff Noxapin. Dieser Hustensaft ist verschreibungspflichtig, aber nach Abwägung der Indikation schwangerenkompatibel.
- ***Hustentee mit Thymian und Honig*** schön warm trinken.
- ***Wärmende Einreibungen*** sind angenehm, vor allem zur Nacht: zum Beispiel mit dem ganz milden kampfer- und eukalyptusfreien Thymian-Myrte-Balsam *(Ingeborg Stadelmann).*

Harnwegsinfekt

Harnwegsinfekte sind in der Schwangerschaft nicht selten, sollten aber gut überwacht und ggf. auch antibiotisch behandelt werden, um die Gefahr einer aufsteigenden Infektion zu mindern. Diese ist in der Schwangerschaft größer als sonst, weil der Abfluss der Nieren aus mechanischen und hormonellen Gründen etwas erschwert ist. Die erste Maßnahme ist immer: ganz viel trinken zum Durchspülen. Viel Wasser oder Schorle, auch ein Tee aus Goldrutenkraut, Brennnessel, Buccoblättern kann helfen. In der Schwangerschaft sollten keine Bärentraubenblätter verwendet werden. In vielen klassischen Blasentees sind sie enthalten, schaue also auf die Zutatenliste.

Besprich mit deiner Ärztin, wo die Grenzen und Möglichkeiten sind. Allerdings hat sich in der Behandlung von Harnwegsinfekten in den letzten Jahren auch viel getan, die Bedeutung von Antibiotika-Behandlungen ist unter Beachtung der Effizienz (vor allem bei chronisch-rezividierenden Verläufen) und deren Nebenwirkungen deutlich gesunken. Zur Verhinderung von Rückfällen ist aber eine begleitende Behandlung mit komplementären Maßnahmen immer eine gute Idee:

- ***D-Mannose ist ein Mehrfachzucker,*** der sich um die Oberflächenstruktur der E.-coli-Bakterien legt, die für einen Großteil aller Blasenentzündungen verantwortlich sind. Dadurch können sich die kleinen »Füßchen« dieser Bakterien nicht mehr gut an der Blasenwand anheften und werden mit dem Urin herausgespült. Mannose zeigt in Studien eine absolut gleichwertige Wirkung im Vergleich zu einem Antibiotikum. D-Mannose kannst du lose als NEM kaufen. Nimm bei akuten Infekten alle 2 bis 3 Stunden einen TL, in etwas Tee aufgelöst. Rückfallgefährdete Frauen kennen ihre Blase und erste Symptome gut und können bei Bedarf 1 bis 2 TL täglich prophylaktisch nehmen. Ein Fertigprodukt aus der Apotheke ist Femannose®, andere NEM von deutschen Herstellern im Internet sind aber identisch und deutlich günstiger.

Kranksein in der Schwangerschaft musst du nicht klaglos aushalten.

- ***Probiotika und dein Mikrobiom.*** Gerade bei chronischen Verläufen, wenn Harnwegsinfekte und die sogenannte *Honeymoon-Cystitis* (Blasenentzündung häufig nach Sex) permanent »dein Thema« sind: Seit Langem weiß man, dass es meist endogene Keime aus dem eigenen Darm sind, die immer wieder zum Problem werden und in die Harnröhre und Blase krabbeln. Bei Frauen mit einer widerstandsfähigen Schutzflora bilden die Lactobazillen, die in der gesunden Vaginalflora vorherrschen, quasi eine Barriere für Harnwegserreger. Das Gedeihen von Lactobazillen kannst du durch die orale Einnahme von speziellen Probiotika unterstützen, L. rhamnosus und L. reuteri etwa haben nachgewiesen positive Effekte auf das urogenitale Mikrobiom. Ein Präparat, das auf die Flora von schwangeren Frauen abgestimmt ist und auch diese Stämme enthält, ist das Mama Flor von *into life*.
- ***Cranberry-Saft ist sehr sauer und sehr gesund.*** Er wirkt auf die Coli-Bakterien offenbar über ein ähnliches Wirkprinzip wie D-Mannose, kommt aber nicht an deren Wirkung heran. Unterstützend kannst du den Saft (den du selbst mit D-Mannose süßen kannst) pur oder im Tee trinken. Alternativ gibt es auch Cranberryextrakte als Kapsel. Ein heimischer Familienangehöriger ist die Preiselbeere. Ihr Saft scheint ähnlich zu wirken, die Studienlage bezieht sich aber meist auf Cranberry.
- Was auch immer genau am Mythos der »verkühlten Blase« dran ist – manche schwören darauf, und es schadet sicher nicht: ***Halte Füße und Nieren schön warm.***

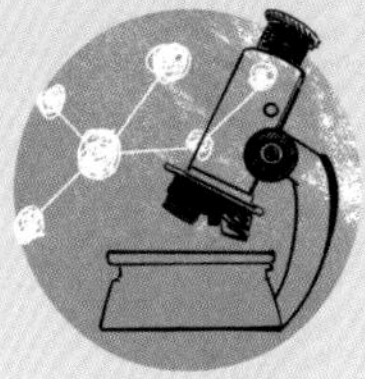

BEYOND ANTIBIOSE: IMPFUNG GEGEN BLASENENTZÜNDUNG?

Bei der Bekämpfung chronischer oder immer wieder auftretender Blasenentzündungen tut sich seit Jahren einiges. Die Mikrobiom-Forschung ist ein Ansatz, die Entdeckung der Effekte von Mannose ein weiterer. Die Nachhaltigkeit von Antibiosen ist tatsächlich nur einigermaßen mittelmäßig, Frauen haben oft ganze Serien und teilweise etliche Antibiotika-Gaben im Jahr hinter sich.
Auch eine Impfung ist seit einigen Jahren möglich. Der Impfstoff zur Immunstimulation (StroVac®) enthält eine Mischung aus abgetöteten Bakterien, die zu den zehn häufigsten Erregern von Harnwegsinfekten zählen. Durch die Impfung soll das Immunsystem Antikörper gegen die Erreger bilden und so dafür sorgen, dass eine Blasenentzündung erst gar nicht entsteht. Dazu sind drei Injektionen in Abständen von 1 bis 2 Wochen erforderlich, gefolgt von einer einzigen Auffrischungsinjektion 12 Monate nach der Erstimpfung.

Laut einer größeren Studie aus dem Jahr 2022 ist der positive Effekt allerdings nicht besonders deutlich, er zeigte sich kaum im Vergleich mit einer Placebogruppe. Auch diese erfuhr nämlich überraschenderweise eine signifikante Senkung der Infekthäufigkeit. Offenbar profitiert vor allem die Gruppe der Frauen mit mehr als sieben Blasenentzündungen pro Jahr von dieser Impfung, in diesen Fällen lohnt der hohe Leidensdruck auf jeden Fall einen Versuch.
In der Schwangerschaft ist die Impfung kontraindiziert.

Nestler, S. et al.: *Prospective multicentre randomized double-blind placebo-controlled parallel group study on the efficacy and tolerability of StroVac® in patients with recurrent symptomatic uncomplicated bacterial urinary tract infections.* Int Urol Nephrol 55 (1) 2023, 9–16
Grin, P. et al.: *Lactobacillus for preventing recurrent urinary tract infections in women: meta-analysis.* Can J Urol 20 (1) 2013, 6607–6614.

Immunstärkung

Das Immunsystem ist ein komplexes Konstrukt, das sich aus völlig unterschiedlichen körperlichen Funktionen zusammensetzt und von verschiedenen bekannten und nicht bekannten Faktoren abhängig ist. Wenn du unter ständig wiederkehrenden Infekten leidest, ist dein Immunsystem vielleicht so angeschlagen, dass ein kleines Immun-Boost-Programm sinnvoll ist.

- ***Schlafe ausreichend,*** mindestens sieben Stunden pro Nacht, besser acht. Kein Einzelfaktor beeinträchtigt so sehr die Immunabwehr wie Schlafmangel.
- ***Bewegung an der frischen Luft,*** auch und vor allem im Winter. Tageslicht und Kältereize sind wichtige Stimuli für dein Immunsystem.
- ***Achte auf deine Vitalstoffversorgung.*** Niedrige Spiegel von Vitamin D (im Winter die Regel bei Menschen, die nicht supplementieren), Zink und Selen sind mit Infektanfälligkeit assoziiert. Ergänze im akuten Infektfall immer auch Vitamin C.
- Ein wesentlicher Teil unseres Immunsystems wohnt im Darm und braucht eine qualitativ und quantitativ gut besiedelte Darmflora. Eine ***probiotische Kur mit Darmbakterien*** zusammen mit einer pflanzenbasierten, ballaststoffreichen Ernährung ist aus verschiedenen Gründen oft eine gute Idee → *Darmflora*.
- ***Nimm genügend Eiweiß zu dir.*** Proteine (und die Aminosäuren, aus denen sie bestehen) sind die Baustoffe für dein Immunsystem, vor allem Glycin, Cystein, Glutamin und Lysin sind besonders wichtig. Sie sind in Thunfisch, Fleisch, Sojabohnen und Erbsen enthalten → *Aminosäuren in der Schwangerschaft*.
- ***Trinke genug.*** Vor allem im Winter bei trockener Luft ist das wichtig, um die Schleimhäute, die Grenzfläche und erste Abwehrlinie, ausreichend zu befeuchten. Es gibt Tees, denen ein positiver Effekt nachgesagt wird. Zistrosentee etwa, Ingwertee auch.
- ***Curcuma ist ein beliebtes Immunstimulans*** mit zahlreichen positiven Effekten. Es gibt wie bei vielen pflanzlichen Stoffen allerdings wenige zuverlässige wissenschaftliche Untersuchungen über den Verzehr von Curcuma in der Schwangerschaft, deshalb solltest du es lieber nicht dauerhaft in größeren Mengen oder als Nahrungsergänzungsmittel zu dir nehmen. Der im Curcuma enthaltene Wirkstoff Curcumin kann Einfluss auf den Östrogenspiegel im Körper haben, auch eine leicht blutverdünnende Wirkung ist beschrieben. Gegen eine gelegentliche *Golden Milk* ist aber natürlich nichts einzuwenden.

Während du dich vermutlich ziemlich elend fühlst, lässt sich dein Kind meist nicht allzu sehr beeindrucken und turnt munter im Bauch herum. Bei hohem, länger anhaltendem Fieber und einem richtig beeinträchtigten Allgemeinbefinden solltest du deine Ärztin konsultieren. Bei einer schwer verlaufenden Influenza- oder COVID-Erkrankung oder einem schlimmen Magen-Darm-Infekt mit Dehydrationszeichen könnte eine Symptombehandlung (medikamentöse Fiebersenkung und Flüssigkeitsgabe per Infusion) aber notwendig sein, da länger andauerndes höheres Fieber in der Schwangerschaft nicht günstig ist. Es kann vorzeitige Wehen auslösen oder die Fließeigenschaften des Blutes beeinträchtigen, wodurch prothrombotische Effekte drohen oder gar eine Einschränkung der Plazentadurchblutung, auch teratogene Effekte bei längerem hohem Fieber durch virale Infekte sind beschrieben. Ein normaler Banalinfekt mit erhöhten Temperaturen unter 39 bis 39,5 °C ist aber natürlich nicht gefährlich, weder für dich noch für dein Baby – auch wenn du dich richtig fies krank fühlst.

PROPOLIS

Propolis ist wie Honig ein Produkt aus der Bienensammlung. Die Bienen sammeln neben Nektar auch die harzigen Säfte, die von den Knospen oder von der Rinde der Bäume stammen. Sie mögen besonders gern die Säfte von Birken und Pappeln. Aber auch Weiden, Kastanien, Erlen und Haselsträucher werden angeflogen. Die Bienen dichten mit dieser kittartigen Masse kleine Löcher ihres Bienenstockes ab und kleiden vor allem das Innere der Brutwaben damit aus. Sie nutzen damit die weitreichende antibakterielle und antivirale Wirkung von Propolis. Neben dem Harz enthält es Pollen, ätherische Öle aus den Pflanzen und Speichelfermente der Bienen. Insgesamt wurden mehr als 150 Pflanzeninhaltsstoffe aus diesem kostbaren Stoff isoliert.
Propolis bekommst du mit Glück regional beim lokalen Imker und natürlich auch als Fertigprodukt, etwa als Tropfen oder Mundgel. Achte auf einen hohen Propolisgehalt von mindestens 20 Prozent.

Anwendung: *Nimm davon 3-mal täglich 20 Tropfen in etwas warmem Wasser oder direkt in den Mund und lasse es dort zergehen.*

MEDIKAMENTE IN DER SCHWANGERSCHAFT

Manchmal sind in der Schwangerschaft Medikamente notwendig. Das betrifft Frauen, die eine chronische Grunderkrankung haben, die auch in der Schwangerschaft medikamentös behandelt werden muss. Oder es tritt eine Akuterkrankung auf, die »richtige« Medizin braucht. Natürlich ist der weitverbreitete Reflex »Schwangere dürfen ja nichts nehmen« Blödsinn und führt dazu, dass Frauen aus Unkenntnis Therapieoptionen versagt werden. Aus ethischen Gründen dürfen keine Medikamentenstudien an Schwangeren durchgeführt werden (an Kindern übrigens auch nicht). Umso wichtiger sind klinische Erfahrungen, um auch Schwangere gut und vor allem sicher mit notwendigen Medikamenten behandeln zu können.

In Berlin gibt es das Institut für Klinische Pharmakologie und Toxikologie an der Charité, deren Beratungszentrum für Embryonaltoxikologie seit 1988 Daten zu Medikamenten in der Schwangerschaft und Stillzeit sammelt und auswertet. Daraus ist die von der Pharmaindustrie unabhängige Datenbank *Embryotox* entstanden. Ziel ist eine Beratung von Fachpersonen und Laien, um Therapieabbrüche, unterbleibende Behandlung therapiebedürftiger Erkrankungen (chronisch und akut), Fehlbildungen durch Medikamente, unnötige vorgeburtliche Diagnostik, Abbrüche gewünschter und intakter Schwangerschaften und unnötiges Abstillen zu vermeiden.

Im Netz: Embryotox, das Beratungszentrum für Embryonaltoxikologie, bietet die Datenbank für dich und auch Möglichkeit für individuelle Beratungen über die behandelnden Fachpersonen (deine Hebamme oder Ärztin): *embryotox.de*

Mittendrin in der Schwangerschaft

DAS ZWEITE DRITTEL

Nach den ersten aufregenden Wochen hat sich dein Körper und vermutlich auch deine Gefühlswelt auf diesen neuen Kosmos Schwangersein eingelassen. Falls du dich körperlich oder emotional – oder beides – zu Beginn vielleicht etwas durchgeschüttelt gefühlt hast, kannst du es nun zunehmend genießen und dich auf die weiteren Wochen und Monate freuen.

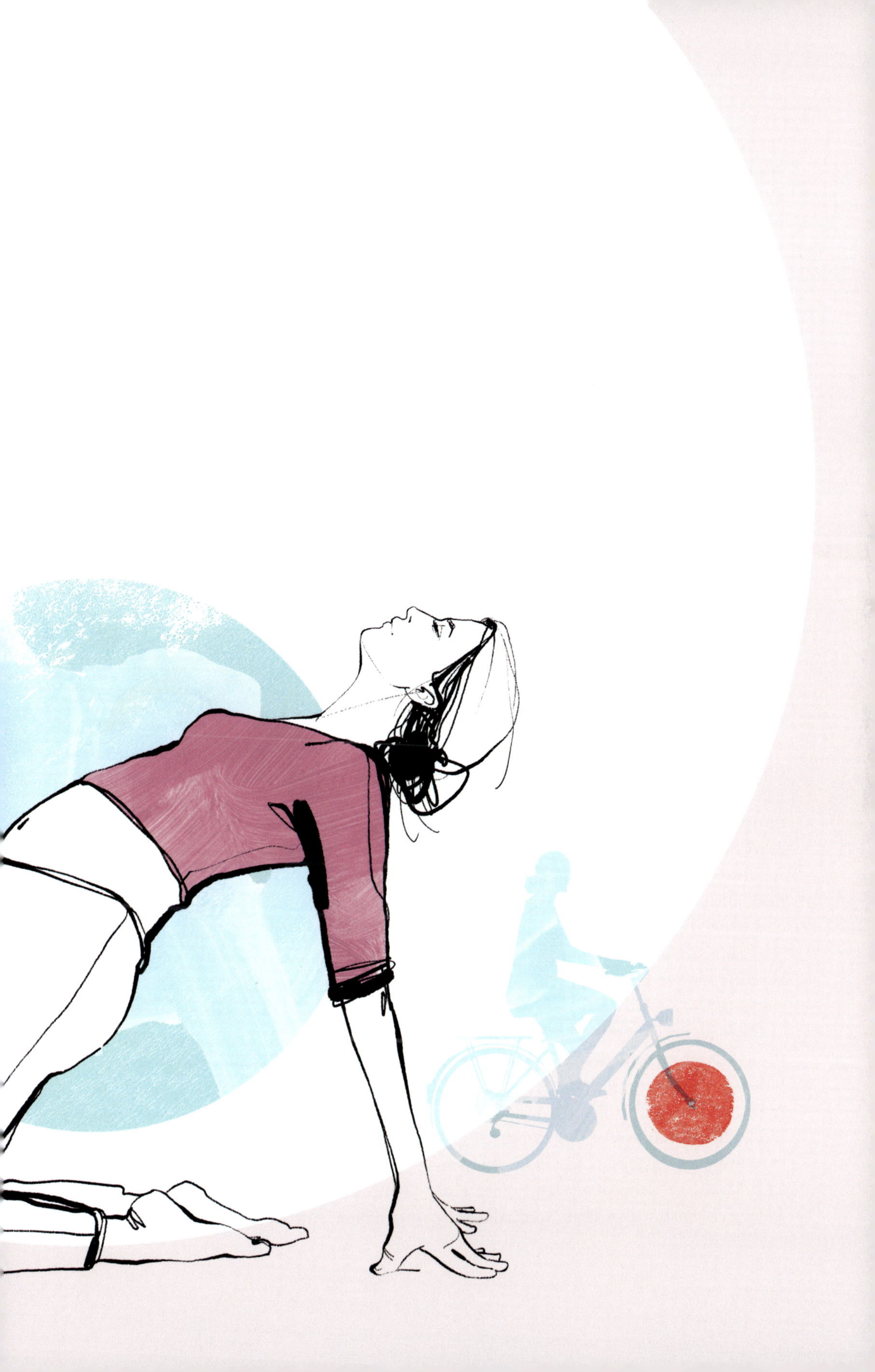

Im besten Fall ist die Übelkeit verschwunden und die Müdigkeit, die dir zu Beginn der Schwangerschaft so viel Kraft genommen hat. Du fühlst dich wieder stabiler und bist nun vermutlich auch »offiziell schwanger«, deine Familie und deine Freund*innen wissen Bescheid und freuen sich mit dir. Dein Arbeitgeber weiß es auch, und auf die Frage, wie dieser Teil deines Lebens denn nun weitergehen soll, hast du – zumal beim ersten Kind – allerdings noch keine richtige Antwort. Zukunftsgedanken sind ein wichtiges Thema in der Schwangerschaft, weil Kinder per se quasi die Manifestation von Zukunft sind. Ab jetzt ist nichts mehr unverbindlich, was du tust.

DIE PHASE DES WOHLGEFÜHLS

Körperlich fühlen sich die meisten Frauen in diesem mittleren Drittel besonders wohl. Dein Körper hat sich gut aufs Schwangersein eingestellt, ein kleiner süßer Bauch rundet sich. Langsam reicht »Knopf auflassen – Pulli drüber« nicht mehr oder wird auch unbequem. Das erste Mal in deinem Leben stehst du in einer Umkleidekabine ohne den Funken einer Versuchung, den Bauch einzuziehen – du bist jetzt sichtbar und unmissverständlich schwanger. Gleichzeitig fühlst du dich in dieser Phase noch nicht wie ein Walross, es ist quasi die perfekte Phase: Du bist noch relativ wendig und bekommst die Schuhe noch allein zu, mit Glück wird dir aber schon mal ein Platz im voll besetzten Bus angeboten, du bist von liebevollen Blicken umgeben und kriegst auf dem Markt einen Apfel geschenkt.

Diese Phase ist wunderbar geeignet, um sie besonders zu genießen und ein paar mittelfristige Pläne zu schmieden: Wenn ihr noch mal in den Urlaub fahren möchtet, ist jetzt ein guter Zeitpunkt. Wenn noch größere Projekte anstehen, wie etwa ein Umzug: Macht es entweder jetzt – oder eine ganze Ecke später, also dann, wenn das Baby mindestens ein paar Monate alt ist. Der Zeitpunkt, ab wann ein Baby ein »eigenes Kinderzimmer« (oft der Grund für einen Umzug) braucht, wird im Allgemeinen deutlich zu früh eingeschätzt. Man kann gut noch mit einem Kleinkind in einer Zweizimmerwohnung wohnen bleiben, Babys haben überhaupt kein Interesse an Rückzug zum In-Ruhe-allein-Spielen oder zum In-Ruhe-allein-Schlafen. Euer Baby schläft mindestens das erste Lebensjahr nah bei euch, so empfehlen es die Fachgesellschaften und schlichtweg auch die Praxis → *Babyschlaf*. Ansonsten ist euer Baby immer dort, wo es sich beschützt und sicher fühlt: direkt bei euch. Alles andere löst zuverlässig Babybeschwerden aus, ein ausgesprochen kluges und gesundes evolutionstaktisches Babybindungsverhalten – dazu kommen wir später noch ausführlich.

Ein Umzug ist immer stressig, jeder weiß das. Damit ist auch nicht in erster Linie das Kistenschleppen am Umzugstag gemeint, sondern alles, was daran hängt: Wohnung suchen und finden, jede Menge Entscheidungen treffen, aussortieren, Neues anschaffen, Ämtergänge, Unfertiges aushalten, unzählige Stunden im Baumarkt und am IKEA-Serviceschalter, kleinere oder größere nervous breakdowns und warten auf Handwerker. Viele Frauen erleben diese »Nestunruhe« nahe der Geburt oder im Wochenbett als ernsthaft belastend.

Falls dir noch irgendetwas einfällt, das sonst noch so anliegt an größeren Projekten oder aufgeschobenen Dingen: Tue es jetzt. Sonst wirst du erst mal eine ganze Weile nicht dazu kommen – was manchmal eben auch eine Lösung ist.

KINDSBEWEGUNGEN

Ein großes, herzberührendes Erlebnis ist es, wenn du dein Baby das erste Mal spürst. Die meisten Frauen bemerken ihr Kind mit den ersten kleinen flatterhaften Bewegungen zwischen der 15. und 20. Schwangerschaftswoche. Beim ersten Mal kannst du das, was du da spürst, vielleicht noch gar nicht so eindeutig zuordnen. Es fühlt sich an wie das Platzen von Seifenblasen, wie Schmetterlingsflügel oder einfach wie ein kleines, zappelndes Fischlein oder auch – etwas profaner – dein Darm, der da gluckert. Oft spürst du dieses »Etwas« nur ein, zwei Sekunden lang – und das war es erst mal. Bis du am nächsten (oder über-übernächsten) Tag wieder etwas Ähnliches bemerkst – und von da an vermutlich täglich, immer deutlicher und klarer. Frauen, die schon ein Kind bekommen haben, spüren ihr Baby oft schon etwas früher, vermutlich, weil sie schlicht dieses besondere und zunächst sehr subtile Gefühl leichter zuordnen können, da es ihnen bereits vertraut ist. Auch die Lokalisation der Plazenta macht etwas aus, bei Vorderwandplazenten dauert es manchmal ein wenig länger. Für die Väter und Partnerinnen dauert es auch ein wenig länger, bevor sie die ersten Bewegungen in ihrer Hand spüren können. Am Anfang sind die Bewegungen ganz zart, kurz dauernd und oft auch überraschend. Es lohnt sich also, deine Hand häufiger mal ganz absichtslos einige Zeit auf dem Bauch liegen zu lassen, so steigen die Chancen, einen kleinen, singulären Tritt zu erwischen.

Die Bewegungen deines Babys sind eine wichtige, erste Kommunikation auf ganz haptische Weise. Es reagiert auf äußere Einflüsse wie Stimmen oder Musik, es antwortet, wenn ihr den Bauch (und das Baby) sanfter oder fester berührt. Dein Baby kann sich erschrecken, es hat Schluckauf. Ihr reagiert aufeinander. Dieses Einander-Spüren, mehr oder weniger bewusst, ist einer der ersten wichtigen Meilensteine für das, was man Bindung nennt.

Kindsbewegungen sind sehr unterschiedlich, jedes Baby hat ein anderes Temperament und ein anderes Bewegungsmuster. Du wirst sehr bald ein Gespür für bestimmte Eigenheiten und Charakteristika deines Babys bekommen. Es gibt Tageszeiten mit mehr Aktivität oder Dinge, die du tust, die zuverlässig Kindsbewegungen provozieren, wie etwa Essen oder Trinken, Zuwendung durch Berührung oder inneren Dialog. Wenn sich daran etwas ganz Grundlegendes verändert und dir irgendetwas komisch vorkommt, dein Baby auf vertraute Reize deutlich weniger reagiert, ist das am Ende der Schwangerschaft manchmal ein Grund, um kurzfristig Fachpersonen zu befragen, ob das alles gut und richtig so ist. Lies dazu mehr im Kapitel »Plazentainsuffizienz« und »Kindsbewegungen zählen: das Kick Chart«. Und natürlich gibt es auch da so etwas wie Tagesform. Kennen wir alle: Manchmal flitzen wir den ganzen Tag herum, und mal liegen wir nur auf dem Sofa. Das geht deinem Baby genauso.

VERÄNDERUNG VON HAUT & HAAR

Wenn die ersten Wochen der Schwangerschaft mit flauem Gefühl im Magen und fahler Haut geschafft sind, umgibt viele Schwangere dieses mystische Leuchten, ein Strahlen von innen heraus, das sich durch nichts sonst herstellen lässt. Darüber hinaus verändert sich deine Haut durch verschiedene hormonelle Einflüsse auf unterschiedliche Art, auch diesmal wieder nicht einheitlich, sondern bei den einen Frauen so, bei den anderen so. Oft ist die Haut etwas sensibler, vielleicht verträgst du bestimmte Produkte nicht mehr gut, deine Haut reagiert empfindlicher auf Wärme oder Kälte oder auch Pflegerituale wie Gesichtspeelings. Neurodermitis kann sowohl viel besser werden als auch schlimmer. Pickel oder Unreinheiten ebenfalls.

INHALTSSTOFFE VON HAUTPFLEGEPRODUKTEN – DIESE BESSER NICHT

Unsere Haut ist ein aufnahmefähiges Organ, deshalb solltest du bei einigen Substanzen in der Schwangerschaft vorsichtig sein, da sie über die Blutbahn auch zu deinem Baby gelangen können.

Retinol (Vitamin A): Verschreibungspflichtige Retinoide, die als Tabletten eingenommen werden und z. B. bei Akne eingesetzt werden, sind in der Schwangerschaft ohnehin streng kontraindiziert, schon in der Kinderwunschphase werden diese konsequent abgesetzt. In herkömmlichen Retinol-Produkten zum Auftragen auf die Haut sind diese nicht enthalten. Dennoch ist auch hier eine embryotoxische Wirkung denkbar, du solltest lieber darauf verzichten. Wenn du unter Akne leidest, kannst du alternativ Cremes mit Azelainsäure benutzen, die gleichzeitig vor Pigmentstörungen schützen, wenn du dazu neigst. Vitamin C-Seren schützen die Haut vor freien Radikalen und haben einen leichten Anti-Aging-Effekt.

Salicylsäure (BHA): Auch Peelings mit hochprozentiger Salicylsäure (höher als 2 Prozent) solltest du in der Schwangerschaft nicht verwenden. Stattdessen kannst du eines mit Glykol- oder Milchsäure (AHA) benutzen, diese sind unbedenklich in der Schwangerschaft.

Oxybenzon: In der Schwangerschaft solltest du immer einen guten UV-Filter verwenden, da die erhöhte Melaninproduktion in Verbindung mit Sonnenlicht in der Schwangerschaft zu Pigmentierungsstörungen im Gesicht führen kann. Achte aber darauf, dass nicht der chemische UV-Filter Oxybenzon in deiner Creme enthalten ist. Oxybenzon gelangt über die Haut in den Blutkreislauf und konnte auch in der Muttermilch bei stillenden Frauen nachgewiesen werden.

Meistens fühlt sich deine Haut in der Schwangerschaft insgesamt weicher und feiner an. Das liegt im Wesentlichen am Östrogen und seiner typischen Wirkung als »großer Weichmacher«. Das macht sich in der Schwangerschaft auf allen Ebenen bemerkbar, und das meint durchaus nicht nur körperliche Symptome. Aufgrund der weicheren Gewebestruktur sickert etwas mehr Wasser ins Gewebe, dadurch erscheint die Haut etwas praller, und feine Linien werden sozusagen weichzeichnergleich weggebügelt.

Pigmentierung

In der Schwangerschaft wird mehr von dem dunklen Hautpigment Melanin gebildet. Das führt dazu, dass du in der Schwangerschaft schneller braun wirst, aber auch dazu, dass durch Sonnenlicht schneller typische Pigmentflecken auftreten: Schmetterlingsförmig über der Nase und den Wangen und auch auf der Stirn können Flecken, Sommersprossen oder einfach eine insgesamt dunklere Hautfarbe entstehen. Diese Flecken verblassen zwar nach der Schwangerschaft etwas, aber ganz verschwinden sie nicht mehr. Wenn du dazu neigst, solltest du lieber auf einen Lichtschutzfaktor in deiner Tagescreme achten, im vorigen Kasten findest du weitere Hinweise dazu.

Unabhängig vom Sonneneinfluss werden auch andere, etwas versteckte Stellen deines Körpers dunkler: deine Brustwarzen und deine Vulva beispielsweise, und es bildet sich von deinem Schambein bis zum Bauchnabel und darüber hinaus eine typische braune Linie, die *Linea fusca*. Diese Pigmenteinlagerungen verblassen allesamt nach der Geburt, allerdings eher nach einigen Monaten als nach wenigen Wochen.

Haare

In der Schwangerschaft haben die meisten Frauen tolle Haare, genieße die Zeit mit den wenigsten Bad-Hair-Days ever. Durch den Östrogeneinfluss wächst dein Haar schön dicht und glänzend. Es fällt auch weniger schnell aus, am Ende der Schwangerschaft hast du also tatsächlich mehr Haar als jemals – leider verlierst du die länger erhalten gebliebenen Haare später aufgrund des Abfalls der Schwangerschaftshormone wieder deutlich spürbar, ab etwa sechs Wochen nach der Geburt. Da wirst du dann wirklich Tage erleben, an denen du erschreckend viele Haare auf dem Kopfkissen und in der Bürste findest. Deine Haare fetten in der Schwangerschaft weniger schnell, und deine Körperhaare wachsen um einiges langsamer als sonst.

Auf das »klassische« Haarefärben solltest du in der Schwangerschaft möglichst verzichten, da die Kopfhaut sehr aufnahmefähig ist und so die ganze Haarchemie auch in deinem Körper (und damit beim Baby) landet. Techniken, die die Kopfhaut nicht berühren (alle Formen von Strähnchen oder Balayage) sind erlaubt, reine Pflanzenfarbe natürlich auch.

SCHWANGERSCHAFTSSTREIFEN

Vielleicht gehörst auch du zu den Frauen, die hin und wieder heimlich ihren schönen, schwangeren Körper auch nach vielleicht nicht so herbeigewünschten Zeichen einer Schwangerschaft absuchen: Streifen. Diese Dehnungsstreifen sind feine Risse im kollagenen Bindegewebe der Unterhaut. Sie treten vor allem an Bauch, Hüften, Po und Busen auf. Manchmal sind sie kaum in ihrer Farbigkeit von der umgebenden Haut zu unterscheiden und bilden nur feine Rillen, manchmal schillern sie deutlich rötlich, purpurn oder lila. Nach der Schwangerschaft verblassen die Streifen im Laufe von Wochen und Monaten und werden etwas kleiner, sie bleiben aber als helle, silbern-perlmuttfarbige Narben für den Rest des Lebens sichtbar.

Neben allen reproduzierten normschönen, hübsch gefilterten und damit ausgesprochen problematischen Körperbildern bringt Social Media auch immer einen Gegendtrend hervor: In body-positiven Bubbles werden seit einiger Zeit stolz Streifen gezeigt, mit Glitzer verziert.

Laut Statistik bekommen 90 Prozent aller Frauen in ihrem Leben Dehnungsstreifen – eine Mehrheit von ihnen tatsächlich schon weit vor der Schwangerschaft, nämlich bereits in der Pubertät. Diese Sorte »Wachstumsstreifen« ist meistens sehr zart und dünn, häufig sieht man sie an Oberschenkeln und Hüften. Hormone beeinflussen die Elastin- und Kollagenproduktion, deshalb bekommen wir in Zeiten stark schwankender Hormonverhältnisse mit schnellem Wachstum, welches Dehnung erfordert, besonders leicht Dehnungsstreifen. Auch das Cortisol und dessen diverse Auswirkungen auf den Stoffwechsel spielen hierbei eine Rolle.

Die gefühlte Statistik aus meiner Berufserfahrung: Wirklich gravierende (also auch für andere Menschen als die Frau selbst sichtbare) Schwangerschaftsstreifen bekommen nur etwa 20 Prozent aller Frauen, und das hängt gar nicht unwesentlich vom Alter ab: Eine 25-Jährige hat tatsächlich ein wesentlich höheres Risiko, Streifen zu bekommen, als eine 35-Jährige. Im Laufe der Jahre produziert unser Körper immer weniger Kollagen im Bindegewebe. Kollagene Fasern, die in späteren Jahren nicht mehr in dieser Vielzahl vorhanden sind, können nicht in gleichem Maße auseinanderweichen und sichtbare Streifen verursachen. Weithin gelten sehr übergewichtige Frauen als Risikokandidatinnen, und es gilt einmal mehr wie so oft im Leben: Es ist eine Mischung aus Veranlagung und einer Reihe von weiteren Faktoren, an denen man rein gar nichts ändern kann.

Wenn sich Streifen entwickeln, dann bilden sie sich meist plötzlich und ohne Vorwarnung und häufig sogar erst in den allerletzten Wochen oder gar in den letzten Tagen der Schwangerschaft.

Pflegerituale

Ein paar pflegende Maßnahmen kannst du natürlich ergreifen, denn über die reine »Zweckdienlichkeit« hinaus sind sie auch einfach schön. Trockenbürsten mit einer weichen Sisalbürste oder ein sanftes »Zupfen« der Haut – leichtes Anheben der Haut mit leichtem »Rollen« zwischen den Fingern – regen die Durchblutung im Bindegewebe an und aktivieren das ganze Kreislaufsystem. Wechselduschen haben denselben Effekt. Letzteres tut auch dem belasteten Venensystem gut und bietet an den Beinen gleichzeitig eine gute Krampfader-Prophylaxe. Und natürlich: Eine feine Creme oder ein duftendes Öl machen es zu einem besonders schönen Ritual.

Öl oder Creme?

Wie so vieles ist das in erster Linie Geschmackssache. Für die Pflege der besonders beanspruchten Regionen von Bauch, Busen und Po eignen sich ein Öl oder eine reichhaltige Creme gleichermaßen. Ein Öl fühlt sich weich an und bleibt etwas länger auf der Haut, sodass du besser »zupfen« kannst. Es

WIE INTENSIV DARF ICH MASSIEREN?

Manchmal gibt es den Warnhinweis vor zu intensiver Massage bei der Neigung zu Gebärmutterkontraktionen. Aller Erfahrung nach sind Frauen, die häufiger oder mehr Kontraktionen haben als andere, ohnehin schon ziemlich verunsichert. Sie trauen sich nicht mehr zum Yoga, manche sogar nicht mehr zum Geburtsvorbereitungskurs, weil irgendeine Autorität ihnen »Gymnastik« verboten hat. Sie trauen sich nicht mehr, Sex zu haben, meiden jeden Spaziergang und wagen es schlussendlich auch nicht mehr, ihren Bauch (und damit das Baby!) »richtig anzufassen«.

All dies führt eher zu einer weiteren Entfernung von der Körperlichkeit und dem so wichtigen Gefühl, sich und seinem Körper zu trauen. Du darfst natürlich deinen Bauch berühren und vorsichtig massieren. Sei sanft! Bei echten → *vorzeitigen Wehen* – das sind Kontraktionen, die einen Effekt auf den Gebärmutterhals und/oder Muttermund haben – solltest du dich auf leichtes Einölen und Streichen der Haut beschränken. Du hast ja immerhin ein Gefühl dafür, ob deine Gebärmutter darauf mit Hartwerden reagiert, richte dich in der Intensität der Zuwendung danach → *Schwangerschaftswehen*. Lassen kannst du es dann immer noch, wenn du unsicher bist oder es sich irgendwie nicht gut anfühlt. Streifen oder nicht: Es hängt sehr wahrscheinlich nicht nur am Massieren.

ist besonders nahrhaft, pflegend und nimmt unangenehmes Spannungsgefühl. Vielleicht juckt und spannt deine Haut auch immer mal, probiere aus, was sich gut anfühlt.

Manchmal ist auch eine Creme angenehmer: Wenn du dich gleich danach anziehen möchtest, zieht sie einfach schneller in die Haut ein. Einige Wirkstoffe lassen sich auch in wasserhaltigen Produkten besser formulieren. Achte unbedingt auf eine gute Qualität der Inhaltsstoffe. Die Haut nimmt einen Großteil davon ins Innere des Körpers auf, benutze deshalb ausschließlich pflanzliche Öle. Kalt gepresst bleibt ein hoher Anteil wertvoller Substanzen wie Omega-Fettsäuren, Vitamine und viele weitere sekundäre Pflanzenstoffe erhalten, die der Haut bei all diesen Umstellungsprozessen helfen.

Vor allem sind das Einölen, das Streichen und Massieren ein wunderschönes Ritual – für dich, deinen Bauch, für dein Baby. Es macht die sich so sehr verändernde und oft noch ungewohnte Körperlichkeit zu einem sinnlichen Erlebnis und zu etwas, wofür du dir im wuseligen Alltag Zeit nimmst. Es schafft Kontakt zu dir selbst und zu dem kleinen, so nahen und gleichzeitig noch ein bisschen fremden Wesen, das da in deinem Bauch heranwächst. Genieße es einfach, dir selbst etwas Gutes zu tun, und freue dich an den vielen kleinen Wohlfühloasen …

TROCKENE, GESCHWOLLENE NASE

Mindestens ein Viertel aller Schwangeren leidet unter trockenen, geschwollenen Nasenschleimhäuten. Du fühlst dich irgendwie permanent schniefig, besonders nachts im Liegen kriegst du nicht so gut Luft. Auch nach Erkältungen dauert es gefühlt oft ewig,

HEBAMMENWISSEN

WIRKSTOFFE GEGEN SCHWANGERSCHAFTSSTREIFEN

Über die pflegende Komponente hinaus gibt es Wirkstoffe, die besonders für ihre elastizitätsfördernde Anti-Streifen-Wirkung bekannt sind. **Hagebuttenkernöl** *(Rosa mosqueta)* hat einen besonders hohen Anteil an mehrfach ungesättigten Fettsäuren, die die Elastizität der Haut verbessern. Außerdem stärkt es die Durchblutung der Mikrogefäße. Als natürlicher Wirkextrakt ist **Tigergras** *(Centella asiatica)* besonders effektiv. Indische Tiger wälzten sich darin, damit ihre Wunden besser heilen. Es wirkt stimulierend auf den Kollagenstoffwechsel der Haut und erhöht deren Elastizität. Zudem hat es eine festigende und straffende Wirkung. Auch einige **ätherische Öle** entfalten eine positive Wirkung auf das Bindegewebe der Haut. Dies sind beispielsweise **Grapefruit, Zitrone** und **Neroli**.

DAS HILFT BEI VERSTOPFTER NASE

- ***Lüfte das Schlafzimmer*** gut und ***trinke viel***, stelle dir nachts Wasser ans Bett.
- Manchen Frauen hilft es, das ***Kopfteil des Bettes etwas hochzustellen***.
- Feuchte Nasenschleimhäute schwellen nicht so sehr an wie trockene. Du kannst die Nase mit ***NaCl-Nasentropfen oder -spray*** befeuchten, eventuell auch kombiniert mit Hyaluronsäure oder Panthenol (als Salbe oder Spray), vor allem dann, wenn borkige Schleimhäute oder eine Neigung zu Nasenbluten dazukommen.
- ***Nasensprays und -salben*** mit diesen Inhaltsstoffen gibt es in jedem Drogeriemarkt, probiere aus, welche dir guttun.
- Nimm ***keine »herkömmlichen« abschwellenden Nasensprays,*** Nasivin®, Olynth® und Co. wirken durch die Engstellung der Blutgefäße. Auch bei lokaler Anwendung ist bei entsprechender Dosierung ein Erreichen der Plazenta vorstellbar, wo eine Minderdurchblutung natürlich nicht erwünscht ist. Solltest du unter einer Nasenspray-Abhängigkeit leiden, ist in der Schwangerschaft ein Entzug unbedingt empfehlenswert. Du kannst dazu nacheinander erst ein Nasenloch »entwöhnen«, dann das andere und dich gleichzeitig in der Häufigkeit und Dosierung nach unten hangeln (z. B. mithilfe von Nasentropfen für Kinder und Babys).
- Manchmal helfen ***»Nasenpflaster« für Sportler*** auch ganz gut. Sie heben die Nasenflügel etwas an, sodass die Nase besser belüftet wird.
- Der ***Engelwurz-Balsam*** *(Ingeborg Stadelmann)* hilft, wenn es eher ein hartnäckiger Infekt ist, der die Nase zuschwellen lässt. Trage es vor dem Schlafen auf die Nasenflügel und unter die Nase auf.

bis die Nase wieder frei ist. Dies liegt an der Mehrdurchblutung und »Saftigkeit« aller Schleimhäute in der Schwangerschaft, sie sind einfach etwas aufgeplusterter als sonst. Dieses Phänomen ist bekannt, zwar nicht schlimm, aber manchmal ausgesprochen lästig. Nachts ist es oft deutlicher zu spüren als tagsüber.

NASENBLUTEN

Manche Frauen haben derart empfindliche Schleimhäute, dass sie zu Nasenbluten neigen. Auch hier sind befeuchtende und pflegende Maßnahmen eine gute Idee, gern für einige Zeit mit einer pflegenden Nasensalbe in der Nacht. Wenn du Nasenbluten bekommst, beruhigt es sich am schnellsten wieder, wenn du nicht den Kopf in den Nacken legst, sondern dich aufrecht hinsetzt oder leicht nach vorn beugst, damit das Blut vorn aus der Nase abfließt und nicht in den Rachen läuft. Du kannst mit den Fingern die Nasenflügel leicht zusammendrücken und etwas Kaltes, z. B. einen kalten Waschlappen oder ein Coolpack in den Nacken legen – das stillt die Blutung meistens recht schnell.

ZAHNFLEISCHBLUTEN

Auch im Mund werden deine Schleimhäute empfindlicher und neigen manchmal zum Bluten. Dafür gibt es Zahncremes und Mundwässer mit schleimhautstärkenden Pflanzenextrakten: Myrrhe, Ratanhia und Salbei können helfen.

Empfindlichere Schleimhäute sind in der Schwangerschaft in diesem Rahmen also normal. Gleichzeitig sind die Zahngesundheit und die Mundflora in der Schwangerschaft in vielerlei Hinsicht wichtig. Es geht einmal um dich – hieß es früher immerhin: »Jede Schwangerschaft kostet einen Zahn« –, aber auch um dein Baby. Benutze also ausgiebig Zahnseide und geh mindestens einmal in der Schwangerschaft zur Zahnärztin, damit ungünstige Karies- und Parodontitiskeime keine Chance haben.

DAS HILFT BEI ZAHNFLEISCHBLUTEN

- Salvysat®-Tropfen, reine Myrrhetinktur und Salviathymol® sind verschiedene **Mundspüllösungen**. Du kannst sie entweder pur auftupfen oder verdünnt zum Spülen benutzen.
- **Ratanhia-Mundwasser und -Zahncreme** *(Weleda)*.
- **Zink und Vitamin C** sind wichtig für Haut und Schleimhaut und wiederkehrende Probleme manchmal ein Zeichen für einen Mangel. Ergänze beides (kurzfristig etwa 25 mg Zink pro Tag und mehr Obst für das Vitamin C) und schaue, ob es nach einer Woche besser wird.

Für eine professionelle Zahnreinigung ist das mittlere Schwangerschaftsdrittel perfekt – solltest du sehr unter Schwangerschaftsübelkeit gelitten haben, war sicher allein die Vorstellung, dass jemand in deinem Mund herumwurschtelt, ein komplett abwegiger Gedanke. Am Ende der Schwangerschaft ist dann wiederum die längere Rückenlage unbequem oder kreislaufbelastend.

Wenn du Zahn- oder Zahnfleischprobleme haben solltest, die über eine schwangerschaftsbedingte Empfindlichkeit hinausgehen, solltest du unbedingt gleich zur Zahnärztin gehen. Es gibt mehrere Hinweise, dass der Paradontitiskeim *Tannerella forsythia* nicht nur sein Unwesen in deinem Mund treibt, sondern auch an anderen Stellen im Körper nachzuweisen ist, wo er eher nicht spontan vermutet wird, etwa im Fruchtwasser von frühgeborenen Babys oder in deinem Endokard, der Innenauskleidung des Herzens.

Tannerella forsythia ist also ein multipler Lump – für dich und auch für dein Baby. Er kann Schwangerschaftsdiabetes begünstigen und erhöht das Risiko für eine Frühgeburt und eine Präeklampsie. Und er wird tatsächlich bei Frauen, die eine dieser Komplikationen entwickeln, signifikant häufiger im Fruchtwasser und im Vaginalabstrich gefunden. Zahlen zeigen auch, dass eine Parodontoseprophylaxe und -therapie diese Komplikationen verringern. Wenn du zu Paradontitis neigst, solltest du im Alltag akribisch Zahnseide und Interdentalbürsten verwenden. Wenn Seide und Bürstchen nach der Benutzung dauerhaft unangenehm riechen, solltest du einige Tage lang mit einer Chlorhexidinlösung spülen, diese ist in der Schwangerschaft unbedenklich und das Einzige, was bei einer echten Fehlbesiedelung wirklich effektiv ist. Auch vor einer professionellen Zahnreinigung ist eine mehrtägige Anwendung von Chlorhexidin sinnvoll, weil dabei auch immer Bakterien in deiner Blutbahn landen können, das Endokarditis-Risiko daher nach einer Zahnreinigung erhöht sein kann – die Mundspülung zuvor stellt eine sinnvolle Prophylaxe dar.

KARIESPROPHYLAXE – AUCH FÜR DEIN BABY

Deine Zahnhygiene und die Zusammensetzung deiner Mundflora sind auch deshalb wichtig, weil die Mundflora deines Babys sich an deiner orientieren wird. Hast du also nur wenige kariesauslösende *Streptokokkus mutans* in deinem Mund, reduzierst du damit auch eine frühe Besiedelung des Babymundes mit diesem unerwünschten Keim – und die Kariesanfälligkeit im gesamten Kindesalter. Einmal in der Flora etabliert, lassen sich Bakterien grundsätzlich recht schwer vertreiben. Gerade in den ersten Lebensmonaten gilt das Konzept: Die Ersten erobern das Territorium. Karies ist also eine bakterielle Infektion und wird oft von Eltern auf ihre Kinder übertragen. Das ist auch der Grund dafür, warum du keine Schnuller ablutschen solltest, wenn du welche verwendest. Oder später die Breilöffel.

Etliche Studien haben die Wirkung des natürlichen Zuckerstoffes *Xylit* untersucht. Xylit ist ein Zucker, der aus Birkenholz gewonnen wird. Er schmeckt ähnlich süß wie normaler Haushaltszucker und hat eine deutlich mildere Insulinwirkung, er ist sogar für Diabetiker geeignet. Sogenannte Zahnpflegekaugummis enthalten Xylit, weil man schon lange um die kariesvermindernde Wirkung weiß, dies ist von der europäischen Behörde für Lebensmittelsicherheit als sogenannter *Health Claim* auf der Verpackung xylithaltiger Kaugummis und Bonbons zugelassen.

In einer finnischen Studie kauten die untersuchten Frauen in den Monaten nach der Geburt bis zum zweiten Geburtstag viermal am Tag Xylitkaugummis, je eine andere Frauengruppe bekam eine Fluoridbehandlung oder spülte mit Chlorhexidin. Die Kinder aus der Xylitgruppe wiesen mit zwei Jahren nur in 9,7 Prozent der Fälle eine Streptokokken-Besiedelung im Mund auf, aus der Chlorhexidin-Gruppe 28,6 Prozent, und die Kinder mit fluoridbehandelten Müttern kamen auf 48,5 Prozent. Nach fünf Jahren untersuchte man die Kinder erneut und fand 70 Prozent weniger Kariesschäden in der Xylitgruppe.

Alternativ zum Kaugummikauen kannst du Xylitbonbons lutschen. Natürlich sind auch andere Faktoren für die Vermeidung kindlicher Karies maßgeblich, wie etwa zuckerarme Ernährung und natürlich regelmäßiges Zähneputzen. Lies noch etwas mehr dazu unter → *Fluoridprophylaxe*. Xylitprodukte ohne Zucker (von schlichter Streusüße über Ketchup und Kakao bis zu Kaugummi und Bonbons) bekommst du in jedem gut sortierten Bioladen. Mittlerweile gibt es sogar probiotische Kautabletten zur Unterstützung der Mundflora → *Mikrobiom*.

GEBURTSVORBEREITUNG

Beim Thema Geburtsvorbereitung kämpfen wir Hebammen mit einem Klischee. Das ist offenbar bei allen Menschen sehr ähnlich und sieht etwa folgendermaßen aus: In einem solchen Kurs sitzen acht Paare im Kreis auf Yogamatten und warten auf die nächste Übung. Reihum müssen vorzugsweise die Männer intensiv in ihren Beckenboden hineinspüren und dabei laut »Ahhh« stöhnen. Danach tauscht man sich ausführlich darüber aus, wie man sich bei alledem gefühlt hat, so innerlich. In den Pausen ist Zeit für eine Tasse Kräutertee, und danach referiert die Hebamme ausführlich über ihre Lieblingsthemen Einläufe und Hämorrhoiden, nicht ohne Individualfragen zu diesen Themen an die Teilnehmer zu stellen. Wer hat auf so was Lust? Genau, niemand. Deshalb machen wir Hebammen in unseren Kursen etwas ganz anderes.

Alles das hat mit zeitgemäßer Geburtsvorbereitung nämlich nichts zu tun. Ein Geburtsvorbereitungskurs ist ein Ort, an dem ihr viel Neues erfahrt. Darüber, wie Unvorstellbares möglich sein soll: Dass da wirklich ein Baby aus dir herauskommt. Wie man so eine Geburt durch- und aushält. Dass Geschehenlassen oft schon (fast) alles ist, manchmal die Rede von der *»sanften Geburt«* ein Mythos und wie man all dem vielleicht ein Stückchen näher kommt. Du wirst erfahren, was eine PDA ist und dass sie manchmal Gold wert ist (und einen nicht querschnittgelähmt zurücklässt), wo es wichtig ist, sich eine Meinung zu bilden und sich zu positionieren, um in der mancherorts anzutreffenden 08/15-Klinikroutine nicht unter die Räder zu kommen – und wo Abgeben und Vertrauen wichtig ist.

Auch die Zeit nach der Geburt ist Thema in einem Geburtsvorbereitungskurs, und hier ist ein Ort für den Austausch mit anderen Paaren: Stimmt es wirklich, dass euer Baby ruhig im Elternbett schlafen darf, oder ist das doch gefährlich? Und kriegt man die Kinder dann jemals wieder vor der Einschulung da heraus? Das, was man überall so hört – man komme zu nichts mehr mit einem Baby –, das ist doch komplett übertrieben, oder? Bleibt wirklich kein Stein auf dem anderen, wenn man ein Kind bekommt? Und was passiert mit unserem selbstbestimmten Leben?

Natürlich finden praktische Übungen ebenfalls ihren Platz in einem Geburtsvorbereitungskurs: Wahrscheinlich hältst du es auch für eine gute Idee, dass eine Hebamme euch gemeinsam als Paar zeigt, welche Triggerpunkte unter der Geburt hilfreich sind, um Wehenschmerzen besser aushalten zu können, und ihr durch Erspüren herausfindet, wo Gebärende gern massiert werden. Selbstverständlich nicht ohne den Hinweis, dass dies zu Übungszwecken von nun an am besten eine halbe Stunde jeden Abend ausprobiert werden sollte (aus rein medizinischer Indikation, versteht sich). Geburtspositionen sind auf Zeichnungen sehr schön dargestellt, und das klingt auch alles total logisch mit dieser aufrechten Gebärhaltung – aber man muss sie wirklich einmal ausprobieren und verstehen, wann und warum sie sinnvoll ist.

Es ist wichtig zu wissen, dass es die Aufgabe der Partner und Partnerinnen ist, die Hebamme im Kreißsaal zu bitten, dass sie Matten, Bälle und noch einen Extraschwung Kissen aus der Gerätekammer anschleppen möge, weil das durchaus nicht immer »automatisch« geschieht. Und es gibt Dinge, die dir nur eine Hebamme erklären kann, weil es dafür keine Youtube-Tutorials gibt: Was, bitte, ist Dammmassage? Und, solltest du bereits eine grobe Idee haben: Wie genau geht das? Und bringt das überhaupt was?

Das und vieles mehr – ein guter Geburtsvorbereitungskurs wird dich und euch gemeinsam der Geburt, deinem Körper mit allem Tollen, was er vermag, und deinem Zutrauen, ein Kind gebären zu können, näherbringen.

Im besten Fall habt ihr wirklich Spaß dort und lernt nette andere schwangere Paare kennen. Im Alltagskram bleibt manchmal so wenig Exklusivzeit nur für das Schwangersein, hier erlebt ihr sie gemeinsam: eine Oase, die nur für euch und euer Baby und ein paar Gedanken an das, was da vor euch liegt, reserviert ist. Es gibt mit Sicherheit auch immer ordentlich Gesprächsstoff für den Weg nach Hause.

Männer in der Geburtsvorbereitung

Natürlich sind die Aufgaben unter der Geburt klar verteilt. Frauen bekommen Kinder, Männer nicht, Partnerinnen (in diesem Moment) auch nicht. Weil Beistand und Unterstützung immer zu einer Liebesbeziehung gehören und weil ihr gemeinsames Baby, Ausdruck ihrer Liebe, geboren wird, möchten viele Paare die Geburt des Kindes auch gemeinsam erleben. Manchmal steht diese Entscheidung von Anfang an und klar fest, manchmal wächst sie im Verlauf der Schwangerschaft, und manchmal ist es eben auch eine Entscheidung, dass die Frau nicht von ihrem Partner begleitet wird. Denn natürlich gibt es auch Männer, die das nicht möchten, aus ganz unterschiedlichen Motiven. Manche Männer fürchten die Hilflosigkeit in der Geburtssituation und haben großen Respekt davor, ihre geliebte Frau über viele Stunden »leiden« zu sehen. Manche befürchten, dass es Dinge geben könnte, die sie lieber nicht sehen würden, haben Angst vor viel Blut oder anderen, sehr dezidierten Bildern, die sie nicht mehr aus dem Kopf bekommen. Wieder andere fühlen sich nicht in der Lage, diese lange Zeit der Passivität, das Warten, das Tatenlose, das Allmähliche einer Geburt auszuhalten.

Manchmal möchten auch Frauen lieber allein in die Geburt gehen, aus ebenfalls unterschiedlichen Motiven. Es könnte sein, dass eine Frau Respekt vor diesem »Kontrollverlust in Anwesenheit« hat, vor dem Verschwimmen von Grenzen der Intimsphäre. Oder dass sie Sorge hat, sich selbst in dieser Auflösung oder die Intensität einer Geburt dem Partner oder der Partnerin nicht zumuten zu wollen.

Wenn die Entscheidung zu irgendeinem Zeitpunkt in der Schwangerschaft feststeht, die Geburt nicht gemeinsam erleben zu wollen, kann auch eine andere Person, wie etwa eine Schwester oder eine Freundin, als Begleitperson eine Idee sein. Ich persönlich halte es angesichts der zunehmend angespannten Personalsituation in den Kliniken für eine gute Idee, dass die Frau nicht allein ist. Man kann auch eine »professionelle Begleitperson« buchen. Doulas heißen Frauen, die keine Hebammen, also keine Fachpersonen, sind und die den Fokus ihrer Arbeit auf das Begleiten und Bestärken legen.

Wenn dein Mann oder deine Partnerin zur Geburt mitkommen möchte, ist es mit Sicherheit gut, einen solchen Geburtsvorbereitungskurs gemeinsam zu machen. Auch Partner*innen müssen wissen, was da geschieht und was während der Geburt realistischerweise auf sie wartet. Was Gebären bedeutet, welche Art von Hochenergiesituation das ist. Ein naiver, überforderter Mann oder eine nervöse Partnerin sind sicher keine gute Unterstützung für die Gebärende.

Bei einigen Themen finde ich auch den Aspekt wichtig, dass die Hebamme als neutrale Person ein paar Realitäten vermittelt, ungeschminkte Realitäten, die sonst jeder normale Mensch in dieser Form für eine Übertreibung halten muss. Dazu gehört auch die Vorbereitung aufs Wochenbett, es ist möglicherweise entlastend, wenn nicht du allein deinem Mann nahebringst, dass er es sein wird, der die Schnittchen ans Bett serviert, und dass er einfach zwei Wochen lang für alles zuständig sein wird.

Es gibt fortlaufende Kurse an wöchentlichen Terminen oder kompaktere am Wochenende, komplett als Paarkurs oder mit einzelnen Einheiten nur für die Frauen. Letztlich ist es Geschmackssache, und ihr entscheidet, was für euch organisatorisch am besten passt.

WENN DU NICHT DEIN ERSTES BABY BEKOMMST …

Nichts im Leben ist jemals wieder so wie beim ersten Mal. Das ist auch beim Kinderkriegen so. Bestimmte Dinge sind dir vertrauter, wenn du schon ein Baby bekommen hast. Dennoch ist jede Schwangerschaft auf ihre Weise vollkommen neu, möglicherweise bist du sogar davon überrascht, wie unterschiedlich alles sein kann.

- ***Wahrscheinlich fühlst du dich früher schwanger und passt viel früher in keine deiner Hosen mehr.*** Während du beim ersten Kind noch vielleicht bis zur 15. SSW mit ein bisschen Schummeln in die meisten deiner Klamotten hineingepasst hast, ist nun dieses Mal schon ab der 8. SSW nicht mehr dran zu denken.

GEBURTSVORBEREITUNG ONLINE

Die Corona-Pandemie hat neue Online-Formate hervorgebracht, die sich nun als eigenes Kursformat etabliert haben. Während die synchronen Formate, z. B. via Live-Zoom-Call, nach dem Ende der Kontaktbeschränkungen ziemlich schnell wieder verschwunden waren, sind gestreamte Kurse geblieben. Nicht nur Paare in dünn besiedelten Gebieten oder aus dem Ausland sind happy mit diesem Angebot, sondern auch Menschen, die aus ganz unterschiedlichen Gründen den Kurs lieber auf dem heimischen Sofa zu selbst gewählten Zeiten entweder »wegbingen« oder in Häppchen angucken. Man kann vorspulen, kurz in der Küche ein paar Snacks holen oder sechs Wochen später noch mal die Dammmassage angucken.

Natürlich fallen so zwischenmenschliche Interaktionen zwischen den Teilnehmenden weg, du wirst niemanden kennenlernen und auch keine netten Gespräche in den Teepausen führen. Deshalb ist sicher ein Kurs mit irgendeiner Form der Community gut: Es gibt Live-Calls, in denen du individuelle Fragen stellen oder in anderer Weise persönlichen Kontakt pflegen kannst.

Von mir gibt's auch einen Online-Kurs zur Geburtsvorbereitung: Alle Infos, einen Trailer und Termine für die Live-Calls findest du hier: *geburtsvorbereitung.tv*

- ***Du fühlst dich nicht nur früher, sondern auch »mehr« schwanger*** – als wollte der Bauch schnell in seine vertraute runde Form zurück, du wirst schon wenig charmant in Woche 29 gefragt, ob es nun bald so weit sei oder in deinem Bauch »Zwillinge drin seien« – auch ein ganz normales Phänomen.
- ***Ein Vorteil, von dem du jetzt profitierst: Du weißt besser, was du willst und was nicht.*** Du hast ein Gespür für die wesentlichen Dinge bekommen, die wirklich wichtig sind. Möglicherweise hast du dich früher um eine Hebamme gekümmert oder überdenkst noch mal den Geburtsort neu. Die erste Geburt war die Pflicht, jetzt kommt die Kür. Und in der Kür ist immer etwas mehr Platz für kleine Schnörkel, die nur dazu da sind, alles einfach schön zu machen.
- ***Dafür hast du vielleicht manchmal das Gefühl, als würde alles ein bisschen nebenherlaufen.*** Dein Tag ist eben schon so prall gefüllt. Wenn du arbeitest, gibt es keinen Feierabend, sondern nach der Arbeit schnell im Stechschritt einkaufen und dann Kinderprogramm mit einem quirligen Dreijährigen. Wenn der dann endlich einschläft, könntest du dich im Prinzip gleich dazulegen, so platt bist du. Es bleibt also wenig Zeit für versonnenes Bauchstreicheln, ausgiebige Yoga-Classes und regelmäßige Bauchfotos aus allen Perspektiven.
- ***Mehr und mehr rücken auch – vielleicht verdrängte – Aspekte der vorherigen Geburt in dein Bewusstsein.*** Du kriegst ganz schön Respekt – so naiv, haha, wie beim ersten Mal bist du ja nicht. Mann, Wehen sind schon echt krass! Je nachdem, wie du die Geburt erlebt hast, ist vielleicht eine Aufarbeitung des alten Geburtserlebnisses »dran«, sprich mit deiner Hebamme über die Dinge, die da hochkommen. Das hilft auch, um konkrete Dinge zu benennen, die du dir diesmal wünschst oder gerade eben nicht.
- ***Geburtsvorbereitung kann auch eine gute Möglichkeit sein,*** noch mal neu in diese Geburt zu starten. Es ist total okay, beim zwei-

ten oder dritten Baby kritischer zu sein, gerade dann, wenn dich der erste Kurs nicht total vom Hocker gehauen hat. Ich bekomme häufig das Feedback in meinen Kursen, dass Frauen Zusammenhänge noch mal ganz anders verstehen oder vor dem Hintergrund ihrer Erfahrung neu einschätzen konnten und manches Aha-Erlebnis dabei war. Oder auch ganz andere Dinge hängen geblieben sind. In jedem Fall ist ein Kurs auch immer Zeit, die du dir (oder die ihr euch) nehmt, die nur für dieses Kind da ist. Vielleicht ist ein guter Online-Kurs etwas für dich – immerhin brauchst du dann keinen Babysitter –, oder Hypnobirthing oder auch ausgiebiges (und fest in den Terminkalender eingetragenes) Schwangeren-Yoga. Go for it – vielleicht ist es dein letztes Kind.

VERSTOPFUNG

Durch die spezielle Schwangeren-Hormon-Situation wird die Peristaltik deiner Organe etwas langsamer als sonst. Dein Körper denkt dabei in erster Linie an die Gebärmutter, die ein schön ruhiggestelltes Nest für dein Baby sein soll. Der sogenannte Progesteron-Block macht auch manchmal den Darm lahm, mechanische Verdrängung spielt mit zunehmendem Wachstum des Babys natürlich ebenfalls eine Rolle. Wenn du zusätzlich noch Eisenpräparate nimmst, sind Verstopfungen oft vorprogrammiert.

DAS HILFT BEI VERSTOPFUNGEN

- **Gib deinem Darm zu tun:** Ballaststoffe erhöhen das Volumen, steigern damit die Darmperistaltik und sind darüber hinaus noch gut für deine Darmflora. Ersetze also Weißmehl gegen Vollkornmehl, besonders ballaststoffreich ist Roggen. Kleie ist eine gute Ergänzung für Müsli oder Joghurt. Genug trinken ist bei all diesen Maßnahmen wichtig.
- **Eingeweichtes Trockenobst** ist eines der leckeren Hausmittel: Nimm einige Backpflaumen, Aprikosen, Datteln, Feigen – was auch immer dir schmeckt –, schneide sie klein und weiche sie über Nacht in Wasser ein. Die aufgeweichten Früchte kannst du morgens pur essen oder in Joghurt oder Müsli mischen. Das Einweichwasser mittrinken.
- **Sogenannte Schleimdrogen:** Geschrotene Lein- oder Chiasamen (2 bis 3 EL) oder Flohsamen (1 bis 3 TL) unterstützen die Verdauung ebenfalls. Auch diese kannst du gut über Nacht einweichen und in deine Frühstücksbowl tun. Speziell Flohsamen quellen enorm, nimm unbedingt ausreichend Flüssigkeit dazu.
- **Schokolade und Schwarztee können Verstopfungen verstärken.**
- **Wenn du Eisen nimmst:** Überprüfe dein Eisenregime und schaue, ob du Eisen überhaupt noch supplementieren musst – eine Dauergabe über die gesamte Schwangerschaft ist nicht notwendig oder sinnvoll – oder ob es verträglichere Alternativen zu deinem Präparat gibt. Gleiches gilt für Bauchweh nach Eiseneinnahme → *Eisen*.

MUTTERBANDSCHMERZEN

Wenn die Gebärmutter um die 18. bis 20. SSW einen ordentlichen Wachstumsschub macht, sich streckt und aus dem kleinen Becken emporwächst, spüren manche Frauen deutlich die Bänder, die die Gebärmutter an ihrem Platz im Becken halten und die deshalb sinnigerweise »Mutterbänder« heißen. Sie geraten unter Zug, das macht charakteristische, recht plötzliche und mitunter heftige Schmerzen, stechend und in der Leistengegend. Oft bei den ersten rekeligen Bewegungen des Tages morgens im Bett oder auch nach einem langen, anstrengenden Tag auf den Beinen. So heftig es sich manchmal anfühlt, so »ungefährlich« ist es aber. Deinem Baby geht es dabei blendend.

DAS HILFT BEI MUTTERBANDSCHMERZEN

- **Ausruhen und Hinlegen** tun gut, vermeide in dieser Phase langes Stehen, wenn möglich.
- **Lokale Wärme:** Ein warmes Dinkel- oder Kirschkernkissen ist wohltuend und anschmiegsamer als eine Wärmflasche, ersatzweise geht die aber natürlich auch. Massieren, sanft dehnen und halten kann angenehm sein – probiere das aus.
- **Osteopathische Behandlungen** und auch manuelle Therapie können helfen, die anatomischen Strukturen in deinem Körper zu sortieren und zu entlasten.
- Wenn es mehr als ein leichtes vorübergehendes Ziehen ist, kann auch ein **stützender Bauchgurt** helfen.

SCHLAFLOSIGKEIT UND UNRUHEZUSTÄNDE

In der Schwangerschaft verändert sich der Schlaf komplett. Es liegt nicht erst später am »dicken Bauch«, dass du möglicherweise nicht mehr gut schlafen kannst, weil du dich wie ein gestrandeter Wal fühlst und nicht weißt, welches Körperteil du nun als Erstes beim Umdrehen auf die andere Seite sortieren sollst oder weil du permanent pinkeln musst. Das kommt mit fortschreitender Schwangerschaft dann erschwerend hinzu. Aber schon vorher verändert sich in der Schwangerschaft deine komplette Schlafbiologie, vor allem die Tiefschlafphasen sind kürzer, Schwangere haben also eher so eine Art Katzenschlaf. Das ist biologisch sinnvoll: Auch nachts bist du »achtsamer«, schon kleinere Anlässe wecken dich auf.

Nach der Geburt bleibt das vorerst so, schließlich solltest du mitbekommen, wenn irgendetwas im Unterholz raschelt oder dein Baby maunzt. Bei allen Menschen ist der Schlaf von mehreren Aufwachsituationen durchzogen, nur fällt das Wiedereinschlafen in der Schwangerschaft schwerer als sonst. Du findest nicht sofort wieder in den Schlaf, sondern liegst erst mal wach. Als erste Maßnahme ist es gut, dafür zu sorgen, dass dein Schlafumfeld schlafeinladend ist:

DAS VERHILFT ZU EINEM BESSEREN SCHLAF

- **Abendrituale.** Bildschirme, ob die eines Handys oder des Fernsehers, aktivieren dein Gehirn und bereiten es nicht auf die Nachtruhe vor. Schaue nicht bis zum Einschlafen fern, und aktiviere ab spätestens 21 Uhr den Abendmodus in den Einstellungen, der auch den Blauanteil des Lichts in deinem Handybildschirm herausfiltert.
- **Ein warmes Bad oder eine warme Dusche.** Das nächtliche Absinken der Körpertemperatur ist notwendig für einen guten Schlaf. Eine warme Dusche oder ein warmes Bad vor dem Schlafen fördern das Einschlafen paradoxerweise, das warme Wasser erwärmt die Haut und fördert über die Verdunstungskälte die Wärmeabgabe, sodass dein Körper seine Temperatur nach unten regulieren kann.
- **Frische, eher kühle Luft und Reizabschirmung im Schlafzimmer.** Mobilgeräte konsequent im Flugmodus. Es sollte so dunkel und still wie möglich sein. Einige Frauen kommen auch gut mit einer Schlafbrille zurecht.
- **Alle Uhren aus dem Blickfeld verbannen.** Es macht eher noch mehr Stress, zu sehen, dass es gerade 3:40 Uhr ist. In jeder kleinen Aufwachphase im Leichtschlaf zu verfolgen, wie viel oder wenig Zeit vergangen ist, führt zu dem Gefühl, »die ganze Nacht wach gelegen zu haben«.
- Wenn du nachts aufs Klo musst, mache nur so viel Licht, um nicht zu stolpern. Lasse die Augen währenddessen weitgehend geschlossen und **»Tu so, als ob du weiterschläfst«**, das signalisiert deinem Körper: »Weiterschlafen!«
- **Kein Kaffee.** Fatal ist es, die sich ergebende Tagesmüdigkeit mit Kaffee zu bekämpfen. Reduziere deinen Konsum, reduziere auch ein reizintensives Umfeld, wenn du kannst. Kaffee wirkt auf die schwangerschaftssensible Neurotransmitterschiene, du bist reizsensibler als sonst → *Kaffee*.
- Einigen Menschen helfen **Entspannungsmusik, Meditation, Podcasts** oder auch klassische Entspannungstechniken (Autogenes Training, Progressive Muskelrelaxation). Auch unspezifische Trancen aus dem Hypnobirthing, wie etwa die Regenbogenmeditation, können eine Hilfe sein. Es gibt mittlerweile unendlich viele Angebote auf den gängigen Streamingplattformen oder per App: mit und ohne Stimmen, mit und ohne Musik – beides muss natürlich passen.
- **Magnesium-Fußbad.** Ein warmes Fußbad zur Nacht ist oft angenehm entspannend. Magnesium gilt als »Salz der inneren Ruhe« und kann diesen Effekt unterstützen. Es kann nicht nur oral eingenommen werden, sondern es wird auch über die Haut resorbiert. Du kannst es also gut als Zusatz für ein Fußbad benutzen: Nimm dazu eine gute Tasse voll Magnesiumchlorid (gibt es preisgünstig online). Das Wasser sollte mindestens 37 Grad haben. Das kann bei hohen Dosen ein guter Weg sein, um ohne die Nebenwirkung »Durchfall« so viel Magnesium wie möglich in deinen Körperzellen ankommen zu lassen.
- **Guter Schlaf beginnt am Tag.** Für einen stabilen Biorhythmus hilft dem Körper Tageslicht am Morgen. Ein Spaziergang gleich nach dem Aufstehen (oder in der dunklen Jahreszeit auch eine Tageslichtlampe) hilft für eine gute Taktung und hebt die Stimmung.

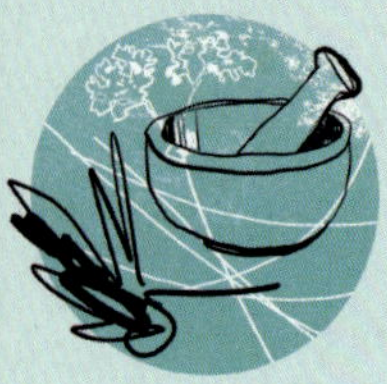

NATURHEILKUNDE

Teemischung
NEUN MONDE *(into life)*

Zitronenmelisse, Lindenblüten, Orangenblüten, Rosenblüten, Johanniskraut, Lemongrass, Lavendelblüten, alle Zutaten in Bio-Qualität.

Ob nun Alltagsstress, viele Sorgen oder nächtliche Schlaflosigkeit: Eine besänftigende Teemischung hilft beim Abschalten und Entspannen und wirkt ausgleichend bei besonderen Belastungen. Auch während unruhiger Tage mit viel Wirbel im Innen und Außen ist **Neun Monde** genau richtig. Orangenblüten, Zitronenmelisse, Rose und Lavendel schenken Entspannung und Gelassenheit, Zuversicht, Ruhe in den Gedanken und in der Nacht.
Anwendung: 2 TL Kräuter pro Tasse mit kochendem Wasser übergießen und 10 Minuten ziehen lassen. Abends oder bei Bedarf eine Tasse trinken.

Es gibt jede Menge Gründe, in der Schwangerschaft zu grübeln und nachts um drei dein inneres Gedankenkarussell mit schweren Gedanken kreisen zu lassen. Reicht das Geld? Was ist mit unserer Paarbeziehung? Was passiert mit meinem Job? Werde ich eine gute Mutter sein? Liebt mein Mann mich auch als Mutter, kann ich eine hinreichende Bindung zu meinem Baby entwickeln? Warum nervt mich meine eigene Mutter so furchtbar – hoffentlich werde ich niemals so? Es ist vollkommen nachvollziehbar, dass dich diese großen, lebensverändernden Themen mehr beschäftigen als sonst.

Mache dir klar, dass es sich bei der Umstellung des Schlafverhaltens um ein normales und biologisch sinnvolles Konzept handelt. Nimm den Druck raus und schlafe vorwiegend dann, wenn es eben geht. Auch das ist eine gute Vorübung für das Leben mit einem Baby. Wenn du nachts wach liegst, lies ein bisschen, schreibe Tagebuch, höre ein Hörbuch oder setze dich im Sommer in eine Decke eingemummelt auf den Balkon und erlebe die blaue Stunde bei einem Tee. Du bist ja sowieso wach. Lege dich wieder hin, wenn die Bettschwere und Müdigkeit zurückkommen.

Viele Frauen schlafen in den Morgenstunden noch mal ganz gut wieder ein und in den Vormittag hinein. Solange du erwerbsarbeitest, ist das kein besonders schlauer Tipp, ich weiß. Bei hohem Leidensdruck kann aber nächtliche Schlaflosigkeit durchaus ein Grund für eine Krankschreibung sein. Sprich also mit deiner Ärztin.

NATURHEILKUNDLICHE MITTEL BEI SCHLAFLOSIGKEIT

- **Omas Hausmittel:** Einige schwören auf heiße Milch mit Honig. Eine kleine Dosis der Aminosäure Tryptophan wird per Zucker aus dem Honig ins Gehirn transportiert – das wäre ein Erklärungsversuch für die Wirkung über das wohlig-warme Gefühl im Bauch hinaus.
- Ätherisches **Lavendelöl**, etwa im Lavendel-Entspannungsöl *(Weleda)* wirkt sanft entspannend und lösend. Sanft auf Unterarmen, Bauch und Füßen verreiben → *Lavendel.*
- **Melisse, Hopfen und Baldrian** sind drei Kräuter, die schon seit Jahrhunderten bei Schlafstörungen angewandt werden. Sie gelten auch in der Schwangerschaft als sicher und sind mittlerweile toxikologisch gut untersucht. Sie sollten aber achtsam dosiert werden, *embryotox.de* nennt die Klassifizierung »akzeptabel«. Es gibt pflanzliche Präparate mit Einzelextrakten oder Kombinationen dieser Kräuter in der Apotheke (Baldiparan® z. B.), die du nehmen kannst.
- → *Bryophyllum* ist ein **pflanzliches, anthroposophisches Mittel**. Auch hier stehen Angst, Sorgen und Gedanken im Vordergrund, vor allem dann, wenn alles rund um Fruchtbarkeit und Kinderkriegen grundsätzlich nicht so einfach für dich war – was auch immer dir dazu genau einfällt. Nimm 3- bis 4-mal täglich eine Messerspitze von dem Pulver und lasse sie im Mund zergehen.
- **Melatonin,** ein in der Zirbeldrüse produziertes Hormon, das unseren Schlaf-Wach-Rhythmus steuert, wird als **Nahrungsergänzung** verabreicht und gilt auch in der Schwangerschaft als sicher. Bei Müttern, denen unabwendbar eine Frühgeburt bevorsteht, wird es erfolgreich zum Schutz vor Schädigungen des Babygehirns verabreicht. Auch eine positive Wirkung bei Frauen mit → *Präeklampsie* wird diskutiert. Generell wird es zur Schlafförderung in der Schwangerschaft nicht empfohlen, besprich dies im Einzelfall mit deiner Ärztin.

! Wichtig: Nimm nicht wahllos verschiedene Mittel nach dem Motto »Viel hilft viel«. Schaue, wie das Wesen deiner Schlaflosigkeit ist und welche Maßnahmen auf dieses »Thema« gut passen. Spätestens in dem Moment, wenn du »Mittel« brauchst, um schlafen zu können, solltest du mit deiner Ärztin und deiner Hebamme sprechen, was in der Situation Sinn macht.

RESTLESS LEGS

Auch einzelne Körperteile können ruhelos sein: Die »unruhigen Beine« (RLS) sind ein ungefährliches, aber unangenehmes und schlafraubendes neurologisches Symptom. Meistens tritt es abends auf, wenn der Körper zur Ruhe kommt – Kribbeln, Zucken, Zappeligkeit, manchmal wie elektrisch in den Beinen, oft mit Bewegungsdrang, manchmal sind sogar ebenfalls die Arme betroffen. Die Ursache ist weitgehend ungeklärt, bekanntermaßen gehört aber die Schwangerschaft zu den Lebensphasen, in denen das RLS auftreten kann. Genetische Faktoren spielen eine Rolle, aber auch die schwangerschaftstypische Kombination aus hohem Östrogen- und niedrigem Eisenspiegel. Nach der Schwangerschaft verschwindet es dankenswerterweise meistens sofort wieder. Es hilft insgesamt die Kombi aus »Reizgewitter abdimmen« und Entspannung.

DAS HILFT BEIM RESTLESS-LEGS-SYNDROM (RLS)

- Die **empfohlenen Mittel aus dem Kapitel** »Schlaflosigkeit und Unruhezustände« können das zugrunde liegende Motiv der Unruhe ebenfalls treffend beschreiben. Schaue, ob etwas davon auf deine momentane Situation gut passt.
- Niedrige **Ferritin- und Vitamin-D-Spiegel** können das RLS begünstigen, auch eine Unterversorgung mit Zink ist mit RLS assoziiert: Lasse die Werte im Blut bestimmen und supplementiere, was dir fehlt.
- Probiere aus, ob dir ein **Magnesiumpräparat (300 mg)** am Abend vor dem Schlafen hilft oder ein → *Magnesiumfußbad.*
- Auf **Kaffee** solltest du weitgehend verzichten.
- **Nikotinentzug kann RLS-Symptome vorübergehend verstärken.** Du hast für dein Baby mit dem Rauchen aufgehört? Grandios! Halte durch, das geht bald vorbei!
- **Gemäßigte körperliche Aktivität** wie leichtes Radeln, Yoga oder ein Abendspaziergang besänftigen ruhelose Muskeln.
- Achte auf eine **reizabschirmende Schlafhygiene**. Im Kapitel »Schlaflosigkeit und Unruhezustände« sind wichtige Maßnahmen aufgezählt.
- **Kühles Abduschen** kann helfen: Brause vor dem Schlafengehen deine Beine ordentlich kalt ab.
- **Öleinreibungen** vor dem Schlafen mit Silent Legs *(WADI, Prof. Wabner)* mit Immortelle, Lavendel, Rosengeranie, Schafgarbe, Zypresse oder mit einem Lavendel-Massageöl können angenehm sein.

WADENKRÄMPFE

Auch Wadenkrämpfe sind in der Schwangerschaft nicht selten und können wirklich schmerzhaft sein, vor allem nachts erwischen sie einen gern aus heiterem Himmel. Die Kombination aus erhöhtem Östrogenspiegel und gesteigertem Magnesiumbedarf verändert das Reizweiterleitungssystem in der Muskulatur.

- Das zentrale Mineral für ein physiologisches Kontraktionsverhalten ist → ***Magnesium***. Nimm einige Tage lang vor dem Schlafen 300 mg und/oder mache ein → *Magnesiumfußbad*.
- Möglicherweise sind die Wadenkrämpfe auch Symptom eines **Natriummangels.** Ergänze deine tägliche Salzzufuhr um (mindestens) 1 TL pro Tag (mehr dazu im Abschnitt »Gestose und Präeklampsie«) → *Salz*.
- Weitere wichtige Vitalstoffe bei Wadenkrämpfen sind ***Kalzium, Zink und Vitamin D***.
- Auch → ***Cholin*** ist ein wichtiger Nährstoff, mit dem viele Schwangere unterversorgt sind und der in neuerer Zeit mehr Aufmerksamkeit für die perinatale Gesundheit erfährt. Ein Mangel steht auch mit einer Neigung zu Muskelkrämpfen in Beziehung.
- ***Lavendelöl*** entspannt die Fuß- und Wadenmuskeln: Eine sanfte Massage, z. B. mit dem Lavendel-Entspannungsöl *(Weleda)*, kann helfen → *Lavendel*.

DEPRESSIONEN

Mittlerweile hat die Wochenbettdepression eine so breite Anerkennung und öffentliche Bekanntheit erreicht, dass viele Menschen immerhin wissen, dass es sie gibt. Viel unbekannter ist, dass immerhin bis zu 20 Prozent aller Frauen schon in der Schwangerschaft depressive Episoden unterschiedlichen Ausmaßes erleben. Sie sind damit also mindestens genauso häufig wie postpartale Depressionen. Es gibt – das nur am Rande – übrigens auch eine schwangerschafts- oder wochenbettassoziierte Depression bei Männern. Auch deren Leben steht komplett kopf.

Vielleicht erwischt es dich in der Schwangerschaft das erste Mal in deinem Leben, dass du an einer depressiven Episode erkrankst: Du stellst alles und vor allem dich selbst infrage. Es ist ein merkwürdiges und wirklich sehr schlimmes Gefühl, wenn man spürt, dass irgendein Schalter im Gehirn plötzlich umgelegt ist. Dieses Gefühl von Depressivität ist weit weg von »schlecht drauf« oder »traurig«. Es ist eine neurologische Erkrankung, und fehlende Rezeptorbindungen für Dopamin und/oder Serotonin lassen sich nicht mit Kalender-Sinnsprüchen und auch nicht mit ein paar Vitaminpillen kurieren. Wenn du diese Phasen bereits kennst, kannst du wahrscheinlich selbst bis zu einem gewissen Grad gut einschätzen, ob und welche Unterstützung du brauchst und was dir bislang in diesen Zeiten geholfen hat.

Depression ist kein Entweder-oder, sondern ein Spektrum, und milde Formen von leichten, vorübergehenden depressiven Episoden kennen immerhin mindestens 25 Prozent aller Frauen irgendwann in ihrem Leben. Das sind die offiziell diagnostizierten Zahlen, die Dunkelziffer dürfte um einiges höher liegen. Bei einer stabilen, ressourcenstarken psychischen Ausgangslage, einer guten Resilienz, lassen sich diese Episoden schon durch einfache Maßnahmen gut lindern und gehen auch wieder vorbei. Unterstützung und Zuwendung sind wesentliche Maßnahmen hierbei.

OMEGA 3 BEI DEPRESSIONEN

Für ein Leben ohne Depressionen braucht dein Gehirn einen funktionierenden Neurotransmitter-Stoffwechsel. Dopamin ist einer dieser Neurotransmitter, ein Botenstoff, mit der zentralen Funktion: Antrieb. Dopamin sagt deinem Gehirn: »Das Leben fühlt sich super an, was bringt der Tag?« Genau das Gefühl, das depressive Menschen überhaupt nicht mehr kennen. Botenstoffe benötigen Rezeptoren, um an ihnen anzudocken. Je fluider die Zellmembran ist, umso besser kann die Rezeptorbindung funktionieren. Omega 3 unterstützt genau das. Darüber hinaus scheint die Omega-3-Fettsäure DHA auch eine positive Wirkung auf die Dopaminbildung selbst zu haben.
Mehrere große Metastudien haben mittlerweile diesen Zusammenhang untersucht. Der Blutspiegel depressiver Menschen weist signifikant niedrigere Werte der ungesättigten Omega-3-Fettsäuren EPA und DHA auf. Omega 3 scheint also ein smarter Behandlungsansatz bei Depressionen zu sein, in der Schwangerschaft erst recht. Die verschiedenen weiteren positiven Wirkungen von Omega 3 – unter anderem auf die kindliche Gehirnentwicklung – sind in der Schwangerschaft sogar ausgesprochen erwünscht und weitreichend bekannt → *Omega 3*. Eine der Untersuchungen zeigte an 380 Frauen, dass die Erhöhung des DHA-Plasma-Spiegels um 1 Prozent mit einer 59-prozentigen Reduktion der depressiven Symptome nach einer Geburt assoziiert war.
Dosierung: Nimm bei Depressionen täglich mindestens 400 mg DHA/EPA zu dir, eher mehr. Die notwendige therapeutische Dosis, die in den erwähnten Studien untersucht wurde, beträgt in den meisten Arbeiten 1 bis 2 g DHA/EPA als Tagesdosis. Das ist mehr als die empfohlene Tagesdosis, die auf einem → *Nahrungsergänzungsmittel* ausgelobt ist.
Schaue auf den individuellen Gehalt deines Präparats, dieser schwankt sehr.
Omega 3 hat viele weitere günstige Auswirkungen auf unseren Körper, vor allem in der Schwangerschaft. Im Buchteil »Essen für zwei« findest du ein ausführliches Kapitel zu → *Omega 3*.

Su, K. P. et al.: *Omega-3 fatty acids in major depressive disorder. A preliminary double-blind, placebo-controlled trial.* Eur. Neuropsychopharmacol. 13 (2003) 267–271
Peet, M. et al.: *Depletion of omega-3 fatty acid levels in red blood cell membranes of depressive patients.* Biol Psychiatry 43 (1998) 315–319
Makrides, M. et al.: *Docosahexaenoic acid and post-partum depression – is there a link?* Asia Pac J Clin Nutr 12, Suppl. (2003)
Su, K.-P. et al.: *Omega-3 Polyunsaturated Fatty Acids in Prevention of Mood and Anxiety Disorders.* Clin Psychopharmacol Neurosci 2015 Aug; 13 (2) 129–137
Freeman, M. P. et al.: *Omega-3 fatty acids: evidence basis for treatment and future research in psychiatry.* J Clin Psychiatry 2007 Feb; 68 (2) 338
Grosso, G. et al.: *Omega-3 Fatty Acids and Depression: Scientific Evidence and Biological Mechanisms.* Oxidative Medicine and Cellular Longevity 2014, 1–16

Wenn es mehr das »Außen« als das »Innen« ist: Gegen eine glücklose Liebesbeziehung oder bei existenziellen Sorgen (Arbeitslosigkeit, finanziellen Desastern) helfen keine Nahrungsergänzungsmittel oder gar Globuli und Glücksteemischungen. Beide Faktoren sind zwei statistisch relevante Parameter, die das Entstehen einer Depression begünstigen, immer im Leben und in der Schwangerschaft erst recht. Nie braucht man mehr ein Gefühl von Sicherheit und Unterstützung als in der Schwangerschaft oder als junge Mutter. Wenn es dir also in diesem Sinne schlecht geht oder deine Lebensumstände sehr schwierig sind, sprich mit deiner Hebamme oder deiner Ärztin darüber, um Hilfe und Unterstützung zu

SYMPTOMMASKERADE: DEPRESSIONEN IN SCHWANGERSCHAFT UND WOCHENBETT

Manchmal sind es auch typische Schwangerensymptome wie Kreislaufschwäche, Müdigkeit, Appetitlosigkeit bei fortwährender Übelkeit oder Vitalstoffmangelsituationen, die typische Depressionssymptome produzieren oder sich als solche maskieren können. Unter den Stichpunkten → *Müdigkeit*, → *Übelkeit*, → *Kreislaufbeschwerden*, → *Sorgen* findest du zunächst mal symptombezogene Maßnahmen, die gut weiterhelfen können. Bei Symptomen einer Depression sollte man folgende Differenzialdiagnosen angucken:

- Ein **niedriger → Eisen- und Ferritinwert** macht antriebslos, müde und schlapp. Lasse beide Werte überprüfen, wenn das länger nicht geschehen ist.
- Auch die **Schilddrüse** als zentrales hormonproduzierendes Organ hat einen massiven Einfluss auf deine Energie, deine Lebenskraft und -freude. Durch die hormonelle Umstellung in der Schwangerschaft – im Wesentlichen durch das ansteigende Östrogen – gerät auch die Schilddrüsenhormonachse manchmal leicht ins Schlingern. Lasse daher deine Werte TSH, aber auch das fT3 und fT4 überprüfen, wenn das entweder noch nie geschehen ist oder du Symptome einer Schilddrüsenunterfunktion bemerkst, die man unter dem Hauptsymptom »Zeitlupe« zusammenfassen könnte: träge Verdauung, träger Stoffwechsel, träges Gemüt, langsame Gedanken, permanent kalte Hände und Füße, langsam wachsende Haare. Damit die Schilddrüse gut arbeiten kann, braucht sie in der Schwangerschaft mehr → *Jod* und → *Selen* als sonst, an beidem hast du einen erhöhten Bedarf in der Schwangerschaft.
- Ein **Vitamin-D-Mangel** ist ein signifikanter Marker bei depressiven Menschen, das ist mittlerweile in vielen einzelnen Arbeiten und Reviews gezeigt worden. Es gibt Fachleute, die der Meinung sind, die als solche bezeichnete »Winterdepression« sei im Wesentlichen der mangelhaften Vitamin-D-Versorgung in unseren Breitengraden geschuldet. Lasse deinen 25-OH-Vitamin-D-Spiegel bestimmen und substituiere Vitamin D, wenn deine Werte im Mangelbereich liegen – wie bei 98 Prozent aller Schwangeren im Winter und immerhin noch 50 Prozent aller Schwangeren im Sommer → *Vitamin D*.
- **Die Bedeutung von Omega 3** bei Depressionen ist gut untersucht. Du findest dazu auf den vorherigen Seiten einen Extrakasten.
- **Gesunde Darmflora:** Ein Großteil der Serotoninproduktion findet im Darm statt. Eine gesunde Darmflora ist ungemein wichtig für die psychische Stabilität. Eine Gabe von Probiotika kann positive Effekte auf Depressionen und Angststörungen haben → *Darmflora*.

finden. Es gibt zumindest in größeren Städten Beratungsstellen, die genau diese Lebensphase mit all ihren psychischen Alterationen im Fokus haben. Auch in Sachen Ämterhilfe und Hilfe bei weiteren Stellen gibt es da kompetente Beratung (Wohngeld, Mutter-Kind-Stiftung, Unterhaltsvorschuss und viele weitere).

Lass dir von deinem Partner oder deiner Partnerin und Freund*innen helfen, vielleicht gibt es in deiner Nähe Mutter-Kind-Zentren, auch pro familia hat oft tolle Psychologinnen und Beraterinnen an Bord. Schon allein zu spüren, dass du nicht allein bist, hilft oft enorm. Neben der psychotherapeutischen Begleitung können Strategien erarbeitet werden, ganz konstruktiv an diesen Punkten anzusetzen und Alltagsentlastung zu schaffen.

Wenn keine Besserung in Sicht ist, hole dir Hilfe. Deine Frauenärztin oder deine Hebamme können dir Ansprechpartner nennen.

Möglicherweise brauchst du auch Medikamente, selbstverständlich gibt es schwangerschaftskompatible Arzneimittel zur Behandlung einer Depression. Wenn du schon vor der Schwangerschaft Medikamente genommen hast, werden diese von den behandelnden Ärztinnen eventuell angepasst. Eine ausgesprochen wirksame Selbstmedikation zur Therapie von leichten bis mittelschweren Depressionen ist Johanniskrautextrakt. Leider ist nicht ganz klar, ob es in der Schwangerschaft bedenkenlos genommen werden kann. Toxikologische Studien halten es in der gängigen Dosierung standardisierter Präparate für sicher. Die Studienlage ist aber wie so oft etwas unklar, und da eine leichte Erhöhung des Fehlbildungsrisikos für dein Baby nicht ausgeschlossen werden kann, solltest du in der Schwangerschaft keine Johanniskrautextrakte einnehmen (der gelegentliche Genuss eines Tees ist nicht gefährlich). In der Stillzeit ist Johanniskraut bei Depressionen okay.

Auch Frauen mit ADHS (ob diagnostiziert oder nicht) haben ein erhöhtes Risiko, in der Schwangerschaft oder nach der Geburt eine Depression zu entwickeln. Wenn du medikamentös eingestellt bist, ist Methylphenidat (Ritalin®, Medikinet®) schwangerschaftskompatibel, eventuell ist in der Schwangerschaft eine Dosisanpassung notwendig.

GESTATIONSDIABETES

Eine der häufigeren Stoffwechselanpassungsstörungen in der Schwangerschaft ist der Gestationsdiabetes mellitus (GDM) beziehungsweise, deutlich häufiger, die Vorstufe davon, die verminderte Glucosetoleranz oder erhöhte Insulinresistenz. Das *Humane Plazenta-Lactogen* (ein wichtiges Schwangerschaftshormon) sorgt in der Schwangerschaft für das kindliche Wachstum und die Vorbereitung der Brüste auf die Milchproduktion, es erhöht aber auch die Insulinresistenz. Etwa 5 Prozent aller Schwangeren entwickeln laut der gängigen Definition einen GDM. Definitionsgemäß taucht dieser Diabetestyp erstmals in der Schwangerschaft auf und verschwindet danach wieder – allerdings haben Frauen, die einen GDM entwickeln, ein hohes Risiko, später im Leben an einem Typ-II-Diabetes zu erkranken: 35 bis 60 Prozent innerhalb der nächsten zehn Jahre, wenn dieser unbehandelt bleibt und andere Co-Faktoren wie Mehrgewicht und eine kohlenhydratreiche Ernährung bestehen bleiben.

HEBAMMENWISSEN

ZITRUSÖLE

Alle Zitruspflanzen wachsen im sonnigen Süden und speichern gewissermaßen die wärmende, Licht bringende Kraft der Sonne in ihren Früchten. So bringen die verschiedenen Zitrusöle auf jeweils ganz eigene Weise die Sonne in die Seele zurück. → *Neroli* stabilisiert bei seelischen Erschütterungen, → *Bergamotte* wirkt heiter-antidepressiv, → *Grapefruit* schenkt frohen Mut, → *Mandarine* kindliche Lebensfreude und die → *Zitrone* frische Klarheit. Die süße → *Orange* wirkt warm und heiter und gibt Zuversicht bei neuen Aufgaben. Alle Zitrusöle lassen sich gut miteinander kombinieren. Sie sind in unterschiedlicher Zusammensetzung als Mischung in verschiedenen Produkten enthalten.

- Als **Ganzkörperanwendung** in Körperölen oder Cremes.
- Bergamotte-Neroli-Öl *(Ingeborg Stadelmann)* für deine **Duftlampe.**
- Als **Aromaroller** *(into life)*. Rolle damit mehrfach täglich, immer nach Bedarf, einige Tropfen auf deine Pulse. *Lift me up* mit Zitrone und Rosmarin wirkt eher sanft stimulierend, *Soothing and Smoothing* mit Neroli, Mandarine und Zeder eher stabilisierend, einhüllend und schützend.

Spürbare Symptome entwickeln Frauen mit einem GDM nicht, nur anhand der Blutzuckerwerte im Rahmen eines Glucosetoleranztests wird gemeinhin die Diagnose gestellt. Eine leicht entgleiste Insulinresistenz bekommst du mit etwas Disziplin in neun von zehn Fällen durch eine Ernährungsumstellung gut in den Griff. Nur eine von zehn Frauen wird insulinpflichtig und muss dann mehrfach täglich Insulin spritzen.

Der Glucosetoleranztest

Zwischen der 24. und 28. SSW wird im Rahmen der Mutterschaftsvorsorge ein Vortest durchgeführt: Dazu trinkst du unabhängig von der Tageszeit und deinen normalen Mahlzeiten eine Lösung mit 50 Gramm Glucose. Eine ziemlich süße Zuckerplörre, aber man will eben genau wissen, wie leicht sich deine Bauchspeicheldrüse provozieren lässt. Falls du jetzt denkst: »Och, nee. Zuckertest? Nachher habe ich das wirklich, und dann muss ich total auf die Ernährung achten und darf überhaupt keine Süßigkeiten mehr essen. Das ist mir echt zu stressig! Außerdem ernähre ich mich ja auch total gesund, bin nicht dick – können wir das nicht lassen?«, ist das verständlich. Wer findet schon die Aussicht auf konsequentes Vermeiden von Weißmehl, Pasta, Kuchen und Süßigkeiten – die müsstest du dann von deinem Speiseplan streichen – besonders attraktiv? Und das auch noch in der Schwangerschaft.

Deshalb eine Zahl: Immerhin fast 40 Prozent aller Frauen mit GDM gehören nicht zu einer der Risikogruppen (sind also nicht mehrgewichtig, über 35 oder haben eine positive Diabetes-Familienanamnese oder bereits einmal in einer früheren Schwangerschaft einen GDM entwickelt). Deshalb screent man – so wird es dir laut Mutterschaftsrichtlinien vorgeschlagen – alle Schwangeren mit dieser etwas abgespeckten Variante des Goldstandards für die Diabetesdiagnostik.

Eigentlich wäre dafür der 75 g-OGTT (oraler Glucosetoleranztest) besser geeignet, weil genauer. Der Grund, warum man diesen nicht bei allen Schwangeren als generelles Screening so macht: Eine Reihe von Anwendern und auch die offiziellen Gremien halten dieses Vorgehen in der Praxis für zu aufwendig. Du müsstest dazu morgens nüchtern kommen und zwei Stunden Zeit für die stündlichen Blutentnahmen mitbringen, in denen du im Wartezimmer sitzen bleibst. Deshalb also dieser etwas vereinfachte Vortest: Bei diesem Vorgehen wird nur bei pathologischem Ausfall des 50-g-Screening-Vortests ein diagnostischer 75-g-OGTT durchgeführt. Das ist praktikabler für die Praxisorganisation, geht schneller und ist kostengünstiger – auch Argumente im Gesundheitssystem. Weitere Testalternativen folgen im Kapitel »Differenzierte Überlegungen und Einordnung eines GDM«.

Folgen eines Gestationsdiabetes

Eine Schwangerschaft hat in Bezug auf dein Insulinsystem und auf das metabolische Syndrom (Mehrgewicht, Bluthochdruck, Typ-II-Diabetes) für dich und auch für dein Kind in den folgenden Lebensjahrzehnten mittlerweile gut erforschte und belegte epigenetische Wirkungen → *Epigenetik*. Schon jetzt, in dieser Schwangerschaft und für diese Geburt, hat der permanent hohe Blutzucker aber natürlich auch für dich

BODYIMAGE UND KÖRPERGEWICHT

Mehrgewichtige Menschen haben oft eine ganze Biografie voll von Momenten, in denen sie von anderen beschämt worden sind. Da Scham eines der ganz großen Gefühle ist, vergessen wir oft lebenslang nicht das, was unbedachte oder gezielt fat-phobe Sprüche in uns auslösen. Auch in der Medizin ist das verbreitet. Dicke Frauen berichten häufig, dass ihnen medizinische Hilfe versagt worden ist, weil ihre Beschwerden ausschließlich auf ihr Mehrgewicht bezogen wurden: »Du hast schlimme Menstruationsbeschwerden? Nimm erst mal ab. Du wirst nicht einfach so schwanger? Nimm erst mal ab. Du hast Schmerzen in den Füßen, Knien, Hüften? Nimm erst mal ab.« Das ist schlimm. Scham und Essstörungen sind die Folge, Frauen mit solchen Erfahrungen gehen eher seltener ins Fitnessstudio, und sie gehen seltener zur Ärztin.

Fatal daran ist, dass oft vermittelt wird, mehrgewichtige Menschen wüssten das alles nicht, etwa dass ausgeprägtes Mehrgewicht in einigen Kontexten ein gesundheitliches Risiko darstellt. Und als hätten viele von ihnen nicht (sehr oft) viel getan, um das zu ändern. Oft wird das Wort »Lifestyle« in diesem Kontext benutzt, als sei es mal eben so eine Sache von »schlechten Angewohnheiten«, die man beliebig ändern könnte.

Auch, was »gesunde Ernährung« bedeutet, ist uns theoretisch allen bekannt, im Falle eines GDM spielt das eine sehr konkrete Rolle. Mehr dazu findest du im Kapitel »Essen für zwei – Ernährung und Vitalstoffe«.

und dein Baby Auswirkungen, die man mit einem frühen Erkennen und einer Behandlung aufspüren möchte. Das Risiko, in der Schwangerschaft an einer → *Präeklampsie* zu erkranken, ist bei einem GDM deutlich erhöht. Auch die Häufigkeit von peripartalen Depressionen steigt um das Doppelte an. Ein GDM ist, obwohl er eben erst mal subtil wirkt und weder sicht- noch spürbar ist, eine ernst zu nehmende Stoffwechselanpassungsstörung. Die ist gut behandelbar, aber man muss es eben wissen.

Risiken für dein Baby

Vor allem für das Baby hat ein unbehandelter (weil unerkannter) GDM Folgen: Die organische Reife, also etwa der Lungen, ist verzögert, es gibt eine erhöhte Rate für Frühgeburtlichkeit und für Geburtskomplikationen bei sehr großen, typisch »diabetischen Kindern«. Dazu gehört eine höhere Kaiserschnittquote, mehr Saugglockengeburten, dadurch auch ein höheres Verletzungsrisiko für die Mütter, Anpassungsstörungen nach der Geburt (auch durch die verzögerte Lungenreife) und Hypoglykämien (Unterzuckerungen). Letztere sind bei Babys oft nicht gut zu erkennen und auf Dauer gar nicht gut für das Gehirn.

Vielleicht hat dir die Suchmaschine deiner Wahl bereits verkündet, dass es, wenn bei dir ein GDM diagnostiziert wurde, ein erhöhtes Risiko gäbe, dass dein Baby im Bauch sterben könnte. Dank der frühen Diagnose und guten Therapie ist dieses Risiko in den letzten Jahren deutlich zurückgegangen. Diese Komplikation betrifft vor allem die Mütter, deren GDM unentdeckt oder nicht gut eingestellt war. Dauerhaft hohe Blutzucker haben die Eigenschaft, kleine kapilläre Blutgefäße zu schädigen – das betrifft eben vor allem Organe, die reich an Kapillaren sind: die Nieren und auch die Plazenta. Wenn dein GDM entdeckt und gut behandelt oder eingestellt ist und deine Nüchtern-Blutzuckerwerte immer gut unter 105 mg/dl lagen, brauchst du dir darüber also keine Sorgen zu machen. Aber das ist eben auch ein Grund mehr für eine ernsthafte Diagnostik, um wirklich alle Frauen mit GDM zuverlässig herauszufischen.

Geburt mit Gestationsdiabetes

Der gute und richtige Geburtsort für Frauen mit GDM hängt im Wesentlichen davon ab, wie manifest der GDM ist und wie gut er eingestellt ist, wie stabil also deine Tagesprofile sind. Ein instabiler insulinpflichtiger GDM ist etwas völlig anderes als eine erhöhte Insulinresistenz, die nur aufgrund eines 75-g-Glucosetests per definitionem als solche diagnostiziert wurde, aber im Verlauf deiner Tagesprofile mit guter Ernährung immer gute Werte gezeigt hat. Letzteres birgt kaum Gefahren für Blutzuckerkrisen unter der Geburt, die anstrengend für dein Baby werden könnten.

Besprich mit deinem ursprünglich geplanten Geburtsort, welche Bedingungen gestellt werden, falls du nicht in einem Krankenhaus mit angeschlossener Neonatologie entbinden möchtest. Auch eine routinemäßige Geburtseinleitung am errechneten Termin (ET) bei einem gut eingestellten GDM ist zwar leitlinienkonform, aber sicher auch nicht in Stein gemeißelt. Vor dem errechneten Termin ist das sicher nur in sehr begründeten Ausnahmefällen notwendig, bei entgleisten Stoffwechsellagen unter Insulinpflicht ist das natürlich etwas anderes und eher indiziert. Am ET ist eine Geburtseinleitung vielerorts üblich. In einem Oberärztingespräch in deiner Geburtsklinik ist aber sicher eine individuelle Entscheidung möglich und bei guten Werten vielleicht sogar sinnvoll.

EVIDENZ

WAS VERBESSERT DIE INSULINRESISTENZ?

Es gibt einfache Dinge, die du tun kannst, um deine Insulinresistenz zu verbessern. Letztlich sind es immer die gleichen Sachen, von denen wir wissen, dass sie uns guttun: qualitativ gut essen, die Vermeidung kurzkettiger Kohlenhydrate, Bewegung und Schlaf. Nur diesmal eben *wirklich*. Alles das ist wichtig für deine Gesundheit und die deines Kindes, jetzt, aber vor allem für eure nächsten Lebensjahrzehnte!

- Bei einem GDM bist du in einer **diabetischen Schwerpunktpraxis** gut beraten. Halte dich an deine Ernährungspläne, sehr bald wirst du mithilfe der gemessenen Blutzucker-Tagesprofile ein gutes Gefühl dafür bekommen, was du gut essen kannst und was Ausreißer provoziert. Das ist mit großem Abstand die allerwichtigste Maßnahme. Lies im Ernährungsteil noch mal das Kapitel »Kohlenhydrate«.
- **Bewege dich:** Gehe viel zu Fuß, fahre Rad, gehe schwimmen, mache Yoga oder was auch immer dir liegt. Die Quote an Kindern mit einem hohen Geburtsgewicht ist bei Frauen, die sich täglich mindestens 30 Minuten bewegt haben, 12-mal niedriger als bei Frauen aus der No-sports-Gruppe.
- **Schlafe ausreichend.** Schlafmangel verschlechtert die Insulinresistenz enorm – Stress übrigens auch, die Cortisolachse ist direkt mit deinem Blutzucker verbunden. Hohes Cortisol bedeutet einen hohen Blutzucker – ein evolutionsbiologischer Notfallplan.
- Eine ausreichende **Vitamin-D-Versorgung** ist in der Schwangerschaft in vielerlei Hinsicht wichtig. Frauen mit einem niedrigen Vitamin-D-Spiegel haben ein erhöhtes Risiko, Vitamin D wirkt sowohl direkt auf die Insulinproduktion als auch indirekt (antiinflammatorisch – das ist sehr hilfreich, denn entzündliche Prozesse lassen die Insulinempfindlichkeit der Zellen absinken). Lass deinen Spiegel gleich zu Beginn der Schwangerschaft untersuchen und supplementiere gegebenenfalls.
- **Inositol,** ein Glucose-Isomer, wirkt als sekundärer Botenstoff auch auf deine Insulinrezeptoren. Du kennst diesen Stoff vielleicht, wenn du unter dem PCOS, dem *polycystischen Ovarialsyndrom* gelitten hast. Früher wurde es in die Gruppe der B-Vitamine einsortiert, das gilt mittlerweile als veraltet. 2 g als Pulver (gibt es als Nahrungsergänzungsmittel im Internet) reduzierte in einer Studie über Frauen mit metabolischem Syndrom den HOMA-Index um sensationelle 75 Prozent, auch eine weitere Arbeit über Frauen mit PCOS zeigt diese Effekte (und normalisierte, nebenbei bemerkt, in einer bemerkenswerten Zahl den Menstruationszyklus).

- **Probiotika** unterstützen die Darmgesundheit, die auch für den Insulinstoffwechsel entscheidend ist. Vor allem Butyrat-bildende Bakterien leisten dazu einen Beitrag. Butyrat ist ein → *Bakteriocin* mit vielfältigen positiven Auswirkungen auf die Darmschleimhaut; es vermindert etwa entzündliche Prozesse, kann aber auch direkt die Insulinsensitivität der Zellen erhöhen, sodass die Zellen besser auf Insulin reagieren. Der Körper kann Insulin effektiver für die Glukoseaufnahme nutzen. Mittlerweile gibt es Präzisionsprobiotika, die speziell solche Bakterienstämme enthalten, die antidiabetogene Wirkungen zeigen, z. B. SymbioLife® Blutzucker.
- **Resistente Stärke** kann deine Insulinresistenz ebenfalls deutlich verbessern. 10 g pro Tag vermindern sowohl die Menge des ausgeschütteten Insulins als auch die Insulinresistenz um ziemlich eindrucksvolle 30 Prozent. Resistente Stärke ist eine Stärkeform, die durch die Verdauungsenzyme nicht aufgeschlossen werden kann und deshalb das perfekte Futter für deine guten Darmbakterien darstellt. Vorkommen und Dosierung findest du unter → *Prebiotika*. Auch eine Unterstützung der → *Darmflora* mit probiotischen Kapseln verbessert die Diabeteswerte.
- **Omega 3** verbessert die Insulinrezeptorenflexibilität und -bindungsfähigkeit: Supplementiere mindestens 400 mg DHA/EPA täglich → *Omega 3*.
- **Alpha-Liponsäure (R-Form)** ist ein vielfältiges Antioxidans mit protektiver Wirkung für Leber, Niere und Gehirn. Weiterhin hat es eine positive Wirkung auf die Insulinresistenz. Nimm dazu zweimal 100 mg täglich zu dir.

Snapp, C. / Donaldson, S.: *Gestational Diabetes Mellitus, Physical Exercise and Health Outcomes.* Biol Res Nurs 2008 (10) 145–155

Facco, F. et al.: *Short sleep duration is associated with the development of gestational diabetes mellitus.* American Journal of Obstetrics & Gynecology, January 2015

Giordano, D.: *Effects of myo-inositol supplementation in postmenopausal women with metabolic syndrome.* Menopause (2011), 18 (1) 102–104

Genazzani, A.: *Myo-inositol administration positively affects hyperinsulinemia and hormonal parameters in overweight patients with polycystic ovary syndrome.* Gynecol Endocrinol (2008), 24 (3) 139–144

Karimi, P. et al.: *The Therapeutic Potential of Resistant Starch in Modulation of Insulin Resistance, Endotoxemia, Oxidative Stress and Antioxidant Biomarkers in Women with Type 2 Diabetes: A Randomized Controlled Clinical Trial.* Ann Nutr Metab 2015 Dec 12; 68 (2) 85–93

Luoto, R. et al.: *Impact of maternal probiotic-supplemented dietary counselling on pregnancy outcome and prenatal and postnatal growth: a double-blind, placebo-controlled study.* Br J Nutr 2010 (103) 1792–1799

Zhang, M.-X. et. al.: *Vitamin D Deficiency Increases the Risk of Gestational Diabetes Mellitus: A Meta-Analysis of Observational Studies.* Nutrients 7 (10) 2015, 8366 –83 75

Wei, S. Q.: *Vitamin D and pregnancy outcomes.* Curr Opin Obstet Gynecol 26 (6) 2014, 438–447

Asemi, Z. et al.: *Effects of vitamin D supplementation on glucose metabolism, lipid concentrations, inflammation, and oxidative stress in gestational diabetes: a double-blind randomized controlled clinical trial.* Am J Clin Nutr 102 (4) 2015, 913–921

Maghbooli, Z. et al.: *Correlation between vitamin D3 deficiency and insulin resistance in pregnancy.* Diabetes Metab Res Rev 24 (5) 2008, 27–32

Albert, B. B. (2014): *Higher omega-3 index is associated with increased insulin sensitivity and more favourable metabolic profile in middle-aged overweight men.* Sci. Rep 4, 6697

Zhao, G. et al.: *Associations of Serum Concentrations of 25-Hydoxivitamin D and Parathyroid Hormone with Surrogate Markers of Insulin Resistance among US Adults without Physician-Diagnosed Diabetes,* NHANES, 2003–2006. Diabetes Care 2010 (33) 344–347

Jacob, S. et al.: *Oral administration of RACalfalipoic acid modulates insulin sensitivity in patients with type-2 diabetes mellitus: a placebo-controlled pilot trial.* Free Radic Biol Med 1999; 27 (3–4)

Differenzierte Überlegungen und Einordnung eines GDM

Eine Diagnostik in Bezug auf den Gestationsdiabetes ist wichtig, in allen Leitlinien ist sie daher verankert. Dennoch hat das leitlinienkonforme Screening einige Schwächen. Problematisch ist vor allem das recht späte Zeitfenster für den Vortest (der oGTT mit 50 g) ohne vorherige Risikoselektion. Für Frauen aus Risikogruppen ist der Test eigentlich schon viel zu spät – eine frühere Diagnose, im besten Fall sogar vor einer Schwangerschaft, würde die Stoffwechsellage gar nicht erst so eskalieren lassen. Auch Risikofrauen müssen also erst den 50-g-Vortest absolvieren, danach noch einmal den 75-g-oGTT, bevor überhaupt – spät – die Diagnose gestellt und die Ernährung sinnvoll umgestellt wird.

Ein solcher Zuckertest berücksichtigt darüber hinaus nicht deine sonstige Ernährung und die Stoffwechsellage unter diesen echten »Lebensbedingungen«. Er stellt vielmehr eine lebensferne Kunstprovokation dar. Weiterhin provoziert ein »Zuckerschock« das – bei GDM-Frauen – sowieso schon empfindsame, angeschlagene Insulinsystem.

Eine frühe Labordiagnostik anderer Parameter – bestenfalls vor einer Schwangerschaft, alternativ in den frühen Schwangerschaftswochen – könnte im Vorwege eine elegante Alternative oder Ergänzung sein, vor allem der sogenannte HOMA-Index. Der HOMA-Index *(Homeostasis Model Assessment)* ist ein Laborwert, der den Insulinspiegel dem Blutzuckerspiegel gegenüberstellt. Der Vorteil ist, dass bereits frühe Stadien einer Insulinresistenz erkannt werden und dass die Methode das »reale Leben«, also auch die Einflüsse dessen, was du sonst so isst, abbildet. Der Wert muss morgens nüchtern abgenommen und direkt ins Labor gebracht werden, da Insulin im Blut rasch zerfällt. Ein Wert unter 2 bedeutet eine physiologische, normal funktionierende Glucosetoleranz. Bei Werten über 2 sind weitergehende diagnostische Maßnahmen sinnvoll, Werte um 5 entsprechen dem durchschnittlichen Wert einer Typ-II-Diabetikerin. Auch der HbA1c, ein Langzeit-Blutzuckermarker, der die durchschnittlichen Blutzuckerspiegel über die letzten zwei bis drei Monate anzeigt, kann ergänzend das Bild vervollständigen.

In der AWMF-Leitlinie, die in Deutschland das Vorgehen in der Schwangerschaft empfiehlt, werden keine präpathologischen Zustände oder leichten Entgleisungen gegenüber einem manifesten GDM mit pathologischen Tagesprofilen und hohen HOMA-Indizes unterschieden, es gibt nur »entweder – oder«. Einige Autoren empfehlen einen differenzierteren Umgang und genauere Terminologien, SIPD, »schwangerschaftsinduzierter Prädiabetes«, etwa könnte so etwas sein.

GESTOSE UND PRÄEKLAMPSIE

»Gestose« bedeutet übersetzt »gestörte Schwangerschaft« und ist ein Oberbegriff für verschiedene stoffwechselinduzierte Erkrankungen durch die Schwangerschaft selbst. Es sind auch heute noch unterschiedliche, teilweise früher übliche Begriffe im Umlauf. Andere Begriffe beschreiben den komplexen oder einzelne Teile des so grob umschriebenen Formenkreises. Auch das ausgeprägte Schwangerschaftserbrechen und der Gestationsdiabetes, die schon behandelt wurden, gehören zu den Gestosen. Der veraltete Begriff »Schwangerschaftsvergiftung« hält sich hartnäckig im Volksmund für das, was wir heute mit »Präeklampsie« beschreiben. »EPH-Gestose« war bis Anfang der 1990er-Jahre gebräuchlich (die englischen Kürzel stehen für E = Ödeme, P = Proteinurie, die Eiweißausscheidung über den Urin, H = Hypertonie, Bluthochdruck), SIH (schwangerschaftsinduzierter Hypertonus) legt den Fokus auf den durch den komplexen Fortgang auftretenden Bluthochdruck. Eine weitere, sehr ernst zu nehmende Störung ist das HELLP-Syndrom, eine rare Präeklampsie-Form mit Leberbeteiligung, die nicht selten fulminante Auswirkungen auf die Blutgerinnung hat und sehr schwer verlaufen kann.

Heute ist der Begriff »Gestose« in Fachkreisen vollständig durch den Begriff »Präeklampsie« (»Zustand vor dem Krampfanfall«) ersetzt worden.

Die Ursachen für eine Präeklampsie sind in ihrer Komplexität noch an verschiedenen Punkten nicht abschließend verstanden. Unterschiedliche Prozesse, die im Wesentlichen die Einnistungssituation der befruchteten Eizelle, thrombophile (Störungen des Blutgerinnungssystems), immunologische und entzündliche Faktoren sowie verschiedene genetische Komponenten betrachten, sind für deren Entstehung verantwortlich. Auch eine Unterversorgung mit spezifischen Mikronährstoffen spielt als Co-Faktor möglicherweise eine Rolle. Durch intensive Forschungen in den letzten Jahren tauchen immer mehr Mosaiksteinchen auf, die langsam ein klareres Bild ergeben, eine frühere Diagnostik ermöglichen und aus denen sich auch prophylaktische Therapieansätze entwickeln.

Fünf Prozent aller Schwangeren entwickeln eine Präeklampsie. Sie ist also nicht so furchtbar selten, der Symptomkomplex ist aber wirklich kompliziert. Wenn du davon überhaupt nicht betroffen bist und auch nicht zu einer Risikogruppe gehörst, kannst du die nächsten Kapitel getrost überspringen.

Warum aber bei einigen Frauen diese Ausgangslage in das Vollbild einer Präeklampsie mündet und – glücklicherweise selten – erschreckend rasant verlaufen kann, bei anderen jedoch nicht, bleibt weiter unklar. Hier ist sicher ein Fokus auf die ansonsten »gut gepflegte Schwangerschaft« zu legen, also gut essen, ausreichend schlafen – und im besten Sinne »entlasten«. Darüber hinaus ist die psychoemotionale Situation von großer Bedeutung und sollte auch unter den Betreuenden immer ein zentraler Aspekt sein.

Es gibt fatalerweise weiterhin keine Therapie für eine Präeklampsie außer die Geburt des Babys, weil die Ursache einer Präeklampsie die Schwangerschaft selbst ist.

Präeklampsien sind immerhin in Industrienationen eine der häufigsten Ursachen für Frühgeburten und Mütter- und Säuglingssterblichkeit. Da niemand den individuellen Verlauf durch einen Blick in die Kristallkugel erfassen kann, sind auch erste Symptome immer ernst zu nehmen.

Milde Formen sind durch die rechtzeitige Umstellung und Ergänzung der Ernährung und Entlastung unter einer engmaschigen Kontrolle gut in den Griff zu bekommen, dies muss man nur auch konsequent und zielgerichtet machen. Glücklicherweise eskaliert nur in seltenen Fällen eine Präeklampsie-Symptomatik, kann dann aber zu einer wirklich bedrohlichen Situation für Mutter und Kind führen.

ENDOTHELIALE DYSFUNKTION UND THROMBOZYTENAKTIVIERUNG

Die Entstehungskaskade einer Präeklampsie ist kompliziert und weitreichend. Bei Frauen, die später eine Präeklampsie entwickeln, liegt oftmals schon eine Störung in der Implantation der befruchteten Eizelle vor, was zu einer fehlerhaften Entwicklung der spiralförmigen arteriellen Gefäße in der Plazenta führt. Gleichzeitig werden Gewebshormone ausgeschüttet, die dann im Blut zirkulieren und für verschiedene Phänomene verantwortlich sind. Bereits weit vor der eigentlichen Symptomentwicklung gibt es bei Frauen mit einer Präeklampsie ein Problem mit hyperaktiven Thrombozyten (Blutplättchen). Die Thrombozyten schütten vermehrt einen Stoff namens *Thromboxan* aus. Thromboxan spielt eine wichtige Rolle bei der Regulation von Blutgefäßen und der Blutgerinnung. Eine erhöhte Menge an Thromboxan führt zur Verengung von Blutgefäßen, indem es die Funktion der glatten Muskulatur in den Wänden der Blutgefäße stört. Dies wiederum hat einen ungünstigen Einfluss auf die Mikrodurchblutung. Eine Folge davon ist, dass ein spezielles Plazentaprotein ansteigt, das sFlt-1. Du findest mehr dazu im folgenden Kasten → »Laborparameter: der sFlt-1/PlGF-Quotient«. Diesem Mechanismus kann übrigens durch eine prophylaktische Gabe von niedrig dosiertem Aspirin vorgebeugt werden (mehr dazu im Kasten »Präeklampsie-Vorbeugung für alle Frauen«).

Auch nach der Geburt haben Frauen, die von einer Präeklampsie betroffen waren, lebenslang ein erhöhtes kardiovaskuläres Risiko, eine erhöhte Sterblichkeit an Herzinfarkten und Schlaganfällen und eine niedrigere statistische Lebenserwartung. Deshalb wird Frauen nach einer Präeklampsie auch eine Untersuchung des kardiovaskulären Risikos etwa drei Monate nach der Geburt und danach ein jährliches Langzeit-Follow-up empfohlen. Dabei ist die Präeklampsie wahrscheinlich nicht ursächlich, sondern stellt eher eine frühe Manifestation der zugrunde liegenden endothelialen Dysfunktion dar.

Nicht alle Ursachen einer Präeklampsie sind bekannt – doch es gibt vorbeugende Maßnahmen.

Symptome

Die häufigsten »sichtbaren« Symptome, die dann meist erst das Vorliegen einer Präeklampsie definieren, sind eine Blutdruckerhöhung auf mehrfach über 140/90 oder einmalig über 160/110, Eiweißausscheidungen im Urin, oft begleitet von Wassereinlagerungen (Ödeme). Letztere, allein auftretend, müssen nicht zwangsläufig ein Präeklampsie-Symptom sein → *Ödeme.* Auch die Plazentainsuffizienz, also eine verminderte Versorgung des Babys über die Plazenta, gehört zum Erkrankungsbild einer Präeklampsie. Oft bleiben dann die Babys im Wachstum zurück, manchmal reagiert der Organismus der Mutter auf diese Minderversorgung – erst mal ganz schlau – mit einer Erhöhung des Blutdruckes, damit »mehr Blut beim Baby ankommt«.

Das seltene HELLP-Syndrom (die Buchstaben stehen für die Kardinalsymptome *Hämolysis, Elevated Liver enzyms, Low Platelet count*) zeigt sich durch einen oft zügigen, bisweilen dramatischen Verlauf mit typischen rechtsseitigen Oberbauchschmerzen (Leberkapsel-

RISIKO-FAKTOREN

Häufiger von einer Präeklampsie betroffen sind:

- erstgebärende Frauen,
- sehr junge und ältere Frauen,
- mehrgewichtige Frauen,
- Schwangere nach Kinderwunschbehandlung, vor allem bei assistierten Verfahren wie IVF, ICSI und Eizellspende,
- Frauen mit Vorerkrankungen wie Diabetes, Nierenerkrankungen oder mit bereits bestehendem Bluthochdruck,
- Frauen mit angeborenen Gerinnungsstörungen,
- Frauen mit Autoimmunerkrankungen (etwa Typ-I-Diabetes, Hashimoto, rheumatische Erkrankungen, Lupus erythematodes, neuro-immunologischen Erkrankungen oder postviralen Syndromen, bei denen hyperaktive Thrombozyten und endotheliale Dysfunktion eine Rolle spielen, z. B. Long Covid),
- Frauen mit mehreren glücklosen Schwangerschaften (Fehlgeburten) in der Vorgeschichte – möglicherweise eine frühe Manifestation der Präeklampsiesymptomatik mit einer Einnistungsstörung ganz zu Beginn der Schwangerschaft,
- Frauen, die in einer früheren Schwangerschaft schon einmal eine Präeklampsie entwickelt haben.

In Deutschland hat die »Arbeitsgemeinschaft Gestose-Betroffene« um Sabine Föhl-Kuse bahnbrechende Pionierarbeit geleistet. Mittlerweile ist Sabine Föhl-Kuse nicht nur mit dem Bundesverdienstkreuz ausgezeichnet worden, sondern auch Mitglied in der Leitlinienkommission der Deutschen Gesellschaft für Perinatalmedizin und in weiteren wichtigen Fachgremien. Frauen, die an Präeklampsie erkranken oder zu den wesentlichen Risikogruppen gehören, finden hier umfangreiche Informationen auf dem allerneuesten wissenschaftlichen Stand und vor allem auch wichtigen Rat zur Praxis. Betroffene Frauen können sich unkompliziert und niedrigschwellig telefonisch beraten lassen, das erste Telefonat ist kostenlos *(präeklampsie-hellp.de).*

spannung), Kopfschmerzen und generellem Unwohlsein und einem diffus schlechten Gefühl der Frauen: »Irgendwas stimmt hier nicht, mir geht es wirklich schlecht.« Es erfordert in fast allen Fällen einen eiligen Kaiserschnitt und eine weitere intensivmedizinische Betreuung der Mutter. Nimm solche Symptome also ernst, und kontaktiere zeitnah deine Frauenärztin, deine Hebamme oder am Wochenende die Klinikambulanz.

Homocystein

Frauen mit schweren Präeklampsie-Verläufen weisen einen statistisch höheren Homocystein-Wert im Blut auf. Homocystein ist ein Abbauprodukt des Eiweißstoffwechsels, das üblicherweise im Körper recht schnell umgewandelt und entsorgt wird. Dazu braucht es allerdings eine ausreichende Versorgung mit den Vitaminen B6, B12 und Folsäure. Wenn von diesen Vitaminen nicht genug vorhanden ist – entweder durch eine mangelnde Ernährung oder genetische Enzymdefekte → *Folsäure* –, steigt der Homocystein-Wert im Blut an.

Homocystein schädigt die Gefäßinnenwände, dieser Prozess ist an der Entstehung einer Präeklampsie direkt beteiligt. Ein hoher Homocystein-Spiegel geht mit einem erhöhten Risiko an Neuralrohrdefekten, Fehlgeburten, Präeklampsien, vorzeitigen Plazentalösungen, Frühgeburten und unterversorgten Kindern durch Plazentainsuffizienz einher. Bei einem hohen Homocystein-Spiegel kannst du den Wert mit gezielten Gaben der genannten B-Vitamine senken. Mehr dazu findest du auch im Buchteil »Essen für zwei« und unter → *Homocystein.*

Präeklampsie-Prophylaxe

Vor allem Frauen, die mehrere Risiken für eine Präeklampsie haben, können je nach Risikoprofil bereits prophylaktische Maßnahmen ergreifen. Im Wesentlichen sind es Aspekte der Ernährung und der Nahrungsergänzung, die eine wichtige Rolle spielen können und die man eben auch – anders als genetische Faktoren – beeinflussen kann.

WAS IST »NOTCHING«?

Dein Baby wird in der Gebärmutter über deine beiden Uterusarterien versorgt. Im Laufe der Schwangerschaft stellen sich diese Arterien besonders weit, damit ordentlich viel Blut in deiner Gebärmutter ankommt. Geschieht das nicht, sieht man im Rahmen der Dopplersonografie, mit der man die Blutflüsse in den Uterinarterien messen kann, eine kleine »Kerbe«, einen »notch«. Dies bedeutet, dass der Blutfluss auf einen Widerstand trifft. Die oben erläuterte gestörte Funktion der Gefäßmuskulatur und des Endothels sind vermutlich dafür verantwortlich. Nach der 20. SSW sollte dieses Notching-Phänomen nicht mehr auftreten, wenn doch, kann es ein Hinweis auf eine beginnende Präeklampsie sein.

PRÄEKLAMPSIE-VORBEUGUNG FÜR ALLE FRAUEN

- **Ausgewogenes und kalorisch ausreichendes Essen,** vor allem die Eiweiß- und Kohlenhydratversorgung (mit »guten« Kohlenhydraten und viel Eiweiß) ist wichtig. Iss dich wirklich immer gut satt!
- **Ausreichend trinken,** mindestens 2 Liter pro Tag, und ausreichend Salz essen.
- Es dir **gut gehen lassen,** mit allem, was dazugehört.
- Die **Ermittlung des Vitamin-D-Spiegels** so früh wie möglich in der Schwangerschaft und ggf. eine Auffüllung des Blutspiegels.

FÜR FRAUEN MIT EINEM HÖHEREN RISIKOPROFIL

- **ASS:** Schwangere Frauen mit einem erhöhten Risiko für eine Präeklampsie, aber auch Frauen mit wiederholten Fehlgeburten profitieren von einer prophylaktischen **Gabe von niedrig dosiertem Aspirin®** schon in der ganz frühen Schwangerschaft. 100 mg ASS sind dazu schon bei Kinderwunsch empfohlen, ab dem positiven Schwangerschaftstest sind es 150 mg, die bis zur 34. SSW genommen werden sollten. Auch der Einnahmezeitpunkt spielt eine Rolle: Eine abendliche Einnahme zeigt eine bessere Wirkung als die am Morgen.
- Der **Homocystein-Spiegel** kann früh oder bestenfalls schon vor einer Schwangerschaft bestimmt werden → *Homocystein.* Ein hoch dosiertes Vitamin-B-Komplexpräparat (Vit B6, B12 und Methylfolat) ist dann sinnvoll.
- **Unterversorgung mit weiteren Mikronährstoffen:** Ein weiterer Mosaikstein in der Erklärung der Präeklampsie-Entwicklung zielt auf den oxidativen Stress auf zellulärer Ebene ab. Eine Ergänzung mit den antioxidativ wirksamen Vitaminen C und E wird von einigen Autoren als sinnvoll erachtet. Vermutlich bei entsprechenden Indikationen auch schon zu Beginn einer Schwangerschaft oder besser noch: davor.
- **Omega-3-Fettsäuren**: DHA und EPA spielen eine wichtige Rolle bei der Implantation, der gesunden Ausbildung der Plazenta und der weiteren Entwicklung einer normalen Schwangerschaft. Omega-3-Fettsäuren haben immunmodulatorische Wirkung. Inflammatorische Prozesse scheinen bei der Entwicklung einer Präeklampsie eine zentrale Rolle zu spielen. Zu den Mechanismen, die zu Präeklampsie führen, gehören eine Beeinträchtigung der endothelialen Funktion und eine mütterliche Immunantwort auf die eindringenden Trophoblastenzellen, die die Spiralarterien umgestalten. Alle diese Prozesse werden durch Omega-

3-Fettsäuren, vor allem DHA, günstig beeinflusst. Eine erste Studie mit postpartalen Müttern zeigte, dass Frauen im niedrigsten Drittel (gemessen am Omega-3-Fettsäuregehaltes in der Membran der roten Blutkörperchen) 7,6-mal häufiger Präeklampsie entwickelten als diejenigen im bestversorgten Drittel. Studien, die sich mit einer Supplementierung bei Präeklampsie und deren Effekten beschäftigen, zeigen allerdings kein einheitliches Bild. Die Autoren vermuten, dass es beim Auftreten von Symptomen für eine Supplementierung bereits zu spät sein könnte, um noch deutliche Effekte zu zeigen. Viele der Studien starteten erst rund um die 20. SSW mit der Supplementierung. Andere Studien verwendeten ungeeignete Supplemente, etwa solche mit einem höheren EPA-Gehalt und wenig DHA. Die Autoren schlagen vor, künftige prospektive Untersuchungen früher zu beginnen (rund um den perikonzeptionellen Zeitraum), Supplemente mit einem hohen DHA:EPA-Verhältnis zu benutzen und auch den Omega-3-Spiegel zu bestimmen, nicht allein die Dosis der verwandten Supplemente als Parameter zu nutzen → *Omega 3.*

- **Vitamin D:** Es gibt mittlerweile deutliche Hinweise, dass eine unzureichende Zufuhr und ein niedriger Vitamin-D-Spiegel zu Beginn der Schwangerschaft in Hinblick auf mehrere Aspekte schlichtweg nicht gut sind. Ein Vitamin-D-Mangel in der Schwangerschaft ist assoziiert mit einer erhöhten Rate an Frühgeburten, Kaiserschnitten, einer gestörten Insulinresistenz und GDM, kindlichem Asthma und eben auch mit einer höheren Rate an Präeklampsien. Deshalb ist es immer und für alle Schwangeren sinnvoll, den Vitamin-D-Spiegel zu messen und zumindest im Winter (Oktober bis April) entsprechend zu supplementieren → *Vitamin D.*
- **Arginin:** In den komplexen Entstehungstheorien einer Präeklampsie spielt der Themenkomplex Endothelschäden im plazentaren Gefüge eine zentrale Rolle. Das Endothel ist die innere Auskleidung unserer Blutgefäße. Intaktes, gesundes Gefäßendothel setzt Stickstoffmonoxid (NO) frei. Im Falle einer Präeklampsie wird diese NO-Bildung gehemmt, man spricht dann von »NO-Stress«. Bei dem NO-Freisetzungsprozess ist die Aminosäure L-Arginin wesentlich beteiligt. Arginin wirkt als NO-Donator und entspannt die Gefäßmuskulatur und verbessert damit die kapilläre Durchblutung und die Mikrozirkulation. Untersuchungen konnten zeigen, dass die NO-Synthese durch die Gabe von L-Arginin verbessert und damit die Präeklampsie-Symptomatik, vor allem ein erhöhter Blutdruck, positiv beeinflusst werden kann. Eine Dosierung von 3-mal täglich 1 bis 2 g kann ein Erfolg versprechender Therapieansatz sein → *Aminosäuren in der Schwangerschaft.*
- **Melatonin:** Neuere Untersuchungen beschäftigen sich mit den antiinflammatorischen, antioxidativen und gefäßerweiternden Eigenschaften

des Schlafhormons Melatonin und fanden eine positive Wirkung auf die Entwicklung einer Präeklampsie und deren Outcome. 2 mg davon am Abend (als Sublingualspray) können eine Idee sein. Besprich diese Maßnahme mit deiner Frauenärztin.

- **Magnesium** ist ein wichtiges Mineral, und in der Schwangerschaft besteht ein erhöhter Bedarf um etwa 300 mg. Höhere Dosen haben im Gegensatz zu früheren Vermutungen keinen schützenden, prophylaktischen Effekt auf die Entwicklung eines Bluthochdrucks.
- **Screening-Tests** bei Frauen mit Risikofaktoren, vor allem einer schweren Präeklampsie in der Vorgeschichte, können bereits in der Frühschwangerschaft spezifische Serumproteine messen, die eine Auswirkung auf die Gefäßbildung haben. In Kombination mit frühen Doppleruntersuchungen kann man das individuelle Risiko bewerten, mehr dazu findest du im Kasten »Laborparameter: der sFlt-1/PlGF-Quotient«.

Rolnik, D. L. et al.: *Aspirin versus Placebo in Pregnancies at High Risk for Preterm Preeclampsia.* N Eng. J Med 377 (7) 2017, 613–622

Kasture, V. et al.: *Maternal omega-3 fatty acids and vitamin E improve placental angiogenesis in late-onset but not early-onset preeclampsia.* Molecular and Cellular Biochemistry 461 (2019) 159–170

Williams, M. A. et al.: *Omega-3 fatty acids in maternal erythrocytes and risk of preeclampsia.* Epidemiology 1995, 232–237

Raghupathy, R.: *Cytokines as key players in the pathophysiology of preeclampsia.* Medical Principles and Practice 22 (Suppl. 1) 2013, 8–19

Adili, R. et al.: *Regulation of platelet function and thrombosis by omega-3 and omega-6 polyunsaturated fatty acids.* Prostaglandins & other lipid mediators 139 (2018) 10–18

Stein, E.: *Plasma total homocysteine, pregnancy complications, and adverse pregnancy outcomes: the Hordaland Homocysteine Study.* Am J Clin Nutr 2000; 71 (4) 962–968

Wei, S. Q. et al., *Longitudinal vitamin D status in pregnancy and the risk of pre-eclampsia.* BJOG online 29.03.2012

Robinson, C. et al.: *Association of maternal vitamin D and placental growth factor with early-onset evere preeclampsia,* Gestose-Weltkongress Genf/CH 2012 Abstract Band

Bar, J. et al.: *The pharmacologic approach to the prevention of preeclampsia: from antiplatelet, antithrombosis and antioxidant therapy to anticonvulsants.* Curr Med Chem Cardiovasc Hematol Agents 2005 (42) 181–185

Knight, M.: *Antiplatelet agents for preventing and treating pre-eclampsia.* Cochrane Database Syst Rev 2000

Klockenbusch, W. / Rath, W.: *Prävention der Präeklampsie mit Acetylsalicylsäure – eine kritische Analyse.* Zeitschrift für Geburtshilfe Neonatologie 2002; 206 (4) 125–130

Burchakov, D. I. et al.: *Omega-3 long-chain polyunsaturated fatty acids and preeclampsia: trials say »no«, but is it the final word?* Nutrients 9 (12) 2017, 1364

Xu, H. et al.: *Melatonin attenuates endothelial dysfunction in preeclampsia: role of circadian genes and miR-29b.* Cell Death Discovery 5 (21) 2019

Reiter, R. J. et al.: *The potential therapeutic use of melatonin in hypertension and cardiovascular disease.* Journal of Pineal Research 61 (3) 2016, 271–282

Ramanathan, L. et al.: *Melatonin attenuates oxidative stress and rescues endothelial function in women with gestational hypertension: a randomized, double-blind, placebo-controlled trial.* Journal of Hypertension 36 (10) 2018, 2120–2128

Sahin, F. K. et al.: *Melatonin ameliorates endothelial dysfunction, vascular inflammation, and oxidative stress in pregnant rats with preeclampsia.* Archives of Gynecology and Obstetrics 296 (4) 2017, 693–702

Zeng, K. et al.: *The reduction in circulating levels of melatonin may be associated with the development of preeclampsia.* Journal of Human Hypertension 30 (11) 2016, 666–671

Dorniak-Wall, T. et al.: *The role of L-arginine in the prevention and treatment of pre-eclampsia: a systematic review of randomised trials.* Journal of Human Hypertension (28) 2014, 230–235

Rytlewski, K. et al.: *Effects of prolonged oral supplementation with L-arginine on pressure and nitric oxide synthesis in preeclampsia.* Eur J Clin Invest 2005 (35) 32–37

Rytlewski, K. et al.: *Effects of oral L-arginine on the fœtal condition and neonatal outcome in preeclampsia: A preliminary report.* Basic Clin Pharmacol Toxicol 2006 (99) 146–152

Neri, I. et al.: *Effect of L-arginine on blood pressure in pregnancy-induced hypertension: a randomized placebo-controlled trial.* J Matern Fetal Neonatal Med 2006 (19) 277–281

Salz

Natrium hält durch seine osmotischen Kräfte das Wasser im Körper dort, wo es hingehört, nämlich im Blutgefäßsystem. Es ist in der Schwangerschaft enorm wichtig, dass genügend Flüssigkeit im Gefäßsystem bleibt und nicht zu viel ins durch die Schwangerschaft weichere Gewebe sickert, damit ein ausreichendes Blutvolumen und eine gute, »flüssige« Viskosität deines Blutes erhalten bleibt. Nur so kann dein Baby gut versorgt werden. Dazu braucht dein Körper in der Schwangerschaft mehr Salz als sonst, je nach Körpergewicht sind das täglich etwa 1 bis 2 Teelöffel zusätzlich. Gar nicht so wenig also.

Die ausreichende Salzzufuhr hat sich unter den Akutmaßnahmen bei beginnender Präeklampsie als eine der einfachsten und wirkungsvollsten herausgestellt, oft bessert sie Ödeme und auch einen erhöhten Blutdruck innerhalb weniger Tage. Gut lässt sich einiges von diesem Salz unter deine Getränke mischen, also etwa in Wasser, als Brühe oder Gemüsesaft. Rührei funktioniert auch ganz gut – und liefert gleichzeitig hochwertiges Eiweiß. Ein intuitives Salzbedürfnis ist sogar recht häufig, und es ist gut, dem nachzugehen. Weil früher teilweise gegenteilige Empfehlungen gegeben wurden, gibt es manchmal noch leichte Irritationen. Auch eine Erhöhung des Blutdrucks bei »zu viel Salz« wird dann manchmal ins Feld geführt. Du nimmst aber nicht »zu viel Salz« zu dir, sondern das, was dein Körper unter den Anpassungen an eine Schwangerschaft einfach mehr braucht. Du behebst einen Mangel, alle Fachgesellschaften empfehlen daher eine ausreichende Salzzufuhr.

Etwa 20 Prozent der Bevölkerung gelten als salzsensitiv, dies lässt den Blutdruck um etwa 5 bis 10 mmHg ansteigen. Als Nebeneffekt zu den nun viel besseren Fließeigenschaften des Blutes (denn darum geht es im Wesentlichen bei einer Präeklampsie) ist das absolut zu tolerieren, oft verbessert der Blutdruck sich durch die stabilere Gesamtsituation innerhalb kurzer Zeit von ganz allein.

Eiweiß

In der Schwangerschaft ist der Eiweißbedarf um 30 Prozent höher als sonst. Wenn du zu wenig Eiweiß aufnimmst, erlebst du in einer körperlichen Höchstleistungsphase wie der Schwangerschaft einen Mangel, der nicht günstig ist. Wenn dein Körper wegen einer Unterversorgung mit Eiweiß nicht genug Albumin herstellen kann, sinkt der Gesamteiweißgehalt in deinem Blut. Dadurch wiederum sinkt der sogenannte kolloidosmotische Druck, und Wasser kann aus deinem Gefäßsystem ins Gewebe sickern, Ödeme entstehen. Auch hier gibt es einen ähnlichen Effekt wie beim Salzmangel: Das Blut wird dicker, versorgt dein Baby nicht mehr so optimal – und dein Körper reagiert erst einmal klug und erhöht den Blutdruck, um die Versorgungslage zu verbessern.

- ***Ernährung:*** Frauen mit einem erhöhten Präeklampsie-Risiko, spätestens aber bei beginnenden Symptomen, sollten wirklich darauf achten, genug Eiweiß zu sich zu nehmen, um auf ihren Bedarf von 1,3 g Eiweiß pro Kilogramm Körpergewicht zu kommen. Das ist tatsächlich – regelmäßig und konsequent über einige Wochen – gar nicht so einfach, wie man vielleicht spontan denkt. Eiweißquellen mit einer guten Bioverfügbarkeit sind vor allem Fleisch und Eier, bei pflanzlichen Eiweißquellen Hülsenfrüchte (Linsen, Kidneybohnen) und Vollkorn. Milchprodukte (vor allem Quark) sind ebenfalls ordentlich eiweißreich. Eines der Kuhmilchproteine, das Casein, wird aber nicht von allen Menschen besonders gut vertragen. Ziegen- und Schafprodukte enthalten deutlich weniger Casein als Kuhmilchprodukte.

- Wenn du es nicht schaffst, deinen Eiweißanteil über die Ernährung zu pushen, können **Eiweißshakes** eine praktikable Alternative sein, gut geeignet ist Molkenprotein *(Whey)*. Du bekommst das Pulver im Sportbedarf, in oft nicht ganz so purer Qualität auch im Drogeriemarkt. Achte auf möglichst wenige Zusatzstoffe (Stracciatella-Aroma und Co.).

Blutdruck

Die Hauptursache für den erhöhten Blutdruck in der präeklamptischen Pathophysiologie ist neben einer Veränderung der Plazentagefäße in der ganz frühen Embryonalphase das eingedickte Blut durch den beschriebenen Volumenmangel. Auch dadurch werden gefäßverengende Hormone ausgeschüttet, um die Durchblutung der Plazentagefäße zu verbessern, und der Blutdruck steigt. Ein Blutdruck ab 140/90 (bei zuvor normal niedrigen Blutdruckwerten zwischen 100/60 und 125/80) gilt als Grenzwert, ab diesen Werten ist es sinnvoll, dich engmaschig zu überwachen, den Prozess, der dahintersteht, genauer anzusehen und begleitende Maßnahmen einzuleiten.

Die erste Therapie der Wahl ist ein Ausgleich des Salz- und Eiweißmangels. Dieses schlichte Mittel führt oft zu einer erstaunlichen, kurzfristigen und deutlichen Verbesserung, nicht selten schon innerhalb von wenigen Tagen. Diese Maßnahmen wirken direkt an der Ursache, wird ein Mangel ausgeglichen, findet unser Körper wieder in seine Mitte zurück. Bei deutlich höheren Werten, etwa ab 160/100, sollte der Blutdruck medikamentös gesenkt werden, dies aber vorsichtig – denn in gewissem Rahmen handelt es sich um einen »Erfordernishochdruck« als Ausdruck der plazentaren Minderversorgung – und unter guter Überwachung, oft geschieht das für einige Tage im Krankenhaus unter engmaschigen Blutdruckkontrollen, möglicherweise auch mit einer kontinuierlichen, automatischen Aufzeichnung. Die Wirkstoffe (Medikamente), die hier infrage kommen, sind entweder Nifedipin (Adalat®) oder Alpha-Methyldopa (Presinol®).

Eiweiß im Urin

In der Schwangerschaft ist das Gewebe der Niere weicher und durchlässiger als sonst, sodass einzelne Eiweißmoleküle, die sonst zuverlässig vom Filtersystem der Niere herausgefischt werden und im Körper bleiben, nun mit dem Urin ausgeschieden werden. In kleinen Spuren ist das normal und schlicht schwangerschaftsbedingt. Steigt allerdings die Ausscheidung von Eiweiß – wenn du bei der Vorsorge ins Töpfchen pinkelst, wird mit dem Urinstix auch die Menge der Eiweißausscheidung zumindest grob bestimmt –, kann das ein Zeichen von erhöhtem Blutdruck sein und damit definitiv ein präeklamptisches Symptom: Der erhöhte Druck belastet das Nierengewebe, sodass die feinen Tubuli noch durchlässiger werden und mehr und mehr Eiweißmoleküle diese Schranke passieren. So geht dem Körper noch mehr Eiweiß über den Urin verloren. Auch hier ist die ausreichende Aufnahme von Salz und Eiweiß die wichtigste Maßnahme.

Ödeme

Durch den Salz- und Eiweißmangel kann nicht ausreichend Flüssigkeit im Blutgefäßsystem festgehalten werden. Wasser sickert ins Gewebe, Hände, Füße und Beine schwellen an. Ödeme sind zu einem gewissen Grad am Ende der Schwangerschaft nicht ungewöhnlich, können aber ein Symptom für einen Salz- und Eiweißmangel sein. Den solltest du ausgleichen. Auf keinen Fall solltest du ausschwemmende Maßnahmen ergreifen, egal, wie »natürlich« die Mittel dazu sind. Tees aus Brennnessel oder Zinnkraut, Spargel, Ananas oder Reistage sind allesamt tabu. Du nimmst deinem Körper damit die dringend benötigte Flüssigkeit und pinkelst sie aus, sie fehlt dem Körper weiterhin, das Blut dickt noch mehr ein, und die Versorgungslage deines Babys verschlechtert sich weiter. Sporadische »Kartoffeltage« (gut gesalzen und mit ordentlich Quark, also Eiweiß) sind hin und wieder erlaubt.

Begleitende Maßnahmen

Bei allen genannten Symptomen einer Präeklampsie dreht es sich immer wieder um das Thema »unter Druck stehen«. Dein Körper macht Druck, um dein Blut gegen einen höheren Widerstand in Richtung Plazenta und Baby zu pumpen, damit es gut versorgt ist. Ein Bluthochdruck ist dann die Folge. Nicht selten spiegelt sich das auch in den äußeren Bedingungen wider: Vielleicht hast du viel Stress im Beruf, ziehst noch einmal um oder hast finanzielle Sorgen, vielleicht gibt es Belastungen in der Partnerschaft, oder es gibt andere Probleme, die »Druck machen«. Dazu kommen die Sorgen, die du dir nun möglicherweise zusätzlich um dein Baby machst.

Alles, was etwas von diesem Druck nimmt und Stress reduziert, ist deshalb hilfreich. Auch der Kontakt zu deinem Baby ist wichtig: Verbinde dich mit deinem Baby, lasse alles, was du zu geben hast, ungehindert zu ihm fließen. Wenn du das Gefühl hast, dass dieser Aspekt in letzter Zeit etwas zu kurz gekommen ist, zelebriere das bewusst. Ein schöner Weg für das Sich-Öffnen und In-Fluss-Kommen mit der eigenen Mütterlichkeit und deinem Baby sind geführte Trancen. Es gibt Hebammen, die so etwas anbieten, auch Hypnobirthing kann eine Möglichkeit sein. Auf der äußeren Ebene sind eine Krankschreibung oder ein Arbeitsverbot oft eine gute Idee.

Weitere Maßnahmen, die diese Aspekte berücksichtigen, können helfen:

- ***Entlastung, wo auch immer es geht.*** Es ist wichtig, dass auch deinem Umfeld klar ist, dass du objektiv und über Gebühr strapaziert bist, auch wenn man eine Präeklampsie nicht sieht und auch nicht spürt. Es ist also keine Schwangerenwehleidigkeit, sondern eine ernsthafte Symptomatik. Deine Ärztin wird dich krankschreiben, kläre auch die Kostenübernahme für eine Haushaltshilfe, hole familiäre Unterstützung ins Boot, wenn das möglich ist, und sorge dafür, dass es Menschen um dich herum gibt, die dich entlasten. Darüber hinaus:
- ***Ein entspannender Tee*** ist immer gut, mit Zutaten wie Melisse und → *Orangenblüten*, z. B. → *Neun Monde (into life)*.
- Gehe einen Tag lang ins Spa, gehe zum Schwangeren-Yoga, buche eine Massage: Alles das hilft, ***dich wieder besser zu spüren*** und in Kontakt mit deiner Körperlichkeit und deinem Kind zu kommen.
- → *Bryophyllum* ist ein ***anthroposophisches Mittel***, das dich in deine schwangere Mitte zurückbringt.
- Im Kapitel »Schlaflosigkeit und Unruhezustände« findest du ***weitere Mittel,*** die unterschiedliche Aspekte von »Druck« näher beschreiben und die lindernde Maßnahmen darstellen können.

LABORPARAMETER: DER SFLT-1/PLGF-QUOTIENT

Nicht alle Ursachen für eine Präeklampsie sind bislang vollständig verstanden, allerdings konnten in den letzten Jahren einige wesentliche Biomarker identifiziert werden, die die zugrunde liegende Mikroangiopathie, also einer Störung in den winzigen Plazentagefäßen, abbilden.

Im Wesentlichen sind das zwei Proteine, die von der Plazenta in unterschiedlichem Ausmaß gebildet werden und im Blut der Schwangeren nachgewiesen werden können. Es ist zum einen der PlGF *(Placenta Growth Factor)* und der sFlt-1 *(soluble FMS-like tyrosinekinase-1)*. Aus beiden Werten wird der sFlt-1/PlGF-Quotient gebildet, der je nach Schwangerschaftsalter entsprechend bewertet wird.

Der PlGF ist für die Entwicklung und Aufrechterhaltung einer normalen Plazentafunktion verantwortlich. Er wird vorwiegend in den ersten beiden Trimestern gebildet, um zum Ende der Schwangerschaft langsam abzufallen. Während einer unauffälligen Schwangerschaft bleibt der sFlt-1 in den ersten Monaten gleich (niedrig) und steigt erst zum Ende hin allmählich an. Bei Frauen mit einer Präeklampsie (und bei denen, die gerade noch präsymptomatisch eine entwickeln) ist der sFlt-1 schon zu einem deutlich früheren Zeitpunkt erhöht. Er spielt offenbar eine wesentliche Rolle bei der Beeinträchtigung der Blutgefäßbildung, der Funktion der Gefäßwände und der Durchblutung der Plazenta.

Zusammen mit der Dopplersonografie, einer Ultraschalltechnik, mit der die Strömungen in den Blutgefäßen der Nabelschnur und deinen Uterinarterien gemessen werden kann (siehe den Kasten »Was ist ›Notching‹?«), ist der sFlt-1/PlGF-Quotient ein vielversprechender Ansatz zur frühen Erkennung von Präeklampsien und einer Risikoeinschätzung in den nächsten Wochen der Schwangerschaft. Ungefähr für die nächsten 2 bis 4 Wochen kann dann das Entwickeln einer Präeklampsie mit gutem Gewissen für unwahrscheinlich erklärt werden.

Eine Wiederholung des Tests nach zwei bis vier Wochen kann bei Frauen mit einem erhöhten Risiko (oder einer festgestellten beginnenden Präeklampsie) je nach Situation, Symptomen und Verlauf sinnvoll sein.

Ein solcher Bluttest kostet 50 bis 60 Euro und wird bei Vorliegen eines Risikos von den Krankenkassen bezahlt.

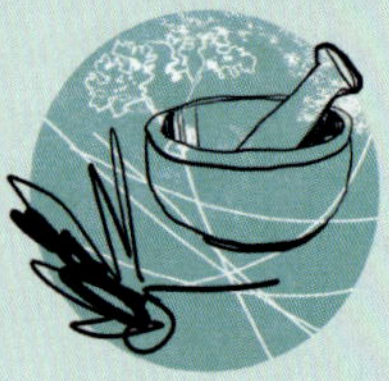

NATURHEILKUNDE

MELISSE

Melisse ist eine wohlriechende Pflanze mit frisch-krautigem, zitronigem Duft. Die Blätter haben auf ihrer Unterseite ein feines, gut sicht- und spürbares »Nervengeflecht«, das auf den Bezug zu Gemüt und Nervensystem hinweist. Melisse wirkt ausgleichend bei allen Formen innerlicher Spannung und Überlastung, wie ein weicher Filter, der sich schützend über das Zuviel des geschäftigen Lebens legt. Dieser Weichzeichner gleicht Empfindlichkeiten gegenüber dem »rauen Leben da draußen« aus. Gleichzeitig fördert Melisse die Sensitivität für intuitives Spüren und Handeln, es stärkt die Herzintelligenz und führt dich zu den Dingen, die gerade wirklich wichtig sind. Melisse wirkt außerdem stark antiviral und kann äußerlich gut bei Herpesbläschen an den Lippen oder im Intimbereich angewandt werden. Betupfe die Stellen mit der Tinktur, besser noch mit Melissen-Hydrolat *(Ingeborg Stadelmann)* oder mit einem leicht zerriebenen, frischen Melissenblatt.

Anwendung als Tee: Pur oder in Mischungen, etwa → *Neun Monde (into life)*, ein bis zwei Tassen täglich genießen.

PLAZENTAINSUFFIZIENZ

Die Ursachen einer Plazentainsuffizienz liegen meist auch im komplexen Symptomkreis einer Präeklampsie verortet. Oft entwickelt sie sich ebenfalls aus einer ganz frühen Einnistungsstörung der Plazenta. Wenn die Plazenta dein Baby nicht ganz so optimal versorgt, erkennt man das z. B. am zurückbleibenden Wachstum deines Babys. Das kann deine Hebamme tasten und anhand des Fundus-/Symphysenabstandes – das Maß vom Schambein bis zum höchsten Punkt deiner Gebärmutter – mit einem Maßband ermitteln. Per Ultraschalluntersuchung kann deine Frauenärztin das Baby ausmessen. Es ist dann insgesamt kleiner – vor allem kleiner, als es familiäre Größenverhältnisse erwarten lassen –, oder die Wachstumskurve verläuft flacher als normal. Oft entwickelt sich auch ein leicht disproportionales Wachstum: Das Köpfchen wächst besser als der Bauchumfang. Beim Gehirn setzt der Körper Prioritäten, hier wird also klugerweise nicht so schnell eingespart. Manchmal ist auch die Fruchtwasserbildung beeinträchtigt, sodass du möglicherweise mit der Fruchtwassermenge ebenfalls an der unteren Kurve entlangschrammst. Per Dopplersonografie kann man die Versorgung der Uterin- und in den Plazentagefäßen messen.

Ansonsten sind auch hier die therapeutischen Maßnahmen begrenzt. Man wird gut auf dich und dein Baby schauen, meistens mithilfe häufigerer Ultraschalluntersuchungen und CTG-Kontrollen. Am Ende der Schwangerschaft kann es auch notwendig werden, eine Geburt vorzeitig einzuleiten, wenn man größer werdende Zweifel bekommt, dass es deinem Baby im Bauch vielleicht auf Dauer nicht besser geht als draußen auf dieser Welt – allerdings weiß das dein Baby oft auch selbst und drückt den »Exit-Knopf«. Sein Stress, also auch seine Cortisolausschüttung, sorgen interessanterweise nicht selten von ganz allein für eine etwas frühere Geburt.

Was kannst du tun?

Die wichtigsten Maßnahmen, die du selbst ergreifen kannst, sind die unter den »Begleitenden Maßnahmen« bei einer Präeklampsie erwähnten. Verbinde dich mit deinem Baby und tue alles, was euch beide gut nährt: gutes Essen, viel Schlaf und Ruhe und auch Nahrung für die Seele und für deine Mütterlichkeit, was auch immer dir dazu einfällt. Auch die Ideen zu bestimmten Nahrungsergänzungsmitteln (→ *Omega 3*, möglicherweise auch → *Arginin* und die B-Vitamine zur Senkung des → *Homocystein*) kannst du dir noch mal ansehen. Ausreichend trinken ist für diejenigen wichtig, die ein wenig ausgeprägtes Durstgefühl haben, die sich selbst daran erinnern müssen und nachts mit einem trockenen Mund aufwachen. Schön dünnflüssiges Blut ist wichtig für die Plazentaversorgung, stelle dir also überall eine Flasche Wasser in Reichweite.

Kindsbewegungen zählen: das Kick Chart

Die Kindsbewegungen sind wichtige, vitale Signale deines Babys. Mit seinen Bewegungen tritt das Baby mit dir in einen Dialog, und im Verlaufe der Schwangerschaft lernst du es in seinem Temperament, seinen Launen, Stimmungen und Eigenheiten kennen. Auch für uns Hebammen sind die Häufigkeit und der Charakter der Bewegungen im Verlauf ein wichtiges Kriterium in der Vorsorge. Du bist die Mutter deines Babys, und du bist kompetent dafür, wie es ihm geht, und dafür, auch subtile Veränderungen wahrzunehmen.

Oft werden die Kindsbewegungen am Ende der Schwangerschaft nicht unbedingt weniger, aber anders. Eher »wühliger«, es sind nicht mehr so klare, ausholende »Kicks«.

Sollte Anlass bestehen, das Verhalten des Babys bei einer Plazentainsuffizienz – oder dem Verdacht darauf –, bei einem Gestationsdiabetes oder bei einer relevanten Terminüberschreitung ein bisschen genauer zu beobachten, kannst du das, was du spürst, etwas systematisieren.

Dies kann helfen, die Versorgung des Babys und sein Befinden einzuschätzen. Letztlich kann eine Plazentainsuffizienz – je nach Ausmaß und Stadium der Schwangerschaft – auch eine Indikation sein, eine Geburtseinleitung zu überlegen, wenn naheliegt, dass das Baby »draußen« besser versorgt ist als »drinnen« – bevor es Folgen davonträgt.

Im Kapitel zur → *Geburtseinleitung* im Buchteil »Zeit der Vorbereitung« findest du dazu noch mehr Informationen.

Um die Kindsbewegungen systematisch einzuschätzen, wird beispielsweise das »Count-to-10-Kick-Chart« verwendet. Zu Beginn einer beliebigen Wachphase, am besten immer zu einem ähnlichen Zeitfenster des

Tages, beginnst du zu zählen, du kannst dazu eine simple Strichliste benutzen. Jeder Kick, jedes Drehen, Wühlen, Arme-oder-Beine-Ausstrecken wird gezählt. Meistens braucht es dazu keine 30 Minuten, bis du bei 10 angekommen bist. Jedes Baby darf natürlich sein ganz individuelles Bewegungsmuster haben. Diese fokussierte Beobachtung hilft oft, Veränderungen besser zu erkennen. Dauert es plötzlich doppelt so lange, bis du bei 10 angekommen bist? Sind die Bewegungen plötzlich nur noch so zart, dass du nicht weißt, ob das jetzt als »richtige Bewegung« zählt?

Wenn du dann unsicher oder besorgt bist, weil sich deutliche Veränderungen im Gespür oder auf deiner Liste ergeben haben, wenn dein Baby innerhalb von zwei Stunden trotz Wachphase keine 10 Kicks schafft und auch nicht durch Weckreize, die du kennst und die eigentlich immer funktionieren – am zuverlässigsten meist durch etwas essen oder etwas Zuckerhaltiges trinken –, dazu zu bewegen ist, gehe zeitnah bei deiner Frauenärztin – oder am Wochenende in der Klinik – vorbei und lasse einmal genauer nachschauen.

Wenn du statt einer Strichliste lieber eine App nutzt – die gibt es natürlich auch: Etwa *Baby Kicks Tracker* für iOS oder *Amila Kick Counter* für Android.

VOM LIEBESPAAR ZUR FAMILIE – DIE PARTNERSCHAFT IM WANDEL

In der Schwangerschaft sind wir in heterosexuellen Beziehungen auch auf eine Weise mit Mann-Frau-Rollenmustern konfrontiert, die uns auf gewissen Ebenen keine Wahl lassen. Man kann ja vieles entgendern und sollte – gerade im Kontext Familie-Werden – internalisierte, reaktionäre Rollenmuster hinterfragen, nur sind unseren reproduktiven Rollen im Kontext Gebären relativ eng definierte Grenzen unserer Biologie gesetzt. Hier sind die Rollen zumindest für cisgeschlechtliche Männer und Frauen also offenbar klar verteilt. Aber wie geht es nach der Schwangerschaft und der Geburt weiter? Kann sich dann endlich auch der Vater ganz partnerschaftlich und voll motiviert ins Rennen werfen? Stillen können wiederum auch nur die Frauen, wenn sie das wollen (zum Milch-Abpumpen und dem Füttern per Flasche findest du mehr im Buchteil »Das späte Wochenbett«). Ein Baby zu empfangen und es zu gebären, bedeutet eine innige körperliche Beziehung, »die etwas mit uns macht«. Unterschätze nicht, was Oxytocin (das Geburts- und Stillhormon) alles mit dir anstellt, damit du eine unter biologischen Aspekten »gute Mutter« wirst.

Wie können Väter und Mütter eine gleichberechtigte, partnerschaftliche Rolle spielen, solange das Baby ein kleines Baby ist und vielleicht gestillt wird? Musst du deinen kämpferischen Feminismus über Bord kippen, wenn du – und sei es auch nur eine gewisse Zeit lang – Geschmack an einer eigentlich überkommen geglaubten Mutterrolle findest? Wie geht es euch als Paar, wie finden die Väter in ihre Rolle? Wie möchtest du und wie möchtet ihr als Paar mit allen diesen Veränderungen umgehen?

Auch oder gerade dann, wenn ihr miteinander sehr, sehr glücklich seid, machen Veränderungen erst mal ein bisschen Angst. Weil man schon so viel gehört hat. Und weil man so sehr möchte, dass der Plan aufgeht und aus euch, einem glücklichen Paar, nun auch eine glückliche Familie wird. Die Floskel »Eltern werden, Paar bleiben« ergibt bei Google buchstäblich mehrere Millionen Treffer. Es scheint also ein Thema zu sein.

Regelmäßig lese ich dort dann Quick-Fix-Tipps, die sich darin erschöpfen, sich früh und regelmäßig um einen Babysitter zu bemühen oder familiäre Netzwerke zu aktivieren, um gemeinsame Ohne-Baby-Aktivitäten zu etablieren. Keine einzige dieser »How-to-Listen« kommt ohne diesen Rat aus. Gleichzeitig sehe ich jeden Tag, dass diese Hinweise in der Umsetzung leichter gesagt sind als getan. Zumindest nicht so, wie man sich das vielleicht vorher vorstellt. Das »Dorf«, das es sprichwörtlich zu brauchen scheint, um ein Kind gut groß werden zu lassen – wo ist das, wenn in unserem Umfeld alle erwachsenen Freunde ebenfalls maximal eingespannt sind zwischen Job und Kindern? Wenn die Omas und Opas 500 km weit weg wohnen und darüber hinaus selbst noch erwerbstätig sind oder ihren Ruhestand auf ausgedehnten Fernreisen genießen? Spontan ein »Date«, das geht meistens nur klar, wenn eine Bezugsperson des Babys (und nur solche eignen sich als Babysitter für ganz kleine Kinder) um die Ecke wohnt.

Wo ist also der Haken? Euch, die ihr das gerade lest, geht es wie den meisten, ihr werdet euch das auch ganz fest vornehmen, diese Paarzeit in eurem Schedule als wichtige Priorität einzutakten. Das ist offenbar also nicht der Punkt. Vielleicht geht es eben dann doch nicht so einfach? Oder es erfordert – wie so einiges im Leben mit Kind – mehr an logistischer Orga als gedacht? Oder es wird doch nicht wichtig genug genommen und geht schließlich irgendwie unter wie viele gute Vorsätze am Silvestertag? Oder ihr verspürt dann überraschenderweise ein ganz unterschiedlich ausgeprägtes Bedürfnis nach Zweisamkeit? Kann man sich das alles vorher gegenseitig versprechen?

An dieser Stelle also: Viele Fragen und kein Patentrezept. Redet miteinander und verhandelt Theorie und Praxis regelmäßig neu. Seid flexibel. Wenn es nicht das Candle-Light-Dinner am Abend ist, funktioniert ein Lunch in der Mittagspause mit schlafendem Baby bei eurem Lieblingsitaliener vielleicht besser, und ihr seid auch nicht ganz so todmüde. Ein Netflix-Abend auf dem Sofa ist auch echt gemütlich. Wenn ihr dann mit 'ner Flasche Bier vom Kiosk gemeinsam und barfuß im Park in den Sonnenuntergang guckt, liegt eben das süßeste Baby der Welt neben euch – auch das kann sehr romantisch sein.

Behaltet die Bedürfnisse des anderen im Blick und seid ehrlich zueinander. Es ist manchmal ungemein befreiend, Dinge auszusprechen, die in der Idealidee nicht so vorkamen. Wenn eine Frau deutlich macht, dass sie sich meilenweit davon entfernt fühlt, Lust auf Sex zu verspüren, war das vielleicht nicht der Deal. Sicher ist das auch eine Zurückweisung, aber so ist es eben manchmal. Oder ein Mann, der merkt, dass er nicht in dem Maße innerlich an diesem Baby-Kosmos Anteil nehmen kann, wie er es sich erhofft hatte. Oder umgekehrt.

Das sind unpopuläre Gedanken und Gefühle, die man dem anderen vielleicht so nicht zumuten oder sich selbst eingestehen möchte und die sicher auch hier und da tabuisiert sind. Aber es gibt sie und zwar gar nicht so selten. Bewahrt euch den liebenden und wohlwollenden Blick auf den anderen. Das ist manchmal nicht leicht, wenn eigene Bedürfnisse hintanstehen, wenn man müde oder erschöpft ist. Vieles von dem, was auf euch zukommt, kann man jetzt weder überblicken noch planen. Das, was jetzt easy machbar erscheint, entpuppt sich vielleicht als große Hürde. Oder umgekehrt. Jetzt kommt erst mal die Phase der gemeinsamen Jungenaufzucht, und die ist anstrengend. Phasen romantischer Verliebtheit sind anders. Aber sie kommen wieder. Und lest ein Buch zum Thema → *Mental Load* oder hört es gemeinsam als Hörbuch an, es ist das wichtigste Thema für eine glückliche Paarbeziehung nach der Geburt eines Kindes.

Buchtipp: Patricia Cammarata: *Raus aus der Mental-Load-Falle. Wie gerechte Arbeitsteilung in der Familie gelingt,* Beltz 2020
Gibt es auch auf den gängigen Streaming-Plattformen.

VORBEREITUNGEN: BABY-EINKAUFEN

Gerade hast du dich orientiert, wo man denn gut sitzende Schwangerschaftshosen oder lässige Tuniken findet, da braucht jetzt bald auch der kleine neue Mensch eine Komplettausstattung.

Völlig überfordert stehst du irgendwann in einem der riesigen Babymärkte am Rande der Stadt und fragst dich völlig zu Recht, ob man den ganzen Kram dort wirklich braucht. Und natürlich brauchst du viel, viel weniger, als auf den Listen steht, die du schon am Eingang ausgehändigt bekommst. Dort ist neben einem total praktischen Babybadewannenständer mit integriertem Badethermometer von zig Bodys und Stramplern die Rede.

Bevor du verstanden hast, was denn überhaupt der Unterschied zwischen beidem ist, welche Schichten übereinander gezogen werden und was das Tolle an Wollfleece sein soll – verschaffe dir erst mal einen Überblick. Das geht z. B. gut mit physischen Katalogen der Baby-Naturtextil-Versender, in denen kann man erst mal ein wenig herumblättern. In größeren Städten gibt es kleine, sympathische Läden vor Ort, die dich gut und individuell beraten. Und natürlich stellt sich auch die Frage: »Okay, wir brauchen Schlafsack, Krabbeldecke, Wetbags für die Tasche – und wo gibt es die in Schön, jenseits von Bärchen-Ästhetik?« Dazu findest du ein paar Shopping-Links im Anhang.

Anziehen

Alles, was du für dein Baby kaufst, brauchst du anfangs in der »Erstlingsgröße« 50/56. Hier schon gleich auf Zuwachs zu kaufen, ist nicht ratsam, auch wenn diese Größe tatsächlich etwa nur sechs Wochen lang passt. Die Sachen müssen gut sitzen, damit sie auch wärmen. Los geht's erst mal mit ein paar Vokabeln:

Bodys sind sozusagen die einteilige Unterwäsche für dein Baby. Es gibt welche zum Wickeln (zum Verschließen mit Druckknöpfchen und/oder Bindebändchen) oder zum Über-den-Kopf-Ziehen. Ich persönlich finde die Druckknopfvariante, die man einfach über den Kopf zieht, praktischer als viele kleine Bindebändchen zum Wickeln, aber auch das ist Geschmackssache – ganze Internetforen diskutieren darüber. Anfangs trauen sich unerfahrene Eltern manchmal kaum, dem Baby etwas über den Kopf zu ziehen – was im Übrigen nicht eine Wiederholung des »Geburtstraumas« ist. Der Halsausschnitt in den ersten Babygrößen ist extra weit aufkrempelbar. Wie man das dann schwuppdiwupp anzieht, zeigt euch gerne eure Hebamme. Und nun die Materialfrage:

KLAMOTTEN FÜR JEDE JAHRESZEIT

Du brauchst vier bis sechs Bodys, davon mindestens zwei aus Wolle/Seide und gerne mindestens zwei bis drei mit langem Arm (ja, auch im Sommer). Das ist die Unterwäsche des Babys, unter alle Strampler, Hosen, Pullis zieht man immer und zu jeder Jahreszeit einen Body.

Im Sommer (also Juni bis August) sind die Anziehsachen für dein Baby über dem Body sinnvollerweise aus Baumwolle oder Seide, mindestens ein (langärmliger) Body aus Wolle/Seide in der Erstlingsgröße sollte aber immer dabei sein. Noch mal der Reminder: Babys kommen aus einem 37 Grad warmen Bauch und können ihre Temperatur am Anfang noch nicht gut regulieren, sie brauchen wirklich eine wärmende Hülle. Gerade im Sommer werden Babys gerne zu kalt angezogen, weil wir unser Temperaturempfinden auf das Baby übertragen. Wenn es nicht gerade 35 Grad heiß ist, kühlt ein Baby, nur mit Windel und Body angezogen, tatsächlich schnell aus, auch wenn wir selber im Spaghetti-Shirt noch schwitzen.

Im Winter (von Oktober bis April) sollten deshalb auch immer einige Wollsachen dabei sein, neben der Unterwäsche also: Pulli, Schlüttli (das sind gemütliche Pulli-Jäckchen zum schräg Knöpfen), Hose, Strickjacke, Strumpfhose, Socken und – der All-Time-Favourite und ein absolutes Must – ein Wollfleece-Overall für draußen. Wenn ihr gerne kühl schlaft: Auch ein Schlafanzug aus Wollfrottee ist toll (und kuschelweich! Gibt's z. B. von *Engel*).

Im April, Mai und September: Je nachdem, wie das Wetter in diesem Jahr so ausfällt: Lieber erst mal abwarten und einzelne Teile je nach Wetterlage ergänzen. Nicht allzu viel auf Vorrat kaufen.

DU BRAUCHST AUSSERDEM

- **Zwei bis vier Strampler mit Fuß.**
- **Pucksäckchen** sind schön kuschelig, nur das Tragen im Tuch funktioniert damit nicht gut.
- **Zwei bis vier Oberteile/Pullover/Schlüttlis** mit langen Ärmeln. Aufknöpfbare Schultern erleichtern das Anziehen über den Kopf.
- **Einen Schlafanzug** erst ab ca. sechs Wochen (Gr. 62/68). Vorher hat das Baby noch keinen Tag-Nacht-Rhythmus, und ein Schlafanzug ist anfangs noch zu dünn und kühl. Dein Baby hat also anfangs Tag und Nacht die gleichen Sachen an. Später dann wird das »Anziehen des Schlafanzugs« ein Teil des Abend- und Einschlafrituals.

WARM HALTEN

Zwei Paar Wollsöckchen und Strumpfhosen. Vorwiegend im Winter oder in den Übergangsmonaten ist eine wärmende Extraschicht per Leggins oder Strumpfhose unter dem Strampler prima. Wollsocken braucht man tatsächlich immer. Einige schwören auch auf lange Legwarmer, die man überall drüberziehen kann.

Ein oder zwei Mützchen: In den ersten zwei Wochen schützt ein dünnes Mützchen dein Baby auch drinnen vor Wärmeverlust. Kalte Händchen lassen sich am besten mit einer Mütze aufwärmen, nicht mit Handschuhen. Im Sommer dünnere »Häubchen« aus Baumwolle/Seide, in der allerersten Winziggröße auch gern ein feines Wollhäubchen. Im Winter nur aus Wolle, für drinnen Wolle/Seide.

DRAUSSEN

Eine **»Ausfahrgarnitur«** – so hieß das früher – für draußen. **Im Sommer** ist das z. B. eine Strickjacke plus leichte Decke im Kinderwagen, **im Winter** ein Fleece- oder Wolloverall plus Decke und/oder Fellsack, je nachdem, ob es gerade plus 5 Grad oder minus 20 Grad sind. Im Tragetuch auch je nach Temperatur, an kühlen Tagen: Mütze, Strickjacke plus Extrasöckchen, im Winter plus Wollfleece-Overall, im Hochsommer an den zehn bis 15 Tagen im Jahr über 30 Grad kann auch ein langer Body mit Söckchen und Häubchen ausreichen.

Die S-Klasse unter den Babymaterialien ist eindeutig Wolle/Seide. Wolle/Seide ist die Fasermischung aus Naturmaterialien mit dem besten Wärmeausgleich. Sie ist weich, kuschelig, anschmiegsam – und hält die Babys wirklich richtig warm. Frage andere Mütter: Wenn du sie einmal ausprobiert hast, wirst du nie wieder etwas anderes wollen. Weil Babys aus einer 37-Grad-Umgebungstemperatur kommen, fällt ihnen am Anfang das Halten der Körpertemperatur schwer, sie kühlen also wirklich schnell aus, auch im Hochsommer, denn selbst bei 27 Grad sind es immer noch 10 weniger als in deiner Gebärmutter → *Temperaturregulation.* Fast alle Wolle-Seide-Klamotten auf dem Markt sind aus Bio-Materialien – ein weiterer Pluspunkt. Einziger Haken: Sie sind leider teuer, ein Body kostet knapp 20 Euro. Deshalb hat man von denen vielleicht erst mal nur zwei pro Größe. Jede Wette, du wirst sie schnell im Handwaschbecken auswaschen, damit du schnell wieder einen verfügbar hast.

Schlafen

Beim Babyschlaf sind die beiden Enden Theorie (Vorstellungen und Ideen vor der Geburt) und Praxis (die Realität, wenn das Baby da ist) von allen Themen, die sich ums Leben mit einem Baby ranken, wahrscheinlich am weitesten voneinander entfernt. Vermutlich wird euer Baby – ob das jetzt der Plan ist oder nicht – in der Nacht zumindest teilweise bei euch im Bett schlafen. Und vermutlich wirst du das dann, wenn es so weit ist, erstens viel weniger »schlimm« finden, als du zuvor möglicherweise dachtest, und zweitens wirst du dich vermutlich fragen, wie du davon ausgehen konntest, dass etwas anderes auch nur annähernd praktikabel hätte sein können.

Eine der besten Erfindungen zum Thema Babyschlaf: Ein An- oder Beistellbettchen, wie etwa das Babybay®. Es wird wie ein kleiner Balkon auf gleicher Matratzenhöhe direkt am Elternbett befestigt. Alternativ geht natürlich ein anderes, möglichst mobiles Körbchen, ein Stubenwagen oder eine Wiege. Rechne aber damit, dass dein Baby sehr viel weniger darin schlafen wird, als du denkst, und es eher als Aufbewahrungsort für Kuscheltiere dienen wird. Wenn neben eurem Bett genug Platz ist, funktioniert auch gut das »nächstgrößere« Kinderbett, an dem die eine Gitterseite entfernt wurde, quasi als XXL-Beistellbett. So kann man es direkt ans Elternbett ranschieben und befestigen. Der Lattenrost lässt sich mithilfe einiger Holzdübel und einer Bohrmaschine bei den schlichten Modellen auch exakt auf eure Matratzenhöhe umbauen. Fixiere es gut, damit das Baby nicht dazwischenrutscht.

Zum Thema »Familienbett« – im Fachjargon: Co-Sleeping – findest du etwas in den beiden Wochenbett-Kapiteln → *Co-Sleeping.* Vielleicht hilft schon jetzt der Gedanke, dass nicht unbedingt ihr Eltern diejenigen sein werden, die entscheiden, wo das Baby schläft … und dass Co-Sleeping – richtig gemacht – auch wirklich sicher ist, sehr praktisch und unglaublich gemütlich sein kann.

Decke oder Schlafsack

Seit etlichen Jahren wird für Babys nur noch ein Schlafsack zum Schlafen empfohlen, um die Gefahr des Überdeckens oder des Darunterrutschens unter eine Decke zu minimieren. Gleichzeitig soll auch die Überwärmung des Babys im Schlaf vermieden werden. Achte bei einem Schlafsack darauf, dass (wenn nicht gerade Hochsommer ist) auch die Arme und Schultern gut gewärmt sind, du also für die Erstlingsgröße einen Schlafsack mit Ärmeln wählst. Es gibt auch Modelle mit Reißverschlüssen, bei denen die Ärmchen abnehmbar sind. In der zweiten Größe hat dein Baby sein Temperaturregulationszentrum schon stabilisiert, und du weißt, ob es eher zu den »Öfchen« oder »Frostbeulen« gehört, denn natürlich sind Babys in der Hinsicht – wie wir auch – individuell ganz verschieden.

Wenn du aus irgendwelchen Gründen lieber eine Decke benutzen möchtest, ist das – richtig angewandt – ganz sicher nicht lebensgefährlich. Verwende unbedingt atmungsaktive und temperaturausgleichende Materialien wie etwa Baumwolle oder Wolle. Daune z. B. ist nicht temperaturausgleichend, die Enten sind im eiskalten Winterwasser sehr glücklich darüber. Wickle dein Baby unter den Achseln in die Decke oder pucke es – deine Hebamme zeigt dir, wie das geht.

Mit dem Baby mobil

So gut wie alle Wege von A nach B wirst du zukünftig mit Baby unternehmen und dafür verschiedene Gerätschaften nutzen. Da gibt es zum einen den Kinderwagen. Für diesen kann man erstaunlich locker eine vierstellige Summe ausgeben oder ihn von Oma und Opa sponsern lassen. Der Wagen sollte für deine Belange praktisch (Stadt, Land, Automodell, 4. Stock Altbau, ICE-Großraumwagen-Nutzung) und vor allem in allen Umbaustufen Face-to-Face einstellbar sein, das heißt, dass dein Kind dich immer sehen kann. Ob eher retro oder stylo – Geschmackssache. Hübsch solltest du ihn finden, die nächsten drei Jahre läufst du mit dem Ding rum, und sei es nur, um deine Einkäufe darin zu verstauen.

Weil es erstens gemütlich ist und zweitens ungemein praktisch, wirst du auch nicht ohne Tragehilfe auskommen. Die haben sich vom Öko-Image komplett emanzipiert. Gerade für die kleinen Babys in den ersten Wochen ist die bequemste, einfachste und orthopädisch beste Variante: das good old Tragetuch. So nah bei dir kann dein Baby sicher und behütet die Welt entdecken. Später, wenn das Baby größer und schwerer wird und nach einigen Monaten auf den Rücken der tragenden Person wechseln kann, sind auch die Komforttragen toll. Es gibt mittlerweile unzählige Modelle, orthopädisch bessere und weniger gute. Bevor du irgendwas im Internet bestellst, informiere dich ausführlich und probiere sie am besten auch aus. In größeren Städten gibt es »Trageläden« oder auch »Trageberaterinnen«, die den Dschungel an Möglichkeiten mit euch lichten können.

Buchtipp: Frauke Ludwig/Diana Schwarz: *Einfach tragen. Der Trage-Guide für mehr Nähe und eine gute Bindung*, Kösel 2022
Alle guten Argumente für das Tragen, sämtliche medizinischen Aspekte und eine grobe Modellübersicht über die verschiedenen, mittlerweile ungemein vielfältigen Gattungsbezeichnungen der Tragehilfen findest du hier.

Weitere Dinge, die du brauchst oder nicht brauchst, findest du im Buchteil »Zeit der Vorbereitung«.

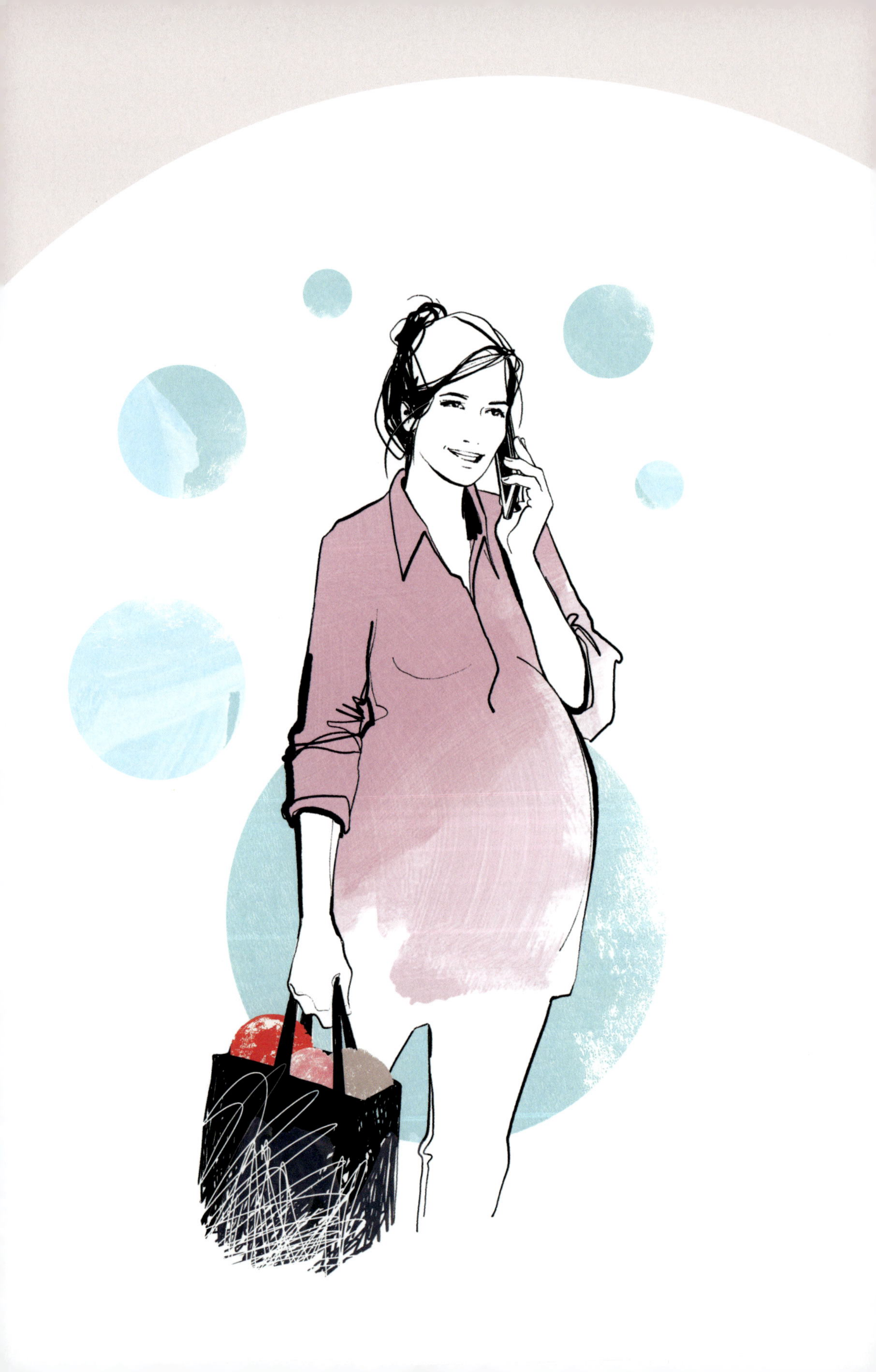

Am Ende der Schwangerschaft

DAS LETZTE DRITTEL

Du siehst jetzt richtig saftig schwanger aus und fühlst dich auch so. Dein Baby bewegt sich viel, ist ständig präsent, und so langsam wird alles ein bisschen konkreter. Die ersten Strampler liegen in der Schublade, aber von einem rundum vorbereiteten Gefühl bist du überraschenderweise immer noch ein ganzes Stück entfernt. Komplett bereit für dein Leben als Mutter – wann kommt das? Für angestellt erwerbsarbeitende Frauen rückt immerhin der Mutterschutz näher, und du kannst dich auf die letzte Phase des hochschwangeren Brütens freuen.

Langsam wird einiges etwas beschwerlich. Vor allem dann, wenn du in den vierten Stock stapfen musst oder mal einen Schritt schneller laufen möchtest, um die Tram noch zu erwischen. In solchen Situationen fühlst du dich ziemlich schwanger – und nur manchmal wie deine eigene Großmutter. Neben all dem Walrossschnaufen gibt es aber auch die glamourösen Momente voller Schwangerschaftssparkle, in denen du mit einem wunderschönen, weich fallenden Kleid, ein paar Shoppingtüten in der Hand, mitten am Tag im Café sitzt, versonnen über deinen Bauch streichst und außer der Yogastunde am Nachmittag keine weiteren Termine hast. Dein Baby zappelt im Bauch, und ihr beide findet es einfach herrlich. So schön kann schwanger sein!

YOGA

Ergänzend zu einem klassischen Geburtsvorbereitungskurs bei deiner Hebamme, deiner Fachfrau für alle Geburtsfragen, hast du vielleicht das Bedürfnis, dich der Geburt noch auf anderen Ebenen zu nähern. Gar nicht so selten buchen Frauen in der Schwangerschaft den allerersten Yogakurs ihres Lebens, weil sie sich nicht nur körperlich bewegen wollen, sondern sich darüber hinaus etwas mehr als nur Sport wünschen, eben auch einen Zugang zur inneren Welt. Solche Inseln abseits des funktionalen, rationalen Alltags erleben Frauen in der Schwangerschaft oft als wohltuend. Der Zugang zu diesen Sphären ist oft unverstellter als sonst: Je länger die Schwangerschaft dauert, umso mehr kommen viele Frauen auch dort an.

Im Schwangerenyoga gibt es natürlich große Unterschiede, wie überall sonst auch. Es gibt sanftere oder sportlichere Varianten, mit oder ohne *Tönen*. Im Kundalini-Yoga ist das Singen von Mantren ein wichtiger Bestandteil. Dieses Atmen mit Stimme, das »Tönen«, wird dir unter der Geburt begegnen, vermutlich etwas weniger kontrolliert gesungen als in der Yogastunde. Für viele Frauen ist das beim ersten Kontakt etwas ungewohnt oder gar irritierend, wenn rundherum ein vielstimmiges »Ong-Namo« aus den Kehlen der bereits Erfahrenen erklingt. Wenn das bisher so gar nicht zu deiner Lebenswelt gehört hat: Lass dich darauf ein und lass dich überraschen. Nimm es mit als interessante und letztlich bereichernde Erfahrung, die deine Schwangerschaft für dich bereithält. Es ist hilfreich, durchaus auch ganz praktisch für die Geburt, mit Atem, Stimme, Körper vielfältige sinnliche Erfahrungen zu machen. Unabhängig von der näher bezeichneten »Schule des Yoga« steht und fällt natürlich wie überall vieles mit der Kursleiterin selbst. In fast allen offenen Kursen kannst du Probestunden buchen und schauen, was gut zu dir passt.

In Yogakursen triffst du auch jede Menge andere Schwangere, das kann atmosphärisch sehr schön, tragend und unterstützend sein. Du wirst in den nächsten Monaten und Jahren viele neue Menschen kennenlernen, weil du dich mit der Geburt deines ersten Kindes auch in einer neuen Lebenswelt ganz neu sozialisierst – mit Menschen, die auch alle Babys und Kinder haben. Und aus manchen dieser Zweckgemeinschaften werden Freunde fürs Leben. Dieses Element kann in der ersten Babyzeit sehr wichtig werden, wenn dir zu Hause so manches Mal die Decke auf den Kopf fällt und du Verbündete gut gebrauchen kannst, denen es genauso geht wie dir, und wenn nicht zufällig der halbe bisherige Freundeskreis parallel schwanger ist.

HYPNOBIRTHING

Hypnobirthing ist eine weitere Möglichkeit, die Frauen helfen kann, sich auf ein positives Geburtserlebnis vorzubereiten. Es kombiniert verschiedene Techniken aus der therapeutischen Hypnotherapie, Selbsthypnose, der Atemarbeit, der Entspannung und Visualisierung. Hypnobirthing kann dir helfen, Ängste zu reduzieren, Kräfte zu mobilisieren und das Vertrauen in deinen eigenen Körper und den Geburtsprozess zu stärken. Dabei geht es auch um das Schaffen einer *birthpositiven* Grundhaltung, Geburt also als etwas zu begreifen, das kraftvoll, ekstatisch und schlichtweg möglich ist. An bestimmten Punkten ist es auch eine Neuinterpretation von Mustern, Glaubenssätzen und Deutungen. Eine Wehe tut weh? Ein Baby kann unmöglich ohne unaushaltbare Schmerzen aus mir herauskommen? Wer sagt das? Der wichtigste Ansatz ist also, positiv, offen und neugierig diese neue, unbekannte Körpererfahrung zu erleben und ganz tief im Inneren deine intuitive Gebärkompetenz zu erreichen und zu aktivieren. Die Neuropsychologie lehrt uns, dass Gedanken und Gefühle unsere Endorphinausschüttung entscheidend beeinflussen. Es gilt also, eine positive und kraftvolle innere Einstellung zu fördern, die für die Geburt enorm hilfreich ist.

Wenn du Hypnobirthing spannend findest, solltest du das üben. Das geht in Form von Kursen, Einzelstunden oder auch audiotiven Elementen wie geführten Hypnosen via Podcast oder anderen Soundfiles. So trainierst du, dich in einen Zustand von Trance zu versetzen.

Zusammen mit dem Wissen und dem tieferen Verständnis für die physiologischen Prozesse des Körpers während der Geburt aus der Geburtsvorbereitung kannst du lernen, diesem Prozess zu vertrauen. Zusammen kann das zu einem selbstbestimmten, positiveren Geburtserlebnis beitragen und auch ganz konkret den Bedarf an schmerzlindernden Medikamenten oder medizinischen Eingriffen verringern.

Oft beinhaltet Hypnobirthing auch Übungen für den Kontakt zu deinem Baby. Dies kann die Bindung zwischen dir und deinem Kind fördern, wenn du das Gefühl hast, dort noch nicht so richtig angekommen zu sein.

Jede Geburt ist einzigartig, und natürlich ist Hypnobirthing keine Garantie für eine schmerzfreie Geburt, auch wenn viele Anbieterinnen oder Nischen im Internet das versprechen. Es kann dich aber dabei unterstützen, deine Geburtserfahrung positiv zu gestalten. Es ist ratsam, Hypnobirthing bei qualifizierten Fachleuten zu erlernen. Ein Hypnobirthing-Kurs ersetzt jedoch keine Geburtsvorbereitung.

Erfahrene Hebammen wenden immer schon Dinge an, ohne dass dies eine schicke Methode mit dazugehörigem Hashtag haben muss. Ein bisschen ist das wie bei der *Curly Girl Methode* – schon lange in Kulturen mit vielen lockenhaarigen Frauen bekannt, nun plötzlich eine Geschäftsidee, und das Internet ist voll davon. Hebammenkunst kennt Interventionen schon lange, bevor sie einen Namen bekommen. Hypnotische Kommunikation im Kreißsaal gehört dazu. Ob man das jetzt Hypnobirthing nennt oder irgendwie anders, ist letztlich zweitrangig. Das, was da im Unterbewusstsein im besten Fall mithilfe natürlicher Trancezustände passiert, kann man sich natürlich wunderbar zunutze machen.

Wenn genau das also dein Thema ist, du dir kaum vorstellen kannst, wie man ein Baby bitte sehr ohne Vollnarkose bekommen können sollte, kann Hypnobirthing eine hilfreiche Unterstützung sein. Gleichzeitig sind auch ambivalente Gefühle der Geburt oder dem Baby gegenüber völlig normal, und Gefühle sind erst mal nichts anderes als Gefühle, und das bedeutet vor allem: Sie gehören dazu, es gibt keinen Anlass, das zu pathologisieren. Umgekehrt steht Frauen, die an echten Angststörungen leiden, eine wirkliche Therapie zu. Und das bedeutet eben nicht, dass selbstberufene Lifecoaches dir einreden, du solltest an deinem Mindset arbeiten.

Hypnobirthing wird von Hebammen, Psychologinnen und weiteren Berufsgruppen angeboten. Es gibt Einzelsitzungen oder kleinere Gruppen, oft begleitet von Podcasts oder anderen Audioformaten mit meditativen Inhalten oder geführten Trancen, alles Dinge, die dich dem »Gehirnwellenmuster« des Gebärens näherbringen.

SCHWANGERSCHAFTSWEHEN

Die Gebärmutter ist ein kräftiges Muskelorgan, und die ureigenste Aufgabe jedes Muskels ist die Kontraktion. Auch die Muskulatur der Gebärmutter tut das, und zwar ganz von Beginn einer Schwangerschaft an, und das darf sie auch. Schon die Muskelkontraktionen im Beckenboden und in der Gebärmutter während des Orgasmus helfen, das männliche Sperma gut dorthin zu befördern, wo seine evolutionsbiologische Bestimmung liegt.

Im weiteren Verlauf einer Schwangerschaft zeigt sich, dass Gebärmütter so individuell sind wie alles andere auch: Es gibt aktivere und weniger aktive. Es gibt Frauen, die spüren sie mehr als andere. Es gibt auch verschiedene Bezeichnungen von Schwangerschaftswehen, die eigentlich alle dasselbe meinen: Ob man sie jetzt Übungswehen, Braxton-Hicks-Kontraktionen oder Vorwehen nennt, ist einigermaßen einerlei. »Senkwehen« beschreiben eine Unterart der Schwangerschaftswehen in den letzten drei bis fünf Wochen vor der Geburt, in denen sich das Baby ins Becken senkt und schon mal ein Stückchen tiefer in Richtung Startposition rutscht.

Alles das darf sein und gehört zu einer gesunden Schwangerschaft dazu. Entscheidend ist nur, dass deine Schwangerschaftswehen nicht früher als gewünscht Effekte zeigen, dass sie also nicht weit vor der 36. SSW zervix- (also gebärmutterhals-) oder muttermundswirksam sind. Von deinem reinen Gespür her lässt sich oft zunächst nicht voneinander unterscheiden, ob das jetzt »nur« Kontraktionen sind oder »schon« echte vorzeitige Wehen, zumindest nicht beim erstmaligen Auftreten. Bei allem, was du also plötzlich

DAS HILFT BEI VORZEITIGEN WEHEN

- **Ruhe und Schonung ist wichtig.** Deine Frauenärztin wird dich krankschreiben, damit du dich ausruhen kannst. Gibt es gerade Stresssituationen, im Job, der Partnerschaft oder etwas wie einen Umzug? Versuche herauszufinden, wo dein Körper jetzt dieses Notbremsensignal braucht. Eine strenge Bettruhe (also ausschließlich liegen und nur zur Toilette aufstehen) gehört *nicht* zu den evidenten Maßnahmen bei vorzeitigen Wehen. Ruhe dich aus und liege viel, aber etwas Herumgehen ist durchaus erlaubt – und im Rahmen der Thromboseprophylaxe, deiner körperlichen Fitness und der Wirkung auf deinen Insulinstoffwechsel unbedingt empfehlenswert.
- **Magnesium:** Obwohl die Studienlage nahelegt, dass Magnesium per se keine nennenswerten wehenhemmenden Effekte hat, kannst du dieses Supplement probieren, um die Gebärmutter als Muskelorgan zu besänftigen, vor allem dann, wenn du gleichzeitig eine Neigung zu Muskelkrämpfen hast. Nimm es gerne einige Zeit hoch dosiert, um erst mal Ruhe in den Bauch zu bringen. 600 mg sind eine sinnvolle Tagesdosis, nimm in der zweiten Tageshälfte oder zur Nacht ruhig etwas mehr als in der ersten Tageshälfte. Unterschiedliche Magnesiumverbindungen haben auch eine unterschiedliche Bioverfügbarkeit und unterschiedliche Transporter, die sie für die Aufnahme in deinen Körper nutzen. Wenn du es hoch dosierst (600 mg ist hoch), ist es sinnvoll, ein Präparat mit unterschiedlichen Magnesiumformen zu nutzen, etwa das Mix Magnesium von *into life* mit den organischen Magnesiumformen Trimagnesiumdicitrat und Magnesiumbisglycinat. Ein Präparat mit ausschließlich anorganischen Magnesiumformen (etwa Magnesiumcarbonat) ist viel weniger gut bioverfügbar und führt in hohen Dosen manchmal zu Durchfall → *Magnesium*.
- **Toko-Öl** *(Ingeborg Stadelmann)*: ein gebärmutterberuhigendes Massageöl mit Ho-Holz, Lavendel, Linaloe, Majoran, Rosenholz. Massiere es ganz sanft auf deinen Bauch, 1- bis 2-mal am Tag oder auch mehr bei Bedarf.
- **Ein lauwarmes Fußbad zur Nacht** ist oft angenehm entspannend. Als Zusatz kannst du ebenfalls Magnesium verwenden, gern in der Kombination mit Lavendel. In der Literatur wird die Rolle der transdermalen Aufnahme von Magnesium über die Haut diskutiert, es wäre ein zusätzlicher Weg der Mg-Supplementierung unter Umgehung des Magen-Darm-Traktes – und nichts macht die Haut so weich wie ein Magnesiumbad. Nimm eine Tasse Magnesiumchlorid auf ein Fußbad → *Magnesium-Fußbad*.
- **Stress reduzierende Teemischungen** wie etwa → *Melissentee* oder → *Neun Monde (into life)* vor dem Schlafen trinken.
- Vorzeitige Wehen sind neben wiederholten Blutungen und Zervixinsuffizienz die einzigen Situationen in der Schwangerschaft, in denen es Sinn macht, **vorübergehend auf penetrierenden Sex zu verzichten**.
- **Bryophyllum 10 % Trituration** *(Weleda)* – ein Pulver zum Lutschen. Nimm davon akut bis zu stündlich eine Messerspitze voll, bei Beruhigung der Situation reduziert auf ca. 6- bis 8-mal täglich eine Messerspitze. Bei drohender Frühgeburt gibt es Bryophyllum auch in verschiedenen Formen zum Spritzen in den Muskel oder subkutan (macht deine Hebamme), 1- bis 2-mal in der Woche, ergänzend zum Lutschpulver → *Bryophyllum*.
- **Ein häufig differenzierter Hintergrund einer drohenden Frühgeburtssymptomatik ist eine Störung der vaginalen Flora.** Mehr dazu findest du im Kapitel »Vaginale Flora«.

neu und ungewohnt, sowohl in der Häufigkeit als auch Intensität spürst, sollte deine Hebamme oder deine Frauenärztin einmal genau nachschauen und dich untersuchen. Typische Schwangerschaftswehen fühlen sich so an, als würde sich die Gebärmutter zusammenziehen, dabei wird sie ganz hart und kugelig. Frauen haben unterschiedliche Bilder und Beschreibungen, wie sich das anfühlen könnte, etwa »wie die Vakuumverpackung bei Erdnüsschen«, »eine innere Gänsehaut« oder als ob »das Baby seinen Popo rausstemmt«.

Wenn du eine sehr aktive Gebärmutter hast, wirst du mit der Zeit ein gutes Gespür dafür bekommen, welche Intensität so ist wie immer und was möglicherweise ganz neu und irgendwie anders ist. Eine gute, differenzierte vaginale Untersuchung liefert mehr Informationen als nur die Länge der Zervix oder die Öffnung des Muttermundes allein: Wie fühlen sich die Innenwände der Vagina an, wie weich und »geburtsbereit« – im besten Fall noch nicht – erscheint das Gewebe? Wie intensiv ist der Druck des kindlichen Köpfchens nach unten? Wie ist der Tonus von Beckenboden und Halteapparat? Das alles kann man tasten. Ergänzend wird bei dem Verdacht auf vorzeitige Wehen auch die Zervix per Ultraschall angesehen und ausgemessen. Details dazu im Folgenden.

VORZEITIGE WEHEN

Ein paar beruhigende Zahlen zu Beginn: Selbst wenn du wirklich echte vorzeitige Wehen hast, führt dies in 50 bis 80 Prozent der Fälle nicht zu einer Frühgeburt. Immerhin 50 bis 70 Prozent der Schwangeren mit der Diagnose »vorzeitige Wehen«, die mit Placebo behandelt werden, entbinden in der Nähe des errechneten Termins. Dennoch sind vorzeitige Wehen ein Signal deines Körpers, das du beachten solltest.

FRÜHGEBURTSBESTREBUNGEN

Manchmal werden aus einfachen Kontraktionen aber auch echte vorzeitige Wehen: Wenn sie zervixwirksam werden, der Gebärmutterhals sich also frühzeitig verkürzt, muss man genauer schauen. Neben den Kontraktionen der Gebärmutter geht es nämlich bei Frühgeburtsbestrebungen immer auch um die Verschlussstruktur deiner Gebärmutter, den Gebärmutterhals. Beides kann eine Achillesferse sein, und es sind unterschiedliche Mechanismen, die für diese Anfälligkeiten verantwortlich sind.

Risikofaktoren für eine Frühgeburt

- Das höchste Risiko für eine Frühgeburt haben Frauen, die ***schon einmal eine Frühgeburt in der Vergangenheit*** hatten, das Risiko für eine erneute Frühgeburt ist um das Vierfache höher.
- Schnelle Schwangerschaftsfolge: Wenn der ***Abstand zwischen deinen Kindern kürzer*** als 12 Monate ist, hatte deine Gebärmutter weniger Zeit zum »Kraft Sammeln«.
- ***Ungünstige Lebensbedingungen*** wie Armut, prekäre Arbeitsverhältnisse etc.

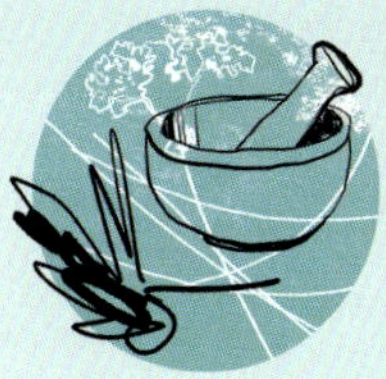

BRYOPHYLLUM

Bryophyllum ist ein pflanzliches Arzneimittel rund um das Kinderkriegen. Schon allein das Aussehen der sukkulenten Pflanze weist auf rückhaltlose Vermehrung hin, Bryophyllum hat sogar verschiedene Möglichkeiten der Fortpflanzung. Mother of Thousands heißt sie deshalb treffend im englischen Sprachraum.

Drückt man die Blüte an der Seite leicht ein, hüpft direkt ein Keimling davon und findet sehr genügsam einen Ort zum Heranreifen und Wachsen. Doch Bryophyllum wartet nicht erst auf die Blüte, schon die Blätter genügen ihr und stellen einen weiteren Vermehrungsweg dar. Brutblatt oder Keimzumpe wird sie auch genannt. Jedes der dicken, an den Rändern gezackten Blätter ist in jeder Einkerbung mit unzähligen, winzigen Brutknospen gesäumt, aus denen jeweils eine vollständige, eigene Pflanze entstehen kann.

Dieses Symbol von Fruchtbarkeit und verschwenderischem Leben zeigt somit schon ihr Anwendungsgebiet. Bryophyllum gibt Kraft, Gelassenheit und die richtige »Energie«, Babys zu empfangen und in sich heranwachsen zu lassen.

In allen Phasen des Kinderbekommens, wenn diese Sicherheit infrage gestellt ist, kann das Mittel Körper und Seele unterstützen: bei Kinderwunsch, wenn dieser unerfüllt ist oder lange unerfüllt war. Oder in der Frühschwangerschaft, wenn Frauen – etwa nach glücklosen Schwangerschaften – schmerzhafte emotionale Déjà-vus erleben oder aus anderen Gründen voller Angst und Zweifel sind.

Bei vorzeitigen Wehen ist es ein wertvolles und bewährtes Mittel bei jeder Form von Unruhe – gedanklich oder in einer Lebenssituation, wie es ein Umzug oder eine angespannte berufliche Situation sein kann –, die sich auch in Schlaflosigkeit äußern kann. Bei Ängsten sorgt es für Ausgeglichenheit und verhilft zu innerer Stabilität.

Das geläufigste Standardpräparat ist eine 50-prozentige Trituration *(Weleda)*, ein Pulver, das du messerspitzenweise dosieren kannst. Details findest du unter den jeweiligen Indikationen im Buch.

- Ungünstige Ernährung.
- Rauchen.
- Alleinstehende Mütter sind häufiger betroffen: Hier kommen oft mehrere Risikofaktoren zusammen. Natürlich spielen auch emotionale Belastungen, wie es das Alleinsein in der Schwangerschaft fast immer ist, und Stress eine wichtige Rolle.
- Vaginale Blutungen in der frühen Schwangerschaft.

ZERVIXINSUFFIZIENZ

Mittlerweile nimmt man an, dass bei Frühgeburtsbestrebungen das Problem in erster Linie entzündliche Veränderungen an der Zervix sind, weniger allein die Kontraktionen der Gebärmutter. Diese entzündlichen Prozesse setzen Prostaglandin frei, ein Stoff, der gleichzeitig als Entzündungs-Botenstoff, aber auch hormonähnlich zervixreifend wirkt. Diese Prostaglandinsynthese am Gebärmutterhals findet normalerweise erst kurz vor dem ET statt, bei einer drohenden Frühgeburt wird sie viel früher in Gang gesetzt. Dieses verfrühte »Fehlsignal« wird als ein Auslöser der Frühgeburtlichkeit durch Zervixinsuffizienz verstanden.

Wenn die Prostaglandinsynthese durch entzündliche Prozesse vorzeitig »angestupst« wird, macht das die Zervix weich. Im Umkehrschluss heißt das auch: Eine Frühgeburt kann nicht effektiv aufgehalten werden, indem man allein die Gebärmutter ruhigstellt.

Dem zugrunde liegt vermutlich eine in ihrer Komplexität noch nicht ganz verstandene Disposition, eine genetische Komponente, denn längst nicht alle bakteriellen vaginalen Infektionen lösen eine Frühgeburt aus. Wahrscheinlich spielen gewisse *Polymorphismen*, das sind angeborene Stoffwechsel-Variationen, eine Rolle, bei denen die Ausschüttung bestimmter Proteine und Entzündungsmediatoren anders getriggert wird.

Auch wenn diese Prozesse mittlerweile als gesichert gelten dürfen, hat man dagegen noch keine gute Therapie gefunden. Auch für die Babys sind diese inflammatorischen Prozesse im Übrigen nicht gesund und erklären unterschiedliche gesundheitliche Probleme bei frühen Frühgeburten, die das Gehirn oder auch eine typische schwerwiegende Darmentzündung betreffen.

Bislang ist man auf gute und fürsorgliche Vorsorge angewiesen, um Frauen mit einem höheren Risiko zu identifizieren.

Begleitende Geschehen, die die ungünstige Prostaglandinsynthese triggern können

- ***Ein Ungleichgewicht in deiner Vaginalflora:*** Deine → *vaginale Flora* stellt eine wichtige Mikrobiota in deinem Körper dar (auch »Döderlein-Flora« genannt) und besteht aus 300 bis 400 unterschiedlichen Bakterienarten, davon sind ca. 80 Prozent verschiedene Stämme an Lactobazillen. Diese schützen dich vor anderen, fremden Bakterien, die dort nichts zu suchen haben, und sorgen für ein gesundes Milieu in der Vagina. Wenn dieses Keimspektrum gestört ist und ein Ungleichgewicht von »guten« und »bösen« Bakterien entsteht, spricht man von einer *Dysbiose*. Daraus kann sich eine Infektion entwickeln, die bakterielle Vaginose. In 50 bis 75 Prozent der Fälle zeigt eine solche Infektion keine Symptome, kein

Jucken, Brennen und keine Veränderung des vaginalen Ausflusses, du bemerkst sie also nicht. Deshalb sind bestimmte Untersuchungen deiner vaginalen Flora in der Schwangerschaft sinnvoll, es kommen – je nach Risikoprofil – unterschiedliche infrage. In größeren Studien hat sich tatsächlich gezeigt, dass man anhand der differenzierten Analyse der Vaginalflora in der ganz frühen Schwangerschaft mit einer hohen Wahrscheinlichkeit den Verlauf einer Schwangerschaft vorhersagen, also Frühgeburtsneigungen schon sehr frühzeitig (ab der 20. SSW) erkennen konnte. Details dazu findest du im Kapitel »Vaginale Flora«.

- ***Parodontitis (Zahnfleischentzündung):*** Eine ausgiebige Mundhygiene ist in der Schwangerschaft (und auch schon in der Kinderwunschphase) wichtig! Die Bakterien, die eine Parodontitis auslösen, sind in der Schwangerschaft mobiler als sonst und können dann tatsächlich unter anderem im Fruchtwasser und in der Plazenta nachweisbar sein. Ein gutes, gesundes Mikrobiom im Mund ist in der Schwangerschaft wichtig → *Parodontoseprophylaxe*.
- ***Inflammatorische Prozesse:*** Nicht nur an der Zervix selbst spielt Entzündung eine Rolle. Auch eine *silent inflammation* im Darm kann ein Trigger für verschiedene ungünstige Prozesse in deinem Körper sein. Wenn dein Körper empfindsam im entzündlichen Spektrum reagiert, könnte eine → *antiinflammatorische Ernährung* sinnvoll sein. Wie bei vielen aus unterschiedlichen Gründen gesunden Ernährungsformen bedeutet dies: Verzichte auf Zucker und Getreide (vor allem Weizen), ggf. auch Gluten und Kuhmilch, oder reduziere den Konsum weitmöglichst. Omega-3-Fettsäuren sind wichtig für die Regulation des Immunsystems, bei vorzeitigen Wehen wirken sie günstig als ein antiinflammatorischer Stoff, der die Prostaglandinsynthese hemmt. Omega 3 ist in Fischöl oder in veganer Form in speziellen Mikroalgen enthalten, die du als Nahrungsergänzungsmittel einnehmen kannst, 400 mg DHA/EPA pro Tag sind eine sinnvolle Dosis → *Omega 3*.
- ***Zu wenig erholsamer Schlaf:*** Nichts triggert entzündliche Prozesse so sehr wie zu wenig Schlaf. Im Kapitel »Schlaflosigkeit und Unruhezustände« findest du mehr dazu.

Die Diagnostik einer drohenden Frühgeburt

Deine Frauenärztin kann den Gebärmutterhals, also den Abstand zwischen dem inneren und dem äußeren Muttermund, vaginal per Ultraschall ausmessen und so eine eventuelle Verkürzung feststellen. Vor allem vor der 24. SSW ist dieses Messergebnis besonders aussagekräftig. Zu diesem Zeitpunkt sollte der Gebärmutterhals sich nicht nennenswert verkürzt haben und keine trichterförmige Öffnung des inneren Muttermundes aufweisen. Im weiter fortgeschrittenen Schwangerschaftsverlauf wird diese Untersuchung zunehmend weniger bedeutsam und dokumentiert ab Mitte der 30er-Schwangerschaftswochen lediglich die natürliche Verkürzung des Gebärmutterhalses, die dann, wenn es Richtung Geburtsreife geht, irgendwann einsetzt.

Die Zervix sollte vor der 22. SSW über 40 mm lang sein, zwischen der 22. und der 32. SSW nicht wesentlich kürzer als 40 mm, nach der 32. SSW ungefähr 35 mm.

Laut den neuen Leitlinien ist ein vaginaler Ultraschall mit Ausmessen des Zervixkanals nicht als Standarduntersuchung bei jeder Vorsorge sinnvoll. Ein ordentlicher Zervixschall ist zudem komplex, es müssen viele Regeln eingehalten werden, damit man keine falschen Ergebnisse erhält. Ein vaginaler Ultraschall sollte immer mit entleerter Blase und immer in der gleichen Körperposition gemacht werden, am besten zur gleichen Tageszeit. Es ist ebenfalls günstig, wenn diese Untersuchung jedes Mal von derselben Person durchgeführt wird, damit diese etwaige Veränderungen im Verlauf besser einordnen kann.

Die Länge des Zervixkanals verändert sich im Laufe des Tages. Morgens, wenn die Gebärmutter entspannt und ausgeruht ist, bekommt man z. B. ganz andere Maße als abends, wenn eine Frau den ganzen Tag auf den Beinen war und die Schwerkraft gewirkt hat. Zudem gibt es – mal wieder – von Frau zu Frau große individuelle Unterschiede. Und so kann es durchaus passieren, dass deine Frauenärztin dich mit einer Zervixlänge von 23 mm ganz besorgt ins Krankenhaus schickt, dort aber – unter diversen anderen Bedingungen – 38 mm gemessen werden, was ein vollkommen unauffälliger Befund ist.

Es ist also schwierig, die Zervixmessung vollständig zu objektivieren, also Messwerte aufzustellen, die immer und für jede Frau gelten. Beginne also nicht, sorgenvoll zu googeln, bloß weil ein Wert einmal 1 oder 2 mm geringer ist, als er laut irgendeiner Tabelle sein sollte.

Bei ernst zu nehmenden Befunden in Richtung »echter vorzeitiger Wehen« gibt es einen weiteren Biomarker, der ein konkretes Frühgeburtsrisiko prognostizieren kann: den Fibronektintest. Fibronektin kann man sich wie einen Klebstoff vorstellen, der von deinem Körper produziert wird. Er verbindet die Fruchtblase mit der Innenwand deiner Gebärmutter und verklebt diese Strukturen miteinander. Sobald dein Körper sich auf die Geburt vorbereitet, löst sich dieser Klebstoff langsam auf und kann dann mit einem Abstrich aus dem Zervixschleim nachgewiesen werden. In der früheren Schwangerschaft (vor der 32. SSW) kann er bei entsprechenden Hinweisen auf eine drohende Frühgeburt durchgeführt werden, der Test hat eine hohe Aussagefähigkeit. Ist der Test negativ, bedeutet das zu über 99 Prozent, dass nicht mit einer Geburt in den nächsten 14 Tagen zu rechnen ist.

Das Ergebnis des Fibronektintests kann beispielsweise eine wichtige Rolle spielen für die Entscheidung für oder gegen eine medikamentöse Lungenreife für dein Baby mit Cortisol.

DROHENDE FRÜHGEBURT

Wenn sich deine Zervixinsuffizienz oder vorzeitigen Wehen zu Hause mit den oben beschriebenen Maßnahmen nicht in den Griff bekommen lassen, wird manchmal die Verlegung in ein Krankenhaus notwendig. Hier kann man bei schnelleren Entwicklungen zügig handeln und sich gut um dein Baby kümmern, wenn es tatsächlich früher auf die Welt kommen will. Sinnvollerweise gehst du dann in eine Klinik mit Neugeborenen-Intensivstation, weil es dort mit allen Optionen gut versorgt werden kann.

Wenn eine Frühgeburt droht, kann man eine Stimulation der Lungenreife deines Babys unterstützen. Diese Behandlung, auch *Lungenreifungsspritze* oder *RDS-Prophylaxe* genannt, geschieht mittels zweier Cortisolinjektionen – sie brauchen 48 Stunden, um zu wirken.

EVIDENZ

PROGESTERON ALS MEDIKAMENTÖSE THERAPIE

Vaginale Gaben von Progesteron haben sich seit einigen Jahren zur Standardtherapie bei Frühgeburtsbestrebungen und bei einer drohenden Frühgeburt ab den späten 20er-Schwangerschaftswochen etabliert. Progesteron wirkt direkt an der Gebärmuttermuskulatur wehenhemmend. Gleichzeitig wirkt es über verschiedene komplexe Signalwege stabilisierend auf die Fruchtblase, die Zervix und die Hormonproduktion der Plazenta, die alle später am In-Gang-Kommen der Geburt beteiligt sind.

Mit der Unterstützung des Progesteronspiegels lassen sich diese Prozesse günstig beeinflussen. Für Frauen, die zwischen der 20. und 24. SSW eine Zervixlänge von weniger als 25 mm aufweisen, wird in der neueren Literatur eine vaginale Gabe von Progesteron als sinnvoll angesehen.

Hierzu werden täglich 100 bis 200 mg Progesteron vaginal verabreicht, meist in Form von Kapseln, manchmal auch als Gel. Nach den neuen Daten ersetzt diese medikamentöse Therapie zunehmend eine Zervixcerclage (siehe unten). Vor der 20. SSW (etwa zur Verhinderung einer Fehlgeburt, früher unter dem Begriff »Gelbkörperschwäche« geläufig) gibt es für Progesterongaben keine Evidenz.

Durch diese Maßnahme soll die Lunge deines Babys unterstützt werden, sodass sie sich nach der Geburt gut entfalten und die Lungenbläschen gut belüftet werden können. Zwischen der 24. und 29. SSW hat diese Prophylaxe deutlich lebensrettende Effekte. Danach (30. bis 34. SSW) wägt man individuell ab, da auch Nebenwirkungen beim Kind beobachtet werden, eine höhere Anzahl an neurosensorischen Entwicklungsstörungen und Verhaltensauffälligkeiten konnten in vergleichenden Studien gezeigt werden. Dem gegenüber stehen aber die schweren gesundheitlichen Folgen, die eine Frühgeburt nach sich ziehen kann. Die Entscheidung, ob und wann dein Kind die Lungenreife bekommen sollte, kannst du wirklich getrost den Profis in der Klinik überlassen. Es ist gut, dass es diese Medikation gibt!

Parallel wird dann für diese Zeit eine *Tokolyse*, also eine medikamentöse Wehenhemmung, gegeben, um die Zeit für beide Spritzen zu gewinnen, bei sehr kleinen drohenden Frühgeburten an der Grenze zur Lebensfähigkeit eventuell auch einige Zeit länger. Meist wird dazu ein neueres Medikament über eine Dauerinfusion verabreicht, das im Gegensatz zu den herkömmlichen Tokolysen kaum Nebenwirkungen hat, aber sehr teuer ist: Atosiban®, ein Oxytocin-Antagonist.

Eine klassische Dauertokolyse mit herkömmlichen Medikamenten (Partusisten®)

über Wochen hinweg war jahrzehntelang üblich, hat sich aber als nicht besonders effizient erwiesen und geht mit einem hohen Herz-Kreislauf-Risiko für die Mütter einher. Gemäß den neuen Leitlinien wird das deshalb heute in fast keiner Klinik mehr gemacht.

MELATONIN ALS ANTIINFLAMMATORISCHES UND NEUROPROTEKTIVES MITTEL

Wie beschrieben, sind die entzündlichen inflammatorischen Prozesse an der Zervix der wahrscheinlich auslösende Risikofaktor für Frühgeburten. Gleichzeitig erhöhen sie aber auch das Risiko für perinatale Hirnverletzungen des Babys. Melatonin hat sich durch seine antiinflammatorische Wirkung als schützend gegen durch Entzündungen ausgelöste Nebenwirkungen rund um die Geburt erwiesen. Mütterlich verabreichtes Melatonin scheint diese Immunantworten günstig zu beeinflussen. Die Ergebnisse neuer Studien deuten darauf hin, dass Melatonin eine nebenwirkungsfreie Prophylaxe in risikobehafteten Situationen bei einer drohenden Frühgeburt darstellen kann: Die Melatonin-Vorbehandlung kann den Grad der proinflammatorischen Zytokine in der Gebärmutter und der Plazenta, die akute fetale Neuroinflammation und die perinatale Hirnverletzung signifikant verringern. In Nachuntersuchungen konnte sogar gezeigt werden, dass Melatonin auch nachteilige neuromotorische Ergebnisse bei Kindern verringern konnte, die mütterlichen Entzündungen ausgesetzt waren. Wenn eine Frühgeburt droht, kann das eine ergänzende Maßnahme sein, um deinem Baby einen Schutzfaktor für den frühen Start in die Welt hier draußen mitzugeben. Besprich das mit deinen betreuenden Ärztinnen. In den USA setzt sich diese Behandlung langsam durch, in Deutschland ist es bislang eher noch unüblich.

MECHANISCHE MASSNAHMEN BEI EINER ZERVIXINSUFFIZIENZ

Es gibt auch mechanische Hilfsmittel, die zur Stabilisierung des Gebärmutterhalses beitragen können:

- **Pessare.** Würfel- oder zapfenförmige Pessare aus Silikon oder weichem Kunststoff können die Zervix stützen. Sie werden bei einer vaginalen Untersuchung eingesetzt. Wahrscheinlich merkst du schon unmittelbar nach dem Einsetzen eine Entlastung; das Pessar nimmt spürbar den Druck auf den Muttermund. Das Pessar kann dauerhaft liegen bleiben und wird ab der 37. SSW wieder entfernt.
- **Zervixcerclage.** Eine Cerclage ist ein kleiner operativer Eingriff in Narkose, mit dessen Hilfe eine sogenannte *Tabaksbeutelnaht* durch die Zervix gezogen wird, sodass sich die Öffnung des bereits weichen Muttermundes etwas verengt. Zum Ende der Schwangerschaft wird dieser Faden wieder entfernt. Die Verletzung des Muttermundes mit der Nadel bringt natürlich gewisse Risiken und Nebenwirkungen mit sich, gutes Abwägen ist wie immer wichtig. Vor allem Frauen, die schon einmal eine Zervixinsuffizienz hatten, scheinen bei einer wesentlichen Verkürzung des Gebärmutterhalses von einer Cerclage zu profitieren.

BECKENENDLAGE

Etwa 95 Prozent aller Babys liegen am Ende der Schwangerschaft mit dem Köpfchen nach unten in sogenannter Schädellage (im Mutterpass mit *SL* dokumentiert). 4 Prozent aller Kinder liegen mit dem Po nach unten: in Steißlage oder auch Beckenendlage (*BEL*). Definitionsgemäß ist die BEL eine der beiden normgerechten Kindslagen. Sie stellt also weder eine grundsätzlich »falsche« Lage dar, und sie ist vor allem keine geburtsunmögliche Position, die automatisch einen Kaiserschnitt erfordert, obwohl das immer noch vielfach so dargestellt oder auch nur laienhaft angenommen wird. Dein Baby liegt also erst mal nicht »falsch herum«, wenn es sich in BEL in deinem Bauch bequem gemacht hat.

Geburt aus Beckenendlage

Es ist weder riskant noch verrückt oder exotisch, wenn ein Baby aus BEL vaginal geboren wird, auch dann nicht, wenn du dein erstes Baby bekommst. Das ist in den letzten Jahren eindrucksvoll belegt worden, es brauchte dazu zu Beginn der Nullerjahre engagierte Vorreiter, die auch in der akademischen Welt dafür gesorgt haben, dass dies Wissen nicht gänzlich verloren geht.

Wenn du die Wahl hast und dein Baby gern vaginal gebären möchtest, suche dir unbedingt eine Klinik aus, die wirklich ernst gemeint und mit Herz und Verstand BEL-Geburten begleitet, und das nicht erst, seit es irgendwie liberal und offen klingt oder beim Info-Abend ordentlich etwas hermacht. Es braucht eine gewachsene Infrastruktur und Erfahrung. Nicht deshalb, weil eine BEL-Geburt besonders »gefährlich« ist (das ist sie nicht!), sondern weil schlichtweg mehr Zurückhaltung von den Geburtshelfern gefragt ist, und das braucht vor allem Erfahrung. Bei einer kompetent begleiteten BEL-Geburt »machen« die Geburtshelfer nämlich tatsächlich (fast) gar nichts – mit sehr wachen Sinnen für die Abweichungen eines normalen, unbeeinflussten Verlaufes. Das Baby wird bei seiner Geburt möglichst gar nicht berührt, man macht noch nicht einmal einen klassischen Dammschutz. Geschehen lassen, das Baby, die Frau und damit die Geburt also nicht zu stören – das, was natürlich immer für eine gute Geburt gilt – ist noch wichtiger für die BEL-Geburt, und das ist in der »herkömmlichen Medizin« vielfach schlicht ein ungewohntes Verhalten.

Ich hatte das Glück, schon in den 1990er- und Nullerjahren bei einem wundervollen Chefarzt mit goldenen Geburtshelferhänden zu arbeiten und zu lernen, und durfte viele BEL-Geburten begleiten. Ganz zurückgenommen dazusitzen und zu erleben, wie wunderbar Frauen ihre Kinder unverletzt gebären können, war berührend und wirklich ein Geschenk. So toll kann Geburtshilfe sein, wenn man sich der Anatomie und Physiologie bewusst ist und den Geburtsprozess ohne Einmischung geschehen lässt.

BEL-erfahrene Geburtshelferinnen wissen: Wenn eine BEL gut geht, dann nicht selten schneller und einfacher als eine herkömmliche Schädellagengeburt. Und wenn sie schon zu Beginn nicht gut und glatt geht und es zögerliche Verläufe gibt, sind das Zeichen, die man sehen sollte. Dann macht ein Kaiserschnitt – mit aller Zeit und Ruhe, und nicht als Notfall mit fliegenden Fahnen – auch Sinn. Den Frauen und Kindern aber die Chance auf eine interventionsarme vaginale Geburt von Anfang an zu nehmen, ohne ergebnisoffen zu schauen, ist – das zeigen die Zahlen – mit der Studienlage nicht zu vereinbaren und schlicht bedauerlich.

DAS HILFT, UM DEIN BABY ZUM DREHEN ZU BEWEGEN

Manchmal scheint es ja, als würde das Baby Signale senden. Glaubst du, es gibt etwas, das dein Baby vom Drehen abhält? Gibt es Situationen, dass es jetzt noch kein »guter Moment« ist, sich konkret auf die Geburt einzustellen? Vielleicht gibt's noch viel Stress im Job, ein Umzug steht an, dein Partner ist viel unterwegs oder es gibt noch irgendeinen anderen Knoten. Spüre nach – gemeinsam mit deinem Baby –, was das sein könnte. Und wenn es nichts gibt – dann gibt es auch nichts. Alle Unterstützungsversuche, dem Baby eine Rolle rückwärts zu ermöglichen, sind erfahrungsgemäß vor allem dann wirksam, wenn das Baby eine gewisse Mobilität in den letzten SSW gezeigt hat und schon einmal in Schädellage gelegen hat, also nicht schon von Beginn an in BEL sitzt.

- ***Eine gute osteopathische Behandlung*** kann Raum und Platzangebot im Becken schaffen und löst Ligamente, den Psoas (den großen Lendenmuskel) und ungünstige Spannungsmuster, die das Baby »festhalten« können.
- ***Stimulation der Sinne:*** Manche Babys sind neugierig und scheinen akustischen oder visuellen Reizen zu folgen. Du kannst eine kleine Klangkugel (oder ein Glöckchen) mit einer langen Schnur um den Hals vor deinem Schambein baumeln lassen oder mit einer Taschenlampe, den Lichtkegel direkt auf der Haut, ein Lichtsignal von oben nach unten auf deinem Bauch wandern lassen. Es gibt kaum Studien dazu, ob und wie wirksam diese Methoden sind, es gibt aber euch Eltern Möglichkeiten an die Hand, mit dem Baby Kontakt aufzunehmen und mit ihm zu kommunizieren.
- ***Die Knie-Ellenbogen-Lage schafft Platz.*** Nach dem Motto »Turning BEL upside down«: Wenn das Baby umgekehrt liegt, stell die ganze Situation auf den Kopf. Nimm diese vornübergebeugt kniende Position immer mal wieder für einige Zeit am Tag ein, gern verbunden mit → *Äpfelschütteln* deines Partners. Beim Äpfelschütteln sitzt oder kniet dein Partner hinter dir und legt die Hände an deine Pobacken oder Hüften und »schuckelt« dann mit sanfter Vibration dein Becken. So sanft oder fest, wie es sich gut und lockernd für dich anfühlt. Auch die *Spinning Babys*®-Methode bietet ein paar Übungen dazu.
- ***Die Rebozo-Technik stammt ursprünglich aus der jahrhundertealten Tradition mexikanischer Hebammen.*** Sie ist eine Methode, bei der ein breites Tuch um Bauch und Hüften der Schwangeren gelegt wird und eine weitere Person dieses Tuch kontrolliert schwingend bewegt, um

die Muskeln im Beckenbereich zu lockern. Dies kann vor und während der Geburt zur Unterstützung der Beckenmobilität angewandt werden, bei einer BEL soll dem Baby so ein Bewegungsimpuls gegeben werden, um sich zu drehen. Die Studienlage dazu ist unklar, eine jüngere dänische Arbeit zeigt, dass Rebozo vor einer → *äußeren Wendung* sogar eher negative Effekte hat als positive.

- ***Moxen ist eine Akupunkturanwendung mit Wärme,*** entweder mit oder ohne zusätzliche Stimulation mit Akupunkturnadeln. Dazu benutzt man eine spezielle Moxazigarre aus Beifuß oder Kohle, um spezielle Akupunkturpunkte, vor allem den Punkt Bl 67 am kleinen Zeh, zu stimulieren. Dadurch soll das Baby dazu gebracht werden, sich umzudrehen. In Studien zeigt die Moxaanwendung eine unterschiedliche Evidenz, fast alle Studien zeigen einen positiven Effekt auf die Drehrate, und zwar ohne Nebenwirkungen. In Deutschland ist es eher üblich, dass eine Hebamme diese Behandlung anbietet, in der internationalen Literatur werden viele Selbstanwendungen ausgewertet.

Dein Baby liegt also nicht »falsch herum« – eine Beckenendlage braucht aber viel Erfahrung in der Begleitung der Geburt.

Was bei einer BEL-Geburt zu beachten ist:

- ***Die BEL-Geburt ist eine der Situationen, in der es wirklich auf*** die Personen und deren Erfahrung, ihren kompetenten und differenzierten Blick ankommt. Eben genau, weil ihr als werdende Eltern meistens schon etwas aufgeregter in die Situation geht, weil der halbe Freundeskreis schon mal davon gehört haben will, dass das Baby auch »stecken bleiben« könnte. Es braucht eine menschlich und fachlich kompetente Ärztin, die euch genau beschreibt, wie eine BEL-Geburt im Allgemeinen und eure individuelle Situation im Speziellen ist. Vertrauen ist eine Voraussetzung für gutes Gebären. Eure Hebamme kennt die places to go (und not to go). Manchmal ist deshalb auch ein Überdenken des ursprünglich angedachten Geburtsortes unbedingt sinnvoll und bedeutet in manchen Gebieten der Republik auch einen weiteren Weg. Er ist es wert!
- ***Erfahrung ist nicht nur für ein gutes Gefühl wichtig,*** es verbessert auch hoch signifikant die Zahlen: In einem Krankenhaus mit viel BEL-Erfahrung ist die Kaiserschnittrate deutlich niedriger und auch die Risiken für fetalen Stress unter der Geburt sind gleich niedrig wie bei SL-Geburten.
- ***Der zweite wesentliche Faktor für eine gute BEL-Geburt ist die Geburtsposition,*** in der die Mutter ihr Baby gebärt. Die Vierfüßlerposition (kniende Frau mit aufgestütztem Oberkörper → *Geburtspositionen*) hat viele Vorteile, sie erweitert den inneren Beckendurchmesser und nutzt die Schwerkraft optimal, sodass nur sehr selten geburtshilfliche Manualhilfen oder ein Dammschnitt notwendig sind.

Dreht sich das Baby noch?

In der 30. SSW liegen noch etwa 15 Prozent aller Babys in BEL, zwei Drittel dieser Kinder drehen sich bis zur 37. SSW spontan und von ganz allein. Warum einige Babys das nicht tun, ist in den meisten Einzelfällen unklar. Nur selten sind mechanische Hindernisse (Gebärmutterform, Plazenta, Nabelschnur) der Grund, man geht auch von einem Zeichen der neurologischen Reife aus, die die Kinder am Ende der Schwangerschaft sich drehen lässt. In einigen Familien gibt es auch eine Häufung von BEL. Bei guter und erfahrener Begleitung für deine Geburt kann es durchaus eine Option sein, das Baby so auf die Welt kommen zu lassen und primär eine vaginale Geburt anzustreben. Gleichzeitig muss man fairerweise sagen, dass die Kaiserschnittquote bei BEL-Babys doch etwas höher ist, je nach Management in der Klinik liegt sie etwa zwischen 40 bis 60 Prozent. Und nicht alle Frauen haben BEL-Koryphäen in der Nähe. Um also das Risiko eines Kaiserschnittes zu senken, sollten Frauen mit einem BEL-Baby sinnvolle Maßnahmen angeboten werden, um das Baby zu überzeugen, sich umzudrehen.

Äußere Wendung

In den letzten zehn Jahren ist diese uralte Fertigkeit, das Baby von außen sanft mit den Händen in Schädellage zu stupsen, nach und nach wiederentdeckt und weiterentwickelt worden. In der international geläufigen Literatur nennt man dieses Manöver ECV *(external cephalic version)*. Galt es noch zu Beginn dieses Jahrhunderts eher als unelegant oder gar gefährlich, das Baby vorsichtig in Schädellage zu bewegen, gibt es wieder etliche Ärztinnen, oft engagierte geburtshilfliche Oberärztinnen in einzelnen Kliniken, die diese Methode mit sehr guten Resultaten anwenden. Etwa 60 Prozent aller Babys können – je nach Methode und Erfahrung der Anwenderinnen – erfolgreich gedreht werden.

Mittlerweile gilt die äußere Wendung daher als ein relativ einfaches und sicheres Manöver und als ein nachweislich wirksamer Ansatz für die Wendung in Schädellage, der die Chance auf eine vaginale Geburt erhöht.

Soft-Touch-Tap-Verfahren

Larry Hinkson, Oberarzt an der Charité in Berlin, hat eine Methode zur äußeren Wendung weiterentwickelt und bekannt gemacht, die als besonders elegant gilt. Mithilfe sanft streichender und klopfender Bewegungen am eingeölten mütterlichen Bauch aktiviert man zwei der frühkindliche Reflexe des Babys, den Galant- und den Schreitreflex. Die Babys erhalten mit dieser Behandlung, die eher wie eine Massage aussieht, eine Einladung, sich eigenständig zu drehen und nicht vom Behandler aktiv im Bauch »herumrangiert« zu werden. Hinkson konnte mit dieser Methode die Erfolgsrate bei der äußeren Wendung in der Charité von zuvor 40 Prozent auf 72 Prozent erhöhen. Dies verdeutlicht auch, dass es in einigen Bereichen der Geburtshilfe mit der vielbeschriebenen Evidenz so eine Sache ist: Wollte man die Effektivität des Manövers »äußere Wendung« anhand der Studienlage wissenschaftlich untersuchen, fiele es schwer, wichtige Faktoren wie »wer macht das wie genau« herauszufiltern.

Zum Anschauen: Wenn du dir einmal anschauen möchtest, wie eine äußere Wendung aussieht, kannst du dir dieses **Youtube-Video** ansehen: Unter dem Titel *My ECV for Breech Baby. Soft Touch Sensation. Äußere Wendung* findest du eine Soft-Touch-Tap-Wendung mit Larry Hinkson.

Es dauert immer einige Zeit, bis neue Entwicklungen auch an der Basis angekommen sind. So gibt es unter den niedergelassenen Gynäkologinnen und Hebammen, die diese Möglichkeiten damals in ihrer praktischen Klinikzeit nicht kennengelernt haben, manchmal Vorbehalte und dadurch entsprechend verunsicherte Frauen. Ein individuelles Vorgespräch mit den Menschen, die täglich Erfahrungen damit machen, ist eine gute Idee. In diesen Kliniken liegt die Komplikationsrate – dass im Rahmen der Wendung ein eiliger Kaiserschnitt durchgeführt werden muss – bei etwa 0,3 Prozent.

GELASSENHEIT UND ÄNGSTE

Ängste und Sorgen um dein Baby werden dich dein ganzes Muttersein begleiten. Bei der einen Frau mehr, bei den anderen weniger. Als Eltern müssen wir lernen, mit diesen Ängsten zu leben. Das ist vielleicht ernüchternd, aber auch befreiend: Es geht uns allen so.

Alle Mütter und Väter haben ihre Lieblingsangst, und diese Ängste sind gerne drastisch: Das Kind könnte behindert sein, es könnte sterben, einfach so im Bauch oder in einer dramatischen Szenerie während der Geburt. Schwangere Frauen nutzen das gesamte zur Verfügung stehende Fantasiepotenzial beim Ausmalen von Details. Nach der Geburt wird diese Angst nahtlos abgelöst von den nächsten Sorgen: vor dem plötzlichen Kindstod etwa, später vor unheilbaren oder schicksalhaften Krankheiten. Mache dir klar, dass das Ängste sind – und nicht in ers-

HILFE DURCH PFLANZEN

- **Aromatherapie:** → *Neroli,* → *Rosmarin,* → *Zitrone,* → *Lavendel,* → *Muskatellersalbei* (unter den entsprechenden Stichworten findest du auch Aromamischungen).
- **Kräuter als Tee:** → *Melisse,* aber auch Mischungen mit → *Lavendel* und → *Neroli,* z. B. → *Neun Monde (into life).*
- **Bryophyllum** bei allen Aspekten von Unruhe, sowohl körperlich als auch emotional.

ter Linie die Realität widerspiegeln. Du wirst immer mal wieder Anlässe finden, um am Rad zu drehen: Wenn dein Baby das erste Mal 41 Grad Fieber hat, es bei seinen ersten Umdrehmanövern vom Sofa kullert, mitten am Tag plötzlich die Telefonnummer der Kita auf deinem Handy-Display aufblinkt – alles große oder kleine Schockmomente.

Gerade am Ende der Schwangerschaft erwischt es viele Frauen noch mal. Man kommt an diesen existenziellen Themen offenbar nicht vorbei, nie erscheint einem das Schicksal näher, das Leben in all seinen Facetten mit all seinen Unwägbarkeiten, als in der Zeit rund um das Gebären.

> Schwangersein macht uns empfindsam – als Eltern werden wir lernen, mit den verschiedensten, meist unbegründeten Ängsten zu leben.

Manchmal ereilt uns dann eine gewisse Dünnhäutigkeit und Sensitivität in allen Lebensbereichen. Wir werden atmosphärisch empfindsam und entwickeln komische Aberglauben. Bei manchen Frauen läuft die Fantasie Amok, sie malen sich alles Mögliche bildhaft aus, darunter durchaus auch die Beerdigungen sämtlicher Familienmitglieder (inklusive ihrer eigenen). Natürlich wissen wir selbst, dass diese Gedanken auf der rationalen Ebene nicht erklär- und lösbar sind. Solche Zustände sind am Ende der Schwangerschaft gleichzeitig überhaupt nicht ungewöhnlich.

Schütze dich ein bisschen vor zu drastischen Eindrücken. Gucke keine Skandinavienkrimis und auch nicht unbedingt jeden Abend die Tagesthemen. Tue Dinge, die »erden«. Koche Marmelade, nähe Babybettwäsche, bepflanze den Garten oder Balkon, das tut meistens gut.

Vielleicht sind dies auch epigenetische Spuren, die da hervorschimmern. Bis vor weniger als hundert Jahren war es eben nicht so selbstverständlich oder überschaubar wie heute, dass immer alles gut geht. Gebären war auch dem anderen Ende des Lebens immer nah. Und in unseren Tiefen, zu denen die Rationalität keinen Zutritt hat, spüren wir das.

Im besten Fall lehrt es uns Demut. Und bringt uns dahin, dass wir uns mit diesen Themen eben offenbar beschäftigen müssen, irgendwie.

LAVENDEL

Lavendelöl symbolisiert Klarheit und Frische. Schon Oma legte es in ihren Kleiderschrank, um Motten und Muffigkeit fernzuhalten und alles, was sich anschleicht, wenn man die Dinge einfach dem Dunkeln überlässt. In deinen Gedanken stoppt Lavendel das Karussell und macht Platz für reine, frische Ideen. Er wirkt klärend, entspannend und schlaffördernd, angstlösend und stimmungsaufhellend. Lavendel hat einen Bezug zu Wandelphasen im Leben, auch das passt gut zu Schwangerschaft und Geburt, und auch für die Babys, die Beruhigung beim Ankommen auf der Welt gut gebrauchen können, ist es sehr hilfreich.
Neben der Wirkung auf die Emotionalität gehört Lavendel auch wegen der äußerlich desinfizierenden, schmerzlindernden und heilenden Wirkung in jede Hausapotheke. Verbrennungen, Verbrühungen, Insektenstiche, auch → *Geburtsverletzungen* können damit gut behandelt werden. Die schmerzlindernde Wirkung ist auch für Babys bei Blutentnahmen, Impfungen und sogar bei der manchmal notwendigen Durchtrennung des Zungenbändchens beschrieben. Babys, die einen mit ätherischem Lavendelöl getränkten Bausch zum Schnuppern unter die Nase gelegt bekamen, weinten im Schnitt um die Hälfte weniger als Babys ohne Lavendelduft.
Lavendel ist eines der wenigen Öle, die auch pur auf die Haut aufgetragen werden können. Seine desinfizierende, antibakterielle, antivirale und antimykotische Wirkung nutzt man gern auch im Rahmen von → *Aromatogrammen*, es ist beispielsweise bei vaginalen Infektionen ein gutes Mittel.

- ***Als Massageöl oder -bad:*** Lavendel-Entspannungsbad oder Lavendel-Entspannungsöl *(Weleda)*.
- ***Als pures ätherisches Öl*** *(Primavera):* einige Tropfen auf ein Taschentuch träufeln und neben das Kopfkissen legen (oder auf einen Zipfel des Kopfkissens).
- ***Als Urtinktur:*** Lavandula *(Ceres)*, 1- bis 3-mal täglich 2 bis 5 Tropfen lutschen.
- ***Als Tee:*** vor allem in Mischungen, z. B. Neun Monde (*into life*).

RÜCKENSCHMERZEN

Am Ende der Schwangerschaft wird es langsam eng: Es ist kaum noch Platz im Bauch, alle Organe werden in unmögliche Ecken gedrängelt. Zunehmend ist die Schwangerschaft eine wirklich körperliche Höchstleistung für deinen Stoffwechsel, und auch dein knöchernes Becken und deine untere Wirbelsäule werden ordentlich belastet, es wird eng und knirscht deshalb manchmal im Gebälk.

In der fortgeschrittenen Schwangerschaft müssen alle statischen Elemente ganz schön was aushalten. Die Schwangerschaftshormone weichen die sonst festen Strukturen von Bändern und Bindegewebe auf, das ist sinnvoll und hilfreich für die Geburt, damit das Baby durch ein anpassungsfähiges, bewegliches Becken geboren werden kann. In der Schwangerschaft heißt das aber auch: Es gibt weniger Stabilität, die gesamte Statik deines Körpers gerät durch die Schwerpunktverlagerung aus den Fugen. Die ganze Körperachse ist eine andere. Deshalb sind Rückenschmerzen der Brust- oder Lendenwirbelsäule oder Schmerzen im Beckengürtel gar nicht selten. Oft betrifft es die Region um deine beiden Iliosakralgelenke, die Gelenke rechts und links neben deinem Kreuzbein. Hier läuft auch der Ischiasnerv vorbei, der sich bei einigen Frauen gerne mal über das Mehr an Flexibilität in diesem Gebiet beschwert.

Das hilft bei Rückenschmerzen

- ***Gemäßigte Bewegung*** hilft fast immer. Gute, lindernde Übungen findest du beispielsweise im Yoga, im Cantienica® oder auch im Pilates. Wenn du mit der jeweiligen Methode unerfahren bist, ist durchaus eine Einzelstunde zum Einstieg empfehlenswert. In Gruppen ist oft die Korrektur einer exakten Ausführung nicht so leicht möglich, und nicht selten macht man die Übung dann »irgendwie« – eben so, wie es das eigene (in dem Fall: verspannte) Körpermuster zulässt. Auch eine Physiotherapeutin kann dir gute, für dich passende Übungen zeigen. Vielen Frauen tut auch »schwerelose« Bewegung im Wasser (Schwimmen, Aquafitness) gut.
- ***Manuelle Therapien*** sind enorm hilfreich: Das kann gute klassische manuelle Therapie, ein Verfahren der Physiotherapie, sein, aber auch sanftere, subtilere Verfahren wie Osteopathie sind oft Gold wert. Für Physiotherapie kann deine Ärztin dir bei Beschwerden eine Verordnung ausstellen.
- ***Gekonnte Massagen*** zum Lösen verspannter Muskulatur helfen und entspannen.
- ***Manchmal ist ein Beckengurt hilfreich,*** um die hinteren Gelenke deines Beckens, die Iliosakralgelenke, zu stabilisieren (siehe Kasten).
- Manche Menschen schwören auch auf ***Kinesio-Tape*** (das sind diese bunten Klebestreifen, die manchmal unter den Sportklamotten von Goldmedaillengewinnerinnen hervorgucken), damit sollen Verspannungen gelöst und die Muskulatur in ihren spezifischen Zügen unterstützt werden.

Bei all diesen Maßnahmen ist es wichtig, dass du zu Menschen gehst, die sich gut mit Schwangeren auskennen und Erfahrungen haben. Sonst wirst du vermutlich eher halbherzig und damit natürlich wenig effektiv behandelt. Wenn du blockierte Iliosakralgelenke hast, helfen ein bisschen Fango und eine kurze Nackenmassage – weil in der Schwangerschaft Behandlungen am Kreuzbein angeblich kontraindiziert sind – kaum weiter. Erkundige dich bei deiner Hebamme oder deiner Frauenärztin, wen sie konkret empfehlen können.

CANTIENICA®

Cantienica® ist eine effektive Trainingsmethode, die in den 1990er-Jahren von der Schweizerin Benita Cantieni entwickelt wurde. Sie arbeitet mit gezieltem Ansprechen der Tiefenmuskulatur im Inneren des Körpers. Das Becken mit seinen inneren Muskeln, dem Beckenboden sowie dem Bandapparat ist hierbei ein zentraler Ansatzpunkt. Das ist rund um die Geburt nicht nur wichtig für die Beckenbodenmuskeln und die damit nach Geburten in Verbindung stehenden Problempunkte Stabilität und Festigkeit (wie bei der Blase und der Gebärmutter), sondern auch für die Vernetzung der verschiedenen Körperteile: Ohne eine gute und funktionale Ausrichtung des Beckens als Mittelpunkt des Körpers gibt es keine physiologische Aufrichtung der Wirbelsäule. Mit dem Einsatz trainierter, aufgespannter Tiefenmuskulatur können die verspannten äußeren Muskeln loslassen, die Schmerzen können gelindert werden und nach und nach verschwinden. Cantienica® ist toll in der Schwangerschaft zur Besserung der hier beschriebenen Beschwerden, aber auch zur Prophylaxe und für ein gutes Körpergefühl in der Schwangerschaft, zur gezielten Kräftigung nach Geburten – und letztlich immer. Auch für den Beckenboden, den Rücken, den Bauch und die ganzkörperliche Ausrichtung und Aufspannung. Cantienica® ist das Gegenteil von »langweiligem Turnen«, sehr anspruchsvoll, vernetzt und tiefgreifend.

Im Netz: Claudia Brignola ist eine Trainerin aus Berlin, die auch online und per Video Kurse für Schwangere und Frauen nach der Geburt anbietet: *claudiabrignola.de*

Weitere Maßnahmen bei Rückenschmerzen

- ***Kreuzbeinöl*** *(Ingeborg Stadelmann)* für eine sanfte Kreuzbeinmassage. Richte deinem Mann schöne Grüße von der Hebamme aus, es handelt sich um eine medizinische Indikation.

SYMPHYSENSCHMERZEN

Das Schambein ist der vordere Knochen deines Beckens. Es besteht aus zwei Schambeinästen, die in der vorderen Mitte eine weiche, gelenkige Fuge besitzen, die Symphyse. Normalerweise ist dieser Bereich recht stabil, in der Schwangerschaft finden an dieser Stelle im Becken mehr Bewegung und auch mehr mechanische Belastung statt – auch das kann Beschwerden machen. Diese Sorte Schmerzen ist meist im Schambereich zu spüren, manchmal aber auch im Kreuzbein oder in den Hüften, weil die Muskeln hier die Lockerung vorne auszugleichen versuchen. Typisch für eine Symphysenlockerung sind Schmerzen beim Liegen auf der Seite oder in Momenten von »schiefen Ebenen« im Becken, etwa beim Aufstehen aus dem Bett, beim Treppensteigen, auf einem Bein stehend beim Strumpf- oder Unterhose-Anziehen.

Das hilft bei Symphysenschmerzen

- Lege ein ***Seitenschläferkissen*** beim Schlafen zwischen die Knie, damit dein Becken und die Hüftgelenke ausgerichtet sind. Angenehm ist oft auch die »Sims-Lagerung«: Hier liegt das Kissen vor deinem Körper, und du legst das angewinkelte obere Bein vor dir darauf ab und rollst noch ein Stückchen in Richtung Bauchlage (das geht gut mit einem Stillkissen).

- ***Manuelle Therapie und Osteopathie*** helfen bei fast allen Belastungen des Bewegungsapparates und sind immer ein heißer Tipp, um Blockaden und Spannungen zu lösen.

Bauchgurte bei Symphysen- oder Rückenschmerzen

Es gibt ganz unterschiedliche Becken- oder Bauchgurte speziell für Schwangere, die jeweils unterschiedliche Zwecke erfüllen. Einige stabilisieren und entlasten eher die untere Wirbelsäule durch eine Korrektur des Beckenstandes, andere komprimieren die Hüften und unterstützen damit vor allem die Hüftgelenke und die Symphyse. Diese beiden Modellarten sind zum Großteil medizinische Hilfsmittel, die du im Sanitätsgeschäft bekommst und die dort auf deine Körpermaße angepasst werden. Die Kosten werden auf ärztliche Verordnung von den gesetzlichen Krankenkassen übernommen. Gute Physiotherapeutinnen oder Orthopäden können dir sagen, welches der Modelle für deine individuelle Situation am besten ist.

Dann gibt es die Sorte Bauchgurt, die einen eher angenehmen Halt verleiht, etwa wenn die Mutterbänder sich melden oder du dich damit insgesamt stabilisierter, einfach angenehm gehalten fühlst. Ihre Stützwirkung ist deutlich geringer als bei den medizinischen Hilfsmitteln, sie sind leichter und weicher, die softesten kommen auch ohne breite Klettbänder aus. Am Ende der Schwangerschaft sind diese Gurte meistens nicht mehr so bequem, dafür kannst du sie auch nach der Geburt tragen, um deine Bänder zu schonen, oder dann, wenn es dir einfach angenehm ist → *Nachwehen*.

Wichtig: In den letzten vier Wochen der Schwangerschaft soll dein Baby ins Becken hineinrutschen. Dafür ist es nicht mehr sinnvoll, dass der Beckeneingang, stabilisiert mit einer Bandage, komprimiert und damit auch verkleinert wird. Auch der Bauch (und damit dein Baby) sollte nun nicht mehr über deinen Beckeneingang angehoben werden. Besprich mit deiner Hebamme, ob dein Körper und dein Baby sich zeitgerecht auf die Geburt vorbereiten und was hilfreich (oder was kontraproduktiv) ist, um diese Prozesse zu unterstützen.

KRAMPFADERN

Schwangere gehören auch zu den Kandidatinnen, die vergleichsweise häufig Symptome einer Venenschwäche, genauer gesagt einer Schwäche der Venenklappen, entwickeln. In der Schwangerschaft sind alle Körperstrukturen durch das Progesteron weicher, die Venenwände sind dadurch weniger stabil. Blut versackt also häufiger in den Beinen, schon ganz zu Beginn der Schwangerschaft ist das zu beobachten. Vermutlich ist dieses Phänomen, sogar mehr als lange Zeit angenommen, an den unangenehmen Symptomen einer Frühschwangerschaft wie Müdigkeit und Kreislaufbeschwerden und sogar Übelkeit beteiligt. Am Ende der Schwangerschaft sind zudem die Beckenvenen durch das herangewachsene Baby komprimiert, sodass das venöse Blut aus der unteren Körperhälfte zunehmend schwerer abfließen kann. Beides ist eine Belastung für die Venenwände, sie werden etwas weiter und weichen auseinander, sodass die Venenklappen, die den Rückstrom des Blutes zum Herzen bewältigen, mehr und mehr unter Belastung geraten und nicht mehr vollständig schließen. Das hat teilweise reversible, teilweise irreversible Folgen: Wenn diese Belastungen nach der Schwangerschaft nicht mehr vorliegen, kann sich die Vene erholen. War sie aber bereits vorgeschädigt oder ist sie sehr belastet worden, kann es sein, dass der Verschlussmechanismus der Venenklappen auch auf Dauer gelitten hat.

Prophylaxe

Es gibt Venenspezialisten, die tatsächlich allen Schwangeren prophylaktisch Kompressionsstrümpfe empfehlen. Diese komprimieren gleichmäßig das Bein etwas und halten dadurch auch die Venenwände in Form, sodass die Klappen richtig schließen können. Kompressionsstrümpfe der Klasse 2 werden in der Schwangerschaft von den gesetzlichen Krankenkassen bezahlt und im Sanitätshaus nach Maß bestellt. Dazu werden etwa fünf Beinumfänge vom Knöchel bis zum Oberschenkel und die Länge des Beins gemessen. Im Winter sind oberschenkellange Strümpfe praktisch, im Sommer bei 30 Grad schon eher eine Herausforderung: Sie sind warm und matchen auch nicht unbedingt spontan mit deinem Lieblingssommerkleid. Allerdings sind deine Venen gerade im Sommer bei hohen Temperaturen besonders belastet, es ist also besonders wichtig, die Strümpfe zu tragen, wenn du unter einer Venenschwäche leidest.

Knielange Strümpfe reichen aber vollkommen aus und machen fast 90 Prozent der Kompression eines oberschenkellangen Strumpfes aus. Es gibt sie auch in fußspitzenfrei und in vielen Farben.

Vor Besenreisern, den winzigen, sichtbar erweiterten Venen in der Haut, schützen sie leider überhaupt kein bisschen. Auch diese entwickeln Frauen, die dazu neigen, manchmal verstärkt in einer Schwangerschaft, und diese verschwinden auch nicht wieder von allein.

Wenn du sichtbare Venenprobleme in der Schwangerschaft entwickelt hast, solltest du etwa ein halbes Jahr nach der Geburt eine vernünftige bildgebende Diagnostik per Farbduplexsonografie vornehmen lassen, um zu schauen, ob und welche Venen in der Tiefe betroffen sind. Die tieferen Venen kann man von außen nicht sehen, mögliche Krampfadern entstehen in den oberflächlicheren Venen. Oft findet man aber bei Befunden an der Oberfläche auch Schwächen in der Tiefe. Sollten tatsächlich Stammvenen oder Perforansvenen betroffen sein, kann man das mittlerweile mit modernen, minimalinvasiven Verfahren (wie Laser, Radiowellen, Schaumverödung) behandeln, die deutlich schonender für die umgebenden Gewebe sind als das herkömmliche Venenstripping. In manchen Fällen ist das eine wichtige Therapie, um die noch gesunden Venen zu entlasten.

Besenreiser sind kein medizinisches, je nach Ausmaß aber für einige Frauen manchmal ein kosmetisches Problem: Wenn sie dich sehr stören, kann man dagegen etwas tun. Sie lassen sich gut mit hauchfeinen Spritzen veröden, je nach Ausmaß benötigt man dafür zwei bis drei Sitzungen bei einer Gefäß- oder Hautärztin. Bei einer entsprechenden Veranlagung kommen sie aber immer wieder, sodass man diese Behandlung alle zwei bis drei Jahre wiederholen muss, wenn man die Besenreiser dauerhaft los sein möchte.

WICHTIG ZUR VENENENTLASTUNG

- **Viel gehen,** um die Muskelpumpe zu aktivieren, wenig stehen oder sitzen.
- Wo immer möglich, die **Beine hochlegen**.
- Auf langen Flugreisen oder Autofahrten **Kompressionsstrümpfe anziehen** und immer mal wieder die Füße bewegen, um die Wadenmuskeln zu aktivieren.
- Auch an Tagen, an denen du lange auf den Beinen bist und viel stehst, sind Kompressionsstrümpfe angenehm.
- **Schwimmen** aktiviert durch die Bewegung die Muskelpumpen und durch den hydrostatischen Druck die Venenstabilität und den Lymphabfluss.
- **Kalte Güsse** oder Abduschen der Beine helfen und sind angenehm.

DAS HILFT BEI SCHWEREN BEINEN UND KRAMPFADERN

- **Recover-Spray** *(into life)* enthält adstringierende Hydrolate aus Schafgarbe und Hamamelis sowie Beinwell- und Tigergrasextrakt. Angenehme und kühlende Erfrischung zwischendurch bei schweren Beinen.
- Wer es lieber ölig mag: **Lavendel-Zypressen-Öl** *(Ingeborg Stadelmann)* sanft von unten nach oben in die Beine einmassieren. Eher geeignet zum Abend, weil das Elasthan deiner Strümpfe auf Dauer unter dem Öl leidet.
- **Venadoron® Gel für müde Beine** von *Weleda*, eine erfrischend leichte Formulierung, die gut in die Haut einzieht.
- **Rosskastanien- oder Weinlaubextrakt,** die als Tabletten zur Venenstärkung eingenommen werden und recht effektiv sind, sind in der Schwangerschaft kontraindiziert.

HÄMORRHOIDEN

Auch Hämorrhoiden gehören wie Krampfadern in die Kategorie Schwangerschaftsbeschwerden, die man wohl mit Fug und Recht als »unsexy« bezeichnen darf. Sie sind etwas vereinfacht gesagt sogar das Doppelprogramm: Hämorrhoiden sind im Prinzip so etwas wie Krampfadern – und die dann noch am Popo.

Hämorrhoiden per se hat jeder – so bezeichnet man nämlich die venösen Blutgefäße im Analkanal, die für die Feinkontinenz sorgen. Damit jeder Mensch Stuhl und auch Pupse nur dann abgibt, wenn er es möchte, gibt es neben dem eigentlichen Schließmuskel noch diese kleinen Teilchen zum besseren Abdichten. Vergrößerte Hämorrhoiden verursachen Brennen und Juckreiz am After, manchmal auch Blutungen mit frischem, hellrotem Blut vor allem nach dem Stuhlgang.

Wenn du Beschwerden mit vergrößerten Hämorrhoiden hast, bist du damit nicht allein, denn sie gehören zu den häufigsten Schwangerschaftsbeschwerden. Sie entstehen, wie viele Zipperlein, aufgrund bestimmter schwangerschaftstypischer Körperumstellungen – und verschwinden nach der Geburt oft wieder von ganz allein. Manchmal bleibt an der Stelle eine kleine Mariske zurück, eine kleine Hautfalte in deiner Porosette.

Hämorrhoiden fühlt man als kleinen, weich-prallen Knubbel direkt am Poloch. Manchmal sind sie kleiner als erbsenklein, und du entdeckst sie unter der Dusche beim Einseifen ganz zufällig, manchmal jucken sie oder tun einfach weh, mal mehr, mal weniger, tagesformabhängig. Während der letzten Phase der Geburt können sie durch die Behinderung des venösen Abflusses bis zu weintraubengroß anschwellen. Nach der Geburt ist das ziemlich unangenehm. Manchmal machen sie sogar mehr Beschwerden als eine Dammverletzung.

Analvenenthrombose

Manchmal entwickelt sich aus einer einfachen Hämorrhoide auch eine Analvenenthrombose: Blut kann innerhalb der Hämorrhoide gerinnen und einen Thrombus bilden. Die Knoten sind meistens rot bis dunkel-lila gefärbt und schmerzen sehr. Manchmal sind »normale« Hämorrhoiden und Analvenenthrombosen auch gar nicht so leicht voneinander zu unterscheiden. Wenn deine Hämorrhoiden also stark schmerzen und innerhalb von 2 bis 3 Wochen nicht besser werden, lass deine Ärztin draufschauen. Manchmal müssen Analvenenthrombosen mit einem kleinen Eingriff unter lokaler Betäubung entfernt werden.

DAS HILFT BEI HÄMORRHOIDEN

- **Salben**: Salben lindern per se schon mal das juckende, piekige Gefühl am Po, und die meisten Frauen finden das angenehm. Hamamelis-Myrte-Salbe *(Ingeborg Stadelmann)* ist meine Lieblingssalbe, alternativ auch Hametum®. Tupfe sie mehrfach täglich großzügig auf die betroffenen Stellen. Mit einem entspannten Po und ordentlich Salbe am Finger kannst du auch probieren, besonders dicke Knubbel vorsichtig wieder zurückzuschieben.
- **Beckenbodenübungen** helfen, die Muskelpumpe für das venöse Geflecht im entsprechenden Bereich zu aktivieren.
- **Becken hochlagern** mit einem flachen, festen Kissen unterm Po im Liegen – das kann sehr entlastend und angenehm sein.
- Wenn du Verstopfungen hast, tue etwas dagegen. Iss **reichlich Ballaststoffe** und »Schmierstoff« wie Leinsamen, achte darauf, nicht zu lange auf der Toilette zu sitzen, benutze eventuell ein Höckerchen, um die Füße darauf abzustellen → *Verstopfung* und vermeide starkes, langes Drücken.
- Benutze nur **supersoftes Toilettenpapier** oder reinige deinen Po im Bidet oder mithilfe einer Po-Dusche.
- **Wenn du Eisen nimmst,** schaue, ob du ein besser verträgliches Supplement findest, das aufgrund besserer Bioverfügbarkeit mit weniger Eisen auskommt und weniger Nebenwirkungen auf den Magen-Darm-Trakt hat, etwa Eisenbisglycinat (z. B. Sanftes Eisen von *into life*) → *Eisen*.
- **Nasentropfen** sind ein kleiner Off-Label-Geheimtipp, denn was auf die gut durchbluteten Schleimhäute der Nase abschwellend wirkt, hilft auch bei geschwollenen Hämorrhoiden. Tupfe sie einfach vorsichtig direkt auf die Hämorrhoide. Häufiger als 2-mal täglich solltest du sie nicht anwenden, um eine Überdosierung, die auch auf die Blutgefäße der Plazenta wirken kann, zu vermeiden → *Nasentropfen*.
- **Salbe mit Lidocain:** Wenn es ganz fies ist, hilft ein lokales Betäubungsmittel, um die Schmerzen zu lindern: Posterisan® akut kann auch in der Schwangerschaft angewandt werden.

SODBRENNEN

Oben, etwas seitlich am Magen, mündet deine Speiseröhre. Dabei muss sie, kurz bevor sie in den Magen trifft, durch das Zwerchfell hindurch, hier befindet sich der Magenmund, gewissermaßen der Verschluss der Speiseröhre.

Das Schwangerschaftshormon Progesteron sorgt dafür, dass es in der Gebärmutter für dein Baby gemütlich und ruhig bleibt. Auch das Magenverschlussorgan wird durch das Progesteron weich und entspannt und damit etwas durchlässiger. Zudem wird das Zwerchfell durch die wachsende Gebärmutter zunehmend nach oben gedrückt und übt deshalb ebenfalls Druck auf den Verschlussmechanismus aus. Letzteres führt manchmal auch zu einer Verkrampfung des Zwerchfells, welche dann die für Sodbrennen typischen Schmerzen direkt unter dem Brustbein auslöst.

Grundsätzlich solltest du Nahrungsmittel vermeiden, die typischerweise die Säureproduktion des Magens verstärken:

- ***Vermeide Kohlensäure, Kaffee, Süßes und Fleisch*** vor allem am Abend. Frittiertes, scharfes oder fettes Essen wird meistens nicht gut vertragen. Finde heraus, welche Nahrungsmittel wann besonders schlimm sind.
- ***Schlafen mit erhöhtem Oberkörper*** (etwa 30 Grad) hilft per Schwerkraft, damit die Säure nicht »hochschwappen« kann.

Säure binden und/oder neutralisieren:

Bei manchen Frauen helfen diese Mittel sehr gut, bei anderen überhaupt nicht. Folgende Hausmittel kannst du probieren.

- **Milch, Bananen, Mandeln** sind säurebindende Nahrungsmittel. Immer mal eine Portion davon essen und richtig lange gut kauen.
- ***Basisches Natron*** (Natriumhydrogencarbonat) neutralisiert die Magensäure: Bei Bedarf einen TL in Wasser auflösen und trinken.
- ***Kartoffelsaft*** *(Floradix)*: morgens und abends 100 ml trinken.
- ***Kartoffelstärke:*** 2-mal täglich einen TL in etwas Wasser aufgelöst trinken.
- ***Heilerde oder Bentonit:*** 2-mal täglich einen TL in etwas Wasser aufgelöst trinken.
- ***Wasser mit einem hohen Hydrogencarbonat-Anteil***, etwa »Staatlich Fachingen Wasser still«.
- Ein ***Tee aus gleichen Teilen Fenchel, Kamille und Malvenblüten***. Halte den Teebecher gegen das Brustbein, er hat die perfekte Anschmiegeform. Und die Wärme entspannt den verkrampften Zwerchfelldurchtritt.
- Bei gelegentlichem Gebrauch helfen ***medikamentöse Säurebinder*** (Antazida) wie etwa Rennie®.

Achtung: Säurebindende oder -neutralisierende Maßnahmen, ob mit Hausmitteln oder Medikamenten, über einen längeren Zeitraum als etwa drei bis vier Wochen am Stück können dazu führen, dass der Magen trotzig reagiert. Die Magensäure ist für den Körper ja absichtlich so sauer, wie sie eben ist. Sie soll Krankheitserreger abtöten, den pH-Wert für das Aufspalten der Nahrung auf dem sauren Stand halten – also wird dann als Reaktion auf einen niedrigeren pH-Wert eben *noch mehr* Magensäure gebildet. Deshalb vorsichtig bei Dauergebrauch!

Wenn Antazida nicht (mehr) helfen und es einen hohen Leidensdruck gibt: Der Wirkstoff Ranitidin, ein H2-Antihistaminikum, vermindert die Säuresekretion. Protonenpumpenhemmer – der Wirkstoff Omeprazol ist laut *Embryotox* das Mittel der Wahl inner-

ATEMÜBUNG FÜR DIE FLEXIBILITÄT DES ZWERCHFELLS

- Setze dich bequem hin und atme tief ein.
- Atme dann aus, bis alle Luft aus der Lunge geflossen ist.
- Halte deine Nase zu und schließe den Mund. Versuche so einzuatmen, Nase und Mund aber geschlossen zu lassen. Wahrscheinlich spürst du, wie sich dein Zwerchfell im Brustkorb bewegt.
- Wenn du nach ein paar Sekunden nicht mehr kannst, atmest du wieder vollständig ein und dann langsam alle Luft aus deinem Oberkörper aus.
- Wiederhole die Übung mit dem Wechsel aus Ein- und Ausatmen noch zwei- oder dreimal.
- Atme tief ein und tief aus.
- Hebe den rechten Arm über den Kopf und lege deine rechte Hand auf das linke Ohr.
- Neige deinen Oberkörper nach links und atme einige Atemzüge lang tief ein und aus.
- Wechsle die Seite, wiederhole dies einige Male.

WEITERE ÜBUNG ZUM LÖSEN DES ZWERCHFELLS

- **Druck am Brustbein:** Suche am unteren Rand des Brustbeins das Dreieck zwischen Brustbeinspitze und den Rippenansätzen, dort, wo die Rippen zusammenlaufen. Nimm deine Finger oder auch einen rundlichen Gegenstand, etwa einen Korken.
- Drücke vorsichtig von unten und nach rechts gerichtet gegen deine untere Brustbeinkante. Finde einen empfindlichen Punkt, auf dem du etwa zwei Minuten bleibst. Atme dabei entspannt ein und aus. Wenn die Intensität nachlässt, kannst du stärker drücken.
- Anschließend richtest du deine Finger in die andere Richtung und drückst von der linken Seite gegen das untere Brustbein. Drücke auch dort für etwa zwei Minuten.
- Wenn sich das zu intensiv anfühlt, kannst du eine sanfte **Ballmassage** probieren: Rolle in Superzeitlupe mit einem Ball (ungefähr Tennisballgröße oder etwas kleiner, auch ein Igelball geht gut) sanft in diesem Dreieck zwischen Brustbeinspitze und den Rippenansätzen, einige Minuten lang. Öffne dabei deinen Brustkorb, entspanne bewusst deine Rippen und atme betont, langsam und tief.

halb dieser Medikamentengruppe – blockieren ein für die Säureproduktion notwendiges Enzym. Beide sind in Präparaten mit niedriger Konzentration nicht verschreibungspflichtig, besprich dich aber unbedingt mit deiner Ärztin, und nimm diese Medikamente nicht auf eigene Faust. Bei ausgeprägten Beschwerden, die schon früh in der Schwangerschaft begannen (vielleicht mit ausgeprägter Schwangerschaftsübelkeit), macht möglicherweise auch eine Diagnostik auf den Magenkeim *Helicobacter pylori* Sinn.

Das hilft bei einem verspannten Zwerchfell-Durchtritt

Manchmal ist das schmerzauslösende Moment nicht unbedingt die Säure, sondern ein völlig verspannter Zwerchfell-Durchtritt der Speiseröhre, der wie ein Muskelkrampf wehtut. Das Zwerchfell ist ein großflächiger Muskel im Oberkörper, der sich bei jedem Atemzug bewegt. In der Schwangerschaft erfährt das Zwerchfell unterschiedliche Herausforderungen: Von unten drückt das Baby, die Rippen dehnen sich etwas auseinander, die

Brustwirbelsäule verändert ihre Position. Dadurch kann das Zwerchfell verspannen und unflexibel werden, es schwingt nicht mehr so weich – Dehnung und Atem hilft.

Osteopathische Behandlungen können die Verspannung durch bestimmte Diaphragmatechniken lösen. **Feuchte Wärme** in diesem Bereich ist ebenfalls angenehm.

FEUCHTWARME WICKEL

Feuchtwarme Wickel wirken sehr tiefgreifend, lösend und entspannend bei vielerlei Arten von Schmerzen, viel besser als nur eine Wärmflasche:

- **Ein klassischer feuchter Wickel besteht aus drei Lagen:** Ein feuchtes Innentuch, eine trockene Außenlage und ein wärmender Schal oder ein weiches Tuch obendrüber. Gut geeignet sind z. B. Mulltücher oder Stoffwindeln.
- **Lege ein gut feuchtes, ausgewrungenes Tuch** – so heiß, wie du es gut auf der Haut verträgst – auf den verspannten, schmerzenden Bereich. Du kannst warmes Wasser nehmen oder auch krampflösende Tees wie etwa Kamillentee. Auch eine Creme- oder Ölschicht auf der Haut unter dem Tuch kann gut helfen, die entspannende Wirkung der Wärme zu unterstützen.
- Toll für diesen Zweck: **Lavendelöl** *(Weleda)*, **Geburtsöl mit römischer Kamille** *(into life)*.
- Auch gut: eine **Schicht warmer, zerdrückter Kartoffeln** im Innentuch.
- Bedecke das feuchte Tuch mit einem etwas größeren trockenen.
- Umwickle dich mit einem weichen und **wärmenden Schal oder Tuch**. Du kannst den wärmenden Effekt unterstützen, indem du eine leicht warme **Wärmflasche** noch darüberlegst.
- Lege dich zum **Ruhen ins Bett**, und lasse den feuchtwarmen Wickel etwa eine halbe Stunde wirken.
- Ruhe auch nach dem Entfernen des Wickels noch etwas nach.

JUCKREIZ AUF DER HAUT

Manchmal entwickeln Frauen am Ende der Schwangerschaft einen gemeinen Juckreiz am Bauch oder auch überall am Körper. Das kann ziemlich unangenehm sein, oft ist es in der Wärme im Bett am schlimmsten. Manchmal spannt die Haut auch wegen des enormen Gedehntwerdens in einem Babywachstumsschub, dann hilft oft schon Cremen und Ölen.

Das hilft bei Juckreiz

- Der ***Extrakt aus Tigergras*** ist toll für die schwangere Haut: Er ist hautschützend, beugt Dehnungsstreifen vor, wirkt heilend, narbenpflegend und juckreizlindernd. Produkte mit einem hohen Anteil an Tigergrasextrakt sind z. B. die Körpercreme und die Körperlotion von *into life*.
- ***Ekzevowen® derma:*** Eine Creme mit Tinkturen aus Tigergras, Stiefmütterchen und Berberis pflegt und lindert den Juckreiz.
- Der Wirkstoff Polidocanol mit einer leicht hautbetäubenden Wirkung kann helfen, wenn es ganz schlimm ist, beispielsweise in der ***Anaesthesulfa® Lotio.***
- ***Kühles Abbrausen am Abend*** oder Coolpacks für die Fußsohlen im Bett sind angenehm.

CHOLESTASE

Vom anstrengenden, aber letztlich harmlosen Hautjucken deutlich abzugrenzen ist die echte Schwangeren-Cholestase mit Belastung des Leber-Galle-Systems. Eine Schwangeren-Cholestase ist ernst zu nehmen, die Rate an Frühgeburten sowie anderen Komplikationen ist erhöht. Es geht also in diesem Fall über das quälende Jucken als unangenehmes Symptom hinaus auch um dein Baby.

Bei einer Cholestase ist der Fluss der Gallenflüssigkeit von der Leber zum Darm gestört, was zu einem Anstieg der Gallensalze im Blut führt. Dies kann Juckreiz verursachen, der häufig an den Handflächen und Fußsohlen besonders stark ist, aber auch den gesamten Körper betreffen kann.

Eine Cholestase erfordert eine gute und engmaschige Beobachtung. Wenn du also unter starkem Hautjucken am Ende der Schwangerschaft leidest, möglicherweise auch verbunden mit anderen diffusen Lebersymptomen wie Druck im Oberbauch, verstärkter Übelkeit oder Erbrechen, sollte deine Hebamme oder deine Ärztin zeitnah deine Leberwerte und die Gallensäure bestimmen. Erhöhte Werte deuten auf eine solche Cholestase hin. In diesem Fall sollten die Werte engmaschig überprüft und weitere subtile Symptome, die auf eine Gestose mit Leberbeteiligung hinweisen könnten, im Hinterkopf behalten werden.

Die Behandlung einer Schwangeren-Cholestase bei deutlich erhöhten Gallensäurewerten geschieht mit Ursudeoxycholsäure *(Ursofalk®)*. Je nach Schwangerschaftswoche ist auch eine Geburtseinleitung manchmal sinnvoll und notwendig.

Leberstärkende Mittel

- ***Der Extrakt aus der Mariendistel*** (Silymarin) beeinflusst die Schutzfunktion der Leberzellmembran positiv, sodass sie vor schädigenden Einflüssen besser geschützt ist. Gleichzeitig regt die Mariendistel die Neubildung von Leberzellen an. Nimm dazu 2-mal 1 Tablette Silimarit® *(Bionorica)* oder Silymarin *(Stada)*.
- ***Das Nahrungsergänzungsmittel Alpha-Liponsäure*** wirkt antioxidant mit einem vielfach protektiven und entgiftungsunterstützenden Effekt auf die Leber. 2-mal täglich 200 mg zwischen den Mahlzeiten ist die empfohlene Dosierung, wichtig ist die natürliche, körpereigene R-Form (nicht die synthetische S-Form).
- ***Gelum®-Tropfen*** *(Dreluso)* enthalten einen Kalium-Eisen(III)-Phosphat-Citrat-Komplex, der im Verdauungstrakt Ammoniak bindet und damit die Leber entlastet. Nimm 3-mal täglich 2 ml vor den Mahlzeiten.
- ***Auch Rosmarin ist ein gutes Leber- und Gallenschutzkraut:*** Warme Leberkompressen mit einigen Tropfen ätherischem Rosmarinöl oder Vollbäder mit Rosmarin-Aktivierungsbad *(Weleda)* unterstützen und schützen die Leberfunktion → *feuchtwarme Wickel*.

VENA CAVA

Das Vena-cava-Kompressionssyndrom ist ein super Beispiel aus der Kategorie »Dinge, die sich gefährlich anhören, es aber üblicherweise überhaupt nicht sind«. Der bekannteste Mythos: »Schwangere dürfen nicht, nie, um keinen Preis, jemals auf dem Rücken liegen.

Sonst ist das Baby gefährdet.« So simpel ist das natürlich nicht. Die Vena cava ist die große untere Hohlvene, ein tatsächlich gartenschlauchdickes Blutgefäß tief im Inneren deines Körpers, in das die Venen aus der unteren Körperhälfte münden, um das Blut zum Herzen zu transportieren. In der Schwangerschaft läuft sie meistens etwas nach rechts verlagert hinter deiner Gebärmutter entlang. Wenn du auf dem Rücken liegst, kann durch die große, schwere Gebärmutter am Ende der Schwangerschaft die Vena cava komprimiert werden, sodass der Blutstrom zurück zum Herzen für diesen Moment etwas reduziert ist. Die Folge ist dann ein Blutdruckabfall, den du an Symptomen wie Herzklopfen, Schwindel, Kälte im Nacken, innere Unruhe und dem Bedürfnis, tiefer zu atmen, spürst. Intuitiv richten Frauen sich dann meistens auf (oder drehen sich im Schlaf um), und der Spuk ist binnen Sekunden vorbei.

Wenn du problemlos auf dem Rücken liegen kannst, hast du kein (unbemerktes) Vena-cava-Syndrom. Es gibt Frauen – vor allem bei zierlichen, sehr schlanken kommt das häufiger vor –, die auch in sitzender Körperhaltung manchmal einen Anflug davon spüren, je nach Verlauf der Vena cava.

Andererseits gibt es Studien, die das Risiko für das Baby untersuchen, mit wie so oft unterschiedlich interpretierten Ergebnissen. Wenn man die ganz seltenen Fälle von einem intrauterinen Kindstod nach Risikofaktoren untersucht, findet man auch die mütterliche Schlaflage auf dem Rücken darunter. Offenbar aber nur dann, wenn weitere Risikofaktoren dazukommen, vor allem eine Plazentainsuffizienz wird beschrieben und das Auftreten bei sehr übergewichtigen sowie rauchenden Müttern. Es scheint also, analog zum plötzlichen Kindstod nach der Geburt (→ *SIDS*), eine tragische Kumulation von Risikofaktoren zu sein, unter der die Rückenlage bei einem sowieso schon beeinträchtigten Kind ungünstig wirken kann.

Wenn du zu einem Vena-cava-Syndrom neigst oder auch sehr übergewichtig bist, solltest du lieber auf der Seite schlafen.

Sollte man zufällig in diesem Moment ein CTG schreiben, würde man vermutlich ein typisches »Vena-cava-Muster« sehen, die Herztöne fallen ab und erholen sich später wieder. Bei einer CTG-Kontrolle ist es deshalb sinnvoll, nicht unbedingt ein Vena-cava-Syndrom – und damit weitere CTG-Kontrollen »zur Absicherung« – zu provozieren und sich dabei lieber auf die Seite zu legen.

Ganz anderes Thema, aber apropos Rückenlage: Am Ende der Schwangerschaft ist die Rückenlage nicht besonders günstig für eine gute Einstellung des Babys ins mütterliche Becken. Schaue, dass du abends auf dem Sofa lieber auf der Seite liegst und auch vornübergebeugte Positionen wie den Vierfüßler in deinen Alltag integrierst (beim Lesen, Papierkram auf dem Fußboden sortieren, mit Geschwisterkindern puzzeln …).

WASSEREINLAGERUNGEN: ÖDEME

Am Ende der Schwangerschaft lagern nicht wenige Frauen ordentlich Wasser ins Gewebe ein, vor allem an Händen, Füßen und Unterschenkeln merkst du das, die Schuhfrage wird zunehmend schwieriger: Hier muss der Lymphabfluss mehr Arbeit leisten. Die

Plazentahormone sind in erster Linie dafür verantwortlich, auch dein »Bindegewebstyp« macht Unterschiede aus. Nicht selten steckt eine leichte Venenschwäche dahinter. Wärme – vor allem im Sommer – verstärkt die Symptomatik, über Nacht gehen diese physiologischen Schwangerschaftsödeme zumindest deutlich zurück. Wenn du sehr plötzlich deutliche Mengen Wasser einlagerst, kann das ein Symptom für eine Präeklampsie sein – lasse das kurzfristig abklären!

Das hilft bei Wassereinlagerungen

- ***Füße hochlegen, wo immer das geht*** (und eigentlich geht das überall, Schwangere dürfen das).
- ***Kompressionsstrümpfe tragen:*** Durch die Kompression wird das Venen- und Lymphsystem dabei unterstützt, das Wasser besser im Gefäßsystem zu halten.
- ***Vollbäder oder (Schwangeren-)Schwimmen*** wirken durch den hydrostatischen Druck ebenfalls komprimierend und regen auch die Nierentätigkeit an. Du kannst also vermutlich viel pinkeln, nachdem du gebadet hast oder geschwommen bist.
- ***Unternimm keine entwässernden und ausschwemmenden Maßnahmen*** wie spezielle Tees oder Reistage. Sie entziehen dem Körper Flüssigkeit, die dringend gebraucht wird, und verschlimmern die Symptomatik oft noch.

Wenn diese Maßnahmen nicht oder nur sehr kurz helfen oder auch wenn du deutliche Wassereinlagerungen schon vor der Mitte der 30er-Schwangerschaftswochen entwickelst, wenn die Ödeme nicht auf Hände, Füße und Unterschenkel beschränkt bleiben, sondern auch etwa im Gesicht auftauchen, steckt oft ein Salz- und Eiweißmangel dahinter, was gleichzeitig ein echtes Symptom für eine Präeklampsie sein kann. Eine zusätzliche Aufnahme von Salz und Eiweiß ist hier die wichtigste Maßnahme. Lies mehr dazu im Kapitel »Gestose und Präeklampsie«.

KARPALTUNNELSYNDROM

Schmerz, Kribbelgefühle, Taubheitsgefühl in den Händen, vor allem am Morgen: Am Ende der Schwangerschaft entwickeln etwa 20 Prozent aller Frauen ein sogenanntes Karpaltunnelsyndrom. Anders als in den meisten anderen Lebenssituationen, in denen es auftreten kann und nicht selten einer Operation bedarf, ist ein Karpaltunnelsyndrom in der Schwangerschaft fast immer komplett reversibel. Im Handgelenk läuft der *Nervus medianus* durch den Karpaltunnel, eine Faszienverdickung, unter der sich die Sehnen der Beugemuskeln und der Nerv befinden. Durch Ödeme im Gewebe wird dieser Nerv komprimiert, der reagiert beleidigt, und die typischen Symptome entstehen.

In eher seltenen Fällen kann auch ein erhöhter Homocystein-Spiegel, eventuell zusammen mit einem Mangel an B-Vitaminen, dahinterstecken, dann ist die Therapie relativ einfach und schlägt oft schnell an. Eine hoch dosierte Einnahme der Vitamine B6, B12 und Folsäure kannst du auch ohne Bestimmung des Homocysteinspiegels ausprobieren. Nach wenigen Tagen solltest du in diesem Fall eine Verbesserung spüren.

Weitere Maßnahmen sind:

- Behandlung der → ***Ödeme.***
- ***Unterarm-Salzbäder:*** Bade deine Unterarme in einem großen Handwaschbecken in Totem-Meer-Bad oder nimm Vollbäder.
- ***Akupunktur.***
- Die eingekuschelte Knickbeugung der Handgelenke im Schlaf kann die Symptomatik verschlimmern, dann ist das Tragen einer ***Handgelenksschiene*** möglicherweise sinnvoll.
- Differenzialdiagnostisch können auch ***Blockaden in der oberen Brustwirbelsäule*** oder der ersten Rippe kribbelige Hände oder Taubheitssymptome produzieren. Ein guter Orthopäde, eine gute Physiotherapeutin käme dem auf die Spur.

DAS MENSCHLICHE MIKROBIOM

Es ist wirklich erstaunlich, wie fundamental unser Körper in all seinen gesunden Funktionen von den winzigen Mikroorganismen beeinflusst wird, die wir beherbergen. Tatsächlich bestehen wir zu lediglich 10 Prozent aus unseren eigenen menschlichen Zellen – der Rest sind Bakterien, Viren und Pilze, die gemeinsam unser Mikrobiom bilden.

Diese vielfältige Mikrobenwelt spielt eine entscheidende Rolle in unserem Körper, jeden Tag, bei allen möglichen Stoffwechselprozessen.

Diese Tragweite ist eine Erkenntnis aus den letzten Jahren der medizinischen Forschung. Deren Ergebnisse deuten darauf hin, dass viele nicht übertragbare Krankheiten, die oft als Zivilisationskrankheiten bezeichnet werden, möglicherweise auch durch Veränderungen im menschlichen Mikrobiom ungünstig beeinflusst sind.

Unsere modernen Lebensweisen tragen oft dazu bei, die Vielfalt unseres Mikrobioms zu reduzieren. Der Kontakt zu natürlicher Umgebung, wie Waldboden und Tieren, nimmt ab, wir verwenden alltäglich desinfizierende Reinigungsmittel, essen zu wenig unverarbeitete Nahrung. Antibiotika-Therapien in der Humanmedizin, aber auch in der Massentierhaltung hinterlassen ihre Spuren. All diese Faktoren reduzieren die Artenvielfalt unseres Mikrobioms erheblich.

Besonders auffällig ist der Anstieg von Allergien, Asthma und Autoimmunerkrankungen, der mit der abnehmenden Vielfalt des Mikrobioms in Verbindung gebracht wird. Auch Übergewicht und Typ-II-Diabetes stehen neben Bewegungsmangel und zuckerhaltiger Ernährung im Zusammenhang mit diesen Veränderungen.

Seit einigen Jahren ermöglicht die DNA-Sequenzierung eine genauere Identifizierung der Bakterienarten in unserem Mikrobiom. Vor allem in Darm, Mund, Vagina und auf der Haut finden wir eine erstaunliche Vielfalt an Bakterienstämmen vor – viel, viel mehr, als wir lange ahnten –, die gemeinsam die Gesundheit unseres Körpers beeinflussen.

Besonders während der reproduktiven Phase unseres Lebens, wie Schwangerschaft, Geburt und Stillzeit, ist das Mikrobiom von großer Bedeutung. Das Baby kommt in diesen entscheidenden Zeitfenstern mit den gesunden Keimen der Mutter in Kontakt und wird von ihnen besiedelt. Das Zusammenspiel der Mikrobiome von Vagina, Darm und Muttermilch stellt sicher, dass das Neugeborene von Anfang an mit den richtigen Bakterien für ein gesundes Leben besiedelt wird. Ein gesundes und artenreiches mütterliches Mikrobiom ist hierbei von entscheidender Bedeutung.

Dieses Mikrobiom wird von Generation zu Generation weitergegeben. Großmütter, Mütter und Kinder tragen ähnliche Mikrobiome, was auf die evolutionäre Bedeutung dieser Bakterienstämme hinweist.

Die Übertragung der Bakterien auf das Baby geschieht auf verschiedene Weisen. Während einer vaginalen Geburt erfolgt eine direkte Übertragung von vaginalen und gesunden Darmbakterien. Und bereits während der Schwangerschaft, im Fruchtwasser, der Plazenta und im kindlichen Darminhalt, der als Mekonium ausgeschieden wird, findet eine Besiedelung mit Keimen statt, die das Baby auf den richtigen Weg für eine gesunde Zukunft bringen.

DARMFLORA

Der Darm beheimatet das größte und vielfältigste Mikrobiom des menschlichen Körpers. Fortwährend wird dies intensiv in großen wissenschaftlichen Projekten erforscht. Es tauchen spannende Theorien auf, die viele der großen Fragen der modernen Medizin aufwerfen: Hat die Darmflora womöglich Einfluss darauf, ob wir allergisch werden, zu Übergewicht neigen, eine Autoimmunerkrankung wie Morbus Crohn oder Multiple Sklerose entwickeln oder an Krankheiten wie Diabetes, Depressionen oder Krebs erkranken? In vielen Fällen gibt die Antwort darauf Hinweise, die vielversprechend und auch überraschend sind.

Die individuelle Zusammensetzung der Bakterienarten in deiner Darmflora ist einzigartig und ähnelt darin deinem Fingerabdruck. Der Grundstein für diesen einzigartigen Mikrobenmix wird spätestens bei der Geburt gelegt, ganz früh in den ersten Lebensmonaten etabliert und bleibt über Generationen hinweg ähnlich. Die wahrscheinlich lebenslange Bedeutung des Stillens für die Darmflora ist enorm, auch Antibiotika-Therapien im Kindesalter können diese beeinflussen. Nicht gestillte Kaiserschnittkinder weisen noch nach Jahren ein Keimspektrum in ihrer Darmflora auf, das den Händen des Klinikpersonals ähnlicher ist als der Darmflora der eigenen Mutter.

Manchmal übrigens hinterlassen solche wissenschaftlichen Erkenntnisse ein ungutes Gefühl. Wenn man sich einen Kaiserschnitt beispielsweise nicht ausgesucht hat oder noch immer mit einer unglücklichen Stillbeziehung hadert, weil es trotz allen Mühen nicht hat klappen wollen. Oder auch, wenn du dir einen Kaiserschnitt eben doch ausgesucht hast oder die Entscheidung, nicht stillen zu wollen, ganz bewusst gefällt hast – dann fühlst du dich gebasht oder bestraft von weltanschaulichen Ideen darüber, wie man besonders gut gebärt oder eine besonders vorbildliche Mutter ist. Wichtig ist, da nichts zu verwechseln – und zu wissen, dass an einzelnen solcher Umstände oder Entscheidungen nicht das Lebensschicksal deines Kindes hängt. Genauso, wie dein Kind vielleicht nicht auf dem Land aufwächst, du unter prekären Bedingungen dein Baby kriegst, depressiv bist oder dein Kind nicht mehrsprachig aufwächst: So ist das Leben in all seinen Facetten – und es ist vollkommen okay so.

Du kannst dein Mikrobiom und das deines Kindes aktiv positiv beeinflussen. Studien zeigen, dass Probiotika, also die gezielte Einnahme von Präparaten mit probiotischen Bakterien, etwa die Häufigkeit von Gestationsdiabetes senken und die Vaginalflora positiv beeinflussen können. Die Rate an Frauen mit einem Gestationsdiabetes sinkt laut der PiP-Studie *(Probiotics in Pregnancy)* durch die orale Gabe von Lactobazillen, die Vaginalflora wird positiv beeinflusst (inklusive einer Reduktion der Kolonisation mit Candida und B-Streptokokken), dazu gleich in den folgenden Kapiteln mehr. Auch auf psychische Erkrankungen wie postpartale Depression und Angststörungen sind positive Effekte diskutiert.

Nicht nur die Bakterien des Mikrobioms, sondern auch ihre Stoffwechselprodukte haben eine erhebliche positive Wirkung auf verschiedene körperliche Prozesse. Einige Darmbakterien produzieren Buttersäure (Butyrat) und Propionsäure, kurzkettige Fettsäuren, die die Darmgesundheit unterstützen und die wichtige Darmbarriere stärken. Diese Fettsäuren fördern eine gesunde Verdauung und können entzündliche Prozesse im Darm reduzieren.

Darüber hinaus kann insbesondere Buttersäure das Wachstum und die Differenzierung von Zellen in der Darmschleimhaut stimulieren, was zu einer besseren Nährstoffaufnahme führt. Propionsäure hat gezeigt, dass sie den Blutzuckerspiegel regulieren und somit von Bedeutung für die Kontrolle von Diabetes sein kann.

PREBIOTISCHE NAHRUNGSMITTEL, DIE DEINE DARMFLORA GÜNSTIG BEEINFLUSSEN

- **Bananen:** Sie enthalten eine hohe Menge an resistenter Stärke, besonders wenn sie noch nicht vollständig gereift sind, ebenso Pektine, Quellstoffe, die gleichfalls prebiotisch wirken.
- **Reis und Kartoffeln:** Gekühlter oder abgekühlter Reis und Kartoffeln enthalten resistente Stärke, die sich bei der Abkühlung bildet (und auch beim erneuten Erwärmen erhalten bleibt). Sushi, kalter Milchreis oder Kartoffelsalat sind leckere prebiotische Quellen.
- **Hafer:** Hafer ist nicht nur eine hervorragende Ballaststoffquelle, sondern enthält auch Beta-Glucane, die als Prebiotika fungieren. Haferflocken, insbesondere die Varianten aus dem vollen Korn, als Porridge, in Müslis oder in Smoothies sind eine gute Möglichkeit, dein Mikrobiom zu füttern.
- **Chicorée und Artischocken:** Diese knackigen Gemüse sind reich an Inulin, einem weiteren wichtigen Polysaccharid und Prebiotikum. Schmecken roh in Salaten oder auch gedünstet oder gebacken.
- **Knoblauch und andere Lauchgewächse:** Sind nicht nur ein würziges Highlight in vielen Gerichten, sondern enthalten ebenfalls eine ordentliche Portion Inulin.
- Wenn du diese Lebensmittel nie isst oder nicht magst, gibt es **Inulin** auch in Pulverform als konfektioniertes Nahrungsergänzungsmittel (NEM). Rühre dir davon 2-mal täglich einen TL ins Müsli, den Joghurt oder in eines deiner Getränke. Es löst sich schnell auf und schmeckt leicht süß.
- Banales **Kartoffelmehl**, das es in jedem Bioladen gibt, funktioniert übrigens auch: Du kannst es dir teelöffelweise in ein halbes Glas kaltes Wasser oder in den Joghurt, ins Müsli rühren – es löst sich gut auf. Achtung: Einige Menschen reagieren mit Blähungen auf die möglicherweise ungewohnte Stärkeform. Taste dich also langsam an diese Menge heran.

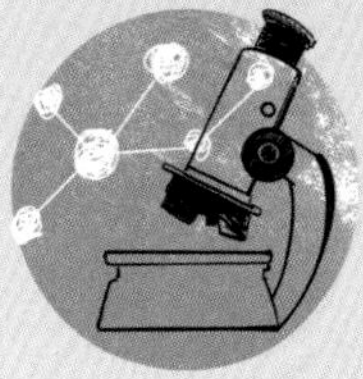

DER VIELFÄLTIGE EINFLUSS DES MIKROBIOMS AUF ORGANE UND STOFFWECHSELPROZESSE

Die offensichtliche und wichtigste Aufgabe des Mikrobioms im Darm ist die Verdauung. Unsere Darmbakterien helfen bei der Zersetzung von Nahrungsbestandteilen und ermöglichen die Aufnahme von Nährstoffen aus der Nahrung. Darüber hinaus haben sie aber Einflüsse auf so viele verschiedene Stoffwechselprozesse, dass wir erst allmählich die ganze Tragweite erforschen.

- **Das Gehirn:** Die *Gut-Brain-Axis* ist eines der faszinierendsten Forschungsgebiete. Das Mikrobiom kann über das *Enterische Nervengeflecht* (das »zweite Gehirn« im Darm) und bioaktive Substanzen, die von Bakterien produziert werden, unsere Stimmung, unser Verhalten und sogar das Risiko für neurologische Störungen beeinflussen. Diese Kommunikationsverbindung zwischen Darm und Gehirn reguliert etwa die Produktion von Neurotransmittern wie *Serotonin* und *GABA*, die zu einem nicht unwesentlichen Anteil direkt im Darm stattfindet. Auch verschiedene autonome Regulationsprozesse wie Herzschlag, Atmung und Regulation unserer Blutgefäße werden von der Gut-Brain-Axis beeinflusst. Dies kann Auswirkungen auf Angst, Depression und Stressreaktionen, im späteren Leben möglicherweise auch auf neurodegenerative Erkrankungen wie Alzheimer haben.
- **Das Immunsystem:** Das Mikrobiom ist ein wichtiger Regulator des Immunsystems. Ein artenreiches Mikrobiom trägt dazu bei, das Immunsystem auszubalancieren, sodass es effektiv gegen Krankheitserreger vorgehen kann, gleichzeitig aber nicht hysterisch wird, überreagiert und dabei autoimmune Reaktionen auslöst. Kinder von Frauen, die in den letzten Wochen der Schwangerschaft Probiotika eingenommen haben, leiden etwa seltener an Allergien und Neurodermitis.
- **Stoffwechsel und Adipositas:** Das Mikrobiom beeinflusst unseren Stoffwechsel und kann somit das Risiko für Adipositas und Stoffwechselstörungen erhöhen oder reduzieren. Ein gestörtes Mikrobiom kann dazu führen, dass der Körper Nährstoffe anders aufnimmt und metabolisiert. Die von den »richtigen« Bakterien produzierte Propionsäure hat weitere den Blutzuckerspiegel regulierende Effekte.
- **Entzündungsreaktionen:** Das Mikrobiom und die von ihm gebildete Buttersäure spielen eine Rolle bei der Regulation von Entzündungen im Körper. Ein Ungleichgewicht im Mikrobiom kann zu »stillen« Entzündungen, *silent*

inflammation, führen, die im Zusammenhang mit chronischen Krankheiten wie Herz-Kreislauf-Erkrankungen, Diabetes und anderen entzündungsbedingten Zuständen stehen.

- **Vitaminproduktion:** Einige Bakterienstämme im Darm sind in der Lage, verschiedene B-Vitamine wie Biotin, Folsäure und Vitamin B 12 zu synthetisieren. Zudem unterstützt das Mikrobiom die Produktion von Vitamin K, das für die Blutgerinnung und die Knochengesundheit wichtig ist.
- **Hautgesundheit:** Das Mikrobiom beeinflusst auch die Gesundheit der Haut. Es kann die Entstehung von Hauterkrankungen wie Akne, Ekzemen und anderen Hautentzündungen beeinflussen.
- **Hormone:** Das Mikrobiom beeinflusst auch verschiedene hormonelle Kaskaden im Körper, einschließlich der Sexualhormone. Dies kann Auswirkungen auf den Menstruationszyklus und damit auf die gesamte Phase des Kinderwunsches und die Stabilität einer frühen Schwangerschaft haben.

Diese weitreichenden Effekte zeigen, dass das Mikrobiom weit mehr ist als nur eine Ansammlung von Bakterien, die zufällig in unserem Körper vor sich hin leben. Es ist ein lebendiger, dynamischer Kosmos, der eine entscheidende Rolle für deine Gesundheit und das reibungslose Funktionieren deines Körpers spielt.

Foster, J. A. / McVey Neufeld, K.-A.: *Gut-brain axis: how the microbiome injluences anxiety and depression.* Trends in Neurosciences Volume 36, Issue 5, May 2013, 305–312
Patelarou, E. et al.: *Current evidence on the associations of breastfeeding, infant formula, and cow's milk introduction with type 1 diabetes mellitus: a systematic review.* Nutr Rev 70 (2012) 509–519
Amalia, N. et al.: *Systematic review and meta-analysis on the use of probiotic supplementation in pregnant mother, breastfeeding mother and infant for the prevention of atopic dermatitis in children.* Australas J Dermatol 61 (2020) e158–e173
Osborn, D. A./Sinn, J. K.: *Prebiotics in infants for prevention of allergy.* Cochrane Database Syst Rev, March 2013
Tang, M.L. et al.: *Probiotics and prebiotics: clinical effects in allergic disease.* Curr Opin Pediatr 22 (2010) 626–634
Pelucchi, C. et al.: *Probiotics supplementation during pregnancy or infancy for the prevention of atopic dermatitis: a metaanalysis. Epidemiology* 2012; 23 (3) 402–414
Fernández, L.: *The human milk microbiota: origin and potential roles in health and disease.* Pharmacol Res 2013 Mar; 69 (1) 1–10
Abrahamsson, T. R. et al.: *Low diversity of the gut microbiota in infants with atopic eczema.* J Allergy Clin Immunol 129 (2) 2012, 434–440

Futter für deine Darmflora: Prebiotika

Deine Darmflora ist also ein faszinierendes Zusammenspiel aus Prägungen während deiner frühen Kindheit und individuellen Eigenheiten und gleichzeitig immer auch eine aktuelle Momentaufnahme. Es wird wenig überraschen, dass deine Nahrung den größten Einfluss auf die Vielfalt deiner Darmflora hat. Interessanterweise zeigt sich, dass eine Veränderung deiner Ernährung innerhalb kürzester Zeit – schon etwa nach einer Woche – erhebliche Auswirkungen auf dein Darm-Mikrobiom hat, positive oder negative, abhängig davon, was du isst.

Experimente haben gezeigt, dass eine Fast-Food-Ernährung mit billigen Burgern, Pommes und zuckerhaltigen Softdrinks verheerende Folgen für den Artenreichtum deiner Darmflora haben kann. Glücklicherweise erholt sich das Darm-Mikrobiom bei einer gesunden Ernährung mit viel Gemüse und Ballaststoffen ebenso schnell wieder, und die »guten« Bakterien beginnen erneut zu gedeihen.

Du kannst also deine Darmflora über die Ernährung positiv beeinflussen und die »guten« Bakterien gezielt füttern und ihre Vermehrung fördern. Das gelingt ganz einfach z. B. über den Verzehr von natürlichen pre- und probiotischen Lebensmitteln.

Bakterien ernähren sich von Ballaststoffen. Diese nicht verdaulichen Nahrungsbestandteile dienen ihnen als Nahrung, man nennt sie *Prebiotika*. Eine spezielle Form dieser Ballaststoffe ist resistente Stärke. Sie gelangt von den oberen Etagen des Verdauungssystems unverändert in den Dickdarm und unterstützt dort »gute« Bakterien in ihrem Wachstum und fördert so die Darmgesundheit.

Die Bakterien selbst: Probiotika

Probiotika sind lebende und vermehrungsfähige Bakterien, die wir über die Nahrung aufnehmen oder uns auch über Nahrungsergänzungsmittel gezielt zuführen können. Sie vermehren erstens die Anzahl der förderlichen Bakterien, während sie zweitens die schädlichen Bakterien in ihrem Wachstum hemmen. Dieses ausgewogene Zusammenspiel schafft ein günstiges Milieu, in dem eine ausgewogene »gute« Mikroflora gedeihen kann.

Probiotika aus der Kapsel

Wenn du deine Darmflora gezielt unterstützen möchtest, gibt es auch Probiotika in Kapselform, einige auch als Tropfen. Sinnvoll sind ein breites Keimspektrum und eine hohe Keimzahl, es gibt große Unterschiede bei den Produkten auf dem Markt. Auch Kinder profitieren von Probiotika, etwa nach einem Kaiserschnitt oder einer Antibiotikum-Behand-

PROBIOTISCHE LEBENSMITTEL ZUM UNTERSTÜTZEN DEINER DARMFLORA

- Einige Nahrungsmittel sind reich an natürlichen Bakterien und gelten somit als **natürliche Probiotika**, Rohmilchkäse beispielsweise – wegen der Infektionsgefahr mit Listerien ist er aber nichts für die Schwangerschaft.
- **Milchsauer vergorenes fermentiertes Gemüse** (Kimchi, Sauerkraut, Rote Bete …) oder etwa Kanne Brottrunk® enthalten eine ordentliche Menge an guten Lactobazillen.
- **Joghurt: Probiotische Joghurts** enthalten eine höhere Keimzahl als »normale« Naturjoghurts. Positiv zu bewerten sind vor allem Produkte ohne Zuckerzusatz. Man kann probiotischen Joghurt auch ganz einfach selbst machen – zahlreiche Anleitungen dazu findest du im Netz.

PROBIOTIKA ...

- ... verringern die Anzahl und Häufigkeit vaginaler Infektionen,
- ... vermindern wahrscheinlich dadurch die Wahrscheinlichkeit einer Frühgeburt,
- ... verringern die Besiedelung mit → *B-Streptokokken* im Darm und in der Vagina,
- ... vermindern das Risiko für einen Gestationsdiabetes,
- ... senken die Häufigkeit von Harnwegsinfekten,
- ... senken die Häufigkeit einer bakteriellen Mastitis in der Stillzeit.
- Kinder erkranken seltener an Allergien und an Asthma.
- Frühgeborene Babys leiden seltener an einer speziellen, lebensbedrohlichen Darminfektion.

lung. Mittlerweile gibt es smarte Produkte, sogenannte Präzisions-Probiotika mit einem Bakterienprofil, das speziell auf bestimmte erwünschte Effekte zugeschnitten ist. Es gibt spezifische Produkte zur Unterstützung des Mikrobioms von Mutter und Kind (z. B. Mama Flor oder Baby Flor von *into life*) mit Lactobazillenstämmen aus der gesunden Vaginal-, Muttermilch- und Babydarmflora oder SymbioLife® Blutzucker speziell mit Butyrat bildenden Bakterien, die einen gesunden Blutzuckerspiegel unterstützen.

Auch die Stoffwechselprodukte der Bakterien, Buttersäure (Butyrat) und Propionsäure, spezifische, kurzkettige Fettsäuren, gibt es mittlerweile als NEM in Kapselform. Diese können besonders dann interessant sein, wenn du unter einem Schwangerschaftsdiabetes leidest oder an inflammatorischen Prozessen, etwa → *leaky gut Syndrom*, Colitis ulcerosa, Morbus Crohn oder auch generell Autoimmunerkrankungen. Auch postvirale Syndrome (z. B. → *Long Covid*) profitieren wahrscheinlich davon.

VAGINALE FLORA

Deine Vagina beherbergt ein weites Keimspektrum von annähernd 300 bis 400 unterschiedlichen Bakterienarten, davon ungefähr 80 Prozent aus verschiedenen Stämmen der Lactobazillen. Diese Lactobazillenflora wurde nach ihrem Entdecker »Döderlein-Flora« benannt.

Ein paar Unterarten dieser Lactobazillen sind besonders wichtig: Sie produzieren H_2O_2, Wasserstoffperoxid, und andere Bakteriocine – Stoffe, mit denen das Wachstum anderer Keime gehemmt wird. Wasserstoffperoxid kann also nicht nur für blonde Haare sorgen, es hält den pH-Wert in deiner Vagina und eine lebhafte Döderlein-Flora stabil (und ist übrigens für den ausgeblichenen Stoff in deiner Unterhose verantwortlich). H_2O_2 hilft also, eine Besiedelung mit anderen, potenziell infektiösen Keimen erfolgreich abzuwehren. Ist deine Flora widerstandsfähig und gut etabliert, werden ihr so auch ein paar tapfere Pilzsporen oder vereinzelte Keime wie Gardnerellen keine Probleme bereiten. Sinkt aber die Keimzahl an diesen speziellen Lactobazillen und kommt der pH-Wert dauerhaft durcheinander, bist du gefährdeter, eine vaginale Infektion oder einen Harnwegsinfekt zu bekommen.

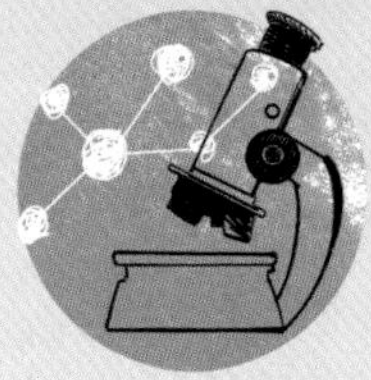

DER ENTERO-MAMMARY-PATHWAY

Bestimmte lebende Bakterien aus dem Magen-Darm-Trakt der Mutter können durch einen fancy Mechanismus über spezifische Zellen zu den Brustdrüsen wandern, die Muttermilch besiedeln und anschließend den Magen-Darm-Trakt des gestillten Babys mit probiotischen Bakterien anreichern. Somit kann Muttermilch als das wahrscheinlich erste Actimel der Evolution betrachtet werden. Diesen ungewöhnlichen Weg der Bakterien durch den Körper, der nur während der Schwangerschaft aktiviert zu werden scheint, nennt man *Entero-Mammary-Pathway*.

Schon lange weiß man, dass es eine Kommunikation und eine aktive Bewegung von Darmimmunzellen in die Brustdrüsen während der späten Schwangerschaft und Stillzeit gibt, auch für die Zirkulation von IgA-produzierenden Zellen ist das seit Langem bekannt.

Dass »ganze Bakterien« dies aber schaffen können, ist einigermaßen spektakulär, rüttelt dies doch an den Grundfesten der Annahme, Gewebe und Körperflüssigkeiten wie Blut, Urin oder eben Fruchtwasser oder Muttermilch seien innerhalb des Körpers zunächst steril.

Das ist offenbar nicht der Fall: Man findet mütterliche Darmbakterien nicht nur in der Vagina – was noch einigermaßen naheliegend ist –, sondern auch in der Plazenta, im Fruchtwasser und in der Muttermilch. Manche Autoren gehen sogar so weit und vermuten in jedem Organ des menschlichen Körpers – bis auf das Gehirn – ein eigenes, rudimentäres Mikrobiom.

Es sind interessanterweise nur einige, nicht alle Bakterien, die zu diesen Wanderbewegungen in der Lage sind. Die Natur wählt hier offenbar sinnvoll aus. Viele Krankheitserreger (etwa *Staphylococcus aureus*) können eben nicht in dieses körpereigene Taxi der dendritischen Zellen steigen und zur Brustdrüse gelangen. Muttermilch ist also eine kontinuierliche Quelle von »guten Bakterien«, die das Darm-Mikrobiom des Babys beimpfen und günstig beeinflussen.

Einige Formula-Hersteller haben das Wissen um die probiotische Besiedelung von Muttermilch bereits in ihre Produktentwicklung aufgenommen und setzen der Ersatzmilch einige typische probiotische Stämme zu.

Signaturkeime einer gesunden Vaginalflora, die H_2O_2 produzieren, sind vor allem *Lactobacillus crispatus*, *L. gasseri* und *L. rhamnosus*.

Man weiß heute, dass die günstige Besiedelung der Vagina in vielerlei Hinsicht einen wichtigen Einfluss auf eine gesunde Schwangerschaft hat. Bei der überwiegenden Mehrheit der Komplikationen rund um die Frühgeburtlichkeit (vorzeitige Wehen, Zervixinsuffizienz, frühe vorzeitige Blasensprünge) ist mindestens die Mitbeteiligung einer gestörten Vaginalflora im Spiel → *Zervixinsuffizienz*.

In einer amerikanischen Studie gelang es ausschließlich anhand des Vaginalstatus, also der genauen Untersuchung und Differenzierung der Vaginalflora, den Verlauf von Schwangerschaften mit einer an Sicherheit grenzenden Wahrscheinlichkeit vorherzusagen. Acht von neun Frühgeburten wurden in der 20. SSW nur anhand der Vaginalflora vorausgesagt. Eine große Wiener Studie identifizierte 2014 ebenfalls auf der Basis eines Vaginalstatus an symptomfreien Frauen um die 20. SSW herum Risikoschwangere, und es gelang, mit einer Therapie die Frühgeburtenrate um 50 Prozent zu senken.

Nun ist es so, dass die Untersuchung eines solchen vollständigen Vaginalstatus weder routinehaft in der Schwangerschaft durchgeführt wird noch per se für alle Frauen Sinn macht.

Was kann welche Untersuchung rund um das vaginale Milieu?

- ***pH-Wert messen:*** Mit dem pH-Wert gewinnt man eine »grobe Richtung« über die vaginale Besiedelung. Er war in den 1980er-Jahren der erste einfache Marker für die Diagnostik eines gesunden vaginalen Mikrobioms. Ein saurer pH-Wert zwischen 3,5 und max. 4,5 in der Vagina ist gut, höhere Werte können auf eine bakterielle Besiedelung oder Infektion hinweisen. Allerdings kann allein mit der pH-Wert-Messung eben nicht die Art der Säure (und erst recht nicht die Spezifizierung einzelner Bakterienstämme) festgestellt werden: Nur die »richtig guten«, Wasserstoffperoxid produzierenden Exemplare unter den Lactobazillen sind die wichtigen Signaturkeime in der Vaginalflora. Auch jede andere von (anderen) Bakterien produzierte Säure (etwa Milchsäure oder Buttersäure) reguliert den pH in einen sauren Bereich, nur reicht das nicht: Frauen, die vorwiegend nicht-H_2O_2-produzierende Stämme in ihrer Flora beherbergen, haben ein annähernd doppelt so hohes Risiko für Schwangerschaftskomplikationen, und diese findet man mit der pH-Messung nicht. **Die ph-Wert-Messung ist preisgünstig und unkompliziert und daher in der Schwangerenvorsorge weit etabliert. Besonders spezifisch ist sie aber nicht, Aussagen über die Zusammensetzung des vaginalen Mikrobioms sind nicht möglich.**
- ***Nativ-Abstrich in der gynäkologischen Praxis:*** Man kann sich Abstriche auch unter dem Mikroskop angucken. Ein Nativ-Abstrich kann auf Anzeichen von bakteriellen Vaginosen, Pilzsporen wie Candida oder auch andere Infektionen hinweisen, man kann sie unter dem Mikroskop sehen. Bei entzündlichen Prozessen findet man zudem vermehrt weiße Blutkörperchen. Lactobazillen haben ebenfalls ein charakteristisches Aussehen – aber um welche es sich genau handelt, ob auch viele der wichtigen H_2O_2-Produzenten dabei sind, wirst du nie erfahren. Zudem werden Lactobazillen oft sogar mit einem ganz anderen Keim, dem *Atopobium vaginae*, verwechselt, der wiederum zu den wirklich »doofen« Keimen gehört, weil er mittlerweile als Indikatorkeim für eine Bio-

filmbildung identifiziert wurde – und unter dem Mikroskop fast identisch aussieht. **Der Nativabstrich ist einfach und unkompliziert und daher in der Schwangerenvorsorge weit etabliert. Er kann ohne Laborkosten direkt in der gynäkologischen Praxis mitlaufen. Besonders spezifisch ist er aber nicht. Aussagen über die genaue Zusammensetzung des vaginalen Mikrobioms sind nicht möglich.**

- ***Vollständiger Vaginalstatus.*** Für einen vollständigen Vaginalstatus wird ein Abstrich entnommen und an ein spezialisiertes Labor geschickt. Dort findet durch eine Gensequenzierung eine genaue Differenzierung und Quantifizierung der unterschiedlichen Bakterien, also auch der verschiedenen Unterarten der Lactobazillen, statt. Nur so gewinnt man einen Überblick darüber, welche Lactobazillen in deiner Vagina heimisch sind und ob auch möglichst viele der H_2O_2-Produzenten dabei sind. **Ein vollständiger Vaginalstatus ist keine Standardmaßnahme im Rahmen der Mutterschaftsrichtlinien und keine Leistung der gesetzlichen Krankenkassen in Deutschland (in Österreich wird diese Vorsorgemaßnahme nach der oben genannten Wiener Studie auch von den Krankenkassen unterstützt). Bei Symptomen oder einem entsprechenden Risikoprofil (etwa dann, wenn du schon mal eine Frühgeburt hattest) kann eine Übernahme möglich sein. Ein solcher Vaginalstatus kostet etwa 80 bis 100 Euro. Notwendig ist dafür, dass deine Ärztin oder deine Hebamme mit einem solchen Labor als Einsenderin kooperiert, nicht alle bieten diese spezielle Untersuchung in ihrem Betreuungsportfolio an.**

Solltest du häufiger mit bakteriell verursachten vaginalen Infektionen (klassische Vaginosen oder auch Chlamydien), Infektionen mit Viren (HPV), Pilzen oder auch mit Harnwegsinfekten zu tun haben, jetzt oder in der Vergangenheit, halte ich es für sinnvoll, deine Vaginalflora genauer anzuschauen und einen kompletten Vaginalstatus zu erheben. Das Gleiche gilt, wenn du schon einmal in einer früheren Schwangerschaft vorzeitige Wehen, eine Zervixinsuffizienz oder eine Frühgeburt hattest, oder spätestens dann, wenn du in dieser Schwangerschaft solcherlei Symptome entwickelst → *Frühgeburtsbestrebungen*.

Unterstützung einer gesunden Vaginalflora

Auch wenn sich das vielleicht erst mal ein bisschen eklig anhört: Deine Vaginalflora speist sich durch die vielen verschlungenen Wege deiner miteinander verbundenen Mikrobiota deines Körpers – aus deinem Darm. Deshalb ist eine orale Aufnahme spezifischer Lactobazillen (unbedingt mit *L. gasseri*, *L. crispatus*, *L. rhamnosus*) eine wichtige und oft vergessene Grundlage: Ohne gesunde Darmflora keine dauerhaft gesunde Urogenitalflora. Darüber hinaus kannst du gute klimatische Bedingungen für eine gesunde Vaginalflora schaffen:

- ***Trage atmungsaktive Baumwollunterwäsche*** und am besten keine Slipeinlagen. Vor allem solche mit irgendeiner Form von »Auslaufschutz« sind ungünstig. Schon schlichte Folien verändern die Temperatur- und Feuchtebedingungen in der Unterhose messbar, Hightech-Multiabsorber oder »24-Stunden-Frischegefühl-Marken« erst recht.
- ***Reduziere deinen Seifengebrauch im Vaginalbereich.*** Das entfettet die Haut und nimmt ihr damit einen wichtigen Teil der Schutzfunktion deiner Hautflora.
- ***Wenn du deine Intimbehaarung rasierst:*** Besonders reichhaltig konserviert sind herkömmliche Rasierschäume. Konservie-

rungsmittel sollen nicht nur vor Infektionen bei Mikroverletzungen schützen, sie dämmen auch deine gesunde, dich schützende Hautflora ein. Eine schonende und pflegende Rasur-Alternative sind banales Pflanzenöl oder Kokosfett: Geht super.

- ***Prophylaxe beim Schwimmen:*** Ein Öltampon als Keimbarriere. Man steckt sich mit Pilzen nicht etwa an, weil diese im Wasser herumschwimmen oder sich auf Klobrillen aufhalten, sondern durch das Chlorwasser, welches beim Schwimmen an die Haut und teilweise in die Vagina gelangt. Dort wirkt das Chlor – wie im Badewasser auch – desinfizierend. In diesem Fall desinfiziert es dir deine schöne, gesunde Döderlein-Flora weg. Und dann haben Pilze – die aus deinem eigenen Mikrobiom stammen, deren Teil sie sind – leichtes Spiel. Mittlerweile gibt es auch spezielle ölgetränkte »Badetampons« in der Apotheke, aber die kannst du genauso gut selber machen: Nimm also einen handelsüblichen Tampon, tunke ihn in Öl – nimm von mir aus dein Olivenöl aus der Küche – und öle auch den Faden gut mit ein, damit er sich nicht mit Chlorwasser vollsaugt. Entferne ihn direkt nach dem Baden oder Schwimmen wieder.
- ***Um deine Schutzflora gezielt zu stärken,*** kannst du sie ergänzend zur oralen Aufnahme zusätzlich vaginal mit »Döderlein aus der Kapsel« unterstützen. Dazu kannst du an zwei aufeinanderfolgenden Abenden pro Woche eine Kapsel oder ein Zäpfchen einführen. Wichtig ist, dass du ein Präparat mit Wasserstoffperoxid produzierenden Stämmen wählst, es sollte also unbedingt *L. gasseri* und/oder *L. crispatus* vorhanden sein. Es gibt große Unterschiede bei den Produkten hinsichtlich der Keimauswahl und -anzahl. Döderlein med® ist ein gutes Produkt, und – kleiner Off-Label-Tipp – einige spezifische Florprodukte, die als Nahrungsergänzung angeboten werden, können auch vaginal verabreicht werden.
- ***Keine gute Idee, aber immer noch ein verbreiteter Tipp:*** Joghurttampons. Die Bakterien im Joghurt sind zwar auch Milchsäurebakterien, aber nicht die, die deine Vaginalflora braucht, und schon mal gar keine H_2O_2 produzierenden Stämme, dafür bisweilen beispielsweise Schimmelsporen. Mit dem Einführen von Tampons mit fraglicher Botschaft züchtest du also überhaupt nicht das an, was du brauchst.

Vaginal Seeding

Aus all der Grundlagenforschung zum menschlichen Mikrobiom wissen wir, dass die mütterliche Mikrobenübertragung bei einer vaginalen Geburt für Babys die Starterkultur für ihr eigenes Mikrobiom und daher für eine physiologische Prägung wichtig ist. Schon lange sind Zahlen bekannt, nach denen Kaiserschnittbabys, die diese Bakterien auf dem vaginalen Geburtsweg nicht erhalten, signifikant häufiger Asthma im Kindesalter und Autoimmunerkrankungen wie Typ-I-Diabetes, Morbus Crohn oder Zöliakie entwickeln. Das mütterliche Mikrobiom wird in einem kleinen Zeitfenster während der Geburt auf das Baby übertragen, es sind die ersten Bakterien, die den biologischen Vorteil haben, sich anzusiedeln, das Territorium zu erobern und dauerhaft die Stammflora zu bilden. Sind es nicht die mütterlichen Keime, kommen Bakterien des Pflegepersonals und des Krankenhauses – mit einem ganz anderen Keimspektrum als »das heimatliche« der Mutter – als Erstes beim Baby an und können sich etablieren. Das hat möglicherweise tatsächlich Auswirkungen auf unsere Gesundheit in späteren Lebensjahren und -jahrzehnten.

Wenn nun Kinder per Kaiserschnitt geboren werden, bekommen sie während der Geburt keinen Kontakt zu vaginalen Bakterien ihrer Mutter. In diesen Fällen kann man mit einem »künstlichen Mikrobentransfer«, *Vaginal Seeding* genannt, die Besiedelung des Babys, zumindest ansatzweise, imitieren. In einer Untersuchung von 2016 konnte man belegen, dass die kindliche Darmflora bei »Vaginal-Seeding-Babys« nach einigen Wochen der der vaginal Geborenen mehr ähnelte als der von Kaiserschnittkindern ohne diese Behandlung.

Mittlerweile ist allen Ärzten in den Geburtskliniken das Vaginal Seeding bekannt, es wurden in allen einschlägigen Fachzeitschriften Artikel dazu veröffentlicht.

Wenn das Vaginal Seeding nach einem primären Kaiserschnitt aus unterschiedlichen Gründen nicht möglich ist, helfen zur Stärkung des Mikrobioms – und überhaupt für vieles andere auch: **viel nackter Ganzkörperkontakt** mit deinem Baby zur Übertragung deiner Hautkeime, so früh und so intensiv wie möglich, frühes und ausschließliches Stillen, **langes Stillen** (über den ersten Geburtstag hinaus), **strenge Indikationsstellung für Antibiotika im Kindesalter** und eventuell die

VAGINAL SEEDING – SO GEHT'S

(Nach dessen »Erfinderin«, Maria Gloria Dominguez-Bello, führende Mikrobiologin und mehrfache Studienautorin, New York University)

- Vor einem geplanten Kaiserschnitt – auch bei einem sekundären Kaiserschnitt ist dies übrigens denkbar, wenn genug Zeit ist – wird eine herkömmliche sterile **10 × 10 Mullkompresse mit 10 ml NaCl** befeuchtet.
- **Diese Kompresse wird fächerartig aufgefaltet,** sodass möglichst viel Kontaktfläche zur Vaginalhaut entsteht.
- Eine Stunde vor dem geplantem Kaiserschnitt (bei einem nicht geplanten reicht eine halbe, und die hat man fast immer) wird die **Kompresse vaginal eingeführt und unmittelbar vor dem Kaiserschnitt entnommen**, in einen sterilen Behälter gelegt und mit in den OP genommen.
- Unmittelbar nach der Geburt, noch im OP, wird **mit dieser Kompresse zuerst das Innere des Babymundes ausgewischt, danach über das Gesicht und dann die Hände und den Rest des Körpers gestrichen**. Das kann die operierende Ärztin tun, die Hebamme oder auch dein Partner. Wenn das Baby Saugreflexe zeigt, bevor der Kaiserschnitt beendet ist und du stillen kannst, kann das Baby auch gern etwas an der Kompresse nuckeln.
- Bislang zeigen sich die **Kliniken unterschiedlich offen und liberal** für dieses mittlerweile viel veröffentlichte, aber noch immer kontrovers besprochene Vorgehen. Rechne eher nicht damit, dass es dir vonseiten der Klinik aktiv angeboten wird. Wenn du das möchtest, musst du vermutlich eigeninitiativ sein – und möglicherweise mit wenig begeisterten Mienen rechnen. Das eigentlich einzige Argument kritischer Stimmen ist, das Baby könne dadurch gewissermaßen »aktiv« auch mit krankheitserregenden Keimen in Kontakt kommen, was unter anderem Haftungsfragen aufwerfen kann. Nur wäre genau dieses Baby während einer natürlichen Geburt genau mit diesen Keimen in Kontakt gekommen, und niemand hätte zuvor nach einem speziellen pathologischen Keimspektrum gefahndet. Eine akute mütterliche Herpes-genitalis-Infektion wäre z. B. ein Ausschlussgrund für Vaginal Seeding, aber auch eine vaginale Geburt würde man dann in diesem Einzelfall diskutieren.

Gabe spezieller Baby-Probiotika in den ersten Lebenswochen, etwa Baby Flor *(into life)*.

Wie empfehlenswert ist das Vaginal Seeding? Fragt man eine der zu diesem Thema weltweit führenden Mikrobiom-Forscherinnen, Maria Gloria Dominguez-Bello, die ihr eigenes Baby vor etlichen Jahren selbst per Kaiserschnitt auf die Welt brachte, sagt sie Folgendes: »Hätte ich das, was ich heute zu den lebenslangen Auswirkungen, die das Mikrobiom auf unsere weitere Gesundheit zu haben scheint, damals gewusst – ich hätte es vermutlich gemacht.«

Pilze – Candida

Candida albicans ist ein Hefepilzstamm mit weiter Verbreitung. Candida besitzt Östrogenrezeptoren und reagiert damit auf den hohen Östrogenspiegel, den die veränderte Hormonsituation in der Schwangerschaft mit sich bringt. Bei etwa 70 bis 80 Prozent der Bevölkerung ist Candida im Darm nachweisbar. Allein das Vorhandensein ist also eher die Regel als die Ausnahme und stellt per se keinen krankhaften Befund dar. Die Vagina ist bei mindestens 20 Prozent aller Frauen von Candida besiedelt, in der Schwangerschaft steigt diese Zahl auf 30 Prozent an. Es gibt aber eben auch Hinweise, dass eine Besiedelung im letzten Schwangerschaftstrimenon das Risiko für vorzeitige Wehen und vorzeitige Blasensprünge erhöhen kann. Zudem ist das Keimspektrum in deiner Vagina der erste Keimmix, mit dem dein Baby während der Geburt in Kontakt kommt. 90 Prozent aller Kinder, die bei ihrer Geburt mit mütterlicher Candida in Kontakt kommen, entwickeln einen Mundsoor, deshalb sollte ein nachgewiesener Pilz am Ende einer Schwangerschaft – auch symptomlos – behandelt werden. Wie bei einigen Infektionen (etwa beim Herpes simplex ist dies bekannt, auch bei einer Mastitis) kann auch bei Candida Stress eine Rolle spielen. Stress berührt unser Immunsystem und ist auch ungünstig für unser Mikrobiom: Frauen mit hohen Cortisolwerten im Speichel etwa bekommen signifikant häufiger eine Candida-Infektion.

In jedem Fall sollte eine symptomatische vaginale Candida-Infektion behandelt werden. Neben der lokalen Anwendung zum Abtöten der Pilzsporen spielt danach das Unterstützen der Schutzflora eine Rolle.

MASSNAHMEN ZUR BEHANDLUNG EINER CANDIDA-INFEKTION

- **Vaginale Anwendung von Antimykotika** per Zäpfchen oder Cremes (mit Clotrimazol oder Miconazol).
- In den letzten Jahren ist gelegentlich auch eine Resistenzentwicklung einzelner Candida-Stämme zu beobachten. Eine **dauerhafte oder wiederholte Selbstmedikation mit nicht verschreibungspflichtigen Antimykotika solltest du daher vermeiden**, die zunehmende Häufigkeit von Candida-Infektionen wird auch darauf zurückgeführt. Immerhin leiden etwa 5 Prozent aller Frauen unter einer hohen Rezidivrate, haben also häufige Rückfälle (mehr als vier Infektionen im Jahr). In solchen Fällen ist dann ein Erregerresistenz-Nachweis im Labor sinnvoll.
- Nach den antimykotischen Zäpfchen: **Floraaufbau mit vaginal applizierten Döderlein-Präparaten**, mindestens eine Woche lang täglich, danach zwei (oder mehr) Wochen lang ausschleichend.
- Unterstützend kannst du auch ein **orales Probiotikum** einnehmen. Je weniger Candida im Darm vorhanden ist, umso weniger leicht findet eine Reinfektion statt. Wenn du also wirklich einen Infekt nach dem anderen hast, sollte man sich dein Darm-Mikrobiom auch einmal genauer ansehen.

ANTIMYKOTISCHE WIRKUNG VON ÄTHERISCHEN ÖLEN

Anhand sogenannter Aromatogramme, in denen die spezifische Resistenz von unterschiedlichen Erregern auf ätherische Öle untersucht wird, sieht man, dass ätherische Öle sehr potent antibakteriell und antifungizid wirksam sind, Resistenzen gibt es kaum. Vor allem dann, wenn du häufig wiederkehrende Pilzinfektionen hast, können sie einen Versuch wert sein.
Menschen mit einer allergischen oder empfindlichen Disposition sollten keine Öle verwenden, die für ihr allergenes Potenzial bekannt sind. Teebaumöl (gut wirksam gegen Bakterien und Pilze) ist hier dann beispielsweise nicht empfehlenswert.
Es gibt (wenige) Labore, die ein solches Aromatogramm, also die spezifische Untersuchung der Empfindlichkeit »deines« Pilzes anhand deines Abstrichs, durchführen. Das Institut für Mikroökologie in Herborn ist ein solches Labor. Deine Hebamme oder deine Ärztin benötigt hier – wie bei jedem Labor – eine Einsender-ID, sie können sie also nur dorthin senden, wenn sie grundsätzlich mit diesem Labor zusammenarbeiten. Einige spezielle Apotheken stellen dann nach dieser Rezeptur Aroma-Vaginal-Zäpfchen her. Sie enthalten einzelne ätherische Öle oder Kombinationen, entsprechend dem Aromatogramm. Auch ohne dieses recht umständliche und auch teure Aromatogramm gibt es bewährte ätherische Mischungen als Zäpfchen-Fertigrezeptur bei Candida-Infektionen. Infrage kommen Lemongrass, Lavendel, Palmarosa, Rose oder auch Teebaum, wenn du nicht hautempfindlich bist. Bezugsquellen findest du im Anhang.

» ***Unterstützend äußerlich:*** Rose-Teebaum-Balsam (Lavendel, Rose, Teebaum) und zur Pflege gereizter Haut auch Cistrosencreme (beides *Ingeborg Stadelmann*). Candida-Öl (*WADI Prof. Wabner*) mit den ätherischen Ölen von Lavendel, Palmarosa und Teebaum.

GRAPEFRUITKERNEXTRAKT

Grapefruitkernextrakt (GKE) ist ein glyceringelöster Extrakt aus den Kernen und Schalen der Grapefruit. Der hauptsächliche Wirkbestandteil ist, wie auch beim Lemongrass, das Citral. Daneben sind im GKE Bioflavonoide enthalten wie etwa Naringin und Quercetin, die für ihre antioxidative und zellschützende Wirkung bekannt sind und mit dem ebenfalls enthaltenen Vitamin C effektiv immunstärkend synergieren. GKE ist gegen verschiedene Bakterien, Pilze und Viren wirksam, auch gegen den berüchtigten Krankenhauskeim Methicillin-resistenter *Staphylococcus aureus* (MRSA). Du kannst es zusätzlich zu den Aromazäpfchen äußerlich anwenden und bei wiederkehrenden vaginalen Infektionen auch innerlich einnehmen, um das Candida-Reservoir in deiner Darmflora zu reduzieren, oder auch, wenn du positiv auf → *B-Streptokokken* getestet wirst.

- ***Äußerliche Anwendung:*** 1:10 mit Wasser verdünnen, auftupfen, sprayen oder spülen. Dies auch einige Tage lang, nachdem keine Symptome mehr spürbar sind, weiterführen.
- ***Innerliche Anwendung:*** Täglich 3-mal 3 Tropfen in einem Glas Wasser oder Saft trinken, innerhalb einer Woche steigern bis auf 3-mal 15 Tropfen, sechs bis acht Wochen lang.

LEMONGRASS

Lemongrass ist ein ätherisches Öl mit weitreichender antibakterieller und antimykotischer Wirkung. In Indien, seinem Herkunftsland, wird es traditionell gegen diverse Infektionen eingesetzt. Der wichtigste Inhaltsstoff mit dieser Wirkung ist das Citral. Lemongrass riecht frisch und zitronig und wirkt straffend auf das Bindegewebe und tonisiert die Gefäßwände. Darüber hinaus besitzt es eine deutlich erfrischende, psychisch anregende Wirkung. Es vertreibt Müdigkeit und Konzentrationsschwäche. Neben dem ätherischen Öl kann es auch getrocknet als Teedroge eingesetzt werden, es schmeckt angenehm fein zitronig.

Gegen vaginale Infektionen wird es nach Auswertung des Aromatogramms als Vaginalzäpfchen eingesetzt, über mindestens eine Woche hinweg jeden Abend eines davon. Viele B-Streptokokken-Stämme sind ebenfalls sensibel auf Lemongrass.

B-Streptokokken

Eine besondere Rolle spielt in der Schwangerschaft die Besiedelung mit einer speziellen Bakterienart, den B-Streptokokken. Auch sie sind bei etwa 20 Prozent aller Menschen als Teil der Darmflora nachzuweisen. Da die Vaginal- mit der Darmflora in Beziehung steht, sind B-Streptokokken gelegentlich auch in der Vagina nachweisbar.

In der Schwangerschaft haben sie deshalb eine Bedeutung, weil mütterliche B-Streptokokken bei Babys eine schwere Infektion auslösen können, etwa eines von 1000 bis 3000 Neugeborenen in Industrienationen entwickelt eine solche Infektion im Sinne einer schweren Early-Onset-Sepsis, der frühen Form einer schweren Neugeborenensepsis. Diese Infektion ist selten, kann aber dramatisch verlaufen und tatsächlich auch lebensbedrohlich sein, immerhin etwa 4 Prozent aller an einer Streptokokken-Sepsis erkrankten Kinder können daran sterben.

Nachdem die B-Streptokokken zu Beginn der 2000er-Jahre als Verursacher dieses Typs der gefürchteten Neugeborenensepsis identifiziert wurden, hat man das gezielte Screening etabliert, um B-Strep-positive Mütter in der Schwangerschaft zu identifizieren und mithilfe geeigneter Maßnahmen ihre Babys möglichst vor einer Infektion zu schützen.

Der B-Strep-Test ist allerdings nicht in den Mutterschaftsrichtlinien verankert und daher keine Kassenleistung. Die Laborkosten in Höhe von ca. 30 Euro trägt das schwangere Paar als IgeL-Leistung, wenn es diese Untersuchung vornehmen lassen möchte.

Die AWMF-Leitlinie zur Prävention der B-Streptokokken-Sepsis ist seit 2016 nicht überarbeitet worden, sie ist damit im Moment nicht gültig und dennoch der einzige Standard, den wir derzeit haben. In der letzten Fassung werden offene Fragen und auch kritische Überlegungen zum derzeitigen Vorgehen thematisiert.

Allerdings ist der genaue Infektionsweg bis heute teilweise unklar, ebenso der Umstand, dass zwar nicht nur Mütter, sondern auch Babys regelmäßig besiedelt sind, ganz wenige aber nur schwer krank werden.

Wie stecken sich die Babys an?

Es ist noch nicht ganz klar, wie die Streptokokken zum Baby gelangen. Lange wurde angenommen, dass es sich bei der Neugeborenen-infektion um eine typische *aufsteigende Infektion* handelt, dass also die B-Streptokokken in der Vagina die Zeit nach einem Blasensprung nutzen, um sich während der Stunden einer Geburt im Fruchtwasser zu vermehren und dann letztlich das Baby anzustecken.

Vermutlich ist es doch etwas komplizierter.

Diese klassische Annahme enthält tatsächlich ein paar Wissens- und Erklärungsleerstellen, gerade bezüglich der seltenen, aber gefürchteten schweren Verläufe, die wenige Stunden nach der Geburt auftreten und sehr schnell verlaufen können.

Für so einen schnellen Verlauf wäre die Zeit zwischen Keimkontakt und schwerer Symptomatik nämlich eigentlich zu kurz, wenn es sich um eine klassische bakterielle Infektion allein handeln würde. Auch einige Babys mit sehr zügigen Geburten und nur sehr kurz geöffneter Fruchtblase entwickeln eine Sepsis – obwohl sie kaum Gelegenheit hatten, überhaupt mit einer relevanten Zahl an Keimen besiedelt zu werden.

Gleichzeitig fand man bei einem großen Teil der Mütter (über 60 Prozent), deren Kinder eine schwere B-Streptokokken-Sepsis entwickelt haben, zum vorgesehenen Zeitpunkt in der Schwangerschaftsvorsorge gar keine B-Streptokokken im Abstrich. Entweder hat also der Abstrich eine so hohe falsch-negative

Quote, dass uns sein Ergebnis in einer Scheinsicherheit wiegt, oder es liegt schlicht daran, dass im Moment des Abstrichs keine B-Streptokokken vorhanden waren (davor oder danach aber auftraten). Warum es trotz der Besiedelung so vieler Frauen so selten zu einem schweren Verlauf kommt, ein solcher in manchen Fällen aber doch ganz unerwartet und unvorhersehbar auftreten kann, ist also komplex und nicht vollständig verstanden.

Im Kontext der hier ausführlich besprochenen Mikrobiomforschung (siehe Kapitel »Das menschliche Mikrobiom«) hat man entdeckt, dass schon während der Schwangerschaft eine Besiedelung von bisher für steril gehaltenen Organen und Körperflüssigkeiten möglich ist und dies auch geschieht: Sowohl in der Plazenta als auch im Fruchtwasser, im Brustdrüsengewebe und in der Milch lassen sich tatsächlich Bestandteile bakterieller DNA nachweisen – und auch B-Streptokokken sind an diesen Orten zu finden.

Möglicherweise sind diese schweren Verläufe also nicht in erster Linie mit einer klassischen aufsteigenden Infektion durch den direkten Keimkontakt während der Geburt erklärbar, sondern es könnte bereits eine sehr viel frühere »Beimpfung« des Baby-Immunsystems schon während der Schwangerschaft durch das Wandern mütterlicher Streptokokken aus dem Darm in babynahe Regionen wie die Plazenta stattgefunden haben.

Bei einem erneuten Keimkontakt über die Vaginalflora während der Geburt werden womöglich schwere immunologische Kaskaden in Gang gebracht. Möglicherweise spielen hier auch eine Antigenreaktion, ähnlich einer autoimmunen Reaktion mit folgendem Cytokinsturm, und eine seltene genetische Komponente eine Rolle. Ein vergleichbares immunologisches Geschehen ist schon länger als Komplikation bei Infektionen mit A-Streptokokken (unter anderem der Auslöser von Scharlach) bekannt, etwa bei entzündlichen Erkrankungen des Herzens oder beim rheumatischen Fieber, aber auch beim ähnlich rasant und dramatisch verlaufenden Kindbettfieber.

Die Entwicklung einer Streptokokken-Sepsis ist komplex – und insgesamt glücklicherweise selten.

Außerklinische oder ambulante Geburt bei B-Streptokokken

Es kann sein, dass dir geraten wird, bei einer Besiedelung mit B-Streptokokken nicht außerklinisch zu gebären oder ambulant nach Hause zu gehen, weil es hier weder möglich ist, die empfohlene intravenöse Antibiotika-Behandlung während der Geburt zu verabreichen, noch kann das Baby nach der Geburt 48 Stunden lang stationär durch Fachpersonal überwacht werden. Besprich das Für und Wider individuell mit deiner Frauenärztin und deiner betreuenden Hebamme.

Dass über 60 Prozent aller Frauen, deren Babys eine Streptokokken-Sepsis entwickeln, negative Abstrichbefunde haben, zeigt, dass die suggerierte Sicherheit eines Abstrichs keine sein muss. Umgekehrt erkrankt nur ein Bruchteil aller Babys bei positiven Befunden an einer Streptokokken-Sepsis. Wichtig ist also letztlich eine gute Beobachtung deines Babys auf mögliche frühe Infektionssymptome in den ersten Lebenstagen – egal, ob ein positiver oder negativer Abstrich vorlag. Ihr müsst also, gerade dann, wenn ihr eine ambulante Geburt plant, wissen, worauf ihr achten müsst.

HINWEISE AUF EINE INFEKTION DEINES BABYS

Ein Baby mit einer Infektion wirkt früher oder später auffällig und schwer krank. Eltern haben aber natürlich keinen geschulten Blick dafür. Gerade Babys, »die so schön schlafen«, sind nicht immer einfach zu beurteilen. Deutliche Anzeichen sollten aber bekannt sein, es ist wirklich sinnvoll, die Körpertemperatur bei frisch geborenen Babys einige Male am Tag zu messen. Auf diese Anzeichen solltest du achten, echte Sepsisverläufe sind superselten, verlaufen aber häufig rasant:

- **Trinkschwäche, Schlappheit, Lethargie,**
- merkwürdige **Atemgeräusche** (leises Stöhnen beim Ausatmen),
- **Erbrechen,**
- **Temperatur,** rektal gemessen unter 36,5 oder über 37,5 Grad,
- **schnelle Herzfrequenz** über 150 spm,
- graue oder marmorierte **Hautfarbe.**
- Eine **gestörte Hautperfusion:** Bei kurzem Druck auf die Haut, etwa am Füßchen, bleibt diese gedrückte Stelle länger als zwei Sekunden nach dem Loslassen noch blass.
- Ein **»komisches Gefühl«** solltet ihr immer ernst nehmen und sofort die Hebamme oder die Kinderärztin informieren, wenn euch etwas merkwürdig vorkommt. Bei zwei oder mehr der oben genannten Symptome solltet ihr nicht lange fackeln und zügig in die Kinderklinik fahren – auch mitten in der Nacht.

DAS SAGEN DIE LEITLINIEN: B-STREPTOKOKKEN

Die derzeitigen Leitlinien empfehlen, bei allen Schwangeren in der 35. oder 36. SSW einen Abstrich auf B-Streptokokken vom Scheideneingang und dem Anus zu entnehmen. Zahlen aus der Praxis zeigen allerdings, dass häufig nur ein vaginaler Abstrich entnommen wird, oft zervixnah. Die B-Streptokokken sind aber Bestandteil der Darmflora und wandern von dort aus Richtung Plazenta, sodass die Vagina im unteren Abschnitt und auch das Poloch abgestrichen werden muss, um eine Besiedelung überhaupt festzustellen.

WAS BEDEUTET DAS ABSTRICH-ERGEBNIS?

B-Streptokokken sind typische Transientkeime, also Bakterien, die vorübergehende Gäste der jeweiligen Flora sind. Sie kommen, gehen aber auch wieder. Deshalb macht man den Abstrich nah am ET, um die Wahrscheinlichkeit einer richtigen Annahme zur Geburt so hoch wie möglich zu gestalten, aber auch früh genug, um diese Untersuchung im Labor vornehmen zu können und sie dann (meist erst bei der nächsten Vorsorgeuntersuchung) im Mutterpass zu dokumentieren. Leider gibt es keine zuverlässigen Schnelltests für B-Streptokokken, sonst könnte man Frauen direkt zu Beginn der Geburt testen, weil das Risiko einer Ansteckung (beziehungsweise der immunologischen Aktivierung) während der Geburt vermutlich am höchsten ist.

WENN DER TEST NEGATIV IST ...

- ... hat dein Baby ein geringeres Risiko, an einer B-Streptokokken-Sepsis zu erkranken. Ausgeschlossen ist das aber nicht, deshalb schauen alle Fachpersonen auch immer auf Frühzeichen einer beginnenden Infektion, die bei Babys subtil sein können. Mehr dazu unten im Kasten *Hinweise auf eine Infektion deines Babys*.

WENN DER TEST POSITIV IST ...

- Bei einem positiven Befund würdest du unter der Geburt eine Antibiotikum-Infusion erhalten. Man beginnt mit dieser Behandlung, sobald du in der Klinik angekommen bist und wiederholt sie alle 6 bis 12 Stunden.
- Direkt nach der Diagnose, noch während der Schwangerschaft, hat der Befund keine Konsequenz. Der Grund ist schlicht der, dass sich B-Streptokokken als Dauergäste entpuppen können und bei einer nicht unwesentlichen Anzahl der Frauen kurz nach einer Antibiose wiederkommen. Deshalb behandelt man sie erst während der Geburt.

- Eine engmaschige Überwachung des Babys durch Fachpersonal für 48 Stunden nach der Geburt wird empfohlen. Weil so viele Frauen Strep-B-positiv sind, erhalten 20 bis 30 Prozent der Gebärenden eine Antibiose und die Empfehlung, nach der Geburt zunächst im Krankenhaus zu bleiben.

WAS KANN DIE ANTIBIOSE?

- Seit der Einführung ist die Anzahl an einer B-Streptokokken-Sepsis erkrankter Babys deutlich gesunken, etwa um die Hälfte.
- Ein Problem, das auch in der neuen Literatur ernsthaft und kontrovers diskutiert wird, ist die hohe Anzahl an (prophylaktischen) Antibiotika-Gaben. Weil 20 bis 30 Prozent aller Schwangeren B-Streptokokken-Träger sind, erhalten somit sehr viele Frauen vorsorglich eine intravenöse Antibiotikum Therapie unter der Geburt.
- Die empfindliche Flora von Mama und Baby kann durch eine Antibiotikagabe möglicherweise nachhaltig gestört werden. Auch die Resistenzentwicklung ist bei einer so hohen Anzahl prophylaktisch behandelter Kinder ein kritisches Problem.

WAS KANNST DU TUN?

- In Anbetracht der vielen neuen und sich in verschiedene Richtungen entwickelnden Erkenntnisse zum Mikrobiomgeschehen während der Geburt, das Mutter und Kind betrifft, scheint ein differenzierter Umgang mit dem »Streptokokken-Problem« wichtig. Die neuen Leitlinien werden mit Spannung erwartet.
- Geeignete Probiotika unterstützen das Darmmikrobiom. Die mütterliche Darmflora während der Schwangerschaft ist möglicherweise ein entscheidender Faktor bei der Sensibilisierung des kindlichen Immunsystems über die Plazenta, die zu der heftigen Reaktion im Sinne einer B-Streptokokken-Sepsis beitragen kann. Die Darmflora beeinflusst die Vaginalflora messbar positiv und kann so auch die Keimzahl streptokokkenpositiver Frauen beeinflussen.
- Dazu kannst du am besten ein Probiotikum nutzen, das spezifische Signaturkeime der gesunden Vaginalflora enthält und gleichzeitig mit einer Mischung von Lactobazillen die Darmflora unterstützt. Die Studien zu Zeitpunkt und Dauer dieser Maßnahme, sind nicht ganz einheitlich. Vermutlich gilt »viel hilft viel« hier am ehesten, also die Devise: früh beginnen, eine ausreichend hohe Keimzahl bereitstellen und über mehrere Wochen hinweg anwenden. Ein gutes Produkt dazu ist Mama Flor *(into life)*.

STILLEN: EINE ENTSCHEIDUNG

Wenn es um den evidenzbasierten Konsens aller denkbaren medizinischen Fachgesellschaften geht, kann man es in einem schlichten Satz zusammenfassen: Muttermilch ist gut für die Gesundheit eines Babys und Stillen gut für die Gesundheit von Müttern. Stillen reduziert die Rate an Allergien und kindlichem Asthma, verringert die antibiotikapflichtigen Infekte im Kindesalter, erniedrigt die Quote an schweren viralen Infektionen im Säuglingsalter (Rota, Noro), vermindert die Quote beim plötzlichen Kindstod, senkt die Quote an Autoimmunerkrankungen (vermutlich lebenslang), reduziert bei den stillenden Müttern einige Brustkrebsarten um mehr als 50 Prozent und vieles weitere mehr. Diese Zahlen gelten unwidersprochen als gesichert. Das allein kann ein hinreichender Grund für die Entscheidung einer Mutter sein, ihr Baby zu stillen. Muss es aber nicht. Eine Entscheidung gegen das Stillen kann immer auch gegen gute Pro-Argumente erfolgen – wenn die Gründe dagegen eben als wichtiger empfunden werden. Du bist erwachsen.

Da diese Abwägung dafür oder dagegen oft auf unterschiedlichen Ebenen erfolgt, wird die Diskussion darum bisweilen sehr emotional geführt. Gründe für oder gegen das Stillen werden bewertet, und da die Gründe immer persönlicher und damit privater Natur sind, ist eine Einmischung, welcher Person auch immer, unangemessen.

Informed choice bedeutet, dass qualifizierte Fachpersonen wie Hebammen, Kinderärztinnen oder Frauenärztinnen evidentes Wissen zur Verfügung stellen – ohne Agenda, außer, dass sie dir eben eine informierte Entscheidung ermöglichen wollen.

Mit dem Bedürfnis nach »Studienlage« riskiert man immer auch, eine Antwort zu bekommen, die man eigentlich nicht so gerne hört. Aber sie beinhaltet auch die Freiheit, dass man sich trotz rationaler Gründe »für« etwas dann doch »dagegen« entscheidet.

Alle möglichen denkbaren Wege sind berechtigt, und Entscheidungen sind immer vielschichtig. Es ist also nicht Mom-Bashing oder Still-Fundamentalismus oder Antifeminismus, wenn diese Berufsgruppen das Stillen aufgrund des wissenschaftlichen Konsens empfehlen. Wenn du dich aber aus ganz persönlichen Gründen dagegen entscheidest (die du niemanden gegenüber darlegen musst, wenn du das nicht möchtest), gebührt es der Respekt vor deiner erwachsenen Entscheidung, diese weder infrage zu stellen noch zu bewerten oder zu beurteilen.

Pre- und Probiotikum gleichzeitig: Muttermilch

Neben den bereits beschriebenen probiotischen Bakterien, die Bestandteil der Muttermilch sind und die schon in der Schwangerschaft über den → *entero mammary pathway* in die Brust gelangen können, hat auch ein weiterer Inhaltsstoff der Muttermilch lange Rätsel aufgegeben: die Galactooligosaccharide, eine spezielle Sorte Mehrfachzucker, die so gut wie nur in Menschenmilch vorkommt und die sich industriell auch mit der tollsten pre- oder probiotischen Ersatzmilch nicht herstellen lässt. Diese Saccharide sind für Menschen vollkommen unverdaulich, sind aber genau die Lieblingsnahrung für Bifidusbakterien – Babys erste Darmflora. Zudem verbinden sie sich mit der Darmschleimhaut und bilden so einen perfekten Schutzfilm vor viralen Infektionen. Muttermilch ist also das beste Pre- und Probiotikum zugleich, und das

Ganze sogar maßgeschneidert für dieses Baby genau dieser Mutter.

Auch in der Therapie von Brustentzündungen macht man sich dieses Wissen mittlerweile zunutze: Mütterlich eingenommene Probiotika, speziell Lactobazillen (etwa *L. salivarius* und *L. fermentum*), helfen offenbar, ein günstiges »Busen-Mikrobiom« zu schaffen, sodass Entzündungserreger einer Mastitis effektiv eingedämmt werden können.

EIN FEST ZUM SCHLUSS: BABYSHOWER ODER BLESSINGWAY

Zu allen Zeiten und in allen Kulturen werden Übergänge und wichtige Lebensmeilensteine gefeiert. Rituale geben unserem Leben Struktur, und natürlich gibt es sie auch in verschiedener Weise rund um Schwangerschaft und Mutterwerden. Sie symbolisieren, dass hier gerade etwas Besonderes geschieht und ein weiteres Tor auf unserem Lebensweg durchschritten wird. Kann man kitschig finden, das Mutterbild überhöhend oder weichzeichnend – oder auch einfach schön.

Die **Babyshower** ist ein Brauch, der seit einiger Zeit aus dem angloamerikanischen Raum nach Deutschland herübergeschwappt ist. Es ist eine Party zu Ehren der werdenden Mutter, die meist von einer guten Freundin der Schwangeren oder auch der Patentante in spe organisiert wird. Je nach Geschmack ist das ein Cupcake-Traum in Rosa oder Hellblau mit vielen Luftballons, mehr oder weniger lustigen Spielen und dreistöckigen Windeltorten – und es regnet Geschenke. Im Prinzip also die logische Fortsetzung eines Junggesellinnenabschieds.

Ein **Blessingway** ist quasi die spirituelle Form dieses Rituals, die auf die Navajo, ein indigenes Volk Nordamerikas, zurückgeht. Auch hier kommen Frauen zusammen, um gemeinsam die werdende Mutter zu feiern und den Weg, der vor ihr liegt, zu segnen. Der Sinn ist, dass jede Menge weiblicher Energie, Liebe, Kraft und Unterstützung von allen Frauen an dich weitergegeben wird. Ob ihr gemeinsam den Bauch mit Henna verziert oder euch bei einer Vanilleduftkerze gegenseitig die Haare bürstet, steht auch hier wieder ganz in eurem Ermessen.

Schön ist ja, dass man sich nicht zwischen »Kommerz« und »Eso« entscheiden muss. Es ist einfach ein schönes, gemeinsames Erlebnis und eine besondere Geste weiblichen Zusammenhalts und Unterstützung.

Eine **Nesting Party** ist wahrscheinlich die Variante, die den realen Bedürfnissen und der Idee eines »Dorfes« am meisten entspricht. Sie geht so: Es gibt sicher eine Liste von 1000 Dingen, die du vor der Geburt noch schaffen möchtest, aber nicht hinbekommst und vielleicht sogar verzweifelst, weil der Berg so riesig ist: den Besenschrank ausräumen und Tupperdosen ohne Deckel entsorgen, oben auf den Schränken wischen, zwei Säcke »Flohmarkt-Klamotten« aus der Wohnung schaffen, den Balkon fegen, die Vorratsschublade ausmisten und sortieren, und natürlich den Gefrierschrank mit leckeren vorgekochten Sachen füllen. Diese Liste schickst du deiner besten Freundin, die das Ganze organisieren wird. Alle diese Einzelaufgaben werden auf kleine Karten geschrieben und so verteilt, dass jede Teilnehmende der Nesting-Party kleine und überschaubare Aufgaben bekommt. Zwischendurch gibt es eine Pause mit leckerer Suppe und erbaulichen Plaudereien über das Baby und das schöne Nest, das ihr ihm gemeinsam baut. Nichts fühlt sich so warm an, wie unterstützt und getragen zu werden. Gemeinschaftliches Space Clearing kann so toll sein!

SCHÖNE RITUALE FÜR EIN BLESSINGWAY

- **Jeder Gast bringt eine Köstlichkeit** zu essen mit. Wenn es etwas mit besonderem Bezug zu »Mutterschaft« oder auch »Bemuttert-Werden« im weiteren oder engeren Sinne gibt: umso besser. Plus ein Gutschein, im Wochenbett genau diese Speise noch einmal als Essen auf Rädern vorbeizubringen.
- Der **Women Circle** trägt die Atmosphäre von Getragen- und Beschütztsein. Ob ihr gemeinsam singt, positive Geburtsgeschichten austauscht oder ein symbolisches Netz mit Wollfäden und Segenswünschen bindet – über solche Rituale verbindet ihr euch miteinander.
- **Eine Geburtskette oder ein Geburtsarmband zu gestalten,** ist ein traditionell überlieferter Brauch. Jeder Gast bringt eine Perle mit und fädelt sie mit einem guten Wunsch für die Mutter und das Baby auf eine Schnur. Diese Kette kann dann während der Geburt als Glücks- und Kraftbringer getragen werden. Dies können auch besondere Kristalle, etwa Rosenquarz oder Bergkristall, sein oder wie auch immer geartete »Glücksteine«.
- **Wellness-Geschenke:** Wenn die Gastgeberin sich nicht gleich vor Ort einer achthändigen Massage auf dem Wohnzimmerteppich hingeben möchte, freut sie sich vielleicht über einen Massagegutschein für eine qualifizierte Schwangerenmassage. Wenn du nicht weißt, wo es so etwas gibt: Hebamme fragen. Oder ein exklusives Schwangerenöl oder eine tolle Creme schenken.
- **Geburtskerze:** Eine besonders schöne, vielleicht gemeinsam verzierte brennende Kerze kann herumgereicht und ebenfalls mit guten Wünschen »besprochen« werden. Am Schluss dieser Zeremonie pustest du sie aus und kannst sie zu Beginn der Geburt anzünden, auf dass die guten Wünsche dann mit im Raum sein werden.

VORBEREITUNGEN: PAPIERKRAM

Mit der Geburt eines Babys – oder auch schon davor – beginnt natürlich auch ein ganzer Reigen an Papier-, Antrags- und Ämterkram. In eine überschaubare Liste gepackt, kannst du diese To-dos dann nach und nach abarbeiten. Beginne bald damit, dich mit diesen eher nervigen Themen zu beschäftigen. Nach der Geburt kommst du zu solchen Sachen überhaupt nicht mehr. Du kannst die Anträge jedoch noch nicht vor der Geburt abschicken, weil du dafür eine Geburtsurkunde deines Kindes brauchst. Aber es ist in jedem Fall gut, alles vorzubereiten, damit du inkl. der Bearbeitungszeiten bald von den Babygeld-Zahlungen profitieren kannst, bevor dein Dispo nach der Geburt komplett in die Knie geht: Lade alle Anträge schon mal runter, drucke sie aus, und bearbeite sie so weit wie möglich!

DER WICHTIGSTE PAPIERKRAM RUND UM DIE GEBURT

- **Elterngeldantrag:** Elterngeld kann erst nach der Geburt beantragt werden. Der Antrag ist aber mit Abstand der komplexeste aller Anträge, und es ist sinnvoll, alle Gestaltungsspielräume zu kennen und bestmöglich zu nutzen. Auch die Variante ElterngeldPlus will überlegt sein – alles wichtige Anlässe, die Verteilung eurer Care-Arbeit in den ersten 14 Monaten miteinander zu überlegen. Frühzeitig sollte – vor allem bei Selbstständigen und Freiberufler*innen – auch die Steuerberaterin mit ins Boot geholt werden, da hier als Berechnungsgrundlage bereits die Steuererklärung des Vorjahres der Geburt gilt. Sie kann ein paar Varianten für euch durchrechnen. Drucke dir also schon mal den Antrag im Internet aus und fülle ihn so weit wie möglich aus, kümmere dich ebenfalls gleich um die diversen Bescheinigungen (Lohnbescheinigung, Krankenkasse, Rentenversicherung, Finanzamt …), die beigelegt werden müssen.
- **Kindergeldantrag:** Dieser Antrag ist vergleichsweise harmlos, weil Kindergeld keine Lohnersatzleistung ist und (fast) allen Eltern zusteht. Du kannst ihn aber auch schon downloaden und so weit vorbereiten.
- Eine **Bestätigung des voraussichtlichen Entbindungstermins** in dreifacher Ausfertigung für den Arbeitgeber, die Krankenkasse und (ggf. bei nicht verheirateten Eltern) für die Vaterschaftsanerkennung ausstellen lassen. Das kannst du beim nächsten Besuch bei Frauenärztin oder Hebamme tun. Ämter oder Behörden dürfen nie die Einsicht in deinen Mutterpass verlangen, auch wenn das eine gängige Praxis ist (siehe auch Seite eins im Mutterpass)! Es reicht eine Bescheinigung des ET aus, alternativ eine Kopie der entsprechenden Seite im Mutterpass.
- **Vaterschaftsanerkennung und gemeinsames Sorgerecht:** Unverheiratete und glücklich zusammenlebende heterosexuelle Eltern können schon vor der Geburt beim Jugendamt die Vaterschaft und die gemeinschaftliche elterliche Sorge erklären. Nur dann kann der Vater alle weiteren Ämtergänge nach der Geburt, z. B. beim Standesamt, erledigen. Nur dann kann das Baby – wenn ihr das möchtet – den Nachnamen des Vaters tragen. Darüber hinaus geht es natürlich auch um weiterreichende Konsequenzen etwa im Unterhalts- oder Erbrecht. Erkundigt euch vorher, welche Dokumente ihr zur Beurkundung mitbringen müsst (Geburtsurkunde eventuell im Original, gültiger Personalausweis).

- **Wenn ihr keine Paarbeziehung führt** oder euch vor der Geburt getrennt habt, solltest du dich gut in Sachen Vaterschaftsanerkennung, Sorgerecht und Unterhalt beraten lassen.
- **Bei lesbischen Paaren** wird die Frau personenstandsrechtlich Mutter, die das Kind geboren hat. Ihre Partnerin kann derzeit nicht als (weitere) Mutter in der Geburtsurkunde erwähnt werden. Um einen rechtlichen Elternstatus zu erlangen, kann die nicht gebärende Mutter das Kind jedoch als Stiefkind adoptieren. Für das gemeinsame Sorgerecht müssen gleichgeschlechtliche Paare verheiratet sein. Derzeit laufen dazu aber diverse Gerichtsprozesse, und Gesetzreformen sind in Arbeit.
- **Mutterschaftsgeld beantragen:** Mutterschaftsgeld ist eine Lohnersatzleistung der gesetzlichen Krankenkassen, die vom Arbeitgeber auf die Höhe deines sonstigen Nettogehaltes aufgestockt wird. Alle angestellten Frauen haben in den Mutterschutzfristen (also üblicherweise sechs Wochen vor und acht Wochen nach der Geburt) Anspruch auf Mutterschaftsgeld. Wenn du selbstständig oder privat versichert bist, gelten im Einzelfall andere Regeln, erkundige dich dazu bei deiner Krankenversicherung. Frühestens sieben Wochen vor der Geburt kannst du Mutterschaftsgeld beantragen.
- **Krankenkassencheck für dein Baby:** Je nachdem, wie ihr krankenversichert seid (privat, gesetzlich, einer so, der andere so), gelten für euer Baby Wahlmöglichkeiten oder eben auch nicht. Kläre mit deiner Krankenversicherung, was zu entscheiden und zu tun ist.
- **Elternzeit anmelden:** Spätestens sieben Wochen vor deren Beginn musst du die Elternzeit beim Arbeitgeber anmelden. Für die Frauen beginnt die Elternzeit erst nach dem Mutterschutz (also fünf Wochen nach der Geburt), für Männer, die Elternzeit nehmen möchten, kann sie auch direkt nach der Geburt beginnen. Es gelten also unterschiedliche Fristen.
- Einen **Vornamen für das Baby** aussuchen: Damit hast du tatsächlich je nach Bundesland laut Personenstandsgesetz bis zu einen Monat nach der Geburt noch Zeit – solltest du da also noch unentschlossen sein: Nehmt euch alle Zeit der Welt, um den richtigen Namen zu finden, nachträglich ändern geht nämlich dann tatsächlich nicht.

Buchtipp: Anne Nina Simoens/Anja Pallasch: *Babypedia – Elterngeld, Elternzeit, Anträge, Finanzen, Rechtsfragen, Ausstattung*. Goldmann, 18. aktualisierte Originalausgabe 2023

Essen für zwei

ERNÄHRUNG UND VITALSTOFFE

Gesunde Ernährung – wenn du schwanger bist, wird aus dem permanenten guten Vorsatz eine Direktive. Ab jetzt isst dein Baby sprichwörtlich mit, und du bekommst bei den gelegentlichen Junk-Attacken schon mal ein schlechtes Gewissen oder hast das Gefühl, dich doch irgendwie ein bisschen bewusster ernähren zu wollen: mehr Gemüse, Seefisch, Achtung vor rohem Fleisch, natürlich alles nur bio – und wo ist noch mal viel Folsäure drin? Aber worum genau geht es, und was ist wichtig? Und wenn du vegetarisch oder vegan lebst – was solltest du beachten?

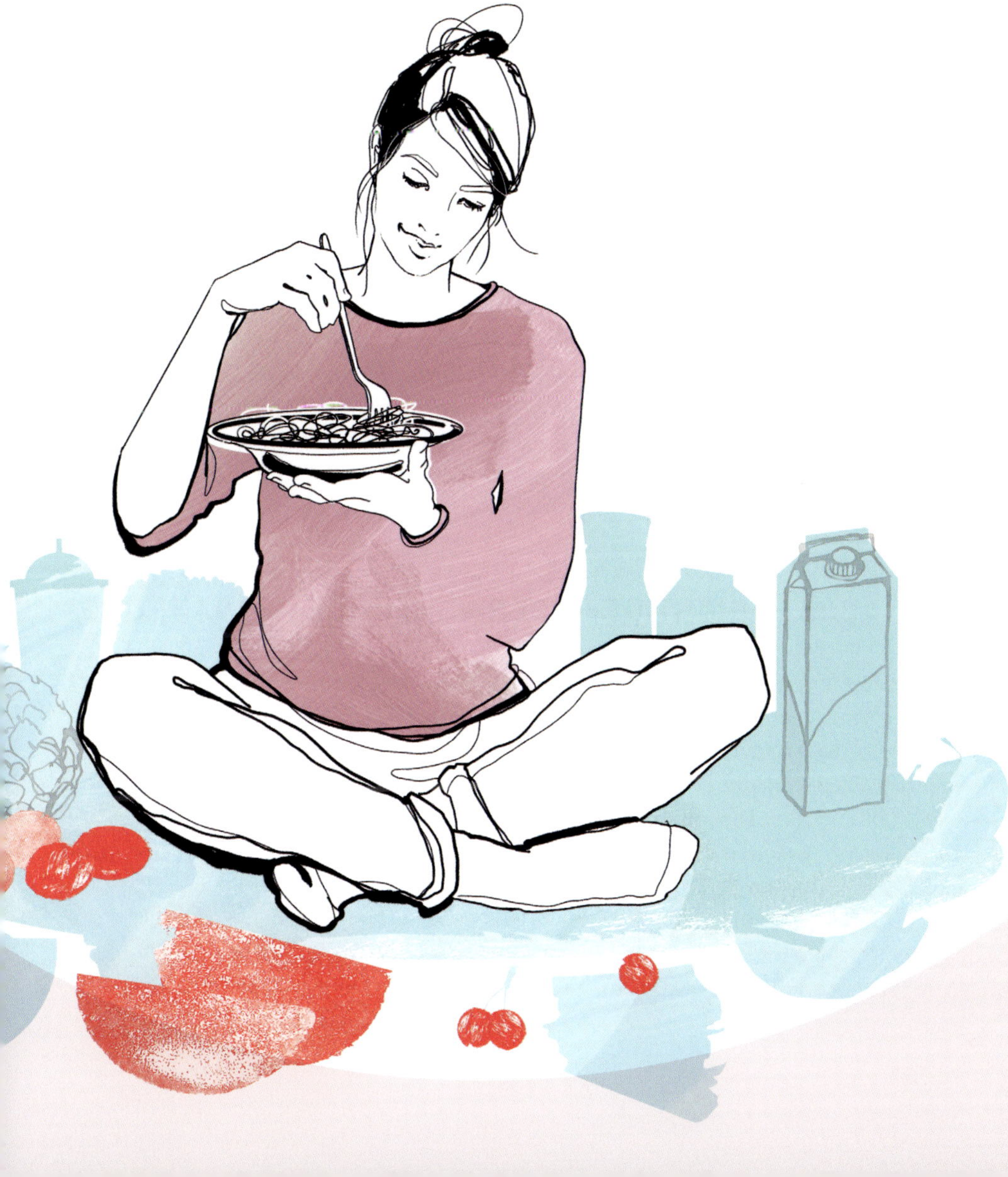

Was genau heißt denn »gesunde und ausgewogene Ernährung«, von der an dieser Stelle immer die Rede ist? Bekommt man durch »normales Essen« ausreichend Nährstoffe, von denen du jetzt eine Extraportion benötigst, oder brauchst du Supplemente, und wenn ja, welche? Und woran erkennt man ein gutes Nahrungsergänzungsmittel?

Beginnen wir also mit dem Waterloo der Ernährungswissenschaft der letzten Jahrzehnte: Man weiß es im Detail tatsächlich weniger genau, als man annehmen sollte. Schaut man auf die großen Ernährungstrends der letzten Jahrzehnte – Low Fat, Low Carb, evolutionsbiologische Ableitungen wie Paläo oder Primal oder doch am besten lieber vegan –, haben diese großen Moden letztlich nur eines gemeinsam:

Sie alle wurden gehypt und binnen des gleichen Jahrzehnts wieder durch die nächste ersetzt. Sie widersprechen sich teilweise diametral. Das, was gestern noch der heiße Hit war, scheint morgen schon wieder überholt. Und je mehr man sich damit beschäftigt – vor allem wissenschaftlich fundiert und so wenig weltanschaulich geprägt wie möglich –, umso komplizierter wird es. Letztlich ist das genau aber auch eine Erkenntnis: Basics sind bekannt, bei den Details ist es vermutlich nicht so einfach. Und vor allem: Wahrscheinlich gibt es nicht die Ernährung, die für alle Menschen rundherum passt.

Es ist mir persönlich komplett egal, ob du vegan lebst oder ob du Hafermilch hasst, nach Leberwurst suchtest oder nach Schokoriegeln, Gluten für giftig hältst oder eine Unverträglichkeit für hysterisch:

In der Schwangerschaft ist es wichtig, dass du alle Nährstoffe bekommst, die für dich und eine gesunde Schwangerschaft wichtig sind, dass du dich wohlfühlst, mit Genuss isst und dass dein Baby ebenfalls gut versorgt ist mit allem, was es braucht. Der Rest ist Dogma.

WAS GENAU IST »RICHTIGE« ODER »GESUNDE« ERNÄHRUNG?

Man kann diese Frage einfach oder kompliziert beantworten. Erfahrungsgemäß brauchen Menschen für Modelle, die im Alltag funktionieren sollen, einfache Lösungen. Die 80:20-Regel stellt in vielen Dingen des Lebens eine gut geeignete, pragmatische Annäherung dar: Die wichtigsten 80 Prozent eines Problems werden durch 20 Prozent des Aufwands gelöst. Das Wichtigste also zuerst, die übrigen 20 Prozent sind für die Nerds unter uns. Und die wichtigsten 80 Prozent sind meist erschreckend schlicht:

- Iss so viel ***unprozessierte Nahrung*** wie möglich, also Nahrung im Urzustand. Im Prinzip ist das alles, was du auf dem Wochenmarkt bekommst.
- Iss – wo immer du kannst und es dir leisten kannst – ***Zutaten aus biologischem Anbau***.
- ***Eier*** sind ein fantastisches Frühstück.

- Iss doppelt so viel **Gemüse** wie jetzt gerade.
- Lass **Weißmehl** weg, wo es dir möglich ist. Wenn du das als Problem empfindest, ist das ein Zeichen dafür, dass du zu viel davon isst.
- Lerne **Superfoods** kennen. Die meisten sind nicht die, die du dafür hältst: Blaubeeren, Hering, Hirse, Ei, Sauerkraut, Leberwurst.
- **Definiere Ausnahme und Regel.** Wenn du *grundsätzlich* eine Bowl mit Gemüse und Spiegelei zum Büromittag isst, ist auch ein gelegentlicher Teller Pasta zum Sattessen völlig in Ordnung. Umgekehrt nicht.
- **Sei ehrlich mit dir und deinen Ernährungsgewohnheiten.** Die meisten von uns sind vier Wochen lang stolz auf ihren singulären Seelachs.
- Wenn du drei Tage lang auf **Süßigkeiten** (Kekse, Schokolade, Teilchen) easy verzichten kannst und dir das auch kaum auffällt, isst du wahrscheinlich nicht zu viel davon. Sonst schon.
- **Stay hydrated.**

Die übrigen 20 Prozent sind komplizierter und auch viel individueller, sodass es gar nicht »die eine richtige Methode für alle« gibt. Menschen sind in allem höchst unterschiedlich. Jeder einzelne Stoffwechsel unterscheidet sich. Genetische Polymorphismen gibt es unzählige. Dass wir alle unterschiedliche Dinge brauchen, vermutet man schon seit den ayurvedischen Konstitutionstypen vor 3000 Jahren und – neumodischer: Das behaupten auch die Vertreter der Blutgruppendiät. Es gibt Menschen, die eine fast unerschütterliche Insulinachse besitzen und ohne Probleme mit einem hohen Kohlenhydratanteil klarkommen, andere nicht. Es gibt Menschen, die vertragen Gluten und Kuhmilcheiweiß, andere nicht. Es gibt Menschen, deren Darmbakterien sind wahre Diabetes-Protektoren, andere nicht. Es gibt Menschen, die können Folsäure nicht gut in bioaktive Formen umwandeln, Alpha-Linolensäure zu Omega 3 umbauen oder Cholin in nennenswerten Mengen selbst synthetisieren. Um nur einige wenige Beispiele zu nennen.

In jedem Fall bedeuten diese verwirrenden Erkenntnisse aber auch: Es ist trotz aller Wissens-Leerstellen ganz und gar nicht egal, was wir essen. Es gibt möglicherweise nicht die »richtige« Ernährung, aber sehr wohl ein paar Erkenntnisse, die als gesichert gelten dürften.

Es gibt Dinge, die erwiesenermaßen »nicht gut« sind. Jeder weiß, dass es keine besonders gute Idee ist, sich an Schokolade satt zu essen. Dass ein Frühstück aus hellen Weizenbrötchen mit Marmelade, Pasta zum Mittag und Brot zum Abendessen auf den Stoffwechsel bezogen aber ähnlich ungesund, nämlich kohlenhydratüberlastet ist, überrascht die eine oder andere vielleicht doch.

Immerhin 7 bis 10 Prozent aller Schwangeren entwickeln einen Schwangerschaftsdiabetes. Bei zwei Dritteln dieser Frauen reicht eine Ernährungsumstellung (im Wesentlichen: das Weglassen kurzkettiger Kohlenhydrate) zur Behandlung aus – was zeigt, wie heilsam eine gesunde Ernährung ist.

In Teilen ist dieser Buchteil ein bisschen nerdig und versucht, die neuen Erkenntnisse und die Widersprüche der modernen Ernährungslehren (auch) wissenschaftlich zu betrachten. Vielleicht hilft es, einige Aspekte des schwangerschaftsveränderten Stoffwechsels und den Bedarf an speziellen Nährstoffen ein wenig besser zu verstehen. Im Großen ist es eigentlich ganz einfach, beim Heranzoomen wird es komplex, wie so oft im Leben.

Weil Essen aber natürlich viel mit Genuss und Sinnlichkeit zu tun haben sollte, dies aber kein Kochbuch mit vielen bunten Bildern ist, findest du ein paar wirklich schöne und gesunde Koch-Blogs im Anhang!

WAS IST DIÄT?

Viele Menschen machen sich relativ viele Gedanken ums Essen oder Nicht-Essen, wir haben Ideen, was »gesund« ist und was nicht, definieren ein »Zuviel« von bestimmten Genussmitteln und kennen Begriffe wie *Clean Eating* und *Cheat Day*. Wir Frauen sind besonders erfahren darin, dass Essen Reglements unterliegt. Schon in jungen Jahren machen wir früh Erfahrungen damit, unseren Hüftumfang, unseren Appetit und das, was auf unserem Teller liegt, meistens nicht besonders freundlich zu bewerten.

Mit elf Jahren haben schon 16 Prozent der Mädchen (und nur 8 Prozent der Jungen) eine Diät gemacht, mit 14 Jahren sind es schon fast die Hälfte der Mädchen (42 Prozent) und 11 Prozent der Jungen. Viele von uns wachsen also einigermaßen essgestört auf und finden das normal. Kein Wunder, dass sich diese Biografie in der Schwangerschaft, wenn sich sowohl eine sich rasant veränderte Körperlichkeit mit vielen Rundungen als auch viele detaillierte Regeln rund ums Essen und Nichtessen zusammengesellen, irgendwie meldet.

Seit sich z. B. über soziale Medien viele englische Redewendungen in unsere Alltagssprache integriert haben, findet manchmal die Begriffsverschiebung des Wortes »Diät« statt. Im Englischen bedeutet »Diet« eher »Art der Ernährung« als »Diät« im Deutschen, welche man eher mit einer bestimmten Restriktion (an Kalorien, Kohlenhydraten, Fett) mit dem Ziel der Gewichtsreduktion verbindet. Beiden Begriffen gemein ist, dass sie ein *Essen nach Regeln* beschreiben. Und die Frage, ob und wie viel davon wir wirklich brauchen: Eine Schwangerschaft ist letztlich oft ein Anlass, sich einer gesunden Ernährung (wieder) anzunähern. Kalorienzählen gehört nicht dazu.

Mehrgewicht

Wenn du mehrgewichtig bist – ich rede jetzt nicht von drei Kilo, die dich von deiner Wunsch-Bikinifigur trennen –, ob nun schon dein ganzes Leben lang oder zunehmend in den letzten Jahren, dann ist das zunächst einmal so. Ausgerechnet jetzt solltest du nicht mehr damit hadern, als du es sonst eh schon tust. Aber auch die Einstellung nach dem Motto »Jetzt ist auch alles egal, dick werde ich ja sowieso« stimmt ebenfalls genau nicht.

Es ist zum einen (auch) genetisch bedingt, wie viel wir in unseren Schwangerschaften zunehmen, und ebenso, wie schnell wir nach einer Geburt wieder zum Ausgangsgewicht zurückkehren. Wenn du deiner Mutter körperlich sehr ähnlich bist, kann dir dieser »Vorsprung an Jahren« deiner Mutter schon einen Hinweis darauf geben, in welche Richtung du tendieren könntest. Es gibt Frauen, die essen alles, was sie wollen, und nehmen in der Schwangerschaft übersichtliche 11 kg zu und innerhalb von acht Wochen nach der Geburt wieder ab, einfach so. Ohne Disziplin und ohne Fitnesscoach. Andere bekommen drei Kinder und wiegen nach dem Abstillen des letzten Kindes 30 kg mehr als vorher. Genetik und Konstitution spielen hier oft eine nicht unwesentliche Rolle.

Zum anderen sind Parameter wie Insulinresistenz oder Glukose-Intoleranz, also die Vorstufen eines Diabetes, die auch außerhalb einer Schwangerschaft ein wesentlicher Grund für Übergewicht sind, nicht nur Schicksal oder Determination. Über die Ernährung lassen sich diese Parameter erheblich beeinflussen. Der winzige Haken an der Sache: Es erfordert meistens strenge Disziplin, und das kann richtig hart sein. Aber du solltest dich wirklich darin üben, und zwar am besten genau jetzt. Wenn du deutlich übergewichtig (mit einem BMI von > 28) in die Schwangerschaft startest, ist das auch ein Zeichen dafür, dass dein Stoffwechsel mit der ihm angebotenen Nahrung bereits davor nicht optimal umgegangen ist. Wenn du schon immer »aufpassen« musstest oder nur mit Disziplin dein Körpergewicht gehalten hast, könnte eine mehr oder weniger subtile Störung deiner Glukosetoleranz dahinterstecken. Auch für dich ist eine Schwangerschaft ein sinnvoller Anlass, da genau hinzuschauen. Für dich ist der folgende Kasten »Glykämischer Index und glykämische Last« und das Kapitel »Gestationsdiabetes« im Abschnitt »Mittendrin in der Schwangerschaft« einen besonderen Blick wert.

MAKRONÄHRSTOFFE IN DER NAHRUNG

Heruntergebrochen auf die sogenannten Makronährstoffe, hat unsere tägliche Nahrung drei Bestandteile: Kohlenhydrate, Proteine und Fett. Die optimale Zusammensetzung unserer Nahrung wird von den unterschiedlichen Ernährungsgremien in Tabellen und Schautafeln dargestellt. 2005 haben es Obst und Gemüse erstmals geschafft, in der allseits bekannten Ernährungspyramide der DGE (Deutsche Gesellschaft für Ernährung) die Kohlenhydrate aus Brot, Pasta, Kartoffeln an der breiten Basis unserer Ernährung abzulösen. Die DGE ist, wie die meisten »offiziellen Gremien«, recht träge in der Umsetzung aktueller wissenschaftlicher Daten. Es dauert tatsächlich eher Jahrzehnte als Jahre, bis sich eine neue Erkenntnis durchsetzt. Man muss ja erst mal prüfen, ob alles, was neu ist, auch stimmt.

Aktueller ist eher die *Healthy Eating Pyramid* oder der *Healthy Eating Plate* der Harvard School of Public Health, hier haben vor allem Gemüse und die »gesunden« Fette eine größere Bedeutung.

In der Schwangerschaft benötigst du tatsächlich etwas mehr Nahrung (auch im Sinne von Kalorien) als zuvor, du solltest dich also immer gut satt essen. Da es erwiesenermaßen keinen Sinn macht, die Kalorien zu zählen, und das auch kaum jemand tut, halten wir uns auch nicht mit einer Zahl auf – es sind etwa plus 300 bis 500 kcal. Du brauchst in der Schwangerschaft deutlich mehr Eiweiß und eher weniger Kohlenhydrate als gedacht. Vermutlich ist das mehr Eiweiß und weniger Kohlenhydrate, als du bislang isst. Dazu natürlich Fett, vor allem eine gute Mischung aus langkettigen, mehrfach ungesättigten Fettsäuren und mittellangkettigen Fettsäuren. Und einen ordentlichen Schwung an Vitalstoffen, also Mikronährstoffen – welche das genau sind, folgt im nächsten Teil. Darum, ob man »bequem per Pille« oder per »gesundem, ausgewogenem Essen« ausreichend oder besser versorgt ist, kümmern sich beispielsweise die Nationalen Verzehrstudien. Auch dieses Thema ist einige Extragedanken wert, Konkretes dazu findest du ebenfalls im Folgenden.

KOHLENHYDRATE

Kohlenhydrate lassen sich alle auf einen kleinsten gemeinsamen Nenner zusammenkürzen, und der heißt Glukose. Alle Kohlenhydrate bestehen aus diesem Molekül, sind also letztlich alle Zucker. Sie unterscheiden sich durch die Länge der aneinandergereihten Ketten, je länger diese sind, umso weniger süß schmecken sie. Es gibt die Monosaccharide Glukose, Galaktose und Fruktose, also Trauben-, Milch- und Fruchtzucker. Auch Disaccharide schmecken noch zuckerig: Dazu gehören Saccharose (Kristallzucker), Maltose und Laktose. Die Polysaccharide, also langkettigere Kohlenhydrate, schmecken nicht mehr süß. Stärke ist das für unsere Ernährung bedeutsamste Polysaccharid.

Unsere hiesige Ernährung ist relativ kohlenhydratreich. Um »ausreichend Kohlenhydrate« musst du dich tendenziell also nicht kümmern. Davon hast du in jedem Fall genug. Es gibt die guten (komplexen, langkettigen Polysaccharide) aus Gemüse und Obst und die bösen (kurzkettigen, raffinierten Monosaccharide) aus Industriezucker und Weißmehl, und diese Unterscheidung ist die wesentliche.

Allen gemein ist, dass für den Transport von Glukose in die Körperzellen Insulin aus der Bauchspeicheldrüse benötigt wird. Weil die langen Ketten der Polysaccharide vor der Aufnahme in die Blutbahn aber erst in einzelne Glukosemoleküle zerlegt werden müssen, lassen sie den Blutzucker nach dem Essen sehr viel langsamer ansteigen als bei den kurzkettigen Monosacchariden – es wird also weniger Insulin gebraucht. Zudem sind kurzkettige Kohlenhydrate üblicherweise ziemlich »leer« an Vitalstoffen, also Vitaminen und Mineralstoffen, aber auch an wichtigen Ballast- und sekundären Pflanzenstoffen. Weder Gummibärchen noch Toastbrot z. B. liefern über kurzfristige »Energie« hinaus viel mehr sonst an Nährwert. Keine überraschende Aussage also, gleichzeitig aber ausgesprochen unpopulär: Zucker ist ungesund, und wir essen zu viel davon.

Nahrungsmittel mit einer hohen glykämischen Last und entsprechender Insulinausschüttung haben übrigens auch eine besondere Bedeutung am Ende der Schwangerschaft. Dein Blutzuckerspiegel hat nämlich Einfluss auf die Prostaglandin-Synthese. Prostaglandine sind Botenstoffe, die sowohl für entzündliche und schmerzvermittelnde Prozesse, interessanterweise aber auch bei der Entwicklung der Geburtsreife des Gebärmutterhalses und der Effektivität erster Geburtswehen eine ganz zentrale Rolle spielen. Dazu werden am Ende der Schwangerschaft unter anderem durch die vermehrte Ausschüttung von kindlichem Cortisol (ein Zeichen der Lungenreife) in der Plazenta Prostaglandine gebildet.

Parallel baut sich dein Körper, unterstützt vom hohen Östrogenspiegel am Ende der Schwangerschaft, eigene Prostaglandin-Rezeptoren rund um den Gebärmutterhals. Dies sorgt für eine »Geburtsbereitschaft« und in der frühen Geburtsphase (Prostaglandin-Phase) auch für den Beginn der Muttermundseröffnung. Es gibt neuere Hinweise, dass es möglicherweise sinnvoll sein könnte, auf kurzkettige Kohlenhydrate am Ende der Schwangerschaft zu verzichten, um die Prostaglandin-Synthese ungestörter ablaufen zu lassen. Unter dem Namen → *Louwen-Diät* wird diese an kurzkettigen Kohlenhydraten arme Ernährung skizziert. Geburtsreifere

GLYKÄMISCHER INDEX (GLYX) UND GLYKÄMISCHE LAST (GL)

In den 1980er-Jahren wurde der *glykämische Index* entdeckt. Er beschreibt die Reaktion des Insulinsystems auf das jeweilige Nahrungsmittel, also wie schnell und intensiv die Insulinantwort auf den Kohlenhydratanteil ausfällt. Nahrungsmittel mit einem hohen glykämischen Index, also jene mit einem hohen Anteil an kurzkettigen Kohlenhydraten, werden schnell resorbiert und brauchen schnell viel Insulin: Das macht eine recht volatile Blutzuckerkurve mit hohen Spitzen in beide Richtungen. Das wiederum provoziert Heißhungerattacken. Diese sind im Prinzip schon ein Symptom: Dein Blutzuckerspiegel rutscht in den Keller. Du unterzuckerst, wirst ungeduldig und musst! jetzt! sofort! etwas essen. Deine Insulinachse gerät ins Schlingern und zeigt damit möglicherweise, dass sie nicht so stabil ist, wie sie sein könnte.

Der glykämische Index (Glyx) teilt Nahrungsmittel in drei Gruppen ein: hoher Glyx (über 70), mittlerer (zwischen 50 und 70) und niedriger (unter 50). Reine Glukose liegt bei einem Referenzwert von 100.

Allerdings wird im Glyx nicht die absolute Menge des Lebensmittels in Gramm gemessen, sondern er bezieht sich auf 50 g Kohlenhydrate (!) aus diesem Lebensmittel. Das führt zu irritierenden und praxisfernen Ergebnissen, gern zitiert wird hier der Vergleich von gekochten Karotten und Baguette. Beide haben einen Glyx von 70. Bevor man nun aber auf den ersten Blick annimmt, gekochte Karotten seien »ungesund«, wäre es wichtig (und praxisrelevant), das Ganze auf die Menge des gegessenen Lebensmittels zu beziehen, und das tut der Glyx nicht.

Aussagekräftiger ist hier die *glykämische Last* (GL). Übersetzt und bezogen auf obiges Beispiel hieße das: Baguette und gekochte Karotten haben zwar den gleichen glykämischen Index, aber 100 g Baguettebrot haben die gleiche glykämische Last wie 700 g Karotten. Das ist ein wichtiger und entscheidender Unterschied, denn 700 g gekochte Karotten muss man erst mal essen.

Wenn du sehr übergewichtig bist oder Diabetes häufiger innerhalb deiner Familie vorkommt, beschäftige dich etwas näher mit dieser Nahrungsmitteleingruppierung, gut sortierte Tabellen findest du problemlos im Internet.

Befunde am Termin, weniger Übertragungen, weniger Geburtseinleitungen, weniger schmerzhafte Eröffnungswehen sollen die Folge sein – in jedem Fall eine spannende Hypothese → *Prostaglandin und das Reifen der Zervix*.

Ob die tatsächlichen Effekte *in vivo* so spektakulär sind und tatsächlich so viele Geburten signifikant leichter machen, ist noch nicht erforscht, es gibt enttäuschend wenig fundierte Literatur dazu (im Prinzip: keine), dafür – neben Vorträgen von Prof. Frank Louwen in unterschiedlichen fachlichen Kontexten – umso mehr Blog-Artikel und Foreneinträge. Gleichzeitig ist die Louwen-Diät aber letztlich keine Diät im allgemeinen Verständnis, sondern eine Ernährungsform, die auf Industriezucker und Weißmehl, also raffinierte kurzkettige Kohlenhydrate, verzichtet. Sie beschreibt letztlich nichts anderes als eine gesunde Ernährung.

Ob also die Louwen-Diät als grundsätzliche Regel für alle Schwangeren Sinn macht und generell empfohlen werden sollte, vermag ich nach der derzeitig verfügbaren Literatur dazu nicht abschließend zu sagen. Vermutlich fällt diese »Diät« denjenigen am schwersten, die es am meisten gebrauchen könnten. Heißt hier: Wenn es dir besonders schwerfällt, kurzkettige Kohlenhydrate (Brötchen, Kuchen, Pasta, Süßigkeiten) zu reduzieren, kann das schon ein Signal für eine etwas instabile Insulinachse sein.

Heißhungerattacken

Heißhungerattacken in der Schwangerschaft sind quasi stilprägend. Anekdotisch hört man da die verrücktesten Sachen, und auch du gehörst möglicherweise zu denen, die nachts um drei ihren Mann zur nächsten Tanke schicken, mit dem Auftrag, er möge bitte – subito! – Leberwurst heranschleppen, koste es, was es wolle. Und zum Nachtisch noch Macadamia Nut Brittle, die 500-ml-Packung bitte. (Im Übrigen kann er froh sein über einen derart harmlosen Auftrag. Was aus Rapunzel wurde, deren Vater im Hexengarten Salat stehlen musste, ist ja hinlänglich bekannt.) Es ist tatsächlich erstaunlich, wie zielgerichtet der Körper mit einer solchen Attacke offenbar dafür sorgt, dass er das bekommt, was er im Moment zu brauchen scheint. Es gibt nicht nur Lust auf saure Gurken oder Schokolade, auch ein gewisser Salzappetit ist gar nicht so selten – weil der Bedarf in der Schwangerschaft tatsächlich höher ist als sonst: Lust auf BiFi, Brühe oder Oliven? Manchmal kann das auch ein Hinweis auf eine leichte Schilddrüsenunterfunktion sein. Viele Frauen lieben in der Schwangerschaft Fleisch – und decken damit ihren erhöhten Eisenbedarf. Exotischer dürfte die Lust auf Erde sein: In Kenia gibt es auf jedem Wochenmarkt Stände, an denen Lehmbröckchen zum Knabbern – vorwiegend an Schwangere – verkauft werden. Grundsätzlich also: Höre auf die Stimme deines Körpers und tobe dich – wenn es sich nicht um total Ungesundes in großen Mengen handelt – aus!

WAS TUN BEI SÜSSIGKEITENHUNGER?

Es gibt auch »gesundes Süßes«. Schlauerweise sollte man vorbereitet sein und dies im Schrank haben, da kaum jemand Karottensticks schnippelt, wenn die Gummibärchentüte danebenliegt.

- **Studentenfutter ist ein perfekter Superfood-Mix,** Nüsse haben gute GL-Werte und sehr hochwertige Fette, getrocknete Aprikosen, Cranberrys oder Acerolakirschen weniger GL als Rosinen.
- **Dunkle Nussschokolade ist auch toll,** dunkle Schokolade vereint gleich zwei Vorteile: Sie bedient das Süßigkeitenbedürfnis, und man futtert nicht gleich eine ganze Tafel davon weg. Von mir aus kann man noch die gesunden Kakao-Flavonoide anführen, wenn es noch mehr Rechtfertigung braucht. Gern wird ja auch der hohe Magnesiumanteil erwähnt, allerdings müsstest du drei Tafeln Schokolade essen, um den Tagesbedarf zu decken.
- **Macadamia-Aufstrich, Mandelmus und Co:** Ein Vollkornbrot damit toppt (wirklich) jedes Nutella-Brötchen. Geschmacklich, und was die »inneren Werte« angeht, sowieso. Gibt's im Bioladen.
- **Sahnequark mit Beerenobst:** Schmeckt lecker und macht wegen des hohen Proteingehaltes auch schön satt. Beeren liefern Vitamine und einen ordentlichen Schwung sekundärer Pflanzenstoffe wie Flavonoide und Co.
- **Kakao** gibt es auch mit Xylit gesüßt (der wird nicht über den Insulinstoffwechsel verarbeitet und ist obendrein auch noch zahngesund → *Kariesprophylaxe*). Eine **Tasse heißer Schoki** (von mir aus mit Sahne, am besten natürlich bio von Weiderindern) ist Soulfood par excellence.

Insulinresistenz oder Glukose-Intoleranz

Bei Menschen, die deutlich mehrgewichtig sind, kann das eingelagerte Fettgewebe nicht mehr gut auf Insulin reagieren. Der Insulinrezeptor kann sogar »abgeschaltet« werden. Aber auch ohne Mehrgewicht reicht ein sehr schwankender Blutzuckerspiegel durch viele kurzkettige Kohlenhydrate bei manchen Frauen schon aus: Wenn es über längere Zeit hinweg immer und immer wieder zu hohen Blutzuckerspitzen kommt, muss der Körper darauf mit einer hohen Insulinausschüttung reagieren.

Auf Dauer antworten die Körperzellen – vor allem die des Fettgewebes, der Muskulatur und der Leber – darauf mit einer gewissen »Abstumpfung«. Die Rezeptorendichte wird geringer, sodass sich die Zelle vor dem momentanen »Überangebot« an Insulin schützt. Diese *Downregulation* führt dazu, dass Insulin den Blutzucker (BZ) nicht im Inneren der Zelle verstoffwechseln kann, der BZ bleibt also hoch. Das ist auf Dauer nicht gut und die Vorstufe einer der häufigsten Zivilisationskrankheiten in unserer Welt: Typ-II-Diabetes.

In der Schwangerschaft wird deine Glukosetoleranz zwischen der 24. und 28. SSW mit einem Glukosetoleranztest gemessen. Wann und wie das genau geschieht, findest du im Kapitel »Gestationsdiabetes« im Abschnitt »Mittendrin in der Schwangerschaft«.

EPIGENETIK

Die Epigenetik ist eines der spannendsten Themen der Humanbiologie des 21. Jahrhunderts. Vereinfacht gesagt beschäftigt sie sich mit dem Phänomen, dass bestimmte Umgebungsfaktoren bestimmte Gene an- oder abschalten können. Ob beispielsweise die (genetisch erworbene) Veranlagung, später im Leben einmal Diabetes zu bekommen, tatsächlich zutage tritt, ob also das entsprechende Gen – es gibt natürlich nicht dieses »eine Gen«, aber mal vereinfacht gesagt – eingeschaltet wird, hängt eben von Umgebungsfaktoren ab. Einer ist z. B. die Ernährung. Aber auch eine Schwangerschaft kann dazugehören. Mittlerweile weiß man, dass ein Gestationsdiabetes eine gewisse prospektive Aussage haben kann. Bis zu 50 Prozent aller Frauen, die einen Gestationsdiabetes in der Schwangerschaft entwickeln – definitionsgemäß verschwindet der GD nach der Schwangerschaft zunächst wieder –, bekommen später im Leben einen Typ-II-Diabetes. Frauen mit einem Schwangerschaftsbluthochdruck entwickeln auch im späteren Leben häufiger einen solchen. Schwangerschaften können Autoimmunerkrankungen triggern oder beruhigen. Offenbar hat schon eine Schwangerschaft selbst ein hohes epigenetisches Potenzial.

Auch für unsere Kinder hat bereits das intrauterine Leben epigenetische Effekte. Kinder schwangerschaftsdiabetischer Mütter entwickeln ebenfalls zu 20 bis 30 Prozent einen späteren Diabetes. Cortisol, ein Hormon, welches im Übermaß dann ausgeschüttet wird, wenn wir körperlichen oder emotionalen Stress erleben, ist offenbar auch in der Lage, einen Einfluss auf unser späteres Leben zu nehmen. Kinder von Frauen mit einem erhöhten Stresspegel in der Schwangerschaft – und ehemals frühgeborene Kinder, deren Mütter zur lebensnotwendigen Lungenreifung der Babys Cortisol als Spritze erhalten haben – haben ein erhöhtes Risiko, auch später im Leben an einer geringeren Stresstoleranz zu leiden und Depressionen zu entwickeln. Beide Hormone, Insulin und Cortisol, scheinen durch die entsprechende intrauterine Prägung die hormonspezifischen Messfühler lebenslang verstellen zu können und sind in der Lage, bestimmte epigenetische Effekte auszulösen. *Hormonal imprinting* wird dieser Effekt genannt.

Noch verrückter: Epigenetische Effekte können möglicherweise sogar im Kontext der transgenerationalen Weitergabe von Erfahrungen auf mindestens eine weitere Generation übergreifen und so Phänomene des kollektiven Bewusstseins auf einer weiteren Ebene erklärbar machen. Im Zusammenhang mit tiefenpsychologischen und systemischen Theorien ist man so etwa auch davon überzeugt, dass die sprichwörtliche *German Angst* eine Folge der Traumata aus der Nazizeit ist, die auch uns Enkel und Urenkel immer noch betrifft.

PROTEIN

Proteine oder Eiweiße bestehen aus Ketten von Aminosäuren. Aus ihnen werden Körperzellen aller Gewebe gebaut. Auch verschiedene Hormone wie Insulin, Adrenalin und Noradrenalin sowie die Antikörper unseres Immunsystems werden aus Aminosäuren hergestellt. Anders als bei Fetten und Kohlenhydraten, bei deren Verstoffwechselung der Körper auf Speicherformen ausweichen kann – diese also zur Energiegewinnung je nach Bedarf umbauen kann, etwa per Glykogenstoffwechsel in der Leber –, sind acht der insgesamt 20 Aminosäuren essenziell, der Körper kann sie also nicht selbst bilden, auch nicht über Umwege.

Wichtig bei den Proteinen ist nicht nur die Menge, die dem Körper zur Verfügung steht, sondern auch deren biologische Wertigkeit, wie gut der Körper also diesen Nährstoff verwerten und einbauen kann. Dies liegt an dem spezifischen Verhältnis der einzelnen Aminosäuren zu denen des menschlichen Körpers. Je ähnlicher also das Protein der Aminosäuren-Zusammensetzung des menschlichen Körpers ist, umso besser kann es aufgenommen und verstoffwechselt werden. Die am geringsten vorhandene Aminosäure fungiert dabei als limitierender Faktor für alle anderen Aminosäuren. Tierische Eiweiße sind den menschlichen am ähnlichsten. Pflanzliche Eiweiße kann man klug kombinieren, sodass die Wertigkeit der gesamten Mahlzeit durch die Einzelbausteine gut aufeinander abgestimmt ist.

Man kann die Menge des benötigten Eiweißes in der Schwangerschaft pro Kilogramm Körpergewicht ermitteln und in Bücher schreiben. Da nickt man dann und hat immer noch keine Ahnung, was das genau bedeutet, außer man lernt mithilfe der dann folgenden Tabellen auswendig, was wo drin ist, und stellt sich eine Briefwaage auf den Küchentresen. Aller Erfahrung nach ist das nicht das, was Menschen dann tatsächlich tun. In der Schwangerschaft sollen Frauen 1,3 g Eiweiß pro Kilogramm Körpergewicht essen, das sind etwa 30 Prozent mehr als sonst. Ein Wort aus der Praxis: Das ist mehr als du denkst und üblicherweise »mal eben so« isst.

Eine besonders wichtige Rolle spielt die Proteinversorgung in den Ernährungsemp-

AMINOSÄUREN IN DER SCHWANGERSCHAFT

Manche Ernährungsformen sind arm an einigen der 20 Aminosäuren, die der menschliche Körper braucht. Fleischarme oder vegane Ernährung beispielsweise führt auf lange Sicht dazu, dass nicht alle Aminosäuren in ausreichender Menge zur Verfügung stehen. In der Schwangerschaft haben sie eine besonders wichtige Bedeutung, deshalb sollten diese bei veganen und vegetarischen Ernährungsformen ggf. auch supplementiert werden. Weiter unten findest du noch ein Extrakapitel zur veganen Ernährung in der Schwangerschaft.

Die aus Aminosäuren gebildeten Aminosäure-Derivate spielen ebenfalls eine wichtige Rolle im Stoffwechsel: Carnitin, Taurin und Kreatin gehören dazu.

Diese Aminosäure-Verbindungen gelten oft als semiessenziell, das bedeutet, dass der Körper sie aus den essenziellen Aminosäuren selbst herstellen kann. Zumindest theoretisch – denn für diese Eigensynthese benötigt der Körper eben eine ausreichende Versorgung mit den Bau- oder Ausgangsstoffen, also den essenziellen Aminosäuren, aus denen sie bestehen.

Bei anderen Aminosäuren wiederum sind konkrete Effekte bekannt, aufgrund derer sie auch als spezifische Nahrungsergänzungsmittel eingesetzt werden können – vielleicht hast du schon Erfahrungen mit ihnen gesammelt. Wenn du weißt, dass dein Herpes mit Lysin, einer Aminosäure, die unter anderem die Vermehrung von Viren hemmen kann, verschwindet, kannst du sie natürlich auch in der Schwangerschaft supplementieren. Besprich dich im Zweifel mit deiner Frauenärztin.

Wenn du Risikofaktoren für eine → *Präeklampsie* hast oder eine entwickelt hast, gibt es gute Daten für die Supplementierung mit → *Arginin*, einer Aminosäure, die besonders wichtig ist für die Gefäßgesundheit, da diese an der Produktion des dafür notwendigen NO (Stickstoffmonoxid), früher als *endothel derived relaxing factor* bezeichnet, maßgeblich beteiligt ist.

fehlungen beim Auftreten einer → *Präeklampsie* (früher: Gestose, noch früher: »Schwangerschaftsvergiftung«) oder dann, wenn Frauen ein höheres Risiko tragen, eine solche zu entwickeln.

Taurin

Taurin ist ein Aminosäure-Derivat, das aus den beiden essenziellen Aminosäuren Cystein und Methionin gebildet wird. Taurin ist in vielen Organen des menschlichen Körpers vorhanden, besonders reich in der Netzhaut, im Gehirn und im Herzmuskel, in der Schwangerschaft wird es auch in der Plazenta gespeichert sowie im Fruchtwasser. Die Funktionen von Taurin sind vielfältig: Es spielt eine Rolle bei der Regulierung des Herzrhythmus und hilft bei der Stabilisierung des Blutdrucks, es hat antioxidative Eigenschaften und schützt die Zellen vor oxidativem Stress.

Taurin hat auch vielfältige Auswirkungen auf das Gehirn. Es wirkt als Neurotransmitter und ist an der Signalübertragung der Nervenzellen beteiligt. Es spielt offenbar eine Rolle bei unterschiedlichen Gedächtnisfunktionen, hat eine neuroprotektive Wirkung, d. h., es wirkt schützend bei Angstzuständen und Depressionen und im Alter bei neurodegenerativen Erkrankungen.

Taurin hat ganz wesentliche Funktionen während der Schwangerschaft und in der frühkindlichen Entwicklung. Es ist die bei Menschen häufigste freie Aminosäure im embryonalen Gehirn und die zweithäufigste freie Aminosäure in der Muttermilch.

Es beeinflusst wesentlich das Wachstum und die Entwicklung des Gehirns in der embryonalen Zeit. Während der Schwangerschaft wird die mütterliche Taurinausscheidung über den Urin signifikant reduziert, damit genügend Taurin für das Baby bereitgestellt werden kann, erst über die Plazenta und später über die Muttermilch. Dazu wird in den ersten Monaten der Schwangerschaft Taurin in mütterlichen Geweben, in der Plazenta und im Fruchtwasser angereichert, um von dort aus an das Baby weitergegeben zu werden. Die menschliche Plazenta transportiert Taurin sogar durch einen aktiven Prozess von der Mutter zum Baby, sodass die Taurinkonzentration im fetalen Blut höher reguliert wird als im mütterlichen Blut. Das funktioniert natürlich nur dann, wenn im mütterlichen Blut auch ein ausreichender Taurinspiegel vorhanden ist.

Während der Stillzeit kann die Taurinkonzentration in der Muttermilch je nach Ernährung der Mutter variieren. Bei einer taurinfreien Ernährung war im Durchschnitt 35 Prozent weniger Taurin in der Muttermilch enthalten, im Vergleich zu einer moderat taurinhaltigen Ernährung.

Besonders bei einer veganen oder fleischarmen Ernährung ist es schwierig bis unmöglich, den Taurinbedarf über die Nahrung zu decken, da pflanzliche Lebensmittel im Vergleich zu tierischen Lebensmitteln geringere Konzentrationen der Aminosäuren Methionin und Cystein aufweisen, die für die Taurinsynthese benötigt werden. Studien zeigen, dass Menschen, die vegan leben, selbst bei theoretisch ausreichender Zufuhr dieser Vorläufersubstanzen geringere Taurinspiegel aufweisen als Mischköstler. Muscheln zählen mit Abstand zu den taurinreichsten Lebensmitteln. Kuhmilch ist arm an Taurin, Hühnereier enthalten quasi keines.

Taurin ist auch den gängigen Energydrinks und Nahrungsergänzungsmitteln zugesetzt. Hier interagiert es mit Koffein, einem weiteren neuroaktiven Stoff. Gemeinsam wirken sie wach machend und konzentrationsfördernd, manche erhoffen sich auch: leistungssteigernd, wobei Taurin gleichzeitig die unangenehmen Nebenwirkungen hoher Koffeindosen wie Herzklopfen und nervöse Grundstimmung regulieren kann. Vor allem wegen der hohen Koffeindosen (nicht wegen des Taurins) sollten Schwangere keine Energydrinks trinken.

Wenn du Taurin aufgrund einer taurinarmen Ernährung supplementieren möchtest, gilt eine Dosis von 1–2 g täglich als sinnvoll. Die von der europäischen Behörde für Lebensmittelsicherheit (EFSA) angegebene sichere Tageshöchstdosis beträgt 6 g (beziehungsweise 100 mg pro Kilogramm Körpergewicht).

Carnitin

Carnitin ist eine weitere wichtige Aminosäureverbindung. Sie kann mit der Nahrung aufgenommen werden und wird auch in der Leber und den Nieren aus den Aminosäuren Lysin und Methionin synthetisiert, wenn denn beides in ausreichendem Maß vorhanden ist. Neure Studien zeigen, dass die Eigensynthese vermutlich überschätzt wurde und dass vom durchschnittlichen Tagesbedarf von etwa 500 mg maximal ein Zehntel selbst synthetisiert werden kann. Carnitin spielt im menschlichen Körper eine wichtige Rolle beim Energiestoffwechsel. Durch den Transport von Fettsäuren in die energieproduzierenden Mitochondrien hilft Carnitin, die Fettsäuren in Energie umzuwandeln, was in der Schwangerschaft insbesondere während der fetalen Entwicklung und des Wachstums wichtig ist. Carnitin unterstützt also die gesunde Entwicklung und das Wachstum des

Babys, einschließlich der neurologischen Entwicklung und der Funktion des zentralen Nervensystems, und es ist essenziell für den Muskelaufbau. Ein Carnitin-Mangel in der Schwangerschaft ist mit Frühgeburten und niedrigem Geburtsgewicht assoziiert sowie mit dem Auftreten von Depressionen.

Carnitin ist, wie der Name vermuten lässt (carne, lat.: im Fleisch), insbesondere in tierischen Produkten, vor allem Fleisch (insbesondere rotem Fleisch), Fisch, Geflügel, und auch in Milchprodukten enthalten. Alternativ kannst du Carnitin als Supplement einnehmen.

Kreatin

Kreatin ist ein weiteres Aminosäure-Derivat, das aus den Aminosäuren Arginin, Glycin und Methionin synthetisiert wird. Es spielt eine wichtige Rolle im Energiestoffwechsel der Muskelzellen, deshalb ist es im Leistungssport eines der bekanntesten Nahrungsergänzungsmittel. Des Weiteren spielt Kreatin eine entscheidende Rolle im Gehirnstoffwechsel und wirkt neuroprotektiv. In der Geburtshilfe haben in den letzten Jahren einige Arbeiten zeigen können, dass eine gute mütterliche Kreatin-Versorgung eine gehirnschützende Wirkung für das Baby hat. Konkret wurde ein schützender Effekt vor Schäden durch einen Sauerstoffmangel bei traumatischen Geburten und eventuell auch bei Frühgeborenen gefunden. Die Autoren weisen eindringlich darauf hin, dass dieser wichtige Effekt bei Ernährungsempfehlungen für Schwangere eine (größere) Rolle spielen sollte. Man weiß, dass die Serumspiegel von Carnitin bei fleischarmer oder -freier Ernährung um 27 bis 50 Prozent geringer sind als bei der üblichen westlichen Mischkost, und das ist wahrscheinlich schlicht nicht gut.

Kreatin kommt in der Nahrung vorwiegend im Muskelgewebe von Rindern, Schweinen und anderen Tieren vor. Hersteller von vegetarischen Fleischersatzprodukten planen auch in Deutschland mittlerweile den Zusatz von Kreatin zu ihren Produkten. Kreatin gilt gleichzeitig als eine der sichersten und am besten untersuchten Nahrungsergänzungen überhaupt. Wenn du also kein oder wenig Fleisch isst, solltest du es supplementieren, eine Anhaltsgröße können 1,5 bis 3 g täglich sein.

FETT

Fett ist der dritte Makronährstoff in unserem Essen. Es ist Energielieferant; neben Glukose bezieht der Körper einen weiteren wesentlichen Anteil an Energie aus Fetten. Fette werden über die Leber verstoffwechselt und können über einen »Umweg« auch als Ersatz für den Energieträger Glukose umgebaut und dem Körper zur Verfügung gestellt werden. Die äußere Schicht unseres Nervensystems, das Myelin, und auch das Gehirn selbst bestehen zu einem hohen Anteil aus Fett. Die fettlöslichen Vitamine A, D, E und K können nur mit Fett aufgenommen werden.

Der Anteil an Fett an der gesunden Ernährung beträgt etwa 30 bis 40 Prozent am Gesamtanteil der Kalorien. Fett ist aber natürlich nicht gleich Fett. Ob du also Olivenöl über deinen Salat gießt, fettigen Kaltwasserfisch (wie Kabeljau, Seelachs oder Dorsch) isst oder eine Portion Pommes knabberst – das ist eben, wie sich jeder denken kann, überhaupt nicht egal. Es geht auch hier um die

GUTE UND WENIGER GUTE FETTE

Gute Öle für deinen Salat: Olivenöl, Rapsöl, Leinöl.

Weniger gute Öle für deinen Salat: Öle, die viel Omega 6 enthalten wie Sonnenblumenöl, Distelöl (wegen der ungünstigen Omega 6:3-Ratio – Näheres dazu im nächsten Abschnitt).

Zum Braten: Benutze unbedingt hitzestabile Öle zum Braten, also kein Raps- oder Olivenöl. Beide haben einen niedrigen Rauchpunkt und bilden deswegen schädliche Radikale. Gut geeignet zum Braten ist Butterreinfett oder Kokosöl.

Ganz böse Fette: Transfettsäuren entstehen bei der industriellen Verarbeitung, vor allem der chemischen Härtung von Ölen und Fetten. Iss sie nur mit dem vollen Bewusstsein, dass du da gerade Junk isst, der eigentlich wirklich nicht gut ist, aber daran kommt man bekanntlich manchmal nicht vorbei. Transfette sind in Frittiertem, Kartoffelchips, Blätterteig, Croissants etc. enthalten.

Fett-Superfoods sind: fette Seefische (leider auch massiv mit Schwermetallen belastet), Avocados, Nüsse (wie Macadamia, Mandeln, Walnüsse, Pistazien) – dazu im folgenden Exkurs »Omega 3« mehr.

Bausteine der Fette, die Fettsäuren. Sie sind zum Großteil ebenfalls essenziell und wichtig für alle möglichen Körpervorgänge. Wir benötigen sie für den Aufbau aller Zellen und ihrer diversen Funktionen, vor allem auch die der Zellmembranen.

Ungesättigte Fettsäuren werden als Vorstufe zur Bildung lebenswichtiger Substanzen benötigt. Dein Immunsystem, deine Hormone, deine Blutgerinnung brauchen sie in ausreichenden Mengen. Vor allem die essenziellen Fettsäuren, Omega 3 und Omega 6, und ihr Verhältnis zueinander spielen eine wichtige Rolle. Omega-3-Fettsäuren haben für die Gesundheit im Allgemeinen und für dich in der Schwangerschaft im Speziellen eine wirklich herausragende Bedeutung.

Eine weitere, sehr gesunde Fettsäure aus der Gruppe der einfach ungesättigten Omega-9-Fettsäuren ist die Ölsäure. Sie vermindert das »böse« Cholesterin, das LDL, und wirkt positiv auf das Verhältnis des »guten« und »bösen« Cholesterins. Einen hohen Anteil an Ölsäure hat natives Olivenöl, auch Milchfette sind reich an Ölsäure.

Milchfett aus Sahne und Butter besteht darüber hinaus zu mehr als 50 Prozent aus gesättigten Fettsäuren. Der Großteil davon ist kurz- und mittelkettig. Diese unterscheiden sich in ihrer Stoffwechselwirkung von den längerkettigen gesättigten Fettsäuren und sind besser als ihr Ruf. Mittlerweile weiß man, dass Fettsäuren aus Milch und Milchprodukten das Risiko von Herz-Kreislauf-Erkrankungen sogar senken. Zudem enthalten sie die fettlöslichen Vitamine A und E sowie bei Weidetieren auch einen Anteil an Omega-3-Fettsäuren. Milchprodukte sollten natürlich aus diversen Gründen bestenfalls von Kühen stammen, die unter artgerechten Bedingungen leben dürfen.

MCTs (medium-chain triglycerids), dazu gehört unter anderem die Laurinsäure, erfahren derzeit eine gewisse Renaissance. Laurinsäure unterstützt ebenfalls die Bildung des gefäßschützenden, »guten« Cholesterins HDL und soll daneben eine gewisse antivirale und antibakterielle Wirkung besitzen. Auch Muttermilch hat einen hohen Anteil an Laurinsäure. MCTs werden sehr schnell aufgespalten, in der Leber verstoffwechselt und kommen rasch in deinen Mitochondrien an, die für die Energiebereitstellung deines Körpers zuständig sind. Einen hohen Anteil an MCTs findet man in Kokosöl.

OMEGA 3

Zwei mehrfach ungesättigte Fettsäuren *(polyunsaturated Fatty Acids, PUFA)* von besonderer Bedeutung für die Schwangerschaft gehören zur Gattung der Omega-3-Fettsäuren: *DHA (Docosahexaensäure)* und *EPA (Eicosapentaensäure)* sind die beiden aktivsten Omega-3-Formen und haben vielfältigste positive Auswirkungen auf unseren Organismus. Die Membranen unserer Zellen bestehen aus einer Doppelschicht von Lipiden. Omega-3-Fettsäuren können in diese Membranen eingebaut werden und ihre Struktur und Fluidität günstig beeinflussen: Sie machen die Zellmembranen flexibel und geschmeidig. Dadurch sind z. B. die darin eingebetteten Hormonrezeptoren (etwa die von Insulin oder Prostaglandin, aber auch wichtiger Neurotransmitter wie Serotonin und Dopamin) beweglicher und funktionieren besser. Omega 3, vor allem DHA, beeinflusst auf diesem Weg auch die Flexibilität der Erythrozyten (der roten Blutkörperchen) günstig. Diese Flexibilität ist wichtig für ihre Beweglichkeit durch die winzig kleinen Blutgefäße im Körper, die Kapillaren. Flexible rote Blutkörperchen können effizienter und schneller durch diese kleinen Gefäße fließen. Eine verbesserte Durchblutung in den Kapillaren wiederum trägt dazu bei, die Gewebe und Organe besser mit Sauerstoff zu versorgen. Ein besonders feines Kapillargeflecht findet sich in der Plazenta. Eine gute Versorgung dieses Organs ist natürlich essenziell wichtig, damit ordentlich frischer Sauerstoff beim Baby ankommt.
Außerdem wirkt Omega 3 antiinflammatorisch, antithrombotisch und unterstützt die NO-(Stickstoffmonoxid)-Produktion in den Blutgefäßen – wichtige positive Effekte auf die Innenschicht der Blutgefäße. Diese Schicht, das Endothel, ist nicht einfach nur eine Zellschicht. Das Endothel ist fast schon ein eigenes Organ innerhalb der Gefäße. Es reguliert den Stoffaustausch vom Blut in das umliegende Gewebe und damit die Versorgung mit Blut und Sauerstoff. Viele der Prozesse bei einer → *Präeklampsie*, → *Plazentainsuffizienz* und der → *Frühgeburt* betreffen solcherlei Fehlregulationen im Endothel. Trotz der anti-thrombotischen Wirkung von Omega 3 durch die Hemmung der Thrombozytenaggregation gibt es durch die Supplementierung in den empfohlenen Mengen laut Studien kein erhöhtes Blutungsrisiko während oder nach einer Operation, es ist also nicht notwendig, Omega 3 aus diesem Grund vor der Geburt abzusetzen.
Omega 3 ist zudem ein wichtiger Baustoff für das Gehirn des Menschen. Es besteht zu etwa 60 Prozent aus Fett, vor allem aus DHA. EPA hingegen hat eher eine wichtige Bedeutung für die Durchblutung und Versorgung des Gehirns.

In der Schwangerschaft haben die Omega-3-Fettsäuren also aus verschiedenen Gründen eine besondere Bedeutung. Niedrige Spiegel von DHA sind bei schwangeren Frauen assoziiert mit einer höheren Frühgeburtenrate, einer erhöhten → *Insulinresistenz* und mit → *Depressionen*.
Frauen mit einem niedrigen Omega-3-Index (in verschiedenen Studien entweder im mütterlichen Blut oder dem Nabelschnurblut gemessen) entwickeln signifikant häufiger einen Gestationsdiabetes.

Schwangere Frauen benötigen besonders viel DHA, weil ein Baby heranreift, das für sein Gehirn eben ordentlich DHA benötigt (mehr dazu im übernächsten Absatz). Aus evolutionsbiologischen Gründen profitiert dein Baby von deinen Nährstoffspeichern. So werden auch DHA und andere Fettsäuren aus deinem Blut über die Plazenta aktiv zu deinem Baby gepumpt, um bei ihm einen hohen Omega-3-Index von etwa 10 Prozent zu erreichen.
Damit dein Baby genug von allem bekommt, rutschst du leichter in ein Defizit – viele Mütter verarmen in und nach der Schwangerschaft an Omega-3-Fettsäuren, was einige Autoren auch als einen Faktor bei der Entstehung einer Wochenbettdepression sehen. Vor und bei schweren Depressionen finden sich konsistent niedrige Spiegel von DHA und EPA, sogar die Wahrscheinlichkeit eines Suizids hängt von deren Spiegeln ab.
Depressionen sind in der Schwangerschaft und danach ein ernst zu nehmendes Thema, etwa 12 bis 20 Prozent aller Frauen sind in der peripartalen Zeit davon betroffen → *Depression*. Man weiß, dass die Funktion der Serotoninrezeptoren von der Fluidität der Zellmembran abhängt. Omega 3 scheint diese zu verbessern. Eine Untersuchung an 380 Frauen etwa zeigte, dass die Erhöhung des DHA-Plasma-Spiegels um 1 Prozent mit einer 59-prozentigen Reduktion der depressiven Symptome assoziiert war.
Es gibt aber nicht nur vielfältige positive Wirkungen auf den Organismus der schwangeren Frau. Omega-3-Fettsäuren, insbesondere DHA, sind weithin dafür anerkannt, dass sie die Neuroentwicklung von Fetalen und Säuglingen beeinflussen. Dabei geht es nicht nur um den modernen Fetisch Intelligenz – ein schlaues Kind mit einem überdurchschnittlichen IQ will offenbar jeder, und vermutlich deshalb ist die Bereitschaft, Omega 3 zu supplementieren, überdurchschnittlich hoch. Schaut man aber auf Untersuchungen, die sich mit dem Thema kindliche Gehirn- und Intelligenzentwicklung beschäftigen, gibt es hier tatsächlich Zusammenhänge. Man findet unter anderem einen erhöhten *mental development index* im Alter von 18 Monaten, eine statistisch leicht höhere Intelligenz im Alter von vier Jahren.

Gehirnfunktion ist aber in ihrer Plastizität viel mehr als IQ, nur ist dieser eben ein messbarer Faktor. Suchtverhalten, Neurorezeptoren, psychoemotionale Entwicklung, mentale Gesundheit, Resilienz, autonome Funktionen – wir sind nichts ohne ein funktionales Gehirn, glücklich im Übrigen auch nicht.

Auch weitere gesundheitliche Vorteile haben Kinder von gut mit Omega 3 versorgten Müttern: geringere Raten an Allergien und kindlichem Asthma, eventuell auch eine bessere Sehleistung sind in den Studien zu finden.

Omega 3 – ganz umfassende Bedeutung für die kapilläre Durchblutung, die Gehirnentwicklung deines Babys und deine Neuro-Rezeptoren.

Schacky, C. von: *Hirnstruktur und Hirnfunktion: Die Rolle der Omega-3-Fettsäuren.* Zs. f. Orthomol. Med. 2014; 12 (1) 20–23

Bradbury, J.: *Docosahexaenoic acid (DHA): an ancient nutrient for the modern human brain.* Nutrients, 3.5 (2011) 529–554

Begtrup, K. M. et al.: *No impact of fish oil supplements on bleeding risk: a systematic review.* Dan Med J 64.5 (2017): A5366

Winkler, C.: *Die Rolle der n-3-Fettsäuren im Immunsystem, in der frühkindlichen Ernährung und Schwangerschaft.* Aktuel Ernährungsmed 2006; 31 (6) 322–327

Birch, E. E. et al.: *A randomized controlled trial of early dietary supply of long-chain polyunsaturated fatty acids and mental development in term infants.* Developmental Medicine & Child Neurology, Volume 42, Issue 3, March 2000, 174–181

Helland, I. B. et al.: *Maternal supplementation with very-long-chain n-3 fatty acids during pregnancy and lactation augments children's IQ at 4 years of age.* Pediatrics 2003 (111) e39–e44

Maslova, E. et al.: *Fish intake during pregnancy and the risk of child asthma and allergic rhinitis – longitudinal evidence from the Danish National Birth Cohort.* Br J Nutr, 2013 Oct

Koletzko, B. et al.: *The roles of long-chain polyunsaturated fatty acids in pregnancy, lactation and infancy: review of current knowledge and consensus recommendations.* J. Perinat Med 36 (2008) 5–14

Stark, K. D. et al.: *Omega-3 fatty acids in maternal and child health: An updated systematic review,* Pediatrics 2016; 137 (4)

Zhou, Y. et al.: *Fish oil supplementation in pregnancy or infancy and its impact on neurodevelopmental outcomes in children: A systematic review and meta-analysis,* Journal of Perinatology 2018; 38 (6) 666–672

Koletzko, B. et al.: *The roles of long-chain polyunsaturated fatty acids in pregnancy, lactation and infancy: review of current knowledge and consensus recommendations.* J Perinat Med, 36 (1) 2008, 5–14

Innis, Sh. M.: *Perinatal biochemistry and physiology of long-chain polyunsaturated fatty acids.* The Journal of pediatrics, 143.4 (2003), 1–8

Von Schacky, C.: *Confusion about the effects of omega-3 fatty acids: Contemplation of study data taking the omega-3 index into consideration.* Der Internist, 60 (2019), 1319–1327

Devarshi, P. P. et al.: *Maternal omega-3 nutrition, placental transfer and fetal brain development in gestational diabetes and preeclampsia.* Nutrients, 11 (5) 2019, 1107

SUPPLEMENTIEREN – WIE VIEL OMEGA 3 BRAUCHST DU?

Ein gesunder, erwachsener Mensch sollte 200 mg DHA täglich zu sich nehmen. In der Schwangerschaft wird der zusätzliche Bedarf von den deutschen Fachgesellschaften mit ebenfalls 200 mg DHA pro Tag empfohlen. Insgesamt solltest du also in der Schwangerschaft täglich 400 mg DHA zu dir nehmen.

Wenn du nicht konsequent und regelmäßig zweimal wöchentlich Seefisch isst, ergänze DHA/EPA als Supplement, um die in der Schwangerschaft und Stillzeit sinnvolle Menge zu erhalten, entweder als (schadstoffüberprüftes) Fisch- oder Krillöl oder als Algenöl aus der Mikroalge Schizochytrium sp. – beides gibt es flüssig oder als Kapsel.

Bei den Mengenangaben ist es wichtig, genau aufs Etikett zu schauen und zu rechnen. Omega 3 ist nicht gleich DHA! Um deren Anteil geht es aber vorrangig, und deren Anteil ist in jedem Präparat anders.

Kompliziert wird das Thema Bioverfügbarkeit weiter durch die große Variabilität der Aufnahme von DHA und EPA, wie oben beschrieben. Die großen Unterschiede in der Aufnahmequote und die großen Unterschiede der Bioverfügbarkeit machen es praktisch unmöglich, eine genaue Dosis zu definieren.

Dosisempfehlungen von Fachgesellschaften sind für ganze Populationen relevant (und dafür sind sie da), gehen aber an den Bedarfen für Individuen naturgemäß vorbei. Wenn du sehr schlecht mit Omega 3 versorgt bist (etwa dann, wenn du dich seit einiger Zeit vegan/fischfrei ernährt und Omega 3 nicht supplementiert hast), können auch vorübergehend höhere Dosierungen sinnvoll sein. Für eine abgestimmte individuelle Dosierung kann man die Omega-3-Versorgung im Blut messen. Dazu wird die Fettsäuren-Zusammensetzung der Membran der roten Blutkörperchen bestimmt. Diese Untersuchung wird aus EDTA-Blut entnommen, da im Plasma lediglich die tagesaktuelle Zufuhr widergespiegelt wird, die von der Gesamtversorgungslage deutlich abweichen kann.

Es macht also in einigen Situationen durchaus Sinn, DHA und EPA individuell nach den Blutwerten zu dosieren und einen Zielwert zu definieren, an den man sich mit ein bis zwei Blutentnahmen im Abstand von einigen Wochen (und dann noch mal im Verlauf der Stillzeit) herantastet.

GLUTEN, KUHMILCHEIWEISS, HISTAMIN UND CO.

Ernährungskonzepte in den letzten Jahren sind kompliziert geworden. Gar nicht so wenige unter uns modernen Prinzesschen auf der Erbse vertragen immunologisch triggernde Substanzen gar nicht so gut, wie wir lange dachten. Weizen und Kuhmilcheiweiß sind zwei davon, Histamin ein weiteres, Fruktose auch. Was manchen als pseudoreligiöses – böse Zungen sagen: latent essgestörtes – Verhalten neurotischer Großstädterinnen (und deren Ernährungscoaches) anmutet, ist mittlerweile zu einem ernst genommenen Phänomen geworden, das zwar aus medizinischer Sicht noch nicht wirklich vollständig erklärbar, aber durch die reproduzierbaren Effekte eben auch nicht wegzudiskutieren ist.

GUT VERSORGT MIT OMEGA 3

- Früher, als es noch **Arme-Leute-Essen wie Hering** gab, war die Omega-3-Versorgung in der Allgemeinbevölkerung sicherlich deutlich besser als heute. Auch die Nutztiere wie Rinder, Ziegen, Schweine und Hühner lebten früher noch artgerecht und draußen, sodass die gegessenen Produkte (Fleisch, Milch, Eier) sehr viel reicher an diesen Fettsäuren waren.
- **Die Omega-3-Fettsäuren DHA und EPA entstammen dem Leben in der Kälte** und sind so gut wie ausschließlich in tierischen Produkten zu finden, vor allem in jenen aus dem Meer. Je kälter es ist, umso mehr wird von den dort lebenden Tieren produziert. Deshalb ist es in Kaltwasserfischen wie Lachs, Hering und Tiefsee-Meeresgetier (Kalmar, Nordseekrabben, aber auch Krill) so reichlich enthalten.
- **Allerdings hat sich auch der Omega-3-Gehalt in Aquakultur-Lachs in den letzten zehn Jahren halbiert.** Wildlachs darf nur nachhaltig nach dem Laichen gefangen werden, dann ist allerdings sein Fettanteil und damit der Omega-3-Gehalt minimal. EPA und DHA aus der Makrele gehen bei der Zubereitung leicht verloren, da das Fett bei Makrelen nicht im Muskel gespeichert ist. Langlebige Raubfische wie Hai oder Thunfisch enthalten viel EPA und DHA, sind häufig aber mit Quecksilber und anderen organischen Toxinen belastet. Supplemente hingegen enthalten keine oder kaum Toxine und ermöglichen eine effektivere Bioverfügbarkeit.
- Die in der Schwangerschaft besonders bedeutsamen Omega-3-Fettsäuren DHA und EPA kommen so gut wie ausschließlich in marinen Quellen vor. Seit einigen Jahren sind **Mikroalgen** (mikroskopisch kleine einzellige Zuchtalgen aus der Gattung *Schizochytrium*) eine gute Quelle von DHA und EPA geworden. Sie weisen ein besonders günstiges DHA/EPA-Profil von etwa 2:1 auf.
- Früher nahm man an, dass **auch andere pflanzliche Quellen** für die Omega-3-Versorgung tauglich seien. Denn auch die Fettsäure Alpha-Linolsäure (ALA), enthalten in Leinöl und Walnüssen, kann im Körper theoretisch in DHA und EPA umgewandelt werden. Allerdings funktioniert diese Eigensynthese in der Realität nicht besonders gut: Nur ein sehr kleiner Prozentsatz der aufgenommenen ALA wird tatsächlich zu EPA und DHA umgewandelt, Schätzungen deuten darauf hin, dass – je nach genetischem Polymorphismus – nur 5 bis 10 Prozent in EPA und noch weniger in DHA umgewandelt werden können.
- **Die Aufnahme von Omega 3 hängt nicht nur von der aufgenommenen Menge in einem Lebensmittel ab, sondern auch von seiner Bioverfügbarkeit.** So spielt die Matrix der gesamten Mahlzeit für die Aufnahme eine wichtige Rolle: Durch eine fettreiche Mahlzeit wird im Magen-Darm-Trakt auch die Fettaufspaltung stimuliert. Im Vergleich zu einer fettarmen Mahlzeit erhöht die gleichzeitige Aufnahme einer fettreichen Mahlzeit die Bioverfügbarkeit von Omega 3 um das bis zu 13-Fache. Das hat auch Auswirkungen auf die Bewertung von Studienergebnissen, da der Studienaufbau von Interventionsstudien zur Aufnahme von DHA und EPA in vielen Fällen so designt ist, dass das Studienpräparat zum Frühstück eingenommen wird. Das Frühstück ist in vielen Ländern aber eine fettarme Mahlzeit, und daher schneidet die Aufnahme naturgemäß nicht besonders gut ab.
- **Emulgiert wird DHA und EPA bis zu 22-fach besser aufgenommen als als pures Öl.** Es ist also günstig, wenn in der begleitenden Nahrung natürliche Emulgatoren vorhanden sind, etwa Lecithin (z. B. im Ei) oder Sahne, wenn du es gut in dein Porridge verrührst oder in einen Smoothie mixt und wenn du gut kaust.

- Weil es das gleiche Enzym ist, das du für das wichtige Omega 3 brauchst, wie auch für das Omega 6, **konkurrieren beide Fettsäuren um die Verstoffwechselung**. Wenn du also viel Omega 6 (etwa in Distel- oder Sonnenblumenöl) zu dir nimmst, kann viel weniger Omega 3 aufgenommen werden. Ein gutes Verhältnis von Omega 6 zu Omega 3 beträgt etwa 5:1, letztlich ist das aber akademisch, weil dieses Verhältnis im Alltag keine Rolle spielt.

Konservative Ernährungsfachgesellschaften sprechen davon, dass in Deutschland etwa 0,2 Prozent der Bevölkerung an Zöliakie erkrankt seien, für alle anderen sei das Gluten-Thema irrelevant. Zöliakie ist eine ernsthafte autoimmune Dünndarmerkrankung, bei der die Darmzotten durch den Kontakt mit Gluten langsam verschwinden, Erkrankte müssen vollständig und lebenslang auf Gluten in der Nahrung verzichten. Zöliakie ist selten. Neue Erkenntnisse sagen aber, dass es darüber hinaus eine viel häufigere, mengenabhängige Empfindlichkeit auf Weizenproteine gibt, das sind einmal die Glutenproteine Gliadin und Glutenin, aber auch die sogenannten Alpha-Amylase-Trypsin-Inhibitoren, die in fast allen Getreiden, besonders aber in Weizen zu finden sind. Die Terminologie dazu lautet Gluten- oder Weizensensitivität *(non-coeliac gluten sensitivity, NCGS)*.

Auch wenn es sich zunächst wie ein weiteres gefundenes Fressen für die heimlichen Hypochonder unter uns anhört – unspezifische Beschwerden passen ja auf ungefähr alles –, lohnt es sich manchmal doch, Dinge einfach zu probieren. Und zu schauen, ob es einem mit einem Verzicht subjektiv »besser« geht. Damit sind vor allem lokale Magen-Darm-Symptome und unspezifisches Immungeschehen, etwa Allergien und Asthma gemeint, aber auch »Brainfog« und Symptome aus dem weiten Formenkreis von Erschöpfung – Placebo- beziehungsweise Nocebo-Effekte wie immer nicht ausgeschlossen.

Eine Gluten- oder Weizenprotein-Sensitivität ist meistens mengenabhängig, genau wie eine Fruktoseintoleranz. In vielen Fällen der Empfindsamkeit reicht es offenbar schon, den Weizenkonsum deutlich zu reduzieren, getrunkene Milch wegzulassen und nicht zwei Liter Saft am Tag zu trinken. Weizen hat von allen Getreiden den höchsten Glutengehalt, moderne Weizensorten werden extra daraufhin gezüchtet, weil es die Resistenz gegen Schädlinge und die Backeigenschaften günstig beeinflusst. Essener Brot ist eine ganz wunderbare Alternative zu »herkömmlichem« Brot: Durch Vorkeimen des Brotgetreides wird das Gluten zum Großteil bereits umgewandelt. Auch klassisches, langsam geführtes Sauerteigbrot ist durch die enthaltenen Lactobazillen ein »lebendiges« pre- und probiotisches Nahrungsmittel. Durch die Reifungs- und Fermentierungszeit werden die triggernden Proteine bereits zu größeren Teilen abgebaut, sodass das Getreide viel besser bekömmlich ist.

Wenn es dem Darm gut geht, kann auch die Serotoninproduktion so funktionieren, wie sie sein soll: 90 Prozent des Serotonins, ein wichtiger Neurotransmitter für unser Gehirn und mentales Wohlbefinden, werden nämlich im Darm gebildet, nicht im Gehirn, wo es bei Depressionen dann fehlt. Ein wesentlicher Bestandteil unseres Immunsystems »wohnt« im Darm. Dazu braucht es erstens eine vielfältige Darmflora, reich an Stämmen, die bekanntermaßen »gesundheitsförderlich« im weitesten Sinne sind – wie etwa viele Stämme der

Bifidus- und Lactobazillen –, aber auch eine gute und kompetente Barrierefunktion der Darmschleimhaut. Wird diese durch chronische gereizt-entzündliche Prozesse porös und durchlässig, können Nährstoffe nicht mehr gut resorbiert werden, auch »entzündliche Botenstoffe« gelangen in den Körper und versetzen das Immunsystem in Dauer-Alarmbereitschaft. *Leaky-Gut-Syndrom* nennt man das.

Viele Menschen, die sich gut um ihren Darm kümmern, sei es durch Pre- und Probiotika, durch das Weglassen oder Reduzieren von bestimmten Proteinen wie Gluten oder Milcheiweiß, merken, dass es ihnen unspezifisch »besser« geht. Und diesem unspezifischen Gefühl darf man dann, erklärlich oder nicht, einfach gerne mal glauben → *Darmflora*, → *Prebiotika*, → *Probiotika*.

VEGAN LEBEN

Es gibt mehrere gute Gründe, auf das Essen von Fleisch und tierischen Produkten zu verzichten. Die Art, wie der allergrößte Anteil an Fleisch, Milch und Eiern gewonnen wird, ist ohne Frage haarsträubend und schlimm. Selbst unabhängig von der allgegenwärtigen Massentierhaltung: Dass wir Menschen Tiere, andere beseelte Wesen, töten, um sie aufzuessen, schmerzt immer mehr Menschen tief in ihrer Seele. Unter ethisch-moralischen Aspekten möchten viele empathische Menschen in dem Moment, in dem sie sich etwas näher mit dem Thema beschäftigen, das eigentlich alles nicht mehr aushalten und am liebsten ab sofort nicht mehr essen.

Entwicklungsgeschichtlich haben wir im Laufe der Jahrtausende einen Moralbegriff entwickelt, das ist das, was uns zum Menschen macht. Gleichzeitig – und auch das hängt mit unserer Entwicklungsgeschichte zusammen – ist es nicht so, dass alles, was ethisch gut ist, gleichzeitig gesund sein muss, und darum soll es in diesem Kapitel vorrangig gehen. Vegane Ernährung enthält viele sehr gesunde Ansätze und Nahrungsbestandteile. Gemüsebasiert zu essen, ist gesund, und um sich ohne Fleisch, Eier und Milchprodukte satt zu essen, braucht es viel Gemüse. Ein weiterer Faktor ist, dass vegan lebende Menschen sich überdurchschnittlich viele Gedanken um das Essen machen und es vergleichsweise hochrangig priorisieren. Vegane Menschen essen statistisch betrachtet sicher bewusster, oft mehr biologisch angebautes Gemüse, oft saisonal und wenig prozessiert. Das ist alles sehr gesund.

Gleichzeitig bekommen vegan lebende Menschen einige essenzielle Stoffe gar nicht oder in einem zu geringen Maß über ihre Ernährung. Aus ernährungsphysiologischer Sicht ist eine vegane Ernährung also (auch) defizitär. Es ist gut möglich, dass es aus ethischen Gründen für dich alternativlos ist, aber das Weglassen tierischer Produkte ist nicht per se gesund. Ich kann dieses philosophische Gedankenexperiment sehr gut nachvollziehen: Ob der Verzicht auf tierische Produkte kein angemessenes Opfer sein kann, das ich erbringe, damit kein Tier mehr für meinen Lebensstil leiden soll. Und dass ich dabei die Konsequenzen trage, auch wenn es für mich vielleicht gesundheitliche sind. Nur halte ich diese Konsequenz in der Phase des Kinderwunsches, der Schwangerschaft und Stillzeit sowie für Babys und kleine Kinder für unklug und ideologisch überbaut.

Bei veganer Ernährung – in Teilen gilt das auch für vegetarische oder fleischarme Ernährung – bist du mit verschiedenen essenziellen Nährstoffen nicht ausreichend versorgt, die ausschließlich in tierischen Nahrungsmitteln wie Fleisch, Eiern oder Milchprodukten vorkommen.

Diese Nährstoffe nennt man in der Literatur *Meat-Based Bioactive Compounds* oder *Carninutrients*.

Pflanzliche Nahrung enthält diese entweder gar nicht oder nur in verschwindend niedrigem Anteil. Zu diesen Nährstoffen zählen für die Schwangerschaft und Stillzeit besonders wichtige Nährstoffe wie Eisen, Zink, Jod, Selen, Vitamin B12, Vitamin B2 und die langkettigen Omega-3-Fettsäuren DHA und EPA, Vitamin A, Cholin und bestimmte Aminosäuren-Verbindungen (etwa Taurin, Carnitin oder Kreatin). Alle diese Nährstoffe liegen bei veganer (und teilweise auch vegetarischer) Ernährung deutlich unter den empfohlenen Referenzwerten der verschiedenen Fachgesellschaften für die Schwangerschaft und Stillzeit. Egal, wie vielseitig vegan du dich ernährst, es ist bei einigen Nährstoffen de facto unmöglich, diese Stoffe über pflanzliche Nahrung aufzunehmen.

Man kann dieses Defizite supplementieren, und das solltest du auch unbedingt tun, und zwar alle diese genannten Nährstoffe, nicht nur die, die du zufällig schon kennst oder die in deinem »Allround-Supplement« enthalten sind. Sie sind viel zu wichtig für deine Gesundheit und die deines Babys, um darauf zu verzichten, zahlreiche Untersuchungen belegen das.

Manche dieser Stoffe werden – auch in der veganen Literatur – als semiessenziell beschrieben, da der Körper sie auch zu Teilen selbst herstellen kann. Diese Fähigkeit zur Eigensynthese ist von verschiedenen Faktoren abhängig und wird gemeinhin überschätzt. Einer dieser Faktoren meint genetische Polymorphismen, d. h. bestimmte ethnische Gruppen weisen deutlich häufiger genetische Adaptionen auf, die ihre Eigensynthese der Carninutrients erhöhen. Die europäische Bevölkerung allerdings gehört nicht dazu.

Und für Evolution ist die eigene Lebensspanne zu kurz, es gibt in diesem Sinne natürlich keine »Gewöhnung« an Mangelzustände.

Der Homocystein-Spiegel ist bei vegetarisch und vegan lebenden Menschen im Schnitt 30 bzw. 50 Prozent höher als bei omnivoren Menschen, was auf eine deutlich weniger gute Versorgung mit B-Vitaminen hinweist. Du solltest also unbedingt bestimmte Nährstoffspiegel messen lassen und etliches konsequent supplementieren. Für einige dieser Nährstoffe ist das mittlerweile allgemein bekannt, sodass die meisten vegan lebenden Menschen dies auch tun. Vitamin B12, Vitamin D und Kalzium sind wohl die bekanntesten Beispiele. Zunehmend sind auch Frauen von einer Kalzium-Unterversorgung betroffen, die Pflanzenmilch statt Kuhmilch verwenden.

MIKRONÄHRSTOFFE

Mikronährstoffe sind die besonderen Bestandteile der Nahrung, die zwar keine Energie liefern, aber für jeden einzelnen biochemischen und biologischen Prozess aller Körperzellen (Zellteilung und -wachstum, die interzelluläre Kommunikation wie etwa die Reizweiterleitung, Energiebereitstellung etc.) eine entscheidende Bedeutung haben. Zu den Mikronährstoffen gehören Vitamine und Vitaminoide, Mineralstoffe und Spurenelemente.

Wir nehmen sie überwiegend mit der Nahrung zu uns. Die wenigen Ausnahmen sind Vitamin D, das hauptsächlich über das Sonnenlicht synthetisiert wird, außerdem Vitamin K und auch einige der B-Vitamine, die zumindest zum Teil von einer gesunden Darmflora gebildet werden. Eine ausreichende Versorgung mit den einzelnen Stoffen hängt einmal von unserem Bedarf ab, der ebenso individuell sein dürfte wie alles andere unseres Stoffwechsels, zum anderen davon, was genau wir essen, welche Qualität unsere tägliche Nahrung nun einmal hat. Daneben gibt es mehrere wichtige Co-Faktoren.

Der Bedarf an Vitaminen und Spurenelementen ist in der Schwangerschaft erhöht, im Schnitt um etwa 30 Prozent. Bei einzelnen Stoffen ist es auch deutlich mehr – beim Eisen etwa ist es ein um 100 Prozent erhöhter Bedarf, bei einzelnen B-Vitaminen 50 Prozent. Die offiziellen Gremien (wie etwa die DGE) empfehlen in der Schwangerschaft und Stillzeit nur für ausgewählte einzelne Substanzen eine Supplementierung durch Nahrungsergänzungsmittel, obwohl es mittlerweile etliche Untersuchungen gibt, die allein durch die wenig differenzierte Gabe von handelsüblichen Multivitaminpräparaten »mit der Gießkanne« – also ohne gezielte individuelle Analyse – schon in der Kinderwunschzeit eine höhere Empfängnis- und später eine niedrigere Fehlgeburtenquote bei Frauen aufzeigen. Die meisten dieser Untersuchungen beziehen sich dabei nicht einmal auf den individuellen Bedarf oder die Supplementierung eines individuellen Mangels oder berücksichtigen die entsprechenden tatsächlichen Blutwerte. Schon die Einnahme eines relativ banalen Multivitaminproduktes macht sich statistisch laut etlichen Studien in einem besseren Outcome bemerkbar.

Die zuständigen offiziellen Gremien in Deutschland vertreten angesichts der aktuellen Studienlage erstaunlich lapidar den Standpunkt: »Gesundes, ausgewogenes Essen« (ohne das näher zu definieren oder messbare Parameter anzuführen) reiche aus. Lediglich bei der Folsäure machen sie eine Ausnahme, bei Jod, bei einem nachgewiesenen Mangel an Eisen und zunehmend auch bei Omega 3.

Viele Menschen überschätzen zudem, wie gesund sie sich, gemessen an der Mikronährstoffversorgung, wirklich ernähren. Nationale Verzehrstudien zeigen, wie die Realität tatsächlich aussieht. 90 Prozent der Bevölkerung nehmen beispielsweise eben nicht die besonders bedeutsamen, empfohlenen Folsäuremengen auf: Der tatsächlich gemessene Folsäurewert ist bei Frauen im fertilen Alter häufig total im Keller. Zudem lässt sich ein mieser Folsäurespiegel nicht innerhalb einiger Tage korrigieren, es braucht Wochen dafür, manchmal sogar Monate.

Was ist Bioverfügbarkeit?

Wenn wir über eine gute Nährstoffversorgung sprechen, hängt diese nicht nur von der Menge eines bestimmten Nährstoffes, die in einem Nahrungsmittel (oder in einem Supplement) vorhanden ist, ab, sondern bezieht sich auf die Menge, die dem Körper letztlich zur Verfügung steht. Diesen dynamischen Prozess beschreibt das Wort »Bioverfügbarkeit«. Es gibt verschiedene Faktoren, die die Aufnahme der Nährstoffe im Verdauungstrakt und deren Resorption und Verteilung über den Blutkreislauf zu den Zielorganen beeinflussen: Bestimmte Stoffe existieren in unterschiedlichen biochemischen Formen,

DIE GROSSEN 5: SUPPLEMENTE IN DER SCHWANGERSCHAFT

Um zu vermeiden, dass du nach der Lektüre dieses Kapitels den Überblick verlierst und den Wald vor lauter Bäumen nicht mehr siehst, hilft auch hier die goldene Regel: Das Wichtigste zuerst. Mit den folgenden fünf Mikronährstoffen bist du garantiert in der Schwangerschaft suboptimal versorgt, egal, wie gesund und ausgewogen du dich ernährst, weil entweder der Bedarf um ein Vielfaches steigt und unsere westeuropäische Ernährung dazu nicht ausreicht oder aber eine Unterversorgung besonders weitreichende Konsequenzen für die mütterliche und kindliche Gesundheit hat. Deshalb solltest du sie supplementieren, alles Wichtige dazu findest du ausführlich in fünf Extrakapiteln erklärt. Das sage übrigens nicht nur ich, sondern hochrangige internationale Fachgesellschaften sind einhellig derselben Meinung.

Folsäure: Dazu ist viel geforscht worden, mit einheitlichen Ergebnissen. Du solltest in der Schwangerschaft 400 µg ergänzen. Wenn du in der Kinderwunschzeit keine Folsäure supplementiert hast – in der auch eine Supplementierung empfohlen ist, nur ist diese Lebensphase ja nicht immer als solche eingrenzbar –, solltest du in den ersten 12 Schwangerschaftswochen 800 µg Folat supplementieren. Folsäure senkt hochsignifikant kindliche Fehlbildungen des Neuralrohres, des Gehirns und schützt vor Spaltbildungen im Mund und Gesicht.

Jod: Dein Baby braucht Jod für seine Schilddrüse und seine Gehirnentwicklung. Alle Menschen, die nicht mindestens 2-mal pro Woche Seefisch essen, nehmen zu wenig Jod zu sich, auch dann, wenn sie jodiertes Speisesalz verwenden. 220 µg ist die empfohlene Tagesmenge, davon solltest du 150 µg als Supplement ergänzen.

Omega 3: Auch beim Thema Omega 3 geht es um das Meer: kein Fisch, kein Omega. Die Fettsäure DHA ist besonders wichtig, und zwar für Mutter und Kind: Unser Gehirn besteht zu 60 Prozent daraus. Also her damit: 400 bis 800 mg DHA/EPA, am besten im Verhältnis 2:1, ist eine sinnvolle Dosis für ein Supplement in der Schwangerschaft und Stillzeit. Besonders gut bildet diesen DHA-Gehalt die Mikroalge Schizochytrium ab; hochwertige Supplemente nutzen diese Quelle als Rohstoff.

Eisen: In der Schwangerschaft steigt dein Eisenbedarf um satte 100 Prozent, für knapp die Hälfte aller Frauen bedeutet das meistens am Ende des zweiten Schwangerschaftsdrittels: Der regelmäßig gemessene Hb-Wert rutscht in anämische Bereiche und du solltest supplementieren. Weil es beim Eisen ein paar Besonderheiten gibt, die mit Verträglichkeit, Bioverfügbarkeit und körpereigenen Regulierungsmechanismen zu tun haben, die du dir natürlich zunutze machen kannst, gibt es auch hier ein spannendes Extrakapitel.

Cholin: Der Newcomer unter den Mikronährstoffen in der Schwangerschaft schafft es gleich auf Platz 5, weil er so wichtig ist: Cholin ist ein sogenanntes Vitaminoid, also eine vitaminähnliche Substanz. Cholin ist seit einigen Jahren erst als essenziell eingestuft worden. Es ist enorm wichtig für die Stabilität und Funktion der Zellmembranen (auch deren Signalübertragung ins Zellinnere), die *Acetylcholinsynthese* (einer der wichtigsten Neurotransmitter) und die embryonale und frühkindliche Gehirnentwicklung. Die EFSA (die Europäische Behörde für Lebensmittelsicherheit) beziffert den Bedarf auf etwa 480 mg, die National Academy of Medicine auf 425 mg. Cholin ist reich enthalten in Innereien, Ei und Fisch. Selbst omnivor lebende Frauen (die also Fleisch und Ei essen) nehmen im Schnitt nur etwa die Hälfte der empfohlenen Cholinmenge zu sich, vegetarisch oder vegan lebende Frauen noch weniger. Neuere Arbeiten legen für Schwangere eine Supplementierung nahe. Je nach Ernährungsgewohnheiten solltest du 250 bis 450 mg supplementieren.

bei Vitaminen gibt es z. B. »bioaktive« Formen, also Verbindungen, die im Körper nicht erneut komplex umgebaut werden müssen. Auch Spurenelemente (Eisen, Magnesium, Zink, Selen und weitere) liegen in unterschiedlichen chemischen Formen vor. Einige Verbindungen werden leichter vom Körper aufgenommen und genutzt als andere. Dann gibt es Co-Faktoren, die die Aufnahme unterstützen oder hemmen können. Und zuletzt ist auch die Art und Weise wichtig, wie eingebunden wir die Nährstoffe zu uns nehmen: Fettlösliche Vitamine brauchen Fett, um aufgenommen werden zu können. Auch Matrixeffekte durch Lebensmittelzusammensetzungen spielen eine Rolle.

WAS IST EIN NÄHRSTOFFPROFIL?

Wenn du dich zielsicher als medizinische Laiin bei deiner Ärztin disqualifizieren möchtest, suchst du sie mit wichtiger Miene und der Bitte um ein »großes Blutbild« auf. Die meisten medizinisch interessierten Laiinnen sind große Fans von Laborwerten und überschätzen eher, wo sie uns schlauer machen, und unterschätzen, wo eben nicht. Du musst jetzt also ganz tapfer sein:

Weder ein kleines noch ein großes Blutbild sagt irgendetwas über auch nur einen einzigen Nährstoff in deinem Körper aus. »Groß« klingt hier eindrucksvoll umfangreich oder gar nach lückenlos und speist sich aus dem kindlichen Wunsch, durch den Gang zum Arzt (und den Blick in die »Kristallkugel Blutstropfen«) zu erfahren, ob irgendein chronisches, akutes oder subakutes Ungemach droht. Eine Untersuchung also, die wie eine TÜV-Untersuchung absichert, dass »alles in Ordnung« sei. Das gibt es aber – selbst in der modernen Medizin – nicht. Auch nicht mit dem sagenumwobenen »großen Blutbild«.

Wenn man etwas über die Nährstoffversorgung erfahren möchte, macht man kein Blutbild. Ein »kleines« Blutbild beinhaltet eine Untersuchung der Blutbestandteile: Die festen (also rote und weiße Blutkörperchen und Blutplättchen) und die flüssigen Bestandteile (das Plasma) werden bestimmt, ihre Menge und ihr Verhältnis zueinander. Beim »großen« Blutbild (auch Differentialblutbild genannt) kommt noch die Unterteilung der unterschiedlichen Gruppen weißer Blutkörperchen hinzu – mehr nicht. Viele Fragestellung in diesem Buch werden durch fancy Blutuntersuchungen getestet oder ausgeschlossen, durch ein großes Blutbild aber nicht beantwortet.

Wenn du das untersuchen lassen möchtest, was hier in diesem Kapitel thematisiert wird, nämlich deine Nährstoffversorgung, ist das etwas anderes. Man nennt das »Nährstoffprofil«.

Auch hier gibt es quasi große und kleine, und vor allem gibt es sinnvolle und weniger sinnvolle. Es gibt auf dem Laborschein (außer von einigen darauf spezialisierten Laboren, die bestimmte Parameter zu Profilen zusammenfassen) selten etwas, das »Nährstoffprofil« heißt. Also muss deine Ärztin sich mit diesem Teilbereich der inneren Medizin auskennen, oft erkennbar an der Bezeichnung *Orthomolekulare Medizin*. Es ist eben nicht egal, ob das Retinol im Serum oder im Vollblut bestimmt, welches Röhrchen genau gewählt, für welche Untersuchung du nüchtern sein und welches Blut bereits in der Praxis zentrifugiert oder tiefgefroren werden muss, was per Expressboten innerhalb weniger Stunden ins Labor gebracht werden sollte und was auf dem Postweg verschickt werden kann und viele weitere Details mehr. Das sind alles Aspekte der sogenannten *Präanalytik* und beschreiben das, was mit der Blutprobe geschieht, bevor sie überhaupt im Labor landet. Man kann Plasma-, Serum-, Vollblut- oder intrazelluläre Spiegel bestimmen und sollte wissen, was bei welchem Stoff überhaupt eine Aussage ist, die weiterbringt.

Nährstoffuntersuchungen ohne konkrete Diagnose sind keine Leistungen, die in den Mutterschaftsrichtlinien verankert sind, somit auch keine Kassenleistungen. Wenn das dennoch für dich infrage kommt, solltest du eine in diesen Dingen kompetente Ärztin konsultieren, die mit einem Labor zusammenarbeitet, das Expertise in diesem Bereich hat (das kann man sich nennen lassen und auf der Website des Labors lesen), weiß, was sie da ankreuzt, und auch, was für Rückschlüsse aus den Befunden zu ziehen sind und welche miteinander verwobenen Signalwege eventuell weitere Kontrollen erfordern. Also: Mach es richtig, versenke nicht viel Geld in halb gare Befunde. Manchmal reicht auch ein »kleines Profil«, etwa dann, wenn man bereits supplementiert und sich an die Dosisfindung heranpirschen möchte, bei Vitamin D könnte das beispielsweise interessant sein oder auch bei Omega 3.

In meiner täglichen Praxis sehe ich haufenweise Laborbefunde, zu denen mir die dazugehörigen Frauen sagen, es sei »alles okay« – bei denen die relevanten Werte allerdings überhaupt gar nicht bestimmt worden sind.

Dabei kommt es natürlich auch auf den Geldbeutel an. Eine einigermaßen vollständige Nährstoffanalyse inklusive eines Aminosäuren-Profils kostet zwischen 500 und 800 Euro (je nach Fragestellung, Umfang und Labor). Wenn du dieses Geld investieren möchtest und ein wenig wissenschaftliches Interesse in eigener Sache hast – kann man machen.

Für dieses Geld bekommst du aber auch hochwertige und umfassende Nahrungsergänzungsmittel, die dich mit den gängigen Mikronährstoffen die ganze Schwangerschaft hindurch bestens versorgen – deine Entscheidung.

In meiner Praxis nehme ich eher singuläre Werte ab (z. B. Omega-3-Index in den Erythrocyten, Cholin, Vitamin D) und empfehle in der Schwangerschaft und Stillzeit eine moderate, eher breit aufgestellte Supplementierung mit geeigneten Kombipräparaten. Fast immer sind die genannten Werte im niedrignormalen Bereich; auch Selen, Zink etc. sind fast immer zu niedrig – unisono. Wenn man das schwarz auf weiß haben möchte, kann man das testen.

NÄHRSTOFFBEDARFSDECKUNG – EIN INDIVIDUELLER UMGANG

Die Frage, ob man nun Nahrungsergänzungsmittel oder Supplemente braucht, oder ob die sagenumwobene »gesunde Ernährung« – garniert mit ein paar Superfoods – ausreicht, ist mit der Universalantwort auf komplexe Fragestellungen beantwortet: Es kommt darauf an. Klar ist, dass du in Schwangerschaft und Stillzeit einen erhöhten Bedarf hast und dass du, wenn du diesen erhöhten Bedarf nicht deckst, indem du »noch besser als sonst« isst, zunächst deine eigenen Reserven leerst, damit dein Baby rund und gesund wird, oder sogar dein Baby nicht ausreichend mit kritischen Nährstoffen versorgen kannst. Spätestens in der Stillzeit sind Frauen aus Zeit- und Organisationsgründen erfahrungsgemäß sowohl mit dem Essen als auch mit Supplementen nicht mehr so konsequent, wie sie es in der Schwangerschaft waren. Im Wochenbett und der Zeit danach sind Mütter froh, wenn sie es schaffen, überhaupt irgendetwas Essbares zu ergattern. Essen heißt dann selten, voller Muße eine bunte Gemüsepfanne zu schnippeln, sondern eher, schnell irgendeine bunte Tüte mit vielen süßen Kalorien darin aufzureißen.

Dabei ist der Bedarf an vielen Nährstoffen in der Stillzeit sogar noch höher als in der Schwangerschaft, dein Körper versorgt jetzt immerhin ein bald 6-kg-Baby komplett aus eigener Leistung, kein kleines schwimmendes 700-g-Babyfischlein. Kein Wunder, dass viele Frauen in der Stillzeit müde und müder werden, ihnen die Haare ausfallen und sie die eben gekauften Brötchen samt Portemonnaie auf dem Bäckertresen liegen lassen. Es liegt sicher nicht nur am Schlafmangel.

Je nach Dichte der Bioläden, in denen du einkaufen kannst, oder auch je nach Qualität deines Quick-and-dirty-Mittagessens, also je nachdem, wie deine gelebte Definition von »normal gesundem Essen« ist, würde ich auch entscheiden, ob und in welchem Rahmen Supplemente sinnvoll sind.

Wie bereits in den Kapiteln zu Folsäure, Omega 3 und in dem zur fleischarmen oder veganen Ernährung gezeigt: Gar nicht so wenige Frauen befinden sich schon vor einer Schwangerschaft im Mangelzustand. Es ist in diesen Fällen kaum davon auszugehen, dass sich dieser Mangelzustand in der Schwangerschaft ohne konsequente Supplementierung von kritischen Nährstoffen bessert.

Bei einzelnen Fachpersonen wirst du mit deinen Fragen danach offene Türen einrennen, andere werden das für übertriebenen Quatsch halten und mehr oder weniger deutlich mit den Augen rollen. Entsprechend uneinheitlich ist auch die Abrechnung als Kassenleistung oder als IGeL (Individuelle Gesundheits-Leistungen), die privat in Rechnung gestellt werden.

Die entsprechenden Gremien, etwa der *Gemeinsame Bundesausschuss,* der die Mutterschaftsrichtlinien festlegt, empfehlen weder die routinemäßige Untersuchung auf bestimmte Parameter noch die grundsätzliche Supplementierung, außer mit den Nährstoffen der → *großen 5*, obwohl die Studienlage zeigt, dass Multivitamingaben perikonzeptionell (in der Zeit um die Empfängnis herum – davor und danach) und in den ersten beiden Schwangerschaftsdritteln für eine Senkung der Quoten von Fehlgeburten, Neuralrohrdefekten, Präeklampsien, Frühgeburten und von SGA-Babys (*Small for Gestational Age,* klein, bezogen auf das Reifealter) sorgt.

Gremien sind träge, und ihre Aufgabe ist es, populationsbezogene, wirtschaftliche, angemessene und zweckmäßige Empfehlungen zu definieren, nicht individuelle *Nice-to-haves.* Gleichzeitig dürften auch generelle Empfehlungen zu Vitalstoffen (wie etwa Folsäure und Vitamin D) prinzipiell schon an der Individualität vorbeigehen. Die Aussage »im Schnitt« trifft eben nie die einzelne Frau. Es ist ein großer Unterschied, ob ein bereits mit Vitamin D defizitär versorgter Mensch im Winter 800 IE zu sich nimmt, oder jemand, der gerade im Urlaub im sonnigen Süden weilt – und dort seine Vitamin-D-Speicher vermutlich für die nächsten Wochen oder gar Monate hinreichend auffüllt.

So ist die Fachwelt gespalten und hat kein klares Ja oder Nein auf diese Frage. Wenn du dich blendend fühlst und dich wirklich tipptopp ernährst – soll es ja geben, solche Frauen –, brauchst du Supplemente vielleicht auch nicht. Wenn nicht, denke immer mal daran, und schaue je nach Beschwerde, was vonseiten des orthomolekularen Ansatzes eine Idee sein könnte.

DREI ANSÄTZE ZUM UMGANG MIT SUPPLEMENTEN

Zu allen Pros und Kontras zu Supplementen gibt es ganz unterschiedliche Grundannahmen, über die die Literatur weiterhin uneins ist. Je nachdem, wie intensiv du dich mit den Themen beschäftigen möchtest, je nach Ernährungsform und je nach Budget hast du mehrere Möglichkeiten für den Umgang mit Supplementen:

1. Du vertraust deiner gesunden Ernährung und supplementierst nur die von den Fachgesellschaften einhellig empfohlenen Stoffe → *Die großen 5.*
2. Du lässt dein Blut untersuchen und kannst individuell schauen, ob du beispielsweise mit Zink oder Selen unterversorgt bist, einen hohen Homocystein-Spiegel hast, wie dein Omega-3-Index aussieht, wie niedrig dein Vitamin-D-Wert ist und ob dir – beispielsweise wegen einer veganen oder fleischarmen Ernährung – auch die wesentlichen *Carninutrients* fehlen. Danach kannst du individuell supplementieren.
3. Du supplementierst einfach mit einem vernünftig dosierten Schwangerschafts-Multipräparat – ein bisschen Breitband, ein bisschen Gießkanne – und musst über viele komplexe Aspekte der Ernährung nicht mehr täglich nachdenken.

FOLSÄURE

Die Folsäure-Supplementierung ist wahrscheinlich der Klassiker unter den Nahrungsergänzungen in der Schwangerschaft, die auch einhellig empfohlen wird: Sie ist enorm wichtig. Der Folsäurebedarf ist in der Schwangerschaft erhöht, und ein Mangel an Folsäure kann verschiedene Entwicklungsschäden beim ungeborenen Baby begünstigen. Folsäure ist reich enthalten in Innereien von Tieren und in Eigelb. Schon deutlich weniger kommt es in grünen Blattgemüsen oder Brokkoli vor, ein Großteil des aktiven Folats geht außerdem beim Kochen verloren.

Eine Unterversorgung mit Folsäure vor und in den ersten Tagen der ganz frühen Schwangerschaft geht mit bestimmten statistischen Risiken einher. In der frühen Embryonalphase finden nämlich besonders komplexe Vorgänge statt, damit aus einem Spermium und einer Eizelle ein ganzes Baby heranwächst. So differenzieren sich die einzelnen Organsysteme aus speziellen Ein- und Umstülpungsbewegungen der embryonalen Zellen. Auch das Neuralrohr, aus dem später das Rückenmark und das Gehirn gebildet werden, muss sich genau richtig und vollständig umkrempeln. Treten hier Fehler auf, kann es zu Defekten und Fehlbildungen in diesem Bereich kommen. Die Anenzephalie – eine schwere Gehirnfehlbildung – oder die Spina bifida (»offener Rücken«), aber auch andere Spaltbildungen (am bekanntesten sind die Lippen-Kiefer-Gaumen-Spalten) gehören in dieses Feld.

Bei einer Unterversorgung mit Folsäure ist das Risiko für diese Defekte erhöht. Der Verschluss des Neuralrohrs bildet sich zwischen dem 22. und 28. Tag nach der Empfängnis, rechnerisch bist du zu diesem Zeitpunkt in der 5. SSW.

Das ist ein Zeitpunkt, an dem viele Frauen oft noch gar nicht wissen, dass sie schwanger sind, und ihnen auch noch niemand gesagt hat, dass genau jetzt die Folsäureversorgung besonders wichtig ist. Wenn du diese Zeilen liest, ist dieser Teil in der Babyentwicklung vermutlich also längst still und heimlich gelaufen.

Eine ausreichende Versorgung mit Folsäure ist also vor der Schwangerschaft und in den ersten Tagen relevant. Man weiß heute, dass eine Supplementierung von Folsäure in den acht Wochen vor und nach der Konzeption das Auftreten von Neuralrohrdefekten tatsächlich um bis zu 80 Prozent verringert, auch die Rate an Fehlgeburten sinkt. Das ist der Grund, warum eine Supplementierung in der Schwangerschaft einhellig empfohlen wird.

Aber auch andere Aspekte können interessant sein. Mehrere Studien haben beispielsweise gezeigt, dass niedrige Folatspiegel mit Depressionen in der Allgemeinbevölkerung verbunden sind. Folat ist zentral an den Stoffwechselwegen von Serotonin beteiligt. Eine Untersuchung fand auch Hinweise darauf, dass die Einnahme von Folsäurepräparaten während der Schwangerschaft mit einem Schutzeffekt vor Depressionen nach der Geburt verbunden sein kann (und dass der Effekt bei Personen mit dem MTHFR-Genotyp ausgeprägter war, siehe folgenden Kasten). Frauen, die keine Nahrungsergänzungsmittel einnahmen, hatten 21 Monate nach der Geburt doppelt so häufig Depressionen wie diejenigen, die bis zur 18. SSW Folsäure einnahmen.

Die Fachgesellschaften empfehlen Frauen mit Kinderwunsch und Frauen im ersten Schwangerschaftsdrittel eine Supplementierung mit 400 µg Folat am Tag. Frauen, die in der Kinderwunschphase bis zum Zeitpunkt der bestätigten Schwangerschaft kein Folat supplementiert haben, sollten bis zur 12. SSW 800 µg Folat einnehmen.

Unser Nährstoffbedarf steigt in der Schwangerschaft – und in der Stillzeit muss unser Körper sogar ein Baby mitversorgen.

DIE INDIVIDUELLE VERSTOFFWECHSELUNG: MTHFR-MUTATION

Unser Stoffwechsel ist höchst individuell und unterscheidet sich in kleineren oder größeren Details. Von diesen hängt beispielsweise ab, wie gut unser Körper Nährstoffe um- und einbauen kann. Bei der Folsäure gibt es einen besonders häufigen Polymorphismus: die *Methylentetrahydrofolat-Reduktase-Mutation (MTHFR-Mutation)*. Sie tritt in der europäischen Bevölkerung mit einer Häufigkeit von 24 bis 40 Prozent auf. Personen mit dieser Mutation können Schwierigkeiten haben, ausreichende Mengen an aktiven Folsäuremetaboliten zu produzieren. Diese aktiven Formen der Folsäure sind wichtig für die unterschiedlichen Funktionen, die die Folsäure im Körper hat: Die Methylierung gehört dazu und der Abbau-Stoffwechsel von Homocystein, der im nachfolgenden Kapitel erklärt wird. Methylierung ist ein komplexer biochemischer Prozess, der eine breite Palette von biologischen Funktionen beeinflusst. Sie spielt eine entscheidende Rolle bei der Regulation der Genexpression, der DNA-Reparatur, der Zellentwicklung und der Signalwege im Körper. Genau dafür ist Folsäure in der Phase des Kinderwunsches und der frühen Schwangerschaft wichtig.

Der Haken an der Sache: Von diesem Enzymdefekt weißt du in der Regel nichts. Es würde eine (teure) humangenetische Untersuchung erfordern, um das herauszufinden, die man »nicht mal eben so macht«. Ein relativ einfach zu ermittelnder Hinweis ist ein erhöhter → *Homocysteinspiegel.*

Bei einer Supplementierung durch ein Folsäurepräparat sollten die betroffenen Frauen möglichst das bioaktive 5-Methyltetrahydrofolat (5-MTHF) nehmen – und für alle anderen Frauen spricht natürlich auch nichts dagegen. Diese besondere Form von Folat ist entweder genau so deklariert, oder die Liste der Inhaltsstoffe enthält den Namen des Markenrohstoffs Metafolin® oder Quatrefolic®. Schau einmal auf deinen Beipackzettel, welches Folat genau in deinem Präparat drin ist. In vielen (preiswerten) Folsäurepräparaten ist diese aktive – und auch deutlich teurere – Form nicht enthalten.

Schneider, J. A. et al.: *Worldwide distribution of a common methylenetetrahydrofolate reductase mutation.* The American Journal of Human Genetics 62 (5) 1998, 1258–1260

Frosst, P. et al.: *A candidate genetic risk factor for vascular disease: A common mutation in methylenetetrahydrofolate reductase.* Nat Genet 10 (1995) 111–113

Wu, X. et al.: *Association between the MTHFR C677T polymorphism and recurrent pregnancy loss: a meta-analysis.* Genetic testing and molecular biomarkers 16 (7) 2012, 806–811.

Ray, J. G. / Laskin, C. A.: *Folic acid and homocyst(e)ine metabolic defects and the risk of placental abruption, pre-eclampsia and spontaneous pregnancy loss: A systematic review.* Placenta, 1999 Sep; 20 (7) 519–529

Homocystein

Ein Blutwert, der mit dem Folsäurespiegel in Verbindung steht, ist das Homocystein. Homocystein ist böse. Es ist ein Zwischenprodukt des Eiweißstoffwechsels, fällt also ganz regelmäßig und normalerweise in unserem Körper an. Homocystein wirkt als Zellgift, deshalb sorgt der Körper dafür, dass es schnell wieder gebunden und abgebaut wird. Überhaupt kein Problem bei einer ausreichenden Versorgung mit Folsäure und mit den Vitaminen B6 und B12. Wenn diese aber fehlen oder zu wenig davon vorhanden ist oder wegen der beschriebenen MTHFR-Mutation nur ungenügend zu bioaktivem Folat umgebaut werden kann, steigt das Homocystein an und kann einiges Unheil anrichten. Unter anderem wirkt es gefäßschädigend, es gilt deshalb außerhalb der Schwangerschaft als ein wesentlicher Risikomarker für Herz-Kreislauf-Erkrankungen, Bluthochdruck, Arteriosklerose und neurodegenerative Erkrankungen wie Alzheimer. Homocystein scheint zudem eine ungünstige Wirkung auf das zentrale Nervensystem und speziell die Hirnrezeptoren zu haben, die für die Regulation der Stimmung verantwortlich sind.

Bei Schwangeren steht ein hoher Homocysteinspiegel im Zusammenhang mit verschiedenen Schwangerschaftskomplikationen und ist im Rahmen des Kinderwunsches mit häufigen Fehlgeburten assoziiert (ein Phänomen, das mit *RFL, recurrent fetal loss*, beschrieben wird). Die Blutgefäße und das Endothel stehen dabei im Fokus: Bereits bei der frühen Anlage der Plazenta mit ihren feinen, spiralförmigen Blutgefäßen können Schäden entstehen, Frühgeburten, Präeklampsie, HELLP-Syndrom, Plazentainsuffizienz sind dann häufiger. Alles doofe Sachen. Auch bei dem lästigen, aber letztlich vergleichsweise harmlosen → *Karpaltunnelsyndrom*, einer schmerzhaften, kribbeligen Taubheit in den Händen, ist oft auch das Homocystein beteiligt.

Solltest du zu einer der Risikoschwangerengruppen gehören (du hast eine oder meh-

BESTIMMUNG DES HOMOCYSTEINS IM BLUT

- **Bei einer Blutentnahme solltest du nüchtern sein:** Eine eiweißreiche Mahlzeit in den Stunden vor der Blutabnahme erhöht den Wert kurzfristig.
- **In der Schwangerschaft ist ein Homocystein-Wert von unter 9 µmol/l ein guter Wert.** Ab einem Wert von 12 bis 16 µmol/l kannst du über die zusätzliche Gabe der am Abbau beteiligten B-Vitamine den Wert recht zuverlässig senken.
- **Eine sinnvolle Dosierung wäre:** Vitamin B6 (30–50 mg), B12 (400–500 µg) und Folsäure (400–800 µg). Diese Kombi ist in vielen hochdosierten B-Komplex-Präparaten enthalten.
- Wahrscheinlich ist auch eine **gute Cholin-Versorgung** an einem gesunden Homocystein-Stoffwechsel beteiligt.
- Hier sei noch einmal ausdrücklich erwähnt, dass **diese hohen, therapeutischen Dosen nicht in den handelsüblichen Multivitaminpräparaten** für Schwangere enthalten sind. Sie enthalten nur einen Bruchteil (etwa 10 Prozent) der für eine gezielte Therapie notwendigen Menge und reichen deshalb für diesen Fall (= ein hoher laborchemisch nachgewiesener Homocysteinwert) bei Weitem nicht aus.

rere glücklose Schwangerschaften erlebt, bist überhaupt erst schwierig schwanger geworden, hast eine Präeklampsie, Frühgeburt oder einen GDM (Gestationsdiabetes) in einer früheren Schwangerschaft durchgemacht, eines deiner Kinder kam mit Fehlbildungen auf die Welt), könnte es Sinn machen, den Homocystein-Wert in der frühen Schwangerschaft (oder ggf. sogar bereits davor) zu bestimmen.

... ODER FRAGEN SIE IHREN ARZT ODER APOTHEKER

Kompliziert? Ja, ein bisschen. Das, was kompliziert ist, ist der menschliche Stoffwechsel. Der ist so kompliziert, dass immer noch Nobelpreise vergeben werden für grundlegende Erkenntnisse, die komplette Zweige der Medizin revolutionieren. Heruntergebrochen auf den Folsäurebedarf in der Schwangerschaft, ist es verhältnismäßig einfach. Deshalb gibt es hier ausnahmsweise auch eine konsensuale Einnahmeempfehlung, die sich aus dem Wissen um die Folgen einer Unterversorgung zu Beginn (beziehungsweise vor) der Schwangerschaft speist.

Wenn dir nun der Kopf schwirrt und du zu Recht denkst: »Ach, ich frage meinen Arzt, der sagt mir schon, was ich machen soll« – voilà, hier ein paar Zahlen, zugegebenermaßen aus dem Jahr 2000, aber auch zu diesem Zeitpunkt war die Bedeutung der Folsäureversorgung im perikonzeptionellen Zeitraum längst bekannt:

Im Jahr 2000 wurden etwas über 100 niedergelassene Frauenärzte zu ihrem Vorgehen bei der Folsäureberatung in der Schwangerschaft befragt.

62 Prozent der Ärzte waren der Meinung, dass alle Schwangeren Folsäure nehmen sollten. Nur 36 Prozent verordneten Folsäure präkonzeptionell. 7 Prozent der Ärzte wussten, dass 0,4 mg (entspricht 400 µg) die empfohlene Tagesdosis ist.

79 Prozent waren der Meinung, dass alle Schwangeren ein Eisenpräparat bräuchten, 74 Prozent fanden Magnesium unentbehrlich. 60 Prozent der Ärzte empfahlen allen Frauen ein Multivitaminpräparat.

Die Befragung der Patientinnen ergab, dass nur 8 Prozent von ihnen rechtzeitig mit der Folsäureeinnahme begonnen hatten, obwohl 58 Prozent der Schwangerschaften geplant waren und 30 Prozent der Frauen mit ihrem Facharzt über die Planung einer Schwangerschaft gesprochen hatten. Was sagt uns das?

Die Verantwortung für dich, deine Schwangerschaft, deine Entscheidungen hast immer du selbst. Kümmere dich! Triff informierte, verantwortungsvolle Entscheidungen. Und es sagt uns auch, dass der individuelle Präventionsgedanke und die ausführliche Beratung in der 10-Minuten-Kassenmedizin regelmäßig nicht vorkommt oder keinen Platz hat, weil das eben Zeit und Gespräch erfordert, die strukturell nicht vorgesehen oder praktisch schlicht unmöglich sind.

Möglicherweise sagt es auch, dass es hier und da sinnvoll sein kann, den einen oder anderen Laborwert zu bestimmen und dann vielleicht in gute Nahrungsergänzungsmittel zu investieren, die keine Kassenleistungen sind, wenn du zu einer Risikogruppe für relevante Schwangerschaftskomplikationen gehörst. Bestimmt sind die dort besser investiert als in Ultraschallflatrates zum Babyfernsehen und der Ausdruck schicker 3-D-Bilder ohne medizinische Indikation.

Eine weitere mögliche Erkenntnis daraus ist, dass einige Empfehlungen ein wenig beliebig erscheinen. Wieso wird der Eisenwert, der Hb, regelmäßig und mehrfach gemessen, der Ferritinwert aber nicht (mehr dazu unter »Eisen«), und der Homocystein-Wert oder der des Vitamin D schon gar nicht? Nur dann wären individuelle Empfehlungen möglich – das ist aber eben verhältnismäßig aufwendig und teuer und so in unserem Gesundheitssystem nicht vorgesehen. Es kommt auch hier darauf an, bei welcher Ärztin du zufällig gelandet bist, ob du gesetzlich oder privat versichert bist, ob du Akademikerin bist, muttersprachlich deutsch gelesen wirst und ob du konkret nachfragst. Viele Dinge im deutschen Gesundheitssystem sind nicht transparent, fair oder sinnvoll, aus den unterschiedlichsten strukturellen Gründen.

WEITERE B-VITAMINE: VITAMIN B6 UND B12

Folsäure ist ein B-Vitamin (unter der Bezeichnung Vitamin B11 ist es nur kaum bekannt). Es gibt weitere wichtige Vitamine, die nicht umsonst in dieser B-Vitamin-Gruppe zusammengefasst werden, weil sie wechselseitig miteinander interagieren.

Vitamin B6 kommt vorwiegend in Fleisch, Fisch, Eiern, Vollkorn, Soja und grünen Blattgemüsen vor. Weil es so weit gestreut im Essen vorkommt, ist ein echter Mangel selten, die meisten Menschen nehmen ausreichend Vitamin B6 mit der Nahrung zu sich. Der Bedarf liegt in der Schwangerschaft bei etwa 2 bis 5 mg pro Tag.

Vitamin B6 ist ein wichtiges Vitamin für den gesamten Eiweißstoffwechsel – den brauchst du für alles: Zellteilung, Immunsystem, Hormone –, für das Nervensystem, den Aufbau von Hämoglobin und die Modulation der Steroidhormone, dazu gehören auch Östrogen, Gestagen und Cortisol.

Eine weitere Rolle spielt Vitamin B6 – deutlich höher dosiert – in der Therapie einiger schwangerschaftstypischer Beschwerden, die Homocysteinämie wurde bereits erwähnt. Eine weitere Indikation kann die schwangerschaftstypische Übelkeit sein. Hier scheint hoch dosiertes Vitamin B6 einfach und gut zu helfen (3-mal 20 mg/Tag → *Übelkeit*). Auch das → *Karpaltunnelsyndrom*, eine schmerzhafte, kribbelige Taubheit in den Händen – am Ende der Schwangerschaft gar nicht selten – kann gut auf Hochdosis-Vitamin-B6-Gaben ansprechen. Weiterhin wird ein Zusammenhang mit mentalen Symptomen, Depressionen und PMS diskutiert.

Vitamin B12 ist fast ausschließlich in tierischen Produkten vorhanden, selbst Spirulina-Algen oder Sauerkraut enthalten nur vom Körper kaum verwertbare Analoga. Daher sind vegane Frauen grundsätzlich immer Mangelkandidatinnen und müssen Vitamin B12 zwingend supplementieren. Wegen der zunehmend fleischärmeren Ernährung bei vielen Frauen sehe ich einen Vitamin-B12-Mangel bei Schwangeren in der Praxis tatsächlich gar nicht so selten. Vitamin B12 ist wichtig für die Blutbildung und für das Nervensystem (Reflex- und Empfindungsstörungen, aber auch depressive Verstimmungen).

Auch bei Vitamin B12 ist es nicht ganz egal, in welcher Form du es zu dir nimmst. Vitamin B12 wird über den Magen-Darm-Trakt nicht besonders gut resorbiert. Deshalb wird es manchmal bei einem deutlichen Mangel gespritzt, mittlerweile gibt es aber auch gute Präparate, die als Nasenspray, Sublingualtablette oder gar als Zahncreme direkt über die Schleimhäute aufgenommen werden können. Achte drauf, dass es möglichst in den Formen Methylcobalamin oder Hydroxocobalamin, den bioaktiven Formen von Vitamin B12 in deinem Präparat vorkommt, gerne auch in einer Mischung (nicht als Cyanocobalamin).

Wenn sich dein Eisenwert trotz Eisengabe nicht bessert, sollte man neben dem Ferritin das aktive Vitamin B12 (Holotranscobalamin – Holo-TC, nicht den Plasmawert) messen (→ *perniziöse Anämie*). Bei einem nachgewiesenen Mangel oder für Veganerinnen und Vegetarierinnen ist die sinnvolle Dosierung 500 µg pro Tag. Für eine Auffülltherapie sind auch deutlich höhere Dosen möglich, etwa vier Wochen lang 5000 µg pro Tag, danach weiter 500 µg pro Tag. Eine Überdosierung mit Vitamin B12 ist de facto ausgeschlossen.

Cholin wird in der Literatur häufig als Vitaminoid (»vitaminähnliche Substanz«) beschrieben und ist erst seit einigen Jahren intensiver beforscht worden. Erst im Jahr 1998 wurde es vom *Institute of Medicine (IOM)* offiziell als essenzieller Nährstoff klassifiziert, mittlerweile erkennt auch die Europäische Behörde für Lebensmittelsicherheit (EFSA) Cholin als essenziellen Nährstoff an.

Cholin ist an vielen physiologischen Prozessen im menschlichen Körper beteiligt. Es ist ein Bestandteil des Neurotransmitters Acetylcholin und moduliert die Zellmembranintegrität, deren Signalübertragung, die Myelinisierung, das Zellwachstum und die Zellteilung. Darüber hinaus wirkt Cholin als Methylgruppenspender und trägt dadurch im Wesentlichen zu epigenetischen Methylierungsreaktionen, zur DNA-Stabilität und zum Zellstoffwechsel bei. Klingt kompliziert, ist es auch, denn dies ist besonders bedeutsam in der embryonalen Phase unseres Lebens.

In letzter Zeit ist zunehmend der Einfluss von Cholin in der Schwangerschaft für die Entwicklung des Babys untersucht worden. Eine wachsende Zahl an Hinweisen deutet darauf hin, dass Cholin eine entscheidende Rolle während der neuronalen fetalen Entwicklung spielt. Die Acetylcholin-Synthese und die neuronale Zellsignalisierung leisten einen wesentlichen Beitrag zur Entwicklung des fetalen Gehirns und des Gedächtnisses. Ein höherer Cholinkonsum während der Schwangerschaft wird mit einem geringeren Risiko für Neuralrohrdefekte in Verbindung gebracht – ähnlich, wie das für Folsäure bereits lange bekannt ist. Neuere Zahlen legen nahe, dass eine erhöhte Cholinaufnahme während der Schwangerschaft die neurokognitiven Ergebnisse bei den Babys und Kleinkindern verbessert.

Mittlerweile gibt es auch in Europa Empfehlungen zur Versorgung mit Cholin: Die EFSA hat einen Adequate Intake (AI) in Höhe von 480 mg Cholin pro Tag für Schwangere festgelegt, für Stillende 520 mg pro Tag.

Die wichtigsten Lebensmittel, die viel Cholin enthalten, sind vor allem Eier und Leber, aber auch Fleisch und Milchprodukte gehören zu guten Cholinquellen. Pflanzliche Lebensmittel liefern deutlich weniger Cholin, selbst verhältnismäßig cholinreiche Sojabohnen, Quinoa und Brokkoli enthalten im Vergleich zu tierischen Produkten nur wenig bioaktives Cholin.

Ein Ei enthält ca. 113 mg Cholin. In einer randomisierten Cross-over-Studie erhöhte der Verzehr von zwei Eiern den Plasmacholinspiegel von Erwachsenen signifikant.

Laut einer aktuellen Untersuchung aus dem Jahr 2022 erreichen 93 Prozent der omnivoren und 95 Prozent der vegetarisch-veganen Schwangeren in ihrer Ernährung nicht die empfohlenen Cholinmengen. Die mittlere Cholinzufuhr der vegetarisch-vegan essenden Schwangeren fiel in der Publikation mit 205 mg weniger als halb so hoch wie die Cholinzufuhr-Empfehlung aus.

Deshalb gehört Cholin laut neuerer Literatur zunehmend zu den Nährstoffen, die laut Stimmen der Fachgesellschaften zur Supplementierung empfohlen sind. Einige Supplements beinhalten bereits Cholin, eine mittlere Tagesdosis von 200 mg per Supplement ist eine sinnvolle Größenordnung.

VITAMIN A

Vitamin A bezeichnet eine Gruppe von fettlöslichen Retinoiden; der bekannteste Vertreter heißt Retinol. Vitamin A hat im menschlichen Körper viele Funktionen und Aufgaben. Besonders wichtig ist es für das Immunsystem, die Schleimhäute, die Fruchtbarkeit, für die Zellneubildung, ihre Differenzierungen und für die Embryogenese.

Retinol ist ein Prohormon, genau wie Vitamin D. Es stellt also eine wichtige Hormonvorstufe dar und wirkt hormonähnlich. Damit ist es auch direkt an unterschiedlichen hormonellen Regelkreisen, etwa an denen der Schilddrüse und denen der Steroide beteiligt.

Wahrscheinlich hast du im Kontext »Vitamin A und Schwangerschaft« gehört, dass du in der ersten Zeit der Schwangerschaft keine Vitamin-A-reichen Nahrungsmittel essen solltest, Leberwurst etwa, die sehr viel Vitamin A enthält. Vor teratogenen, also potenziell den Embryo schädigenden Wirkungen, warnt das Bundesamt für Risikobewertung (BfR) vor allem in den ersten beiden Schwangerschaftsmonaten und liegt damit zur Hälfte richtig. Die andere Seite der Medaille ist nämlich, wie das BfR ebenfalls feststellt, dass Schwangere einen erhöhten Tagesbedarf an Vitamin A haben. Denn auch ein deutlicher Vitamin-A-Mangel ist teratogen.

Vitamin A ist auch später enorm wichtig für die kindliche Lungenreifung, vor allem im zweiten und dritten Trimester. Dieser erhöhte Tagesbedarf in der Schwangerschaft beträgt etwa 800 bis 1000 µg oder 2500 bis 3000 IE (Internationale Einheiten) pro Tag.

Die sichere Einnahmedosis sollte in der Frühschwangerschaft nicht überschritten werden. Das Bundesamt für Risikobewertung hat diese sichere regelmäßige (!) Einnahmemenge für Retinol mit 3000 µg/Tag oder 10 000 IE angegeben.

Vitamin A wird zu großen Teilen vor allem in der Leber, aber auch in Lunge und Schleimhäuten gespeichert. 85 Prozent des gesamten Vitamin-A-Depots des Körpers finden sich in der Leber. Von dort wird es – fein dosiert und je nach Bedarf – in seiner Transportform zum jeweiligen Zielgewebe transportiert, sodass der Gehalt im Blut dabei relativ konstant bleibt. Durch die große Speicherkapazität kann der menschliche Körper bei zuvor guter Versorgung bis zu sechs Monate und länger ohne eine Vitamin-A-Zufuhr auskommen, indem er von seinen Speichern zehrt. Deshalb ist auch bei veganer Ernährung der Serumspiegel im Blut oft zunächst noch verhältnismäßig gut – und der Serumwert allein kein geeigneter Marker für die Vitamin-A-Versorgung. Es sollte zusätzlich noch das Retinol-bindende Protein (RBP) bestimmt werden.

Bei Vitamin A kann man besonders schön sehen, dass der Körper schlaue Schutzmechanismen vor einer Überdosierung installiert: In einer interessanten Untersuchung hat man sich einmal angeschaut, wie sich die Vitamin-A-Konzentration im Blut und in den Speicherorganen bei unterschiedlicher Zufuhr verhält. Besonders kritisch scheinen hohe medikamentöse Gaben von anderen Retinoiden zu sein, z. B. Isotretinoin. Diese auch im Körper vorkommende Retinsäure wird hoch dosiert bei Akne eingesetzt. Sie darf zum Zeitpunkt einer möglichen Schwangerschaft nicht eingenommen werden, sie ist für ihre teratogene Wirkung bekannt. Isst eine Frau aber Leber, also Vitamin A in einem natürlichen Nahrungsmittel, steigt das Hormon Retinsäure im Blut nicht über physiologische Grenzen an. Diese Erkenntnisse führten dazu, dass Autoren mittlerweile folgern, dass die Empfehlung für schwangere Frauen, gänzlich auf Leber zu verzichten, revidiert werden sollte, weil die Teratogenität speziell von Leber beim gelegentlichen Konsum faktisch kein Problem darstelle. Also: Guten Appetit, wenn dir hin und wieder danach ist.

Ein weitverbreitetes Missverständnis ist die Annahme, dass Vitamin A einfach durch die »ungefährliche« Vorstufe, das Beta-Carotin (auch Provitamin A genannt), ersetzt werden könnte. Dem ist aber nicht so. Bioaktiv in deinem Körper ist ausschließlich Retinol. Beta-Carotin kann im Körper zwar über das Enzym ß-Carotin-Oxygenase zu Retinol umgebaut werden, allerdings viel weniger gut, als man lange dachte. Auch hier wurden in neueren Untersuchungen typische Genmutationen entdeckt, die die Umwandlungsfähigkeit bei von diesen Polymorphismen betroffenen Menschen enorm einschränken können. Zudem wird auch die ß-Carotin-Oxygenase ab einer bestimmten Menge Beta-Carotin heruntergeregelt, was dazu führt, dass die Enzymaktivität bei hoher Carotinaufnahme zusätzlich nachlässt.

Zudem schwankt bei Carotinoiden die Bioverfügbarkeit in Abhängigkeit von der Zubereitung stark. Bei rohen Karotten sind beispielsweise nur 3 Prozent des Beta-Carotins bioverfügbar, bei gekochten Karotten und weicheren Zellwänden um die 27 Prozent, und bei Zugabe von etwas Fett – zur Aufnahme fettlöslicher Nährstoffe immer eine gute Idee – immerhin 39 Prozent. Neuere Untersuchungen bezweifeln abschließend, ob eine Deckung des Vitamin-A-Bedarfs tatsächlich ausschließlich über die Zufuhr von Beta-Carotin überhaupt möglich ist.

Vitamin A kommt direkt als Retinol in nur wenigen Lebensmitteln vor – und auch nur in tierischen. Das Lebensmittel, das am meisten Vitamin A enthält, ist Leber. Mit weitem Abstand folgen dann fetthaltige Milchprodukte und Eier. Die Milchfette Butter und Sahne sind Retinolquellen, die zumindest einen Grundstock an Vitamin-A-Versorgung gewährleisten können. Bei veganer Ernährung ist eine moderate Supplementierung mit Vitamin A (in der Retinol-Form) sinnvoll.

VITAMIN D

Anders als die meisten anderen Vitamine kann Vitamin D unter guten Bedingungen vom Körper selbst hergestellt werden. Dazu braucht es nur das eine »Superfood«, nämlich die Sonne. Für eine ausreichende Bildung über die Haut sollte man sich in unseren Breitengraden an sonnigen Sommertagen für zehn Minuten in die pralle Sonne, auf den Balkon, auf die Wiese, ans (offene) Fenster legen, mit so vielen unbekleideten Körperteilen wie möglich. In den Monaten Oktober bis März ist selbst das wirkungslos – der Einstrahlwinkel der Sonne reicht dann hierzulande nicht aus, um Vitamin D über die Haut zu produzieren. In modernen Zeiten verhindert dann oft im Sommer die ausgiebig benutzte Sonnencreme eine ausreichende Vitamin-D-Synthese. Ab einem Sonnenschutzfaktor von 8 findet im Prinzip kaum noch eine Synthese statt. Neuere Untersuchungen zeigen, dass selbst im Sommer die Versorgung mit Vitamin D oft nicht ausreichend ist.

Mehrere Untersuchungen deuten auf einen Zusammenhang zwischen einer Unterversorgung mit Vitamin D und dem Auftreten verschiedener Schwangerschaftskomplikationen hin. Neben Fehlgeburten gehören Präeklampsien, Frühgeburten und der Gestationsdiabetes zu den Risiken, die mit einer dauerhaften Unterversorgung assoziiert sind. Nach einer Untersuchung des Institutes für Ernährungswissenschaften an der Uni Gießen hatten 98 Prozent aller Schwangeren einen Vitamin-D-Spiegel, der im Mangel- oder Unterversorgungsbereich anzusiedeln ist. Auch im Sommer lagen 50 Prozent aller untersuchten Frauen noch darunter.

Tanke also reichlich Sonne im Sommer, in den Wintermonaten solltest du Vitamin D supplementieren. Ein guter Vitamin-D-Spiegel im Blut liegt bei mindestens 30, besser 50 mg/dl. Wie hoch dann, bei guten Ausgangswerten, die Erhaltungsdosis für einen weiterhin guten Blutwert sein sollte – darüber sind sich die verschiedenen Fachgesellschaften im internationalen Überblick selbst für den nicht schwangeren Zustand nicht ganz einig. Die Empfehlungen (im Winter, für normal große und schwere Erwachsene) reichen von etwa 2000 IE pro Tag bis zu 20 000 IE pro Woche (das entspricht einer Weichkapsel Dekristol 20 000®, einem in Deutschland häufig verschriebenen Präparat).

Es gibt wenig deutschsprachige Literatur, die sich auf eine »sichere Höchstmenge« in der Schwangerschaft festlegen möchte, was natürlich zu Verunsicherungen führt. Tatsache ist, dass eine Tagesdosis von 800 IE definitiv nicht ausreicht, um im Winter im normalen Referenzbereich zu bleiben, geschweige denn, um Mangelzustände zu beheben, obwohl genau das die von der DGE (Deutsche Gesellschaft für Ernährung) empfohlene Tagesdosis ist. Eine 2011 veröffentlichte Übersicht in der deutschen Fachzeitschrift *Frauenarzt* zitiert die Vitamin-Task-Force der *Endocrine Society* und bezweifelt ebenfalls, dass Dosen zwischen 400 und 1000 IE Vitamin D in der Schwangerschaft ausreichend sind. Das *Institute of Medicine* (IOM) gibt als unbedenkliche Obergrenze eine Tagesdosis von 4000 IE an. *Embryotox*, die von der Pharmaindustrie unabhängige Datenbank, nennt etwa 3000 IE als sichere Dosis, die »Arbeitsgemeinschaft Gestose-Betroffene« empfiehlt eine Supplementierung von 4000 IE pro Tag im Winter.

In der Stillzeit kann ein nachgewiesener Vitamin-D-Mangel dann wieder großzügiger mit (wenn notwendig) höheren Dosen behandelt werden. Hier sind 4000 bis 6000 IE vollkommen unbedenklich.

Es gibt spezielle Umrechnungsformeln, die aus Körpergewicht und dem Ist- und Sollwert im Blut deine benötigte Tagesdosis errechnen, um aus dem Mangelzustand herauszukommen.

Vitamin-D-Präparate gibt es in Deutschland sowohl als Medikament als auch als Nahrungsergänzungsmittel im Handel, das ist ein bisschen verwirrend. Als Arzneimittel ist Vitamin D ab einer gewissen Höchstdosis rezeptpflichtig (etwa Dekristol 20 000® oder Vigantol®-Öl), als NEM sind aber Einzeldosen bis 5000 IE frei im Handel erhältlich. Sprich mit deiner Ärztin über sinnvolle Dosierungen, ggf. nach Bestimmung deines derzeitigen Blutwertes und der Jahreszeit.

Wenn du Vitamin D supplementierst, sollte bei Erwachsenen (nicht übrigens bei Babys, siehe auch »Prophylaxen für dein Baby«) Vitamin K2 (100 µg pro Tag) ergänzt werden, bei längeren hohen Dosen auch Magnesium (300 bis 450 mg pro Tag) und Kalzium (600 bis 800 mg pro Tag).

EISEN

In der Schwangerschaft verändert sich dein Blut in Menge und Zusammensetzung. Das Blutvolumen selbst steigt ordentlich an, statt vier zirkulieren nach und nach sechs Liter Blut durch deine Blutbahn. Das Plasmavolumen nimmt stärker zu als die Menge der festen Blutbestandteile. Dein Blut wird also »flüssiger«, das macht der Körper in der Schwangerschaft mit Absicht so, damit es schnell durch deinen Körper fließen und auch in den winzigen kapillaren Gefäßen deiner Plazenta schnell ankommt und dein Baby gut versorgen kann.

Deine roten Blutkörperchen tragen ein eisenhaltiges Molekül, welches den eingeatmeten Sauerstoff im Körper binden und transportieren kann. Dieses Molekül heißt Hämoglobin, abgekürzt Hb. Auch die absolute Menge deiner roten Blutkörperchen, der Erythrozyten, und damit auch das Hb-Volumen erhöht sich in der Schwangerschaft um etwa 300 bis 400 ml, das ist immerhin etwa eine Blutkonserve voll. Den Anteil am Hämoglobin im Blut kann man messen, und das wird laut Mutterschaftsrichtlinien in der Schwangerschaft auch regelmäßig getan. Um genug rote Blutkörperchen bilden zu können, steigt von allen Nährstoffen dein Eisenbedarf in der Schwangerschaft am meisten an, nämlich tatsächlich um 100 Prozent.

Normalerweise sinkt dein Hb in den ersten beiden Schwangerschaftsdritteln durch den beschriebenen Verdünnungseffekt im Sinne einer physiologischen Schwangerschaftsanämie ab, sollte aber einen Wert von 11,2 g/dl an ihrem Tiefpunkt um die 30. SSW herum – so der Grenzwert in den deutschen Leitlinien – nicht unterschreiten. Aber »hoher Hb = guter Hb« stimmt eben auch nicht: Sinkt dieser nicht im Rahmen des Verdünnungseffektes, sondern bleibt auf Werten oberhalb von 13 g/dl, ist das tatsächlich auch nicht gut. Mit einem zu hohen Hb-Wert im mittleren Schwangerschaftsdrittel steigt das Risiko für Präeklampsien, weil dein Blut dann tatsächlich zu viskos ist und die Versorgung des Babys nicht mehr so gut funktionieren kann. Ein Absinken des Hb-Wertes ist also ein nor-

DEN EISENWERT VERBESSERN

Wenn dein Hb unter 11,2 g/dl sinkt oder deine Eisenspeicher nicht gut gefüllt sind, du also deine Eisenwerte verbessern oder vor einem weiteren Absinken schützen solltest, kommt Folgendes infrage:

- **Für eine individuelle Behandlung eines Eisenmangels** ist nicht nur dein Ausgangswert (Ferritin und Hb) relevant, sondern auch, wie du dich subjektiv damit fühlst. Bist du ständig müde und schlapp? Blass? Hast du blasses Zahnfleisch? Oder eben auch nicht? Wie viel Stress hast du? Wie gut kannst du auf dich achten, wie gut ernährst du dich gerade? Neuere Arbeiten zum Thema unterscheiden durchaus die ansonsten symptomlose, nur auf Laborparametern fußende Definition von Eisenmangel von einem Eisenmangel mit entsprechenden Symptomen.
- Manche Menschen mögen keine Pillen schlucken. Wenn es keine ganz dringliche Indikation gibt, kann man natürlich probieren, den **Eisenmangel über die Ernährung in den Griff zu bekommen**. Die effektivste »natürliche« Empfehlung, um den Eisenspiegel hochzukriegen: Iss jeden Morgen ein kleines Bio-Rindersteak mit einem Glas Orangensaft. Gar nicht so selten höre ich dann von den Frauen: »Echt? Geil. Genau darauf habe ich Lust. Aber ich dachte – das ist doch kein Frühstück.« Mal wieder ein Beweis dafür, dass die »komischen Gelüste« in Wirklichkeit oft die echten Bedürfnisse des Körpers widerspiegeln. Sogar vegane oder vegetarische Frauen haben manchmal solche Bedürfnisse. Und bewerten manchmal ethische Entscheidungen noch mal neu, wie auch immer sie dann aussehen. Im Fleisch liegt das Eisen als Häm-Eisen vor, und das wird deutlich besser resorbiert als das aus pflanzlichen Eisenquellen.
- **Vegetarierinnen und Veganerinnen** können eine Mischung aus eisenreichen Getreiden und Kräuterblutsaft (siehe unten) probieren. Pseudogetreide wie Hirse oder Amaranth und auch Weizenkeime haben einen hohen Eisengehalt, sehr lecker z. B. als milchfreier Porridge, siehe Rezept → *Hirsebrei* im Umschlag.
- Wenn du versuchen möchtest, eine wirkliche Eisenmangelanämie ausschließlich über die Nahrung auszugleichen, musst du konsequent und diszipliniert sein, sonst reicht das – je nach Ausgangswerten – aller Erfahrung nach nicht aus. Bei einer Kontrolle nach zwei Wochen sollte der Wert zumindest »stabil mit Tendenz nach oben« sein. **Wenn eine gedopte Ernährung allein nicht reicht, solltest du Eisen als Supplement zu dir nehmen.** Für eine Steigerung deines Hb-Wertes wirst du sicher pro 1 g/dl eine bis zwei Wochen brauchen.
- **Kräuterblut** ist vielen Frauen erst mal sympathischer als »Eisen als Tablette«. Allerdings ist Kräuterblut nicht irgendein magischer Extrakt, der aus handgesammelten Wildkräutern gewonnen wurde, sondern ein Arzneimittel (z. B. von Floradix®) oder Nahrungsergänzungsmittel (identische Rezeptur der Eigenmarke aus Drogeriediscountern) aus verschiedenen Fruchtsirupen, die auch Vitamin C enthalten, und relativ banalem Eisen-II-Gluconat, einer Eisenverbindung mit mittlerer Bioverfügbarkeit. Wenn du den Saft einem kapselförmigen Supplement vorziehst: Nimm am besten gut über den Tag verteilt etwa drei 15-ml-Becherchen, in Orangensaft schmeckt das oft ganz lecker. Ein Fläschchen mit diesem »Eisen-Saft-Cocktail« lässt sich auch gut mit ins Büro nehmen, eine schluckweise Verteilung über den Tag verbessert die Resorptionsquote. Vorsicht: Pur getrunken, kann Kräuterblut den Zahnschmelz verfärben, das geht aber mit Weiß-Zahncreme wieder weg.

- **Interessanterweise steigt die Resorptionsquote des Eisens aus der Nahrung in der Schwangerschaft und bei Eisenmangel automatisch an** (das liegt am *Hepcidin*, siehe unten). Sie ist ansonsten tatsächlich eindrucksvoll niedrig: Je nach Nahrungsherkunft des Eisens landen nur etwa 10 bis 15 Prozent aus pflanzlichen Quellen und nur etwa 40 Prozent bei Häm-Eisen aus Fleisch auch im Körper, der Rest wird ungenutzt ausgeschieden, deshalb wird der Stuhlgang unter Eiseneinnahme auch schwarz. In der Schwangerschaft liegt die Quote des aufgenommenen Eisens höher, immerhin bei bis zu 50 Prozent. Darüber hinaus gibt es Nahrungsmittel, die die Aufnahme von Eisen unterstützen, und andere, die dessen Aufnahme hemmen.

maler und richtiger Anpassungsmechanismus in deinem Körper und mal wieder sehr schlau von ihm eingerichtet.

Nicht nur der Hb, sondern auch die Eisenspeicherform im Körper, das Ferritin, ist einen Blick wert. Es ist sinnvoll, diesen Wert bei allen Schwangeren so früh wie möglich zu bestimmen, um einen schon zu Beginn der Schwangerschaft entleerten Eisenspeicher zu identifizieren – oder beruhigt zu sein, wenn dieser gut gefüllt ist. Der Ferritin-Spiegel sollte zu Beginn der Schwangerschaft mindestens 50 µg/l betragen, auch wenn einige Laborreferenzwerte manchmal noch 15 µg/l als »im Normbereich« deklarieren. Aller Erfahrung nach rutscht selbst ein Wert zwischen 30 und 50 ziemlich schnell in den Keller, weil dieser Speicher eben in der Schwangerschaft zur Verfügung gestellt und eingespeist wird. Wenn deine Speicher hingegen gut gefüllt sind, dein Ferritinwert also oberhalb von 50 µg/l liegt, kann ein Absinken des Hb-Wertes im Rahmen der physiologischen Schwangerschaftsanämie eher toleriert werden, weil dein Körper sich aus diesen Reserven bedient – dafür sind sie ja auch da.

Co-Faktoren, die die Eisenaufnahme beeinflussen

Es gibt andere Stoffe, die die Aufnahme eines Nährstoffs verbessern können oder auch weniger gut machen. Diese Stoffe nennt man Co-Faktoren. Beim Eisen gibt es einige, die man kennen sollte:

- Die Resorptionsquote von Eisen wird vor allem verbessert durch ***Vitamin C*** (deshalb der Orangensaft zum Steak). Iss also reichlich Vitamin-C-reiche Nahrung: Sanddorn, Acerolakirsche, schwarze Johannisbeeren, Petersilie, Wirsing, Rosenkohl, Paprika.
- ***Lactoferrin,*** ein Protein aus der Muttermilch, wirkt als Eisentransporter (im nächsten Kapitel mehr dazu).
- ***Die Eisenaufnahme wird gehemmt durch Gerbstoffe*** (in schwarzem Tee, Kaffee, Artischocken), Phytinsäure (in Vollkorn, Soja, Hülsenfrüchten), einige Proteine (Casein und Albumin etwa, in Kuhmilch, oder auch Sojaprotein), Phosphate (in Milch, Cola, Wurstwaren) und Oxalsäure (in Rhabarber, Mangold, Spinat, Roter Bete).
- Wenn Menschen einen ***sehr niedrigen Vitamin-B12-Spiegel*** haben – etwa durch vegetarische oder vegane Ernährung oder auch durch einen genetischen Polymorphismus –, kann Eisen nicht gut in den Körper eingebaut werden, es entsteht eine *perniziöse Anämie*. Deshalb sollte bei einem therapieresistenten Eisenmangel auch immer das aktive Vitamin B12 als Holo-TC im Blut bestimmt werden.
- Auch ***Kalzium*** und ***Magnesium*** sollten, wenn du sie nimmst, zeitversetzt zum Eisen genommen werden, sie können sich gegensei-

tig in der Aufnahme hemmen. Und: Um genug Eisen zu verwerten, brauchst du neben ausreichend ***Vitamin B12*** auch ***Folsäure und Zink.***

Eisen als Supplement

Es gibt verschiedene Eisenverbindungen, es sind also nicht alle Supplemente gleich. Durch ihre unterschiedliche chemische Struktur unterscheiden sie sich unter anderem auch darin, wie gut sie vom Körper aufgenommen werden und wie gut du sie verträgst. Eisen gehört zu den Mineralstoffen, die in herkömmlicher Zubereitung als Eisensalz (Eisen(II)-Sulfat oder -Gluconat) relativ häufig Nebenwirkungen auslösen können, die nicht gefährlich, aber unangenehm sind: Die Eisenionen reizen die Schleimhäute von Magen und Darm über oxidativen Stress und führen zu Übelkeit oder Magenschmerzen. Häufig treten auch Verstopfungen auf. Die meisten »klassischen« Eisensupplemente aus der Apotheke, und auch Kräuterblutpräparate, enthalten diese zweiwertigen Formen von Eisen.

Gebunden an Aminosäuren ist Eisen viel besser bioverfügbar und hat auch deutlich weniger Nebenwirkungen. Diese Eisenverbindungen nennt man auch Chelate. Eisen-Bisglycinat ist so ein Eisen-Chelat, hier ist das Eisen an die Aminosäure Glycin gebunden. Die Bindung an Glycin erhöht die Löslichkeit des Eisens im Verdauungstrakt, dadurch wird seine Aufnahme durch die Darmwand erleichtert. Durch diese speziellen Transportmechanismen über den Aminosäuretransporter gelangt das Eisen effizienter in den Blutkreislauf und wird besser für den Körper verfügbar.

Es gibt einige Co-Faktoren, die die Eisenaufnahme deutlich erhöhen können. Vitamin C wurde oben beschrieben, ein weiterer spannender Stoff ist Lactoferrin.

Bei Eisen als Supplement kommt es besonders auf eine gute Verfügbarkeit und Verträglichkeit an.

Lactoferrin ist ein Protein, das in der Lage ist, Eisen zu binden und es zu transportieren. Zudem spielt es eine Rolle bei der Regulation der Eisenabsorption im Darm. Lactoferrin – deshalb heißt es auch so – ist in der menschlichen Muttermilch in beträchtlichen Mengen vorhanden. Eine seiner wichtigsten Funktionen ist – neben seiner antibakteriellen Wirkung, die Babys vor Infektionen schützt –, die Eisenabsorption und -verwertung beim gestillten Baby zu unterstützen. Lactoferrin hilft, die Aufnahme von Eisen aus der Muttermilch zu verbessern und dessen Aufnahme im Darm zu fördern. Gestillte Babys decken auf diese Weise ihren Eisenbedarf trotz der relativ eisenarmen Muttermilch. Diese smarte Wirkung kann man sich natürlich auch als Erwachsene zunutze machen. Deshalb ist einigen Eisensupplementen Lactoferrin zugesetzt, beispielsweise im Sanften Eisen *(into life)*.

EVIDENZ

EISEN: VIEL HILFT VIEL?

Eisen gehört zu den Mikronährstoffen, die im Körper dynamisch reguliert werden. Dazu regelt der Körper die Aufnahme bei einem sehr hohen Angebot herunter, bei Mehrbedarfen oder einem niedrigen Blutspiegel herauf. Dieser sehr praktische Mechanismus sorgt dafür, dass z. B. in der Schwangerschaft, wenn mehr Eisen im Körper gebraucht wird, die Aufnahme von Eisen nach oben reguliert wird, genau so wie nach der Menstruation oder dem Blutverlust durch eine Geburt. Für diese Regulation spielt das Hormon Hepcidin eine zentrale Rolle. Es wird in der Leber produziert und kontrolliert die Aufnahme von Eisen aus dem Magen-Darm-Trakt. Wenn viel Eisen da ist, steigt der Hepcidin-Spiegel an. Hohe Hepcidin-Spiegel hemmen dann die Eisenaufnahme aus der Nahrung. Dies dient als Schutzmechanismus, um eine übermäßige Aufnahme von Eisen zu verhindern. Es signalisiert den Zellen des Darmepithels, weniger Eisen aus der Nahrung aufzunehmen.
Der Anstieg des Hepcidin-Spiegels kann die Aufnahme von supplementiertem Eisen beeinträchtigen und zu einer reduzierten Verfügbarkeit von Eisen für den Körper führen. Dies ist einer der Gründe, warum eine hoch dosierte Eisensupplementierung nicht immer effektiv ist und möglicherweise nicht zu einer ausreichenden Verbesserung des Eisenstatus führt.
Eine tägliche Gabe von Eisen führt in einigen Studien zu einer Downregulation der Eisenaufnahme, sodass der Hb-Wert (und/oder das Ferritin) nicht wie gewünscht ansteigt, obwohl relativ viel Eisen supplementiert wird.
Die intermittierende Einnahme von Eisen kann dann ein Kniff sein, da sie die Bioregulation von Eisen aktiv nutzt und bei geringerer Einnahme (und weniger Nebenwirkungen) trotzdem optimale Effekte haben kann, wenn man es schlau verteilt. Eine umtägiges Einnahmeschema (abwechselnd einen Tag Eisen supplementieren, am nächsten nicht) kann so trotz geringerer absoluter Mengen an supplementiertem Eisen gleich gute oder sogar bessere Ergebnisse erzielen – bei deutlich weniger typischen Nebenwirkungen im Magen-Darm-Trakt.

Pena-Rosas J. P. et al.: *Intermittent oral iron supplementation during pregnancy.* Cochrane Database Syst Rev 7 (2012)

JOD

Jod ist essenziell für die Produktion von Schilddrüsenhormonen. Diese sind während der Schwangerschaft für die Entwicklung des Gehirns und des Nervensystems des ungeborenen Kindes besonders bedeutsam. Ein Jodmangel während der Schwangerschaft kann daher schwerwiegende Auswirkungen auf die Gesundheit des Kindes haben: Laut der WHO und der UNICEF gilt Jodmangel als eine der häufigsten Ernährungsstörungen weltweit und als häufigste Einzelursache für vermeidbare Hirnschäden bei ungeborenen Kindern. Ein dauerhafter Jodmangel kann zu einem niedrigen IQ, zu kognitiven Beeinträchtigungen und Entwicklungsverzögerungen beim Baby führen. Jod ist auch für deine Gesundheit wichtig, da ein Mangel die Funktion der Schilddrüse beeinträchtigen kann.

In früheren Jahrhunderten gab es – vor allem in meerfernen, an Jod armen Gegenden, wie etwa den Alpen – ein verbreitetes modisches Accessoire für die verheirateten Frauen, das Kropfband. Es diente nicht nur als Schmuck, sondern auch, zwei- oder dreihundert Jahre vor Erfindung der Pipi-Streifen, als »Schwangerschaftstest«. Wurde das Halsband enger – durch die Vergrößerung der Schilddrüse zur Kompensation einer Unterfunktion –, war man offensichtlich schwanger. Es gibt zahlreiche Wechselwirkungen zwischen Schilddrüsen- und Sexualhormonen. Deshalb ist es wichtig, dass deine Schilddrüse in der Schwangerschaft und Stillzeit gut funktionieren kann; und dafür brauchst du Jod.

Eine Schilddrüsenunterfunktion macht nicht nur müde und schlapp und deine Verdauung träge, auch die Produktion anderer Hypophysenhormone wird beeinträchtigt. Deshalb gehört eine Schilddrüsendiagnostik unbedingt in die erste Reihe der Untersuchungen bei Frauen mit unerfülltem Kinderwunsch. In der Stillzeit kann eine (Jodmangel-)Hypothyreose auch ein Grund für ungenügende Milchbildung sein → *Milchbildung*. Auch Brainfog ist ein häufig genanntes Unterfunktionssymptom. Eine ausgeprägte »Stilldemenz« im späteren Wochenbett dürfte bisweilen nicht nur dem permanenten Schlafdefizit, sondern möglicherweise schlicht einem Jodmangel geschuldet sein → *Postpartum-Thyreoiditis*.

Babys, schwangere Frauen und Stillende sind also besonders gefährdete Bevölkerungsgruppen für einen Jodmangel. Deshalb gehört Jod zu den Spurenelementen, die in der Schwangerschaft und Stillzeit dringend als Supplementierung empfohlen werden.

Ein Jodmangel ist im Gegensatz zu einem Mangel an fast allen anderen Vitalstoffen nicht besonders gut im Blut nachzuweisen, deshalb sind Blutentnahmen für eine Diagnostik nicht gut geeignet. Da aber Jod schwer nur über die Nahrung zu decken ist (weil bei den meisten Menschen Seefisch und Algen nur gelegentlich zum Speiseplan gehören) und jodiertes Speisesalz allein auch nicht ausreicht, um den erhöhten Bedarf von insgesamt etwa 200 bis 300 µg Jodid zu decken, ist die offizielle Empfehlung für die Schwangerschaft und Stillzeit, davon 150 µg per Supplement zuzuführen.

Solltest du unter einer Hashimoto-Thyreoiditis leiden, gelten für dich möglicherweise andere Empfehlungen, besprich das in diesem Fall mit deiner Endokrinologin.

SELEN

Auch bei der Selenversorgung gilt: Durch die Auswaschung der Böden im Rahmen der letzten Eiszeit gilt Deutschland als Selenmangelgebiet. Selen ist das zweite Spurenelement, das essenziell für die Funktion der Schilddrüse ist und eine zentrale Rolle für dein Immunsystem und die antioxidative Schutzfunktion spielt. Dein Körper braucht Selen unter anderem für die Enzyme Glutathion-Peroxidase und Dejodase; beide sind für die Schilddrüse und dein antioxidantes sowie dein Immunsystem essenziell.

Superfood: Steinpilze und Fisch enthalten viel Selen. Früher wurden oft auch Paranüsse als natürliche Selenquelle empfohlen. Paranüsse enthalten allerdings Radium und sind oft mit Schimmelsporen belastet, sie sind daher vom Bundesinstitut für Risikobewertung (BfR) für Schwangere und Kinder nicht mehr empfohlen.

ZINK

Zink ist essenziell für die Proteinsynthese und für dein Immunsystem. Du brauchst es für deine Haut und Schleimhäute – eingerissene, wunde Mundwinkel sind beispielsweise häufig ein Zinkmangelsymptom – und deine Wundheilung. Weniger bekannt dürfte sein, dass ein guter Zinkspiegel offenbar auch antidiabetische Effekte hat.

Auch für Zink hast du einen höheren Bedarf in der Schwangerschaft. Laut einem Cochrane-Review zur Ergänzung von Zink in der Schwangerschaft, in der internationale Forschungsergebnisse zusammengefasst wurden, zeigten sich eine Reduzierung von Geburtseinleitungen (die möglicherweise mit der Verbesserung der Glukosetoleranz und damit der vorgeburtlichen Prostaglandin-Ausschüttung zusammenhängen könnte), weniger Kaiserschnitte und eine verminderte Frühgeburtlichkeit bei einer guten Zinkversorgung der Mutter. Als Folgen eines Zinkmangels gelten demnach ein niedrigeres Geburtsgewicht der Kinder, eine gestörte fetale Hirnentwicklung, vorzeitige Blasensprünge und mehr Präeklampsien.

Infekte verbrauchen jede Menge Zinkreserven, umgekehrt ist es nachgewiesenermaßen effektiv, bei den ersten Symptomen eines grippalen Infektes Zink einzunehmen → »Wenn du mal krank bist«.

In guten Multi-Supplements für die Schwangerschaft ist immer auch Zink enthalten. Wenn du infektanfällig bist oder Eisen supplementierst (die Eiseneinnahme beeinträchtigt die Zinkresorption), kannst du Zink einige Zeit lang ergänzen, täglich 25 mg ist eine sinnvolle Dosis, im akuten Infekt auch mehr.

Superfood: Austern – roh genossen wegen der potenziellen Listeriosegefahr auch eher nicht auf dem Speiseplan Schwangerer –, Muscheln, Krabben, rotes Fleisch, Innereien. Pflanzliche Quellen sind deutlich weniger reich an Zink; Kichererbsen und andere Hülsenfrüchte sowie Haferflocken und Quinoa gehören dazu.

KALZIUM

Kalzium wird unter anderem für die Knochenbildung benötigt. In der Schwangerschaft hast du einen höheren Bedarf, typischerweise »saugt« das Baby sein benötigtes Kalzium aus deinen Reserven. Möglicherweise stellen niedrige Kalziumspiegel in der Schwangerschaft einen Risikofaktor für Osteoporose in späteren Lebensjahren dar. Auch ein Zusammenhang mit Bluthochdruck in der Schwangerschaft wird diskutiert. Über Milchprodukte (täglich relevante Mengen von Joghurt, Quark oder Milch) kannst du deinen Bedarf recht gut decken. Wenn du diese Produkte nicht isst oder Magnesium oder Vitamin D hoch dosiert zu dir nimmst, könnte eine Ergänzung mit Kalziumpräparaten eine gute Idee sein, etwa 800 bis 1000 mg sind ergänzend zur Nahrung eine ungefähre Richtgröße. Phosphate (in Cola, Wurstwaren …) stehlen dir Kalzium. Wenn du literweise Cola light trinkst, behalte das im Blick.

Superfood: Milch, Joghurt, Quark. Wenn du keine Milchprodukte isst, achte beispielsweise auf mit Kalzium angereicherte Milchersatzprodukte (Hafermilch plus Kalzium beispielsweise).

MAGNESIUM

Magnesium wurde in den letzten 20 Jahren für verschiedene geburtshilfliche Situationen hoch dosiert oder intravenös in therapeutischen Dosen eingesetzt. Heute weiß man, dass die Bedeutung als wehenhemmendes Medikament oder Präeklampsie-Prophylaxe überschätzt wurde, es wird dazu nicht mehr eingesetzt.

Gleichzeitig gilt Magnesium unter allen Mineralien als das »Supermineral«. Es spielt auf zellulärer Ebene eine wichtige Rolle für die Produktion und Bereitstellung des Energiespeichermoleküls ATP in den Mitochondrien. Alles, was in deinem Körper mit »Energie« zu tun hat, braucht Magnesium. Es ist einer der wichtigsten Co-Faktoren für Hunderte von enzymatischen Prozessen. Es ist für die insulinvermittelte Glukoseaufnahme in die Zellen bedeutsam, deshalb ist eine gute Magnesiumversorgung für deine Glukosetoleranz wichtig.

Weiterhin spielt Magnesium eine wichtige Rolle bei der Reizweiterleitung in der Muskulatur und wirkt auf das ganze Prinzip Spannung – Entspannung. Auch die Herzmuskulatur spricht in vielfältiger Weise auf das Mineral an: Ein Magnesiumspiegel im hochnormalen Bereich senkt die Herzfrequenz und den Blutdruck. Darüber hinaus wirkt Magnesium vielfältig auf das Adrenalinsystem, bei erhöhtem Stress ist es eines der zentralen Mineralien, die im Körper »weggesaugt« werden. So gilt Magnesium gemeinhin als das »Salz der inneren Ruhe«.

In der Schwangerschaft solltest du nicht mit Magnesium unterversorgt sein. Du hast einen erhöhten Bedarf an Magnesium, weil dein wachsender Gebärmuttermuskel relativ viel Magnesium verbraucht, und wenn du Symptome wie Wadenkrämpfe, häufige Gebärmutterkontraktionen, Muskelzuckungen oder eine niedrigere Stresstoleranz entwickelst, können das Symptome eines Magnesiummangels sein. Krämpfe in der Schwangerschaft lassen

DAS KANNST DU FÜR EINE GUTE MAGNESIUMVERSORGUNG TUN

- Magnesium ist im Mangelzustand schwer über Nahrungsmittel auszugleichen, weil du dafür zu große Mengen essen musst. **Reich an Magnesium ist Getreide in der Vollkornvariante,** vor allem Weizenkleie.
- **Ein überregionales Wasser mit hohem Mg-Gehalt** ist *Apollinaris Classic* oder *Gerolsteiner* (alle, nur nicht das stille). Weitere regionale Wasser findest du in Tabellen im Internet. Dort gibt es lange Listen, auf denen die Wasser mit ihren einzelnen Mineralstoffgehalten aufgelistet sind.
- Du kannst die Bioverfügbarkeit des Magnesiums erhöhen, indem du **ausreichend Ballaststoffe** isst. Das ist gut für deine → *Darmflora* und die Verdauung und eben auch für die Magnesiumaufnahme.
- Wenn du Magnesium supplementierst, weisen ähnlich wie beim Eisen auch die unterschiedlichen Magnesiumverbindungen eine **unterschiedliche Bioverfügbarkeit** auf: Magnesiumcitrat oder -chelat werden am besten vom Körper aufgenommen.
- Wenn du Magnesium supplementierst, könnte ab einer Dosis von 400 bis 600 mg bei empfindlichen Menschen Durchfall auftreten. Magnesium-Chelat (etwa Magnesium-Bisglycinat) ist meistens verträglicher. **Verteile die Dosen gut über den Tag.** Ein Produkt, das unterschiedliche gut bioverfügbare Magnesiumsorten enthält, ist das Mix Magnesium von *into life*.
- **Wenn du gleichzeitig Eisen nimmst, solltest** du beide Einnahmen voneinander trennen und etwa drei bis vier Stunden dazwischen verstreichen lassen. Ausnahme: Magnesium-L-Aspartat Hydrochlorid (etwa Magnesiocard®) kann gleichzeitig eingenommen werden, ohne die Eisenaufnahme zu stören.
- Alternativ kann auch die **Magnesiumaufnahme über die Haut** in Form eines Fußbades eine Idee sein → *Magnesium-Fußbad*.
- Wenn du viel und regelmäßig Magnesium supplementierst, solltest du auch **Kalzium** ergänzen, im Verhältnis Mg:Ca von 1:2.

sich durch Magnesium-Bisglycinat um die Hälfte reduzieren.

Magnesium legt dabei nicht die Muskulatur lahm, sondern wirkt auf ihr Reizleitungssystem. Es hilft den Muskeln, koordiniert und kraftvoll zu arbeiten. Sportlerinnen beispielsweise nehmen Magnesium, weil sie nach langen Anstrengungen über den Schweiß einiges davon verlieren und die Muskeln dann mit unkoordinierten Verkrampfungen reagieren können. Supplementieren sie Magnesium in ausreichendem Maß, wird der Muskel in seiner Kontraktilität wieder harmonisch funktionieren.

Ganz sicher – das ist ein missverstandener Mythos – lässt eine Magnesiumgabe zum Ausgleich eines Mehrbedarfes am Ende der Schwangerschaft deine Gebärmutter nicht in einen tatenlosen Tiefschlaf fallen. Magnesium wird deine Gebärmutter nicht daran hindern, kraftvolle Geburtswehen zu produzieren, wenn es an der Zeit ist. Im Gegenteil. Du musst es also am Ende der Schwangerschaft nicht zu diesem Zweck absetzen. Wenn du häufig Krämpfe bekommst, ausgeprägte Schwangerschaftskontraktionen oder dolles Herzklopfen – fehlt es vermutlich.

Gleichzeitig braucht nicht jede Schwangere ein Magnesium-Supplement, bloß weil sie schwanger ist. Niedrige Magnesium-Blutspiegel sind relativ träge, weil das Magnesium ins Innere der Zelle gelangen muss. Bevor die im Serum oder Vollblut messbaren Blutwerte ansteigen, muss sich also erst mal intrazellulär so richtig etwas bewegen. Es braucht Geduld und mitunter etwas höhere Dosen, um in einen guten, hochnormalen Bereich zu kommen.

TRINKEN – STAY HYDRATED

Auch Trinken ist ein wichtiger Bestandteil der Ernährung. In der Schwangerschaft verändert sich naturgemäß das Blutvolumen, die Menge des Blutplasmas (der flüssige Anteil des Blutes) steigt deutlicher an als die Menge der festen Bestandteile. So bleibt das Blut schön dünnflüssig, damit es gut durch den Körper zirkulieren, schnell beim Baby ankommen und auch die ganz feinen Plazentagefäße gut durchbluten kann.

Zwei Liter täglich sollten es in der Schwangerschaft mindestens sein. Am besten Wasser, wechselnde, milde Kräutertees oder auch dünne Saftschorlen. Wenn du ein gering ausgeprägtes Durstgefühl hast, trainiere das regelmäßige Trinken, nutze dazu eine App, stelle dir überall Wasserflaschen in deine Reichweite und gewöhne dir an, gleich morgens ein großes Glas Wasser zu trinken. Stelle dir auch Wasser ans Bett, damit du nachts nicht aufstehen musst.

Grundsätzlich sollten alle Menschen Softdrinks (Limonaden, Eistee und Co.) ganz vermeiden. Die Menge des getrunkenen Zuckers ist dabei enorm und übersteigt beispielsweise in den USA die des gegessenen Zuckers um ein Vielfaches, mit vielfältigen ungünstigen Auswirkungen auf den Stoffwechsel. Auch Säfte sind eher Genuss als Getränk. Smoothies enthalten normalerweise mehr Ballaststoffe als Säfte, da sie aus ganzen Früchten und Gemüse hergestellt werden, oft mit der Faser der Pflanzen. Es bleiben mehr Nährstoffe aus dem Fruchtfleisch oder der Schale erhalten als in Säften. Säfte verlieren oft einige der gesunden Bestandteile während des Pressens oder Zentrifugierens. Außerdem bieten Smoothies die Möglichkeit, andere gesunde Zutaten wie Gemüse, aber auch Joghurt, Nüsse, Samen und auch Fett (etwa Omega 3) hinzuzufügen, um die Nährstoffdichte weiter zu erhöhen und gut verfügbar zu machen. Aber auch Smoothies sind eher ein Frühstück als ein Getränk.

AUSREICHENDE NÄHRSTOFFVERSORGUNG – REICHT DEIN ESSEN?

Reichen unsere Nahrungsmittel für eine optimale Nährstoffversorgung aus, oder tun sie es nicht? Sind das nicht alles *first world problems*? Noch nie in unserer Evolution mussten wir so wenig Mangel leiden und ernährten uns so gut. Es gibt Bio-Milch und Dinkelvollkornbrot an jeder Tankstelle – und das soll alles nicht ausreichen? Vielleicht doch nur eine Erfindung von selbstoptimierenden Leistungsmenschen? Oder gar der Pharmaindustrie? Wenn man die obigen Kapitel durchliest, könnte man sich fast darüber wundern, dass es überhaupt noch Menschen gibt, die all die beschriebenen Vitaminmangelzustände überleben. Aber es gibt Gründe dafür, warum das, was wir zu uns nehmen, nicht immer genau das ist, was wir auch brauchen:

- ***Genveränderung:*** Viele Obst- und Gemüsesorten werden auf Lagerfähigkeit oder bestimmte Eigenschaften gezüchtet: Der hohe Glutenanteil beim heutzutage hochgezüchteten Weizen wurde bereits erwähnt, moderne Erdbeeren werden nicht mehr matschig, rote Äpfel werden häufiger gekauft als grüne, deshalb gibt es davon eben mehr. Weil der Verbraucher nicht hineingucken kann, sind Äußerlichkeiten wichtiger als die inneren Werte. In Apfelsorten, die Pink Fuji oder so ähnlich heißen, sind bis zu 400-mal weniger Phytostoffe enthalten als in alten Sorten. Damals gab es diesen Schummel eben noch nicht.
- ***Wachstumsbedingungen:*** Die Pflanzen wachsen nicht mehr alle auf Äckern – und wenn, dann häufig in Monokulturen –, sondern in Gewächshäusern, wo es statt Humus und Sonne Nährstoffsubstrate und LED-Lampen gibt. Untersuchungen, die sich angucken, was in einer Tomate vor 30 Jahren – davor gab es noch keine Analysemöglichkeiten; eigentlich interessant wäre Uromas Garten vor 100 Jahren –, vor zehn oder vor fünf Jahren drin war, zeigen eine erschütternde Entwicklung.
- ***Die Globalisierung des Obst- und Gemüsehandels*** führt zu unreifen Ernten. Obst und Gemüse werden im Flugzeug in die Verbraucherländer geflogen und künstlich nachgereift. Viele sekundäre Pflanzenstoffe brauchen aber ausgerechnet die natürliche Reife.
- ***Tierfutter und Haltungsbedingungen:*** Früher fraßen Kühe Gras und standen auf der Weide durchaus auch mal in der Kälte herum. Heute verbringen viele ihr auf Milchleistung hin optimiertes Leben nonstop im Stall, sehen weder Wiese noch Sonne und bekommen sogenanntes Kraftfutter. Das verändert (sicher nicht nur) das Verhältnis der Fettsäuren Omega 6 zu Omega 3 in der Milch und im Fleisch negativ. Vor 100 Jahren lag das im wirklich optimalen Bereich bei etwa 4:1. Heute sind es 80:1.
- ***Früher wurden »ganze Tiere« gegessen,*** nicht nur das Filet. Innereien (alles, was du dir darunter vorstellst) sind die nährstoffreichsten essbaren Körperteile von Tieren überhaupt. Knorpel und Knochen, die oft im Müll landen, liefern – etwa über Knochenbrühe – viele Mineralien wie Kalzium und Magnesium sowie Gelatine, Kollagen und Aminosäuren.
- ***Unter industriellen Tierhaltungsbedingungen allerdings*** ist konventionelles Fleisch heutzutage eher eine Low-Dose-Antibiotika- oder Hormontherapie – mit allen Konsequenzen wie Resistenzentwicklungen und Belastung für die Darmflora und unser endokrines System. Scampis oder Fisch stammen oft aus Aquakulturen, exotischere Sorten meist aus Südostasien. Auch sie werden mittlerweile häufig unter Bedingungen der »Massentierhaltung« gezüchtet.
- ***Leaky-Gut-Syndrom:*** Moderne Lebensbedingungen sind oft nicht gut für die Darmgesundheit: zu viel Weizen und Gluten, zu viele entzündliche Prozesse, zu wenige Pro- und Prebiotika über die natürliche Nahrung (wenige traditionelle Nahrungsmittel wie Rohmilchprodukte, Sauerteigbrot, fermentierte

Produkte wie Sauerkraut). Eine so strapazierte Darmschleimhaut kann durchlässig werden und in so einem Fall Nährstoffe nicht mehr gut resorbieren.

- ***Unser »Lifestyle«:*** Stress, Multitasking, Umweltbelastungen, Feinstaub, Elektrosmog: Wir brauchen einfach viel mehr Nährstoffe, um die Anstrengungen des modernen Lebens irgendwie gut zu überstehen – und sollten natürlich gleichzeitig auf die Reduktion dieser Stressfaktoren achten.
- ***Hormonelle Verhütung über Jahre und Jahrzehnte*** – die Pille ist ein ausgesprochener Vitaminräuber, vor allem die B-Vitamine inklusive Folsäure sind hier betroffen.
- Zunehmend essen wir ***nicht mehr selbst zubereitetes Essen*** und haben die Kulturtechnik »Kochen« teilweise völlig verlernt, einfach, weil es immer schnell gehen muss. Wir essen unterwegs, *convenient* in der Kantine, auf die Schnelle ein belegtes Brötchen oder ein Schokocroissant.

SUPERFOOD

Schickes Angeberwort für etwas eigentlich sehr Einfaches: Neuerdings heißen so Nahrungsmittel, die besonders dicht und reich an Mikronährstoffen sind. Einige sind eher exotischer Natur (wie etwa Chia-Samen, Spirulina-Algen, Acai-Beeren, Granatapfel, Avocado), aber auch viele heimische Nahrungsmittel gehören dazu: Blaubeeren etwa, Grünkohl, Hering, Petersilie, Nordseekrabben.

Die Nährstoffe, die direkt in das Nahrungsmittel eingebettet sind, sind üblicherweise von höherer Bioverfügbarkeit und vor allem begleitet von vielen sogenannten sekundären Pflanzenstoffen, die ihrerseits positive Wirkungen haben. Deshalb ist auch das Vitamin C in seinem natürlichen Habitat, etwa in einem Apfel, der schlichten Ascorbinsäure aus dem Labor haushoch überlegen. Chemisch sind beide »Vitamin Cs« natürlich identisch, aber im Apfel ist dieses eben gemeinsam mit einer Fülle sekundärer Pflanzenstoffe anzutreffen, etwa aus den Gruppen der Flavonoide, der Polyphenole und der Carotinoide, die noch zu großen Teilen ungeklärte, wichtige Co-Faktoren sind.

Einziger Haken: Man muss den Apfel oder auch die anderen oben erwähnten Leckereien auch tatsächlich regelmäßig essen. Dann sind gut ausgewogene oder regelmäßig genossene Superfoods sicher Vitaminpillen in Form von Supplementen überlegen.

Dosierung von Supplementen

Die allgemeinen Dosierungsempfehlungen hier stellen eine ungefähre Richtschnur dar. Entscheidend ist nicht immer die Zufuhr, sondern das, was dein individueller Stoffwechsel mit diesem Angebot macht, was also unter allen Faktoren der → *Bioverfügbarkeit* dann wirklich bei dir ankommt.

Die in diesem Buch angegebenen Dosierungen orientieren sich an einem vernünftigen Maß und an den Ergebnissen spezifischer Studien, die zum großen Teil auch im Text oder Quellenverzeichnis angeführt sind. Da, wo es sie gibt, entsprechen sie den derzeitigen Empfehlungen der Fachgesellschaften für schwangere Frauen. Diese empfehlen Supplementierung nur für ausgewählte, einzelne Nährstoffe → *Die großen 5*. Das, was du hier an Abweichendem liest, ist mein Vorgehen, das sich in den letzten Jahren bei fortwährender Lektüre der aktuellen Studienlage und vielen, vielen Nährstoffprofilen kontinuierlich entwickelt und modifiziert hat. Mitunter mögen aus therapeutischen Gründen auch noch höhere Dosen angezeigt sein, damit gehörst du aber in gute fachliche Begleitung. Besprich das in jedem Fall mit deiner Ärztin.

WORAN ERKENNST DU EIN GUTES SUPPLEMENT?

- **Ob Supplements in Apotheken, in der Drogerie oder im Internet verkauft werden,** hat am ehesten mit der Marketing- und Vertriebsstruktur des Herstellers zu tun als damit, was drin ist. »Gute« und »weniger gute« gibt es überall.
- **Was soll drin sein?** Überlege dir, welche Mikronährstoffe du gemäß deiner Ernährungsform oder grundsätzlichen Haltung supplementieren möchtest. Wenn deine Wahl auf ausschließlich Folsäure und Jodid fällt, wirst du ein anderes Produkt wählen, als wenn du eine breitere Abdeckung möchtest. Vergleiche lohnen sich: Wenn du nicht nur Vitamine (die meisten Schwangerschaftsprodukte enthalten einen kleinen B-Komplex) ergänzen möchtest, sondern auch Spurenelemente wie Zink, Selen und Kupfer, kommen wieder andere Produkte infrage.
- **Wenn du vegan oder vegetarisch lebst,** kommen noch mal andere kritische Nährstoffe hinzu, die → *Carninutrients*. Auch hier gibt es mittlerweile spezielle Produkte zur Ergänzung von Cholin, Carnitin, Kreatin und Taurin.
- **Manche Supplemente brauchst du nicht während der gesamten Schwangerschaft** durchgängig in der gleichen Dosierung (oder auch überhaupt nicht), Eisen z. B., Magnesium auch. Folsäure ist in erster Linie in der perikonzeptionellen Zeit wichtig.
- **Andere Mineralstoffe sind zudem sehr voluminös,** Kalzium und Magnesium etwa. Es ist daher auch hier nicht sinnvoll, sie in ein »Multi« zu packen. Ergänze sie bei Bedarf (etwa bei milchproduktfreier Ernährung und/oder Magnesiummangel-Symptomen) einzeln.
- **Einige Nährstoffe sind in öligen Texturen besser aufgehoben,** Omega 3 etwa und auch Vitamin D, und können ebenfalls in geeigneter, ausreichend hoher Dosierung nicht in ein »Multi« integriert werden. Sie sind besser »solo« zu ergänzen.
- **Der Preis kann ein Qualitätsmerkmal sein,** was nicht bedeutet, dass die teuersten Supplemente die besten sind – die günstigsten sind es aber sehr wahrscheinlich auch nicht. Gute Zutaten in der entsprechenden Qualität sind nicht billig. Markenrohstoffe mit guter Bioverfügbarkeit kosten oft ein Vielfaches, Metafolin® oder Quatrefolic® etwa oder gutes Omega 3 mit standardisierten und ausgewiesenen DHA:EPA-Verhältnissen. Schau auf den Preis der gesamten Tagesdosis. Von manchen Produkten benötigst du für die vorgesehene Tagesdosis eine, von anderen zwei oder noch mehr pro Tag. Supplemente, die viele Mikronährstoffe abdecken, sind teurer als jene, die nur einige wenige auf der Liste haben. Ein Multi ist günstiger, als für alle Nährstoffe ein Einzelsupplement auszuwählen. Gucke daher genau, was drin ist.
- **Nur eine Pille?** Wenn du dir einen individuellen Nährstoffplan zusammenstellst, landest du vermutlich bei einer Art überschaubarem, aber individuellem Baukasten, den du dir ganz nach deinen Bedürfnissen (etwa deiner Ernährungsform, deinem Alter, deiner medizinischen Vorgeschichte) individuell zusammenstellen kannst. Es wird also eher ein kleines Sammelsurium unterschiedlicher Präparate sein, z. B. ein Multi, Omega 3, dazu Vitamin D (je nach

Jahreszeit und Laborwert) und vielleicht ein Probiotikum. Es gibt diese Baukästen auch schon fertig zusammengestellt, meist sind das die qualitativ hochwertigeren Produkte, die eben auch etwas teurer sind. Auch wenn es praktisch erscheinen mag: In eine einzige Pille passen die benötigten Supplemente in der sinnvollen Dosierung meist schon quantitativ nicht hinein.

- Wenn du sicher sein möchtest, dass die **strengen gesetzlichen Richtlinien**, etwa zu Inhaltsstoffen und Dosierungen, die in Deutschland gelten, eingehalten werden, solltest du einen Hersteller wählen, der seine Ware in Deutschland produziert und aus Deutschland verschickt. Viele Produkte, die aus dem Ausland versandt werden, sind hierzulande schlicht nicht verkehrsfähig und dürfen daher gar nicht in Deutschland verkauft werden.
- Wenn du deine Produkte im Internet kaufst (was natürlich total in Ordnung ist), vergewissere dich der **Seriosität des Herstellers**. Schaue unbedingt ins Impressum, welche Menschen dahinterstecken. Sind da fachlich kompetente Leute am Werk (findest du überhaupt Informationen dazu?) oder eher solche, die in erster Linie auf ein schnell skalierendes Online-Business aus sind? Sei eher vorsichtig bei Produkten, die ausschließlich bei Amazon vertrieben und anhand von Suchmaschinenoptimierung zu diesem Zweck aus dem Boden gestampft werden.
- **Besonders »bio« oder »natürlich«?** Solche Claims hören sich besonders gut an, und es sieht auch schicker aus auf Instagram, so ein fancy Superfood-Extrakt aus fernen Ländern. Die exakte Dosis konkreter Vitamine aus einem Pflanzenextrakt ist für ein Supplement aber schwierig umzusetzen oder die Auslobung sogar gar nicht erlaubt (weil natürliche Stoffe nie standardisierte Mengen eines Wirkstoffes enthalten, das aber im Rahmen der Verkehrsfähigkeit eine Rolle spielt). »Natürlich« geht manchmal zulasten der Bioverfügbarkeit, weil die »aktivierten« Verbindungen aus dem Labor weniger von den komplexen Umbauprozessen in deinem Stoffwechsel benötigen.
- **Wirkangaben:** Am liebsten würde man natürlich auf seinen Kapseln lesen, was die genau machen, »erhöht den IQ ungeborener Babys«, »fertility-Boost« oder »schützt vor Schwangerschaftskomplikationen«. Allerdings wären das Wirkaussagen mit gesundheitlichem Bezug, und die sind in Deutschland bei Nahrungsergänzungsmitteln aus guten Gründen verboten. Die einzige Ausnahme sind die sogenannten eng definierten *Health claims*. Das sind die etwas geschraubten Formulierungen wie »Zink trägt zu einer normalen Fruchtbarkeit und einer normalen Reproduktion bei«. Je zurückhaltender die Formulierungen sind, umso ernster nehmen die Hersteller die Gesetzeslage.

NAHRUNGSERGÄNZUNG UND SUPPLEMENTS IN DER SCHWANGERSCHAFT: WANN SIND SIE SINNVOLL?

- **Fünf Portionen Obst und Gemüse am Tag** ist eine der sehr konkreten Empfehlungen, was »gesund und ausgewogen« in der Praxis bedeutet. Wenn du die täglich zu dir nimmst, dazu zwei Eier täglich und zwei- bis dreimal pro Woche Kaltwasserfisch isst, plus ein paar Handvoll Nüsse, Vollkorngetreide und Fleisch, gibt es nicht viel, was du supplementieren musst. Aber eben nur dann. Kaum jemand gehört in der freien Wildbahn unseres herausfordernden Alltags zu denen, die das tun, konsequent und täglich. Wirklich gesund ernährt man sich dann, wenn es keinen Vorsatz mehr braucht, sondern Selbstverständlichkeit ist.
- **Wenn du es nicht schaffst, trotz aller Vorsätze gut zu essen,** helfen »mehr Vorsätze« vermutlich nicht – dann solltest du supplementieren.

- **Du bist über 35, du hast bereits eine oder mehrere Fehlgeburten gehabt,** du hast vor höchstens zwei Jahren ein Baby geboren und bist nun wieder schwanger, du hast in dieser oder einer früheren Schwangerschaft Symptome einer → *Präeklampsie*, einen → *Gestationsdiabetes* oder → *Depressionen* entwickelt? Wenn einer oder mehrerer dieser Faktoren zutreffen, würde ich dein qualitativ hochwertiges Essen dennoch ergänzen. In diesen genannten Fällen ist die Orthomolekularmedizin über die Ernährung hinaus ein ernst zu nehmender Behandlungsansatz.
- **Supplemente sind einfach und manchmal alltagskompatibler.** Wenn du Nahrungsmittel im Hinblick auf unterschiedliche sinnvolle Mikronährstoffe auswählst, musst du viele Tabellen und viele Nahrungsmittel im Sinn haben und kluge Schnittmengen bilden, um alle Vitamine und Spurenelemente zu berücksichtigen. Dennoch kommst du vermutlich auf »500 g Brokkoli plus 300 ml Milch plus 5 getrocknete Aprikosen plus 180 g Hirse«. Weil man das aber nicht jeden Tag essen möchte, morgens schnell losmuss, die Kantinenchefin mittags dann Bulette mit seit fünf Stunden warm gehaltenem Leipziger Allerlei anbietet und nachmittags statt der Gemüsesticks nur wieder Plunderteilchen dran sind – wird es in der Realität eben knapp.
- **Essen sollte mit Genuss verbunden sein** und nicht mit Stress und Optimierung. Wenn es dich entspannt, hin und wieder Vitalstoffe »per Pille« zu ergänzen, damit du dir oder deinem Baby gegenüber ein weniger schlechtes Gewissen hast, ist das eine Möglichkeit.
- **Natürlich ist es uns allen um Längen sympathischer,** am Abend eine große Schüssel voll Babyspinat zu zupfen, etwas Quinoa unter die marinierte Rote Bete zu rühren und danach neben gerösteten Cashewkernen noch ein paar Chiasamen darüberzustreuen, als gleich schon am Morgen auf nüchternen Magen eine Handvoll Nahrungsergänzungsmittel einzuwerfen. Ersteres muss man aber eben auch tun – sonst bleibt es schöne Theorie. Wie wir alle wissen, liegt es nicht daran, dass wir es nicht wüssten, was uns guttäte (mehr Sport, weniger Handy, mehr Gemüse …), aber aus irgendwie unerklärlichen Gründen schaffen wir es einfach dann doch nicht.
- **»Früher haben die Leute auch nicht Goji-Beeren übers Müsli gestreut** und schon mal gar nicht Vitaminpillen gegessen.« Richtig. Aber damals wurden die Menschen auch nicht 80 oder 90. Aber so sahen sie mit 40 oder 50 schon aus – aus sehr unterschiedlichen, heute nicht mehr vergleichbaren Gründen natürlich.
- **»Die Schwangerschaft als solche wird pathologisiert** und willkürlich mit Nahrungsergänzungsmedizin wie Eisen, Magnesium und Multivitaminprodukten mit der Gießkanne überschüttet.« Bis ich vor einigen Jahren anfing, Blutwerte in Hinblick auf die Vitalstoffversorgung zu untersuchen, fand ich das auch. Unnötige Medikalisierung ist ethisch falsch. Frauen Wissen vorzuenthalten, auch.
- **Mit der Sorge um eine gesunde Schwangerschaft wird Geld verdient.** Das ist richtig. Deshalb würde ich die Studienlage konsultieren und nicht die bunten Websites mit versonnen gestreichelten Babybäuchen. Auch sinnvolle Dinge kosten Geld.
- **Angst vor einer Überdosierung:** Können diese Dosen nicht auch mir oder meinem Baby schaden? Diese Sorge ist in diesem Rahmen komplett unbegründet, da Schwangere erstens einen messbar erhöhten Bedarf haben oder sogar schon mit einem Mangel starten. Gleichzeitig sind Supplemente keine Smarties. Gehe vernünftig damit um, viel hilft nicht in jedem Fall viel oder wäre notwendig.
- **Bei »echten Indikationen« wie** Eisenmangelanämien, (Prä-)Gestosen, durch Blutentnahmen nachgewiesenen Mangelzuständen, beim Vorliegen einer Risikoschwangerschaft oder nach dem

Vorliegen einer vorangegangenen Risikoschwangerschaft allerdings geht es auch um eine ausreichende Dosis. Viele 08/15-Schwangeren-Kombipräparate enthalten vor allem nicht die ausreichend hohen Mengen, die in Studien messbare, in diesen Fällen therapeutische Effekte gezeigt haben. Es ist natürlich ein Unterschied, ob du 200 mg summierte Omega-3-Fettsäuren zu dir nimmst, weil es in deinem Schwangerenpräparat eben zufällig so drin ist, oder 400 mg DHA, die Dosis, die in den Studien den Unterschied macht.

- **Hochwertige NEM sind nicht billig** – hochwertiges Essen auch nicht.
- **Mehrere Dosen pro Tag sind manchmal etwas komplizierter,** weil du regelmäßig daran denken und es in deinen Alltag integrieren musst. Dein Körper kann aber tatsächlich mehrere kleine über den Tag verteilte Dosen besser aufnehmen als eine riesige. Außerdem sind diese Präparate flexibler, weil du deine individuelle Dosis besser anpassen kannst, je nachdem, wie gut dein normales Essen eben gerade ist oder ob du Beschwerden entwickelst. Wenn du darüber deine Supplemente aber vergisst, weil es zu kompliziert ist – wirf dir die komplette Dosis gleich am Morgen ein und fertig. Better done than perfect.
- **Ich habe tatsächlich noch nie eine Schwangere oder Wöchnerin betreut,** bei der nicht mindestens einer der »üblichen Verdächtigen« im untersten Labor-Referenzbereich lag, oft gleich mehrere oder alle. Bei allen echten »Risikoschwangeren« kann früh oder am besten schon vor der Schwangerschaft eine Bestimmung des Homocystein- oder des Omega-3-Index Sinn machen. Bei Eisenmangel ist nicht nur das Hämoglobin wichtig, sondern auch das Ferritin, Folsäure und Vitamin B12. Bei einer Präeklampsie-Thematik gibt es sowieso wichtige und weiter reichende Ernährungsempfehlungen → *Präeklampsie*. Auch Depressionen, sowohl in der Schwangerschaft als auch im Wochenbett, können ein dankbares Feld für einen Therapieversuch mit Supplementen sein.
- **Wichtig ist, dass du mit Beschwerden aus allen diesen Kategorien** in konsequent fachkompetenter Begleitung bist und nicht alleine daran herumdokterst. Dazu ist es viel zu komplex, als dass man auf die Schnelle einen willkürlichen Mix schlucken sollte, ohne genau zu wissen, was man da tut und wo auch die Grenzen sind.

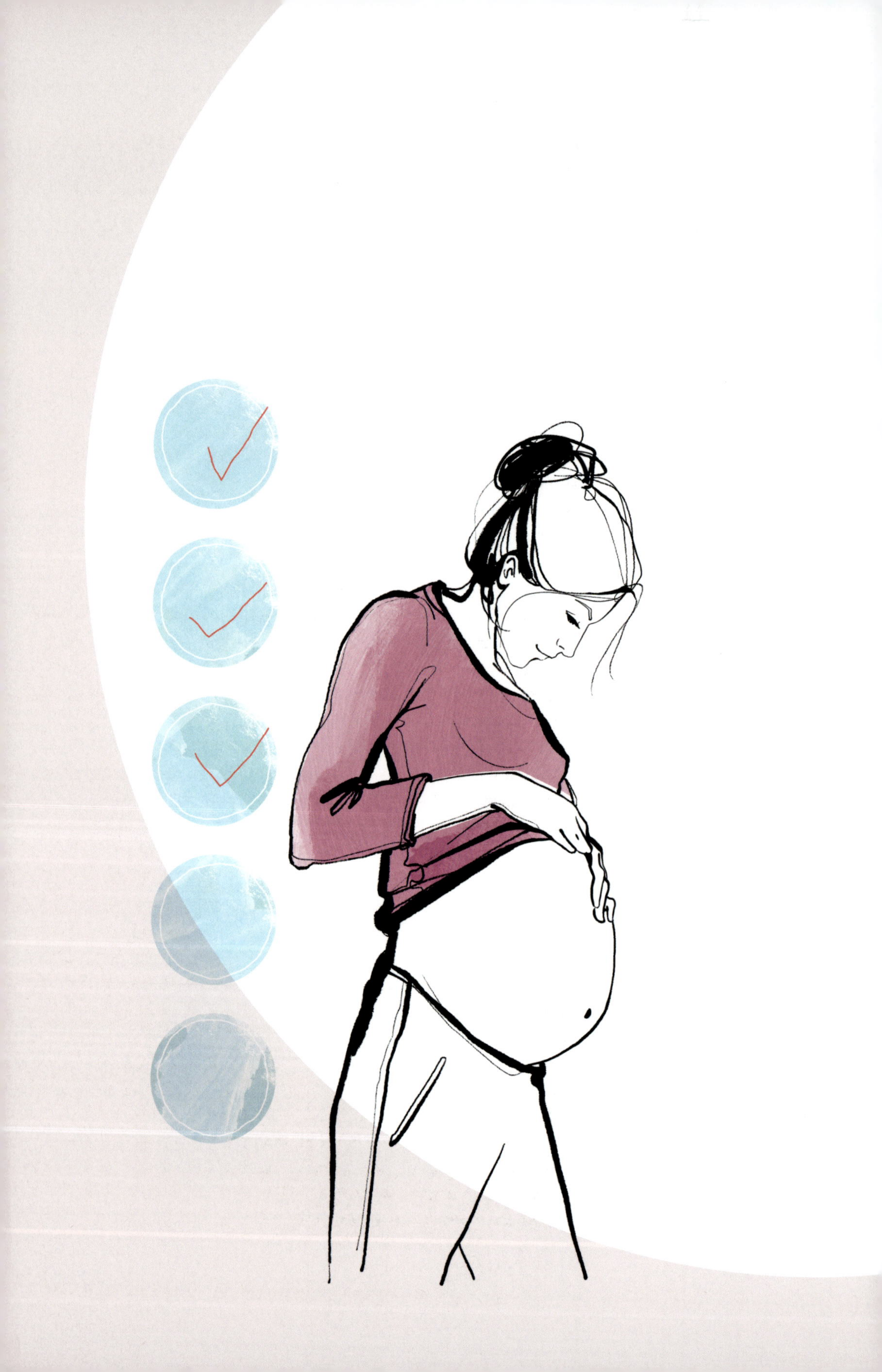

Zeit der Vorbereitung

KURZ VOR DER GEBURT

Wie vor jeder großen Reise ist eine gute Vorbereitung Gold wert. Bald ist es so weit, und dein Baby wird aus dir herauswollen. Du wirst gebären. Dein Körper bereitet sich nun verlässlich auf diesen Moment vor. Dieser unvorstellbare Tag rückt näher, und es wird für dich langsam konkreter, was das bedeutet. Es hilft sehr, gut gerüstet in dieses Abenteuer aufzubrechen. Auch das Wochenbett, die Zeit nach der Geburt, will gut vorbereitet sein – ein paar Punkte gibt es noch auf deiner To-do-Liste »Vorher noch ...«.

Wenn du dein erstes Baby bekommst, hast du wahrscheinlich trotz aller Informationen, die du über Bücher, Gespräche mit Müttern oder Vätern in deinem Freundeskreis, durch den Input aus deiner Social-Media-Bubble, zusammen mit deiner Hebamme und auch aus allem, was du in deinem Geburtsvorbereitungskurs gehört hast, noch immer keine so ganz konkrete Idee davon, was denn nun genau während deiner Geburt auf dich wartet. Wie wird das sein? Hat sich das ganze Yoga gelohnt, und kann ich mit den Wehen halbwegs umgehen, oder werde ich dann doch schnell zurückrudern und den Anästhesisten ohne Umwege zur PDA in den Kreißsaal bestellen? Wie um alles in der Welt soll bitte ein ganz und gar fertiges Baby aus mir herauskommen können? Wie schaffe ich all das, was gemeinhin mit dem Wort »völliger Kontrollverlust« wohl recht treffend beschrieben wird?

DIE GEBURT RÜCKT NÄHER

Vielleicht eines der wichtigsten Dinge, die es zu verstehen gilt: Du kannst Gebären nicht »machen«. Gebären geschieht uns. Auch, wenn gesundes, kraftvolles Gebären bisweilen wild und ungezähmt aussieht und sich auch so anfühlt, es ist wenig Aktionistisches daran. Weder kannst du besonders viel »falsch machen« noch »richtig«. Es spielen während des Geburtsprozesses tatsächlich in erster Linie die Hebammenvokabeln »Zulassen«, »Loslassen« und »Gehenlassen« eine ganz zentrale Rolle. Diese Blickrichtung ist uns in unserem Alltag mindestens unvertraut, oft sogar suspekt. Wir »micromanagen« unser Leben in *Projekten*. Eine Geburt passt in dieses Konzept nicht so recht hinein. Bei einer Geburt geht es um so basal herausfordernde Dinge wie das Abgeben von Kontrolle, und da wird es uns dann doch ein bisschen mulmig. Wir sind das einfach nicht gewohnt.

Deshalb hilft es, für dieses rückhaltlose Gehenlassen – mit allem, was dazugehört – eine *Carte blanche* zu bekommen. Und eine ausdrückliche Erlaubnis. Die kriegst du hier an dieser Stelle, von deiner Hebamme in deinem Geburtsvorbereitungskurs und dann im Kreißsaal noch ein weiteres Mal. Gib sie dir auch selbst. Hebammen wissen, dass Gebären nur so geht. Deshalb reden wir so viel davon.

- ***Du kannst stöhnen, ins Kopfkissen beißen,*** ins Badewasser pinkeln, laut jammern, Hände quetschen, schreien, Wimperntusche verschmieren lassen und über allem hoffentlich in Ekstase geraten. *Bella figura* geht anders, aber darum geht es ausnahmsweise eben genau nicht.
- ***Sorge dich noch nicht mal um das richtige Atmen,*** die richtigen Körperpositionen, die richtige Tonlage oder den passenden Vokal fürs Tönen. Das kommt alles von ganz allein – wenn du es lässt. Das ist kein Eso-Gespinne, das ist wirklich mein voller Ernst.
- ***Verlasse dich ein weiteres Mal darauf, dass dein Körper weiß, was er tut.*** Genauso, wie es dir vermutlich nicht in den Sinn kommt, dich in deinen Verdauungsprozess einzumischen, nachdem du gefrühstückt hast, oder in dei-

nen Atemrhythmus beim Sex. Dein Körper weiß, was er wann zu tun hat. Er kann das, ganz allein. Denn, etwas vereinfacht gesagt, Gebären ist letztlich genauso eine autarke und gesunde Körperfunktion wie deine Verdauung, der Atem und Sex.

Mit diesem Wissen und auf dieser Grundlage kannst du dann alles andere tun, was dir darüber hinaus noch sinnvoll erscheint, um dir ein gutes und vorbereitetes Gefühl zu geben. Lies Bücher, mach Kurse. Aber die Basis ist: *Du kannst gebären.*

WAS IN DEINEM KÖRPER GESCHIEHT

Die Zeit der Geburtsvorbereitung in deinem Körper beginnt etwa um die 36. Schwangerschaftswoche herum. Jetzt schaltet dein Körper langsam um von »schwanger« auf »Geburt«, zunächst noch ganz lautlos. Verschiedene Hormone arbeiten auf eine sehr fein abgestimmte Art miteinander, bauen Rezeptoren und stupsen Regelkreise an, um dann, wenn alles so weit ist, die Geburt beginnen zu lassen. In dieser vielschichtigen Kaskade spielen sowohl kindliche als auch mütterliche Faktoren eine Rolle. Sehr vereinfacht sagen dein Baby und die Plazenta deinem Körper, dass sie bereit sind.

Wenn es weiter unten darum geht, wie du deinen Körper bei diesen Prozessen unterstützen kannst und was du möglicherweise tun kannst, wenn eine Geburt nicht von allein in Gang kommt, ist es einfacher, wenn man diese Mechanismen versteht: von Hormonen, Rezeptoren und deren Regelkreisen.

Prostaglandin und das Reifen der Zervix

Das Geburtshormon für die frühe Phase der Geburt und die Vorbereitung darauf ist das Prostaglandin. Es hat vielfältige Wirkungen im menschlichen Körper und wirkt auch außerhalb einer Schwangerschaft als vielfältiger Botenstoff.

Ein erhöhter Spiegel von Gebärmutter-Prostaglandinen am Ende der Schwangerschaft und gleichzeitig mehr gebildete Prostaglandin-Rezeptoren erhöhen die Empfindlichkeit der Gebärmuttermuskulatur, ihre Wehenbereitschaft und haben einen wichtigen Effekt auf das Bindegewebe im Gebärmutterhals, der Zervix. Beide Faktoren lassen sie reifen und lösen schließlich Wehen und das In-Gang-Kommen der Geburt aus. Selbst die Fruchtblase reagiert sensibel auf Prostaglandin: Ähnlich wie die Eierschale eines Kükens vor dem Schlüpfen dünner wird, wird auch am Termin die Fruchtblase durch den höheren Prostaglandin-Spiegel etwas weniger stabil.

Entscheidend für diese Prostaglandin-Synthese sind weitere Faktoren, die dem mütterlichen Körper signalisieren, dass die Zeit nun gekommen ist. Zum einen sind das Plazentahormone. Wie bei einer inneren Uhr werden bei zunehmendem Reifungsgrad der Plazenta diese Botenstoffe in den Körper entlassen.

Auch das kindliche Cortisol und der mütterliche hohe Östrogenspiegel am Ende der Schwangerschaft lassen die Prostaglandin-Synthese anlaufen. Das Baby produziert am Ende der Schwangerschaft mehr Cortisol. Cortisol wird in verschiedenen Lebenssituationen ausgeschüttet, unter anderem, damit wir aufwachen, zyklisch an jedem frühen Morgen, durch Hunger und bei Stress. In der letzten Phase der Schwangerschaft wirkt es unter anderem reifend auf die kindlichen

Organe, vor allem auf Lunge, Niere und Leber, sozusagen als ein letzter »Reifekick«. Bei zu erwarteten Frühgeburten spritzt man der Mutter vor der Geburt ebenfalls Cortisol, um diesen Reifungsprozess zu beschleunigen, das sind die sogenannten → *»Lungenreifungs-Spritzen«*. Ein ebenfalls bekanntes Phänomen ist, dass gestresste Kinder – etwa durch eine Plazentainsuffizienz – oft etwas früher geboren werden. Ihr Stress signalisiert dem mütterlichen Körper: »Hey, ich will hier raus, so langsam geht es mir draußen besser als hier drinnen.« Auch aus Hunger- oder Kriegszeiten kennt man das.

Gleichzeitig rutscht dein Baby durch die aktiver werdende Gebärmutter tiefer ins Becken und schmiegt sich dabei mit seinem Köpfchen in deinen Gebärmutterhals hinein → *Senkwehen*. Durch das Prostaglandin ist deine Zervix weicher geworden, sodass dein Baby den Gebärmutterhals beim Eintauchen gleichzeitig mit dem Tieferrutschen verkürzen wird, wie etwa, wenn man einen Rollkragenpullover langsam über den Kopf zieht. War die Zervix einstmals, in der Mitte der Schwangerschaft, etwa vier Zentimeter lang, sind es nun nur noch ein oder zwei Zentimeter. Wir Hebammen sprechen von einem »geburtsbereiten Befund«, wenn sich der Gebärmutterhals nah am Termin weich und kurz anfühlt – immer ein gutes Zeichen! Wann die Geburt aber wirklich losgeht, weiß trotzdem immer noch niemand. Es ist nun alles gut vorbereitet, aber wann der wirkliche Startschuss fällt, bleibt erst mal noch im Dunkeln.

Damit dein Gebärmutterhals so schön weich und nachgiebig wird, braucht es also Prostaglandin. Genauso wichtig wie das Hormon selbst sind die Rezeptoren, an die das Hormon andocken kann, auch sie reifen am Ende der Schwangerschaft. Wenn sie zahlreich ausgebildet sind, kann sich das freie Prostaglandin mit ihnen verbinden und die Geburt in dieser frühen Phase gut voranbringen. Wenn es aber herumvagabundiert und keine Rezeptoren findet, übt das Prostaglandin vorwiegend seine Rolle als Schmerzmediator aus – und dann tut es weh.

Andersherum: Je mehr Rezeptoren sich in den letzten Schwangerschaftswochen ausgebildet haben, je besser dein Muttermund mit Rezeptoren versorgt ist, umso besser geht diese frühe Reifungsphase voran, ohne dass du für die ersten wenigen Muttermundszentimeter allzu hart empfundene Wehenarbeit brauchst. Viele der geburtsvorbereitenden Rituale und Maßnahmen, alte wie neue, setzen an diesem Punkt an. Im Folgenden findest du dazu die Details zur Ernährung, zur Akupunktur, zum Fasten, zu Datteln, Himbeerblättern, und zu weiteren neueren oder uralt überlieferten Mitteln.

Vermutlich sind diese komplexen Reifungskaskaden rund um das Prostaglandin auch einer der Gründe, warum eine eingeleitete Geburt zu Beginn oft als schmerzhafter empfunden wird als eine Geburt, die von allein in Gang kommt. Üblicherweise haben Frauen bei einer Geburtseinleitung einen unreifen Zervixbefund und damit wenige Rezeptoren und gleichzeitig auch wenig effiziente Vorarbeit des körpereigenen Prostaglandins. Bei einer Einleitung findet das als Medikament verabreichte Prostaglandin also wenige Rezeptoren, an denen es andocken kann. Zudem kommt deine körpereigene Endorphin- und Oxytocinkaskade erst zögerlich in Gang, sodass die »Schmerzbotenstoffe« einen Vorsprung haben vor den »Geburtstrancehormonen«, die den Schmerz sonst üblicherweise aushaltbar machen. Der Reifungsgrad am Gebärmutterhals zum Geburtsbeginn ist tatsächlich ein wichtiger Indikator – und ein

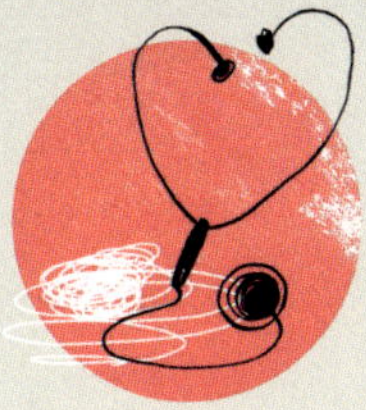

MYTHOS MAGNESIUM

Hartnäckig hält sich im deutschsprachigen Internet das Gerücht, Magnesium müsse vor der Geburt rechtzeitig abgesetzt werden, sonst bekomme man keine Wehen, würde übertragen, und das Baby mache sich nicht von allein auf den Weg. Rechtzeitige Wehen würden also nach dieser Theorie blöderweise durch das Magnesium gehemmt.
Das ist natürlich Quatsch. Grundsätzlich wurde die Wirkung von Magnesium als effektives wehenhemmendes Tokolytikum längst widerlegt, sie wird schon seit Jahren nur noch begleitend zu diesem Zweck eingesetzt. Gleichzeitig setzt Magnesium aber die Kontraktionsbereitschaft der Muskulatur herab und hat eine entspannende Wirkung auf die Blutgefäße. Während bei nicht-schwangeren Menschen verschiedene dem Magnesium nachgesagte Wirkungen (etwa dessen positive Wirkung bei Muskelkrämpfen) wohl widerlegt ist, scheint es bei schwangeren Frauen durchaus zu helfen und am Abend auch einschlaffördernd zu wirken – das kannst du selbst am besten herausfinden.
Wenn du also Magnesium aufgrund von diesen Symptomen und Effekten nimmst und dadurch Besserung erfährst oder die Beschwerden nach einem Auslassversuch wieder auftreten, nimm es weiter – bis zur Geburt oder auch darüber hinaus (behalte beim plötzlichen Absetzen das → *Raynaud-Syndrom* in der Stillzeit im Blick!) → *Magnesium.*

gut vorgereifter Zervixbefund am Termin immer ein gutes prognostisches Zeichen für eine interventionsarme Geburt. Die Länge, Weichheit und Beschaffenheit des Gebärmutterhalses wird mit einem Punktesystem, dem → *Bishop-Score*, klassifiziert, um die Geburtsreife zu dokumentieren.

Übungswehen und Senkwehen

Gleichzeitig zu diesen zervixreifenden Prozessen wird am Ende der Schwangerschaft die Muskulatur deiner Gebärmutter aktiver, dein Baby rutscht ein Stückchen nach unten und nimmt schon mal Kontakt mit dem Becken auf. Diese allmählichen Prozesse kannst du spüren: Deine Gebärmutter wird häufiger fest als vorher. Das kann man Vorwehen, Übungswehen, Senkwehen oder noch anders nennen – es meint dasselbe Phänomen. Zunehmend bekommst du Druck auf die Blase, du spürst dein Baby »noch weiter unten« beim längeren Herumlaufen – was du dort merkst, ist dein Beckenboden und der Druck darauf. Beim Sitzen auf der Toilette spürst du dein Baby tiefer (in der beckenbodenöffnenden Körperhaltung »Sitzen auf dem Klo«), möglicherweise hast du hin und wieder einen plötzlichen, stechenden Schmerz in der Vagina. Letzterer wird verursacht durch die vorderen Mutterbänder, Bänder, die vorneinnen von den Muskeln der Oberschenkelinnenseite quasi durch die Vulvalippen bis in die Leiste ziehen.

All dieses Ziehen und Drücken nimmst du vielleicht hin und wieder als beschwerlich wahr, am Abend sind all diese Symptome meistens ausgeprägter als am Morgen. Gleichzeitig sind diese Signale ein gesundes und gutes Zeichen dafür, dass dein Körper sich gut vorbereitet hat, wir Hebammen sagen: dass er geburtsbereit wird.

GEBURTSVORBEREITENDE MASSNAHMEN UND RITUALE

Wenn es so weit ist, weiß dein Körper, wie Gebären geht. Er wird einfach umschalten auf »Autopilot Geburt«, wenn es so weit ist, so wie die Evolution das seit Jahrmillionen bei jeder einzelnen Frau eingerichtet hat, ohne dass es notwendig ist, dass du dich um irgendetwas kümmerst. Aber manchmal möchte man sich nicht nur auf diese unberechenbare, diffuse »Natur« verlassen, sondern auch etwas Konkretes tun.

Seit es Aufzeichnungen gibt, gibt es aus allen Kulturkreisen überliefertes Wissen darüber, was vorbereitend eine leichtere Geburt unterstützen kann. Und einige haben bis in die heutige Zeit überdauert.

Du kannst der Geburt gelassen entgegensehen und ein paar vorbereitende Dinge tun, die deinem Körper helfen.

Quellen zum Exkurs auf der rechten Seite:

Karimi, A. B. et al.: *Effects of date fruit (Phoenix dactylifera L.) on labor and delivery outcomes: a systematic review and meta-analysis.* BMC pregnancy and childbirth 20.1 (2020) 1–14

Razali, N. et al.: *Date fruit consumption at term: Effect on length of gestation, labour and delivery.* Journal of Obstetrics and Gynaecology 37.5 (2017) 595–600

Kordi, M. et al.: *The effect of late-pregnancy consumption of date fruit on cervical ripening in nulliparous women.* Journal of Midwifery & Reproductive Health 3 (2014) 150–156

Nasiri, M. et al.: *Effects of consuming date fruits (Phoenix dactylifera Linn) on gestation, labor, and delivery: An updated systematic review and meta-analysis of clinical trials.* Complementary therapies in medicine 45 (2019) 71–84

Taleb, H. et al.: *Chemical characterisation and the anti-inflammatory, anti-angiogenic and antibacterial properties of date fruit (Phoenix dactylifera L.).* Journal of ethnopharmacology 194 (2016) 457–468

Kariman, N. et al.: *The effect of consumption date fruit on cervical ripening and delivery outcomes.* Pajoohandeh Journal 20.2 (2015) 72–77

Baliga, M. S. et al.: *A review of the chemistry and pharmacology of the date fruits (Phoenix dactylifera L.).* Food research international 44.7 (2011) 1812–1822

DATTELN

Auch die traditionelle persische Medizin hat eine jahrhundertelange Tradition, Datteln gehören dort zu den wichtigsten komplementären Nahrungs- und Arzneimitteln. Im Iran und im Nahen Osten wurden und werden sie von der Antike bis heute verwendet.

In dieser traditionellen Anwendung kommen Dattelfrüchten auch rund um die Geburt eine besondere Bedeutung zu. Sie gelten als ausgewiesene Empfehlung im Speiseplan für schwangere Frauen, sie sind gesund, nährend und sollen die Geburt erleichtern. Nach der Geburt gibt es sogar den Brauch, dem frisch geborenen Baby ein Stück Dattel in den Mund zu legen, »damit es gleich die Süße des Lebens kosten kann«.

In den letzten Jahren sind diese überlieferten geburtserleichternden Effekte zunehmend wissenschaftlich untersucht worden, auch mit Metaanalysen und mit insgesamt größeren Studiengruppen.

Und tatsächlich gibt es ein paar Effekte, die die Studien zeigen konnten: So kommen Frauen, die am Ende der Schwangerschaft jeden Tag einige Datteln gegessen haben, mit einem signifikant weicheren Muttermund und einer kürzeren Zervix zu Beginn der Geburt in der Klinik an, sie hatten einen signifikant höheren → *Bishop-Score*. Zudem hatten sie häufiger eine noch intakte Fruchtblase und benötigten weniger Oxytocin-Unterstützung während der Geburt. Die letzte, aktive Phase der Geburt wurde im Vergleich zur nicht-Datteln-essenden Kontrollgruppe signifikant verkürzt. Insgesamt brauchten Frauen aus der Dattelgruppe weniger oft eine Geburtseinleitung. Unterschiede in der Kaiserschnitt-Quote gab es hingegen nicht.

Auf der Suche nach einer Erklärung kann man genauer schauen, was in Datteln so drin ist. Dattelfrüchte enthalten gesättigte und ungesättigte Fettsäuren wie Linolsäure, Ölsäure und Stearinsäure. Ein Erklärungsansatz der geburtsunterstützenden Wirkung von Datteln ist der, dass Linolsäure zuerst zu Arachidon und dann zu Eicosanoiden umgewandelt wird. Diese Eicosanoide werden schließlich zu Prostaglandinen, die an der Reifung des Gebärmutterhalses beteiligt sind und die Empfindlichkeit der Gebärmutter gegenüber Oxytocin erhöhen.

Datteln können also auf Prostaglandin-Rezeptoren wirken und die Wehenbereitschaft der Gebärmutter unterstützen, wenn dies an der Zeit ist.

Wenn du sie magst, kannst du gern in den letzten Wochen der Schwangerschaft täglich sechs Datteln essen.

HIMBEERBLÄTTER

Im europäischen Raum gehören Himbeerblätter nach traditionellem Hebammenwissen zu den wichtigsten Frauen- und Fruchtbarkeitskräutern. Sie sollen geburtsvorbereitend, durchblutungsfördernd im kleinen Becken, lockernd auf den Muttermund und kräftigend auf die Gebärmuttermuskulatur wirken. All diese Veränderungen geschehen am Ende der Schwangerschaft sowieso – auf der physiologischen Ebene wie oben beschrieben. Die Evidenzlage zu Himbeerblättern ist, wie so oft in der Volksmedizin, ziemlich dünn. Neuere Reviews, die sich des Themas angenommen haben, kommen mehr oder weniger zu dem Schluss: Nützt nicht, schadet nicht.
Interessanterweise haben Himbeerblätter tatsächlich eine stabilisierende Wirkung auf die Insulinresistenz und eine leicht blutzuckersenkende Wirkung. In Hinblick auf die Prostaglandin-Synthese ein interessanter Aspekt.
Anwendung: Ab der 36. Schwangerschaftswoche kannst du täglich 1 bis 2 Tassen davon trinken, um den Termin herum auch mehr, wenn er dir schmeckt. Es ist dabei nicht notwendig, spezielle Rhythmen einzuhalten oder definierte Pausen zu machen.

Teemischung

GUTER HOFFNUNG 2 *(into life)*

Himbeerblätter, Verbene, Zitronenmelisse, Frauenmantel, Sanddornfrüchte, Johanniskraut, Brennnessel, Lavendelblüten, Lemongrass, Orangenblüten, alle Zutaten in Bio-Qualität.

Man kann Himbeerblätter natürlich auch wunderbar mit weiteren Kräutern mischen, um noch andere Aspekte der letzten Schwangerschaftswochen zu berücksichtigen. Einer davon ist z. B.: Runterkommen! Auch Ängste oder Sorgen keimen oft in dieser letzten Phase noch mal auf. Was, wenn doch irgendetwas ist? Schaffe ich das alles? Die Geburt – und alles, was dann kommt? Die Nächte sind kurz und unterbrochen, das ist schon mal eine Vorbereitung auf die Zeit nach der Geburt. Hier sind Kräuter, die Körper und Seele entspannen, eine gute Ergänzung zu dem hohen Himbeerblätteranteil! → *Orangenblüte*, → *Lavendel*, → *Melisse* und → *Johanniskraut* sind einige davon. Sie verbinden sich in dieser Mischung und helfen, der Geburt weich und gelassen entgegenzusehen.
Anwendung: 2 TL Kräuter pro Tasse mit kochendem Wasser übergießen und 10 Minuten ziehen lassen. 2 Tassen täglich trinken.

REZEPTORENNAHRUNG: DIE LOUWEN-DIÄT

Es gibt neuere Hypothesen, die den Zusammenhang der beiden Hormone Insulin (Kohlenhydrat-Stoffwechsel) und Prostaglandin (Geburtsbeginn) näher unter die Lupe nehmen. Dem liegt zugrunde, dass Prostaglandine mit Insulin in der vorgeburtlichen Zeit gewissermaßen in Konkurrenz stehen, da Insulin teilweise die gleichen Rezeptoren besetzt wie Prostaglandin. Und wenn es viel Insulin (bei einem hohen Blutzuckerspiegel) gibt, so die Idee, könnte das Prostaglandin seine geburtsvorbereitende Wirkung weniger gut entfalten.

Umgekehrt könnte durch eine Schonung des Insulinsystems und weniger hohe Blutzuckerspitzen möglicherweise der Geburtsbeginn und die frühe Phase der Geburt günstig beeinflusst werden, weil die Prostaglandin-Synthese und die Rezeptorenbildung, die den Geburtsbeginn steuern, dann besser funktionieren. Weniger Geburtseinleitungen und schmerzärmere Geburten können im besten Fall die Folge sein. Nach dieser These sollten Mütter besonders in den letzten Wochen der Schwangerschaft die kurzkettigen Kohlenhydrate in der Nahrung streichen, also in erster Linie die üblichen Verdächtigen Zucker und Weißmehl.

Im deutschen Sprachraum hat sich diese Hypothese und die mit ihr einhergehenden Empfehlungen zur Ernährung mit einem Verzicht auf kurzkettige Kohlenhydrate unter dem Namen »Louwen-Diät« einen Namen gemacht. Sie gehen zurück auf Prof. Frank Louwen, den Chef der geburtshilflichen Abteilung an der Goethe-Universität in Frankfurt. Auch wenn die Theorien dazu schlüssig erscheinen, speisen sie sich in erster Linie aus einer gewissen anekdotischen Evidenz, d. h. aus dessen langjähriger Berufserfahrung. Wissenschaftliche Literatur im Sinne von klinischen Studien ist dazu bislang nicht veröffentlicht.

Im persönlichen Gespräch weist Frank Louwen die Zuschreibung »Louwen-Diät« auch immer gern von sich – mit dem Argument, dies sei keine Diät. Vielmehr stelle der Verzicht auf reichlich Getreide, Weißmehl und Zucker letztlich genau das dar, was bekanntermaßen genau das sei, was man unter »gesunder Ernährung« verstehe. Womit er zweifelsohne recht hat.

Über kohlenhydratreduzierte Ernährung und Insulinresistenz findest du mehr im Buchteil »Essen für Zwei« im Kapitel »Glykämischer Index« und unter → *Schwangerschaftsdiabetes*.

Leinsamen

Leinsamen sind das Lebensmittel mit dem höchsten Anteil an Lignanen. Lignane sind Östrogen-analoge sekundäre Pflanzenstoffe, die zur Geburtsreife beitragen können. Zudem enthält vor allem Gold-Leinsamen (der viel heller ist als die bekanntere braune Variante) viel Linolsäure, eine Omega-6-Fettsäure. Diese ist wiederum die Ausgangssubstanz für die Gruppe der Eicosanoide. Zu diesen Gewebshormonen zählen die Prostaglandine, deren Bedeutung für die Geburtsreife ja in den vorhergehenden Kapiteln ausführlich besprochen wurde. Auch die enthaltenen Schleimstoffe spielen sicher eine Rolle, gequollene Leinsamen sind beispielsweise in nordostafrikanischen Ländern ein traditionelles Mittel für eine leichte Geburt. Wichtig ist, dass du reichlich dazu trinkst, damit die Leinsamen im Darm auch schön quellen können. Du kannst sie dir geschrotet ins Müsli rühren, etwa 2 EL am Tag.

Nachtkerzenöl

Auch Nachtkerzenöl ist besonders reich an mehrfach ungesättigten Omega-6-Fettsäuren. Vor allem die Gamma-Linolensäure spielt hier eine wichtige Rolle, denn auch diese ist Ausgangsstoff für die Bildung von Prostaglandinen. Nachtkerzenöl kann sowohl über die Nahrungsaufnahme angewandt werden als auch vaginal, direkt am Muttermund (mehr Infos dazu im folgenden Kapitel »Nachtkerzenöl bei einer Terminüberschreitung«).

Nachtkerzenöl gibt es als Kapseln oder flüssig in kleinen Flaschen. Eine Kapsel der gängigen Präparate enthält 500 mg Nachtkerzenöl. Du kannst ab der 36. SSW 3 Kapseln oder 1 bis 2 TL in flüssiger Form täglich davon nehmen, um die Zervixreifung zu unterstützen, vor allem dann, wenn der Muttermundsbefund sich für diese Zeit noch sehr unreif anfühlt oder bei dir aus unterschiedlichen Gründen eine Geburtseinleitung wahrscheinlicher ist (z. B., weil du eine Präeklampsie entwickelt hast oder einen Gestationsdiabetes).

Wenn dir die Signaturenlehre, also das Erfahrungsheilkundliche, Mystische, das sich aus dem Erscheinungsbild einer Pflanze speist, liegt: Auch Nachtkerzen gehören zu den Pflanzen mit einem bildhaften Bezug zur Geburt. Nachtkerzen blühen in ihrem Leben genau eine Nacht lang. Sie blühen in der Abenddämmerung auf und sind am nächsten Mittag verwelkt. Auch eine Gebärende sieht während ihrer Geburt meist einmal die Sonne unter- und wieder aufgehen. Die Blüte der Nachtkerze dauert also ziemlich genauso lange wie eine Geburt.

Geburtsvorbereitende Akupunktur

Die geburtsvorbereitende Akupunktur im deutschsprachigen Raum geht auf das *Mannheimer Schema* zurück, zu dem der deutsche Gynäkologe Ansgar Römer 1998 promoviert hat. Laut dieser Studie an der Uni Mannheim konnten diesem Akupunkturschema geburtserleichternde Effekte nachgewiesen werden: So öffnet sich der Muttermund unter der Geburt bei den ab der 36. SSW wöchentlich einmal akupunktierten Frauen schneller und leichter. Statistisch verkürzt sich die Länge der Eröffnungsphase dadurch von zehn Stunden auf knapp unter acht Stunden, also insgesamt um über zwei Stunden. Schon die Muttermundsreifung in der Zeit vor dem errechneten Termin wird günstig beeinflusst. Der Gebärmutterhals verkürzt sich im Anwendungszeitraum fast um das Doppelte im Vergleich zu den Frauen in der Kontrollgruppe ohne Akupunktur. Auch die Wehenkoordination während der Geburt wird offenbar günstig beeinflusst: Akupunktierte Frauen brauchen unter der Geburt deutlich seltener eine medikamentöse Wehenmittelgabe per Oxytocin-Tropf.

Die Akupunktur scheint also auf verschiedene Aspekte der Prostaglandin-Synthese zu wirken. Auch in verschiedenen anderen Bereichen der Medizin ist die neuroendokrine Wirkung von Akupunktur bereits belegt worden, hier findet sie eine wirksame und nebenwirkungsfreie Anwendungsmöglichkeit.

Auf der traditionellen chinesischen Ebene geht es eher nicht um Neuroendokrinologie oder um Prostaglandin-Rezeptoren, sondern um Yin und Yang. Vereinfacht gesagt, befindet sich eine Schwangere über weite Strecken der Schwangerschaft in einem ausgewiesenen Yin-Zustand: das gemächliche Brüten, das Rund-und-runder-Werden, das Wachsen-Lassen. Yin wird dem weiblichen Element zugeordnet, und weiblicher als schwanger geht nicht. Die Geburt selbst hingegen ist ein Yang-Zustand: kraftvolles, aktives Gebären. Manchmal kämpferisch, oft laut und mächtig.

Am Ende der Schwangerschaft transformiert sich das Schwanger-Yin zum Gebären-Yang. Das harmonische, unblockierte Fließen von der einen Energiequalität in die andere soll durch die geburtsvorbereitende Akupunktur unterstützt werden. Und das zeigt sich in ganz wesentlichen, wissenschaftlich messbaren, objektivierbaren Daten wie etwa dem → *Bishop-Score* oder der Geburtsdauer.

Einen Einfluss auf den Entbindungstermin hat dieses Akupunkturschema nicht, die Babys kommen also dadurch nicht »früher« auf die Welt – später auch nicht. Auch andere Nebenwirkungen sind nicht zu beobachten, es zeigt sich möglicherweise ein Hinweis auf etwas häufigere vorzeitige Blasensprünge.

Dieses »Mannheimer Akupunkturschema« wird in der 36. SSW begonnen, du erhältst eine Sitzung pro Woche. Dabei werden zunächst sechs (an jedem Bein drei, ab der 38. SSW noch eine zusätzliche vierte am kleinen Zeh) Nadeln an deinen Unterschenkeln gesetzt. Du kannst dabei bequem sitzen oder auch liegen, wie es für dich am bequemsten ist. Akupunktur tut nicht weh. Die meisten Menschen spüren den Einstich der Nadeln kaum, ein winziger Piks eben, danach etwa ein leichtes, dumpfes oder leicht kribbeliges oder warmes Gefühl, ziemlich unspektakulär. Die Nadeln liegen etwa 20 bis 30 Minuten und werden anschließend entfernt. Manche Babys spüren offenbar ebenfalls den angeregten Qi-Fluss, werden wach und sind in den Stunden darauf etwas aktiver als sonst.

Vor allem Hebammen, aber auch einige Ärzte bieten diese Akupunktur an. Sie ist keine Kassenleistung und muss privat bezahlt werden.

DER DAMM

Geburt ist in allen Bereichen auch Millimeterarbeit. Langsames, allmähliches Weich-Werden lässt dein Baby schlussendlich aus dir herauskommen. Dein Damm ist der Bereich deines Körpers, der in der allerletzten Geburtsphase die Hauptrolle spielt. Er liegt genau zwischen dem Vagina-Eingang und dem Po-Schließmuskel. Die äußere Beckenbodenschicht bildet den muskulären Anteil, darüber liegt die Haut, die du von außen spüren kannst. Während der letzten Phase der Geburt, wenn dein Baby ganz allmählich aus dir herausgleitet, dehnt sich dein Damm, sodass dein ganzes Baby aus dir herausschlüpfen kann. Dass dir die Vorstellung erst mal vollkommen verrückt erscheint, dass ein komplettes Baby »da durchpasst«, kann ich als Frau vollkommen nachvollziehen. Als Hebamme weiß ich aber, dass das geht!

Verschiedene Faktoren spielen eine Rolle, damit dies verletzungsfrei geschehen kann. Eine ungestört ablaufende Geburt, in der die Frau in ihrer ekstatischen Geburtsintuition unterstützt, in ihrer *privacy* (Michel Odent) geschützt und nicht durch Klinikroutinen oder gar Kommandos irritiert wird, ist enorm wichtig. So wird der → *Fetus Ejection Reflex* nicht gestört. Auch das reflexgesteuerte, unmanipulierte und selbstbestimmte Mitschieben in der letzten Geburtsphase, Wärme, etwa durch Badewasser oder Kompressen, und eine den Damm schonende Gebärhaltung – die Rückenlage scheint mit Abstand die verletzungsanfälligste Position zu sein, auch die tiefe Hocke ist bei Erstgebärenden weniger günstig – sind weitere Einflussfaktoren. Vermutlich spielt die »Technik« des von der Hebamme mit oder ohne Hände angewandten Dammschutzes im Gegensatz zu den obigen Faktoren nur eine untergeordnete Rolle, darüber wird seit Jahren in der Fachwelt munter diskutiert, vermutlich ist es tatsächlich relativ egal.

Die Vagina einer Frau ist für vieles gemacht und durchaus auch zum Gebären. Sie ist unmittelbar vor und während der Geburt durch den hohen Östrogenspiegel noch weicher und glitschiger als sonst. Sie ist enorm anpassungsfähig und aufgefältet, etwa so wie bei einem plissierten Faltenrock, der bei Bedarf recht unterschiedliche Formen annehmen kann. Das Gewebe des Beckenbodens wird am Ende der Schwangerschaft durch hormonelle Faktoren ganz weich und nachgiebig. Nicht zuletzt geht eine Geburt nicht ohne Grund langsam und millimeterweise vor sich, sodass auch der Faktor Zeit eine allmähliche Dehnung möglich macht, um dein Baby herauszulassen.

Dammschnitt und Rissverletzungen

Insgesamt gebären dennoch immerhin drei Viertel aller erstgebärenden Frauen in Deutschland nicht unverletzt, in Krankenhäusern gibt es mehr Geburtsverletzungen als in der außerklinischen Geburtshilfe. Diese Geburtsverletzungen müssen auch gar nicht weiter schlimm sein, sie werden gut versorgt und heilen, wenn kein Dammschnitt notwendig war, meistens innerhalb weniger Tage wieder ab. An allen Körperöffnungen heilen Wunden glücklicherweise erstaunlich schnell. Dennoch ist der Gedanke, dort, an ihrem intimsten empfindlichsten Ort verletzt zu werden, für die meisten Frauen denkbar unattraktiv oder sogar angsteinflößend.

Die Zahlen zu Rissverletzungen und Dammschnitten schwanken sehr und sind auch schwierig miteinander zu vergleichen, da sie unter den jeweiligen Geburtsbedingungen sehr unterschiedlich häufig auftreten und »Rissverletzung auch nicht gleich Rissverletzung« ist. Diese Quote ist beeinflussbar, es ist eben nicht egal, in welcher Körperhaltung du dein Baby bekommst, ob du in der Badewanne gebärst, ob du ermuntert wirst, intuitiv und reflexgesteuert mitzuschieben oder »auf Kommando«, ob deine Hebamme warme Kompressen oder Öle anwendet, welchen »Dammschutzstil« sie pflegt oder ob du auch vorbereitende Dammmassage gemacht hast (eine genaue Anleitung findest du auf den nächsten Seiten). Ferner gibt es große regionale Unterschiede, was diese harten Zahlen angeht, und, mal wieder: von Klinik zu Klinik und von Hebamme zu Hebamme. Vergleiche werfen Fragen auf und dürfen gern gestellt und in die Wahl der Klinik einbezogen werden. Während in deutschen Kliniken die Dammschnittquote insgesamt etwa um die 20 Prozent – mit Schwankungen etwa zwischen 8 und 70 Prozent! – liegt, sind bei außerklinischen Geburten nur 6 Prozent aller Frauen von einem Dammschnitt betroffen.

Bis in die 1980er-Jahre war man in der Fachwelt der Meinung, dass ein Dammschnitt besser sei als eine spontane Verletzung. Man nahm an, die Wunde würde »kontrollierter« sein, das heißt höhergradigen Rissverletzungen würde vorgebeugt werden, und die Wunde würde besser heilen. Man weiß heute, dass beide angenommenen Gründe nicht zutreffen. Spontane Rissverletzungen produzieren selten ausgedehnte Verletzungen an anatomisch wichtigen Strukturen wie der Beckenbodenmuskulatur (etwa Levatorenverletzungen), den Nerven und den Blutgefäßen. Die Gefahr einer Verletzung durch höhergradige Dammrisse (Grad III und IV) ist etwa doppelt so hoch nach einem Dammschnitt als ohne diesen – wenn die Geburt der Babyschultern noch etwas hakt, sogar siebenmal so hoch.

In größeren Reviews lässt sich herauslesen, dass die Quote an Dammschnitten über 5 bis 10 Prozent medizinisch kaum zu rechtfertigen ist. Auch die neuen deutschen Leitlinien empfehlen endlich einen Verzicht auf einen Dammschnitt. In den letzten Jahren ist die Zahl auch tatsächlich gesunken, 2022 lag sie bei etwa 15 Prozent, gerechnet auf alle vaginalen Geburten. Nun ist diese Quote aber auf alle Geburten verteilt, auf die Erstgebärenden und Frauen, die ihr zweites oder drittes Baby bekommen, gleichermaßen. Mit dem Wissen, dass bei Mehrgebärenden eine echte Indikation für einen Dammschnitt extrem selten ist (und sie deshalb auch nur super selten einen bekommen), wäre die Quote bei Erstgebärenden etwa doppelt so hoch, also um die 30 Prozent. Es besteht also sicher noch Handlungsbedarf, die leitliniengestützte Empfehlung, auf einen Dammschnitt zu verzichten, auch für Erstgebärende wirklich umzusetzen. Es ist also in jedem Fall eine gute Idee, im Krankenhaus an diesem Punkt klar zu kommunizieren, was du möchtest und was nicht. Darüber hinaus kannst du auch konkret etwas tun.

Dammmassage

Mit der Dammmassage kannst du das Gewebe um Vulva und Damm auf die intensive Dehnung während der Geburt vorbereiten und damit das Risiko von Verletzungen verringern. Mit einer Wellnessanwendung – daran denke ich persönlich bei dem Wort »Massage« – hat dies allerdings wenig zu tun. Es geht eher darum, ein bisschen von dem, was dein Baby bei der Geburt tun wird, zu imitieren und dein Gewebe an diese Art von Dehnung zu gewöhnen.

Wenn du vorgeburtlich Dammmassage gemacht hast, hast du größere Chancen, ohne einen Dammschnitt oder eine spontane Dammverletzung (Dammriss) durch die Geburt zu kommen. Die Studien zu diesem Thema sind sich in der Angabe einer genauen Prozentzahl darüber, »wie viel es bringt«, ein wenig uneins. Je nach Methode, Häufigkeit und Dauer dieser Anwendung und auch abhängig von weiteren Faktoren schwanken die Zahlen etwas. Dass Dammmassage positive Effekte hat, scheint aber unbestritten. Und da es keine »Risiken und Nebenwirkungen« gibt – außer dass das »Rankommen« ein bisschen akrobatisch ist und der Spaßfaktor auch nicht viel hergibt –, ist allein das für viele Frauen doch ein recht überzeugendes Argument.

ACHTUNG, MYTHOS: SPORTLERINNEN HABEN EINEN STRAFFEN BECKENBODEN UND SOMIT EINE SCHWERERE GEBURT

Das ist Quatsch! Sportliche Frauen haben keine schwereren Geburten, eher das Gegenteil ist der Fall. Sportliche Frauen haben eine höhere Grundfitness und ein ausgeprägteres Körpergefühl, beides super für eine Geburt. Muskulatur hindert das Baby nicht daran, gut ins Becken hinein- und hindurchzurutschen. Selbst wenn man annehmen würde, ein beckenbodenstärkender Sport (wie etwa Reiten) würde extrastraffe Muskulatur aufbauen – jede Sportwissenschaftlerin und jeder, der einmal einen Gipsarm hatte, weiß: 1. Muskeln sind vergesslich, und zwar leider sehr schnell. Ein einstmals kräftig aufgebauter Muskel ist es bei wochenlanger Schonung nicht mehr.
2. Ein betätigter Muskel ist ein lebendiger Muskel, der weiß, wie Anspannen und Loslassen geht. Gut tonisierte Muskulatur ist eben keine unnachgiebige Betonschicht, sondern beweglich und elastisch. Eine Ausnahme stellen verspannte Muskeln dar, auch das gibt es natürlich im Inneren des Beckens, und bestimmte Sportarten – etwa Eisschnelllauf oder Hockey (wegen der Körperhaltung) oder Ballett (wegen des Spannungsmusters generell) – können das fördern. Hier helfen osteopathische Behandlungen in der Schwangerschaft oft Wunder.

Dammmassage – so geht's

Wenn du Dammmassage machen möchtest, beginne damit etwa in der 36. SSW und praktiziere sie für eine hinreichende Effektivität am besten täglich. Eine Dammmassage-Session dauert ca. 10 Minuten. Wie du auf den Zeichnungen siehst, funktioniert Dammmassage im Wesentlichen von innen, nicht von außen.

- Gib etwas Öl auf Daumen, Zeige- und Mittelfinger – nicht zu viel, sonst wird's zu glitschig.
- Führe deinen Daumen locker bis zur Hälfte in die Vagina ein. Schaue, ob das »von vorne« im Halbsitzen noch geht, ob du also noch um deinen Bauch herum- und an deine Vulva herankommst. Alternativ geht es auch in entspannter Seitenlage mit aufgestelltem oberem Bein und »von hinten«, dann geht es besser mit Zeige- und Mittelfinger.
- Dehne nun mit deinem Daumen von der Innenseite deiner Vagina deinen Damm in Richtung After, bis du ein leicht brennend-brizzeliges Dehnungsgefühl spürst. Taste dich langsam an deinen individuellen Punkt des »ab hier wird es unangenehm« heran. Sei sanft und nimm es nicht allzu sportlich.

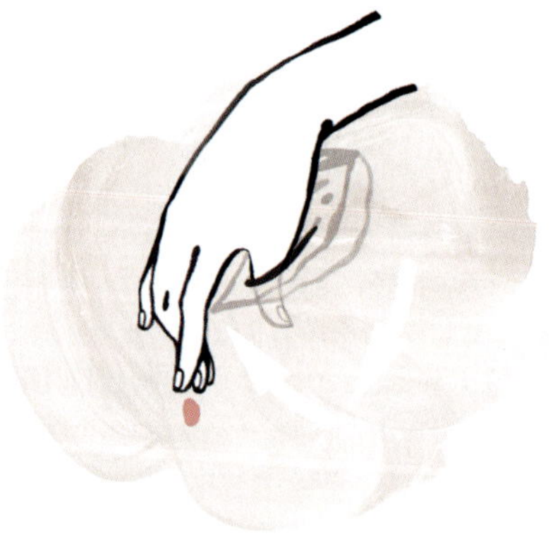

- Unter dieser leichten Spannung bewege deinen Daumen seitlich etwas hin und her. Von außen kannst du vielleicht auch gleichzeitig mit den anderen Fingern massieren, das Dammgewebe sozusagen zwischen Daumen (innen) und Fingern (außen) massieren. Nach etwa einer Minute mache eine kurze Pause.

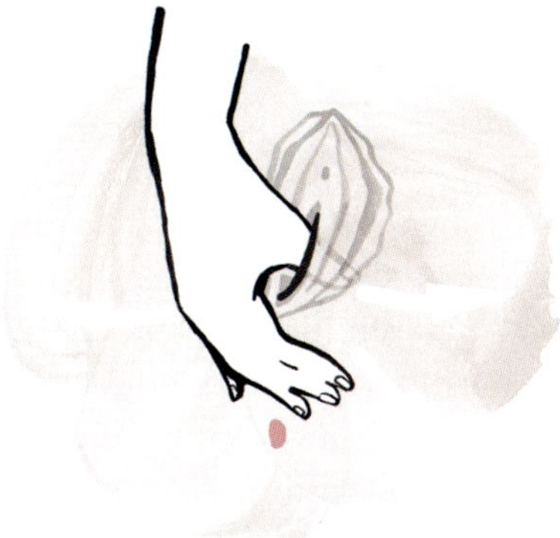

- Wiederhole das einige Male, mit dem Fokus mal ein bisschen weiter mittig, mal mehr seitlich. Wenn du dir eine Uhr vorstellst, wäre das auf dem Ziffernblatt der Bereich zwischen vier und acht Uhr.

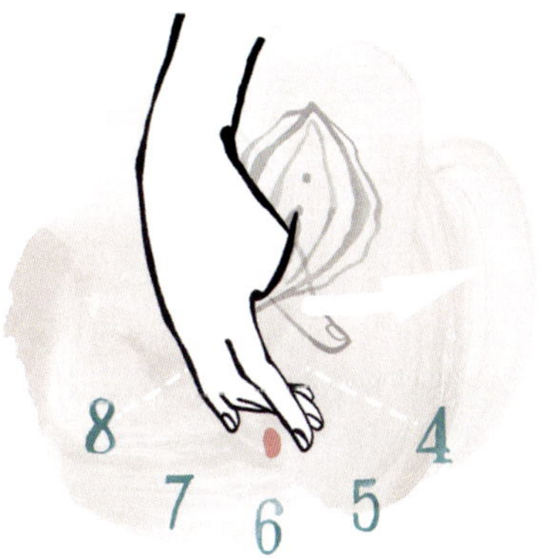

- Experimentiere auch mit Wärme (etwa nach einem Bad), mit deinem Atem, mit deinem Beckenboden. Was unterstützt das »Weich-und-weit-Werden«? Auch verschiedene Körperhaltungen können spannend sein.

Epi-No

Zugegebenermaßen auf den ersten Blick etwas skurril anmutend, aber womöglich sogar effektiver als die Dammmassage mit den Fingern ist ein kleines »Gerät«: das Epi-No. Das Epi-No ist ein kleiner, ovaler Silikonballon, den du in die Vagina einführen und vorsichtig und selbst dosiert sachte »aufpumpen« kannst. Dies geschieht über ein Schläuchlein, das an eine kleine Handpumpe angeschlossen ist, so ähnlich wie bei einem Blutdruckmessgerät. Mit diesem kleinen Ballon in der Vagina über einige Minuten hinweg wird das Dammgewebe um den Scheidenausgang quasi »babyköpfchenähnlich« gedehnt. Der Grundgedanke ist, am Ende der Schwangerschaft über einige Anwendungen hinweg das Gewebe vorzubereiten und an die Dehnung zu gewöhnen – und auch den Schwangeren etwas an die Hand zu geben, um sich an dieses unvorstellbar erscheinende Gefühl von Dehnung heranzutasten.

Einige Studien haben gezeigt, dass sich die Dammverletzungsquote durch eine Vorbereitung mit dem Epi-No deutlich reduziert, andere Studien zeigten dies wiederum nicht. In einer der Untersuchungen aus der Uniklinik München stieg die Rate an Frauen, die ohne Dammverletzungen geboren hatten, von 9 Prozent auf 49 Prozent an, auch die addierte Zahl der Dammschnitte plus Dammriss Grad II sank in Summe von 82 Prozent auf 47 Prozent.

Eine so unterschiedliche Studienlage ist vielleicht auf den ersten Blick erstaunlich, aber gar nicht ungewöhnlich. Einen Teil der Erklärung einer widersprüchlichen Studienlage findet man immer dann besonders leicht, wenn gewisse »individuelle Aspekte« konkreter Anwendungs- und Umgebungsfaktoren eine nicht unwesentliche Rolle spielen, die sich in Studien eben nicht zu 100 Prozent standardisieren lassen (hier z. B.: Wie genau wendet eine Frau das Epi-No an? Und unter welchen Begleitumständen wie Körperposition, nach einem Bad, wie lange, mit oder ohne Öl oder Gleitmittel …?). Ich persönlich habe mit dem Epi-No sehr positive

Erfahrungen gemacht, mit deutlichen Effekten, was das Dammverletzungsrisiko angeht.

Die genauen positiven Effekte sind also etwas unklar. In jedem Fall schadet das Epi-No nicht deinem Beckenboden. Es wurde auch diskutiert, ob das Epi-No etwa den Beckenboden über Gebühr strapazieren oder gar »ausleiern« könnte. Eine weitere Untersuchung aus München dazu zeigte keine negativen Effekte auf die Beckenbodenfunktion sechs Monate nach der Geburt (positive auch nicht). Eine andere Erhebung aus Sydney gibt Hinweise, dass möglicherweise sogar tieferen Beckenbodenverletzungen des Levator-Muskels durch die langsame, vorbereitende Steigerung der Dehnung, wie sie bei der Geburt notwendig ist, vorgebeugt werden könnte.

Das Epi-No wurde explizit für den oben beschriebenen Zweck entwickelt und wird als Medizinprodukt vertrieben, was entsprechende Auflagen an die Qualität und die Herstellung mit sich bringt – die auch ihren Preis haben. Aus ganz anderen Subkulturen stammt eine etwas preisgünstigere Alternative zum Epi-No, die du unter dem wohlklingenden Namen »Anal Expert« kaufen kannst. Diese wird als Sextoy produziert und kostet ungefähr ein Drittel.

WENN DU DEINEN DAMM MIT DEM EPI-NO VORBEREITEN MÖCHTEST

- **Sei achtsam mit dir und deinem Körper.** Es ist ein »technisches Gerät«, versuche, eine Beziehung zu ihm herzustellen und es eben nicht zu »technisch« und allzu fokussiert auf ein mechanistisches Ziel zu benutzen. Gehe spielerisch damit um. Höre unbedingt auf, wenn es sich komisch, blöd oder gar brachial anfühlt.
- **Das bedeutet auch:** Es geht dabei nicht um die sportliche Herausforderung, bis zum errechneten Termin »auf 10 cm Köpfchen-(Ballon-)Größe zu kommen«, um zuvor 1:1 die Geburt zu simulieren. Während der Geburt sind noch mal ganz andere Faktoren wichtig und kommen auch erst dann zur Geltung. Die natürlichen Prozesse, die dazu führen, dass du dein Baby verletzungsfrei aus dir herauslassen kannst, habe ich in den vorherigen Kapiteln beschrieben (Hingabe, Hormone, Ungestörtheit, → *Fetus Ejection Reflex*). Vergiss also die Mess-Schablone zur Ermittlung der Ballongröße, die der Hersteller dem Gerät beigelegt hat.
- **Ich empfehle auch nicht, »das Gebären zu üben«,** also das Epi-No im aufgepumpten Zustand aus dir herausgleiten zu lassen. Möglicherweise tut das auch weh – und es hat keine extra-positiven Effekte.
- **Experimentiere auch mit diesem Gefühl, das das Epi-No macht:** Wie fühlen sich dieser Druck und diese Dehnung für dich an? Macht es einen Unterschied, wie du atmest? Was geschieht, wenn du dafür sorgst, während der Dammmassage einen Orgasmus zu haben? Spürst du deinen Beckenboden? Wie fühlt es sich an, wenn du in die Hocke gehst oder auf die Knie?
- Was aus deinem Geburtsvorbereitungskurs ist dir noch im Sinn geblieben, was du an dieser Stelle einmal ausprobieren kannst?

Too much information, vielleicht. Andererseits sind bestimmte Informationen auch notwendig, um Entscheidungen bewusst und erwachsen mittragen zu können. Oder um überhaupt zu erfahren, dass da Entscheidungen zu treffen sind. Wenn du also keinen Dammschnitt möchtest – und wer will das schon! –, mische dich ein. *Fight for your Muschi!*

ÄTHERISCHE ÖLE GEGEN DIE ANGST

Weil diffuse Sorgen ja meistens weder logisch sind noch sich auf rationalem Wege davon überzeugen lassen, einfach zu verschwinden: Auch die Aromatherapie erreicht über das limbische System Gehirnbereiche, in denen das »Runterkommen« verortet ist. Etwa mit einer **Aromamischung** aus → *Neroli,* wieder mal der tiefgreifend angstlösenden Orangenblüte, Mandarine mit ihren positiven, kindlich-heiter stimmenden Noten und Bergamotte mit sogar antidepressiv wirkenden Inhalten. Plus einem kleinen Funken erdendem → *Rosmarin.*

ATLASZEDER

Zedern sind große, starke, alte Bäume. Der Fels in der Brandung. Genau das kannst du gut gebrauchen, um vertrauensvoll in Richtung Geburt zu blicken. Atlaszeder stärkt dich emotional und gibt dir innere Stabilität und Kraft, großen Aufgaben gelassen entgegenzusehen.

- ***Motivationsduft*** *(Ingeborg Stadelmann)* mit Rosmarin und Grapefruit für deine Duftlampe.
- ***Soothing and Smoothing*** *(into life)*: Im praktischen Aromaroller kannst du es auf deine Pulse auftragen und immer wieder daran schnuppern. Rolle damit mehrmals täglich, immer nach Bedarf. Mit Neroli, Bergamotte, Mandarine und Atlaszeder wirkt es stabilisierend, angstlösend und gibt positive Energie.

Die sanfte und zugleich tiefgreifende Wirkung ätherischer Essenzen berührt uns ganz besonders in Phasen elementarer Ereignisse.

EMOTIONALE VORBEREITUNG

Es ist so schön und ein gesellschaftlich so wichtiger Auftrag, Frauen zu unterstützen, dass sie positiv und kraftvoll der Geburt entgegensehen können. Gleichzeitig ist es gut möglich, dass du kurz vor der Geburt neben aller Zuversicht und Freude auf das Baby noch mal ins Zweifeln gerätst oder ganz grundsätzliche Themen hochkommen. Ob du das wirklich alles schaffst, das Gebären, aber auch das danach? Hoffentlich ist alles gut mit dem Baby!

TERMINÜBERSCHREITUNG

Es ist überhaupt nicht ungewöhnlich, dass »dein Termin«, der vor vielen Wochen mit verschiedenen Rechenschiebern und Blick in die Sterne ermittelt wurde, verstrichen ist, dein Baby sich offenbar immer noch wunderbar wohlfühlt in deinem Bauch und keine Anstalten macht herauszukommen. Nur etwa 3 bis 4 Prozent aller Babys kommen am errechneten Termin (ET) auf die Welt, das ist also erst mal keine besonders berühmte Quote und eben auch nicht besser als Nostradamus persönlich. Man könnte auch wissenschaftlich korrekt formulieren: Es gibt gar keinen ET. Der ET ist ein hilfloser mathematischer Versuch, der auf der Grundannahme beruht, alle Kinder würden nach der exakt gleichen Tragzeit auch geboren werden. Das ist natürlich falsch. Der ET beschreibt mathematisch die sogenannte 50er-Perzentile: Das bedeutet, dass 50 Prozent aller Kinder am ET bereits geboren sind, die anderen 50 Prozent noch nicht.

Mit sehr hoher Wahrscheinlichkeit wird dein Baby also genau nicht am ET geboren, auch wenn du diesen Tag vielleicht seit ziemlich genau neun Monaten mit einem kleinen, zögerlichen Sternchen in deinem Kalender eingetragen hast, an dem du nicht ohne Herzklopfen vorbeiblätterst und dessen Sternzeichen du längst schon nachgelesen hast. Es ist bei Erstgebärenden eher die Regel als die Ausnahme, dass du ein paar Tage länger auf das Baby wartest, als es »ausgerechnet« wurde, und alle Fachpersonen um dich herum wissen das.

Wenn dein Termin überschritten ist, spricht man auch laut offizieller Nomenklatur noch nicht von einer Übertragung. Eine Übertragung beginnt definitionsgemäß erst 42+0, also 14 Tage nach deinem ET. Es ist also noch Zeit! Es gibt, wie es in solchen Verteilungsmustern üblich ist, eine natürliche biologische Varianz, genauso wie bei der Größe des Babys bei der Geburt. Es wäre also viel sinnvoller, von einem *Entbindungszeitraum* zu sprechen, also das Verteilungszeitfenster, zu dem beispielsweise 80 Prozent aller Babys geboren werden: Und das ist ET +/- 14 Tage.

WATCHFUL WAITING – WENN DEIN TERMIN ÜBERSCHRITTEN IST

Die Begleitung in den Tagen nach 40 + 0 ist in Deutschland auf jeden Fall engmaschiger, als du es bisher aus der Vorsorge kennst. Oft wird sie aufgeteilt zwischen deiner Frauenärztin, deiner Hebamme und der Geburtsklinik. Wenn möglich, darfst du entscheiden, zu wem du gehen möchtest. Die Leitlinien empfehlen, sich nun etwas häufiger zu vergewissern, dass es deinem Baby im Bauch gut geht. Im Abstand von drei bis vier Tagen empfehlen die Leitlinien eine Ultraschalluntersuchung, mit der man die Funktion der Plazenta beurteilen möchte. Diese zeigt sich relativ gut an der Fruchtwassermenge. Das Fruchtwasser wird über die zur Plazenta gehörigen Eihäute abgegeben, und wenn die Plazenta am Ende der Schwangerschaft wie vorgesehen langsam ihre Leistung drosselt, sinkt die Menge des produzierten Fruchtwassers. Man schaut ebenfalls nach dem Grad der Plazenta-Verkalkung und bei Bedarf auch nach den Flüssen und Widerständen in der Nabelschnur und nach deinen Uteringefäßen, die man in der Dopplersonografie sehen kann. Darum kümmern sich deine Frauenärztin und die Klinik. Ergänzt wird die Ultraschalluntersuchung meist durch ein CTG alle zwei Tage. Das CTG, ein sehr deutsches Phänomen in der Schwangerschaftsvorsorge, kann allerdings nicht besonders überzeugen, wenn es darum geht, tragfähige Erkenntnisse daraus abzuleiten. Es gibt quasi keine Evidenz dafür, dass es als Screening-Methode geeignet wäre, gefährdete Babys herauszufischen, man macht es aber irgendwie trotzdem, weil es alle Beteiligten zu beruhigen scheint.

Jukic, A. M. et al.: *Length of human pregnancy and contributors to its natural variation*. Hum Reprod August 2013; 28 (10) 2848–2855

Pattison, N. / McCowan, L.: *Cardiotocography for antepartum fetal assessment*. Letzte Überarbeitung: November 1998 in: The Cochrane Library 2005, Issue 4

Morris, J. M. et al.: *The usefulness of ultrasound assessment of amniotic fluid in predicting adverse outcome in prolonged pregnancy: a prospective blinded observational study*. British Journal of Obstetrics and Gynaecology 2003 (110) 989–994

Schwarz C. et al.: *Temporal trends in fetal motality at and beyond term and induction of labor in Germany 2005–2012. Data from German routine perintal monitoring*. Gynecology & Obstetrics 293 (2016) 335–343

Schwarz, C.: *Wie spät ist zu spät? Unterstützung bei der Entscheidung zur Geburtseinleitung*. Frankfurt/M., Mabuse 2017

Müller, K. et al.: *Terminüberschreitung – Einleiten oder Abwarten?* Hebamme 32.04 (2019) 45–50

Gardosi, J. et al.: *Association between reduced stillbirth rates in England and regional uptake of accreditation training in customised fetal growth assessment*. BMJ open 3.12 (2013)

Pattison, N./McCowan, L.: *Cardiotocography for antepartum fetal assessment*, Cochrane Database Syst Rev. 2 (2000)

Die Hebammenvorsorge besteht, neben der Beruhigung und der Stärkung deiner Geduld, auch in der Feststellung – und nach gegebener Zeit auch Unterstützung – der Geburtsreife deines Gebärmutterhalses und der Optimierung der Lage deines Babys: Liegt es so, wie es soll, um gut ins Becken hineinzurutschen? Und wenn nein, was kannst du tun, um das zu unterstützen? Sind dein Gebärmutterhals und dein Muttermund bereits reif und geburtsbereit? Und wenn nein, warum nicht? Wie sicher und gut wurde der ET damals bestimmt? Wie geht es deinem Baby? Hier sind vor allem die Qualität und Dynamik der → *Kindsbewegungen* ein wichtiger Parameter, vor allem plötzliche Veränderungen, die du wahrnimmst.

Üben in Ungeduld: Treppensteigen, Badewanne, Rotwein …

Geduld brauchen natürlich nicht nur Ärztinnen und Hebammen, auch du bist gefordert. Langsam wird alles anstrengend. Körperlich, aber auch das Warten kann zermürben. Du horchst bei jedem kleinen Bauchziepen in dich hinein, die Schwiegermutter nervt, und zu deinen beliebtesten Eingaben in die Google-Suchmaske dürfte »geburt anstupsen natürlich« gehören.

Überhaupt scheint die Schwangerschaft als eine einzige Zen-gleiche Übung in Geduld: Erst einmal schwanger werden ist schon spannend, dann soll man angeblich irgendwelche 12 Wochen geduldig abwarten, um sich nur einige Zeit später zu fragen, wann das Baby denn nun endlich rauskommt.

Tja, und was soll ich sagen: Es gibt letztlich keine nicht-invasiven Dinge, die dein Baby überreden können, aus deinem Bauch herauszukommen, wenn es einfach noch nicht der richtige Zeitpunkt ist.

Dennoch ist die typische Trias im allwissenden Internet häufig das unermüdlich voneinander abgeschriebene Programm: Laufe ein paar Treppenhäuser hoch und runter, gehe danach in die Badewanne, trink dazu ein Glas Rotwein und verabrede dich danach mit deinem Mann im Schlafzimmer.

Um das mal zu sortieren: Eine gewisse Grundfitness ist hilfreich für die Geburt und hat eine ganze Reihe positiver Effekte. Es tut also gut, regelmäßig zügige Spaziergänge zu machen – was immer das am Ende der Schwangerschaft heißt – und in deinem dir möglichen Rahmen aktiv zu bleiben. Gehe zum Yoga, fahre Rad oder was auch immer dir guttut. Gezieltes Treppensteigen rauf-runter-rauf allerdings vergeudet Kraft. Und das Baby wird ziemlich unbeeindruckt sein von diesen Bemühungen. Dich bewegen, wenn dir danach ist – wunderbar. Als zielgerichtete Methode, um das Baby herauszulocken – nein.

Rotwein trinken, um die Geburt anzukurbeln, ist aus ganz anderen Gründen keine gute Idee. Wein enthält bekanntermaßen Alkohol, und ebenfalls bekanntermaßen sollte man den in der Schwangerschaft schlicht überhaupt gar nicht trinken → *Alkohol*.

Der pharmakologische Wirkmechanismus funktioniert über Entspannung: Alkohol wirkt als Muskelrelaxans und war historisch eines der ersten wehenhemmenden Medikamente. Klingt an dieser Stelle erst mal unlogisch, denn du willst in diesem Moment ja das Gegenteil bewirken. Gleichzeitig ist die Basis für kraftvolle Wehenarbeit deiner Gebärmutter tatsächlich die Entspannung, der parasympathische Zustand. Nicht umsonst beginnen viele Geburten in der nachtnahen Zeit.

Wenn Stress oder Angst beteiligt sind oder Mütter einfach »ihren Kopf nicht abschalten können«, kann das dem In-Gang-Kommen von Wehen entgegenstehen. Mir würden da allerdings bessere Möglichkeiten zur Entspannung einfallen, als dir zu empfehlen, dich angeschickert in die Badewanne zu legen. Auch bei dem in diesem Kontext empfohlenen Bad geht es um das gleiche Prinzip: Es verhilft erst mal zur Entspannung. Wenn du bereits Wehen hast, die aber nicht so recht in Fahrt kommen wollen, ist die Badewanne oft als Entscheidungshilfe nützlich → *Badewannentest*.

Eine der ersten Maßnahmen beim Erreichen oder Überschreiten des Termins: Rufe deine Hebamme an, mache einen Termin aus, und rede mit ihr darüber, wie es dir geht mit dieser Situation »über ET«. Ein beruhigendes und reflektierendes Gespräch tut vielen Frauen gut. Es geht dabei ja auch um eigene Themen: Planungssicherheit, Unwägbarkeiten, dein eigenes Verhältnis zum Thema Pünktlichkeit – und letztlich mal wieder: Kontrollverlust. Verbinde ein solches Gespräch gern auch mit einer medizinischen Einschätzung der Situation, jetzt und für die nächsten Tage.

Darüber hinaus können entspannende Maßnahmen eine gute Idee sein: neben Meditation, innerer Reise, yogischer Entspannung, bewusstem oder auch gern ritualhaftem Abschied von dieser besonderen Lebensphase auch die weiter oben erwähnten Teemischungen oder Aromaöle. Schnappe dir Stricknadeln und stricke ein Babymützchen. Oder eine Decke, wenn du wie ich nur geradeaus stricken kannst. Eine große oder eine ganz kleine, je nachdem, wie lange es eben noch dauert …

… und Sex?

Sex nach Plan ist irgendwie nie sexy. Wenn ihr beide Lust habt, miteinander zu schlafen – herzlichen Glückwunsch, go for it. Bezüglich auf das In-Gang-Kommen einer Geburt gibt es ein paar Thesen: Im Sperma sind in Minidosen Prostaglandine vorhanden – die namensgebende Drüse ist die Prostata. Beim genussvollen Sex wird außerdem dein kleines Becken gut durchblutet, beim Orgasmus werden Gebärmutterkontraktionen ausgelöst, und dein Muttermund und die dortigen Druckrezeptoren werden stimuliert. Darüber hinaus gibt es übrigens anekdotische Hinweise, die nahelegen, dass Frauen, die viel Sex in der Schwangerschaft haben, weniger Schmerzmittel während der Geburt brauchen. Auch die Brustwarzen sind Organe mit hormonwirksamen Empfindsamkeiten: Die Stimulation der Brustwarzen – durch Reiben, Zwirbeln, Rubbeln – kann Oxytocin ausschütten und damit vielleicht die Geburt anstupsen. Dazu ist etwas Kontinuität nötig, du kannst einige Zeit lang ungefähr eine Minute lang die Brustwarzen reiben oder zwirbeln (lassen), drei Minuten Pause, dann wieder eine Minute lang.

»zu groß/zu klein«

Wenn man das Gewicht eines Kindes schätzt und mathematisch sehr grob einteilt, könnte man sagen, dass definitionsgemäß 50 Prozent aller Babys zu klein, die anderen 50 Prozent zu groß seien. Manchmal bekommt die Hebamme, die im Anschluss an diese medizinische Einordnung die Tränen trocknet, den Eindruck, als würde Frauen das in etwa so auch kommuniziert: Irgendetwas stimmt nicht mit deinem Baby.

Ein Abweichen von den Gewichtsnormkurven ist eine weitere häufige Einleitungsindikation, und zwar gilt dies in beide Richtungen: »Zu kleine Babys« können in einer Unterversorgung durch die Plazenta begründet sein, »zu große« die Geburt verkomplizieren. Ein grundsätzliches Problem ist aller-

RISIKO TOTGEBURT

Der Elefant im Raum: Wenn man sich die Frage stellt, warum die Terminüberschreitung und irgendwann die Übertragung überhaupt relevant ist, geht es um die Sorge, dass dem Baby auf den letzten Metern im Bauch noch etwas passiert, es in seiner Versorgung eingeschränkt wird, sodass es Schaden nehmen oder sogar sterben könnte. Dies wird in der Literatur als häufigster Grund für eine Einleitung der Geburt genannt. *Wichtig: Das ist ein wirklich seltenes Ereignis.* Abhängig von der Berechnungsgrundlage liegt das Risiko in SSW 41 + 0 bei etwa 1,7 toten Babys je 1000 Geburten. In SSW 42 + 0 liegt das Risiko bei etwa 1,9. Das Risiko ist also klein und vor allem steigt es nicht rasant an, sobald der Termin überschritten ist. Interessant hierbei ist, dass die Rate an Geburtseinleitungen in Deutschland in den letzten Jahren auf über 20 Prozent angestiegen ist (Ende der 1990er-Jahre waren es unter 15 Prozent), die Zahl der tot geborenen Babys aber in diesem Zeitraum sogar leicht gestiegen ist, was mit einer Zunahme an Risikofaktoren wie IVF-Behandlungen, Diabetes und dem höheren mütterlichen Alter in Verbindung gebracht wird. Umgekehrt scheint die höhere Einleitungsquote die Totgeburtenrate aber eben nicht positiv zu beeinflussen. Man muss also immer individuell schauen und die Risiken einer Geburtseinleitung im Vergleich zur Alternative – dem gut begleiteten, abwartenden Vorgehen – genau ansehen.
In Deutschland wird diese Phase vergleichsweise engmaschig überwacht. Strukturell sehen Frauen dadurch häufig Fachpersonen, und das senkt das Risiko, dass etwas übersehen wird (es erhöht aber auch das Risiko für Interventionen).
Das Beobachten der Kindsbewegungen zur Beurteilung des kindlichen Wohlergehens ist in anderen Ländern (etwa England oder Australien) verbreiteter als in Deutschland, aber auch hier ist es gar nicht so einfach, standardisierte Methoden oder Bewegungsprofile zu ermitteln, um dann zu definieren, welche »okay« sind, oder eben jene, die Anlass sein sollten, das Baby genauer zu beobachten und etwa engmaschigere Ultraschalluntersuchungen zu machen → *Kick Chart.*

dings, dass der Ultraschall am Termin erstens keine besonders gute Methode ist, um das Geburtsgewicht akkurat einzuschätzen. Man weiß, dass eine 10-prozentige Abweichung erwartbar ist, je nach methodischen Unterschieden (es gibt unterschiedliche, standardisierte »Maß-Tabellen«). Und es gibt Faktoren, welche die Gewichtseinschätzung erschweren können, etwa die Lage des Babys, die Lage der Plazenta und der mütterliche BMI. Auch die Ausbildung und vor allem die Erfahrung der Untersucherin sind wesentliche Kriterien für eine gute Abschätzung. Ähnliches gilt für die Messgenauigkeit von Hebammen-Skills wie das Abtasten des Bauches (die sogenannten Leopold-Handgriffe) und das Messen des Fundus-Symphysen-Abstandes. Diese Ergebnisse sind bei erfahrenen untersuchenden Hebammen nicht besser (schlechter aber auch nicht) als der Ultraschall.

Es ist aber eben prognostisch ein Unterschied (und geht mit anderen Schlüssen, Empfehlungen und Konsequenzen einher), ob dein Baby tatsächlich 4000 Gramm wiegt oder mit der erwartbaren 10-prozentigen Abweichung vielleicht auch 4400 Gramm, 2600 Gramm oder 2340 Gramm. Und wenn es nur die entsprechend ausführliche, risikozentrierte ärztliche Aufklärung ist, die dann leitliniengerecht empfohlen wird. Mütter haben danach Angst, ihr Kind sei mangelhaft versorgt, und die Plazenta könnte akut versagen, oder ihr Baby würde nun endgültig bei der Geburt nicht mehr durchs Becken passen und Verheerendes mit ihrer Vagina anrichten.

Angst am Ende der Schwangerschaft ist mindestens blöd und oft emotional belastend, und sie torpediert das Vertrauen der Frau in ihren Körper, ihr Vermögen als Mutter und die Kraft ihres Babys.

Ein weiterer wichtiger Punkt, dem mit den absoluten Kurven überhaupt nicht Rechnung getragen wird, sind genetische Faktoren: Ein sehr großes Baby *(LGA, large for gestational age)* kann die Geburt schwieriger machen. Dazu gehören die etwas höhere Gefahr von mütterlichen Verletzungen, aber auch die einer erschwerten Schulterentwicklung bei der Geburt des Babys oder einer Schulterdystokie. Auch die Quote an Kaiserschnitten steigt bei großen Babys nach dem ET an. Nur: Alle diese Faktoren stehen natürlich ebenfalls in Relation zur Größe und Statur der Mutter. Es ist eben ein Unterschied, ob eine 1,80 Meter große Frau ein 4500-Gramm-Baby gebärt oder eine 1,60 Meter große Frau mit Kleidergröße 32. Tatsächlich existiert keine Definition, ab wann ein Baby als »zu groß« zu bewerten ist. Die deutsche Leitlinie zur Geburtseinleitung gibt das auch kleinlaut zu, empfiehlt aber einen Absatz weiter kategorisch, dass allen Müttern, deren Babys oberhalb der 95. Perzentile liegen oder über 4000 Gramm geschätzt werden, eine Geburtseinleitung bereits ab 39 + 0 SSW angeboten werden soll.

Eine Familie bekommt meistens Babys, die zu ihr passen. Auf der anderen Seite des Spektrums sind nämlich Kinder, die »einfach nur zart« *(SGA, small for gestational age)* sind, in über 70 Prozent der Fälle konstitutionell zart oder klein, etwa weil ihre Eltern ebenfalls eher zierlicher sind. Anders verhält es sich bei einer Wachstumsretardierung (IUGR, *intrauterine growth restriction*), das bedeutet, das Baby fällt auf seinen Wachstumskurven allmählich oder plötzlich zurück. Zweiteres ist durchaus ein beobachtungsbedürftiger Hinweis, kann aber anhand des typischen Verlaufs gut gegen die »einfach nur zarten« Babys abgegrenzt werden.

… UND WANN MUSS MAN EINLEITEN?

Eine Geburtseinleitung braucht wegen all der genannten Faktoren immer eine möglichst individuelle Indikation.

Wie jede Intervention, die in den natürlichen Ablauf der Geburt eingreift, birgt sie Risiken. Wegen der klassischen Nebenwirkungen der dazu eingesetzten Medikamente kommt es häufig zu einer *Interventionskaskade*, die zu einer längeren → *Latenzphase* führen kann oder auch mit weiteren Geburtsinterventionen und Risiken in Verbindung steht. Auch die Weltgesundheitsorganisation WHO hebt die Wichtigkeit des spontanen Geburtsbeginns für den weiteren physiologischen Verlauf der Geburt hervor. Frauen benötigen nach einer Geburtseinleitung häufiger Schmerzmittel und häufiger eine PDA, was ein subjektiv unangenehmeres Geburtserlebnis vermuten lässt und weitere Interventionen mit sich bringen kann → »Ist eine eingeleitete Geburt schmerzhafter?«

Auch die Notwendigkeit eines Wehentropfs in späteren Stadien der Geburt ist häufiger, der Blutverlust nach der Geburt größer, und es gibt mehr kindliche Herztonveränderungen im CTG, die auf kindlichen Stress hinweisen.

Eine von allein und damit üblicherweise zum richtigen Zeitpunkt in Gang kommende Geburt ist immer ein guter Start. Eine der wichtigen Grundregeln für eine gut voranschreitende, physiologische, kraftvolle Geburt: Eine Geburt ist leicht störbar, gerade zu Beginn. Jede Einmischung, jede Intervention sollte wohlüberlegt sein und mit der zurückhaltenden, abwartenden Begleitung abgewogen werden.

Es gibt immer eine fluide Grauzone, wann man eine Einleitung wirklich machen »muss« und wann noch nicht, oft ist es eben nicht das eine oder andere *Soft Sign* allein. Auch Kliniken unterscheiden sich mal wieder voneinander: Während die einen ab 41 + 0 eine Geburtseinleitung dringlich anraten, bleiben andere – bei guten Begleitumständen – noch bis 42 + 0 entspannt.

Die meisten Kinder wissen, wann es an der Zeit ist. Der Hamburger Chefarzt Wolf Lütje formuliert es so: »Das Kind hat nichts – außer einem nervösen Umfeld.« Lass dir also genau erklären, warum in deinem Fall eine Einleitung Sinn machen kann. Denn natürlich gibt es diese Gründe. Aber sie liegen allesamt jenseits von hilflosen mathematischen Berechnungsversuchen.

Die häufigsten Indikationen für eine Geburtseinleitung im Krankenhaus sind zu fast 40 Prozent eine Terminüberschreitung oder Übertragung, zu 20 Prozent ein »zu« großes oder »zu« kleines Baby und zu 20 Prozent ein → *vorzeitiger Blasensprung*, der länger als 24 Stunden zurückliegt. Die übrigen verteilen sich auf Frauen mit einem Gestationsdiabetes, einer Präeklampsie und anderen, selteneren Diagnosen. Oft gibt es auch mehr als eine Diagnose allein, die eine Geburtseinleitung ratsam erscheinen lässt.

Die Einleitung bei einem → *Gestationsdiabetes (GDM)* hängt ebenfalls von unterschiedlichen Indikationen ab: Bei einem insulinpflichtigen GDM empfehlen die Leitlinien, bei 40 + 0 SSW eine Einleitung anzubieten. Bei einem diätetisch gut eingestellten GDM hingegen gibt es keine Evidenz, dass eine Einleitung Vorteile hat.

Welche Methoden sinnvoll sind und dir dann angeboten werden können, hängt auch davon ab, wie dringlich oder eilig eine Geburtseinleitung ist: Wenn eine Plazentainsuffizienz vermutet wird und dein Baby vielleicht zusätzlich Auffälligkeiten im CTG zeigt, wird man sehr zügig eine Methode wählen, die zuverlässig ist und sehr bald dafür sorgt, dass die Geburt beginnt. Handelt es sich aber um eine eher weiche Indikation und deinem Baby und dir geht es gut, hat man etwas mehr Zeit und kann sich etwas langsamer herantasten und dir vielleicht auch nicht-medikamentöse Methoden vorschlagen. Diese findest du weiter unten.

MEDIKAMENTÖSE GEBURTSEINLEITUNG

Wenn deine Geburt im Krankenhaus eingeleitet werden soll, werden dir wahrscheinlich vorrangig die folgenden klassischen, medikamentösen Einleitungsunterstützungen begegnen:

Wehentropf bei reifen Befunden

Ein Wehentropf enthält Oxytocin, neben dem Prostaglandin das zweite wichtige Gebärhormon. Diese Methode war historisch die erste medikamentöse Geburtseinleitung, die in der Klinik zur Verfügung stand, etwa ab den späten 1960er-Jahren. Er ist heute kaum noch als Einleitungsmethode gebräuchlich, da dieses Geburtshormon nur an den Oxytocin-Rezeptoren der Gebärmutter wirken kann und nicht an der Zervix. Ein Oxytocin-Tropf kommt heute in Situationen zum Einsatz, wenn die Prostaglandine bereits ihre Wirkung getan haben und der Befund schon gut vorgereift ist, aber noch keine ausreichenden Wehen zu verzeichnen sind. Bei Erstgebärenden gibt es diese Situation eher selten. Wie für alle medikamentösen Einleitungen wirst du dazu stationär in den Kreißsaal aufgenommen, und es wird ein venöser Zugang gelegt. Ein Vorteil ist, dass man diesen Tropf (anders als die Prostaglandine, die einmal »drin« sind) ein- und ausschalten kann. Es gibt Situationen, in denen nur ganz wenig davon gebraucht wird, um die Geburt in Gang zu bringen. Vor allem bei Mehrgebärenden, deren Muttermund schon ein Stückchen geöffnet ist, kann das der kleine Anstupser sein, um die körpereigene Wehentätigkeit anzukurbeln.

Prostaglandin vaginal

Prostaglandin E2 kann als Gel, als Vaginalinsert (Propess®) oder als Vaginaltablette an den Gebärmutterhals appliziert werden. Dort, direkt »vor Ort«, soll es die Zervixreifung unterstützen, man nennt dies auch »priming«.

Ein Nachteil der lokalen Prostaglandine ist, dass du nach einer solchen Gabe erst einmal einige Zeit liegen musst, damit Gel oder Tablette gut einwirken können und nicht gleich wieder aus der Vagina herausfließen. Gerade bei Erstgebärenden sind meist mehrere Gaben nötig, bis sich eine Wirkung zeigt, weil man nie weiß, wie eine Frau auf das Prostaglandin anspricht, und man sich daher mit einer vorsichtigen Dosis langsam herantastet. Üblicherweise wird die Gabe von Prostaglandinen etwa im Abstand von sechs Stunden wiederholt, bis die Wirkung einsetzt. Zwischendrin, davor und danach gibt es regelmäßige CTG-Kontrollen. Insgesamt also ein Prozedere, das sich etwas hinzieht, manchmal über Tage. Das kann lang und ermüdend sein. Stelle dich also auf Warten ein, bis überhaupt erst mal Wehen in Gang kommen. Nutze die Zeit zum Spazierengehen, Babydialog, Lesen, Dösen, Ablenken und Kniffelrunden mit deinem Partner oder deiner Partnerin. Für eine medikamentöse Geburtseinleitung wirst du immer stationär aufgenommen und darfst auch zwischendurch nicht mehr nach Hause gehen, selbst wenn du das Gefühl hast, dass noch gar nichts passiert. Das Propess®-Vaginalinsert gibt fein dosiert Prostaglandin E2 ab und kann 24 Stunden liegen bleiben. Ein weiteres Vaginalinsert mit ähnlicher Wirkung heißt Misodel®, es enthält eine andere Sorte Prostaglandin (Misoprostol), das im Nebenwirkungsprofil etwas besser abschneidet.

Orales Prostaglandin

Misoprostol (Prostaglandin E1) wird mittlerweile seit vielen Jahren zur Geburtseinleitung benutzt, es wird als Tablette verabreicht. Bis 2021 wurde ein Medikament namens Cytotec® off-label dazu verwendet, mittlerweile ist dieses nicht mehr im Handel. Seit 2022 ist ein neues orales Prostaglandin mit dem Namen Angusta® auf dem Markt. Es enthält 25 μg Misoprostol pro Dosis. Auch Angusta wird ausschließlich stationär in der Klinik gegeben. In Studien zu dieser Anwendung gibt es bei der oralen Gabe weniger Nebenwirkungen und einen schnelleren Wirkeintritt als mit lokalen Prostaglandinen. Auch die Kaiserschnittquote ist in der Misoprostol-Gruppe etwas niedriger. Vor der Einnahme und in Abständen von einigen Stunden wird auch hier mehrfach ein CTG geschrieben. Die meisten Frauen bekommen spätestens nach der zweiten Gabe kräftige Wehen, Mehrgebärende oft schon nach der ersten. Orale Prostaglandine haben den Vorteil, dass sie auch subjektiv deutlich weniger invasiv sind. Du musst nicht (so häufig) vaginal untersucht werden, bleibst mobiler und musst nach der Einnahme nicht liegen bleiben.

IST EINE EINGELEITETE GEBURT SCHMERZHAFTER?

Prostaglandine wirken von Frau zu Frau sehr unterschiedlich, bei manchen Frauen geschieht erst mal – gar nichts. Man muss sich mit der Dosierung ganz vorsichtig an die optimale Wirkmenge herantasten, um keine Überstimulation (»Wehensturm«) zu riskieren. Beginnende Einleitungswehen werden dann aber tatsächlich häufiger als unangenehmer empfunden als bei einem spontanen Wehenbeginn. Das hängt sicher mit vielen Dingen zusammen – vielleicht auch mit weichen Faktoren: dass du etwa bei Wehenbeginn in einer fremden, klinischen Umgebung bist und nicht in deinem eigenen Schlafzimmer, in deinem privaten Schutzraum. Es liegt aber sicher auch daran, dass Prostaglandine gleichzeitig als Botenstoff, als Schmerzmediator, wirken. Bei einer von allein in Gang kommenden Geburt schickt der Körper zusammen mit den Prostaglandinen schon körpereigene Schmerzmittel (Oxytocin, Endorphine etc.) in die Blutbahn – und die fehlen bei einer eingeleiteten Geburt erst mal. Es ist mit Medikamenten offenbar nicht so leicht möglich, die körpereigene, fein austarierte Hormonkaskade exakt zu imitieren. Bei einem spontanen Wehenbeginn treffen die Wehenschmerzen auf andere Bedingungen, es ist eben alles »bereit« – auch zum Wehen-Aushalten. Und so kann es sein, dass du bei einer eingeleiteten Geburt schmerzhaftere Wehen empfindest, die gemeinerweise zu Beginn noch so nicht besonders effektiv sind, bis sie sich eingependelt haben und dein Körper das Signal »Geburtsbeginn« gut verstanden hat.

NICHT-MEDIKAMENTÖSE UND HORMONFREIE METHODEN DER GEBURTSEINLEITUNG

Mechanische Methoden können mithilfe von Druck und Dehnung Hormonrezeptoren am Muttermund stimulieren. Dadurch wird im besten Fall der → *Ferguson-Reflex* ausgelöst, und dies führt zur Ausschüttung von körpereigenem Oxytocin.

Eipol-Lösung

Eine Eipol-Lösung bewirkt eine mechanische Stimulation der Oxytocin-Rezeptoren durch den Finger der vaginal untersuchenden Person und kann eine einfache, effektive Einleitungsmethode sein. Ein großer Pluspunkt ist, dass sie auch im nicht-klinischen Setting, etwa im Rahmen einer Vorsorgeuntersuchung, funktioniert. Dennoch braucht es, wie alle Eingriffe, eine Indikation und dein Einverständnis.

Das sagt die Literatur: Eine Eipol-Lösung reduziert die Notwendigkeit medikamentöser Einleitungen, geht also mit einer erhöhten Rate an spontanem Wehenbeginn einher. Auch die Leitlinie zur Geburtseinleitung empfiehlt, sie Frauen am Termin anzubieten. Die Bedingung für eine Eipol-Lösung ist ein vorgereifter, geburtsbereiter Zervixbefund. Der Muttermund muss dafür etwas geöffnet sein, sodass er einen Finger hindurch lässt. Eine Eipol-Lösung ist ein Eingriff in deine Privatsphäre, und er ist auch etwas unangenehm. Deine Hebamme wird dir vorher genau erklären, was sie tut, und nur das machen, womit du dich einverstanden erklärst.

So geht eine Eipol-Lösung

Es startet wie eine normale vaginale Untersuchung. Deine Hebamme wird dann ihren Finger in den Muttermund hineingleiten lassen und, am inneren Muttermund angekommen, diesen einmal innen mit dem Finger umrunden. Dabei wird vorsichtig die Haftung der Fruchtblase über dem Gebärmutterhals gelöst und die berühmten Prostaglandin-Rezeptoren stimuliert, die Fruchtblase selbst bleibt dabei natürlich unversehrt.

Wenn man das langsam, sanft und mit deiner schrittweisen Erlaubnis tut, ist das etwas unangenehm, aber für fast alle Frauen wirklich gut auszuhalten. Solltest du es doch als schmerzhaft oder auch als übergriffig und zu intensiv empfinden, wird eine sensible Ärztin oder eine sensible Hebamme sofort unterbrechen und aufhören. Nicht erschrecken: Eine Eipol-Lösung kann eine leichte Blutung auslösen, weil der Muttermund weich und etwas blutungssensibel ist.

In der Klinik gibt es darüber hinaus zwei Methoden, die angewandt werden können, um sich den → *Ferguson-Reflex* zunutze zu machen. Im Vergleich zu den medikamentösen Maßnahmen führen sie zwar immer noch ein Nischendasein, sind aber einen Versuch wert, vor allem dann, wenn es sich um keine dringliche Einleitung handelt. Sollten sie dir nicht aktiv vorgeschlagen werden, frage ruhig danach.

Ballonkatheter

Hierbei wird ein dünnes Schläuchlein durch den Muttermund gefädelt. Oben an dessen Spitze befindet sich ein kleiner Ballon, der von außen mit einer Kochsalzlösung aufgespritzt wird. Zwischen Babyköpfchen und Muttermund befindet sich dann also ein etwa walnussgroßer Ballon, der auf den Muttermund drückt und den → *Ferguson-Reflex* stimulieren soll. Der Rest des Schlauches baumelt aus deiner Vagina heraus. Das ist möglicherweise etwas lästig, der Vorteil ist allerdings, dass du damit ganz flexibel und mobil bleibst: Du kannst damit herumlaufen und gemütlich auf Wehen warten. Man kann damit schlafen, und einige Kliniken erlauben durchaus, damit auch wieder nach Hause zu gehen und zu den CTG-Kontrollen wiederzukommen und den Muttermund in dieser Zeit »vor sich hin reifen zu lassen«.

Dilapan-S®-Stäbchen

Diese Stäbchen sehen aus wie ein etwas dünnerer, längerer Tampon und bestehen aus einem Material auf Zellulosebasis. Sie werden vorsichtig in den Gebärmutterhals eingeführt, was einen Moment lang etwas unangenehm sein kann. Dort nehmen sie nach und nach Flüssigkeit aus der Zervix auf, quellen auf und dehnen so den Muttermund. Auch dieses Verfahren gibt dir Bewegungsfreiheit. Fast immer kannst du nach dem Einführen wieder nach Hause gehen.

Durch diese Methoden entwickeln sich im besten Fall selbstständig gute, effektive Wehen, die die Geburt in Gang bringen. Selbst wenn das aber nicht der Fall ist, können sie einen guten vorreifenden Effekt haben, der sich auch für eine vielleicht folgende medikamentöse Geburtseinleitung als vorteilhaft erweist und dir schon etwas »Vorsprung« verschafft.

Fasten und Abführen

Schon seit Jahrhunderten sind einzelne Fastentage als geburtsanregend bekannt, es ist hierzulande aus dem Wissensschatz allerdings mittlerweile so gut wie verschwunden. Eine Untersuchung aus Israel zeigt, dass orthodoxe Jüdinnen in der Fastenzeit des Jom Kippur häufiger entbinden als drum herum und auch häufiger als die Vergleichsgruppe nicht fastender Frauen in der Region. Vermutlich gibt es einen Zusammenhang im Cortisol-Prostaglandin-Stoffwechsel (vergleiche auch: → »Rezeptorennahrung: die Louwen-Diät«).

Fasten unterstützt die *zelluläre Autophagie* und die *Apoptose*, das sind Prozesse, die alten Zellen helfen, programmiert unterzugehen und vom Körper vertilgt und danach erneuert zu werden. Deshalb ist Fasten so gesund. Zudem erhöht Fasten kurzfristig den Cortisolspiegel.

Beide Prozesse sind für die Umbauphase der Zervixzellen hilfreich und unterstützen die Prostaglandin-Synthese. Wenn das für dich eine Option ist und du Fasten verträgst, lege bis mittags einen halben Tee-Saft-Tag ein. Damit verlängerst du die nächtliche Fastenzeit des Körpers, so wie man es auch vom *intermittierenden Fasten* kennt. Ab dem Nachmittag kannst du dich wieder ganz normal satt essen. Wenn es dir besser bekommt, kannst du auch alternativ ab 17 Uhr nichts mehr essen und das eine oder andere Dinner canceln.

Auch ein voller Darm kann deinen Gebärmutterhalteapparat ungünstig belasten, hier können Einläufe eine gute Idee sein. Für einen »richtigen« hohen Einlauf (kein Klistier, das erreicht nur das allerletzte Stückchen des Darmes, um das geht es nicht) brauchst du, wenn du damit unerfahren bist, eine Hilfsperson, möglicherweise bietet deine Hebamme das an. Am besten ist ein Einlauf frühmorgens, lege dich nach dem ausgiebigen Abführen zum Ruhen ins Bett und schlafe gern noch mal ein. Diese Prozedur kann man auch durchaus an zwei oder drei aufeinanderfolgenden Tagen wiederholen.

Nachtkerzenöl bei einer Terminüberschreitung

Unter den geburtsvorbereitenden Maßnahmen oben habe ich Nachtkerzenöl mit seinem Inhaltsstoff Gamma-Linolensäure und dessen Rolle bei der Prostaglandinsynthese zur Zervixreifung schon beschrieben.

Besonders effektiv bei einer Terminüberschreitung scheint die vaginale Anwendung zu sein: In verschiedenen Studien wurde die Wirkung von 1000 mg Nachtkerzenöl auf die zervikale Reifung bei schwangeren Frauen mit Terminüberschreitung untersucht. In einer Studie aus dem Jahr 2022 führte die vaginale Verabreichung von 1000 mg Nachtkerzenöl zu einer signifikanten Erhöhung des → *Bishop-Scores*.

Die meisten erhältlichen Produkte enthalten 500 mg Nachtkerzenöl pro Kapsel. Du kannst zusätzlich zum eingenommenen Nachtkerzenöl ergänzend am Abend und vor dem Mittagsschlaf je 2 Kapseln vaginal einführen und weit oben in Muttermundsnähe platzieren, sodass sie sich dort auflösen können. Alternativ kannst du 2 TL Öl in einen Menstruationscup füllen und ihn über Nacht tragen, sodass das Nachtkerzenöl direkt am Gebärmutterhals wirken kann.

Nelkenöl

Ätherisches Nelkenöl, gewonnen aus den Blättern und Knospen der Gewürznelke, ist in der Aromatherapie für seine angstlösende, schmerzlindernde und gebärmuttertonisierende Wirkung bekannt. Pures Nelkenöl hat hautreizende Wirkung und muss daher verdünnt werden. Es kann am oder über dem ET äußerlich als sanftes Massageöl für deinen Bauch, das Kreuzbein, die Füße oder auch als Badezusatz verwendet werden, toll ist dafür das Ut-Öl von *Ingeborg Stadelmann*.

Lokal am Muttermund platziert, kann Nelkenöl bei einer Terminüberschreitung ebenfalls das In-Gang-Kommen der Geburt unterstützen. Du kannst es gut mit Nachtkerzenöl kombinieren und eine Mischung herstellen aus:

30 ml Nachtkerzenöl und 15 Tropfen Nelkenknospenöl.

Du kannst dazu einen handelsüblichen Tampon benutzen, ihn in diese Ölmischung eintunken und dann einführen. Gut funktioniert auch eine sterile Mullkompresse. Falte eine handelsübliche 10 × 10-Mullkompresse (aus der Apotheke) auseinander, mache an ein Ende oder in der Ecke zwei Knoten und tränke diese mit der Ölmischung. Das Ganze dann in deine Vagina einführen und zwei bis vier Stunden tragen, wenn du das Öl gut verträgst. Achtung, es wird vermutlich im ersten Moment etwas warm, das sollte nach kurzer Zeit vergehen. Wenn es brennt – nimm es raus. Alternativ kannst du auch einen Menstruationscup verwenden.

In einer kleineren Untersuchung mit einem klassischen Nelkenöltampon bekamen etwa ein Drittel aller Frauen (23 Prozent der Erstgebärenden und 42 Prozent der Mehrgebärenden) innerhalb von 6 bis 12 Stunden Wehen und brauchten keine weiteren Maßnahmen.

DIE ZEIT DER LISTEN

Spätestens wenn irgendeine Zeit dem Ende zugeht und etwas Neues beginnt, schlägt die große Stunde der To-do-Listen. Jede Frau hat ihre ganz eigene Liste an Dingen, die sie unbedingt vor der Geburt noch erledigen muss. Die eine muss noch den Betthimmel in der perfekten Uterusfarbe zu Ende nähen, die Steuererklärung unbedingt fertig machen oder einfach dringend noch mal zu IKEA. Auch ein Friseurtermin steht bei vielen auf der Liste – denn dazu kommst du nach der Geburt erst mal nicht. Manche Frauen meinen es vollkommen ernst, wenn sie sagen, dass sie die Vorstellung von totalem Kontrollverlust und völliger Auflösung während der Geburt nur mit frisch pedikürten Füßen, hornhautfrei und mit dem perfekten Hibiskus-Ton auf den Nägeln ertragen haben. Wenn du dazu gehörst: Mache einen Termin aus.

Punkte, die auf einer solchen Liste ganz nach oben gehören, sind jene, die dazu da sind, es dir gut gehen zu lassen. Zelebriere und genieße gern diesen so besonderen Zustand! Was auch immer das für dich ist: Es kann der Yogakurs sein oder eine wundervolle Massage, in vielen Städten gibt es mittlerweile tolle Angebote speziell für Schwangere. Kaufe dir ein besonders schönes, wohlduftendes Körperöl. Buche ein Fotoshooting und lasse wunderschöne Fotos von

EVIDENZ

RIZINUS

Rizinusöl ist eine schon seit der Antike beschriebene Einleitungsmethode. Rizinusöl, genau genommen die in ihm enthaltene Rizinolsäure, wirkt kontraktionsfördernd auf glatte Muskulatur, also auf die Muskeln der Gebärmutter und auf die des Darmes. Auch als Abführmittel ist es deshalb bekannt. Wie die meisten Einleitungsmittel wirkt auch Rizinus über die Stimulation der Prostaglandin-Synthese, Rizinus bindet an den *EP3-Rezeptor*. Zur Geburtseinleitung ist Rizinus bei reifen Befunden eine wirksame und sichere Möglichkeit – aber ausschließlich in fachlicher Begleitung!

Meistens wird Rizinusöl in Form von Cocktails mit einem intensiv schmeckenden Saft (z. B. Aprikosensaft) gemixt, das dient in erster Linie der Geschmacksverbesserung, enthält aber auch Kalium. Das klassische Rezept enthält Mandelmus als Emulgator und dazu etwas Alkohol. Dieser dient nicht »zur Entspannung« oder um die Bezeichnung »Cocktail« zu rechtfertigen, sondern um die Rizinolsäure aus dem Öl zu lösen und besser resorptionsfähig zu machen. Notwendig ist das nicht, meine fachliche Meinung zu Alkohol in der Schwangerschaft habe ich schon mehrfach geäußert: Für mich gehört er hier nicht her. Wenn man eine Alternative zum Emulgieren des Öls für eine bessere Aufnahme des Wirkstoffes sucht, eignet sich auch Lecithin, z. B. durch ein Ei: Gebräuchlich sind auch Rezepturen von in Rizinus gebratenem Rührei. In den Studien wurde Rizinusöl »pur« verabreicht, das geht also auch (schmeckt aber furchtbar).

Auch die kindliche Darmperistaltik kann durch Rizinusöl angeregt werden, sodass das Baby Mekonium schon ins Fruchtwasser ausscheidet. Das wiederum macht grünes Fruchtwasser. Es ist aus der Literatur nicht klar ersichtlich, ob das etwas häufiger zu beobachtende grüne Fruchtwasser nach Rizinusgabe ein – so wird es typischerweise bewertet – Stressindikator für das Befinden des Kindes ist oder lediglich eine gesteigerte kindliche Darmperistaltik dahintersteckt. Auch eine Einleitung mit Prostaglandinen als Medikament hat diese Effekte.

In Deutschland ist der Einsatz von Rizinusöl nicht besonders gebräuchlich, oft auch verpönt. Neuere Studien aus dem angloamerikanischen Raum bewerten es aber durchaus als ernst zu nehmende Option: »Unsere Ergebnisse unterstützen die Ergebnisse der früheren Forschung, dass Rizinusöl eine wirksame, natürliche Technik zur Stimulierung der Wehen sein kann.« In einer anderen Arbeit heißt es: »Fast 91 Prozent der Frauen in der Studie, die den Rizinusöl-Cocktail konsumierten, um Wehen zu induzieren, konnten vaginal mit nur geringen oder gar keinen mütterlichen oder fetalen Komplikationen gebären.«

Rizinus gehört immer in die Hände von Fachpersonen, wohlindiziert und gut überwacht. Ein Cochrane-Review zeigte ebenfalls keine Unterschiede in Kaiserschnittquote, Apgar-Werten und grünem Fruchtwasser im Vergleich zu Frauen, die keine Intervention erhielten.

Alles in allem ist eine Geburtseinleitung mit Rizinusöl eine Geburtseinleitung, wie »natürlich« das Mittel auch immer sein mag. Vor der Gabe auf eigene Faust mit ergoogelten Rezepten am heimischen Küchentisch rate ich deshalb ausdrücklich ab. Wie alle Einleitungen bedarf der Rizinusöl-Cocktail einer Indikation und gehört damit entweder in die Klinik oder zumindest engmaschig auch per CTG überwacht. Wenn deine Hebamme dich dabei begleitet, kann es eine Alternative zu herkömmlichen Einleitungen sein.

Die Wirkung von Rizinusöl zur Geburtseinleitung scheint evident, braucht aber immer fachliche Begleitung.

DeMaria, A. L. et al.: *Castor oil as a natural alternative to labor induction: A retrospective descriptive study.* Women Birth 31.2 (2018) 99–104

Bayoumi, Y. A. et al.: *Castor oil for labor initiation in women with a previous cesarean section: A double-blind randomized study.* The Journal of Maternal-Fetal & Neonatal Medicine 35.25 (2022) 8945–8951

Neri, I. et al.: *Castor oil for induction of labour: a retrospective study.* The Journal of Maternal-Fetal & Neonatal Medicine 31.16 (2018) 2105–2108

Kelly, A. J. et al.: *Castor oil, bath and/or enema for cervical priming and induction of labour.* Editorial Group: Cochrane Pregnancy and Childbirth Group, Published Online: 23 Apr 2001

Azhari, S. et al.: *Evaluation of the effect of castor oil on initiating labor in term pregnancy.* Journal Saudi Med 27 (7) 1011–1014

Knauss, A. et al.: *Geburtseinleitung mit Rizinusöl – Ergebnisse der Ulmer Rizinus-Studie.* Die Hebamme 22, 216–218

Vonau, M. et al.: *Wehencocktail mit Rizinusöl – eine schnelle und sichere Alternative?* Die Hebamme 17, 220–222 dir mit Bauch machen. Kaufe ein total verrückt teures, aber supersüßes Klamottenteil für dein Baby. Du wirst es ihm ständig anziehen, bis es nicht mehr passt, und ein Leben lang aufbewahren. Umgib dich mit Schönem. Nimm dir Zeit im Bad. Schreibe Tagebuch. Sei viel draußen, genieße die Natur und die Jahreszeit, die gerade ist. Du wirst sie so intensiv wahrnehmen wie nie zuvor und dich in ziemlich genau einem Jahr auf ganz besondere Weise daran erinnern.

Wenn du bislang in deiner Schwangerschaft noch gearbeitet hast, bist du jetzt endlich im Mutterschutz. Der Abschied von der Arbeit ist einerseits schön, weil jetzt viel Wichtigeres kommt – andererseits bedeutet es auch so etwas wie »Abschied von einem Teil des alten Lebens«, das du ja im besten Fall auch gerne mochtest.

Die Freiberuflerinnen unter euch haben es in mancherlei Beziehung auch nicht leicht – es ist der ewige Spagat, genug Geld zu verdienen und jeden Krankheitstag wieder reinzuarbeiten, gleichzeitig aber auch gut für sich zu sorgen und die Schwangerschaft zu genießen. In diesem Dilemma muss man sich auch noch selbst disziplinieren, um endlich irgendwann den Mutterschutz einzuläuten. Auch wenn eigentlich alles erledigt ist, braucht es trotzdem noch einige Zeit, bis der Schreibtisch so weit klar ist, alle Mails beantwortet und nicht zuletzt alle Rechnungen geschrieben sind, damit sie auf jeden Fall noch vor der Geburt bezahlt werden (wichtig für das Elterngeld!). Deshalb umso wichtiger: Schaffe dir klar definierte Oasen, in denen es nur um dich geht und um das Schwangersein. Trage außerdem einen Termin in deinen Kalender ein, wann dein Mutterschutz anfängt – und halte dich daran. Und ich weiß, dass das leichter gesagt ist als getan.

Neben allen – und ganz sicher auch ambivalenten – Gefühlen gegenüber diesem Übermaß an Veränderungen: Es ist normal und vollkommen erwartbar! Erlaube dir, dich in einen ganz anderen Rhythmus einzugrooven als den, den die Uhr vorgibt. Achte auf deine Bedürfnisse. Wenn du nachts nicht gut schläfst und die Nächte meistens nicht mehr so besonders erholsam sind, schlafe eben morgens noch mal wieder ein. Kaufe mitten in der Woche vormittags Balkonblumen auf dem Wochenmarkt. Gehe danach ins Lieblingscafé, allein oder mit Freundin, oder auf dein Sofa und halte ein Mittagsschläfchen. Mache schlicht alles, was dir guttut, Sachen, zu denen du sonst nicht kommst. Klebe Fotos ein, es werden bald jede Menge mehr dazukommen. Räume dein Badezimmerschränkchen auf, sortiere den Kleiderschrank. Und kümmere dich spätestens jetzt um den ganzen Papierkram. Vielen Menschen tut rituelles Ordnung-Schaffen gut, es macht Platz für wirklich Neues.

Es gibt noch genug anderes zu tun. Schiebe nicht alles an Vorbereitungen bis zur letzten Minute auf, frei nach dem Motto: »Wir haben ja noch so viel Zeit«. Erstens gibt es sehr wohl Kinder, die sich früher als gedacht auf den Weg machen. Zweitens vergehen die letzten Wochen oft wie im Flug. Und drittens ist es schön, die letzten Wochen der Schwangerschaft in dem Gefühl zu genießen, dass wirklich so langsam alles fertig ist.

Triff dich kurz vor der Geburt noch einmal mit deiner Wochenbett-Hebamme, um über die ersten Tage nach der Geburt zu sprechen. Sie gibt dir wichtige Tipps, was vielleicht noch zu besorgen ist, und du kannst mit ihr über alles das sprechen, was dich im Zuge der herannahenden Geburt beschäftigt. Hast du schon eine Kinderärztin? In manchen kinderreichen Stadtteilen sind die Praxen so überlaufen, dass es immer wieder monatelange Aufnahmestopps gibt. Schau also, wer bei dir in der Nähe infrage kommt, ruf dort an oder schau vorbei und lasse dich vormerken. Auch einen → *Rückbildungskurs* kannst du schon mal vorrecherchieren – wenn du Glück hast, gibt deine Wochenbett-Hebamme so einen Kurs oder ist mit Kolleginnen vernetzt. Wenn du das erste Mal im Wochenbett einen Gedanken an die Welt da draußen verschwendest, sind die nettesten Kurse, wie so oft, bereits ausgebucht. Mache also eine weitere Liste mit »To-dos nach der Geburt«: Schreibe dir passende Kursdaten mit Telefonnummer heraus, um gleich nach der Geburt dort anrufen zu können.

DAS WOCHENBETT VORBEREITEN – ORGA UND ABSPRACHEN

Das Wochenbett ist eine besondere Zeit und auch der Start für euch als Familie. Schon ganz zu Beginn werden entscheidende Weichen gestellt für eure weitere Paarbeziehung und für euren Entwurf von Familie. Auch auf der Ebene von »Wer macht was und wie« solltet ihr euch gemeinsam vorbereiten und konkrete Vereinbarungen und Vorkehrungen treffen, damit wirklich sichergestellt ist, dass du im Bett bleiben, Wochenbett halten und dich nach der Geburt gut erholen kannst. Fast keines der erstgebärenden Paare schätzt realistisch ein, wie der Tagesablauf im Wochenbett so sein wird. Es stimmt wirklich, was alle sagen: Ihr werdet so sehr absorbiert sein von dem neuen frischen Baby (und die Frauen von ihren körperlichen und emotionalen Baustellen), dass erst mal alles andere untergeht.

Damit ihr die erste Zeit gemeinsam mit dem Baby genießen könnt, die richtigen Dinge im Vordergrund stehen und ihr nicht jedes Zeitfenster, das sich öffnet und euch entspannte Zeit mit dem Baby schenken könnte, vollstopfen müsst mit notwendigem »Alltagskram«, ist es hier vor allem wichtig, alles gut zu organisieren.

Es gibt ganz sicher keine Phase im jungen Erwachsenenleben, in der Paare so sehr auf Hilfe und Unterstützung angewiesen sind wie in den ersten Jahren mit einem Kind.

Setzt euch gemeinsam hin, beginnt jetzt – und vor allem: Macht es gemeinsam! Nicht erst dann, wenn Überlastung, Frust und Streit über »Kleinkram« da sind und das Eingeständnis: »Es geht wirklich nicht mehr.«

Es ist gelebter, partnerschaftlicher Feminismus, Frauen in dieser vulnerablen und bedürftigen Lebensphase der Schwangerschaft und Wochenbettzeit so zu unterstützen, dass sie es sind, die den Rücken freigehalten bekommen.

Ein Tag im Wochenbett vergeht wie im Flug, und ein ganz wesentlicher Teil deiner Zeit wird von diesem ganz neuen Babykosmos absorbiert. Wenn du dein Baby stillst, wirst du das häufig und lange tun, du wirst dein Baby häufig wickeln, es in den Schlaf wiegen. Du hast sicher schon all die Geschichten gehört – und dabei mittelmäßig überzeugt die Augenbrauen gehoben –, dass man es phasenweise noch nicht mal schafft, zu duschen, geschweige denn sich die Haare zu waschen. Du brauchst also wirklich eine Versorgungsstruktur für diese Zeit. Es ist wichtig, dass ihr das vorher organisiert. Besprecht gemeinsam, was ihr in der ersten Zeit an Unterstützung braucht. Die Frauen werden ganz sicher zwei bis vier Wochen lang nicht einkaufen, nicht den Haushalt schmeißen, nicht leckeres Essen kochen, nicht Wäsche waschen. Es ist die Aufgabe des Partners, das zu erledigen oder – wenn das nicht möglich ist – sich darum zu kümmern, wer es alternativ macht. Es sind aber fast immer die Frauen, die sich diese Gedanken machen.

Mittlerweile gibt es auch private Anbieter und gemeinnützige Organisationen, die sich auf die Begleitung und Entlastung junger Familien (Haushaltshilfe und Weiteres mehr) spezialisiert haben, *wellcome* ist beispielsweise eine von ihnen. Möglicherweise ist das eine Alternative zum früheren großfamiliären Netzwerk, das heute nicht mehr so tragfähig ist. Sich so etwas partiell, z. B. für Woche drei bis fünf – wenn der nicht stillende Elternteil eventuell auch bald wieder erwerbsarbeiten geht – zu leisten, ist mit Sicherheit eine gute Investition. Frauen sind im Wochenbett noch dünnhäutiger als in der Schwangerschaft. Und auch weniger kompromiss- und konfliktbereit. Richtet euch das gut ein, sonst fließen Tränen von tiefer Enttäuschung und Resignation. Findet heraus, was → *Mental Load* bedeutet, und befasst euch mit diesem Phänomen, lacht ein bisschen, weil das alles so klischeehaft ist, wie ihr nie sein wolltet.

Überlegt, wo ihr Entlastung schaffen könnt. Etabliert schon ein paar Wochen vor der Geburt ein paar Dinge zum Entzerren des Alltags (tut es wirklich!), wie z. B. eine Unterstützung im Haushalt oder Bestellservices. Das kann eine Bio-Kiste mit regionalem Obst und Gemüse sein, auch die Drogerie- und Supermärkte liefern für ein paar Euro das komplette Sortiment, abonniert einen Essen-Bringdienst, legt einen Tiefkühlvorrat an. Probiert alles direkt aus, ladet Apps runter und legt Accounts an und genießt, wie einfach und entlastend das manchmal ist.

Für viele Menschen ist es ungewohnt, sich helfen zu lassen. Weil »das haben schließlich alle geschafft, das wäre doch gelacht«. Man will das irgendwie alles hinkriegen.

Hilfe durch Eltern, Geschwister oder Patentanten wäre oft schön, manchmal sind diese aber zu weit entfernt, selbst zu eingespannt oder emotional zu verstrickt.

Andere wiederum empfinden es als großbürgerlich und dekadent, vielleicht erstmalig im Leben Dienstleistungen zu kaufen. Es entspricht nicht ihrem Wertesystem, dass möglicherweise prekär beschäftigte Lieferanten und Putzfrauen ihren »Lebensstil« ermöglichen. Es ist der dunkle Teil dessen, was man auch »Vereinbarkeitslüge« oder »You-can-have-it-all-Mythos« nennen kann.

Ohne mindestens eins dieser Privilegien wird es ungleich schwerer und belastender sein, für eure Kraft, eure Ressourcen, eure Me-Time, eure Paarbeziehung, euren im Alltag strapazierten Geduldsfaden.

Klingt anstrengend, ist es auch, und bevor das Baby geboren ist, ist man sehr unschlüssig, ob man das alles überhaupt hören will.

Alternativ kannst du auch den Supermoms auf Insta folgen, die mit toller Haut und lässiger Frisur, die in der Elternzeit ein Start-up gründen, in allen Schulferien in diversen Fünf-Sterne-Destinationen urlauben und nebenbei das aufgeräumte Eigenheim geschmackvoll einrichten und mit den Kindern Kerzen gießen.

Oder lies ein paar unbequemere Bücher, und sei vorbereitet auf diesen viel größeren Bogen, der da gespannt wird.

Buchtipps: Teresa Bücker: *Alle_Zeit. Eine Frage von Macht und Freiheit. Wie eine radikal neue, sozial gerechtere Zeitkultur aussehen kann,* Ullstein 2022
Christoph Bartmann: *Die Rückkehr der Diener. Das neue Bürgertum und sein Personal,* Hanser 2016

BESUCH

Auch Besuch ist im Wochenbett ein Thema für sich. Familienmitglieder unterliegen besonderen systemischen Gesetzmäßigkeiten, und das bietet gelegentlich reichlich emotionale Sprengkraft. Die werdenden Großeltern sind ja auch direkt beteiligt. Sie fiebern mit, was natürlich grundsätzlich ganz wunderbar ist. Alle freuen sich eben auf das Baby. Manchmal sind jedoch gewisse Ansprüche daran gekoppelt: Sie rechnen möglicherweise fest damit, spätestens 24 Stunden nach der Geburt ihr Enkelkind im Arm zu halten, kein Weg zu weit. Wundere dich nicht, wie selbstverständlich von einigen frischgebackenen Omas und Opas angenommen wird, dass ihr selbst identische Ideen dazu habt. Deshalb klärt das schon einige Wochen vorher, sonst werden eigeninitiativ Hotels gebucht. Und es gibt ja mindestens zwei Herkunftsfamilien. Vielen Menschen ist die eigene Familie näher als die Schwiegerfamilie, aber auch das kann alles ganz anders sein. Jedenfalls sollte jedes Elternteil für seine eigene Familie zuständig sein, d. h. die Klärung dieser Dinge. Du sollst nicht die »blöde Schwiegertochter« spielen müssen, weil dein Partner oder deine Partnerin zu konfliktvermeidend ist und dir auferlegt, deine Schwiegereltern selbst auszuladen, wenn du sie nicht 48 Stunden nach der Geburt auf der Bettkante sitzen haben möchtest. Auch die Länge der Anreise spielt eine Rolle. Es ist natürlich ein Unterschied, ob die nah wohnenden Großeltern mal kurz (!) auf einen Kaffee vorbeikommen oder 500 km weit anreisen – und dann vermutlich gleich einige Tage bei euch verbringen wollen.

AMBULANTE GEBURT

Eine ambulante Geburt bedeutet, dass du dich nach der Geburt noch einige Stunden im Kreißsaal ausruhen kannst, dann aber nicht auf die Wochenbettstation wechselst, sondern nach Hause gehst. Geburten im Geburtshaus sind immer ambulante Geburten, in der Klinik ist das eine Wahloption, wenn die Geburt spontan und gut verlaufen ist. Medizinische Indikationen, die eine ambulante Geburt ausschließen, sind im Prinzip selbsterklärend. Nach einem Kaiserschnitt geht niemand ambulant heim und käme vermutlich auch nicht auf diese Idee. Verstärkte Blutungen der Mutter, Anpassungsstörungen des Babys, Fieber, eine PDA, eventuell ein länger zurückliegender vorzeitiger Blasensprung oder eine Geburtseinleitung können weitere Gründe sein – das Team in der Klinik wird euch dazu beraten. Eine Bedingung ist immer, dass ihr eine verlässliche Hebammenbetreuung habt – das bedeutet, dass die Hebamme spätestens am folgenden Tag und kontinuierlich für die nächsten Tage zu euch nach Hause kommen kann.

Ihr solltet euch zutrauen, allein zu Hause auch mal einige Stunden mit ein paar Fragezeichen zu leben. Warum hat das Baby Schluckauf? Es schläft so lange. Oder viele Stunden gar nicht. Halte ich es so richtig? Es hat schon wieder gespuckt. Diese Dinge sind alle nicht weiter wild (als Hebamme weiß ich das und habe leicht reden), aber diese Unsicherheiten, diese offenen Fragen müsst ihr zu Hause auch aushalten können. Eure

Hebamme kommt einmal, manchmal zweimal am Tag bei euch vorbei, die restlichen 23 Stunden werdet ihr irgendwie alleine klarkommen, ihr habt keine telefonische Standleitung oder erreicht sie mitten in der Nacht. Allerdings ist das nach drei Tagen Klinikaufenthalt auch nicht so wesentlich anders. Noch immer werdet ihr das Gefühl haben: »OmG. Und wie macht man das jetzt alles?«

Ambulante Geburten sind toll, ihr könnt die Zeit von Beginn an als kleine Familie in eurem vertrauten Zuhause verbringen. Viele Umstellungs- und Heilungsprozesse harmonisieren sich schneller und besser. Weil es wegen verschiedener organisatorischer Prozesse im ambulanten Gesundheitswesen – wenige kurzfristige Termine, keine ärztlichen Hausbesuche – und des generellen Hebammenmangels aber zunehmend kompliziert geworden ist, braucht auch das wieder eine gute Vorbereitung und verbindliche Absprachen.

CHECKLISTE AMBULANTE GEBURT

- **Kläre mit deiner Hebamme ab** – vor allem, wenn es nicht deine Beleghebamme oder deine Hausgeburtshebamme ist, die sowieso Rufbereitschaft für dich hat –, ob sie ambulante Geburten in deinem ET-Zeitfenster betreut und welche organisatorischen Dinge es zu beachten gibt. Auch freiberufliche Hebammen sind nicht 24/7 im Dienst und haben durchaus mal freie Wochenenden, an denen es – aufgrund der sich zunehmend verschlechternden berufspolitischen Situation und durch den allgemeinen Hebammenmangel – möglicherweise keine Vertretung gibt. Rufe oder texte deine Hebamme also unbedingt aus dem Kreißsaal noch mal an, bevor ihr nach Hause geht!
- **In den Schulferien oder an verlängerten Wochenenden** findet man in vielen Gegenden der Republik als Hebamme mittlerweile schlicht gar keine Vertretung mehr, weil die Kolleginnen entweder selbst weggefahren oder bis zur Oberkante voll mit Arbeit sind. Andererseits verzichtet eure Hebamme vermutlich auch nicht zugunsten von »Baby X *könnte* ja geboren werden und die Familie *könnte* dann ambulant nach Hause gehen« auf ein paar freie Tage am Stück und bleibt nur *vorsichtshalber* zu Hause. An einem Wochenende ohne Hebamme solltest du aus medizinischer Sicht – das betrifft dich, aber vor allem auch dein Baby – nicht auf eigene Faust ambulant nach Hause gehen.
- **Nach der Geburt werden bei allen Babys in Deutschland einige Untersuchungen** standardmäßig gemacht. Sie finden in den ersten Lebenstagen statt, bei einem Klinikaufenthalt noch dort in den ersten drei Tagen. Dies ist zum einen der Bluttest auf verschiedene angeborene Stoffwechselerkrankungen (früher: Guthrie-Test), ein Hörscreening, bei dem die Innenohrschwerhörigkeit sehr früh erkannt werden kann, und die U2, die zweite Untersuchung des Babys nach der Geburt. Wenn ihr also nach Hause gehen wollt, müsst ihr euch darum kümmern, wer diese Untersuchungen entweder bei euch zu Hause oder in der kinderärztlichen Praxis durchführt.
- **Vor allem die Organisation des Stoffwechseltestes ist wichtig,** da das Zeitfenster eng und der empfohlene Zeitpunkt sehr früh ist. Zwischen 36 und 72 Stunden nach der Geburt soll dieser Test abgenommen werden. Die U2 kann bis zum 10. Lebenstag durchgeführt werden, der Hörtest auch noch wenige Wochen nach der Geburt, diese beiden sind terminlich also deutlich entspannter. Verlasse dich beim Guthrie-Test auf keinen Fall auf: »Ach, das macht dann schon

irgendjemand.« Das Screening auf diese seltenen angeborenen Erkrankungen unterliegt dem Gendiagnostikgesetz und braucht zwingend eine vorherige ärztliche Aufklärung, die dokumentiert sein muss. Wenn die entsprechenden »Aufklärungspapiere« von der Kinderärztin nicht da sind, kann und darf deine Hebamme den Test nicht ins Labor versenden, und dann habt ihr am Ostersamstag ein Problem. Je nach Region in Deutschland ist das mehr oder weniger kompliziert und eine Sache mehr, um die du dich im Vorwege unbedingt kümmern musst.

- **Wenn du rhesusnegativ bist,** benötigst du vermutlich in den ersten 72 Stunden nach der Geburt eine Anti-D-Serumgabe, um eine Antikörperbildung bei dir zu verhindern. Auch das ist sehr wichtig – und gleichermaßen ärztliche Tätigkeit. Wenn deine Frauenärztin kein Rezept ausstellt oder sich deine Hebamme nicht bereit erklärt, das Serum zu spritzen (weil die Gabe von Seren durch nicht-ärztliche Berufe eine rechtliche Grauzone ist), wird auch das kompliziert oder erfordert einen Klinikaufenthalt bis zu diesem Zeitpunkt.
- **Falls du auf die naheliegende Idee kommst:** »Ach, dann fahre ich für solche Dinge einfach noch mal kurz in der Klinik vorbei.« – Das geht leider nicht, weder für den Stoffwechseltest noch für die Serumgabe. Wegen der Abrechnung, wegen der Haftung, irgendetwas in dieser Schublade.

NESTBAU: KINDER- UND SCHLAFZIMMER EINRICHTEN

Frauen sind am Ende der Schwangerschaft und in der Wochenbettzeit an diesem Punkt emotional sehr empfindsam. Es soll einfach alles fertig sein. Sorge vorher dafür, dass du es um dich herum schön hast, dass auch für die Zeit nach der Geburt alles hergerichtet ist. Evolutionsbiologisch gibt es dafür eine ganz einfache Erklärung – und jeder Amsel und jeder Katze geht es genauso: Das Nest soll gebaut und gemütlich sein! So, wie du es dir vorstellst, und so, wie du es brauchst, um dich wohl, sicher und geborgen zu fühlen. Euer Schlafzimmer wird die nächsten Wochen euer Nabel der Welt sein. Räume also die doofen Kisten weg, die lange schon stören, besorge Haken oder einen richtigen Ständer für die Klamottenstapel, schöne Bettwäsche und endlich ein vernünftiges Rollo oder was auch immer dich schon lange stört, und baue einen Dimmer ein.

- *Im Bett:* Um dich gemütlich mit dem Baby zum Stillen zu lagern, braucht es viele Kissen. Vielleicht ein Stillkissen? Schon am Ende der Schwangerschaft ist es als Seitenschläfer-Lagerungskissen gut zu gebrauchen, um den Bauch und das obere Bein abzustützen. Zum Stillen eignen sich fester gefüllte, etwas kleinere kompaktere besser als die herkömmlichen großen langen Stillkissen mit den rascheligen Polystyrolkügelchen. Man findet die kleineren oft unter der Beschreibung »amerikanisches Stillkissen«. Diese sind viel handlicher, und es ist einfacher, das Baby gut und stabil zu lagern, ohne dass es wegrutscht. So kann es trinken, ohne dass du vier Arme brauchst. Es gibt auch Kissen mit Hirse- oder Dinkelspelzfüllungen, die sind aber recht schwer, geben Staubpartikel ab und sind nicht waschbar. Es vergehen aber keine drei Tage, dann spuckt das Baby eine Magenladung Muttermilch direkt darüber – sie sind also eher mäßig geeignet.

- ***Ein rotes Birnchen zum Einschrauben, Steckdosendimmer oder Smart Lights*** mit Fernbedienung: Ungemein schlichte und ungemein hilfreiche Anschaffungen aus dem Baumarkt für durchwachte, lauschige Nächte. Anfangs ist das Stillen noch ein bisschen bastelig. Dein Baby reagiert noch eher reflexgesteuert, es weiß noch nicht genau, was es tun soll, wenn es hungrig ist. Es braucht deine Hilfe, um den Busen zu finden, macht zwischendurch Pausen, schläft dann aber auch nicht unbedingt gleich wieder ein. Um gucken zu können, was dein Baby macht, ob es wach ist oder nicht, hilft also eine kleine Funzel, die euch beiden signalisiert: Eigentlich ist es jetzt Nacht! Der Biorhythmus wird entscheidend vom Lichteinfall geprägt. Schummerlicht hilft dem Baby, schneller zu verstehen, dass Tag und Nacht sich unterscheiden. Flutlicht von der Decke, das die Nacht zum Tag macht, stört diesen Prozess eher und ist super ungemütlich.
- ***Einfaches DIY:*** Schraube eine rote Birne in die Nachttischlampe oder klebe einen Schnipsel rotes Pergamentpapier vor einen kleinen, biegsamen LED-Klemmspot. Wenn es deinem Interior-Geschmack entspricht: Auch Salzlampen machen ein warmes, gemütliches Licht. Wenn du das noch mit einem geeigneten Steckdosendimmer kombinierst, kannst du es noch schummriger machen in deiner Wochenbetthöhle.
- ***Ein kleines Schemelchen:*** Gut geeignet, um beim Stillen auf Stühlen, Sesseln oder Bettkanten die Füße etwas erhöht aufzustellen, damit deine Oberschenkel das Baby gut mit abstützen können. Trödelläden sind dafür eine gute Adresse.

FAMILIENBETT

Gemeinsam-mit-Baby-im-Bett-Schlafen heißt im Fachjargon Co-Sleeping. Das ist nicht selten eines der Alarmwörter bei erstgebärenden Eltern. Im Sinne von: »Das machen wir auf keinen Fall. Wir kriegen das Baby sonst mindestens bis zur Einschulung da nicht mehr raus. Schließlich wollen wir ja auch ein Liebespaar bleiben. Wie soll das bitte gehen mit Baby in unserem Ehebett?« Und gleichzeitig weiß ich auch, was nach der Geburt in 95 Prozent der Betten stattfindet: Die Babys schlafen mit darin, ob das vorher der Plan war oder nicht. Macht euch also ein bisschen frei davon, dass ihr die Einzigen sein werdet, die das entscheiden. Euer Baby wird ab jetzt bei all euren Plänen ein Wörtchen mitreden.

Zum besseren Verständnis also ein paar erste Grundlagen zum Babyschlaf, im Buchteil »Rückkehr zum Alltag« findest du noch ein ganzes, eigenes Kapitel dazu. Es wäre mein heißer Tipp, dass ihr euch schon in der Schwangerschaft mit ein paar dieser Grundlagen beschäftigt und sie Teil eurer weiteren Planung sein können, weil man vieles gar nicht wissen kann und manches auf den ersten Blick kontraintuitiv erscheinen mag.

Wenn ein Säugetierjunges müde wird, braucht es für den Schlaf Sicherheit und Schutz. Den sucht es bei seinen Eltern, damit diese seinen Schlaf bewachen und seine Träume hüten können. Ein Baby hat also keine »Schlafstörung«, wenn es nach körperlicher Nähe sucht und weint, wenn es allein ist, sondern es sorgt gut für sich, das ist ganz und gar gesundes Bindungsverhalten. Glücklicherweise ist in Deutschland die Ära von »Schlaftrainings«, nach denen angeblich jedes Kind schlafen lernen kann, man müsse es ihm nur richtig antrainieren, indem man es kontrolliert schreien lässt, vorbei. Mit solchen »Programmen« lernt es nämlich fatalerweise nicht »gut allein schlafen«. Es lernt Resignation. Es lernt, dass es nichts bringt, seine Bedürfnisse zu äußern, da es offenbar jemanden gibt, der über diese Bedürfnisse anders urteilt, als sie sich anfühlen: Mama und Papa entscheiden, dass sie falsch sind. Kein gutes Learning. Deshalb ist es unter allen führenden Kinderärztinnen, Psychologinnen und Wissenschaftlerinnen (an dieser Stelle lösen wir das generische Femininum mal auf: Viele davon sind Männer) mittlerweile Konsens, dass solche Schlaftrainings nicht gut für Babys Gehirn und Babys Seele sind.

Das Familienbett ist nicht nur gemütlich, kuschelig und fast immer schön, es ist darüber hinaus natürlich auch ausführlich wissenschaftlich untersucht worden.

Folgende Fakten gelten als gesichert:

- Co-Sleeping ist ***nicht gefährlich*** wenn bestimmte Sicherheitsregeln beachtet werden.
- ***Die Stilldauer wird signifikant verlängert,*** dadurch sinkt die Quote von → *SIDS*.
- ***Mütter schlafen besser und mehr*** – nicht weniger.
- ***Die elterliche Zufriedenheit steigt*** – sie sinkt nicht, wie man vielleicht annehmen könnte.

Der ultimative Bett-Tipp in der Vorbereitungsphase ist deshalb: ein Beistellbett, das wie ein kleiner Babybalkon auf gleicher Höhe wie eure Matratze an euer Bett dranmontiert wird. Es ermöglicht Stillen ohne Umbetten (Never move a sleeping baby!), und ohne dass du aufstehen musst, kannst du dich einfach zwanzig Zentimeter weiter zur Seite rollen. Unterschätze das nicht, nur so ist es möglich, während des Stillens – mehrfach pro Nacht, über einige Monate hinweg – einfach gleich weiterzuschlummern. Vermutlich wachst du eine Dreiviertelstunde später auf, weil du selbst mit Kopf und Oberkörper irgendwie nicht so bequem im Beistellbettchen mit drin liegst, aber das gehört noch zu den weniger skurrilen Still- und Schlafsituationen, in denen du dich demnächst wiederfinden wirst.

Dieses »ganze Schlaf-Ding« ist eines der zentralen Themen in der Wochenbettzeit und darüber hinaus. Der Theorie-Praxis-Gap und das Selbst-Erlebte widersprechen oft dem, was man »davor« darüber dachte. Deshalb ist es eine gute Idee, etwas Erbauliches und Fundiertes darüber zu lesen, damit es leichter fällt, sich der elterlichen Intuition ohne grundsätzliche Zweifel anheimzugeben. Daher hier ein tolles Buch dazu:

Buchtipp: Herbert Renz-Polster/Nora Imlau: *Schlaf gut, Baby. Der sanfte Weg zu ruhigen Nächten.* GU 2016

Verschiedene Theorien aus der Bindungspsychologie und der Neuro- und Verhaltensforschung haben für verschiedene Strömungen die Grundlage geliefert, die mittlerweile unter *Attachment Parenting* oder *bindungsorientiert (BO)* bekannt sind. Es gibt mittlerweile umfangreiche Literatur dazu, und ich empfehle sehr, sich schon am Ende der Schwangerschaft ein bisschen einzulesen.

Ideologisch gesehen ist die ganze Thematik allerdings gleichzeitig dünnes Eis. Was Ende der 1970er durch amerikanische Hippie-Ärzte wie William Sears – als Gegenbewegung zu den Gelobt-sei-was-hart-macht-Slogans düsterer Zeiten zuvor – mit Körperkontakt, Tragetuch und langem Stillen begann und bald Eingang in den linksliberalen Mainstream gentrifizierter Großstadtviertel fand, ist mittlerweile auch in reaktionären Kreisen der *Neuen Rechten* angekommen. Die finden es natürlich aus ganz anderen Gründen total spitze, dass Mutti am Herd ihre Bedürfnisse denen der kleinen blonden Orgelpfeifen erst mal die nächsten Jahre unterordnet und keine eigenen anmeldet. Die gleichen Darwinisten, die es nicht weiter tragisch finden, dass vorwiegend Alte und Vorerkrankte in Pandemien sterben, berufen sich auch hier auf die Evolution und finden ebenfalls, dass »Mutterliebe unersetzlich ist« und Frauen sich am besten in ihrer natürlichen Rolle zum Erwerb des Mutterkreuzes verwirklichen.

Ein Rabbit Hole. Auch ganz und gar unabhängig von alarmierenden gesellschaftlichen Strömungen rüttelt diese Lebensphase an deinen Grundfesten für dein bisheriges Rollenverständnis als Frau, als Mutter, als Mensch. Du wirst haufenweise Widersprüche entdecken und dich innerlich auflehnen und manchem heimlich zustimmen. Herzlich willkommen im Elternsein. Auch hier ist das Private stets politisch. Das moderne Wissen über das, was Kinder gesund an Körper und Seele groß werden lässt, und wie wichtig Bindung ist und wie sie entsteht, war revolutionär, und es ist so unermesslich wichtig. Denn was können wir uns mehr wünschen, als dass aus unseren Babys fühlende, bindungsfähige, empathische Menschen werden, die unsere Welt zu einem besseren Ort machen.

> Ein Baby, das im Schlaf nach Nähe sucht, sorgt gut für sich.

Buchtipp: Herbert Renz-Polster: *Erziehung prägt Gesinnung. Wie der weltweite Rechtsruck entstehen konnte – und wie wir ihn aufhalten können,* Kösel 2019

Rechne mit Verwirrung und Ambivalenz auf dieser Reise. Manchmal sind Veränderungen so tiefgreifend, so erschütternd und so bedeutsam, dass ganze Weltbilder ins Wanken geraten. Manchmal ist der Körper oder die Biologie so mächtig, dass wir trotzig werden und uns auflehnen, dachten wir doch, wir hätten uns längst von solch profanen Dingen emanzipiert, und plötzlich sprudeln Hormone in dein Blut und Milch aus deinen Brüsten. Es verändert sich messbar unser Gehirn, und wir werden die Glucke, die wir uns nie haben vorstellen können. Evolution hits us hard – denn Schwangersein ist manchmal mühselig, Gebären erfordert Kontrollverlust, Stillen ist an Brüste gebunden, Babys wollen auf den Arm und oft den Nippel im Mund haben, weil nur Mama einfach so gut riecht – sich nicht dagegen zu sträuben, ist am Ende manchmal auch einfach eine Befreiung. Du verrätst nicht deinen hart erarbeiteten Feminismus, wenn du – zumindest phasenweise – daran Gefallen findest. Oder man kann sich natürlich auch immer entscheiden, das alles nicht zu wollen, und eben nicht vaginal zu gebären, nicht zu stillen, nicht den eigenen Körper zum Trost zur Verfügung zu stellen. Du bist frei und erwachsen.

KINDERZIMMER

Kaum ist der Schwangerschaftsteststreifen trocken, pinnst du schon auf sämtlichen deiner Social-Media-Plattformen Inspos fürs Kinderzimmer. Während dir bei der schweren Entscheidungsfrage zwischen salbeigrünen oder ziegelrosa Wänden einfällt, dass ihr ja gar kein Zimmer übrig habt, braucht ihr aber noch nicht in Panik verfallen. Ihr müsst natürlich erst mal gar nicht umziehen. Im ersten Jahr benötigt ihr noch kein Kinderzimmer. Ihr braucht ein paar Sachen, vielleicht auch das ein oder andere Möbelstück – etwa eine Wickelkommode und einen Schlafplatz –, aber lege ansonsten dein Augenmerk auf ein »mobiles, modulares Kinderzimmer«. Euer Baby wird vorwiegend dort sein, wo ihr seid. Etwas später liegt dann vielleicht hier irgendwo eine Krabbeldecke, und dort steht eine Kiste mit Knisterklappersachen zum Spielen. Erst allmählich braucht ihr mehr Stauraum – ein zentrales Wort im Leben mit Kindern – für den ganzen Kram, der zunehmend mit Kind ins Haus kommt. Bevor ihr also hektische Umzugspläne schmiedet: Euer Leben wird sehr im Wandel sein in den nächsten Monaten (und Jahren). Viele Dinge – wie alles so funktioniert und was man wirklich braucht – werden einem erst dann wirklich klar, wenn es so weit ist. Welche Bettgröße etwa sinnvoll ist oder ob ihr eine überspringen könnt. Macht und kauft also nicht zu viel, das kommt alles nach und nach.

WICKELPLATZ

Irgendwo in der Wohnung gibt es einen installierten Platz, an dem euer Baby gewickelt, gewaschen und an- und ausgezogen wird. Ein Baby bekommt in der ersten Zeit durchaus sechs bis acht frische Windeln pro Tag – er ist also viel frequentiert. Dieser Wickelplatz könnte im Bad sein, im Kinderzimmer, im Schlafzimmer, letztlich überall – auch in der Küche oder im Flur habe ich schon Wickelinstallationen gesehen.

- ***Bei der Wahl des richtigen Ortes wichtig:*** kurze Wege und alles oft Benutzte in Griffnähe. Einer der häufigsten Unfälle im Haus mit Kind ist – obwohl alle Eltern darum wissen und gut aufpassen – der Sturz von der Wickelkommode. Solche Stürze sind immer potenziell lebensgefährlich. Deshalb darf ein Baby nie, auf gar keinen Fall, auf dem Wickeltisch allein gelassen werden, auch nicht, um nur »kurz mal« warmes Wasser zu holen.
- ***Deshalb ist ein Wickelplatz im Bad*** bei nicht allzu winzigen Bädern eine ganz gute Idee, außerdem ist es dort meistens schön warm. Wärme braucht es bei ausgezogenen Kindern immer. Unbedingtes Must-have deshalb: ein Wärmestrahler. Ich bin ein minimalistischer Mensch in Sachen Babyausstattung, aber hier ein eindeutiges Ja! Gibt's zum Andübeln an die Wand oder auch mit Standfuß.
- ***Wenn im Bad eine Waschmaschine steht,*** ist das die perfekte Höhe, um einfach einen rutschsicher montierten DIY-Wickelaufsatz draufzustellen. Und im Bad ist eben immer warmes Wasser parat.
- ***Wenn kein Wasserhahn in der Nähe ist,*** kann eine kleine Thermosflasche warmes Wasser

für den Tag bereithalten. Das kann auch ganz praktisch direkt auf den Lappen geschüttet werden. Ein kleines (bruchfestes) Schälchen ist praktisch, Spezialschüsseln mit zwei Kammern braucht kein Mensch.

- ***Stofflappen eignen sich wunderbar zum*** Babypopo-Abwischen. Ob du Spezialwaschlappen dafür beim Babyausstatter kaufst, ausgemusterte Bettlaken zerschneidest oder auf geviertelte Bio-Küchenschwammtücher stehst – der Fantasie sind hier keine Grenzen gesetzt.
- ***Auch praktisch: einen Flüssigseifenspender mit (Mandel-)Öl füllen.*** Ein feuchter Lappen mit einem Spritzer Öl ist das pflegendste »Saubermachtuch« der Welt. Mit einem Ölspender braucht man nur eine Hand, es kippt nichts im falschen Moment um, und das Öl lässt sich wunderbar dosieren.
- ***Windeleimer:*** Ein schlichter Treteimer ist praktisch, weil du auch hier keine Extrahand brauchst. Anfangs hat dein Baby nur Joghurtbakterien in seiner Darmflora, und das riecht entsprechend harmlos. Geruchsdicht versiegelte Windeln, die drei Tage im Spezialeimer konserviert werden, finde ich ekliger als Muttermilchpups-Windeln, die täglich mit dem Rest des anderen Haushaltsmülls nach draußen getragen werden – aber auch das: Geschmackssache.
- ***Auf die gepolsterte Wickeltischauflage oben drauf kommt*** eine Wickelunterlage, die sich schnell wechseln lässt. Auch hier: Keep it simple. Wozu eine knisternde und unfassbar viel Müll produzierende Einmal-Plastik-Zellstoff-Unterlage, wenn es auch ein Handtuch tut, welches regelmäßig einfach in die Wäsche wandert? Entweder aus der Abteilung »bisschen oll« oder aus einem Schwung günstig angeschaffter. Wegen jedes kleinen Pipi-Fleckens die komplette Unterlage zu wechseln, wirst du dir sehr schnell abgewöhnen.
- ***In großen Wohnungen wickeln viele Eltern*** zumindest teilweise auch einfach auf dem Fußboden oder nachts im eigenen Bett, beides mit einem einfachen Handtuch darunter. Irgendwann kann man das im Dunklen und im Halbschlaf und überlegt sich dreimal, ob man dafür durch die ganze Wohnung zum Wickeltisch stapft.

POST-UMSTANDSKLAMOTTEN

Kaum hast du das Thema Schwangerschaftsklamotte verstanden, gibt als Nächstes das Stillen den Dresscode vor, wenn du das möchtest. Und da ist ein Bauch, der dann nicht mehr ganz so rund ist wie im hochschwangeren Zustand, aber immer noch ein Bauch, der deine Figur eben zunächst eine andere sein lässt als die, mit der du dich vertraut fühlst, auch wenn du das nicht möchtest. Also eine komische Zwischenphase.

- ***Checke deinen Kleiderschrank auf stilltaugliche Oberteile.*** Auch wenn du dir jetzt noch nicht vorstellen kannst, dein Kind öffentlich an passenden oder weniger passenden Orten zu stillen: Du wirst es tun. Und wenn du dazu nicht dein wadenlanges Kleid bis über den Busen nach oben raffen musst, ist das auch ausgesprochen diskret. Ansonsten braucht es noch eine Weile eine gewisse Kreativität beim Thema: Was ziehe ich an? Natürlich immer abhängig von der Frage: Was passt überhaupt?

- ***Weit ausgeschnittene Oberteile kann man*** für das Stillen »obendrüber« über die Brust ziehen. Knöpfbare Kleider und Oberteile kann man – genau – praktischerweise aufknöpfen.
- ***Nimm auch schon in die Klinik*** ein paar wirklich schöne Teile mit. Manche Frauen graben nur in den hintersten Schubladen nach ollen Schlabbersachen, die »danach dann auch endlich mal wegkönnen«. Tu das nicht! Dein Körper fühlt sich vermutlich vorübergehend einigermaßen derangiert an, dann muss es nicht auch noch die Klamotte sein.
- ***Alles auf jeden Fall maschinenwaschbar!*** Das, was in die Reinigung muss, kannst du für die nächsten zwei Jahre ganz nach hinten in den Schrank hängen. Gerne gemusterte Teile, dann fallen Milch- und Babyspucke-Flecken nicht so auf. Du wirst das zu schätzen lernen.
- Sorge dafür, dass du davon ***mindestens drei bis vier Lieblingsteile im Schrank*** hast!
- ***Es gibt auch spezielle Stilloberteile, bei denen*** durch versteckte Eingriffoptionen oder clevere Stofflagen übereinander nur die Brustwarze freigekrempelt werden kann, alles andere bleibt angezogen. Mehr oder weniger.
- ***Still-BHs kauft man schlauerweise*** erst etwa zwei bis drei Wochen nach der Geburt, weil der Busen sich bis dahin noch ziemlich verändern wird. Bequem für die erste Zeit sind Bustiers, eine bis zwei Konfektionsgrößen größer als sonst, oder bei (ehemals) kleinen Brüsten auch »Bra-Tops«, also fest sitzende Tops, die Halt geben, aber nicht einengen.
- ***Ein stretchy-weicher Bauchschlauch:*** Er gibt Halt und ein Gefühl von »Angezogensein« in der Körpermitte. Zudem wärmt er die Nieren, die sind in der chinesischen Medizin Organe der Lebensenergie, von der du während der Geburt ja einiges weitergegeben hast. Weil die Zeiten, in denen das ein modisches Highlight war, seit mindestens 10 Jahren vorbei sind, findest du solche z. B. bei Etsy unter dem Suchwort *Bauchband* oder *Nierenwärmer* in allen Formen, Farben und Materialien.
- ***Die Boyfriend-Jeans*** aus dem ersten Schwangerschaftskapitel, locker zwei Größen größer als sonst – oder auch von deinem Real-Life-Boyfriend. Ansonsten bleiben Schwangerschaftsleggins und Tuniken noch deine Kombi-Freunde. Bis du deine Lieblingshosen »von früher« wieder über deine Oberschenkel kriegst, werden wahrscheinlich noch ein paar Monate vergehen.
- ***Unterwäsche:*** Wie gleich auf den folgenden Seiten noch näher erläutert, brauchst du in den ersten Wochenbett-Tagen große, dicke Binden, um deine Blutung – die hört auf den schönen Namen »Wochenfluss« – aufzufangen. Dafür sind bequeme, große Unterhosen eine gute Idee. Kaufe dir zwei Dreierpacks günstiger Frotteeschlüpfer – zwei Konfektionsgrößen größer als sonst – für diese Zeit. Und du könntest dich mit dem Thema *Period Panties* beschäftigen, auch dazu im Folgenden mehr. Ich kann mir nicht wirklich erklären, wieso ansonsten anscheinend nach Geburten die Zeit für komische – in Sachen Stil, Bequemlichkeit und Hautfreundlichkeit äußerst zweifelhafte – Einmalunterhosen gekommen sein soll – es ist nur Blut, was da aus dir herausfließt, das kann man waschen!

DROGERIEMARKT – FÜR DICH UND DEIN BABY

Du wirst zukünftig bislang nie gesehene Regalmeter im Drogerieladen deines Vertrauens kennenlernen. Und dich erst mal neu orientieren. Eine ganz neue Welt tut sich auf. Aus der bisher ignorierten Ecke brauchst du jetzt Folgendes:

Drogeriemarkt – für dich:

- ***Bevor du abbiegst:*** Der Aktionsaufsteller mit den Lippenstiften bleibt wichtig. In manchen Lebenslagen hilft nichts besser als ein vernünftiger Concealer und ein roter Lippenstift.
- ***Binden.*** In den ersten Tagen nach der Geburt wirst du noch recht ordentlich bluten, viel mehr als regelstark, und vielleicht auch viel mehr, als du es dir vorgestellt hast. Die Blutung stammt zum einen aus der Plazenta-Haftfläche, an deren Stelle nun eine Wunde im Inneren deiner Gebärmutter entstanden ist. Zum anderen blutet die Gebärmutterschleimhaut ab, wie bei einer Menstruation, nur eben viel mehr. Zum Auffangen dieser Blutung nutzt du anfangs (und vielleicht anders als sonst) nur Produkte, die außerhalb des Körpers das Blut auffangen, also keine Tampons oder Cups. Am besten eignen sich solche Binden, die außer Zellstoff und Watte keine Zusatzstoffe enthalten à la »Hightech-auslaufsicher-24-Stunden-Frischegefühl«. Diese komplexen Chemiesachen landen im Wochenbett wochenlang an deiner Haut – im Mens-Zyklus sonst eben nicht. Sie trocknen deine Haut aus, stören dein Mikrobiom, ganz zu schweigen von den multiplen Zusatzstoffen, die diese Hightech-Produkte eben brauchen. Viele Frauen vertragen diese überhaupt nicht gut.
- Für diesen Zweck gut geeignet für die erste Lebenswoche: ***sogenannte ganz schlichte Vlieswindeln.*** Du findest sie im Windelregal, beispielsweise die von Strampelpeter®. Im Krankenhaus gibt es häufig die samu® von *Hartmann*. In Bio-Qualität und besonders weich sind die von der *female company*. Schlicht und gut.
- ***Stoffbinden und Period Panties.*** Zumindest ab der zweiten oder dritten Woche nach der Geburt, wenn die Blutung deutlich weniger geworden ist, ist Stoff viel angenehmer auf der Haut. Was sich erst mal nach Hardcore-Öko anhört, wird von vielen Frauen, haben sie es einmal ausprobiert, heiß geliebt. Es gibt Stoffbinden in verschiedenen Formen und Farben, mit Blümchen und mit Polkadots. Du findest sie eher nicht im Drogeriemarkt, sondern im Online-Versand. Mittlerweile auch einigermaßen etabliert sind sogenannte Period Panties. Sie sehen aus wie ganz normale, hübsche Unterhosen und kommen im Inneren mit Hightechfasern daher, die in der Lage sind, etwa die Blutungsfüllmenge zweier Tampons aufzunehmen und sich dennoch trocken anzufühlen. Auch sie gibt es von verschiedenen Marken und in unterschiedlichen Preissegmenten. Achte darauf, dass die der Haut zugewandte Schicht aus Baumwolle oder Merinowolle besteht, damit sie gut ist zu Vulva und Flora. Es gibt sie in vielen Farben, spitzenverziert oder nicht, einfach schön und superpraktisch im Wochenbett.
- ***Stilleinlagen.*** Auch aus anderen Organen kleckert es aus dir heraus: Einige Tage nach der Geburt beginnt die Milch zu fließen. Am Anfang ein noch etwas unkoordiniertes Kuriosum, welches du staunend registrierst. Der Milchspendereflex funktioniert also nicht nur exakt dann, wenn dein Baby auch saugt. Damit du nicht mit milchnassen Oberteilen rumlaufen oder in der Öffentlichkeit von

BABY-PFLEGEPRODUKTE

Dein Baby braucht ganz, ganz wenig! Sowohl wenige Produkte als auch wenig vom Produkt. Diese Liste ist nicht lang, aber wäre tatsächlich schon vollständig:

- **Ein Fläschchen Öl:** 100 Prozent Pflanzenöl, z. B. Mandelöl, davon ein paar Tropfen nach dem Baden in die feuchte Haut einstreicheln oder als Zusatz für die Reinigung mit dem feuchten Popo-Waschlappen.
- **Eine fette, möglichst wasserfreie Creme,** z. B. eine Wind-und-Wetter-Creme. Die ist sowohl für zarte Bäckchen und Näschen für Wind und Wetter geeignet als auch für viele andere kleine Anlässe, wo Fett das Beste ist, etwa bei trockener, rauer oder schuppiger Haut.
- **Ein Tübchen Windelcreme mit etwas Zink,** vermutlich kommst du mit einer Pröbchengröße locker über das erste halbe Babyjahr. Prophylaktisch eingecremt wird dein Baby in der täglichen Pflege nirgends, weder am Po noch sonst irgendwo.
- **Pro Naturkosmetik:** Grundsätzlich eine gute Wahl, weil darin keine Parabene, PEGs und andere problematische und höchst entbehrliche Stoffe zu finden sind, die auf der Babyhaut nichts zu suchen haben. Contra: Zu Allergien neigende Haut ist oft mit einigen Stoffen, die in Naturkosmetik enthalten sind, nicht so gut bedient: Gerade ätherische Öle können allergen wirken. Naturkosmetik ist aus guten Gründen zurückhaltend konserviert, kippt deshalb aber auch deutlich schneller und gehört dann wirklich in den Müll.
- **Feuchttücher.** Sie sind sicher eines der häufigsten Pflegeprodukte in Babyhaushalten, gleichzeitig eines der umstrittensten, deshalb hier ein Extrapunkt: Ich empfehle sie ganz grundsätzlich *nicht* – aus folgenden Gründen: Feuchttücher müssen nach Öffnung unter erschwerten Bedingungen haltbar bleiben. Sie liegen geöffnet im feuchtwarmen Badezimmer oder in der mitreisenden Wickeltasche herum, sind selbst feuchtwarm und werden naturgemäß auch mit nicht unbedingt klinisch reinen Händen angefasst. Dafür müssen sie konserviert werden, sonst würden sie schlicht sehr schnell vergammeln. Üblicherweise wird dazu Phenoxyethanol verwendet. Dieses gehört zu den zehn häufigsten allergenen Kosmetikstoffen. Außerdem konserviert man regelmäßig Babys Haut damit – und killt somit die Schutzbakterien der Hautflora. Ausnahme: vielleicht unterwegs.
- **Alternativ: Öltücher** mit pflanzlichem Öl. (Auf die Zusammensetzung gucken! Es sollte kein Paraffin drin sein.) Die müssen nicht konserviert werden, weil sie wasserfrei sind und das Öl Bakterien und Schimmelsporen kaum Grundlage liefert. Kurz unter den Wasserhahn gehalten, sind sie ein gut reinigendes Convenience-Produkt als Alternative zu den zu Hause benutzten Mehrwegwaschlappen. Als Antioxidationsmittel (damit sie nicht so schnell ranzig werden) sind sie meistens mit Vitamin E konserviert.
- **Alles, was im Badewasser schäumt,** solltest du in den ersten Lebensmonaten weglassen. Shampoos brauchst du im ganzen ersten Lebensjahr nicht.

sprudelnden Brüsten überrascht wirst, gibt es Stilleinlagen. Für zu Hause und für nachts eignen sich besonders gut die waschbaren aus Stoff. Es gibt sie in verschiedenen Varianten, aus Baumwoll-Molton oder Frottee oder auch aus Wolle/Seide. Letztere saugen deutlich weniger gut auf, Seide wirkt aber wundlindernd, das könnte in den ersten beiden Stillwochen auch ein Argument sein. Einmal-Stilleinlagen sind dünn und unscheinbar. Sie funktionieren auch im Sommer unterm T-Shirt, sind aber nicht besonders atmungsaktiv und kleben zu Beginn der Stillbeziehung leicht an der Haut fest. Das kann bei wunden Brustwarzen ausgesprochen unangenehm sein. »Chlorgebleicht und antibakteriell ausgerüstet« braucht auch kein Mensch – dein Baby, das unmittelbar daran nuckelt, erst recht nicht. Deshalb: Auch hier genau gucken, was drin ist.

Drogeriemarkt – für dein Baby:

- ***Windeln.*** Wenn du mit klassischen Einmalwindeln wickeln möchtest, kaufe dir zwei bis drei Pakete Windeln der kleinsten Sorte (»newborn«). Du wirst dich im Laufe der nächsten Monate sowieso durchs Sortiment probieren und mal diese, mal jene Marke testen und irgendwann bei deinem Favoriten landen. Die einen schwören auf die eine, andere auf die andere Marke. Auch Öko-Test könnte einen Blick wert sein, immerhin hat das Baby jahrelang über weite Strecken des Tages Windeln am Popo. Es gibt mittlerweile auch kleine, feine Marken auf dem Bio-Windelsektor, die nicht in jedem Drogeriemarkt verfügbar sind, aber online problemlos zu bestellen.
- ***Eine wirkliche Alternative, denn auch sie sind nicht mehr das, für was du sie hältst – Stoffwindeln:*** Du wirst keine grau gewaschenen Lappen mit komplizierter Origami-Technik in Windelform bringen müssen. Mittlerweile gibt es smarte Systeme, bunt, mit Punkten oder Minirobotern drauf, ganz aus Stoff mit Saugeinlagen aus Frottee oder Molton, mit oder ohne Mikrofasern, mit Überhosen aus Wolle, die auch im Alltag nicht so viel aufwendiger sind, als du vielleicht denkst.
- ***Und dann gibt's da auch noch »windelfrei«.*** Der Großteil der Mütter-Weltbevölkerung lernt die Signale ihrer Babys, die »ich muss mal« anzeigen, sehr schnell zu lesen und hält das Baby für große und kleine Geschäfte einfach ab. Das funktioniert natürlich auch in der industrialisierten Welt – auch, wenn man nicht gleich eine Methode oder gar ein Dogma daraus macht. Wie bei vielen Dingen musst du dich nämlich hier gar nicht für eine Variante entscheiden, sie lassen sich natürlich mixen und bedarfsgerecht einsetzen. Nur mal ein bisschen was dazu lesen, erfahren, was es so alles gibt, und entscheiden.

EINE WICKELTASCHE?

Handtaschen sind in den letzten Jahrzehnten immer größer geworden, weil wir neben Lippenstift und Autoschlüssel mittlerweile auch unser komplettes Büro in Form eines Laptops, das nächste Lunch und ein paar Schuhe zum Wechseln mit uns herumtragen, um für alle Lebenslagen gerüstet zu sein. Deine Lieblingstasche wird also problemlos noch ein paar weitere Gadgets des Alltags beherbergen können und sieht nicht schon von Weitem nach Wickeltasche aus.

Zudem brauchst du nicht immer und überall die gesamte denkbare Vollausstattung. Schon überraschend, welches Expeditionsgepäck Mütter manchmal für den Ausflug zum Rückbildungskurs dabeihaben. Was haben die in den nächsten zwei Stunden vor? Wenn du etwas mal nicht dabeihast, kannst du fast überall eine Babywindel oder was auch immer du gerade brauchst, zusammenschnorren. Dort, wo du in den nächsten Monaten mit Baby auftauchst, bist du nicht die Einzige.

Ein einfaches Upgrade sind diverse Reißverschlussbeutelchen in verschiedenen Größen, damit Windeln und Feuchttücher nicht lose in der Tasche herumfliegen. Wetbags heißen solche aus wasserabweisend beschichtetem Stoff. Nach ersten Erfahrungen mit Windelexplosionen (»vom Hacken bis zum Nacken«) gehst du vermutlich auch nicht ohne Ersatzbody aus dem Haus. In ein anderes Beutelchen kommen (später) zwei, drei Babyspielsachen oder ein Löffelchen oder eine Reiswaffel. Dazu eine gefaltete Wickelunterlage (oder auch einfach ein Vielzweck-Tuch) aus hübschem Blümchenstoff, fertig. Total hübsch und smart sind auch Windelclutches, z. B. die von *maramea*. Diese faltbare Minitaschen haben ein paar Innenfächer, in die du zwei oder drei Windeln, Babykosmetik, ein Minipack Feuchttücher und ein Tuch als Wickelunterlage hineinlegen kannst. So kannst du modular dein Babyequipment zusammenstellen.

Alle mir bekannten Mütter laufen weiter mit ihren schon vorher geliebten großen Handtaschen herum, in denen sich dann später bei Bedarf noch Sandspielsachen, Kastanien, Stöcke und andere kostbare Fundstücke, Wechselstrumpfhosen und angebissene Dinkelcracker verstauen lassen. Nur aufs Seidenfutter würde ich in den nächsten Jahren vielleicht verzichten.

Buchtipp: Für alle, die schon einen weiteren Blick in das übernächste Kapitel ihres Lebens werfen möchten, das über den Inhalt dieses Schwangerschafts-Schinkens in Buchform hinausgeht: Zusammen mit meiner Kollegin Anja Constance Gaca habe ich ein Buch über das erste Babyjahr geschrieben: *Baby.leicht. Was Eltern und Babys wirklich brauchen,* Beltz 2021

EIN GEBURTSPLAN

Ein Geburtsplan ist eigentlich natürlich schon ein Widerspruch in sich. Eine Geburt lässt sich nicht planen, gerade das Ungezügelte, Unberechenbare, Kontrollverlustige ist wesentlicher Teil einer Geburt. Du wirst nicht wissen oder in wesentlichen Dingen beeinflussen können, was auf dich zukommt. Dennoch ist es gut, zu träumen, sich Dinge zu wünschen und zu erspüren, was dir wichtig ist – und ein paar Dinge ganz konkret mit dem Klinikpersonal zu besprechen und deine Ideen mit den Vorstellungen deiner Geburtsklinik abzugleichen.

Manche Dinge, die du dir wünschst und vorstellst, sind in so manchem Klinikalltag (noch) nicht selbstverständlich, obwohl z. B. die *best practice* in den Leitlinien etwas anderes sagt. Andere sind leider nicht realistisch mit der derzeitigen Situation im Gesundheitswesen vereinbar, weil der Betreuungsschlüssel oder bauliche Gegebenheiten (z. B. nur eine Badewanne für drei Kreißsäle) bestimmte Dinge nicht erlauben. Aber es ist *deine* Geburt, und deine Wünsche sind wichtig! Überlege dir also – gern zusammen mit der Person, die dich zur Geburt begleiten wird – so etwas wie eine Wunschversion: Schreibe auf, wie du dir den Verlauf der Geburt vorstellst, welche Wünsche du hast, welche Medikation du in Erwägung ziehst oder ausschließen möchtest, was dir aus dem Geburtsvorbereitungskurs oder Gesprächen mit deiner Hebamme und geburtserfahrenen Freundinnen als besonders wichtig oder eindrucksvoll in Erinnerung geblieben ist.

Welche Form du wählst und was du mit diesem Plan machst, ist individuell verschieden. Manche Paare machen sich eine gemeinsame Liste und kommen dadurch fokussiert ins Gespräch über die herannahende Geburt, auch über alle eigenen Wünsche, Bedürfnisse und vielleicht Sorgen. Je mehr ihr von den Vorstellungen des anderen wisst, umso besser. Du kannst so eine Liste in den Notizen deines Telefons einspeichern, als Spickzettel für euch selbst dann im Kreißsaal, du kannst einen Brief an die Hebamme schreiben oder eine lange detaillierte Liste zum Anmeldegespräch mitbringen. Alles Mögliche kann darin Thema sein: Du hast eine Lieblings-Geburtsposition, wünschst dir eine Wassergeburt, das ganze »Damm-Thema«, was möchte deine Begleitperson sehen oder miterleben oder was eben genau nicht, was möchtest du, was nicht … Und neben allgemeineren Themen gibt es ein paar ganz konkrete Dinge, die du der Hebamme sagen solltest, wenn sie dir wichtig sind.

Mögliche Punkte könnten sein:

- Ich möchte keinen prophylaktischen venösen Zugang (Flexüle) bekommen.
- Ich möchte in Bewegung bleiben und auch für ein CTG oder eine vaginale Untersuchung nicht meine Position aufgeben müssen.
- Ich weiß, dass es Schmerzmittel gibt, und werde danach fragen, wenn ich sie brauche.
- Wenn ich eine PDA benötige, möchte ich dennoch in meiner Mobilität unterstützt werden.
- Ich möchte keinen Dammschnitt, wenn es nicht dringend notwendig ist.
- Ich möchte mein frisch geborenes Baby selbst zu mir nehmen, wenn möglich.
- Ich möchte keine routinehafte Gabe von Oxytocin zur Plazentalösung bekommen.
- Ich möchte, dass die Nabelschnur auspulsieren darf oder erst nach der Geburt der Plazenta abgenabelt wird.
- Und eben alles, was dir wichtig ist.

Wenn du einen Geburtsplan als »Brief an die Hebamme« formulierst, sei dir dessen bewusst, dass die Empfängerin ein Mensch ist, der per se vollkommen auf deiner Seite steht und dessen höchstes Ziel es ist, dir zu helfen und dich zu unterstützen, in allem, was ihm möglich ist, sodass du eine »gute Geburt« erleben kannst. Sei also freundlich und nicht in erster Linie fordernd und schroff.

Manche Geburtspläne im Netz bestehen aus zusammengeklöppelten Foren-Einträgen von 1998, die veraltete Infos enthalten oder Interventionen thematisieren, die seit Jahren in allen Kreißsälen ausgestorben sind und ganz offensichtlich nicht von Fachpersonen zusammengestellt worden sind. Oder die per Google Translate aus dem Amerikanischen übersetzt sind, wo ganz andere Bedingungen gelten als in Deutschland. Kein Baby bekommt mehr schleimhautreizende Augentropfen (Credé-Prophylaxe, bis 1992 gesetzlich verankert, danach abgeschafft), und es ist auch nicht notwendig, darauf hinzuweisen, dass ihr »bei einem Kaiserschnitt nicht möchtet, dass die Gebärmutter entfernt wird«, denn niemand, der noch ganz bei Trost ist, wird das – außer in einer lebensbedrohlichen Notfallsituation – auch nur in Erwägung ziehen. Besprecht diesen Plan dann mit der Hebamme, am besten schon beim Anmeldegespräch einige Wochen vor der Geburt, spätestens bald nach dem Ankommen im Krankenhaus.

Deine Begleitperson kann möglicherweise für die Umsetzung einzelner Wünsche gegenüber dem Klinikpersonal eine große Hilfe sein. Gebärende Frauen können während der Geburt nicht diskutieren, falls das notwendig sein sollte, sie sollen sich ungestört dem Gebären hingeben und nicht auf rationalen Ebenen und in akademischen Diskursen unterwegs sein. Und: Sei dir darüber im Klaren, dass es sich um eine Wunschversion handelt und dass es oft ganz anders kommt als gedacht …

KLINIKTASCHE

Etwa drei oder vier Wochen vor der Geburt kannst du schon mal ein paar Dinge für den großen Tag zusammenpacken. Wenn es losgeht, bist du vermutlich ziemlich aufgeregt und vergisst die Hälfte. Deshalb hier ein kleiner Spickzettel. Schreibe die Sachen, die dir persönlich wichtig sind, noch dazu, und lege ihn auf die Tasche obendrauf. Alles, was noch im täglichen Gebrauch ist, kann dann schnell dazugepackt werden, auch von deiner Begleitperson, wenn du dich um solche Dinge nicht mehr kümmern möchtest.

Wenn die Kreißsäle in »deinem« Krankenhaus sehr klein sind, kann es eine gute Idee sein, zwei Taschen zu packen: Eine, die du direkt im Kreißsaal brauchst, und eine weitere für die Wochenbettstation, die mit Babyautositz, Stillkissen und weiteren sperrigen Dingen erst mal im Auto warten kann.

DER WOCHENBETTKORB

Es ist schön und nützlich, ein paar Sachen für deine frische Wochenbettzeit in der Klinik oder zu Hause schon vorher zu organisieren, damit niemand nach der Klinikentlassung am Samstagnachmittag noch losmuss, um diese speziellen, manchmal exotischen Dinge zu besorgen. Das sind alles Dinge, die deiner Erholung dienen, deiner Heilung, und ein paar der heißesten Hebammentipps, die (fast) alle Frauen dann sowieso brauchen …

- ***Ein paar gute Säfte und Smoothies*** – z. B. mit allen möglichen Superfood-Zutaten wie Sanddorn, Acerola, Ananas. Vitamin C hilft, nach dem Blutverlust einer Geburt das Eisen aus der Nahrung gut aufzunehmen, damit du schnell wieder auf die Füße kommst. Das Enzym aus der Ananas, Bromelain, unterstützt die Wundheilung.
- ***Gutes Studentenfutter:*** Herkömmliches Studentenfutter besteht meistens zur Hälfte aus recht billigen Zutaten wie Erdnüssen und Rosinen. Da gibt es Besseres: Besorge dir deine Lieblingszutaten einzeln und mixe sie selbst zusammen: Cashewkerne, Mandeln, Macadamia- und Paranüsse. Dazu getrocknete Cranberries, Aprikosen, Datteln, was auch immer du magst. Online gibt es bei *KoRo* ein sensationelles Sortiment mit schokolierten Himbeeren und anderem geilem Scheiß. Früchte klein schneiden und mit den Nüssen und anderen Zutaten in einem großen Glas mischen. So hast du immer einen qualitativ hochwertigen Snack zur Hand – der auch noch das Süßbedürfnis bedient.

KLINIKTASCHE

1. KLINIKTASCHE FÜR DEN KREISSSAAL

- **Ein Mäppchen mit Papierkram:** Mutterpass, Krankenkassenkarte. Vielleicht ein Spickzettel aus dem Geburtsvorbereitungskurs, dein Geburtsplan oder weitere Notizen. Dann, für die Geburtsurkunde zur Anmeldung beim Standesamt: Kopien von euren Geburtsurkunden, das Familienstammbuch oder die Heiratsurkunde, wenn du verheiratet bist, oder die Vaterschaftsanerkennung/gemeinsame Sorgeerklärung.
- **Gemütliche Kleidung,** und zwar für euch beide.
- **Für dich: weiche Hose mit weichem Bund,** z. B. Yogahose, Leggins etc. Bequemes, weites Hemd oder T-Shirt, das den Po bedeckt. Schlappen. Bademantel oder gemütliche Strickjacke. Warme Socken. Weiches Haargummi bei langen Haaren.
- **(Ersatz-)Brille,** wenn du eine im Alltag brauchst, auch für Kontaktlinsenträgerinnen.
- **Für deine Begleitperson:** Auch sie soll es bequem haben, möglicherweise muss auch sie in verschiedenen Positionen auf dem Bett stundenlang verharren, um dich gut festzuhalten, mit enger Jeans oder Maßanzug geht das nicht gut. Deshalb auch für sie: bequeme Hose, Schlappen, frische Socken, Zahnbürste.
- **Essen.** Du wirst während des Klinikaufenthaltes mit Essen von dort versorgt, wenn dir danach ist und du dann Lust auf Klinikessen verspürst, was auch immer dich unter dem Plastikdeckel erwartet. Frauen unter der Geburt haben meistens keinen Hunger und beißen höchstens mal vom Apfel ab oder essen einen Löffel Joghurt. Alles Leckere in dieser Snackrichtung, frisches Obst, Saft, Schokolade, Kekse, Energie-Riegel, lieber mitbringen, um dich nicht komplett auf Angebot und Öffnungszeiten des Klinikkiosks verlassen zu müssen.
- **Tee – in der Thermoskanne** – du kannst ihn aber auch in der Klinik frisch von deinem Besuch kochen lassen, auch auf der Wochenbettstation.
- **Begleitpersonen kriegen keine Komplettverpflegung.** Damit alle Anwesenden kreislaufstabil und belastbar bleiben, ist manchmal ein Stullenpaket durchaus eine gute Idee. Pizza lässt sich aber auch in den Kreißsaal ordern, fragt die Hebamme bei Bedarf danach. (»Döner mit allem« lieber draußen essen und Kaugummi nicht vergessen.)
- **Kulturbeutel.** Mit allem, was du so brauchst. Auch ob und welche Schminksachen für dich dazugehören und welche Sorte Zahnseide: Nimm genau das mit. Dein Nachtserum und dein Glätteisen wirst du sicher in den nächsten Tagen eher vernachlässigen, weil es Wichtigeres gibt. Nicht vergessen: Waschlappen (dick und flauschig), Lippenbalsam, Deo am besten ohne Parfum – dein Baby findet deinen naturgemäßen Hautduft am tollsten!
- **Abteilung Feelgood:** Dinge, die »Geburtsatmosphäre« verbreiten. Dazu gehört alles, was schön aussieht, riecht, sich anfühlt, anhört, z. B.: Musik auf einer Spotify-Playlist, kleine Bluetoothbox. Mixe dir gerne vorher die eine oder andere Kreißsaal-Compilation mit verschiedenen Grundstimmungen. Außerdem nützlich sind Massageöl (z. B. das Geburtsöl von *into life*), Lieblingsbadezusatz, Massageball, Wärmflasche, Lieblingskuschelkissen, Damm-Massageöl.
- **Eventuell ein Buch, Heft, Tagebuch, Spiel** zum Zeitvertreib, wenn die Geburt dauert und dauert … Während der Wehen ist da nicht dran zu denken, aber in Situationen wie einer Geburts-

einleitung oder einem Blasensprung ohne Wehen ist so etwas eine hilfreiche Zerstreuung und so viel besser als Smartphone-Daddeln.

- **Smartphone** kommt mit, das ist klar, aber während der Geburt bleibt es im Flugmodus oder am besten ganz aus. Mit allen Ladekabeln, In-Ears und Adaptern, die du so brauchst.
- **Das Wichtigste ist:** Den Kreißsaalkoffer gleich beim Ankommen auspacken – wichtige Aufgabe der Begleitperson – und in Benutzung nehmen. Musik anmachen, Tee einschenken, Massageöl aufschrauben und in Sichtweite hinstellen. Sonst verrottet alles am Boden in der Tasche, was euch dann aber erst nach der Geburt auffallen wird.

2. KLINIKTASCHE FÜR DIE WOCHENBETTSTATION

- **Schlafanzüge** oder ein paar T-Shirts und Leggins/Yogahosen oder Ähnliches. Bei Oberteilen ist es praktisch, wenn diese sich zum Stillen entweder hochschieben (T-Shirt), aufknöpfen oder mit (tieferem) Ausschnitt über die Brust ziehen lassen. Nimm schöne Sachen mit, in denen du dich wohl- und auch bei Besuch und Visiten nicht total verlottert fühlst.
- **Handtücher.**
- **Stoff- oder Strick-Stilleinlagen** aus Wolle/Seide oder Baumwolle sind in den ersten Tagen viel angenehmer auf der Haut bei empfindlichen Brustwarzen als die Einmal-Einlagen. Letztere wiederum bekommst du im Krankenhaus zur Verfügung gestellt.
- **Zwei Rollen supersoftes, mindestens vierlagiges Toilettenpapier.** Im Krankenhaus gibt es meistens nur das dünne, raue mit Schmirgelpapieranmutung.
- **Feuchtes Toilettenpapier,** auch in der Flauschig-sensitive-Deluxe-Variante, möglichst ohne Duftstoffe und Co.
- **Tagebuch und Schreibzeug** für Listen, Notizen und Gedanken.
- **Nachtlicht, Kopfhörer, Schlafbrille.**
- **Thermoskanne, Lieblingstee:** Damit kannst du dir auf der Station immer frischen Tee selber kochen.
- **Für dein Baby:** etwas Kuscheliges, Nestiges von zu Hause, gern schon »eingeschlafen« mit Mama-Papa-Geruch: ein Lammfell, ein Mützchen, ein Kuscheltier.
- **Eine kleine Baby-Kuscheldecke** zum Stillen und Einwickeln auf zugigen Krankenhausfluren.

FÜR EINE AMBULANTE GEBURT ODER SPÄTESTENS FÜR DEN HEIMWEG

- Ein komplettes Set **Babykleidung** und frische (Umstands-)Kleidung für dich.
- **Baby-Autositz:** Probiert den Baby-Autositz-Einbau unter Originalbedingungen unbedingt vorher aus, damit ihr bei der ersten Fahrt wisst, wo und wie man die Gurte einfädelt – und nicht erst bei strömendem Regen auf dem Klinikparkplatz daran herumbastelt. Ist nicht schwer, muss man aber einmal gemacht haben.

WAS DU IN DER KLINIK NICHT BRAUCHST (WEIL VORHANDEN)

- **Binden, Stilleinlagen und Einmalhöschen** bekommst du während deiner Klinikzeit von dort. Auch dein Baby hat dort üblicherweise Klinik-Anziehsachen an. Handtücher gibt es zumindest im Kreißsaal, aber besonders groß und flauschig sind die nicht. Letztere also besser mitbringen.

- ***Ein schöner, wohliger, unterstützender Wochenbett-Tee*** für Körper und Seele, z. B. → *Weiches Wochenbett* von *into life.*
- ***Für deine Brustwarzen:*** Bei fast allen stillenden Frauen werden die Brustwarzen anfangs (mindestens) etwas empfindlich sein. Das geht vorbei! Es hilft eine lindernde Salbe mit Lanolin. Z. B. Nipple Balm *(into life)* oder Lansinoh® oder Purelan® aus der Apotheke.

Im Wochenbett brauchen wir Dinge, die uns heilen, nähren und uns rundum versorgt fühlen lassen.

- ***Eine Stillcreme:*** Rund um den → *Milcheinschuss* (der neuerdings »initiale Brustdrüsenschwellung« heißt), etwa am dritten Lebenstag deines Babys, wird dein Busen vermutlich mehr oder weniger prall und über Nacht etwa um drei Körbchengrößen anwachsen. Das ist nicht nur skurril anzuschauen, sondern manchmal auch ziemlich unangenehm. Oft tut eine ganz sanfte, ausstreichende Massage gut. Das geht am besten mit einer Creme oder einem Öl. Die Granatapfel-Busencreme *(into life)* ist toll dafür, gut geht auch ein Stillöl (*Weleda* oder *Ingeborg Stadelmann*) oder die Mercurialis-perennis-Salbe 20 % *(Weleda)*. Letztere ist auch super bei einem → *Milchstau* und bei sehr ausgeprägt wunden Brustwarzen.
- ***Ein Spray für alles:*** Für die empfindliche Dammregion – möglicherweise nach der Geburt etwas geschürft oder verletzt – ist ein kühlendes Spray oft lindernd, wundheilend, abschwellend. Im Recover Spray *(into life)* finden sich Hydrolate von Rose, Hamamelis, Schafgarbe und Neroli zusammen mit Aloe, Beinwell- und Tigergrasextrakt. Du kannst es auch zur Nabelpflege verwenden, einen wunden Babypo, eben für alles, was heilen soll → *Geburtsverletzungen.*
- ***Bereite Essen vor, lasse von Freundinnen vorkochen*** → *Nesting Party,* und friere es ein oder lege deine Lieblingsrezepte zurecht, mit denen du dich bekochen lassen möchtest. Bei weniger kochbegabten Menschen im Haushalt gibt's im Internet auch Convenience-Angebote von diversen Kochboxen. Dort kann man die komplette Zutatentüte für leckere Mahlzeiten einfach fertig bestellen und sich liefern lassen.
- ***Stillkugeln:*** Dafür findest du ein Rezept in der hinteren Klappe dieses Buches.
- Lies schon mal den ***Buchteil »Das frühe Wochenbett«*** – da ist sicher noch einiges dabei.

PROPHYLAXEN FÜR DEIN BABY

Nach der Geburt gibt es einige standardisierte, medizinisch sinnvolle Prophylaxen. Einige kommen schon direkt im Kreißsaal auf euch zu, andere nach ein paar Lebenstagen. Welche und für was – hier kommt eine kleine Zusammenfassung.

Vitamin K

Vitamin K1 ist ein für die Blutgerinnung essenzielles Vitamin: Ohne Vitamin K1 funktioniert unsere Blutgerinnung nicht. Es wird beim Erwachsenen sowohl mit der Nahrung aufgenommen als auch von der gesunden Darmflora gebildet. Babys haben noch keine ausgebildete Darmflora, und die Muttermilch ist beim Menschen auffällig arm an Vitamin K1. Babys bekommen also sehr wenig Vitamin K1 auf beiden vorstellbaren Wegen. In sehr seltenen Fällen (etwa 1:10 000 bis 1:30 000) kann das zu einer lebensbedrohlichen inneren Vitamin-K1-Mangelblutung mit tödlichen Folgen führen.

Vor allem Kinder mit einer angeborenen, sehr seltenen und zu diesem frühen Zeitpunkt kaum diagnostizierbaren Störung des Leber-Gallen-Systems sind durch eine solche Vitamin-K1-Mangelblutung gefährdet. Die offizielle Empfehlung in Deutschland lautet daher, allen Babys bei der U1 direkt nach der Geburt und wenige Tage und Wochen später, bei der U2 und U3, jeweils 2 mg Vitamin K1 (Konakion®) zu verabreichen. Es gibt in der Historie der Vitamin-K-Prophylaxe verschiedene Gedanken und einen fortwährenden Diskurs, der in unterschiedliche Empfehlungen mündete. Zu dem physiologisch ungewöhnlich

VITAMIN K1 ODER K2?

Im Zuge der zunehmenden Verbreitung von Nahrungsergänzungsmitteln in der Laienbevölkerung gibt es seit einiger Zeit ein wenig Wildwuchs. Menschen lesen ein paar Blogartikel, supplementieren diese oder jene Vitamine und verstehen naturgemäß nur die Hälfte von dem, was sie da tun, und können ganz leicht halb wahre oder falsche Schlüsse ziehen. Dieses ist ein Beispiel. Vitamin K1 ist nicht gleich Vitamin K2. Vitamin K2 synergiert zusammen mit Vitamin D3 und wirkt vor allem auf den Knochenstoffwechsel. Deshalb sind diese beiden Vitamine (D3 plus K2) oft in Supplementen für Erwachsene kombiniert, das ist auch in diesem Rahmen sinnvoll. Aber eben nicht für Babys. Für diese ist nämlich tatsächlich eine zögerliche Verknöcherung wichtig, es ist Absicht, dass die Knochen bei der Geburt weich sind und dies auch noch eine Weile bleiben:
Das Gehirn wächst im ersten Lebensjahr enorm, und damit die Schädelknochen damit Schritt halten können, schließen sich die Fontanellen erst nach einigen Monaten.
Auf die Blutgerinnung wirkt Vitamin K2 zudem wenig bis gar nicht, daher ersetzt es auch nicht die oben beschriebene K1-Prophylaxe.
Kombinationspräparate mit Vitamin D und Vitamin K2 für Babys sind also nicht sinnvoll und werden von den Fachgesellschaften ausdrücklich nicht empfohlen.
Wenn dein Baby älter ist als ein Jahr und du mit der Vitamin-D-Gabe fortfahren möchtest, kommen später eventuell Vitamin D3 plus K2 Kombipräparate infrage, vor diesem Zeitpunkt aber auf keinen Fall. Besprich den optimalen Zeitpunkt für einen eventuellen Präparatwechsel mit deiner Kinderärztin.

niedrigen fetalen Vitamin-K-Gehalt, der auch über die Plazentaschranke durch Gaben an die Mutter nicht wesentlich angehoben werden kann, gibt es unterschiedliche Hypothesen.

Zum einen gibt es einen ungeklärten Zusammenhang von hohen fetalen Vitamin-K1-Konzentrationen mit einer erhöhten Rate an DNA-Veränderungen und chromosomalen Schäden beim Baby – die niedrig-physiologischen Werte könnten also umgekehrt einen protektiven Effekt haben. Eine weitere Theorie ist die, dass der fetale Vitamin-K-Gehalt deshalb niedrig sein muss, weil er bewirkt, dass die Verknöcherung, beispielsweise der Schädelknochen, in den ersten Lebenswochen langsamer vonstattengehen soll.

Lange Jahre gab es daher nach der Abschaffung einer einmaligen Gabe als Spritze Anfang der 1990er-Jahre neben der dreimaligen oralen Gabe auch alternativ das modifizierte holländische Schema, weil es mit fortwährenden, niedrigen Dosen über einen längeren Zeitraum etwas »natürlicher« erschien als größere Depotdosen. Dabei wurde dem Baby nach einer initialen Gabe von 1 mg Konakion® nach der Geburt ab dem Ende der ersten Lebenswoche 12 Wochen lang täglich 50 µg Vitamin K1 als verdünnte Tropfen gegeben. Das holländische Schema hat sich allerdings als weniger wirksam gezeigt und wird daher nicht mehr empfohlen (und auch in den Niederlanden nicht mehr angewandt).

Die systematische Gabe von Vitamin K1 an alle Babys ist ein gutes Beispiel für sinnvolle Risikoabwägung, die typischen Prophylaxen immer zugrunde liegt: Die Wahrscheinlichkeit für eine Vitamin-K1-Mangelblutung ist für das einzelne Kind supergering, die Maßnahme, um sie für alle zu vermeiden, aber unspektakulär, niedrigschwellig und frei von Schäden – deshalb bekommen es alle, und kein Risikokind flutscht durch die Maschen.

Vitamin D

Für Babys gilt, genau wie für Erwachsene: Auch sie brauchen Vitamin D für eine ganze Anzahl wichtiger Stoffwechselfunktionen. Vor allem für das Knochenwachstum und das Immunsystem spielt es eine wichtige Rolle. Vitamin D in seiner komplexen Funktion ist in den letzten Jahren intensiv erforscht worden. Die Ergebnisse begründen den Trend zur empfohlenen Vitamin-D-Supplementierung in den Wintermonaten für alle Kinder und Erwachsenen in unseren Breitengraden. Eine ganze Reihe gesundheitlicher Effekte sind mittlerweile bekannt: Niedrige Vitamin-D-Spiegel sind mit Knochenreifungsstörungen, einer erhöhten Infektanfälligkeit, bestimmten Tumorarten und mit höheren Raten an Autoimmunerkrankungen, wie etwa MS oder Diabetes Typ 1, assoziiert.

Laut einer finnischen Langzeitstudie von 2002 sinkt bei einer regelmäßigen Vitamin-D-Supplementierung die Quote an Kindern, die in den ersten 30 Lebensjahren einen Typ-I-Diabetes entwickeln, um 78 Prozent (Finnland ist das Land mit der höchsten Rate an Typ-I-Diabetes-Neuerkrankungen, mittlerweile geht man von einem Zusammenhang mit der Sonneneinstrahlung aus) → *Vitamin D*.

Babys sind gleichermaßen im Winter und im Sommer nur ganz eingeschränkt der Sonne ausgesetzt: Im Winter guckt nur das Näschen aus dem Schneeanzug, im Sommer bleiben sie wegen ihrer zarten Haut im Schatten. Deshalb sind Babys grundsätzlich Vitamin-D-Mangelkandidaten. Früher bekamen sie deshalb Lebertran, zur Vermeidung von Rachitis, einer Knochenwachstumsstörung mit schweren bleibenden Skelettverformungen, so manche Großeltern werden sich noch daran erinnern. Die Empfehlung der Fachgesellschaften heute ist, Babys ab dem 10. Lebenstag eine Standarddosis von 500 IE täglich zu geben, das Ganze über die ersten beiden Lebenswinter hinweg. Wenn du im Sommer die Gabe hin und wieder vergisst, ist das sicher verschmerzbar. Ab dem zweiten Sommer kann dein Baby erste vorsichtige Sonnenstrahlen genießen, natürlich nur mit entsprechendem Sonnenschutz (der allerdings aber auch die hauteigene Vitamin-D-Synthese deutlich verringert).

Die häufigste Verabreichung von Vitamin D geschieht als Tablette, manchmal auch kombiniert mit Fluorid (siehe unten). Die Tablette wird in der ersten Babyzeit mit etwas Wasser aufgelöst und mit einem kleinen Löffel verabreicht, du solltest sie deinem Baby nicht im Ganzen in den Mund stecken, es kann sich daran verschlucken. Da die Vitamin-D-Prophylaxe zu den Kassenleistungen gehört, bekommst du sie auf Rezept von deiner Kinderärztin.

Vitamin D wird neben dieser apothekenpflichtigen Darreichungsform (nur diese wird von der Krankenkasse erstattet) auch als Nahrungsergänzungsmittel im freien Handel angeboten. Darin ist das identische Vitamin D, Cholecalciferol, enthalten. Besonders einfach anzuwenden sind die öligen Tropfen als flüssige Präparate. Ein großes Plus bei dieser Form ist meistens die viel einfachere Verabreichung mit einer Pipette, da keine Tablette umständlich auf dem Löffel aufgelöst werden muss. Achte bei der Wahl des Herstellers auf seriöse Anbieter aus Deutschland, ich empfehle auch, dass die Dosis pro Tropfen 100 IE nicht übersteigen sollte, um versehentliche Überdosierungen zu vermeiden, wenn es mal ein Tropfen mehr ist. Achte unbedingt auch darauf, dass kein zusätzliches Vitamin K enthalten ist, wie es bei Präparaten für Erwachsene üblich ist (s. Kasten). Ein speziell für Babys hergestelltes Produkt ist das Baby Vitamin D von *into life*.

Fluorid

Bei der Kariesprophylaxe sind die Fachmeinungen nicht einheitlich: Seit 25 Jahren herrschen zwischen Zahnärzten und Pädiatern kontroverse Meinungen darüber, ob Fluorid in die Zahnpasta gehört oder in die Tablette.

Die kinderärztlichen Fachgesellschaften empfehlen schon länger die Gabe von Fluorid als Tablette, schon vor dem Durchbruch der ersten Zähne ab der Geburt. Die Zahnärztinnen empfahlen hingegen das Zähneputzen mit fluoridhaltiger Zahncreme ab dem Moment, wenn die ersten Zähnchen durchgebrochen sind, also eine Fluoridisierung von außen, ohne Gabe von Fluorid als Tablette.

Die Argumentation der Kinderärzte zielte auf die bessere Kontrolle über die Dosis ab. Die Menge der geschluckten Zahnpasta ist schwer zu ermitteln, zumal nicht alle Eltern die »richtige«, für Kleinkinder geeignete Zahncreme mit angepasstem Fluoridgehalt benutzen. Ein weiteres Argument ist »lieber ein bisschen Fluor innerlich als gar kein Zähneputzen«, weil auch die Ernährung und Zahnhygiene nicht immer so läuft, wie es wünschenswert wäre. Die Kombination von Vitamin D und Fluorid als Tablette soll sicherstellen, dass mehr Kinder Fluorid auch dann bekommen, wenn das Zähneputzen vernachlässigt wird.

Die Sicht der Zahnärzte ist hingegen: Der einzige Ort im Körper, wo Fluorid hingehört, ist der Zahnschmelz. Für alle anderen Körperzellen ist Fluorid mindestens überflüssig. Und an den Zahnschmelz kann man ihn per Zahncreme einfach hintransportieren. Zudem haben Langzeituntersuchungen keine signifikanten Vorteile der systemischen Gabe gezeigt.

Schon seit einigen Jahren gibt es zudem Hinweise zu möglichen negativen Einflüssen von größeren Fluoridmengen auf die kindliche Gehirn- und Intelligenzentwicklung. Mehrere Querschnittsstudien aus Regionen mit natürlich hohen Fluoridkonzentrationen im Grundwasser unterstützten frühere Ergebnisse von kognitiven Defiziten bei Kindern mit erhöhter Fluoridexposition. Auch jüngere Ergebnisse untermauern eher die Hypothese, dass eine erhöhte Fluoridaufnahme während der frühen Entwicklung von Babys und Kleinkindern zu nicht unerheblichen IQ-Defiziten führen kann. Es gibt also neurotoxische Risiken, die sicher dosisabhängig sind, aber wo genau die Höhe einer sicheren Exposition liegt, muss noch abschließend untersucht und bewertet werden.

Obwohl ein systematisches Review aus dem Jahr 2019 zu dem Schluss kommt, dass die sichere Fluoriddosis vermutlich unterhalb der akzeptierten Mengen im Trinkwasser plus Versorgung über fluoridisiertes Salz liegt, wurden in Deutschland im Jahr 2022 noch mal neue Empfehlungen zur Fluoridprophylaxe veröffentlicht, im Wesentlichen deshalb (und so wurde das auch kommuniziert), damit Eltern nicht von den unterschiedlichen Empfehlungen verunsichert würden.

Die Kinderärztinnen setzten sich gegenüber den Zahnärztinnen durch, sodass derzeit die aktuelle Empfehlung ist, die oben beschriebene Vitamin-D-Prophylaxe zu kombinieren und Fluorid (wieder) per Tablette ab Geburt zu ergänzen.

Kariesprophylaxe ist wichtig, denn je länger eine kindliche Schnute kariesfrei bleibt, umso besser die Prognose für die lebenslang bleibenden Zähne. Die Kariesprävention ruht aber auf drei Säulen, die Fluoridanwendung ist nur eine von ihnen. Die beiden anderen sind sehr wahrscheinlich von größerem Gewicht, genauso allgemein bekannt, aber aufwendiger und mit weniger Compliance verbunden: regelmäßig Zähne putzen und zuckerarm essen und trinken.

Karies ist keine Fluoridmangelkrankheit, sondern eine bakterielle Infektion. Eine gute Mundhygiene und eine möglichst lange Zuckerabstinenz im Kleinkindalter sind essenziell. Und wir Bio-Muttis sollten uns darüber im Klaren sein, dass das Dinkel-Rosinenbrötchen oder der Agavendicksaft-Keks kein bisschen zahnfreundlicher sind als das böse Gummibärchen …

Letztlich beginnt die Kariesprophylaxe für dein Baby schon in der Schwangerschaft und in der Gesunderhaltung deiner Mundflora → *Kariesprophylaxe*.

EIN GESCHWISTERKIND

Wenn das frisch geborene Baby schon ein »großes« Geschwisterkind hat, sind alle Tipps zum »Wochenbett heißt, die ganze Zeit im Bett bleiben« oft noch mal komplizierter umzusetzen. Aber es ist natürlich nicht minder wichtig. Deshalb organisiert das schon vorher mit weiser Voraussicht, damit es euch allen damit gut geht.

- ***Sucht euch personelle Unterstützung:*** Welche Omas, Tanten, Freunde, Kita-Kumpels können und möchten euch etwas abnehmen? Gewisse »Hol- und Bringdienste« abzudecken, ist z. B. eine wichtige Entlastung. Organisiert gerne feste Regelungen wie »Montag ist Oma-Tag« oder »donnerstags nimmt Kristin die Kinder mit zum Schwimmkurs«, am besten fangt ihr schon vor der Geburt damit an. Sicher wird es auch eine der ganz wichtigen Papa-Aufgaben sein, das große Geschwisterkind regelmäßig und ausgiebig auf dem Spielplatz »auszulüften« – und auf dem Nachhauseweg noch mal schnell Bio-Brot und Milch einzukaufen und was gerade noch so im Kühlschrank fehlt. Eine gute Organisation – dazu gehört, die Dinge im Vorwege auch gut zu besprechen – ist hier mal wieder die halbe Miete.

- Ich weiß, wie wichtig dieses ganze »Geschwisterkind-Thema« den Müttern ist, die schon Kinder haben. ***Meiner Erfahrung nach ist es weit weniger problematisch,*** schwierig oder gar traumatisch, als man sich das sorgenvoll ausmalen könnte. Sinnvoll ist es sicher, dem großen Geschwisterkind Zeit zu lassen und nicht gerade jetzt neue Meilensteine einzuführen (»Ab jetzt kannst du ja dann in deinem Zimmer/Bett … schlafen, nachts keine Windel mehr anziehen, du bist ja schon groß« oder den Schnuller abzugewöhnen) – das klappt sowieso nicht und macht nur Stress. ***Es ist eh meistens nicht die Zeit für pädagogische Konsequenz, sondern ein Ausnahmezustand*** (in den ersten ein, zwei, drei Wochen), in denen auch Ausnahmen von allem Möglichen erlaubt sind. Fünf gerade sein lassen. Pommes mit viel Ketchup essen. Zwei Folgen »Peppa Wutz« hintereinander gucken. Nehmt alle Kinder mit in euer Bett zum Vorlesen, Kuscheln – und vielleicht auch, um dort die Pommes zu essen. So wirst du zumindest auch im Bett bleiben können.
- ***Andere Alltagsroutinen aber lieber so lassen,*** wie sie sind, sie sorgen dadurch als festes Gerüst für Ordnung und Struktur. Also der Kindergarten, das Lieblingsbuch, das Abendritual (mit Abstrichen).
- ***Denke immer daran:*** Das tollste Geschenk, das du deinem Kind machen kannst – ist ein Geschwister, ein Gefährte, ein Verbündeter!

Entspanntes Wochenbett mit Geschwistern? Mit guter Orga und viel Verständnis für Bedürfnisse gelingt das!

Der Weg zum Baby

DIE GEBURT

Deine Geburt – sie wird ein wirkliches Abenteuer. In einem Zustand von Ekstase und Auflösung überschreitest du Grenzen, erklimmst Höhen und überwindest tiefe Täler, erlebst höchste Intensität aller nur denkbaren Gefühle und harte Arbeit, gekrönt von der Geburt deines Kindes, dem Moment von unendlicher Erleichterung und kolossalem Glück.

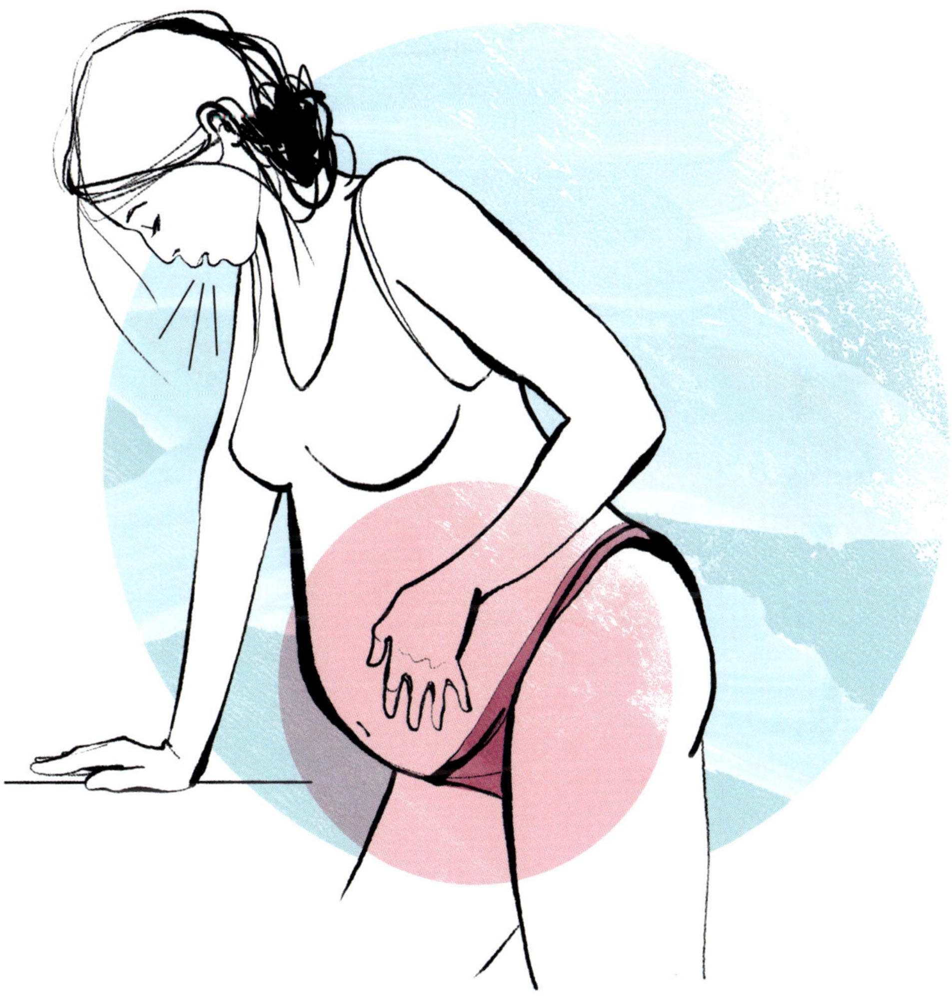

Wie eine Geburt genau sein wird, wie sich Wehen anfühlen, wie gut du mit ihnen mitschwimmen kannst und klarkommst – vieles bleibt rätselhaft und bloße Theorie, bevor es so weit ist. Sei sicher: Dein Körper ist bereit, und du wirst deine Aufgabe wunderbar meistern. Bald ist der große Tag gekommen.

VORBOTEN

Manchmal kündigt sich die Geburt durch typische Vorboten an. Das wohl bekannteste Phänomen ist der sogenannte Schleimpfropf: Dein Gebärmutterhals ist während der Schwangerschaft mit einem typischen, recht zähen Zervixschleim verschlossen. Er schützt die Eihäute und dein Baby zum Beispiel vor dem Eindringen von Keimen. Der Schleimpfropf löst sich typischerweise einige Stunden bis ein oder zwei Tage vor dem eigentlichen Geburtsbeginn, wenn am Gebärmutterhals und Muttermund die Dinge in Bewegung kommen. Der Schleimpfropf ist eine besondere Art Schleim, manche Frauen kennen ihn auch schon aus den fruchtbaren Tagen im Menstruationszyklus – vor der Geburt aber ist er deutlich voluminöser: Er unterscheidet sich in seiner Art und Konsistenz deutlich vom normalen Vaginalschleim, er ist eher klar, und seine Konsistenz ist eher fester-glibberig-fädenziehend, eine vielleicht etwas flapsige, aber recht treffende Beschreibung wäre »wie Schnodder«. Und meistens ist es eine ordentliche Menge, etwa ein bis zwei Esslöffel voll.

Typisch für die Vorphase einer Geburt auf der emotionalen Ebene ist manchmal eine gewisse innere Unruhe, verbunden mit letzten Nestbauambitionen. Du musst *unbedingt* noch dieses eine Höckerchen rosa lackieren, abends um 23 Uhr ist das sehr verdächtig. Oder du fährst ans andere Ende der Stadt, um genau dort diese eine Lichterkette für die Wickelkommode zu kaufen. All das geschieht, wenn dein Körper sich im Verborgenen schon bereit macht. Andere Frauen werden sehr rückzugsbedürftig und sagen alles ab. Katzen verstecken sich in dieser Phase im Kleiderschrank. Im Stillen lässt es sich gut gebären.

Auch in Bezug auf die typische Tageszeit eines Geburtsbeginns ist dieser Rückzug auszumachen: Tagaktive Säugetiere bekommen eher nachts ihre Kinder. Das liegt auch an verschiedenen Hormonen, die in einem *zirkadianen Rhythmus* ausgeschüttet werden: Nachts hast du einen niedrigen Cortisol- und Adrenalin-, dafür einen hohen Melatoninspiegel. Alles gute Voraussetzungen, um Wehen zu bekommen.

BLASENSPRUNG

Eine Art von Geburtsbeginn ist der Blasensprung. Etwa 20 Prozent aller Geburten beginnen auf diese Weise. Ohne erkennbare Vorwarnung – manchmal mit einem leisen, nicht hörbaren innerlichen »Knacks« – gänzlich ohne äußere Einwirkung läuft plötzlich und meist deutlich in einem ordentlichen Schwall Fruchtwasser aus dir heraus. Wenn der erste Überraschungsmoment verdaut ist, bereite dich langsam darauf vor, dass heute (oder morgen) vermutlich dein Baby geboren wird. Sammle dich innerlich, und verabschiede dich einen Moment lang in Ruhe vom Schwangersein, das nun dem Ende zugeht.

Ein Blasensprung ist nicht gefährlich, und du musst dich auch nicht sofort hinlegen oder gar liegend im Krankenwagen ins Krankenhaus fahren. Ausnahmen von dieser Regel stellen eine Beckenendlage, Zwillinge, eine Geburt vor der 37. SSW und ein noch hochstehendes Köpfchen dar. Letzteres ist am Termin eher ungewöhnlich, und deine Hebamme oder deine Frauenärztin würde das bei der Untersuchung feststellen und dir mitteilen. In jedem Fall ist ein Blasensprung aber ein Geburtsbeginn, sodass du zeitnah und in aller Ruhe ins Krankenhaus fahren oder deine Hebamme anrufen solltest. Wenn du dein zweites Baby bekommst, solltest du nicht allzu lange fackeln, sondern alles Notwendige in die Wege leiten (etwa den Babysitter für das große Kind informieren), auch dann, wenn du noch keine Wehen spürst. Mehrgebärende werden nach einem Blasensprung nicht selten durch einen plötzlichen und intensiven Geburtsbeginn überrascht, da ist es gut, wenn du nicht allzu weit von deinem geplanten Geburtsort entfernt bist. → »Wenn du dein zweites Baby bekommst …«

Bewaffne dich mit saugfähigen Binden (große, dicke), ersatzweise mit einem Gästehandtuch oder Ähnlichem in der Unterhose. Wenn die Fruchtblase offen ist, wird bei jeder größeren deiner Bewegungen oder denen des Babys ein weiterer Schwall Fruchtwasser aus dir herausschwappen.

Nach einem Blasensprung wirst du mit einer relativ hohen Wahrscheinlichkeit in den nächsten Stunden auch Wehen bekommen – auf die wartet man dann einfach. Zunächst geschieht also auch im Krankenhaus nicht viel mehr als das. Nur dann, wenn Wehen länger als 12 bis 24 Stunden auf sich warten lassen, würde man die Geburt mit Hormonen einleiten, um einer Infektion des Babys durch die offene Fruchtblase vorzubeugen und die Geburt in Gang zu bringen → *Geburtseinleitung*.

Üblicherweise versteht aber dein Körper das Signal des Blasensprungs als Geburtsbeginn und wird eigene Wehen machen. Je nach Tages- oder Nachtzeit: Lege dich auch gerne noch mal hin und schlummere ein wenig. Das gibt erstens Kraft, und zweitens hilft es deinem Körper, in den parasympathischen Entspannungsmodus zu kommen, der wichtig ist für die Geburt. Am Abend und in der Nacht ist das sicherlich sinnvoller als aktionistisches Treppensteigen.

Wenn so langsam die Uhr tickt und nichts passiert, können verschiedene wehenanregende Maßnahmen eine Idee sein. Lies dazu noch mal mehr im Kapitel »Nicht medikamentöse und hormonfreie Methoden der Geburtseinleitung«.

Manchmal ist das Fruchtwasser grünlich verfärbt, nämlich dann, wenn das Baby bereits *Mekonium* ausgeschieden hat. Das dunkelschwarzgrüne *Kindspech* hat sich im Fruchtwasser aufgelöst. Das ist ein Signal für eine vermutlich kurze Stresssituation in den letzten Stunden, deshalb solltest du bei grünem Fruchtwasser einigermaßen zeitnah in die Klinik fahren, damit man sich vergewissern kann, dass dieser Stress tatsächlich nur kurzzeitig war. Andere Konsequenzen hat grünes Fruchtwasser zunächst nicht.

FRÜHE LATENZPHASE – NOCH ZU HAUSE

Die häufigere Variante eines Geburtsbeginns – bei etwa 80 Prozent aller Geburten – ist ein Geburtsbeginn mit Wehen. Bei der Geburt des ersten Kindes geschieht dies meistens allmählich. Du wachst möglicherweise wie so oft mitten in der Nacht auf, musst pinkeln und merkst aber eben auch ein dumpfes, an Regelschmerzen erinnerndes Ziehen, tief im unteren Bauch. Dieses Gefühl ist ganz zu Beginn meist noch recht diffus, und du kannst es nicht so richtig einordnen. Wenn es tatsächlich mitten in der Nacht ist, legst du dich unbedingt erst einmal wieder ins Bett und versuchst, ein wenig auszuruhen. Es wird sich erst in den nächsten ein bis zwei Stunden entscheiden, ob diese Wehen eben »richtige Wehen« werden und ob sie sich in Richtung Geburt entwickeln oder ob sie wieder verschwinden und du irgendwann einschläfst, am nächsten Morgen aufwachst, und es ist nichts weiter passiert. Es ist wichtig, dass du in dieser Phase Kraft sparst, du wirst sie in den nächsten vielen Stunden, die vor dir liegen, noch brauchen. Dunkelheit führt auch zur Ausschüttung von Melatonin, kuschle dich also noch etwas in deine Höhle ein und warte ab, was geschieht.

Der Badewannentest

Wenn sich diese diffuse Symptomatik weiter hinzieht, du dir immer noch so gar nicht sicher bist, ob diese ersten Wehen »richtige« Wehen sind, gibt es den einfachen, aber einigermaßen aussagekräftigen »Badewannentest«. Lasse dir ein Bad ein und lege dich in die Badewanne, und schaue, was mit deinen Wehen passiert. Sind es keine »richtigen« Wehen – also nur Vorwehen, Übungswehen, wie auch immer man sie nennen möchte –, würden sie durch die Entspannung im warmen Badewasser nach und nach verschwinden. Richtige Geburtswehen hingegen lassen sich nicht einfach so »wegbaden« – sie werden auch im Badewasser allmählich kräftiger, sodass du damit weißt: Okay, es geht jetzt Richtung Geburt! Gehe nur in die Badewanne, wenn du nicht allein zu Hause bist. Mit richtig kräftigen Wehen kommst du vielleicht nicht mehr so einfach heraus, oder dein Kreislauf reagiert sensibler.

Wenn du nicht baden magst (oder keine Badewanne hast), können auch feuchtwarme Lavendelwickel, vielleicht kombiniert mit etwas → *Magnesium*, eine gute Idee sein → *Feuchtwarme Wickel*.

ES GEHT LOS!

Wenn die Wehen nach und nach so kräftig werden, dass sie einen regelmäßigen Abstand von etwa 3 bis 6 Minuten haben und du gleichzeitig die einzelne Wehe subjektiv als »echt doll« empfindest, hat die Geburt vermutlich wirklich begonnen. Wenn du dein erstes Kind bekommst, wird deine Geburt – in aller Regel – noch einige Stunden dauern. Ihr habt also alle Zeit der Welt und könnt abwarten, es sich entwickeln lassen und schließlich ganz in Ruhe in die Klinik fahren oder eure Hebamme anrufen.

In aller Ruhe kann auch bedeuten: Wenn es dir gut geht, fahre bei der Geburt deines ersten Babys nicht übertrieben früh los. Mir ist klar, dass es gar nicht so einfach sein kann, das einzuschätzen, wenn du noch nie im Leben Wehen hattest. Ist das jetzt schon *doll*? Oder nur ein Witz, verglichen mit dem, was vielleicht noch kommt? Es ist ein wenig schwammig, aber: Eigentlich kannst du dich auch hier mal wieder auf dein Gefühl verlassen.

Diese erste Phase der Geburt ist ein zartes Pflänzchen und leicht störbar. Es gibt sogar Zahlen darüber, dass Frauen, die bereits früh in der Latenzphase ins Krankenhaus kommen, insgesamt deutlich häufiger einen Kaiserschnitt erhalten. Das könnte auch daran liegen, dass für das Klinikpersonal vielleicht ein gewisser Handlungszwang entsteht, kaum dass eine »Patientin« mit Symptomen auf der Matte steht. Quasi wie ein »Behandlungsauftrag« – nichts zu tun, ist im klinischen Setting immer etwas ungewohnt. Es ist also möglich, dass man sich in einem sehr frühen, fragilen Moment einer Geburt, wenn sie eigentlich noch gar nicht richtig begonnen hat, durch zu viel »Tun« in ihren Fortgang einmischt, obwohl sie in dieser ersten Phase erst einmal nichts braucht, um sich in aller Ruhe entwickeln zu können.

WICHTIG IN DER LATENZPHASE

Werde dir allmählich dessen bewusst, dass die Geburt nun wirklich begonnen hat. Sie fängt oft gemächlich an, du hast Zeit, dich in die sich steigernde Intensität »einzugrooven«. Nutze auch diese Latenzphase zu Hause, in deiner geschützten Umgebung gemeinsam mit deinem Partner oder deiner Partnerin zum Ausprobieren und In-Erinnerung-Bringen dessen, was ihr möglicherweise im Geburtsvorbereitungskurs gehört und getestet habt. In dieser Phase ist oft auch eine Endorphin-Massage angenehm, die sich durch ganz sanfte, leichte, eher streichelnde Körperberührungen auszeichnet und die Hormonausschüttung günstig beeinflussen kann. Sag, was dir guttut! Schließt einen Pakt, die jetzt beginnende Geburt gemeinsam gut durchzustehen.
Welche Körperhaltungen kommen dir intuitiv in den Sinn? Wie fühlt es sich an, wenn du umherwanderst, dich vornübergebeugt auf einem Tisch abstützt, dich vors Sofa kniest … So kommst du in deiner eigenen und vertrauten Umgebung in die Geburt hinein, kannst spüren, probieren. Zu Hause bist du dabei ungestört und unbeobachtet. In deinem bekannten Umfeld kannst du auf diese Weise einen ganz eigenen, intuitiven Umgang mit den »echten Wehen« entwickeln und diesen »Geburtsflow« mitnehmen in die neue Umgebung, wenn ihr euch entscheidet, in die Klinik umzuziehen.

LOSLASSEN UND HINGABE – DAS OXYTOCIN UNTER DER GEBURT

Oxytocin kommt während der Geburt dann ins Spiel, wenn die aktive Geburt begonnen hat, also etwa ab der zweiten Hälfte der Eröffnungsphase. Wörtlich übersetzt bedeutet es »schnelle Geburt«, die Oxytocin-Phase ist also die Phase der Geburt, nachdem die Latenzphase beendet ist und es nun ordentlich zur Sache geht. Es ist ein ganz zentrales Geburtshormon, das nicht nur dafür sorgt, dass deine Gebärmutter kontrahiert und kräftige

Geburtswehen macht, es hat auch enorm wichtige psychoemotionale Wirkungen, die für dein Verhalten unter der Geburt und in der gesamten Stillzeit für sämtliche Bindungsaspekte von großer Bedeutung sind.

Oxytocin wird verschiedentlich auch »Kuschelhormon« oder »Hormon der Liebe« genannt. In all diesen Kontexten, immer dann, wenn die Natur findet, dass dieses sinnvoll-arterhaltende Verhalten belohnt werden sollte, wird Oxytocin ausgeschüttet. Liebe fühlt sich gut an, auch biochemisch. Oxytocin macht Bindungsverhalten, und das ist ein zentrales Konzept menschlichen Miteinanders, der Fortpflanzung und der Fürsorge für unsere Babys. Im Experiment bewirkt es bei jungfräulichen Schafen Muttertierverhalten, autistische Menschen können menschliche Regungen in Gesichtern besser deuten und sozial interagieren.

Aus uns evolutionsverzärtelten Homosapiens-Frauen macht Oxytocin Löwinnen, die Kinder gebären können. Es hebt die Schmerzgrenze, macht uns mutig und versetzt uns in die Lage, all die unter modernen Aspekten als »Zumutungen« empfundenen Umstände einer Geburt anzunehmen und in diesen Momenten nicht einmal infrage zu stellen. Es versetzt uns in Gebärtrance, einen wirklich komplett anderen Zustand in irgendeiner Zwischenwelt. Ein psychedelisches Ereignis, das man allen Ernstes auch ziemlich abgefahren-toll finden kann.

Mit Oxytocin bis unter die Hutkante können wir ungebremst schamlos sein, alle Hemmungen über Bord kippen, Zugang zu den Welten bekommen, in denen wir komplett instinktgesteuert reagieren – und uns nicht stören lassen von unserem Intellekt, guter Kinderstube oder gar dem dünnen Firnis von »kultiviertem Verhalten«, der über allem liegt. Das Denken hört auf, du kannst dich gehen lassen, alles loslassen, auch dich selbst, und kannst dennoch darauf vertrauen, nicht verloren zu gehen, auch wenn es sich phasenweise so anfühlt, als würdest du den Boden unter den Füßen verlieren.

In diesem Zustand von Ekstase, auf dem Höhepunkt der Oxytocin-Welle, mündet eine Geburt in den → *Fetus Ejection Reflex*.

Auch von den geburtshelfenden Personen, uns Hebammen und den Ärztinnen, ist Geduld, Zeit und Ruhe gefragt, also ebenfalls eine eher passivische Haltung, weil dieser Prozess von Sich-gehen-Lassen eben enorm störanfällig ist – und diese Art von entrückten Zuständen üblicherweise nicht halb öffentlich stattfinden. Was auch nicht bedeutet, dass wir Hebammen nichts »machen«, nur dies eben nicht vordringlich im handelnden, aktionistischen Sinn. Im besten Fall schaffen wir achtsam und respektvoll diesen Raum, sodass eine Frau sich so gehen lassen kann, und machen uns sozusagen unsichtbar.

Am Ende der langen Reise nimmst du in diesem Oxytocin-geschwängerten, rauschhaften Zustand dein Baby in Empfang. Du berührst es das erste Mal, und in diesem Zustand kann man gar nicht anders, als sich unsterblich und bis zum Ende seines Lebens zu verlieben. Der dann im besten Fall ebenfalls ungestörte Hautkontakt hält weiterhin die Oxytocinkaskade in Gang, was super ist für alles, was mit Bindung oder neudeutsch *Bonding* zu tun hat.

Auch synthetisches Oxytocin, Bestandteil des klassischen »Wehentropfes«, wurde bereits auf seine Wirkung im Vergleich zu natürlichem Oxytocin untersucht. Tatsache ist, dass eine routinehafte oder kritiklose Gabe, wie es mancherorts gehandhabt wird, einen Eingriff in ein fragiles hormonelles Geschehen darstellt, der bislang noch nicht hinreichend in seinen Konsequenzen untersucht ist. Tatsache ist auch, dass alle Hormone im mütterlichen System natürlich auch für das Baby relevant sind. Es gibt Hypothesen, dass sie sogar eine epigenetische Wirkung auf die Stresstoleranz und Bindungsfähigkeit in späteren Lebensjahren haben kann. Sowohl »gar kein Oxytocin« – etwa bei einem primären Kaiserschnitt – als auch »sehr viel (künstliches) Oxytocin« – etwa bei der Gabe über einen Wehentropf – kann bisher nicht ganz vollständig geklärte Effekte auf das Bindungsverhalten von Müttern und Babys haben. Forscher haben sich etwa die Dauer des Im-Arm-Haltens in den ersten Lebenstagen, die Stilldauer über die nächsten Monate, aber auch Parameter wie etwa die Häufigkeit von Wochenbettdepressionen angeschaut und Unterschiede gefunden.

All dies sind im Wesentlichen wichtige Erkenntnisse für geburtshilfliches Fachpersonal und sollte dazu führen, dass diese Aspekte auch in der Indikationsstellung für die Notwendigkeit dieser medikamentösen Maßnahmen bedacht werden. Leider geschieht das eben nicht selbstverständlich und überall gleichermaßen. Für dich nur wichtig zu wissen: Das steht hier nicht, um einzelnen Frauen ein schlechtes Gewissen zu vermitteln, wenn die Gabe unterschiedlicher Medikamente unter der Geburt notwendig und indiziert war.

Buchtipp: Michel Odent: *Geburt und Stillen.* Über die Natur elementarer Erfahrungen, C.H. Beck Verlag, 6. Auflage 2021

Im Netz: Auch auf Youtube gibt es viele empfehlenswerte Videos von Michel Odents Vorträgen. Sehr berührend und toll, um inspiriert in die Geburt zu gehen.

BETREUUNG IM KREISSSAAL: DAS MACHT DIE HEBAMME

Wenn du im Kreißsaal angekommen bist, nimmt dich eine Hebamme in Empfang und wird nun für die nächsten Stunden deine Hauptbetreuungsperson sein und dich durch die Geburt begleiten. Sie wird dir Dinge vorschlagen, die im Moment bei der Verarbeitung deiner Wehen helfen können, sie unterstützt dich beim Atmen und beim Ausprobieren verschiedener Körperhaltungen zum guten Umgang mit der Wehenkraft. Sie ist ab jetzt deine Partnerin in Crime, deine Verbündete.

Oxytocin gibt uns die Kraft und den Mut, Kinder zu gebären.

DIE LEITLINIENGERECHTE BEGLEITUNG EINER GEBURT

Es gibt ein paar Routine-Maßnahmen, die zur Überwachung einer klinischen Geburt in Deutschland einigermaßen standardisiert dazugehören. Diese werden – je nach Krankenhaus – ganz unterschiedlich in hausinterne Standards umgesetzt. Als Grundgerüst für solche klinikinternen Organigramme dienen Leitlinien.

Anfang 2021 wurde nach vielen Jahren endlich die überfällige S3-Leitlinie zur vaginalen Geburt veröffentlicht. Darin wurde in einem hohen Evidenzlevel und unter der Beteiligung aller Fachgesellschaften (die der Hebammen und diverser ärztlicher Fachrichtungen) und auch der Verbände, die die Gebärendenperspektive vertreten (z. B. mit *motherhood e. V.*), die »Vaginale Geburt am Termin« mit den unterschiedlichen medizinischen Aspekten unter die Lupe genommen. Im Prinzip alles, was man im Kreißsaal macht und für richtig hält, wurde da auf über 250 Seiten aufgeschrieben. Grundlegende *Best-practice-Szenarien* wurden erstmalig oder ganz neu definiert, thematisiert oder eingeordnet.

Zwei etablierte diagnostische Maßnahmen zur Einordnung einer Geburt sollen hier beispielhaft beleuchtet werden: das CTG und die vaginale Untersuchung.

CTG-ÜBERWACHUNG

Über viele Jahre hinweg war im Krankenhaus eine mindestens intervallartige, früher oder später im Laufe der Geburt auch kontinuierliche CTG-Überwachung üblich. Und dies, obwohl das CTG unter der Geburt schon lange mit fehlender Evidenz glänzte und daher seit Jahren im Mittelpunkt zahlreicher Diskussionen stand. Im Zuge der Erstellung der neuen Leitlinie wurde – wie man das eben so macht – die aktuelle Studienlage angeschaut und neu bewertet. Man kam zu dem Schluss, dass es bislang vorwiegend Studien von niedrigerer Qualität waren, die lange einen Vorteil in einer CTG-Überwachung sahen.

Nun wird deutlich zu einem zurückhaltenden Einsatz des CTG geraten, wenn es sich um eine gesunde Frau mit einem gesunden Baby im Bauch handelt, die interventionsarm und unmedikalisiert ihr Baby gebärt. Und zwar nicht nur, weil es »nicht notwendig« ist und keine Vorteile zeigt, sondern weil sich eben auch diese beiden Effekte zeigen ließen: Das CTG führt nachweislich zu einem »geburtsdynamisch nachteiligen Verarmen der Geburtspositionen«,

und es kommt zu einer höheren Rate an vaginal-operativen Geburten (Saugglocken-Geburten) im Vergleich zu Geburten, die mit regelmäßigem, intervallhaftem Abhören der Herztöne ohne CTG begleitet werden.
Wenn ein CTG notwendig ist, soll allen Frauen angeboten werden, dass dies mittels Telemetrie geschieht, also ein kleines, kabelloses Extragerät, das per Funk die Daten an das stationäre CTG überträgt und somit kein »Angebundensein« an das CTG erfordert.
Wenn man auf ein CTG verzichtet, bedeutet das aber natürlich nicht, dass man nun auf das regelmäßige Abhören der Herztöne verzichtet. Die Herztöne deines Babys unter der Geburt sind ein wichtiges Zeichen, dass es deinem Baby gut geht. Davon wird man sich unter der Geburt regelmäßig überzeugen und sie mithilfe eines Höhrrohrs oder eines *Doptons* abhören: In der aktiven Eröffnungsphase ungefähr alle 15 bis 30 Minuten für etwa eine Minute, mit voranschreitender Geburt (die für dich und auch dein Baby anstrengender wird) werden die Abstände dann langsam kleiner. Ganz am Schluss, in der letzten Stunde der Geburt, sollte man ungefähr alle 5 Minuten auf das Baby hören.

FOLGENDE WEITERE EMPFEHLUNGEN SIND IN DER LEITLINIE FESTGEHALTEN:

- »Verdacht auf Geburtsbeginn« ist keine CTG-Indikation – weil dieses keinen informativen Mehrwert hat oder man gar erfährt, »ob die Geburt wirklich begonnen hat«. Aus der »Höhe der Ausschläge« kann man auf der Wehenkurve nicht ablesen, wie kräftig oder effektiv diese Kontraktionen sind.
- Ein Aufnahme-CTG ohne geburtshilfliche Risiken oder Besonderheiten sollte ebenfalls nicht standardisiert durchgeführt werden.
- Hellgrünes Fruchtwasser ist ebenfalls keine CTG-Indikation, wenn keine weiteren Risikofaktoren vorliegen.

Ein CTG ist dann sinnvoll, wenn bei dem intervallartigen Abhören Auffälligkeiten festgestellt werden, es sich um eine Risikoschwangerschaft handelt oder es eine andere Indikation gibt. Wenn das CTG-Muster dann aber gut ist, kann es nach 20 Minuten wieder entfernt werden.

WEITERE INDIKATIONEN FÜR EIN CTG SIND:

- Wenn die abgehörten Herztöne auffällig sind oder zeigen, dass dein Baby Stress hat.

- Wenn es andere Besonderheiten oder Risiken gibt – die Beurteilung ist individuell und bestens beim dich betreuenden Kreißsaalteam aufgehoben.
- Wenn du einen Wehentropf benötigst.
- Wenn die Geburt relevant ins Stocken gekommen ist.
- Wenn das Fruchtwasser richtig grün ist.
- Wenn dein Puls sehr schnell ist oder du Fieber oder erhöhte Temperatur hast oder wenn es andere Infektionsanzeichen gibt.

In den Leitlinien wird also detailgenau die (Nicht-)Notwendigkeit eines Routine-Dauer-CTG klar festgelegt. Fast in allen Punkten geschah dies mit 100 Prozent Konsensus-Stärke (d. h. alle beteiligten Fachgesellschaften und Verbände waren sich einig). Nun kommt aber der entscheidende Haken: Die Bedingung für den zurückhaltenden Einsatz des CTG ist die 1:1-Betreuung durch eine Hebamme ab der aktiven Eröffnungsphase der Geburt. Im Folgenden beschreibe ich, warum das leider das K.-o.-Kriterium dafür ist, dass Frauen unter der Geburt nicht nur theoretisch, sondern auch faktisch kein Dauer-CTG mehr benötigen: Diese 1:1-Betreuung kann derzeit schlicht nirgends in der klinischen Geburtshilfe umgesetzt werden, außer, du wirst von einer Beleghebamme betreut.

VAGINALE UNTERSUCHUNGEN

Eine vaginale Untersuchung ist ein hilfreiches Tool, um den Fortschritt und die Dynamik einer Geburt einzuschätzen, um die Effektivität der Wehen und die Bewegung des Babys ins Becken hinein und durch es hindurch zu beurteilen. Wenn Stockungen während der Geburt auftreten, kann die Hebamme durch diese Untersuchung Gründe dafür finden oder eingrenzen und dir konkrete Vorschläge machen, etwa zu unterstützenden Körperhaltungen raten → »Gebärhaltungen und Bewegung«.
Aber auch eine vaginale Untersuchung ist eine diagnostische Maßnahme, die eine Indikation braucht. Die Hebamme sollte also sicher sein, dass sie hinterher schlauer ist als vorher. Und sie hat auch gewisse »Risiken«, deren man sich bewusst sein sollte. Die Anzahl vaginaler Untersuchungen während der Geburt sind zum Beispiel ein Risikofaktor für Neugeborenen-Infektionen.
Es sollte also laut Leitlinien zum Geburtsbeginn keine vaginale Untersuchung erfolgen, wenn sicher ist, dass die Fruchtblase gesprungen ist, und auch nicht, wenn Frauen keine Wehen haben, nur »um mal nachzugucken«.
Natürlich kann die Untersuchung hilfreich sein, wenn nicht klar ist, ob die

Geburt begonnen hat. Nicht zuletzt ist eine vaginale Untersuchung aber auch immer ein Eingriff in die Intimsphäre, der einer Indikation bedarf und der selbstverständlich eine Aufklärung und deine Einwilligung erfordert sowie vorsichtiges, langsames und respektvolles Vorgehen. Sage immer Bescheid, wenn dir etwas zu schnell, zu doll oder zu unangenehm ist.

Lange Jahre war es üblich, Frauen unter der Geburt stündlich oder mindestens zweistündlich zu untersuchen, sicher auch, um einen »handfesten Befund« über den Fortgang der Geburt schwarz auf weiß zu dokumentieren. In den neuen Leitlinien wird ein Intervall von »alle vier Stunden« empfohlen und natürlich immer dann, wenn ein aktueller vaginaler Befund zum Treffen einer Entscheidung notwendig ist, beispielsweise, wenn nicht wirklich klar ist, ob die Geburt voranschreitet.

Manchmal kann eine vaginale Untersuchung auch Hinweise darauf liefern, ob es dem Baby gut geht, etwa dann, wenn ein unklares CTG-Muster vorliegt. Wenn die untersuchende Person nämlich am Babyköpfchen kitzelt, ist eine Veränderung der kindlichen Herzfrequenz während einer vaginalen Untersuchung nachweislich ein Kriterium für ein fittes Baby.

Die neuen Leitlinien weisen insgesamt klar darauf hin, dass vaginale Untersuchungen unter der Geburt in der derzeitigen Praxis in deutschen Kliniken sicher insgesamt zu häufig sind und deren Sinnhaftigkeit zu selten kritisch infrage gestellt wird.

Leitlinien sind »Handlungs- und Entscheidungskorridore«, innerhalb derer medizinische Entscheidungen gefällt werden.

S3-Leitlinie Vaginale Geburt am Termin, AWMF Registry No. 015/083, Dezember 2020, aktuelle Version, online abgerufen am 18.10.2023

National Institute for Health and Care-Excellence (NICE): *Intrapartum Care. Care of healthy woman and their babies during childbirth.* Clinical guideline [CG 190], NICE CG190 2014, updated 02/2017, Version 2

National Institute for Health and Care Excellence (NICE): *2019 surveillance of intrapartum care for health women and babies.* NICE guideline CG190, 2019

Ahlden, S. et al.: *Prediction of sepsis neonatorum following a full-term pregnancy.* Gynecol Obstet Invest 25 (3) 1998, 181–185

Eine Kreißsaal-Hebamme betreut heutzutage normalerweise mehrere Frauen gleichzeitig. Auch wenn sie stets in Reichweite bleibt, ist es realistischerweise wichtig, dass du – so wie auch deine Begleitperson – eigeninitiativ bist und dich nicht darauf verlässt, dass die Hebamme schon irgendwann fragt, ob du nun auf dem Gebärhocker oder in der Badewanne gebären willst.

Von den verschiedenen Fachgesellschaften wird schon seit Jahren eine verlässliche 1:1-Betreuung von Frauen unter der Geburt gefordert, das bedeutet, dass eine Gebärende eben nicht die Hebamme mit anderen Frauen teilen muss. Derart betreute Geburten sind sicherer, führen zu mehr vaginalen Geburten, weniger Kaiserschnitten, weniger höhergradigen Geburtsverletzungen, geringerem Einsatz von Wehenmitteln, weniger künstlich geöffneten Fruchtblasen und insgesamt interventionsärmeren Geburten.

Leider ist dieses formulierte Ziel vollkommen unzureichend umgesetzt, nämlich überhaupt nicht – strukturell nirgends, in keinem einzigen Krankenhaus Deutschlands. Dies wird auch so lange nicht geschehen, bis Kliniken nicht verbindlich verpflichtet werden, für die Umsetzung zu sorgen. Nur kostet das viel Geld und – es gibt gar nicht genügend Hebammen, die in Krankenhäusern arbeiten. Es ist ein Dilemma.

Die Hebamme wird dich mental unterstützen, dich anfeuern, dir Kraft geben und immer an dich glauben. Sie wird dich vaginal untersuchen, um den Geburtsfortschritt festzustellen, und regelmäßig die Herztöne deines Babys hören, dazu wahrscheinlich in Intervallen ein CTG schreiben.

Die diensthabende Kreißsaal-Ärztin, die im Hintergrund immer über das Geschehen informiert ist, wirst du vermutlich kaum zu Gesicht bekommen, wenn alles gut läuft – die Hebamme begleitet dich eigenverantwortlich. Die Kreißsaal-Ärztin kommt bei einer physiologischen vaginalen Geburt erst ganz am Schluss in den letzten Minuten leise dazu, damit sie während der Geburt, vielleicht auch mit einem zweiten Paar helfender Hände vor Ort ist. In Situationen, in denen ärztliche Kunst gefragt ist, ist sie sofort zur Stelle, wenn es notwendig ist.

EIN WORT AN ALLE BEGLEITPERSONEN

In heterosexuellen Beziehungen sind in Deutschland fast 90 Prozent der werdenden Väter bei der Geburt dabei. Wenn ich an dieser Stelle von »Männern« schreibe, meine ich in erster Linie den cis-heterosexuellen Mann als Partner der gebärenden Frau, werdende Väter also. Zu queeren Paaren gibt es zur Geburtsbegleitung so gut wie gar keine Literatur. Die Empfindung von erlebten oder zugeschriebenen Geschlechterrollen ist in nicht-heterosexuellen oder nicht-binären Kontexten sehr wahrscheinlich eine andere als die hier beschriebene.

Viele Väter möchten die Geburt ihres Babys mit ihrer Partnerin gemeinsam erleben und sie nach Kräften bei dieser harten Geburtsarbeit unterstützen, wenngleich auch gemischte Gefühle durchaus an der Tagesordnung sein dürften. Die meisten dieser Väter beschreiben dies als klaren, eigenen Wunsch. Auch der »gesellschaftliche Druck«, dass es also die statistische Normalität ist, dass

Partner ihre Frauen begleiten, spielt natürlich eine Rolle, zumindest wird es Männern dadurch nicht einfacher gemacht, auch ihre Ambivalenzen und Zweifel zu thematisieren. Immerhin 13 Prozent aller Männer sagen, dass ein »Nein« keine ernsthafte Option sei.

Mit »Unterstützung« assoziieren wir oft zuerst Dinge im konkreten und handelnden Sinne. Mache dir bewusst, dass deine Möglichkeiten für die Begleitung einer Geburt im »aktiven Handeln« gleichzeitig sehr begrenzt sind. Für alle geburtsbegleitenden Menschen ist das schwer, das gilt sogar für die professionelle Begleitung.

Das Wesen einer Geburt ist tatsächlich sehr viel passivischer, als es auf den ersten Blick scheint, und zwar für alle Beteiligten: Die große Aufgabe der Frau unter der Geburt ist Loslassen, Geschehenlassen, Kontrolle-Abgeben – oder es sich zu gestatten, sie zu verlieren. Auch für uns Geburtshelfende geht es darum, die Frau in ihrem Gebären zu unterstützen, ohne das intuitive Geschehen zu stören. Das heißt oft: Nicht etwas *tun* im klassischen Sinn. Das gilt auch für dich: *Machen*, um das Gebären zu erleichtern, kannst du eigentlich nichts. Das ist ungewohnt, wir haben uns so viele Strategien erarbeitet, um die Kontrolle zu behalten über unser Leben. Bei einer Geburt zerbröselt das alles.

Menschen, die eine Geburt begleiten und die Außenperspektive erleben, nehmen in Kauf, auch Situationen von Überforderung zu erfahren. Sie haben vielleicht zwischendurch Zweifel, dass alles gut läuft, oder dann doch Schiss, dass etwas Unvorhergesehenes passieren könnte. Oder sind einfach unsicher, was denn von ihnen erwartet wird.

Die Aufgabe für die Begleitperson ist das empathische Da-Sein, das Begleiten dieser hoch aufgeladenen, maximal emotionalen Situation. Dazu ist es hilfreich und wichtig, wenn auch du Vertrauen gefunden hast in die Fähigkeit einer Frau zu gebären und in die Robustheit von Babys, geboren zu werden. Und zu verstehen, wie wichtig es ist, dass die gebärende Frau in ihrer Trance unterstützt und beschützt werden muss, damit sie diesen Zustand halten kann. Dafür ist unter anderem ein gemeinsamer Geburtsvorbereitungskurs hilfreich. Sämtliche Unwägbarkeiten, die eine Geburt mit sich bringen könnte, werden dort erklärt, und es werden dabei diverse Mythen und Sagen entzaubert. Das kann ausgesprochen beruhigend sein: Die Nabelschnur um den Hals bedeutet keine Lebensgefahr für das Baby, eine Saugglocke ist kein merkwürdiges Instrumentarium, mit dem das Baby aus den Tiefen der Frau herausgezogen wird, es spritzt auch kein Blut, und das Baby kann nicht im Geburtskanal stecken bleiben.

In einem Geburtsvorbereitungskurs erfährst du wichtige Dinge über die Intensität einer normalen, aber auch heftigen Geburt. Du bekommst eine Ahnung davon, wie Wehen eine Frau und ihr Verhalten verändern, wie ekstatisch und laut eine Geburt sein kann, eben davon, wie sich kraftvolles, gesundes Gebären anhört und darstellt. Und das ist gut zu wissen, damit du wirklich realistisch einschätzen kannst, was da auf dich zukommt – und dass das ganz normal und vollkommen gesund ist. Wissen hilft.

Dennoch macht Nichtstun oft hilflos. Rechne also mit dem Gefühl von »daneben stehen und nichts tun können« – das ist, je nach Persönlichkeitsstruktur, für nicht wenige Männer (und Frauen) eine wirkliche Herausforderung. Vor allem in der Übergangsphase, in der Frauen wirklich das erleben, was man gemeinhin »Grenzerfahrung« nennt, und manchmal sehr intensiv an dem Punkt kämpfen, an dem es »um alles geht«. Manche Frauen wollen dann kurzfristig einen Kaiserschnitt oder mindestens eine PDA, nach Hause oder wahlweise auch sterben. Das aus dem Mund der geliebten Frau zu hören, ist sicher wirklich heavy. 80 Prozent aller Männer geben an, davor Respekt zu haben – kein Wunder. Und doch: Vertraue. Auch das gehört dazu.

Du hast Anteil an einem wahrhaft archaischen Erlebnis und bist selbst Teil davon. Es ist eine starke gemeinsame Erfahrung, die euch miteinander verbindet. Du musst keine bestimmte Rolle erfüllen, du bist einfach da und Teil des Ganzen.

Alles Wohlmeinende kann in dieser Grenzsituation aber auch einmal zu viel sein: Rechne dabei durchaus mit unwirschen Reaktionen (»Atme mich nicht so an!«, »Nicht anfassen!«). Gebärende geben sehr authentische Hinweise, was gerade guttut – und was nicht. Und manchmal ist dann Still-daneben-Sitzen eben genau das, was gerade richtig ist.

Eine Geburt ist ein tief berührendes Erlebnis, und das auf allen denkbaren Ebenen in ungeahnter Intensität. Wenn ihr den Weg geht, sie zu teilen, ist es auch eine starke gemeinsame Erfahrung, die euch lebenslang begleiten wird.

GANZ PRAKTISCHE DINGE FÜR ALLE BEGLEITPERSONEN IM KREISSSAAL

- **Als Allererstes:** Richte den Kreißsaal mit allem ein, was ihr mitgebracht habt, das volle Programm: die richtige Playlist aktivieren, Massageöl auspacken und aufschrauben, Kerze anzünden, Tee einschenken, Kissen aufschütteln, Licht dimmen. Nehmt den Kreißsaal in Beschlag, und bringt etwas Eigenes, Lebendiges hinein. Mach dich nützlich – das hilft, die Anfangsnervosität abzubauen.
- **Bitte die Hebamme um einen Pezziball und eine Matte** sowie um so viele Kissen wie möglich und richte auf dem Fußboden eine »Wehenlandschaft« ein, die mehr parat hält, als nur »im Bett liegen«. All das habt ihr in einem guten Geburtsvorbereitungskurs gelernt.
- **Transparenz und Kommunikation ist wichtig.** Wenn du ernsthafte Sorgen hast, »ob alles okay ist«, zögere nicht und stelle der Hebamme diese Frage. Am besten draußen vor der Tür.
- **Eine Geburt kann dauern** – lange. Kläre mit dem Personal, wo es auch für dich einen Platz gibt, an dem du dich ausruhen und Kraft schöpfen kannst, dich erfrischen, etwas essen, duschen, einen Espresso trinken. Gönne dir Pausen, wenn du sie brauchst, gehe zwischendurch an die frische Luft, und lasse dir kurz den Kopf frei pusten, wenn dir danach ist. Sage immer der Hebamme Bescheid, damit sie weiß, dass deine Frau gerade allein ist.
- Wenn die Geburtssituation festgefahren erscheint und du durch das, was du zum Beispiel im Geburtsvorbereitungskurs oder irgendwo sonst gehört hast, den Eindruck hast, **ein Ortswechsel** (zum Beispiel in die Badewanne oder auf den Pezziball) oder eine **andere Körperhaltung** (knien, Vierfüßler) könnte die eingefahrene Situation wieder beleben – schlage das ruhig vor. Gebärende Frauen sind in der Situation manchmal nicht so besonders kreativ. Und frage auch die Hebamme konkret danach.
- **Was du noch tun kannst:** Hilfe bei Lageveränderungen und Wehenpositionen, beim Aufstehen, beim Gang zur Toilette. Die Lippen, das Gesicht, die Stirn mit einem dicken Waschlappen kühlen oder befeuchten, das Kreuzbein massieren – möglicherweise Stunden am Stück –, Schmerzpunkte massieren. Festhalten, motivieren, anspornen, beschwichtigen, bestärken. Mitatmen, Halt geben, liebkosen, Hand halten. Äpfel schütteln. Wasser oder Tee anbieten.

Erfahrungen von Vätern

Es gibt nicht besonders viele Untersuchungen, die sich systematisch mit dem Geburtserleben von Vätern beschäftigen. Ein paar Zahlen und Fakten aus Befragungen von Vätern sind aber bestimmt interessant:

- ***Die meisten Väter haben intensive und positive Erfahrungen:*** 98 Prozent sagen, sie seien glücklich, dabei gewesen zu sein. Sie schildern intensive Gefühle von Freude, Erleichterung und Rührung. Viele Männer sagen, ihre Teilhabe bei der Geburt habe ihren Respekt gegenüber ihrer Partnerin erhöht.
- Auch die ***Gleichzeitigkeit ganz unterschiedlicher oder gar konträr empfundener Emotionen*** ist typisch für eine Geburt, für alle Beteiligten. Dies trägt auch dem Rechnung, was Väter berichten: Neben den oben genannten 98 Prozent, die die Geburt insgesamt großartig fanden, sagen 56 Prozent ebenfalls, ihre überwältigendste Erinnerung an die Geburt sei die an den Schmerz, den ihre Partnerin ertragen musste, und die eigene Unfähigkeit, ihr dabei zu helfen. Auch negative Gefühle kommen durchaus vor: Hier werden Angst um das Leben von Frau und Kind, Schock, Hilflosigkeit am häufigsten genannt. Gegenüber dem neugeborenen Kind dominierte meist tiefe Freude und Rührung – es traten aber auch Hilflosigkeits- und Entfremdungsgefühle auf. Eher selten – aber auch das gibt es – wurden Erschrecken über den Anblick der Vulva bei der Geburt, das Blut, die Plazenta oder das Aussehen des Neugeborenen geäußert.
- Männer versuchen tendenziell, ***die eigenen negativen Gefühle vor ihren Partnerinnen zu verstecken***, um diese nicht noch zusätzlich zu belasten. Wahrscheinlich klug in diesem Moment.
- Männer scheinen nach der Geburt ***eher nicht die Kriterien für eine Posttraumatische Belastungsstörung (PTBS)*** zu erfüllen, bei Frauen ist das zu 1 bis 3 Prozent der Fall.
- ***Einzelne Symptome*** (z. B. Déjà-vus nach Triggerreizen, Derealisationsgefühle, Entfremdung, Einschränkung emotionaler Reaktionen) werden gelegentlich berichtet. Ein höheres Risiko besteht bei Männern, die sich zur Anwesenheit bei der Geburt gedrängt fühlten.
- Eine ***PDA für die Frau*** reduziert Stress und Angst für die Männer und verbessert ihre Zufriedenheit mit dem Geburtserlebnis.
- Einige Männer berichten genau dazu von einem ***Loyalitätskonflikt:*** Sie wünschen sich einerseits eine schnelle Beendigung des angenommenen Leidens der Frau. Nicht wenige Frauen aber wünschen sich explizit eine Geburt ohne PDA. Gerade dann, wenn Frauen sehr in Gebärtrance sind und scheinbar nicht mehr gut rational zugänglich, fürchten Männer, die Situation nicht richtig einschätzen zu können und vielleicht gegenüber dem Klinikpersonal Maßnahmen einzufordern oder ihnen zuzustimmen, die ihre Frau ursprünglich nicht gewollt hat.
- Das fast schon standardisiert-symbolhafte ***Durchschneiden der Nabelschnur*** durch den Vater wurde von immerhin 10 Prozent der befragten Männer nicht gewollt.

Offenbar gibt es aber neben aller Liebe auch größere geschlechtsbezogene Unterschiede in der Geburtsbegleitung durch Männer oder durch Frauen, als man annehmen möchte: Weibliche Begleitpersonen, vor allem gebärerfahrene Frauen, haben offenbar besonders gute Qualitäten, eine Frau bei der Geburt zu unterstützen. Beobachtungsstudien zeigen, dass begleitende Frauen tatsächlich mehr Zeit mit der Gebärenden verbringen, sie viel mehr berühren und mehr mit ihr sprechen als männliche Partner (95 Prozent vs. 20 Prozent der Zeit). Über die Gründe könnte man spekulieren: Schöpfen diese begleitenden Frauen aus ihrer eigenen Geburtserfahrung und wissen vielleicht besser, was ihnen gutgetan hat oder hätte? Sind Frauen empathischer? Haben Frauen weniger Angst vor körperlicher und emotionaler Intensität? Begleitende Frauen nehmen beim Voranschreiten der Geburt und der Intensivierung der Wehen auch zunehmend Kontakt zur Gebärenden auf, während männliche Partner dazu neigen, sich gerade dann zurückzuziehen oder sogar den Kreißsaal zu verlassen. Wenn während der Wehen eine kundige weibliche Begleitperson (beispielsweise eine Doula) präsent ist, verhalten sich Männer gegenüber ihren Partnerinnen stärker unterstützend, als wenn keine Geburtsbegleiterin anwesend ist, und die Geburt verläuft mit signifikant weniger Interventionen.

Vielleicht kann auch das eine Idee sein: ein Begleitungsteam. Vielleicht fühlt es sich gut für euch an, wenn deine Schwester, beste Freundin oder Doula zusammen mit dem Vater die unterstützende Begleitung ist? Überlegt gemeinsam, ob das ein entlastender Gedanke sein kann.

GEBÄRHALTUNGEN UND BEWEGUNG

Neben allem Entspannen, Loslassen, aller Hingabe ist auch der Gegenpol – die Bewegung, die Aktivität – ein wichtiger Aspekt, der eine Geburt günstig beeinflusst. Einen ganz wesentlichen und unterstützenden Einfluss auf das Geschehen während der Geburt kannst du selbst mit der Wahl verschiedener Körperhaltungen nehmen.

Finde durch Ausprobieren heraus, in welchen Positionen die Wehen gut zu verarbeiten sind. Nutze dabei auch die verschiedenen Hilfsmittel im Kreißsaal. Vielleicht motiviert dich auch deine Hebamme, nicht vorwiegend liegend im Bett die Wehen zu erleben. Auf einer Matte knien, dich dabei mit den Armen abstützen, an einem von der Decke herabhängenden Tuch festhalten, zwischendurch gerne baden, auf einem Ball sitzen – es gibt viele verschiedene Körperhaltungen, die hilfreich sind, sodass die Wehe aushaltbarer und auch effektiver für den Geburtsprozess ist.

Bewegung verändert so auch dein subjektives Geburtserleben auf eine gute Weise: Sie kann ablenken und etwas Selbstständiges bedeuten und dir damit ein Gefühl von weniger Ausgeliefertsein, mehr »eigener Kraft« geben. Indem du aktiver mit dem Schmerz und der Wehenkraft arbeitest, kannst du der Wehe begegnen und deren Energie aufnehmen und positiv umlenken, wie etwa im Aikido – vielleicht hilft dir auch dieses Bild.

Kniende und kauernde Positionen vergrößern den Durchmesser deines Beckens und schaffen so mehr Platz, damit das Baby hinein- und hindurchrutschen kann. So wird die Geburt leichter und tatsächlich erwiesenermaßen auch kürzer.

ÄTHERISCHE ÖLE FÜR DIE GEBURT

Ätherische Öle erreichen über den Geruchssinn genau die Teile des Gehirns, die man zum Loslassen und Gebären braucht, deshalb können sie dir wunderbar dabei helfen.

Aromatherapie wirkt auf bestimmte Teile des Gehirns, insbesondere auf das limbische System. Das ist die Gehirnregion, die eine Schlüsselrolle bei der Regulation von Emotionen und Verhalten spielt.

- ***Jasmin*** wird auch als die »Königin der Nacht« beschrieben. Die Königin der Geburtsnacht, das bist du, die Gebärende. Jasmin hilft dir mit ihrem tiefgreifenden, sinnlichen Duft in deiner Fähigkeit zur weiblichen Hingabe. Das wirkt schmerzlindernd und euphorisierend und stärkt dein intuitives, emotionales und körperliches Verhalten.
- ***Die Rose*** ist die zweite königliche Blüte. Sie symbolisiert das Weibliche und das Schöne schlechthin. Der Rosenduft wirkt ausgleichend und nimmt dir die Angst vor größeren und höheren Aufgaben. Sie stärkt die Herzintelligenz, wirkt wärmend und löst Blockaden, wo auch immer sie zu lösen sind.
- ***Muskatellersalbei*** duftet weitaus weniger süß-blumig als die beiden Vorgenannten, es ist ein eher wild-krautiger Duft. Auch die Wildheit, Ungezügeltheit charakterisiert eine Geburt. Muskatellersalbei wirkt euphorisierend und rauschinduzierend. Er löst Anspannungen und Verkrampfungen, körperlich wie seelisch. Muskatellersalbei weckt die Neugier auf Unerwartetes und stimmt mutig.

Während der Geburt können ätherische Öle allein oder auch in Mischungen, in denen sich mehrere Öle gegenseitig ergänzen, eingesetzt werden. Sie können als Massageöl für Kreuzbein, Bauch oder Füße benutzt oder als Badezusatz zusammen mit etwas Salz einfach ins Badewasser gegeben werden. Pure ätherische Öle funktionieren natürlich auch klassisch in der Duftlampe oder etwa auf feuchte Handtücher über der Heizung aufgetropft.

- ***Geburtsöl (Ingeborg Stadelmann)*** mit Jasmin, Muskatellersalbei, Rose, Ylang-Ylang.
- ***Geburtsöl (into life)*** mit Jasmin, Muskatellersalbei, Neroli, Mandarine, Kamille römisch, Zeder, Rose, Ylang-Ylang.

KÖRPERHALTUNGEN FÜR KONSTRUKTIVE WEHENARBEIT

Die Latenzphase – zu Hause

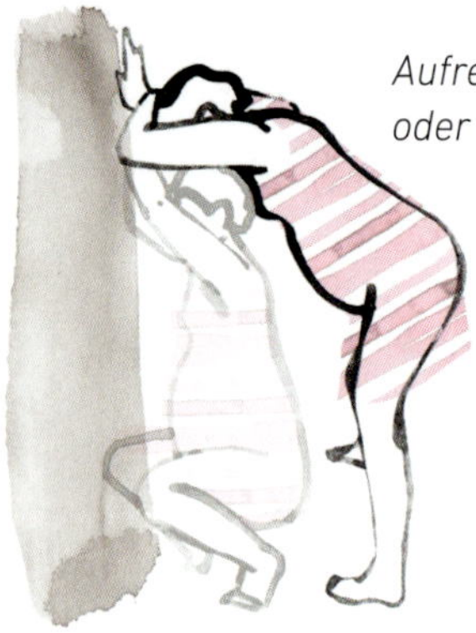

Aufrecht an der Wand oder im Türrahmen

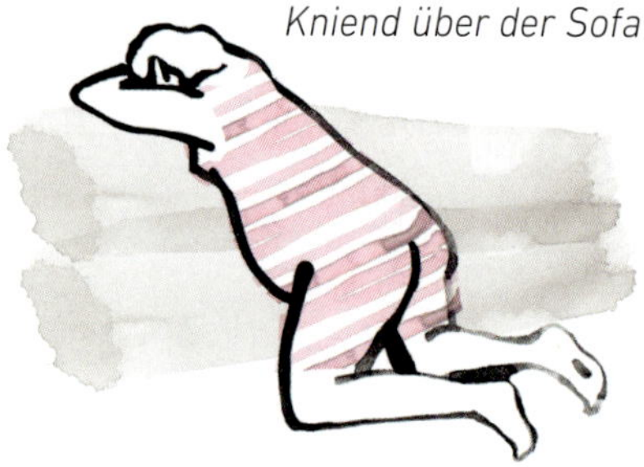

Kniend über der Sofalehne

Die Eröffnung

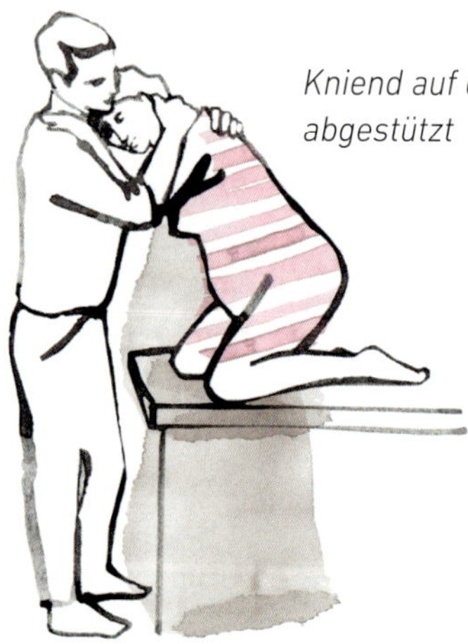

Kniend auf dem Bett – abgestützt

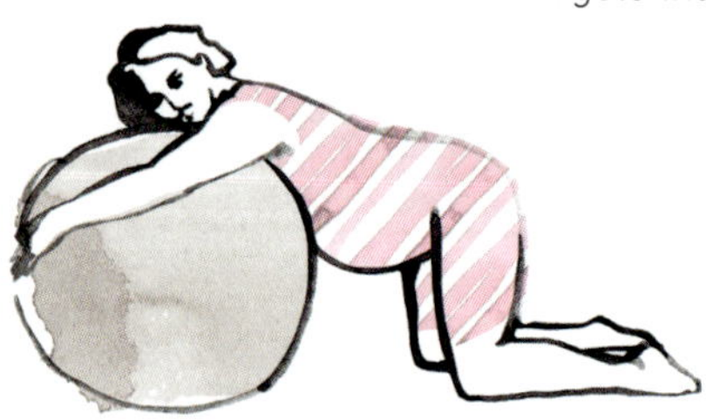

Über einen Ball gelehnt

Aufgelehnt auf den Schoß

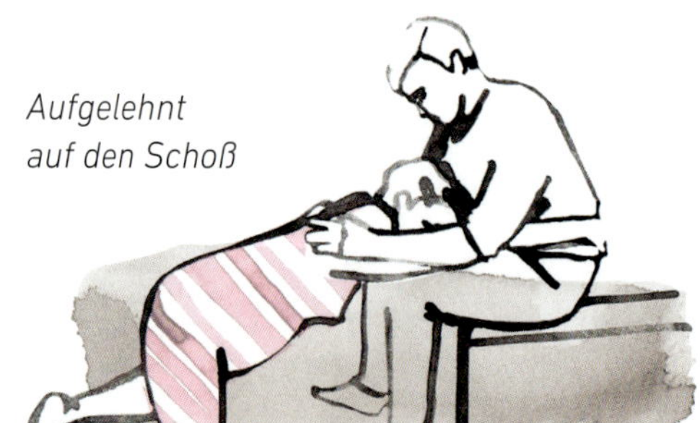

Entspannungsbad – auf den Wannenrand gestützt

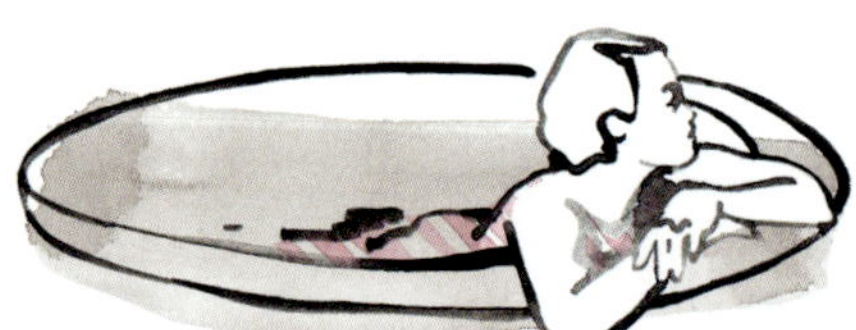

Der Übergang

An einem Tuch festhalten

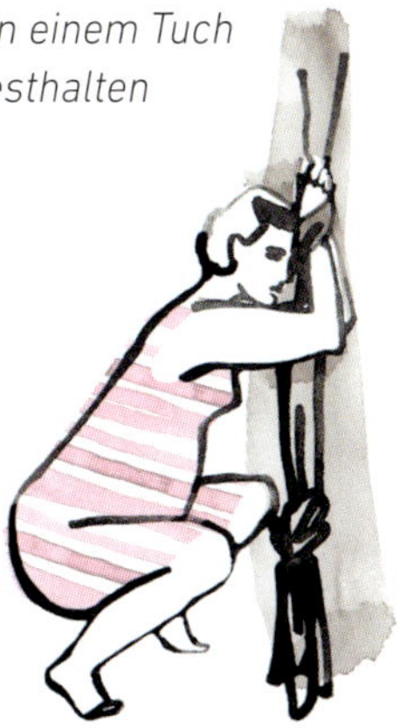

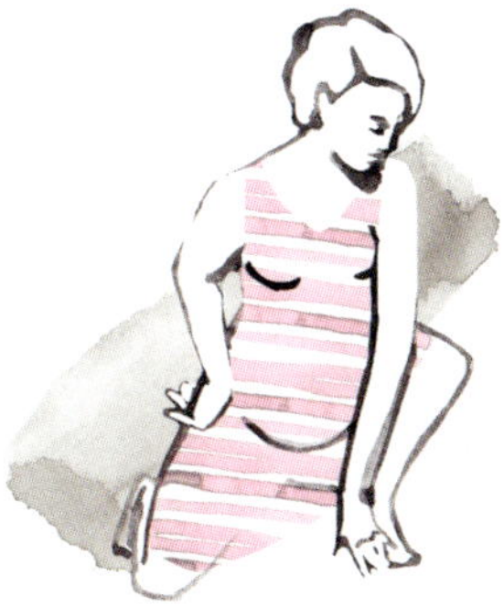

Asymmetrisch mit aufgestelltem Fuß

Mit Halt auf einem Ball sitzen

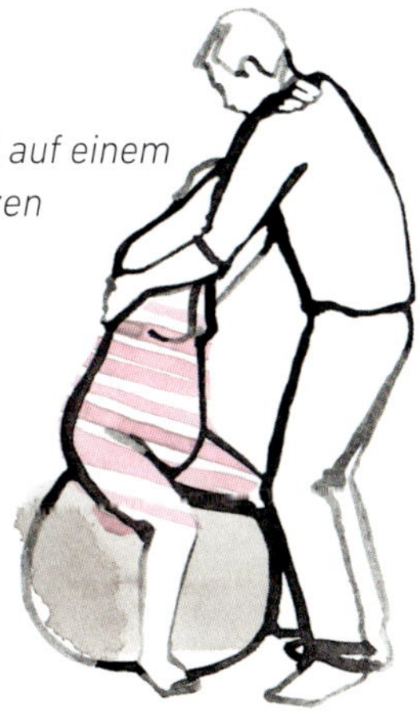

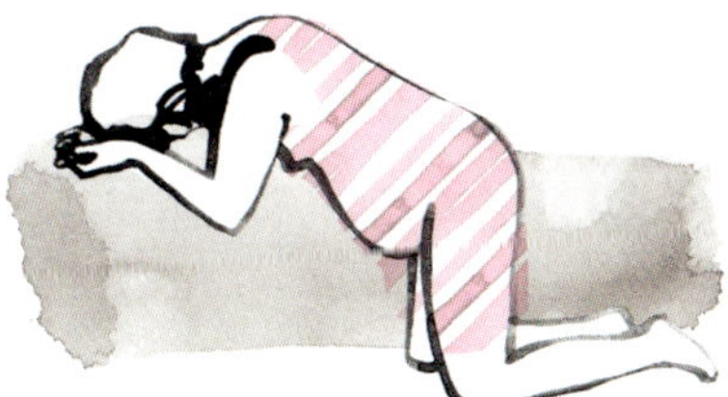

Auf einer Matte knien

Gebären

Kniend, auf den Schoß aufgestützt

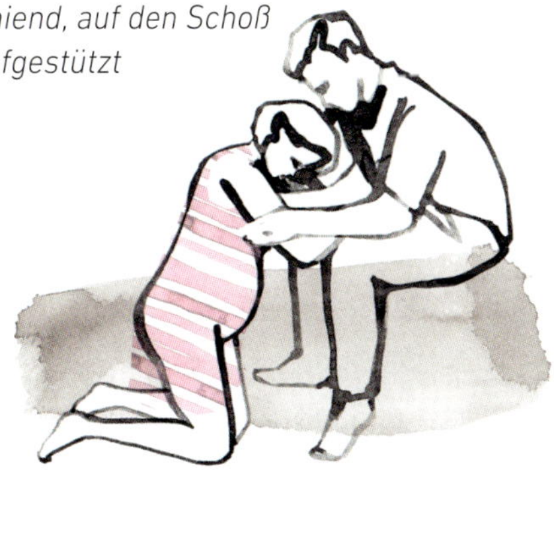

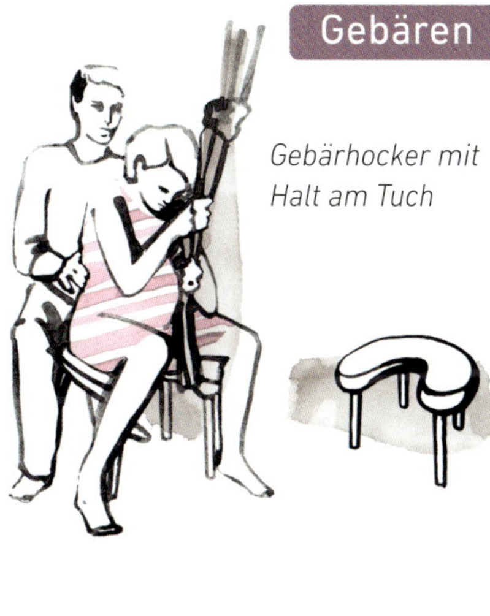

Gebärhocker mit Halt am Tuch

Liegend

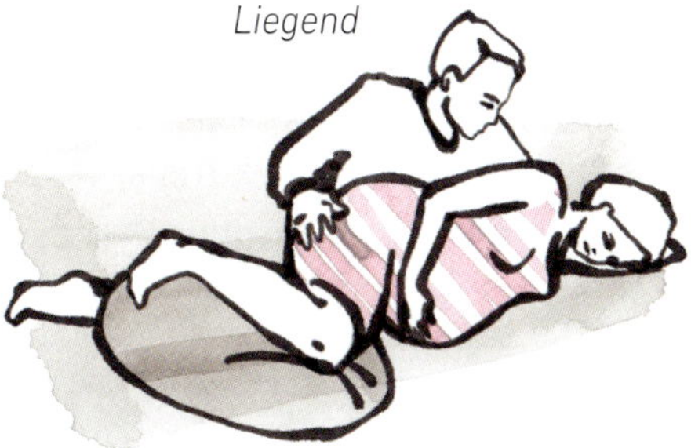

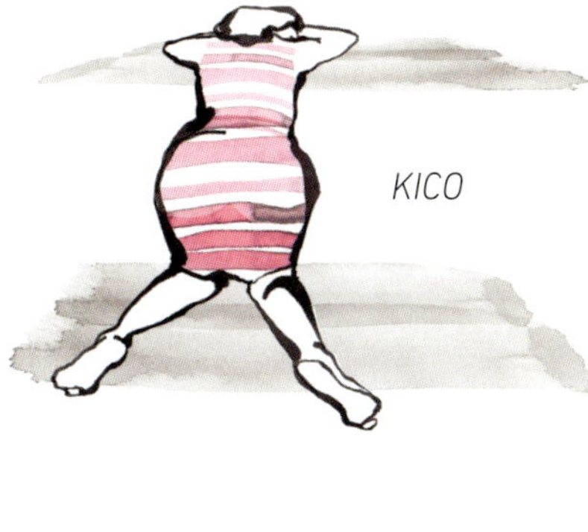

KICO

DIE ERÖFFNUNG

Die Phase der Latenz geht in die aktive Eröffnung über, dein Körper hat entschieden, nun kraftvoll Richtung Geburt voranzuschreiten. Als aktive Eröffnungsphase versteht man die Zeitspanne, die ab einer Muttermundsöffnung von etwa 4 bis 6 cm beginnt.

Die Kraft deiner Gebärmutter schiebt mit jeder Wehe das Baby nach unten und drückt es mit dem Köpfchen auf den Muttermund. Dadurch kann dieser weich werden, nachgeben, sich öffnen, Stückchen für Stückchen.

Die Dauer einer Geburt ist sehr unterschiedlich und von vielen Faktoren abhängig, auch von genetischen Faktoren, und schlichtweg Glück, das nicht gerecht verteilt ist. Insgesamt wird dein Muttermund ungefähr 10 Zentimeter weit aufgehen, dann spricht man von einem »vollständig eröffneten« Muttermund. Beim ersten Baby kannst du in der aktiven Eröffnung etwa mit einem Tempo von einem Zentimeter Muttermundsöffnung pro Stunde rechnen. Davor, in der Latenzphase, geht es beim ersten Baby oft noch gemächlicher voran. Es liegen also ein paar anstrengende Stunden vor dir. Auch deutlich längere oder kürzere Verläufe sind möglich und geschehen. Es ist ein großes Glück, wenn du eine Geburtsklinik gefunden hast, in der diese weiten Spannen möglich sind und in der auch die manchmal deutlich längeren Verläufe geduldig begleitet werden, ohne zu viele »Standards« vorzugeben und allzu viel beschleunigend in das Geschehen einzugreifen.

BADEN

Ein Bad ist ein Klassiker unter den geburtserleichternden Maßnahmen. Das warme Wasser fördert die Entspannung, lockert die Muskulatur und hilft durch seine physikalischen Eigenschaften, vor allem die Wärme und den Auftrieb, der eine gewisse Leichtigkeit vermittelt und die Schwerkraft anders wirken lässt, beim Bewältigen des Wehenschmerzes. Die entspannende Wirkung des Wassers sollte zu Beginn der Geburt mit Bedacht eingesetzt werden. In der Latenzphase kann die Badewanne manchmal dazu führen, dass die Wehen nachlassen. Die Geburt könnte dadurch länger dauern und in der klinischen Umgebung eher dazu verleiten, medikamentöse Wehenunterstützungen anzuwenden. Bei knackigen Wehen in sehr kurzen Abständen ohne wirkliche Erholungspausen kann Baden aber auch zu dem genau erwünschten, Wehen harmonisierenden Effekt führen.

Ein wichtiger Zusatzeffekt der Badewanne ist, dass sie einen gewissen Schutzraum schafft, eine Insel, die die Gebärende ganz für sich hat. Da die Zeit während der Geburt subjektiv oft erstaunlich schnell vergeht, bleiben viele Frauen durchaus mehrere Stunden im Wasser, ohne das Bedürfnis zu verspüren, zwischendurch herauszukommen. Wenn dann ein Baby im Wasser zur Welt kommt, ergibt sich das nicht selten aus einem ausgedehnten Entspannungsbad, und häufig war das nicht unbedingt vorher zielgerichtet der Plan. Es gab nur für die Gebärende schlicht keinen Grund, aus dem Wasser herauszukommen, und so nahm alles ungestört seinen Gang, bis sich dann letztendlich durch die beginnenden Presswehen die baldige Geburt ankündigte. In solchen Situationen gibt es nur wenige Gründe, um aus der Badewanne herauszuklettern und ein gut funktionierendes Setting zu verlassen. Lies dazu mehr im Kapitel »Geburten im Wasser«.

SCHMERZ UND LINDERUNG

Du wirst mit Sicherheit an deine Grenze kommen, von allem, was für dich vorstellbar ist. Eine Geburt ist intensiv auf allen Ebenen – heftig und oft irgendwie auch schaffbar. Dafür sorgen die körpereigenen Endorphine und auch das Geburtshormon Oxytocin selbst. Mit ihrer Hilfe können Frauen Berge versetzen und ein Kind bekommen!

Weitere kraftvolle Strategien zum Umgang mit dem Schmerz sind ebenfalls bereits angeklungen: Bewegung ist wichtig, stöhnendes Ausatmen (»Tönen«) hilft, Baden ist so wohltuend, dass viele Frauen gar nicht mehr aus dem Wasser herauskommen wollen.

Bei allen Gedanken über Schmerzbewältigung geht es auch gar nicht unbedingt nur um die Schmerzen selbst, die absolute Intensität auf irgendeiner Skala, sondern das »Klarkommen« damit. Schmerzen können doll oder weniger doll sein, und wir können mehr oder weniger gewappnet sein und Strategien in uns finden, sie für uns einzuordnen. Das Konzept des Hypnobirthings, die Fähigkeit, sich selbst in Trance zu versetzen, fußt in weiten Teilen auf der Annahme, dass unsere Begegnung mit dem Schmerz zumindest in Teilen kontextabhängig erlebt wird. Und dass der Geburtsschmerz per se erst mal eine gesunde Ursache hat, eine, die nicht sagt, dass etwas »Ungutes, Krankes, Verletzendes« im Körper geschieht, wie das normalerweise bei Schmerzen der Fall ist. Sondern ein Schmerz, der in etwas Kraftvolles, Aktives mündet, der bedeutet, dass wir etwas aus uns hervorbringen. Dadurch fällt das, was wir in unseren Glaubenssätzen über Schmerz sonst so verankert und auch an Erfahrungen abgespeichert haben, möglicherweise auf ganz anderen Boden und lässt sich leichter aushalten, zumal dann, wenn wir uns aufgehoben, begleitet und beschützt fühlen und wissen, was uns da geschieht.

Ein gewisses »Einverständnis« damit, dass Schmerzen Teil des Geburtserlebnisses sind und sein dürfen, hilft als Grundeinstellung sehr, sie auch in einem zumutbaren Rahmen auszuhalten. Aber wo deine Grenze dessen liegt, was du willens und in der Lage bist auszuhalten, das liegt bei dir allein, und nur dir steht die Deutungshoheit über die Intensität, die Aushaltbarkeit und die Notwendigkeit, etwas dagegen zu tun, zu.

Eine Badewanne ist kein Ersatz für eine PDA, versetzt eine Frau aber sehr häufig wieder in die Lage, dem Schmerz anders zu begegnen, die Wehenpausen wirklich als Entspannung wahrzunehmen, und kann ihr – möglicherweise für die nächsten Stunden – das Gefühl geben: Alles ganz schön heftig, aber irgendwie geht's.

Nicht-medikamentöse Maßnahmen

Sie setzen dort an, wo der Körper noch in seiner Selbstheilungskompetenz ist, es noch einen Reaktionsrahmen für eine gesunde Resonanz auf den feinen Impuls gibt. Damit kommen Frauen wieder in einen Zustand von Kraft. Du erhältst Zugang zu deinen Reserven.

- ***Massage.*** Schon vor der Geburt könnt ihr etwas probieren, damit ihr beide wisst, was dir guttut, und ihr könnt euch gemeinsam auf nonverbale Signale verständigen. Fast alle Frauen mögen es gern, angefasst, gehalten, massiert zu werden. Auch Wärme (durch ein Kirschkernkissen oder eine Wärmflasche) kann sehr wohltuend sein und hilft, die Wehen zu verarbeiten. Das Kreuzbein, der Po, Schultern, Nacken sind Bereiche, an denen Massagen oft sehr angenehm sind. Einige Frauen mögen festen Druck, andere eher streichende oder streichelnde Bewegungen, wie sie von der → *Endorphin-Massage* bekannt sind.
- ***Veränderungen der Körperhaltung*** bewirken vielleicht keinen Unterschied in Bezug auf die objektive Intensität der Wehen, aber hinsichtlich ihrer Richtung der Kraft und auch deinen Umgang damit. Probiere Hocken, vornübergebeugtes Abstützen, Knien aus. Dazu brauchst du eine Hebamme an deiner Seite oder deinen Partner oder Partnerin, die dir Dinge wie einen Ball, den Vierfüßler auf der Matte, ein von der Decke herabhängendes Tuch konkret vorschlagen und dir beim Positionswechsel helfen. Allein kommst du vielleicht nicht im richtigen Moment auf die Idee, oder der Weg dorthin scheint dir zu weit.
- ***Atmen/Hypnobirthing.*** Wenn du spezielle Atemtechniken oder Selbsthypnose gelernt hast, kann dir das helfen, die Geburt deines Babys ohne Angst und in Frieden zu erleben.

Manchmal wird diese Grenze des Aushaltbaren überschritten. Dann sind Hilfsmittel in Form schmerzlindernder Medikamente sinnvoll und verfügbar. In der modernen Geburtshilfe gibt es verschiedene Möglichkeiten. Medikamentöse Schmerzlinderung, zum richtigen Zeitpunkt eingesetzt, kann segensreich sein, Traumata verhindern und sogar die Kaiserschnittquote verringern, weil man damit wieder Zeit gewinnt, die es manchmal eben braucht, bis ein Baby nach einer langen Geburt mit viel Geduld doch noch spontan geboren werden kann.

Schmerzmittel unter der Geburt

Beyond Vorstellungskraft: Du wirst vorher nicht wissen können, welche Schmerzmittel du unter der Geburt brauchst und welche nicht. Vielleicht kannst du dir bis hierher kaum vorstellen, ohne eine PDA auszukommen, oder umgekehrt klingt die Idee, vom Bauchnabel abwärts betäubt zu sein, erst mal ein bisschen unheimlich. Erst die tatsächliche Situation wird dir den Weg weisen. Die individuelle Schmerzempfindung ist ein Faktor, aber auch das Setting ist entscheidend, der Grad des Sich-aufgehoben-Fühlens und der vermittelten Sicherheit. Frauen brauchen manchmal eine PDA, weil die Hebamme nur so sporadisch nach dem Rechten sieht, dass keine kontinuierliche Betreuung gewährleistet ist.

Wenn du richtig Stoff brauchst …

Wie sonst auch im Leben: Manchmal reichen ein positives Mindset, warmes Wasser und gelöster Atem einfach nicht aus. Vielleicht hat die Geburt auch herausfordernd begonnen, etwa mit einer Geburtseinleitung oder einer langen Latenzphase, sodass du bereits angestrengt oder erschöpft in die aktive Phase der Geburt gegangen bist. Dann brauchst du möglicherweise mehr – und freust dich über unterschiedliche moderne Schmerzmedikationen, die dir im Krankenhaus zur Verfügung stehen. Wann welche Medikamente im Einzelnen Sinn machen, ist je nach Situation, je nach Zeitpunkt und je nach dem Verlauf bis zu diesem Moment der Geburt unterschiedlich.

MEDIKAMENTE ZUR LINDERUNG DES GEBURTSSCHMERZES

- **Spasmolytische Wirkstoffe:** Krampflösende Medikamente (beispielsweise Buscopan®) werden entweder als Zäpfchen oder intravenös als Kurzinfusion gegeben, sie wirken gut vor allem in der Latenzphase. Vielen Frauen helfen sie, sich zu Beginn der Geburt zu entspannen und »weich zu werden«. Ein typischer Nebeneffekt kann sein, dass sich auch der Muttermund leichter öffnet. Eine gute Kombination ist die mit Wärme, etwa in der Badewanne. Obwohl diese Medikamente nicht verschreibungspflichtig sind und in so mancher Hausapotheke herumliegen: Nimm sie auch in der Latenzphase zu Hause nicht auf eigene Faust. Die Notwendigkeit einer Schmerzmedikation sollte immer Anlass sein, eine Hebamme zu konsultieren.
- Aus der Gruppe der verschreibungspflichtigen **Opiate** ist in den meisten Kliniken der Wirkstoff Meptazinol (Meptid®) das Mittel der Wahl. Opiate wirken auf das Schmerzzentrum im Gehirn und haben eine dämpfende Wirkung. Es wird als Spritze in den Muskel oder langsam intravenös verabreicht, am besten als Kurzinfusion. Meptazinol hat gegenüber früher genutzten Opiaten wie etwa Pethitin den Vorteil, dass es für Babys eine viel kürzere Halbwertszeit im Blut hat (3 versus 23 Stunden) und viel weniger die für Opiate typischen Nebenwirkungen, etwa dämpfend auf zentrale Reflexe wie den Atem- oder Saugreflex.
- **Lachgas:** War einige Jahrzehnte ganz aus den Kreißsälen verschwunden und erfährt seit den 2010er-Jahren eine Renaissance, auch in Großbritannien und in Skandinavien ist es verbreitet. Lachgas wirkt über GABA- und Glutamatrezeptoren im Gehirn. Es wirkt schmerzstillend, beruhigend und euphorisierend. Lachgas wird über eine ventilgesteuerte Maske verabreicht, und es wirkt innerhalb weniger Sekunden. Genauso schnell wird es auch im Körper wieder abgebaut. Es kann also sehr flexibel eingesetzt werden, auch der Wechsel zu anderen Schmerzmitteln ist problemlos möglich. Lachgas lindert die Schmerzspitze einer Wehe. Dadurch, dass du es ganz nach Bedarf dosieren und einatmen kannst, gibt es dir ein gewisses Gefühl von »Kontrolle« zurück, und du kannst dich bewusst auf das Atmen konzentrieren. Es kann zu jedem Zeitpunkt der Geburt eingesetzt werden, auch für das »letzte Schieben«, kurz bevor das Kind kommt, und wenn die anderen Schmerzmittel (Opiate oder PDA) nicht mehr eingesetzt werden können.
- **Die PDA (Periduralanästhesie):** Mit einem hauchzarten Schläuchlein kann man spezielle Betäubungsmittel in den Periduralraum im Inneren der Wirbelsäule spritzen, um dort ganze Bereiche im Einflussgebiet der Spinalnerven schmerzfrei zu machen. Auf den ersten Blick und ganz rational mag man nicht direkt verstehen, warum eine Narkoseform, die die Schmerzweiterleitung zuverlässig betäubt, nicht bei allen Geburten zum Einsatz kommt – wäre dies doch die einfachste und eleganteste Lösung, so ganz ohne Schmerzen ein Baby zu kriegen. Gleichzeitig bedeutet eine PDA immer eine wesentliche Einmischung in das Geburtsgeschehen, die weitere Interventionen mit sich bringen kann, denn eine PDA betäubt zumindest teilweise auch geburtsbestimmende Reflexe *(→ Ferguson-Reflex, → Fetus Ejection Reflex)*. Deshalb wird zum Ende der Geburt hin die PDA etwas »ausgeschlichen«, damit du wieder besser spüren kannst, dass du ein Baby bekommst und wie du ihm helfen kannst, aus dir herauszukommen.

PDA – PRO UND KONTRA

- **Wenn eine Geburt zügig vorangeht,** mit kraftvollen, effektiven Wehen, die den Muttermund öffnen und das Kind weiter ins Becken schieben, kann die betäubende Wirkung einer PDA kontraproduktiv wirken, weil sie die Dynamik einer Geburt typischerweise erst mal ausbremst. In diesen Fällen ist es dann manchmal besser, zu anderen schmerzlindernden Mitteln zu greifen, damit die Geburt nicht durch die PDA verzögert wird (und ggf. noch weitere Maßnahmen und Interventionen nach sich zieht).

- **Anders ist es, wenn eine Geburt stagniert,** etwa wenn die Wehen bereits Stunden andauern, sich der Muttermund nur sehr zögerlich öffnet und von der Gebärenden kaum mehr »Geduld« erwartet werden kann. Dann ist eine PDA ein wundervolles Mittel, um die Reißleine zu ziehen für ein kurzes Reset. Die Gebärende kann sich erholen, vielleicht sogar eine halbe Stunde schlummern, um dann mit frischen Kräften erneut in die aktive Geburtsarbeit zu starten.
- **Eine zur rechten Zeit eingesetzte PDA ist** also nicht nur schmerzlindernd, sondern kann auch ein therapeutisches Mittel sein, um in einer verfahrenen Situation eine vaginale Geburt zu ermöglichen und einen Kaiserschnitt zu umschiffen.
- **Auch bei Einstellungsanomalien, wenn** sich das Baby also nicht richtig ins Becken dreht, werden der Geburtshilfe mit einer PDA Möglichkeiten eröffnet: Bei maximaler Entspannung und Schmerzfreiheit kann die Hebamme das Köpfchen noch einmal zurückschieben und sich mithilfe spezifischer Lagerungen neu einstellen lassen.
- **Wenn du schon ein Baby geboren hast** und nun dein zweites Baby bekommst, kann die zweite Geburt so zügig verlaufen, dass sie dich ein wenig im Tempo und der Intensität überrumpelt. Dann ist es oft nicht möglich, noch eine PDA zu legen, da dies ein gewisses Mindestmaß an Zeit erfordert, bis die Anästhesistin kommt, die PDA gelegt wird und sie schlussendlich wirkt. Realistischerweise beträgt diese Zeitspanne ungefähr eine Stunde. Manchmal schafft man es also schlicht nicht mehr, weil das Baby schneller ist. In solchen Situationen sind andere Schmerzmittel, vor allem → *Lachgas*, eine gute Idee.
- **Eine PDA ist auch in ihren begleitenden Maßnahmen invasiver:** Frauen benötigen immer eine dauerhafte Infusion zur Kreislaufunterstützung und oft eine medikamentöse Wehenunterstützung sowie ein Dauer-CTG. Meist auch Hilfe bei der Harnblasenentleerung per Katheter. Du bist also schon ein bisschen »angekabelt«.
- **Der größte Nachteil einer PDA ist** die deutlich reduzierte Mobilität. Die modernen Medikamente, die heute für eine PDA verwandt werden, erlauben eigentlich, dass Frauen sich auch damit bewegen können *(Walking PDA)*, allerdings braucht das die Unterstützung der Hebamme (Abstöpseln der Infusion, Justieren des CTG, Hilfe beim Aufstehen …) und einen liberalen Umgang seitens der anästhesiologischen Abteilung in der Klinik. Das ist nicht immer gegeben, und nicht selten bedeutet eine PDA daher gleichzeitig, dass die Gebärende ab jetzt im Bett bleiben wird.

DER ÜBERGANG

Es fühlt sich gänzlich unglaublich an. Da will wirklich ein Baby aus dir herauskommen. Die Übergangsphase zeichnet sich durch eine besondere Intensität aus. Das bedeutet noch nicht mal, dass die Wehen in dieser Phase besonders doll wehtun, es ist mehr die Erkenntnis, die eine Frau durchaus mit Wucht treffen kann: *Ich werde jetzt dieses Baby gebären und muss da jetzt durch. Es gibt kein Zurück.* Du bist in diesem unbeschreiblichen Hochenergiezustand und fragst dich gleichzeitig, wie du es schaffen sollst, dein Baby wirklich zu gebären. Das Wort »Grenzerfahrung« bekommt eine ganz haptische Bedeutung. Du fühlst dich komplett den Elementen ausgeliefert und suchst nach irgendeinem rettenden Strohhalm. Du erlebst hier im wörtlichen Sinne eine Krisis, einen Wendepunkt. Du wirst einfach in kaltes Wasser geschubst, ob du willst oder nicht. Du willst – eher nicht. Und irgendwie schaffst du es doch, genau jetzt diesen aufgewühlten Zustand zu transformieren und mit allem Heldenmut zur Löwin zu werden – und tatsächlich dein Kind zu kriegen.

Manche Menschen erinnern sich, wie es war, als sie das erste Mal, als Kind noch, auf einem Dreimeterbrett standen und wussten: Ich springe da jetzt runter. Und innerlich aber am liebsten schon den Weg hinauf nicht gewagt hätten. Das innere Ringen mit sich und der Angst, bis man sich entscheidet, wirklich zu springen. Das ist ein ziemlich treffendes Bild für das Gefühl in der Übergangsphase.

Manchmal regt sich innere Auflehnung, und es braucht wirklich allen erdenklichen Mut, den du in allen erdenklichen Ecken deines Seins zusammenkratzen musst. Diese Aufgabe erscheint viel zu groß, und dabei hast du schon so viele Stunden anstrengender Arbeit hinter dir – das kann man doch unmöglich schaffen!

In diesem Zustand sagen Gebärende oft komplett irrationale Sachen – und wissen natürlich, dass es komplett irrational ist: Sie wollen sterben oder nach Hause. Aber auch wenn es sich so anfühlt: Du wirst nicht dran sterben!

Diese Klippe scheint in der typischen Dramaturgie einer gesunden Geburt ein unverzichtbarer Teil zu sein. Besinne dich in den kurzen Momenten zwischen den Wehen auf das, was ist: deinen Atem, den Boden unter deinen Füßen. Dein Partner oder deine Partnerin ist da und stärkt dir den Rücken, deine Hebamme coacht dich da jetzt durch. Du bist nicht allein!

Ein letztes Aufbäumen des Wollens, der Kontrolle. Wenn du diesen letzten Widerstand loslässt und aus dem »Nein!« ein »Ja!« wird – dann kommt dein Baby.

> Geburt ist eine Grenzerfahrung – und eine überwältigende Übung im Loslassen.

EVIDENZ

DER FERGUSON- UND DER FETUS EJECTION REFLEX

Für den physiologischen Ablauf einer Geburt gibt es mehrere Reflexe, die dir helfen, dein Baby zu gebären. Reflexe sind immer dann in unsere körperlichen Vorgänge eingebaut, wenn die Natur es nicht dem Zufall überlassen möchte, ob sie nun klappen oder nicht. Oder wenn es nicht der freien rationalen Entscheidung des Menschen überlassen werden soll, was nun genau passiert. Du kannst dich also auf sie verlassen, auf ihre Kraft und ihre Unterstützung. Und eigentlich brauchst du dich um gar nichts zu kümmern. Das Richtige geschieht von allein.
Der **Ferguson-Reflex** wurde erstmals 1941 vom kanadischen Mediziner James Kenneth Wallace Ferguson beschrieben. Dieser Reflex wird durch dein Baby ausgelöst, wenn sein Köpfchen von innen auf den Gebärmutterhals drückt und den Muttermund dehnt. Dadurch wird im Gehirn Oxytocin ausgeschüttet und die aktive Eröffnungsphase kraftvoll unterstützt.
Michel Odent hat in den 1980er-Jahren intensiv zu den psychoemotionalen Prozessen geforscht und zu Bedingungen, unter denen es Frauen möglich ist, gut zu gebären. Dabei hat er den zweiten wichtigen Reflex für eine Geburt, den **Fetus Ejection Reflex**, in der Literatur etabliert. Ein wesentliches Ergebnis von Odents Forschung war, dass der Fetus Ejection Reflex besonders effektiv ist, wenn die Geburt ungestört verläuft. Er tritt in einer späteren Phase auf als der Ferguson-Reflex und zwar dann, wenn das Baby in der Übergangsphase mehr und mehr Druck ins Becken hinein und auf die Vagina ausübt und beginnt, nach unten zu schieben. Während der Ferguson-Reflex in erster Linie für die Oxytocin-Ausschüttung zuständig ist, werden beim Fetus Ejection Reflex die Stress- und Kampfhormone Adrenalin und Noradrenalin freigesetzt. Dies kann auch plötzlich geschehen und für Frauen überraschend sein. Mit dem Fetus Ejection Reflex gehen typischerweise die beschriebenen Gefühle von Überforderung oder Überwältigung, aber auch von Mut und Kraft in der Übergangsphase einher. Es scheint, als sorge er dafür, den Endorphin-Trance-Zustand der vorherigen Geburtsphasen zu beenden, damit du für die Geburt deines Babys hellwach und aufmerksam bist, und auch bereit, dein Baby nach der Geburt zu beschützen.
Beide Reflexe sind zwei getrennte Phänomene und beschreiben zwei unterschiedliche physiologische Prozesse. In jedem Fall sind sie noch mal abzugrenzen vom dritten Reflex: dem die Presswehen auslösenden Reflex. Dieser Entleerungsreflex, der über den *Nervus pudendus* im Beckenboden gesteuert wird, löst das aktive Mitschieben aus, siehe → »Presswehen« .

DAS BABY WIRD GEBOREN

Nun rutscht dein Baby mit jeder Wehe etwas tiefer in dein Becken hinein und schließlich durch es hindurch. Auf diesem Weg dreht es sich wie ein kleines Schräubchen um 90 Grad, nimmt das Kinn auf die Brust und beugt damit das Köpfchen. Um noch mehr Platz zu sparen, verformt sich dieses auch ganz ordentlich, der Knochen ist durch die flexiblen Schädelnähte mit ihren Fontanellen noch so weich, dass das geht. Insgesamt dauert diese Phase beim ersten Baby noch mal mindestens eine bis drei Stunden. Nach etwa zwei Dritteln des Weges verändern sich die Wehen nun grundlegend: Das Köpfchen hat jetzt einen Raum im Becken erreicht, in dem besondere Rezeptoren des *Nervus pudendus* liegen. Drückt das Baby nun in der Wehe darauf, wird ein Reflex ausgelöst: Die Presswehen beginnen.

PRESSWEHEN

Unwillkürlich unterstützen bei diesem Pressreflex die Muskeln von Bauch und Zwerchfell die Gebärmutter in ihren Kontraktionen und verhelfen zu noch mehr aktiver Kraft. Mit ordentlich Push-Power schiebst du nun gemeinsam mit der Wehe dein Baby Stück für Stück nach draußen.

Presswehen sind wirklich noch einmal sehr anders als alle Wehen in den langen Stunden zuvor. Das heißt nicht, dass sie besonders »schlimm« sind, sie zeichnen sich nur durch eine besonders archaische Kraft aus. Ein Reflex ist ein Reflex – unverhandelbar. Er kommt einfach, und du hast keine Wahl: Mitschieben. Drücken. Nachgeben. Naturgewalt. Dein Körper weiß in diesem Moment ganz genau, wohin die Richtung geht und was notwendig ist. Das hilft dir dabei, nicht darüber nachdenken zu müssen, was nun zu tun sei. Einige Frauen sind irritiert über den plötzlichen intensiven Druck, den intensiven Refleximpuls, mitschieben zu *müssen*, oder darüber, dass sie dieses intensive Druckgefühl vor allem am Po merken. Das liegt daran, dass die Druckrezeptoren, die für das Auslösen des Pressreflexes verantwortlich sind, vor allem an der hinteren Beckenwand liegen. Und es sind die gleichen Rezeptoren, denen sonst gemeldet wird, dass dein Darm gefüllt ist und du aufs Klo musst. Deshalb fühlt es sich manchmal genauso an. Nur eben eher wie eine mittelkleine Melone, die da rauswill.

Apropos Aufs-Klo-Müssen. Man kann wohl sagen, dass es wenig gibt, was die Intimsphäre so sehr berührt wie eine Geburt. Auch wegen der zügellosen Körperlichkeit an allen Ecken und Enden. »Aufs Klo gehen« ist einer dieser Intimbereiche. Die Vorstellung, während der Presswehen auf die Toilette zu müssen, sie aber in der Situation nicht mehr aufsuchen zu können, auch an diesem Punkt also vollkommenen Kontrollverlust zu erleben, ist für viele Frauen im Vorhinein wirklich eine Herausforderung. Und dass aus dem Po noch etwas herauskommt – eine Zumutung. Gefühle von Scham gehören dazu.

Aus Hebammensicht ist das völlig natürlich Teil einer Geburt, wie alles andere auch. Wenn dieser Druck auf den Po sich bemerkbar macht und Frauen das äußern, wissen wir ganz genau: Super, jetzt kommt das Kind! Die Geburt ist also jetzt wirklich absehbar, ein gutes Zeichen – im Film würde jetzt irgendwer nach heißem Wasser und warmen Tüchern rufen. Uns Hebammen ist nichts, aber auch gar nichts Menschliches fremd, und darüber hinaus sind wir auch noch ausgesprochen diskrete Menschen. Sollte also tatsächlich in dieser Situation ein bisschen Stuhlgang aus deinem Po herauskommen, wischen wir ihn mit warmen, weichen Lappen, die sowieso schon für den Dammschutz parat liegen, einfach weg, und niemand bekommt überhaupt etwas davon mit. Und auch das stimmt: Vermutlich ist dir zu diesem Zeitpunkt eh »so ein Kleinkram« drum herum völlig schnuppe, weil du gerade andere Prioritäten hast und getränkt bist von Oxytocin, auch wenn du dir das wahrscheinlich jetzt nicht so richtig vorstellen kannst. Du bekommst dein Kind, und gleich ist es wirklich geschafft.

Wenn du im Vorwege ahnst, dass es dir dennoch kein bisschen egal sein wird und du es nicht als Kleinkram empfindest, kannst du die Hebamme zu Beginn der Geburt um einen Einlauf bitten. Dann gehst du noch mal ausgiebig auf die Toilette, und der Darm wird bis zur Geburt leer sein.

In Abhängigkeit von vielen unterschiedlichen Faktoren dauert diese Pressphase etwa eine halbe Stunde, sie kann aber – wie alle Phasen der Geburt – auch deutlich kürzer oder länger sein. In aufrechten oder kniendvornübergebeugten Positionen hilft in dieser letzten Geburtsphase zusätzlich noch die Schwerkraft. In den letzten Wehen gleitet das Köpfchen des Babys ganz allmählich aus dir heraus. Das dehnt und drückt ganz ordentlich. Ist das Köpfchen geboren, folgen in der nächsten Wehe die Schultern und der Rest des Körpers – und dann ist es tatsächlich geschafft, dein Baby ist da! Noch an der Nabelschnur, kannst du es gleich in den Arm nehmen und in den nächsten Momenten realisieren, dass du wirklich ein Kind geboren hast, dein Baby.

ÜBER DEN DAMM

Deine Vulva, der Damm und das ganze Gewebe drum herum inklusive deines Beckenbodens sind ein zentraler Ort im Gebärgeschehen und ebenso zentral in den Gedanken, die sich schwangere Frauen rund um die Geburt machen – logisch. Die Vorstellung, dort, an deinem privatesten, heimlichsten, intimsten Ort während der Geburt verletzt zu werden, erscheint dir verständlicherweise als Zumutung. Wie soll da bitte ein Baby herauskommen können?

Während der Geburt erhalten dein Körper und deine Seele alle nur denkbare Unterstützung, damit du das kannst: Gebären. Durch die beschriebenen Zustände von Gebärtrance (s. die Kapitel »Loslassen und Hingabe« und »Schmerz und Linderung«) bist du in der richtigen emotionalen Verfassung, und auch dein Körper wird durch die Geburtshormone ideal eingestimmt. Der Fetus Ejection Reflex lässt den Beckenboden für diesen besonderen Moment maximal los und öffnet ihn für dein Baby. Deine Vagina ist so weich, glitschig und durchlässig wie sonst nie in deinem Leben. Und so geht es tatsächlich!

Viele Frauen empfinden in diesen Momenten am Damm und überall dort, wo sich alles dehnt, Wärme als ausgesprochen angenehm, etwa in Form von warmen Kompressen, die deine Hebamme in den Wehenpausen – oder auch während der Wehen, je nachdem, was du als angenehm empfindest – auf den Damm legt. Du kannst, solltest du in diesen Momenten überhaupt an irgendetwas »denken«, sie auch darum bitten.

Im Buchteil »Zeit der Vorbereitung« findest du weitere Infos zum Damm und dessen Vorbereitung.

ES IST GESCHAFFT, DAS BABY IST DA!

Der unglaublichste Moment der Welt: Du hast es geschafft, dein Baby ist tatsächlich aus dir herausgekommen, es liegt vor dir, und du siehst es das allererste Mal an. Zunächst zaghaft, kannst du es nun anschauen, berühren und langsam realisieren, was da geschehen ist.

Vermutlich ist es auf eine Weise das süßeste Baby der Welt, meistens sind das aber überhaupt nicht die Kategorien von Wahrnehmung, die jetzt eine Rolle spielen. Bevor du überhaupt wieder einen klaren Gedanken fassen kannst, musst du erst einmal auf diesen Planeten zurückkehren. Dann fällt dir vielleicht auf, dass dein Baby ein bisschen mitgenommen aussieht, oder du oder dein Partner oder deine Partnerin bemerkt gewisse Derealisationsgefühle: Euer Baby kommt euch fremd oder gar alienmäßig vor. Nicht erschrecken, das ist vollkommen normal und angemessen und wird sich in sehr kurzer Zeit geben. Es geht ihm gut!

ABNABELN

Wenn dein Baby geboren ist, bleibt das Baby-Plazenta-System noch eine ganze Weile intakt. Obwohl das Baby meistens sofort auch zu atmen beginnt, lässt der Körper gleichzeitig noch die Pipeline Nabelschnur als Sicherheits-Doppelversorgung übrig. Solange die Nabelschnur pulsiert, bekommt dein Baby noch sauerstoffreiches Blut zur Verfügung gestellt. Sinnvollerweise wartet man also mit dem Abnabeln mindestens bis zum Auspulsieren. Etwa 100 bis 200 ml mehr Blut erhält das Baby durch das späte Abnabeln, vor allem dann, wenn es sich – wie bei einer Geburt im Hocken oder Knien automatisch der Fall – zunächst unter Plazentaniveau befindet. Das entspricht immerhin einem Plus von über 20 Prozent des kindlichen Blutvolumens. Tatsächlich weisen Babys nach einer frühen Abnabelung bis zu einem Alter von 3 bis 6 Monaten noch einen niedrigeren Hämoglobingehalt auf als Babys, deren Nabelschnur auspulsieren durfte. Und ein niedriger Eisengehalt – durch die routinehafte medizinische Intervention des frühen Abnabelns herbeigeführt oder zumindest in Kauf genommen – ist sicher schlicht vermeidenswert, immerhin geht er einher mit leichten, dennoch messbaren Unterschieden in der motorischen, kognitiven und sozioemotionalen Entwicklung von Babys.

Auch für das Lösen der Plazenta hat das Auspulsieren der Nabelschnur vermutlich

DEIN BABY NACH DER GEBURT

- **Dein Baby ist nicht marzipanschweinchenrosa,** sondern möglicherweise ein bisschen lila-grau, was du vielleicht nicht spontan mit einer sehr gesunden Gesichtsfarbe assoziierst. Babys kommen während der Geburt mit einer viel niedrigeren Sauerstoffsättigung aus als wir Erwachsene. Das liegt an der besonders guten Sauerstoffbindungsfähigkeit der fetalen roten Blutkörperchen. Mit einer geringeren Sauerstoffsättigung sieht die Haut aber etwas lila aus – wenn das Baby seine ersten Atemzüge nimmt und sich der Sauerstoff in seinem Blut verteilt, dauert es nur wenige Minuten, bis das verschwindet.
- **Es hat ein ziemlich verformtes Köpfchen.** Durch die weichen Knochen, die flexiblen Schädelnähte und den anstrengenden Weg durch dein Becken passt sich das Köpfchen optimal an, um jeden erdenklichen Platz zu sparen. Deshalb ist das Babyköpfchen nach der Geburt ziemlich lang gezogen, ein bisschen im Nofretete-Look. Auch das geht nach wenigen Stunden zurück.
- **Es sieht erst mal ziemlich schlapp aus.** Auch der Muskeltonus ist in den ersten Lebensminuten noch nicht so besonders ausgeprägt. Ebenfalls: ganz normal!
- **Es schreit vielleicht nicht sofort.** Der erste Babyschrei hat etwas besonders Symbolhaftes und Erlösendes. Sogar in diversen Kitschfilmen wird dieses Bild benutzt, um dem ganzen Kinosaal klarzumachen: Baby da, alles gut. Wenn ein Baby schreit, atmet es auch. Aber umgekehrt kann es natürlich auch atmen, ohne zu schreien. Manchmal braucht dein Baby erst mal einen Orientierungsmoment und ist zunächst verdutzt. Oder es ist so sanft – was auch immer das heißt, so viel Sanftes gibt es nicht an einer Geburt, für beide nicht, Mutter und Kind – geboren worden, dass es sich nicht so sehr erschreckt hat. Wenn man sich in ein frisch geborenes Baby hineinversetzt, das plötzlich das erste Mal in seinem Leben »hell« und »kühl« empfindet, Schwerkraft spürt, atmen muss und keinen Rundum-Halt mehr im Raum verspürt, kann man eigentlich auch nur empört sein. Und diesen ganzen Weltschmerz lässt es dann eben in diesen ersten Schrei münden.
- **Etwa die Hälfte aller Babys hat die Nabelschnur** um den Hals gewickelt. Was bei vielen unerfahrenen Ersteltern erst mal Schnappatmung auslöst, ist in Wirklichkeit also schlichtweg eine von zwei gleich verteilten Möglichkeiten und vor allem auch: nicht gefährlich. Die Nabelschnur ist ziemlich lang, sodass das Baby sich fast zwangsläufig etwas vertüdelt, und vor allem ist sie lang genug, sodass sie sich nicht fest zuzieht während der Geburt, zumal das Baby sowieso noch gar nicht atmet. Manchmal hindert die Nabelschnur das Baby allerdings am Tieferrutschen oder Drehen, sodass deshalb möglicherweise – eher selten – ein Kaiserschnitt notwendig werden kann, weil es sich nicht richtig ins Becken einstellt. Aber eben nicht, weil das Baby in Not ist, so wie es häufig falsch verstanden wird.
- **Mit dem Apgar-Score** werden einige dieser oben genannten Faktoren nach der Geburt (ganz unspektakulär und nebenbei) bewertet, insgesamt dreimal: nach einer Minute, nach fünf und nach zehn. Die fünf Kriterien Hautfarbe, Muskeltonus, Reflexreaktionen, Herzfrequenz und Atmung bekommen einzeln jeweils 0 bis 2 Punkte, sodass ein Baby bei fünf Kriterien maximal 10 Punkte erreichen kann. Kaum ein Baby erreicht diese volle Punktzahl aber schon nach einer Minute, weil Babys eben noch ein bisschen schlapp und blau aussehen. Ein typischer, ganz wunderbarer Apgar wäre etwa 8/9/10.

Vorteile. Man kann sich das Lösen einer Plazenta vorstellen wie einen kaputten Luftballon: Die blutleere Plazenta schrumpft quasi an ihrer Haftfläche an der Gebärmutter zusammen und kann sich so besser lösen.

Wir Menschen sind die einzigen Säugetiere, die das Baby vor der Geburt der Plazenta abnabeln, auch Primaten tun das nicht. In den letzten Jahren sind auch »unsichtbare« Kommunikationswege der Baby-Plazenta-Einheit diskutiert worden. Eine Hypothese ist, dass die Plazenta als wertvolle Sauerstoff- und Volumenressource im Falle kindlicher Not über gewisse Botenstoffe signalisiert, dass das Baby gut mit Sauerstoff versorgt ist und daraufhin das Signal zum Lösen vom Baby sendet.

Es ist also natürlich möglich und vielleicht sogar sinnvoll, das Baby erst dann abzunabeln, wenn die Plazenta geboren ist, vor allem in der außerklinischen Geburtshilfe wird dir das möglicherweise begegnen. Auch in der Klinik ist das selbstverständlich möglich, wenn du darum bittest.

DIE PLAZENTAGEBURT

Nach der Geburt des Babys fehlt nun noch die Plazenta zu einer vollständigen Geburt. Etwa eine Viertel- bis halbe Stunde nach der Geburt des Kindes, manchmal auch noch später, löst sie sich mit einer oft nicht wirklich spektakulären Nachwehe vom Inneren deiner Gebärmutter ab. Die Geburt der Plazenta ist meistens nicht wirklich schmerzhaft. Du unterstützt das Herausrutschen noch einmal mit einem kurzen Mitschieben (manchmal reicht auch ein bisschen Husten oder Hinhocken) – und dann flutscht sie schon aus dir heraus. Mit der Plazentalösung wird auch ein ordentlicher Schwung Blut mitkommen, das sich hinter der Plazenta in der Gebärmutter gesammelt hat: Nicht erschrecken, wenn jetzt und in den nächsten Stunden gefühlt »Lachen an Blut« aus dir herauskommen. Blut sieht immer nach mehr aus, als es real ist, zudem ist es auch noch mit etwas Fruchtwasser gemischt, was die Menge noch größer erscheinen lässt. Die meisten Frauen verlieren unter der Geburt etwa 300 bis 400 ml Blut, in den nächsten 24 Stunden ungefähr noch mal die gleiche Menge.

Ungestörter Hautkontakt zu deinem Baby löst ordentlich Oxytocin-Ausschüttung aus. Dieses vielschichtige Hormon ist nicht nur für das ganze Bonding-Thema wichtig – die übersprudelnde Liebe, die wir zu unserem Baby fließen lassen –, sondern es hilft deinem Körper bei der Geburt der Plazenta und der blutstillenden Kontraktion deiner Gebärmutter danach. Die Gefahr einer verstärkten Nachblutung wird durch den Hautkontakt mit deinem Baby tatsächlich um die Hälfte reduziert und ist eine weitere Indikation dafür, dass dein Baby möglichst lange und ungestört mit dir im Hautkontakt bleiben soll.

Sehr selten, etwa bei 1 Prozent aller Geburten, löst sich die Plazenta nicht von allein, oder sie wird unvollständig geboren. Beides erfordert einen kleinen medizinischen Eingriff. In einer solchen Situation würdest du eine kurze Narkose bekommen, meistens mit Propofol, einem intravenös verabreichten Narkosemittel, das für besonders angenehmes Einschlafen und Aufwachen bekannt ist. In einem kurzen Eingriff, der meistens nicht viel länger als zehn Minuten dauert, würden die verbliebenen Plazentaanteile gelöst, und du bekämest eine kurze Nachcurettage. Üblicherweise geschieht alles dies direkt im Kreißsaal, dein Mann oder deine Partnerin geht so lange mit eurem Baby im Arm nach nebenan. Und schnell bist du wieder wach.

Was geschieht mit der Plazenta?

Nach der Geburt der Plazenta wird die Hebamme diese genau anschauen und auf ihre Vollständigkeit hin überprüfen. Wenn ihr möchtet, zeigt sie euch verschiedene spannende Details, es wird so schnell nicht wieder die Gelegenheit geben, dir eine (eure!) Plazenta anzuschauen. Gar nicht so selten sind Mütter und Väter durch die Schönheit und Außergewöhnlichkeit der Plazenta dann doch auf eine besondere Weise berührt, auch wenn sie sich das vorher kaum vorstellen konnten.

Ich weiß aber auch, dass es durchaus nicht wenige Menschen gibt, die das eher schräg oder sogar irgendwie eklig finden und dankend ablehnen. Wenn du eher zu dieser Sorte Mensch gehörst, musst du gleich noch mal sehr tapfer sein, wenn deine Hebamme dich fragen wird: »Wollen Sie sie mitnehmen?« Das macht sie deshalb, weil Plazenten heutzutage üblicherweise ganz unromantisch im Krankenhausmüll entsorgt werden. Und bevor sie dann endgültig »weg« ist, möchte eure Hebamme nur sicherstellen, dass ihr dazu die offizielle Erlaubnis gebt – es ist schließlich eure Plazenta.

Manche Menschen machen ein Plazenta-Bestattungsritual unter einem Baum im Garten, andere wollen homöopathische Mittel daraus herstellen lassen, andere die Plazenta trocknen und pulverisieren, um sie als Stärkungsmittel nach der Geburt – als Pulver oder per Kapsel – einzunehmen. Mittlerweile ist bis zu den Boulevardmedien durchgesickert, was Promis damit sonst noch so anstellen. Entscheide selbst, was davon für dich infrage kommt, oder ob du das alles nur creepy findest und dich damit nicht näher beschäftigen möchtest.

GEBURTEN IM WASSER

Mittlerweile sind Wassergeburten zumindest theoretisch so weit etabliert, dass sich eine Klinik beim Info-Abend tatsächlich kaum leisten kann zu sagen: »Wassergeburten – nö, machen wir nicht.« Gleichzeitig sind Wassergeburten in Deutschland – etwa im Vergleich zu der Schweiz oder zu England – nicht besonders häufig, die Zahlen liegen irgendwo zwischen 1 bis 5 Prozent, vielerorts auch noch darunter. Wie bei allen »alternativen« Geburtsideen ist es wichtig, dass du dabei die aktive Unterstützung seitens des geburtsbegleitenden Teams, im Wesentlichen also deiner Hebamme, hast. Es klingt ein bisschen ketzerisch, aber vermutlich wirst du eher in der »Lieblingsvariante« deiner Hebamme entbinden als unbedingt so, wie du es dir vorgenommen hast. Das muss nicht unbedingt schlecht sein, schließlich ist es ein Teil der wichtigen Hebammenarbeit, dass sie während der Geburt weiß, was in der jeweiligen Situation gut ist, um dich bestmöglich zu unterstützen. Aber Vorlieben und Routinen spielen dabei eben auch eine Rolle.

Für eine Wassergeburt heißt das, dass es ganz praktisch als Hebamme nicht jederfraus Sache ist, auf dem kalten Fliesenboden zu knien und wenig rückenschonend, bis zum halben Oberarm im Wasser, Geburtshilfe zu leisten. Diese Kollegin würde das aber vermutlich nicht so formulieren, sondern andere Gründe nennen, etwa, dass »das CTG ein bisschen auffällig aussähe« oder »sie dich gleich noch mal richtig untersuchen wolle, und das ginge im Wasser ja nicht«, oft lässt der Betreuungsschlüssel auch keine Wassergeburt zu.

Wassergeburten haben durchaus eine Reihe von Vorteilen, Frauen haben unter der Geburt weniger Schmerzen: An einer Kölner Klinik wurde eine große Fallzahl ausgewertet und man fand einen hochsignifikanten, um das 20-Fache (!) niedrigeren Schmerzmedikamentenverbrauch. Die Wahrscheinlichkeit für Dammschnitte verringerte sich um etwa die Hälfte, postpartale Blutungen waren geringer. Bei Wassergeburten blieben Frauen häufiger unverletzt als »an Land«, und die Frauen waren deutlich zufriedener. In einigen Untersuchungen ist die Zahl an höhergradigen Rissverletzungen mit Beteiligung des Schließmuskels etwas höher.

Wenn dein Baby im Wasser geboren wird, birgt das kein erhöhtes kindliches Risiko. Die → *Apgar-Werte* nach fünf Minuten waren in beiden Gruppen vergleichbar, auch die Verlegungsquote auf die Neugeborenenstation ist gleich. Dein Baby beginnt erst dann zu atmen, wenn das Gesicht an der Luft ist. Vorher schützt der sogenannte *Dive Reflex* vor einem Einatemreflex noch im Wasser. Und so lange wird es noch – wie sein ganzes Leben zuvor – perfekt über die Nabelschnur mit Sauerstoff versorgt und schwimmt langsam an die Wasseroberfläche, wo du es dann in den Arm und aus dem Wasser nehmen kannst.

EIN KAISERSCHNITT LIEGT IN DER LUFT

Die Kaiserschnittquote schwankt stark von Krankenhaus zu Krankenhaus. Das legt nahe, dass es sehr auf die individuelle Begleitung und die individuelle Indikation zur Sectio, die oft eben keine absolute ist, ankommt. Wann ist ein Geburtsstillstand ein Geburtsstillstand? Wann ist ein Verlauf ein verzögerter Verlauf? Welche Normabweichungen lassen wir zu – und warten mit Geduld und Spucke (und sinnvollen Maßnahmen zum Auflösen einer solchen Situation) ab, solange es Mutter und Kind gut geht?

Nicht wenige Indikationen zu einem Kaiserschnitt sind in einem gewissen Rahmen relativ – es wäre nicht wirklich gegen die guten Sitten, einen Kaiserschnitt zu machen, aber es ist bei unterstützender Begleitung durchaus noch möglich, dass sich das Blatt wendet und eine gute, glatte vaginale Geburt möglich ist.

Die wichtigsten Dinge, die man zur Vermeidung eines Kaiserschnittes tun kann, sind Motivation zur Mobilität, einfühlsame Betreuung – und Geduld. Je nach Grund für einen verzögerten Geburtsverlauf oder einen Geburtsstillstand helfen manchmal ganz einfache Dinge: raus aus dem Bett und bewegen. Viel erreichen kann man auch mit dem Vierfüßlerstand oder asymmetrischen Positionen (stehend einen Fuß auf ein Fußbänkchen aufstellen, kniend einen Fuß aufstellen). Deine Hebamme kennt etliche Tricks! Wichtig ist nur, nicht einfach im Bett zu liegen und kostbare Stunden (und Kraft) verstreichen zu lassen. Und wenn früher oder später auch noch Baby-Stress dazukommt und die Herztöne wackelig werden, hat man keine Zeit mehr für weiteres Abwarten.

EIN PAAR EINFACHE KLASSIKER, DIE IMMER EINEN VERSUCH WERT SIND

- Ein ***(hoher) Einlauf*** in der frühen Phase der Geburt.
- ***Vornübergebeugte Körperhaltungen,*** kniend oder stehend.
- ***Häufiger Wechsel der Körperhaltung,*** zum Beispiel die klassische Wechsellagerung: zwei oder drei Wehen lang in der rechten, dann in der linken Seitenlage (gut unterstützt gern in der »Sims-Lage«, mit angewinkeltem oberen Bein etwas weiter auf den Bauch gerollt wie in der stabilen Seitenlage), im Wechsel mit dem Vierfüßler.
- ***Asymmetrische Körperhaltungen*** mit einem aufgestellten Fuß.
- ***Äpfelschütteln in Knie-Ellenbogen-Lage.*** Hier sitzt dein Partner hinter dir, legt die Hände an Po und Hüften und bringt dein Becken schuckelnd zum Vibrieren – sanfter oder fester, wie es dir guttut.
- Wenn es deinem Baby gut geht, es einfach noch Zeit braucht, du aber am Ende deiner Kräfte bist: ***Klassische good old Schmerzmittel*** können manchmal den entscheidenden Durchbruch bringen, in diesem Fall zum Beispiel eine → *PDA.*
- Wenn das geburtshilfliche Personal unter der Geburt Zweifel hat, »dass es passt«, ist damit nicht in erster Linie das absolute Gewicht oder die Größe des Köpfchens oder des Babys gemeint, sondern vielmehr der geburtsdynamische Eindruck durch die ***Beugung und Drehung des Babys in Bezug zum mütterlichen Becken.*** Einiges davon kann eine erfahrene Hebamme während einer vaginalen Untersuchung tasten. Ergänzend dazu kann man manchmal eine spezielle Ultraschalluntersuchung machen und sich das Babyköpfchen noch mal in einem bestimmten Winkel seiner Rotation zum Becken anschauen, in einigen Kreißsälen ist das gebräuchlich, in anderen nicht.

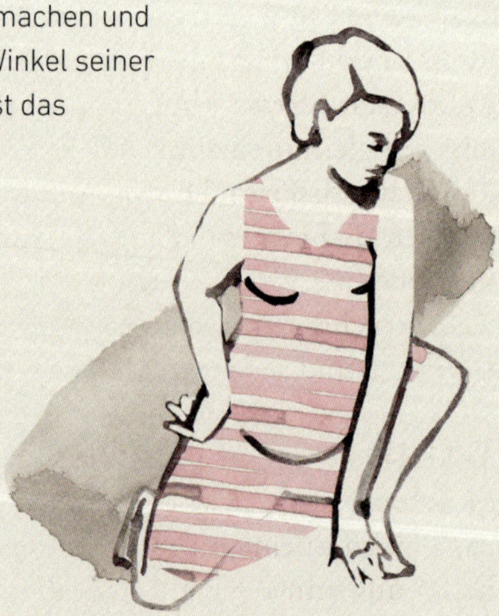

SCHWIERIGE GEBURTEN

Nicht immer ist es so leicht, wie es auf den ersten Blick aussieht. Der Begriff »Dystokie« beschreibt in der Geburtshilfe einen verzögerten, zähen, langsamen und gestörten Verlauf oder auch die zum Stillstand gekommene Geburt. Es gibt verschiedene Formen und Ursachen, mal sind es die Wehen, die nicht effektiv genug sind, mal rührt sich der Muttermund nicht, mal rutscht das Baby nicht tiefer. Oder auch alles gemeinsam. Die Faktoren, die hier im Spiel sind, hängen zusammen und lassen sich nicht klar voneinander trennen.

Bei den folgenden Vorschlägen beschränke ich mich ein wenig. Im Wissen darum, dass deine betreuende Hebamme im Kreißsaal goldene Ideen haben wird und weil für jeden Einzelfall eben auch genau nur diese goldenen Ideen hilfreich sind. Es ist schier nicht möglich, hier aus der Fülle von Kunstgriffen die für dich nachvollziehbaren Maßnahmen, ohne dass sie bei dir auf Fachwissen treffen, darzustellen. Geburten sind unterschiedlich, Kliniken handhaben Dinge unterschiedlicher, als man meinen könnte, Hebammen sind unterschiedlich und arbeiten nach sehr verschiedenen Ansätzen.

GESTRESSTE BABYS

Eine Geburt ist anstrengend, für euch beide, für dich als Gebärende, aber natürlich auch für dein Baby. Ihr seid beide hart im Nehmen, und ihr werdet da auch gut durchkommen! Manchmal möchte man sich aber davon überzeugen, dass es dem Baby wirklich gut geht, herausfinden, was genau ihm Stress bereitet, oder ihm vielleicht auch zwischendurch eine Pause gönnen. Glücklicherweise ist ein absoluter Großteil von im CTG sichtbarem Baby-Stress nicht so akut, dass es von jetzt auf gleich brenzlig für dein Baby wird. Man hat also Zeit, sich die Situation anzuschauen und gemeinsam zu überlegen, was sinnvolle Interventionen sein könnten (und welche nicht), damit dein Baby gut und natürlich gesund geboren werden kann.

Tokolyse

Manchmal reichen diese Maßnahmen nicht aus – dann ist eine medikamentöse Wehenhemmung sinnvoll, man nennt das Tokolyse (Tokos = »Geburt, Wehe«, Lyse = »Auflösen«). Dazu wird dir das Medikament Partusisten®, ein Beta-Sympathomimetikum gegeben. Diese Medikamentengruppe entspannt nicht nur die Gebärmutter und stoppt ziemlich sofort die Wehen, sie hat auch Auswirkungen auf das vegetative System, also auf deinen Herzschlag und andere autonome Funktionen deines Körpers. Das wirst du sehr schnell nach dem Anschließen der Infusion merken: Du bekommst ordentlich (schnelles) Herzklopfen davon und beginnst eventuell zu zittern. Es ist gut zu wissen, dass das von dem Medikament kommt und nicht etwa dein Körper plötzlich durchdreht oder dass das Symptome von Angst sind, etwa weil du dich um dein Baby sorgst. Diese Tokolyse wird nach etwa 20 bis 30 Minuten wieder zurückgefahren, wenn die Herztöne deines Babys sich normalisiert haben. Langsam bekommst du dann wieder Wehen, die ja auch notwendig sind, damit die Geburt weiter vor-

HEBAMMENWISSEN

WENN DAS CTG SUSPEKT AUSSIEHT, WIRD DIR DIE HEBAMME FOLGENDES VORSCHLAGEN

- Die ***Körperhaltung der Mutter*** hat Auswirkungen auf das Baby und dessen Sauerstoffversorgung. Die Rückenlage ist für das Baby die ungünstigste Position, auch Frauen empfinden sie unter der Geburt mit Abstand als die unangenehmste. Naheliegend also: Probiere die Links-Seitenlage oder die Vierfüßlerposition, oft mag das Baby das deutlich lieber.
- ***Trinke ausreichend.*** Eine sehr geringe Trinkmenge macht bekanntermaßen gar nicht so selten komische CTGs, auch in der Vorsorge kennt man das. Manchmal ist auch das schnelle Trinken einer größeren Menge kalten Wassers ein effektiver Stimulus deines Vagusnervs, was sich beruhigend auf dein Baby auswirken kann.
- Wenn du erhöhte Temperatur bekommst, sollte man ***Fieber unter der Geburt*** mit Paracetamol senken.
- ***Sauerstoff einatmen per Maske*** hat man früher häufig gemacht (»Atmen Sie mal tiiieef ein, dann geht es Ihrem Baby gleich besser«), was am ehesten der Beruhigung der anwesenden Geburtshelfer dienlich war. Hat keinen evidenzbasierten Nutzen, weder für Frauen noch Babys, und ***sollte nicht mehr angewandt werden.***
- Wenn du eine ***Oxytocin-Infusion zur Wehenunterstützung*** hast und die obigen Maßnahmen nicht fruchten, wird die Infusion unterbrochen, um dir und dem Baby eine (Wehen-)Pause zu gönnen.

anschreitet. Bestenfalls toleriert dein Baby die Wehen dann wieder (besser), es hat sich in der Wehenpause nachhaltig erholt.

Blutuntersuchung vom Baby – eine MBU

MBU bedeutet Mikroblutuntersuchung, und die kann manchmal dann angezeigt sein, wenn man allein mit dem CTG keine sichere Einschätzung treffen kann, wie sehr dein Baby wirklich gestresst ist. Im kindlichen Blut wird der pH-Wert bestimmt, der Rückschlüsse auf wichtige Blutgase im Babykörper zulässt, manchmal auch zusätzlich noch der Laktatwert.

Dazu wird deinem Baby eine kleine Menge Blut aus der Kopfhaut abgenommen. Es wird dazu kurz ins Köpfchen gepikt und der dann hervortretende Blutstropfen mit einer hauchzarten Kapillare aufgefangen und untersucht. Diese Untersuchung ist – weil das Baby ja noch in dir drin ist – ein bisschen bastelig, weil man dazu an das Baby herankommen muss. Sie hilft aber weiter, um die Situation gut beurteilen zu können und zu wissen, ob man in Ruhe abwarten kann oder ob eine schnelle Geburtsbeendigung zum Beispiel per Saugglocke oder Kaiserschnitt notwendig ist. Und mit einer guten MBU kann man ein wüstes CTG gelassener betrachten, unnötige Folgeinterventionen können also mithilfe der MBU auch verhindert werden.

UNTERSTÜTZUNG PER SAUGGLOCKE

Manchmal ist schon fast alles geschafft, nur auf den letzten Zentimetern geht es nicht mehr voran. Das Baby rutscht einfach nicht um das Schambein herum. Oder dem Baby wird diese letzte Phase der Geburt zu stressig, und es reagiert mit wackeligen Herztönen. Oder die MBU ist nicht gut, und dein Baby möchte raus. Wenn selbst der Wechsel unterschiedlicher, günstiger Körperhaltungen und kräftige Presswehen nicht weiterhelfen, kann die Saugglocke eine Hilfe sein, damit das Baby die letzte Kurve kriegt.

Eine Saugglocke ist weit weniger archaisch und gruselig, als es sich zunächst einmal anhört. Das Instrumentarium ist verhältnismäßig zierlich, und es hat natürlich nichts mit einem Abfluss-Pümpel zu tun oder was auch immer einige Menschen bei dieser Vorstellung für Bilder im Kopf haben.

Wenn eine Saugglocke notwendig wird, ist das Baby bereits so tief ins Becken hineingerutscht, dass es in der Tiefe von außen schon sichtbar ist. Man kommt also gut an das Baby heran und legt ihm das Glöckchen, eine kleine Kuppel von etwa fünf Zentimeter Durchmesser aus Kunststoff oder Metall, wie ein Hütchen auf den Hinterkopf. Mit dem allmählichen Sog des Gerätes saugt sich dann diese Kuppel am Köpfchen fest.

Nun kann das Baby wehensynchron um das Schambein herum bugsiert werden. In der Wehenpause hält man es fest, sodass es nicht wieder zurückrutschen kann.

So braucht es meist zwei oder drei wehensynchrone Züge, und dein Baby ist da. Man löst das Vakuum und damit die Glocke vom Köpfchen wieder ab. Der Rest, also die Schultern und der Körper des Babys, rutschen dann auf dem ganz normalen Weg hinterher.

Eine Saugglocke erfordert auch nicht zwingend einen Dammschnitt, da es meist kein Problem des muskulären Widerstandes des Beckenbodens ist, sondern es eher an der Drehbeug-streck-Bewegung des Babys im Kontakt mit den knöchernen Gegebenheiten des Beckens liegt. Die Häufigkeit einer Saugglockengeburt liegt bei etwa 5 Prozent aller Geburten.

Nach der Geburt hat das Baby an der Stelle, an der die Saugglocke gesessen hat, ein kleines Hörnchen, eine Schwellung in exakt der Größe der Saugglocke, oft auch durch den Sog etwas rot-lila verfärbt, wie bei einem Knutschfleck. Die Schwellung geht schon nach wenigen Stunden zurück, der Fleck bleibt ein paar Tage.

Nach allem, was man weiß, schadet eine Saugglockengeburt dem Baby nicht. Babys halten auch bei einer spontanen vaginalen Geburt enorme physikalische Kräfte aus. Man wird sich dennoch einige Tage nach der Geburt einmal das Köpfchen im Ultraschall ansehen. Rechne damit, dass dein Baby einige Zeit lang noch empfindlich am Köpfchen ist. Du kannst auch kühlende Arnica-Tüchlein *(Wala)* gegen das lokale Trauma auflegen und mit einem kleinen Mützchen fixieren.

DIE BAUCHGEBURT – EIN KAISERSCHNITT

In Deutschland kommt ungefähr jedes dritte Kind per Kaiserschnitt auf die Welt. So ist eine gar nicht so kleine Bauchoperation für viele Kinder der Start ins Leben. Und weil ein Kaiserschnitt eben in erster Linie mehr eine Geburt ist als ein chirurgischer Eingriff, hat sich die Bezeichnung *Bauchgeburt* etabliert. Die meisten davon werden nicht von Beginn an geplant, sondern die Notwendigkeit stellt sich erst während der Geburt heraus. So unterscheidet man grundsätzlich zwischen einem *primären* (= geplanten) und einem *sekundären* (= nicht vorher geplanten) Kaiserschnitt.

Ein genauer Blick auf die Zahlen verrät, dass etwa 5 bis 10 Prozent aller Kinder per primärem und 15 bis 35 Prozent per sekundärem Kaiserschnitt geboren werden. Die unterschiedlichen Zahlen schwanken nicht unerheblich von Klinik zu Klinik – auch, aber nicht nur wegen des unterschiedlichen Risikoprofils der betreuten Schwangeren. Gleichzeitig lassen diese Unterschiede einen ganz grundsätzlich unterschiedlichen Blick auf eine Geburt erahnen, auch von Bundesland zu Bundesland gibt es Abweichungen.

Ein Kaiserschnitt birgt für Frauen und für Babys etwas höhere Risiken als eine vaginale Geburt, vor allem die schwerwiegenden, obwohl diese glücklicherweise sehr selten sind. Frauen sind bei einem Kaiserschnitt einem dreimal höheren Risiko ausgesetzt, bei der Geburt zu sterben, als bei einer Spontangeburt. In absoluten Zahlen bedeutet das, dass die Sterblichkeit bei einem Kaiserschnitt in Deutschland bei ungefähr 0,04 Promille (eine von 25 000 Frauen) liegt. Auch für die Babys ist ein Kaiserschnitt nicht per se der »leichtere Weg«, wie man vielleicht annehmen könnte. Kaiserschnittkinder haben häufiger Atemprobleme nach der Geburt, da das Fruchtwasser nicht bereits über den Geburtsweg vollständig aus den Lungen gepresst werden konnte und die Geburtshormone das Baby nicht auf die nahende Geburt vorbereiten konnten. Das sind die gängigen Hypothesen zu der Datenlage, dass die → *Apgar-Werte* von Kaiserschnittbabys im Schnitt weniger gut sind als die von Kindern nach Spontangeburten. Wenn ein Kind durch einen Kaiserschnitt geboren wurde, erhöht sich zudem geringgradig das Risiko, an Allergien, Asthma und Diabetes Typ I zu erkranken. Vermutlich liegt das am fehlenden Kontakt des Babys mit der Vaginalflora der Mutter → »Das menschliche Mikrobiom«.

Das höchste Ziel von Geburtshilfe ist es immer, für gesunde Frauen und Babys Sorge zu tragen. Kaiserschnitte machen zu können, um einen guten Geburtsausgang zu gewährleisten, gehört dazu, aber auch, wegen der möglichen Risiken, auch für folgende Schwangerschaften und Geburten, eine möglichst niedrige Kaiserschnittquote anzustreben. Laut WHO wäre in den Industrienationen eine Kaiserschnittquote von etwa 10 bis 15 Prozent erwartbar, oberhalb von einer Kaiserschnittquote von 10 Prozent gibt es keine positiven Effekte mehr auf die mütterliche oder kindliche Gesundheit oder vitale Risiken. Eine Kaiserschnittquote jenseits von 10 Prozent macht eine Geburt also nicht sicherer. Deutschland liegt mit seinem Drittel Kaiserschnittgeburten weit über dieser Empfehlung.

Der geplante Kaiserschnitt

Einen geplanten Kaiserschnitt macht man aus medizinischen Gründen immer dann, wenn die Geburt auf natürlichem Wege von vornherein ausgeschlossen ist. Dies ist zum

Beispiel dann der Fall, wenn die Plazenta direkt vor dem Muttermund liegt *(Placenta praevia)* oder wenn das Baby es sich quer im Bauch der Mutter gemütlich gemacht hat.

Relative Indikationen hingegen sind beispielsweise eine Steißlage oder Zwillinge. Hier hängt es vor allem von den individuellen Umständen ab, ob eine vaginale Geburt eine gute Idee ist: Wie groß ist das Baby? Wie genau liegt das Baby? Wie motiviert sind die Eltern? Gibt es weitere Risikofaktoren, die geburtsrelevant sind? Tatsächlich steht und fällt die Quote vor allem mit dem »Stil des Hauses« und der Erfahrung der jeweiligen Geburtsklinik. Es ist bei einer relativen Indikation sicher ratsam, eine zweite Meinung einzuholen, wenn du eigentlich lieber eine Spontangeburt haben möchtest. Erkundige dich bei deiner Hebamme, welche Klinik in deiner Nähe einen guten Ruf für spontane Zwillingsgeburten oder vaginale Beckenendlagen hat → *Beckenendlage*.

Sei unbesorgt: Niemand wird ein höheres Risiko für irgendetwas eingehen. Eine spontane Zwillings- oder Beckenendlagengeburt ist mit erfahrenen Geburtshelfern definitiv nicht riskanter als ein Kaiserschnitt.

Eine weitere Indikation ist der »Wunschkaiserschnitt« Das sind Kaiserschnitte, die auf Wunsch der Frau geschehen, ohne dass es eine medizinische Indikation, dafür aber gute persönliche Gründe der Frau gibt. *My body, my choice* gilt natürlich auch hier. Da aber die Risiken und vor allem auch die möglichen Folgeproblematiken bei weiteren Schwangerschaften durch die voroperierte Gebärmutter gegenüber den Risiken einer Spontangeburt klar benennbar und deutlich höher sind, muss eine Frau darüber ausdrücklich aufgeklärt werden, damit sie eine erwachsene Entscheidung treffen kann. Primäre Risiken bei einem Kaiserschnitt sind die einer Wundheilungsstörung, einer Thrombose oder einer Embolie, sekundäre Komplikationsformen für die nächste Schwangerschaft sind etwa sekundäre Sterilität, eine erhöhte Fehl- und Totgeburtenquote durch Plazentaeinnistungs-Störungen und deutlich mehr Plazentalösungs-Störungen.

Manchmal ist ein Kaiserschnitt also explizit gewünscht, manchmal unumgänglich und eine wichtige medizinische Hilfe bei unauflöslichen Situationen, nicht wenige Frauen in zweiterer Situation sind dann auch traurig und müssen erst mal Abschied nehmen von dem Gedanken an eine »natürliche Geburt«. Auch das ist wichtig und braucht Raum und Beachtung.

Narkose bei einem Kaiserschnitt

Wenn du einen Kaiserschnitt bekommst, brauchst du natürlich eine gute Betäubung. Heutzutage macht man nur in Ausnahmefällen eine Vollnarkose, etwa dann, wenn es sehr schnell gehen muss. Fast immer bekommst du eine lokale Anästhesie, entweder eine PDA (möglicherweise hast du schon für die Schmerzlinderung unter der Geburt eine bekommen, dann muss man üblicherweise keine neue legen) oder eine Spinalanästhesie. Du bleibst dabei wach und kannst die Geburt deines Babys miterleben, und eine Lokalanästhesie ist auch für dich und dein Baby sehr viel schonender. Wenn du nicht schon für die Geburt bereits eine PDA im Kreißsaal erhalten hast, bekommst du deine Narkose unmittelbar vor dem Kaiserschnitt, direkt im OP. In den meisten Fällen wird dann eine Spinalanästhesie durchgeführt, das ist vereinfacht gesagt so etwas Ähnliches wie eine PDA, nur in einem etwas tieferen Raum im Inneren der Wirbelsäule. Die Anästhesistin wird euch alle notwendigen Details rechtzeitig erklären.

HEBAMMENWISSEN

PRIMÄRER KAISERSCHNITT – DAS KANNST DU MIT DEM KLINIKPERSONAL BESPRECHEN

- ***Warten, bis Wehen von allein einsetzen:*** Man weiß schon lange um die Wirkung der Geburtshormone und des mütterlichen und kindlichen Cortisols als Vorbereitung auf die komplexen Umstellungsvorgänge für das Baby. Eine Untersuchung von 2016 fand auch heraus, dass der Nabelschnurblut-pH-Wert, ein Parameter für die Sauerstoffversorgung, nach der Geburt besser war und die Kinder seltener wegen Anpassungsstörungen auf die Intensivstation verlegt werden mussten, wenn der geplante Kaiserschnitt kurz nach Beginn der natürlichen Wehen durchgeführt wurde. Der einzige Grund, warum das den Frauen so gut wie nie angeboten wird, ist organisatorischer Natur. Das OP-Team müsste dann eben gegebenenfalls nachts um drei zusammengetrommelt werden. Aber Nachfragen und Verweis auf die Literatur könnten sich lohnen …
- ***Mikrobentransfer per → Vaginal Seeding:*** Bei einem geplanten Kaiserschnitt wird das Baby nicht mit den Keimen seiner Mutter startbesiedelt und bekommt nicht diesen speziellen Cocktail für seine eigene Darmflora. Neue Arbeiten zeigen, von welch vielfältiger Bedeutung → »Das menschliche Mikrobiom« (Kapitel im Buchteil »Am Ende der Schwangerschaft«) und dessen möglichst gute Startbedingungen für etliche Aspekte unserer Gesundheit sind. Auch das kannst du mit dem Klinikpersonal beim Aufklärungsgespräch besprechen, wenn du das möchtest.

Der sekundäre Kaiserschnitt

Der häufigste Grund für einen sekundären Kaiserschnitt ist der sogenannte Geburtsstillstand. Oft hat die Geburt ganz normal mit Wehen oder einem Blasensprung begonnen, doch dann verläuft sie zögerlich und stagniert schließlich ganz, manchmal auch wirklich im schon weit fortgeschrittenen Stadium. Der Muttermund ist bereits einige Zentimeter oder sogar schon ganz geöffnet – und dann geht es nicht mehr weiter. Gleichzeitig befindet sich das Kind oft nicht in optimaler Position zum Becken, oder es macht nicht die typische Drehbewegung, mit der es sonst üblicherweise hindurchrutscht. Definitionsgemäß spricht man laut jüngeren Empfehlungen, etwa denen der *American College of Obstetricians and Gynecologists* (ACOG), von einem Geburtsstillstand, wenn es in der aktiven Eröffnungsphase, also mit einem mindestens 6 cm eröffneten Muttermund und gesprungener Fruchtblase, für vier Stunden lang nicht vorangegangen ist. Das ist deutlich länger, als man es noch vor wenigen Jahren definiert hat.

Fast nie – auch nicht im Nachhinein – ist so ganz klar, warum »dieses Baby in dieser Situation nicht durch dieses Becken« rutschen wollte oder konnte. Eins ist jedenfalls tatsächlich beinahe nie der Fall: dass es objektiv zu groß ist. Deshalb spricht man bei dieser Diagnose auch von einem sogenannten »relativen Missverhältnis« oder sogar, ernüchternd ratlos, von einem »Verdacht auf relatives Missverhältnis«. Heißt letztlich: Irgendwie ging es nicht, warum, wissen wir aber auch nicht so genau.

Das Gewicht deines Babys hat übrigens viel weniger damit zu tun, »ob es passt«, als du vielleicht denkst oder befürchtest, wenn du ein nicht ganz kleines Baby in deinem Bauch hast. 80 Prozent der großen Babys oberhalb der 95er-Perzentile (mehr als etwa 4350 g für Jungs, 4150 g für Mädchen) wurden in einer Untersuchung von 2015 spontan geboren. Gegenüber normalgewichtigen Kindern ist das Risiko für einen komplizierten Geburtsverlauf nicht erhöht, nur dann, wenn ebenfalls der Kopfdurchmesser besonders groß ist. Entscheidend ist dabei der Umfang des nachgeburtlich tatsächlich gemessenen Köpfchens, nicht der in der Schwangerschaft per Ultraschall geschätzte. Dieser Umfang ist erstens am Ende der Schwangerschaft schwierig auszumessen und birgt eine hohe Fehlerquote, und zweitens ist er auch während der Geburt durch die schlauen Anpassungsmöglichkeiten noch ausgesprochen flexibel. Keine Sorge also, falls dein Frauenarzt nach dem Ultraschall gut gelaunt »ein propperes Kerlchen« prognostiziert. Ob es passt oder nicht, kann man tatsächlich kaum vorhersehen, mehr dazu findest du im Kapitel »zu groß/zu klein« im Abschnitt »Zeit der Vorbereitung«. Es gilt die gute alte Fußballerweisheit: »Entscheidend is' aufm Platz.«

Notkaiserschnitt

Ein »Notkaiserschnitt« ist eine Sonderform des sekundären Kaiserschnittes. Er wird dann nötig, wenn dein Kind unerwartbar und plötzlich akut gestresst ist und die Herztöne ein entsprechendes CTG-Muster zeigen oder ein anderes seltenes, unvorhergesehenes Ereignis eintritt, wie etwa eine plötzliche, stärkere Blutung während der Geburt. In diesen Fällen beeilen sich die Geburtshelfer und entscheiden sehr schnell, dass das jetzt die einzig gute Idee ist: Ab in den OP! Das Wort »Notkaiserschnitt« wird neuerdings im allgemeinen Sprachgebrauch ziemlich inflationär gebraucht, nicht bei jedem eiligeren, sekundären Kaiserschnitt handelt es sich um einen Notkaiserschnitt gemäß der Definition. Das ist auch für die Frauen oft nicht leicht: Diagnosen, in Worte gefasste »Realitäten«, haben Auswirkungen auf das weitere Leben und die innere Bewertung des Geburtserlebnisses. Die Häufigkeit einer Notsectio wird mit etwa 0,8 bis 1 Prozent aller (Einlings-)Geburten angegeben und ist damit glücklicherweise ziemlich selten.

Der Ablauf eines Kaiserschnittes

Im OP sind alle Abläufe ziemlich straff getaktet, und es herrscht gleich eine andere Art Krankenhaus-Atmosphäre als im Kreißsaal mit gedimmtem Licht und sanfter Musik. Erst wirst du an einer OP-Schleuse auf die OP-Pritsche umgebettet, dann in die Anästhesievorbereitung geschoben. Dort bekommst du deine Spinalanästhesie, oder die bereits liegende PDA wird aufdosiert, das wird in den verschiedenen Kliniken unterschiedlich gehandhabt. Danach geht es dann in den OP, und das Szenario kennst du wahrscheinlich am ehesten aus vielen Folgen *Grey's Anatomy*:

Es wuseln mehr Menschen geschäftig um dich herum, als du es aus dem Kreißsaal kennst, ein vollständiges OP-Team besteht aus sieben Personen, alle sind ein wenig vermummt und tragen lange Kittel. Dein Bauch wird großflächig desinfiziert, du bekommst EKG-Sonden aufgeklebt, wirst mit großen grünen Tüchern abgedeckt und bekommst einen Urin-Katheter gelegt, damit deine Harnblase, die vor der Gebärmutter liegt, schön leer bleibt und bei dem Eingriff nicht im Weg ist oder verletzt werden kann.

Alles das geschieht möglicherweise relativ zackig, gleichzeitig und ohne viele seelenstreichelnde Worte. Deine Hebamme, die dich im Kreißsaal betreut hat, wird auch in den OP mitkommen. Wenn alle um dich herum hinter einem Mundschutz versteckt sind, ist es oft ein beruhigendes Gefühl, eine vertraute Person an deiner Seite zu wissen, die dir erklärt, was gerade geschieht, und dir aufmunternd die Hand hält.

Wenn deine Begleitperson gern in den OP mitkommen möchte, geht das heutzutage fast überall. Sie sitzt dann bei dir am Kopfende und sieht auch nicht mehr, als ihr lieb ist.

Wenn alles so weit ist, beginnt man mit dem Schnitt. Heutzutage wird überall die Methode nach *Misgav Ladach* (nach dem gleichnamigen Krankenhaus in Jerusalem) durchgeführt, die manchmal auch etwas irreführend als »sanfter Kaiserschnitt« bezeichnet wird. Hier werden nur die obersten Schichten und die Gebärmutter mit dem Skalpell geschnitten, durch die übrigen Strukturen arbeitet sich der Operateur per Dehnung und »sanftes Reißen« vor. Was erst mal archaisch klingt, heilt aber deutlich schneller als die »klassische Methode«, sodass Frauen nach einem Kaiserschnitt heutzutage nur etwa fünf Tage im Krankenhaus bleiben müssen, früher waren das zwei Wochen.

Von alledem merkst du – gut betäubt – natürlich gar nichts. Wenn die Operateurin per Hautschnitt die OP beginnt, ist sie schon nach etwa drei bis fünf Minuten am Baby angekommen. Dann wird es kurz etwas rumpelig: Dein Baby wird entwickelt. Du verspürst bei einem Kaiserschnitt keine Schmerzen, aber über die Tiefensensibilität Erschütterung und Vibration. Das Gefühl in deinem Bauch erinnert einen Moment lang an den Wolf und die sieben Geißlein, aber nach ungefähr einer weiteren Minute ist dein Baby dann endlich da. In manchen Kliniken ist es mittlerweile üblich, dass das OP-Tuch während der Entwicklung des Babys herabgesenkt wird, sodass ihr beide sehen könnt, wie es aus dir herauskommt. Wenn du das gern möchtest, kannst du im Vorfeld darum bitten, dass das gemacht wird.

Die Hebamme nimmt das Baby dann von den Operateurinnen entgegen und bringt es zu euch herum, sodass ihr es begrüßen und ein kleines bisschen bekuscheln könnt. Ungestörter Hautkontakt ist aus verschiedenen Gründen sinnvoll, und in fast allen Krankenhäusern darf das Baby bei dir bleiben, es gibt auch Bonding-Tücher, mit deren Hilfe das Baby an deinem Körper sicher gehalten wird, sodass es Hautkontakt hat, es aber nicht versehentlich herunterrutschen kann, weil du mit der Infusion und dem Sauerstoffclip am Finger etwas bewegungseingeschränkt bist. Wenn ihr das → *Vaginal Seeding* anwenden möchtet, wäre das jetzt der richtige Zeitpunkt dafür. In manchen Situationen ist auch ein kurzer Check der Kinderärzte erforderlich, dafür würde euer Baby dann kurz einmal mitgenommen. Währenddessen wird deine Bauchwunde sorgsam in drei bis vier Schichten versorgt. Das Zunähen dauert etwa 30 bis 45 Minuten, danach kommt ihr alle drei gemeinsam für die nächsten zwei Stunden zurück in den Kreißsaal. Dort beginnt dann endlich der schöne

Teil: Du kannst dein Baby das erste Mal richtig in den Arm nehmen. Bleibt unbedingt beide noch eine Weile nackt, Haut auf Haut. Auch dein Partner oder deine Partnerin kann sich ausziehen und mit dazukuscheln.

Bonding und Stillen nach einem Kaiserschnitt

Auch nach einem Kaiserschnitt kannst du ohne Weiteres sofort, noch im Kreißsaal, das erste Mal stillen. In den ersten Tagen bist du wegen der Wunde noch etwas gehandicapt und in deiner Bewegung eingeschränkt, weil deine Bauchwunde noch ordentlich ziept. Es ist sinnvoll, mit einem konsequenten Einnahmeschema für Schmerzmittel zu arbeiten (dazu im nächsten Kapitel mehr). Diese Einschränkungen werden aber ziemlich schnell besser, nach zwei, drei Tagen kannst du schon gut allein wieder aufstehen und etwas herumlaufen. Nicht wundern: Typischerweise dauert es nach einem Kaiserschnitt etwa ein, zwei Tage länger, bis die Milchbildung in Gang kommt.

SCHMERZMITTEL NACH EINEM KAISERSCHNITT

Eine Bauchgeburt ist auch eine ausgedehnte Bauchoperation, die in den folgenden Tagen erst mal deutlich spürbare Wundschmerzen mit sich bringt. Es sind mehrere Strukturen und Schichten in deinem Bauch verletzt, die wieder heilen müssen. Das werden sie auch, zunächst wirst du sie aber tatsächlich bei jeder Bewegung merken. Die Schmerzwahrnehmung und -empfindsamkeit ist bei Menschen sehr unterschiedlich und auch abhängig von unterschiedlichen Begleitfaktoren. Rechne in den ersten fünf Tagen damit, dass du die Schmerzen eher als unangenahm oder beeinträchtigend empfinden wirst, danach geht es meist steil aufwärts und wird Tag für Tag besser.

Man weiß heute, dass ein Aushalten von Schmerzen in fast keinem denkbaren Kontext gut ist. Nicht nur, dass man sich keine Heldinnen-Medaille verdient, Schmerzen haben auch nachweisbare Auswirkungen auf unser Gehirn, und sie können dort bleibende Spuren hinterlassen.

Das *Schmerzgedächtnis* bezeichnet die komplexen Prozesse, wie unser Körper auf intensive oder wiederkehrende Schmerzreize reagiert und wie unser Gehirn diese Schmerzinformationen speichert und wieder »ausspielt«. Wenn Schmerzen eine gewisse Intensität oder Dauer überschreiten oder eine traumatische Erfahrung damit verbunden ist, kann das bleibende Folgen haben, die dazu führen, dass Schmerzerinnerungen fest im Gehirn verankert werden. Dies kann physiologische Folgen haben, die manchmal schwierig zu behandeln sind.

Aus all diesen Gründen hat sich eine kontinuierliche Schmerzmedikation nach Operationen und auch einem Kaiserschnitt etabliert, mit der man wenige Stunden nach der Geburt, bevor die lokale Betäubung durch die PDA oder Spinalanästhesie ganz aus deinem Körper verschwunden ist, beginnen sollte.

Gut geeignet und fast so gut in seinem schmerzlindernden Effekt wie Opiate, dazu nebenwirkungsärmer, entzündungshemmend, abschwellend und gut babyverträglich ist Ibuprofen. Die Tageshöchstdosis davon beträgt 2400 mg, die dann möglichst gleichmäßig auf 24 Stunden verteilt werden sollten, um einen »Spiegel« im Blut aufzubauen. Du nimmst es also nicht »bei Bedarf« ein, sondern kontinuierlich über einige Tage hinweg.

Ibuprofen ist in seiner schmerzlindernden Wirkung für den sogenannten *Ceiling-Effekt* bekannt. Das bedeutet, dass bei den meisten Menschen über die Erhöhung der Dosierung oberhalb von

400 bis 600 mg pro Einzeldosis keine Erhöhung des schmerzlindernden Effekts mehr eintritt. Die Dauer der Schmerzlinderung beträgt etwa 4 bis 6 Stunden pro Dosis. Du kannst also mit der Aufteilung auch experimentieren und schauen, was für dich am besten wirkt: Manche Frauen nehmen lieber 3-mal 600 mg, andere 6-mal 300 mg oder 5-mal 400 mg. Am besten stellst du dir einen Wecker, weil in den ersten Tagen nach der Geburt oft Zeit und Raum verschwimmen. Der entzündungshemmende Effekt von Ibuprofen braucht eine Tagesdosis von mindestens 1200 mg. Nur in seltenen Fällen reicht Ibuprofen allein nicht aus, dann wird es manchmal mit Paracetamol kombiniert. Diese beiden Schmerzmittel haben einen unterschiedlichen Wirk- und Abbaumechanismus und können deshalb addiert werden.

Kleiner Life-Hack: Schmerzmittel, die erst im Darm in die Blutbahn resorbiert werden, wirken übrigens um ein Vielfaches schneller, wenn man sich nach der Einnahme für 20 Minuten auf die rechte Seite legt (verglichen mit stehender Position, Rücken- oder Linksseitenlage), weil so die Magenpassage deutlich beschleunigt wird. So kannst du den Wirkeintritt enorm beschleunigen.

Nach etwa fünf Tagen kannst du langsam die Dosis reduzieren, also die Einzeldosis reduzieren oder den Abstand zwischen zwei Einnahmen vergrößern. Wenn du länger als sieben Tage Ibuprofen einnimmst, sollte dies mit einem zusätzlichen Medikament zum Schutz der Magenschleimhaut verbunden werden. Wenn du viel länger als 14 Tage insgesamt und zu diesem Zeitpunkt noch mehr als sporadische Schmerzmittelgaben benötigst, solltest du mit deiner Ärztin sprechen.

Weitere Geburten nach einem Kaiserschnitt

Früher, als die OP- und Nahttechniken noch nicht so gut ausgereift waren, galt das Motto »einmal Kaiserschnitt, immer Kaiserschnitt«. Heute ist das glücklicherweise komplett überholt. Auch nach einem vorangegangenen Kaiserschnitt kann das Geschwisterbaby auf vaginalem Weg geboren werden. Unter dem Hashtag #VBAC *(Vaginal Birth after Cesarian)* findest du auch in den sozialen Medien ermutigende Inhalte.

Buchtipp: Ute Taschner/Kathrin Scheck: *Meine Wunschgeburt. Selbstbestimmt gebären nach Kaiserschnitt,* edition riedenburg 2012
Berührend und bestärkend.

WENN DU DEIN ZWEITES BABY BEKOMMST …

Wenn du dein zweites Baby bekommst, geht vieles beim Gebären einfacher und manches auch deutlich schneller. Du hast bei der Geburt deines ersten Kindes sozusagen schon »vorgearbeitet« für die Geburt der Geschwisterkinder. Eine dritte (oder vierte …) Geburt geht hingegen nicht von Kind zu Kind »immer noch schneller«. Wenn du dein Baby in einem Krankenhaus bekommst, fahre also rechtzeitig los, damit du noch in aller Ruhe dort ankommen kannst. Rechne wirklich mit ordentlich Tempo, wenn dein Körper sich einmal für »Geburt« entschieden hat. Gerade dann, wenn du eine lange und zögerliche erste Geburt hinter dir hast und das für dich zunächst dein Maßstab für Gebären ist: Unterschätze das nicht.

Wenn deine Geburt mit einem Blasensprung beginnt, versteht dein Körper dieses Startsignal meist ebenfalls deutlich schneller als bei einer Erstgebärenden. Oft setzen sehr bald nach einem Blasensprung auch Wehen ein, und da das kleine Polsterkissen zwischen Babyköpfchen und Muttermund dann fehlt, sind diese Wehen meistens auch sehr schnell intensiv und effektiv.

Sorge auch dafür, dass die Dinge, die du dir gewünscht hast, am Ort der Geburt möglichst zügig eingefädelt werden: Wenn du gern im Wasser gebären möchtest, lasse dir alsbald Wasser einlaufen, wenn Knien/Hocken deine Lieblingsvariante ist, lasse dir alles so einrichten mit allem, was dafür hilfreich ist (Matten auf dem Fußboden, ein Ball, andere Festhaltemöglichkeiten …). Sonst ist möglicherweise schwuppdiwupp dein Baby da, ohne dass du Zeit hattest, es dir »diesmal besonders schön zu machen«.

Frauen, die ein zweites (oder drittes) Mal gebären, haben oft sehr konkrete Vorstellungen davon, was sie sich wünschen, oder auch, was sie auf keinen Fall möchten. Die vorangegangene Geburtserfahrung hat dich vieles gelehrt, vielleicht Spuren hinterlassen und deinen Blick auf Geburt geprägt. Nutze diese Kraft und das Selbstbewusstsein, die sie dir gegeben hat, sie ist eine wichtige Ressource!

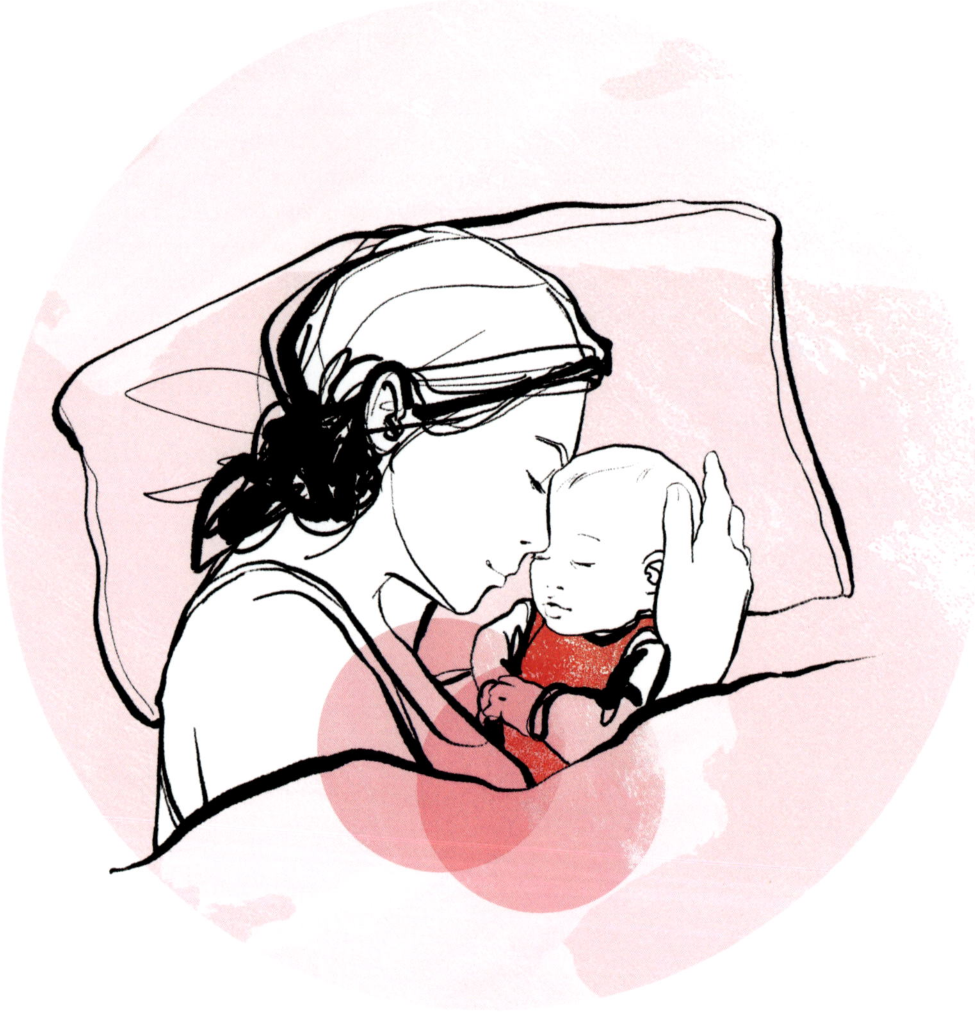

Die allerersten Wochen

DAS FRÜHE WOCHENBETT

Es ist geschafft, dein Baby ist da! Immer noch ungläubig schaust du es an, und schon sehr bald kommt dir all das Unbeschreibliche, das du während der Geburt erlebt hast, so vor, als sei es ein Traum gewesen. Die Erinnerung ist noch frisch, und egal, wie du die Geburt durchlebt hast, du hast in jedem Fall eine wirklich existenzielle Erfahrung hinter dir. Dein Baby liegt in deinem Arm, du schaust es an und kannst das alles noch gar nicht so richtig fassen.

Die Zeit des frühen Wochenbetts ist eine Zeit jenseits von Zeit und Raum. Fast könnte man sagen: Sie hat wirklich etwas Heiliges. Vielen Paaren ist im Vorhinein nicht wirklich klar, was das bedeutet. Wie diese Zeit sich »anfühlt«, körperlich und emotional, gehört in all seiner Tragweite vermutlich zu den Dingen, die man sich kaum vorstellen kann, wenn man sie noch nicht erlebt hat. Und meistens ist sie wunderschön!

ANKOMMEN

Dein Baby ist angekommen, wie ein kleiner Astronaut von einem fernen Planeten. In etwa so muss es sich anfühlen. Wo bin ich denn hier gelandet? Vielleicht schaut es sich, nachdem es in diese Welt gefallen ist, neugierig oder einigermaßen verblüfft um, oder aber es lässt diesen ganzen Weltschmerz in einen ersten Schrei münden. Was ist geschehen? Wie dein Baby das Geborenwerden erlebt, können wir nur ahnen. Dies Erleben per se als »Geburtstrauma« zu bewerten, ist wahrscheinlich nicht die richtige Kategorie, immerhin scheint es uns allen so bestimmt, recht unsanft aus der einen Welt in die nächste überzuwechseln. Intuitiv nehmen fast alle Frauen ihr Baby zu sich und flüstern ihm zu, dass alles geschafft und nun gut sei, halten und wärmen es. Der erste Trost unseres Lebens. Auch für die Väter oder Partnerinnen fällt nun endlich all die Anspannung durch das Hochenergie-Erlebnis Geburt ab. Einige von ihnen weinen, viele sind auch erst mal angemessen sprachlos. Gemeinsam könnt ihr beide nun euer Baby in Empfang nehmen.

Umstellung für alle Sinne

Wenn dein Baby geboren wird, sind alle seine Sinneswahrnehmungen von einem Moment auf den anderen plötzlich komplett verändert. Sein gesamtes bisheriges Leben lang hat es nur die Welt im Mutterleib kennengelernt – mit dem Moment der Geburt bleibt nichts wie zuvor. Während das erste Zuhause deines Babys, deine Gebärmutter, ein warmer und relativ homogener Ort war, in dem sein bisheriges Leben vermutlich recht gleichförmig verlief, ändert sich das nun von einem Augenblick zum nächsten. Vor allem die Sinne Sehen, Hören und die Wahrnehmung von Raum und Schwerkraft erfahren von einem Moment auf den anderen eine bunte und intensive Stimulation. Schreck, Verunsicherung, Irritation: So dürfte sich diese Veränderung für dein Baby mindestens anfühlen. Deshalb hilft es deinem Baby, wenn es unmittelbar wieder Halt, Schutz, Geborgenheit erfährt. »Gebärmutterähnliche Verhältnisse herstellen« mit viel Umhüllung, Körperwärme und Reizabschirmung ist auch noch in den kommenden Wochen ein wichtiges Konzept, deinem Baby den Start in diese neue Welt zu erleichtern. So kann es sich beruhigen und dann vertrauensvoll seine Fühlerchen in sein neues Zuhause ausstrecken.

Bonding

Die Bindungstheorie ist mittlerweile ein etabliertes Konzept in der Psychologie. Sie beschreibt die Bedingungen und die Muster, unter denen wir Menschen Bindungen eingehen. Das Wort »Bonding« wird dabei seit den 1990er-Jahren verwendet und beschreibt den emotionalen Prozess, innerhalb dessen Eltern und ihre Babys eine enge, liebevolle und wechselseitige Bindung entwickeln. Diese emotionale Verbindung entsteht in den ersten Stunden, Tagen und Wochen nach der Geburt und setzt sich kontinuierlich fort, reift und wächst. Sie ist von großer Bedeutung für die psychische und emotionale Entwicklung des Kindes und für die Entwicklung unserer Elternrolle.

Das, was man Bonding nennt, ist mittlerweile als ganz zentrales Element in das Verstehen der kindlichen und elterlichen Bedürfnisse und in die grundsätzliche Betrachtung von »Beziehung« eingegangen.

Menschenbabys zeigen intensives Bindungsverhalten – das ist ihre Lebensversicherung, denn unter den Säugetieren gehören sie zu den besonders schutzlosen Jungtieren. Sie können weder weglaufen, sich selbst etwas zu essen organisieren oder auch nur ihre Körpertemperatur alleine stabil halten. Sie sind maximal darauf angewiesen, dass die Eltern für das Stillen ihrer Grundbedürfnisse sorgen. Menschenbabys gehören demnach wie alle Primaten zu den Traglingen, der Körper der Eltern ist der einzig sichere Ort auf dieser Welt. Sie brauchen den innigen körperlichen Kontakt zu ihren Eltern zum Überleben. Werden diese Grundbedürfnisse sicher und verlässlich erfüllt, kann dein Baby Urvertrauen für eine stabile seelische Grundlage entwickeln. Bindung ist dabei immer etwas Wechselseitiges. Bonding findet nicht »für das Baby« statt, sondern für die Eltern-Kind-Beziehung, die wie alle Beziehungen wechselseitig ist.

Die Natur gibt auch uns Eltern jede Menge intuitives Bindungsverhalten mit. Dies kann man gut in der ungestörten, ekstatischen Geburtssituation beobachten. Unmittelbar nach der Geburt nehmen viele Frauen ihr Baby sofort intuitiv zu sich in den Arm (wenn man ihnen diesen Moment lässt), und zwar »einfach so«, ohne sich etwa auch nur eine Nanosekunde lang zu fragen, wie man ein Baby »korrekt« hochhebt. Das Bindungsverhalten macht uns zu Muttertieren, die aufmerksam und viel mehr naturbegabt als je gedacht feine Antennen entwickeln für die großen und kleinen Bedürfnisse unserer Kinder und fest entschlossen sind, sie – mehr oder weniger – bedingungslos zu erfüllen.

Bindung stiften

Um die Bedürfnisse des Babys zu verstehen, hilft es enorm, sich immer wieder darauf zu besinnen, dass die Evolution unserer ganz basalen Verhaltensbiologie träge ist und dass wir in mancherlei Hinsicht noch im Neandertal verwurzelt sind. Wir können dieses Band instinktiver Verbindung, so könnte man Bonding auch beschreiben, für beide Seiten stärken, indem wir auf unser intuitives Verhalten vertrauen und zulassen, was uns unser Gefühl sagt. Viele Mütter legen ihr Baby nach der Geburt beispielsweise nur zögerlich, fast widerwillig ins Babybettchen. Am liebsten hätten sie es nonstop im Arm, um es zu betrachten und den süßen Babyduft zu schnuppern. Wenn das so ist: Lebe das rückhaltlos aus. Es hilft nicht nur dabei, dein Baby zu beruhigen und sein Vertrauen in dich und deine fortwährende Präsenz zu stärken, sondern fördert auch die Freisetzung von Oxytocin, dem Hormon, das bei uns Menschen das Konzept »Bindung« verstärkt.

Genauso gut kann es sein, dass du nach der Geburt schlicht einen Moment oder zwei brauchst, um dich von diesen Gefühlen berühren zu lassen – sei es, um dich erst mal wiederzufinden, dich zu erholen oder auch zu realisieren, was da geschehen ist. Natürlich ist das okay und kein Zeichen dafür, dass dir grundsätzlich irgendeine Art Muttergefühl fehlt. Manche Frauen fühlen sich von Beginn an getränkt von Oxytocin und Glück, andere brauchen eine Weile, um dort anzukommen, oder haben nicht ganz so einfache Startbedingungen. Falls du also ein schlechtes Gewissen hast, weil du erst mal denkst »schön, Baby, dass du da bist, aber ich muss mich jetzt erst mal sammeln, die Geburt war echt ein Brett« – du bist in allerbester Gesellschaft und nicht geradewegs dabei, die Bindung zu deinem Baby zu vermasseln.

Manchmal wird auch etwas missverstanden: Wir müssen Bindung nicht durch irgendwelche Handlungen herstellen oder »machen«. Sie geschieht tatsächlich einfach, wenn wir es zulassen. Und es gibt Verhaltensweisen, die beiderseitiges Bindungsverhalten unterstützen, wie halten, tragen, gemeinsam schlafen, pucken, stillen. Zusammengenommen werden diese Konzepte unter dem Begriff *Attachment Parenting* zusammengefasst, einer Bewegung, die mittlerweile fester Bestandteil der Erziehungslandschaft geworden ist.

Buchtipp: Herbert Renz-Polster: *Kinder verstehen. Born to be wild – Wie die Evolution unsere Kinder prägt,* 12. Auflage Kösel-Verlag 2022
Ein bahnbrechendes Buch, mein Lieblingsbuch, und gerade vollständig neu überarbeitet – wenn du nur ein einziges kaufen möchtest, dann dieses. Aus evolutionsbiologischer Sicht betrachtet der Kinderarzt, Wissenschaftler und Autor mehrerer Bücher das gesunde Babyverhalten und klärt kurzweilig und fundiert über typische Baby-Phänomene auf.
Im Netz: Herbert Renz-Polster schreibt auch auf seinem Blog regelmäßig zu seinen Forschungsfeldern der Kindesentwicklung, (auch) mit dem Schwerpunkt Babyschlaf: *kinder-verstehen.de*

Erholung

Körperlich und seelisch braucht ihr nach der Geburt nun einen Schutzraum, der euch Erholung erlaubt, sodass ihr emotional wieder Boden unter die Füße bekommt und alle Ebenen gut heilen können, und das gilt für beide Elternteile und das Baby, für alle auf eine etwas andere Weise. Wenn man sich also fragt, was man sich unter dem schönen altmodischen Wort »Wochenbett« vorstellen sollte, ist der Name eigentlich Programm: Mütter sollten vorwiegend im Bett sein. Und zwar – Wochen. Im Plural. Bedauerlicherweise gibt es in Deutschland keine wirkliche Wochenbettkultur mehr, in der das selbstverständlich oder zumindest allen klar wäre. Interessant vielleicht: Noch bis in 1990er-Jahre hinein (bis zur Einführung der sogenannten Fallpauschalen) verbrachten die Frauen nach der Geburt ihres Kindes eine knappe Woche im Krankenhaus. Weitere 20 Jahre davor zwei Wochen lang.

Natürlich ist das in den allermeisten Fällen weder medizinisch notwendig oder gar sinnvoll. Ein Krankenhaus ist nicht unbedingt der geeignetste Ort für körperliche und seelische Erholung im ansonsten vollkommen gesunden, aber emotional fragilen Zustand. Wenig Privatsphäre, wenig Rücksicht auf turbulente Tag-Nacht-Rhythmen, Neonlicht und mittelmäßiges Essen sind ungefähr das Gegenteil von dem, was ihr braucht. Aber im Krankenhaus liegt man immerhin zumindest vorwiegend im Bett, allein deshalb, weil es außer dem Klappstuhl daneben kaum einen anderen Aufenthaltsort gibt. Das Signal an das Umfeld lautet: Schonung, Schutz und Pflegebedürftigkeit. Heute gehen Frauen meistens nach drei Tagen nach Hause, nach einem Kaiserschnitt nach höchstens fünf. Das ist super, allerdings nur dann, wenn darüber nicht die »medizinische Indikation« für Bettruhe vergessen wird und die Betreuung und Bekochung zu Hause organisiert ist, egal, wie »leicht oder schwer« deine Geburt war. Du bist nach drei Tagen vielleicht noch in einem typischen Endorphin-High und fühlst dich, als könntest du Bäume ausreißen – ein trügerisches Gefühl, denn in Wirklichkeit braucht dein Körper nichts mehr als Ruhe und Schonung.

Wenn es zu viel wird

Wenn du dir zu schnell zu viel zumutest, zieht manchmal dein Körper die Notbremse, und du entwickelst Symptome, die dich davor schützen, weiter über deine Grenzen zu gehen. Dann können Geburtsverletzungen anschwellen, Nähte weniger gut heilen, die Blutung deiner Gebärmutter stärker und der Milchfluss durch Stresshormone gestört werden, du gehst an deine emotionalen Stressgrenzen und brichst in Tränen aus, weil deine Schwiegermutter dich fragt, ob du auch wirklich genug Milch hast. Wie so oft merkt man es aber erst hinterher, wenn man die Grenzen also bereits lange überschritten hat. Wenn du dann abends um 21 Uhr deine Hebamme anrufst und aufgelöst Symptome dieser Art schilderst, wird sie erst mal fragen: »Was war denn heute los?« Und dann fällt dir ein, dass du eigentlich nur kurz bei H&M warst, weil alle Babybodys doch zu groß waren, dann noch drei Still-BHs anprobiert, die Geburtsurkunden abgeholt und – nur ganz kurz! – noch im Lieblingscafé einen Kaffee getrunken hast. Das ist einfach zu Beginn noch alles viel zu viel. Lege dich sofort ins Bett, und bleibe auch morgen den ganzen Tag im Bett – und übermorgen auch.

Im Krankenhaus

Wenn du einige Tage im Krankenhaus bleibst, werden dir einige Teile der Versorgungslogistik abgenommen. Du bekommst dein Essen ans Bett, hast eine Klingel neben dir, sodass du jederzeit eine Kinderkrankenschwester oder Hebamme fragen kannst, was das nun wieder ist: Dein Baby spuckt, dein Baby schläft nicht, dein Baby schläft schon so lange, dein Baby hat Schluckauf, du hast irre Lust auf Sushi, aber bevor du welches bestellst, musst du schnell noch wissen, ob du das jetzt wieder essen darfst – alle die großen und kleinen Fragen eben. Alle relevanten Baby-Untersuchungen in den ersten Tagen werden innerhalb der Klinikroutine organisiert, manchmal bekommst du sogar behördlichen Kram, wie die Anmeldung beim Standesamt inklusive der Ausstellung der Geburtsurkunden, abgenommen.

Was in Kliniken allerdings nur unter erschwerten Bedingungen gelingt, ist das Genießen von Privatsphäre. Auch eine kontinuierliche Begleitung, in der alle Fachpersonen der gleichen Meinung sind, ist wegen des Schichtdienstes und wechselnder Besetzung kaum möglich und stiftet manchmal Verwirrung. Wenn du lieber nach Hause gingest: Gerade Issues zu den Themen Stillen, Babyblues oder eine schmerzende Dammnaht heilen oder beruhigen sich zu Hause sogar besser. Kontaktiere dazu im Zweifel – wenn die Klinik Bedenken hat – auf jeden Fall noch mal deine betreuende Hebamme, die die Verantwortung mittragen muss, und gehe nicht unabgesprochen gegen ärztlichen Rat nach Hause.

Ambulante Geburt

Ambulant nach Hause zu gehen, kann nach einer medizinisch halbwegs unspektakulären Geburt eine schöne Alternative sein, weil du gleich wieder die vertraute Umgebung deines Zuhauses genießen kannst. Im Buchteil »Zeit der Vorbereitung« findest du ein paar Argumente und wichtige Dinge, die vorzubereiten sind, wenn das für dich im Vorfeld eine Alternative ist. Üblicherweise ruhst du dich etwa vier Stunden lang nach der Geburt aus, dein Baby wird gründlich angeschaut, und wenn du so weit fit bist, dass du aufstehen, auf die Toilette gehen und duschen kannst, darfst du nach Hause gehen. Mitten in der Nacht wirst du natürlich nicht rausgeworfen, bloß weil eine gewisse Anzahl von Stunden rum ist, üblicherweise kannst du auch bis zum Frühstück und vielleicht nach einer kleinen Mütze Schlaf in der Klinik bleiben und musst nicht bei Nacht und Nebel das Krankenhaus verlassen. So ganz spontan kannst du nur nach Hause gehen, wenn mit deiner Hebamme alle Details, etwa ihre Erreichbarkeit und Zusicherung für engmaschige Hausbesuche – und z. B. die Blutentnahme für den Stoffwechseltest – geklärt sind.

Zu Hause

Du wirst es sehr genießen, wenn die »Wochenstube«, wie man sie früher nannte, schön und vorbereitet ist. Euer Schlafzimmer wird für die nächsten beiden Wochen für alle Familienmitglieder zum Nabel der Welt. Dass dein Leben in dieser Zeit vorwiegend im Bett stattfinden wird, hatte ich ja bereits erwähnt. Obwohl du (hoffentlich) total gesund bist, sollst du tatsächlich viel und lange noch im Bett bleiben – und dies aus echter medizinischer Indikation und nicht aus lauter Hebammenromantik. Hier kannst du liegen, ausruhen, schlafen, Baby bestaunen, versuchen zu schlafen, zwischendurch mal kurz stillen – im Sitzen, im Liegen –, eindösen, aufwachen und heilen …

Lass dir zwei von drei Hauptmahlzeiten im Bett servieren, oder esst am besten gemeinsam dort, den Spaghettiteller auf den Knien balancierend, euer Baby zwischen euch. Auch Babywickeln geht immer mal im Bett, dann braucht man nicht unnötigerweise umständlich aufzustehen. Vielleicht nicht unbedingt nach einer kompletten Windelexplosion, aber für »schnell mal zwischendurch« funktioniert das ganz gut.

Wenn du schon ein Kind hast, ist es eine wichtige Signalwirkung für den Rest der Familie, wenn Mama im Bett bleibt. Wenn du schon zum Essen aufstehst, hast du ziemlich sicher gleich ein weiteres bedürftiges Kind am Rockzipfel und fängst an, hinterher den Geschirrspüler einzuräumen. Bleibe also im Bett und verteile dort die Kuschel- und Vorleseeinheiten für dein großes Kind, das nun auch sehr gern wieder klein sein will und bei Mama …

Alles in Reichweite

Am besten machst du das Schlafzimmer nun einfach zum Zentrum der Wohnung. Baue um euer Bett herum alles auf, was du häufig und immer in deiner Nähe brauchst. Du hast mit Sicherheit entweder ein Baby am Busen oder es ist gerade in deiner Armbeuge eingeschlafen (oder beides), wenn dir einfällt, dass dein Tee in der Küche steht oder du eben noch frische Stilleinlagen aus dem Bad holen wolltest. Viele Eltern kommunizieren auch innerhalb der Wohnung mittels Textnachrichten, damit du nicht immer ins Wohnzimmer schreien musst, wenn du kurz Unterstützung brauchst. Oft dient das Beistellbettchen eher als ausufernder Nachttisch, als dass das Baby darin liegt. Genau richtig so! Auch der → *Wochenbettkorb* ist dafür eine gute Idee. Dies alles könnte darin sein:

- Tee in einer Thermoskanne.
- Stillcreme für empfindliche Brustwarzen; Stilleinlagen, wenn du welche benutzt.

- Spucktücher, du hast deshalb so viele davon, weil bald über jeder Sessellehne eines griffbereit drapiert ist.
- Das Buch, in dem du gerade liest (oder versuchst zu lesen) – z. B. dieses hier.
- Ein angebissenes Käsebrot und eine Banane oder eine Tasse voll Studentenfutter für spontane Hungerattacken.
- Taschentücher zum Rührungstränen-Trocknen.

Ein → *Wochenbett-Tablett* ist nicht nur praktisch, sondern auch ein Symbol für das Verwöhnt-Werden – und wann wäre das angemessener als im Wochenbett, nachdem du gerade ein Baby aus deinem Körper hervorgebracht hast? Es ist eine Zeit, in der die Geburt, das Baby, die heldenhafte Mutter und das Eltern-Werden gefeiert gehören. Eine hübsche Kerze oder ein paar Blumen auf dem Wochenbett-Tablett machen das sichtbar. Liebevoll angerichtete Schnittchen sind lecker, umsorgend und ein Zeichen von Wertschätzung und Anerkennung. Etwas, was Mütter oft viel zu wenig in dieser besonderen Zeit erfahren. Das ideale Tablett fürs Wochenbett ist groß genug, lässt sich auch voll bepackt sicher tragen und hat eine etwas höhere Kante, damit nicht jedes umgefallene Wasserglas gleich eine Überschwemmung verursacht.

Hygienisch rein?

In den letzten Jahren hat sich das Verständnis vom Umgang mit Bakterien im Wochenbett verändert, es ist viel differenzierter geworden. Nicht alle Bakterien sind »böse«. Früher gab es recht phobische Ratschläge an Frauen im Wochenbett (während der Menstruation übrigens ähnliche), wie etwa Binden nur mit einer Pinzette anzufassen (ernsthaft), nicht zu baden, nicht die Haare zu waschen, vor jeder Baby-Berührung die Hände zu desinfizieren, Babywäsche in die Kochwäsche zu werfen, mit Vaporisatoren die gesamte Stellfläche in der Küche zu belegen und die gesamte Wohnung vor der Heimkehr der Wöchnerin und des Babys großflächig mit Sagrotan zu behandeln. Heute ist von all diesen Desinfektionskommandos nicht mehr viel übrig geblieben, heute weiß man es besser.

Typische Problemkeime gibt es, einige Staphylokokkenstämme gehören dazu, Candida-Pilze und natürlich auch multiresistente Keime. Diese werden vor allem von außen, etwa durch den Aufenthalt im Krankenhaus oder durch medizinisches Personal oder Besuch an Mütter und Babys herangetragen. Deine Haut selbst (auch die Vagina gehört dazu) ist von Keimen besiedelt, die meist keine Pathogenität aufweisen, also nicht krank machen. Gesunde Hautkeime der Mutter sind sogar wichtig für das Baby. Sie besiedeln dessen Haut – und es sind »gute« Keime, von denen kann dein Baby gar nicht genug bekommen. Körperflüssigkeiten, etwa der Wochenfluss, sind keimbesiedelt wie der Körper selbst, aber natürlich nicht »hoch infektiös«, wie es den Frauen früher gern eingetrichtert wurde.

Solange du in der Klinik bist, mache dort ausgiebig Gebrauch von dem überall bereitgestellten Händedesinfektionsmittel. Im Krankenhaus leben Bakterienstämme, die sich im Kampf gegen Antibiotika und Desinfektionsmittel hartgesottene Resistenzen erkämpft haben. Diesen solltest du dich und dein Baby nicht leichtfertig aussetzen. Zu Hause sollte man sich spätestens mit der Ankunft eines Babys angewöhnen, die Straßenschuhe auszuziehen, mit denen nicht nur eine Vielzahl von Bakterien, sondern auch Reste von Pestiziden, giftigen Schwermetallpartikeln, Gummiabrieb von der Straße und jede Menge Feinstaub ins Haus getragen werden.

Händedesinfektion

Im Krankenhaus desinfizierst du dir vor und nach dem Toilettengang die Hände und immer dann, bevor du deinen Busen oder das Baby anfasst. Dazu verreibst du eine großzügige Pfütze des Mittels in deinen Händen, bis es getrocknet ist, berücksichtige auch die Fingerzwischenräume, Nagelbetten und deine Daumen und Handgelenke.

Danach wäschst du die intensiv riechenden, flüchtigen Hilfs- und Duftstoffe zusammen mit den Bakterienleichen mit warmem Wasser und Seife von den Händen, im Krankenhaus werden komplexe virostatische Händedesinfektionsmittel eingesetzt. Benutze in der Klinik immer Einmal-Handtücher. Ziel dieser hygienischen Händedesinfektion ist nicht chirurgische Sterilität, sondern kurzfristig keimarme Hände.

Zu Hause brauchst du dir unter normalen Umständen nicht mehr regelmäßig die Hände desinfizieren. Hier reicht etwas häufigeres und gründliches Händewaschen, gewöhne dir im späteren Wochenbett auch an, immer wenn du draußen fremden Keimkontakt hattest, deine Hände gut zu waschen. Wenn du für Situationen, in denen kein Händewaschen möglich ist, gern ein Händedesinfektionsmittel in der Tasche hast, solltest du ein flüssiges Produkt auf Ethanolbasis wählen. Ethanol wirkt besser gegen Viren, ist viel weniger giftig für die Atemwege und wird besser abgebaut als Propanol und sollte deshalb – gerade in Kontakt mit Babys – bevorzugt werden.

Die neuerdings beliebten Gele wirken, anders als bei flüssigen Sprüh-Produkten, erst ab einem Ethanolgehalt von über 85 Prozent, das liegt (meist) über dem Gehalt der frei verkäuflichen »Handhygiene-Gele«, die es im Drogeriemarkt an der Kasse zu kaufen gibt und die nur einen Ethanolgehalt um die 60 Prozent aufweisen. Diese sind also nicht geeignet, um effektiv die Hände zu desinfizieren, sie verteilen eher alles das, was du auf der Haut hast.

Multimedia im Wochenbett

In Zeiten, in denen wir intensive Beziehungen mit unseren digitalen Endgeräten führen, gibt es natürlich auch längst kein smartphonefreies Wochenbett, keine smartphonefreie Baby- und keine smartphonefreie Kleinkindzeit mehr. Auch die Erfindung der Dampflokomotive war nicht wie prognostiziert der Untergang des Abendlandes, dennoch erschrecken wir alle regelmäßig selbst über unsere Bildschirmzeiten. Social Media ist so konzipiert, dass genau das passiert: Jedes »Ping« ein kleiner Schuss Dopamin in das Belohnungszentrum unseres Gehirns. Wir verbringen Stunden damit, Stunden an Lebenszeit, die man – tja, aber womit eigentlich? – auch anders füllen könnte, und unsere Botenstoff-Rezeptoren sind unersättlich – so funktioniert Sucht.

Und so ist es eben, das moderne Leben, bei den meisten von uns und ohne das bewerten zu wollen: Es macht etwas mit uns, natürlich, mit unserer Aufmerksamkeit, mit unserer Kommunikation und damit vermutlich auch etwas mit unserem Bindungsverhalten.

Auf welche Impulse reagieren wir in unserer modernen Welt? Schon weit vor dem Smartphone-Zeitalter gab es sie, die technischen Signale zum Wecken unserer Aufmerksamkeit, etwa das Radiopiepsen zur vollen Stunde beim Beginn der Nachrichten oder den Soundtrack der Tagesschau. Heute sind es dann eben das Whatsapp-Ping oder der Maileingangs-Sound oder die Push-Mitteilungen, die uns verkünden, dass Likes oder Kommentare auf der favorisierten Social-Media-Plattform eingetrudelt sind. Wir reagieren reflexartig und haben manchmal schon in dem Moment, da wir das Smartphone in die Hand nehmen, vergessen, was genau wir eigentlich so dringend gucken wollten. Stumpfen wir durch diese ganzen Signale ab, fordert Multitasking unsere Aufmerksamkeit so sehr, dass eben ab und zu etwas Kleines, Feines, wirklich Wichtiges durchrutscht?

Bindungsforscher, Kinderärztinnen, Hebammen beobachten seit einiger Zeit, dass Erwachsene weniger sensibel auf Signale von Babys reagieren. Frühe Zeichen des kindlichen Missempfindens, wie das Abwenden des Blickes, unruhiges Sich-Winden, Müdigkeitszeichen, werden dann leichter und öfter verpasst, erst das »richtige Schreien« wird wahrgenommen.

Die Sensibilität von Babys wird unterschätzt, und Babys werden mitgenommen ins Erwachsenenleben voller Stimuli: Der Ausflug ins Einkaufscenter – rein ins Auto oder in die U-Bahn – und unsere trubeligen Lieblingscafés werden den Babys unbesorgt zugemutet. Sind »Schreibabys« vielleicht auch deshalb heute ein so verbreitetes Thema, weil Babys nichts anderes übrig bleibt, als laut zu werden, wenn die leisen Zwischentöne nicht gehört werden? Offenbar ist unser Leben insgesamt auf allen Ebenen einfach »reizvoller« geworden.

Wir lesen also dicke Bonding-Bücher, es ist in aller Munde, wie wichtig das ist, wir besuchen Baby-Reading-Kurse, stecken unsere Babys in Tragetücher – legen aber das Smartphone nicht aus der Hand und kommunizieren via Text und Bildschirm anstatt von Antlitz zu Antlitz.

Erwachsene können das vielleicht noch einigermaßen, dein Baby ist verwirrt: Es braucht das Gegenüber, um die Interaktion, in der sich die Bindungsperson gerade befindet, zu verstehen. Kommunikation und soziale Begegnung wird neugierig beobachtet: Plauderst du mit der Nachbarin im Treppenhaus, studiert dein Baby gebannt das mimische Schauspiel der Gesprächspartnerinnen, vor allem deines ist spannend. So lernt es, Situationen und Emotionen einzuschätzen. Es lernt, dass Kommunikation viel mehr ist als Worte und dass das wirklich Wichtige manchmal zwischen den Zeilen liegt. Schälst du Kartoffeln, schwingst den Staubsauger oder wechselst die Glühbirne, kann dein Baby sehen und erleben, was passiert, und lernt etwas über Ursache und Wirkung. Schauen wir allerdings auf einen Bildschirm oder unser Telefon – geschieht für dein Baby einfach sehr wenig, woran es seine Aufmerksamkeit heften kann. Und Mama oder Papa schauen irgendwo ins Leere und sind gleichzeitig spürbar nicht anwesend. Aber wo sind sie? Babys verunsichert das enorm. Es findet in diesem Moment – so würden Bindungsforscher das beschreiben – ein Beziehungsabbruch statt. Mama oder Papa ist da und doch nicht da. Wenn das regelmäßig geschieht, ist das für dein Baby eine irritierende Erfahrung.

Erstaunlicherweise muten wir unseren Babys, solange sie klein sind und höchstens indirekt protestieren, ein vergleichsweise unhöfliches Verhalten zu: Wir wedeln mit der Rassel und tippen gleichzeitig schnell noch etwas ins Telefon. Wir alle wissen, wie sich das anfühlt, wenn uns »Ja klar, ich höre dir zu« zugemurmelt und derweil schmunzelnd etwas ins Telefon getippt wird.

Gerade im frühen Wochenbett, der Phase des Kennenlernens und des Sich-ineinander-Verliebens, ist ungebremste Aufmerksamkeit eigentlich das Wichtigste der Welt. Man möge sich, übertragen auf die Erwachsenenwelt, nur mal vorstellen, beim ersten oder zweiten Date, in der Schmetterlingsphase des Umeinander-Werbens (letztlich: der Bindungsphase) permanent auf einem Telefon herumzuscrollen oder Fotos des Gegenübers zu knipsen, wegzulöschen, noch mal zu knipsen und mit vielen Emojis versehen in die Weltgeschichte hinaus zu verschicken.

Erinnere dich daran, was die Gehirnforschung längst herausgefunden hat: Multitasking tut auch dir nicht gut; es zerstreut und überfordert uns permanent.

Besuch

Die wichtigste Grundregel für das Wochenbett: Lade nur Leute zu euch ein, die du ungeschminkt, mit ungewaschenen Haaren, milchbekleckertem Schlabberhemd und Blutflecken auf dem Bettlaken willkommen heißen willst. Klingt erst mal Furcht einflößend, ist aber ein gut geeigneter Filter.

Das gilt mindestens für die ersten beiden Wochen, dann werden zumindest die Blutflecken weniger, und du fühlst dich langsam wieder ein bisschen stabiler und in dir selbst zu Hause. Bei Freunden und Freundinnen ist damit ziemlich schnell klar, wer da infrage kommt und wer nicht, und es reduziert sich auf sehr organische Art und Weise. Dann gibt es noch die Unterscheidung von Besuch a) »will bewirtet werden« und b) »bringt statt Blumen Kuchen mit und weiß, wie man bei euch Kaffee kocht, und räumt hinterher selbstverständlich den Geschirrspüler ein«. Besucher aus der Kategorie b sind willkommen, die aus a müssen zum Abwerfen der Babygeschenke noch etwas warten.

Zum Familienbesuch, ein besonders brisantes Thema, findest du mehr unter »Besuch« im Buchteil »Zeit der Vorbereitung«.

DIGITAL DETOX IM WOCHENBETT

- Wenn es ein **sinnvolles Zeitfenster für Digital Detox** gibt, dann ist es ganz sicher das frühe Wochenbett.
- Die »Welt da draußen« berührt Frauen im Wochenbett oft mit einem Gefühl von »zu viel«. Fast alle haben ein **enormes Rückzugsbedürfnis**, um sich ganz auf diesen Babykosmos einzulassen. Ein permanent empfangsbereites Telefon ignoriert dieses Bedürfnis.
- **Lege es weg und entwöhne dich von deinen Reflexen,** zumindest für eine Weile. Beginne damit schon vor der Geburt. Wie bei jedem Entzug: Die ersten drei Tage sind komisch, dann vermisst du es nicht mehr. Danach tut es einfach nur gut.
- Dein Telefon ist eben nicht nur ein Telefon, sondern ein multimediales Funktionsgerät, also Uhr, Fotoapparat und Still-App (ich kenne übrigens keine, die man wirklich braucht). **Stelle es auf Flugmodus.** So kannst du wunderbar das 98. total süße Gähn-Foto knipsen, ohne ständig zu gucken und zu tippen und dich von dem wirklich Wichtigen ablenken zu lassen.

ERSTES STILLEN

Das deutsche Wort »Stillen« beschreibt auf eine besonders schöne Weise, dass Stillen eben so viel mehr ist als nur Füttern. Im Englischen hingegen heißt es *breastfeeding* (Brust füttern), im Französischen *allaitement* (Milch geben).

Bedürfnisse stillen, still machen, still sein – all das geht über die bloße Kalorienzufuhr hinaus. Auch die Beschreibung »das Baby stillt« (statt: »das Baby trinkt«) ist zwar immer noch ein bisschen ungewohnt, aber doch zunehmend im allgemeinen Sprachschatz gebräuchlich.

Wenn du dein Baby das allererste Mal in euer beider Leben stillst, ist die Nahrungsaufnahme gleichfalls nicht das zentrale Element. Nachdem die Nabelschnur durchtrennt wurde, geht ihr beide wieder eine körperliche Verbindung ein. Genau wie die Nabelschnur euch beide innig vereint hat, wird dies nun von der körperlichen Liebesbeziehung, die das Stillen auch ist, abgelöst. Die Erleichterung deines Babys ist in dem Moment förmlich zu spüren, in dem es wieder »zu Hause bei Mama« sein darf und die ersten Nuckler seines Lebens macht. Auch Frauen erleben diesen Moment oft mit unfassbarer Rührung: »Oh, guck mal, es trinkt, es trinkt!«, als sei ihnen in diesem Moment bewusst, dass sie nun Mutter sind und dies Baby ihr Baby ist.

In diesen ersten Lebenstagen gibt es viel weniger Regeln, als du vielleicht hier oder da hörst: Nicht zu kurz oder zu lange anlegen, so und so viel Minuten, auf keinen Fall kürzer oder länger, erst rechts oder links … Vergiss das alles! Dein Baby wird sich melden, wenn es hungrig ist. Es macht wenig Sinn, ein Baby aus dem Tiefschlaf zu reißen, damit es trinkt. Es wird dann kaum zu begeistern sein. Oder umgekehrt ebenfalls nicht sinnvoll: das ausgiebige Saugen zu reglementieren. Bei richtigem Anlegen strapaziert langes Stillen nicht oder nur vernachlässigbar die Brustwarzen. Es ist erstaunlich, wie viel von überkommenen Rhythmusfantasien aus den früheren, lange zurückliegenden Jahrzehnten noch in unseren Köpfen übrig geblieben ist.

Von dieser entspannten Grundhaltung – sich nicht allzu viel einzumischen – gibt es nur ganz wenige Ausnahmen, wie etwa eine sich schnell entwickelnde → *Gelbsucht* beim Baby oder eine rasante Gewichtsabnahme. Beides kommt nicht so häufig vor, dass man alle Mütter und Babys damit irritieren muss. Jede Still-App oder jede Strichliste ist letztlich nur ein hilfloser Versuch, das Unkontrollierbare zu kontrollieren. Das kannst du gerne machen, aber sei dir dessen bewusst: Selbst nach Wochen und Monaten wirst du nicht wirklich Rhythmen ausmachen, es irgendwann auch so nehmen und spätestens dann aufgeben, danach zu suchen.

Kolostrum

In den ersten Tagen bekommt das Baby beim Stillen das kostbare Kolostrum, die gelbliche Vormilch, deren Zusammensetzung sehr besonders ist. Kolostrum ist eine einzigartige bioaktive und lebendige Nahrung. Es ist relativ zuckerarm und reich an Proteinen. 50 Prozent des Gesamteiweißes machen Immunglobuline aus. Verglichen mit der späteren reifen Muttermilch sind sie im Kolostrum in der 20-fachen Menge enthalten. Sie geben dem Baby wichtige Immunantworten für seine ersten Stunden und Tage des neuen und intensiven Keimkontakts in dieser Welt mit, die es selbst noch nicht bilden kann, und sind damit Teil des → *Nestschutzes*. Schon kleinste Mengen Kolostrum legen sich wie ein schützender Film über die Schleimhäute des Magen-Darm-Traktes und der Luft- und Harnwege. Die darin enthaltenen mütterlichen Antikörper und spezielle Oligosaccharide schützen so dein Baby vor dem Eindringen von Bakterien und Viren.

Die Menge Vormilch, die dein Baby pro Mahlzeit bekommt, beträgt nur 5 oder 10 ml, optimal an den winzigen, noch nicht entfalteten Magen angepasst. Zudem wirkt Kolostrum abführend und regt die Darmperistaltik an, sodass das Mekonium, das Kindspech, schnell ausgeschieden werden kann.

Für frühgeborene Babys ist das Kolostrum besonders kostbar. Sie bekommen wegen ihrer kürzeren Schwangerschaft weniger mütterliche Antikörper durch die Plazenta. Zusätzlich zu ihrer Zartheit sind sie auch dadurch anfälliger für Bakterien und Viren in der neuen Umgebung hier draußen.

Frühe Hungerzeichen

Dein Baby weiß, wann es an der Zeit ist zu stillen. Du wirst sehr bald schon ein Gespür für die frühen Hungerzeichen entwickeln: Es schmatzt, macht verschiedene Bewegungen mit Mund und Zunge, lutscht am Händchen oder Deckenzipfel, macht suchende Bewegungen hin und her oder vor und zurück mit dem Köpfchen wie ein kleiner Specht. Saug- und Suchreflex werden aktiviert. Und wie immer im Leben sind Reflexe ein untrügliches Zeichen dafür, dass ein Befolgen ohne Hinterfragen eine gute Idee ist. Dein Baby weiß, wann und wie oft es trinken möchte.

Weinen ist kein frühes Hungerzeichen. Wenn dein Baby weint, ist es bereits im Alarmzustand, Adrenalin wird ausgeschüttet, es ist im Stress. Unter Stress fällt intuitives Bindungsverhalten (euch beiden) und damit auch das Anlegen nicht mehr so leicht. Entwickle also ein Gespür für die frühen Hungerzeichen, und trau dich, auch prompt zu reagieren. Manchmal machen wir das nur deshalb nicht, weil wir zu sehr internalisiert haben, »nicht beim kleinsten Mucks zu springen«, das arte später in kindliche Tyrannei aus. Welche grundlegenden Glaubenssätze oft dahinterstecken, findest du im Kapitel »Verwöhnen«. Wenn wir manchmal »noch schnell fertig telefonieren« oder »noch schnell den Geschirrspüler ausräumen« wollen, ist das ein absolut gerechtfertigtes Anliegen, kriegt man doch phasenweise nichts, aber auch gar nichts zu Ende gemacht. Aber Geduld ist Babys Sache nicht (und es kann diese auch noch nicht »lernen«). Bereite dich also zum Stillen vor, sobald dein Baby sich meldet. Es ist dann viel leichter.

Gutes Anlegen

Lass dir zeigen, wie das »richtige Anlegen« geht, und auch, woran genau du erkennst, dass dein Baby richtig, brustwarzenschonend und effektiv saugt. Zusätzlich zum »Zeigen und Guckenlassen« durch die Profis (deine Hebamme, die Stillberaterin in der Klinik …) gibt es auch hilfreiche Videos auf Youtube (siehe Anhang). Sehen, wie »richtig« und »nicht so richtig« im Vergleich aussieht, ist manchmal hilfreich, wenn man beim ersten Kind nicht so besonders viel darüber weiß. Schau die Videos auch gern zusammen mit deinem Partner oder deiner Partnerin an. Erwiesenermaßen steigen sowohl die Stillzufriedenheit als auch die Stilldauer von Frauen, wenn deren Partner auch etwas über das Stillen wissen und es wohlwollend unterstützen. Und möglicherweise brauchst du anfangs hier und da noch eine helfende Hand.

Geduld für den Stillstart

Das Stillen ist sicher eines der ganz zentralen Themen im Wochenbett, und in den ersten

Tagen dieser Umbruchphase verändert sich ganz viel: Dein Körper macht zum ersten Mal das mit deinen Brüsten, wofür sie biologisch vorgesehen sind, und das setzt oft ungeahnte Metamorphosen in Gang. Wenn du stillst, wirst du nach der Geburt deines ersten Kindes etwas tun, was du noch nie gemacht hast. Dein Baby hat ebenfalls bisher nie in seinem Leben dafür sorgen müssen, seine Nahrung selbst aufzunehmen. Bis dir das elegant und selbstverständlich vorkommt, bis Stillen also so schön und romantisch und kuschelig ist, der Busen nicht mehr prall ist und die Brustwarzen nicht mehr so empfindlich sind – eben so, wie du es dir möglicherweise vorgestellt hast –, werden sicher eine oder auch drei Wochen vergehen. Das ist vollkommen normal.

Sei sicher, dass sich viele scheinbar ganz große Fragezeichen in den nächsten Tagen schon in Luft aufgelöst haben. Bei den Babys gibt es Naturtalente und solche, die etwas mehr Zeit brauchen. Auch deine Mobilität macht etwas aus: Wenn du nach einer Bauchgeburt oder schmerzenden Dammverletzungen noch etwas gehandicapt bist, brauchst du zunächst möglicherweise eine Hand mehr, als du besitzt.

Wenn du nicht stillen möchtest oder kannst

Jede Entscheidung, die selbstständig getroffen wird, hat etwas sehr Kraftvolles. Manche Frauen möchten nicht stillen, es kann dafür vielfältige Gründe geben. Sollte das bei dir der Fall sein – go for it. Rechne damit, dass du dich immer mal wieder in Situationen wiederfindest, wo du dich dazu gedrängt siehst, dich zu erklären, auch von Menschen, mit denen du gar nichts am Hut hast und denen du überhaupt keine Rechenschaft schuldig bist.

Auch uns Hebammen eilt manchmal der Ruf voraus, wir seien berufliche Stillfundamentalistinnen, was manchmal wohl schlicht daran liegt, dass zu einer informierten Entscheidung gehört, die medizinisch-wissenschaftliche Datenlage zu erklären. Beim Stillen oder Nicht-Stillen spricht die medizinische Studienlage eine eindeutige Sprache: Es gibt unschlagbar viele Vorteile, die das Stillen gegenüber der Formula-Ernährung hat. Alles das weißt du vermutlich, und es ist in deine Entscheidung eingeflossen. Du bist erwachsen, und zum Ernstnehmen gehört eben auch, dich nicht mit diesem Faktenwissen zu verschonen, als seist du ein kleines Kind.

Egal, wie du dich entscheidest: Du bist die perfekte Mutter für dein Baby – mit oder ohne Milch aus deinen Brüsten. Du sammelst als Nicht-Stillende nicht automatisch schon mal weniger Punkte auf der imaginären, nach oben offenen Good-Mom-Skala. Vollkommen unnötig eigentlich, das zu erwähnen – ich mache es sicherheitshalber trotzdem.

Dann wiederum gibt es Frauen, die gar nicht stillen können. Gründe dafür sind ganz seltene Grunderkrankungen oder genauso seltene Stoffwechselerkrankungen des Babys. In den wenigsten Fällen ist eine vorausgegangene Brustoperation ein Problem, die meisten Brustverkleinerungen werden heute »milchgangerhaltend« durchgeführt, sodass keine größeren Störungen während des Stillens zu erwarten sind.

Wenn du so gern gestillt hättest und hart gekämpft hast, es aber aus unterschiedlichen Gründen nicht geklappt hat, ist es besonders schmerzhaft, überall zu hören, wie viel positiver die Aspekte des Stillens für die mütterliche und kindliche Gesundheit seien, denn nichts lieber hättest du gewollt …

UNTERSTÜTZUNG DES NICHT-MEDIKAMENTÖSEN ABSTILLENS

- Abstillen ist ein **Prozess, der einige Tage dauert**. Es treten Symptome auf, die ein wenig unangenehm sein können, aber nicht schlimm sind. Gönne dir viel Ruhe.
- Klingt vielleicht erst mal kontraintuitiv, wenn du eigentlich gar nicht stillen möchtest: Das **Kolostrum, die Vormilch,** ist so ein omnipotenter Wundernektar, dass es eine gute Idee sein kann, es deinem Baby auch zu geben. Es ist nicht notwendig, dass du dein Baby dafür anlegst, du kannst die Brust sanft mit den Händen ausstreichen und ihm das Kolostrum mit einer Pipette füttern.
- Es ist hilfreich und meist sehr angenehm, die **Brust zu kühlen**. Nimm Quark dafür oder Coldpacks, was auch immer dir angenehm erscheint → *Quarkwickel*.
- Manchmal ist auch eine **leichte Massage in Verbindung mit feuchter Wärme** angenehm, gut geht das unter der Dusche. Auch eine Lymphdrainage kann helfen, in der Klinik kann die Physio-Abteilung vielleicht eine Behandlung anbieten.
- Es ist **nicht sinnvoll oder gar notwendig, dass du deine Trinkmenge einschränkst.** Salbeitee oder auch Salbeibonbons können phytotherapeutisch bei der Reduzierung der Milchmenge helfen.
- Ein gut sitzender, **eher fester Sport-BH** unterstützt durch den Druck auf die Milchzellen das Drosseln der Milchproduktion. Früher hat man die Brüste dazu »hochgebunden«, das ist heute nicht mehr geläufig.
- Wenn dir deine Brust sehr wehtut oder du Fieber entwickelst, lindert **Ibuprofen** diese Symptome zuverlässig.

Primäres Abstillen

Wenn du primär abstillen möchtest oder musst, bekommst du wahrscheinlich direkt nach der Geburt ein Medikament angeboten. Dostinex® (Cabergolin) ist ein Dopaminantagonist, der die Bildung von Prolaktin in der Hirnanhangsdrüse hemmt, sodass die Milchbildung gar nicht erst beginnt.

Cabergolin kann Nebenwirkungen haben, gilt aber durch Anwendungsstudien als verträglich und sicher. Es wirkt jedoch nicht bei allen Frauen, und es gibt manchmal einen Rebound-Effekt, daher wird in der neueren Literatur die routinehafte Anwendung kritisch gesehen. Das Abstillen ohne Medikamente sollte Frauen ebenfalls angeboten werden.

Auch beim Abstillen funktioniert das Prinzip von »Angebot und Nachfrage«, das die Milchmenge reguliert, ziemlich gut. Wird die Milch vom Baby nicht ausgetrunken, reagiert der Körper nach und nach mit der Einstellung der Milchbildung. Wenn dein Baby nicht an der Brust trinkt, drücken die zunächst gefüllten Drüsen auf die milchbildenden Zellen. Dieser Druck und die ausbleibende Entleerung bewirkt, dass die Milchbildung nach und nach eingestellt wird. Schon nach wenigen Tagen werden die Brüste kleiner und weicher. Manchmal kommt es kurzzeitig zu etwas Fieber oder Schüttelfrost, man nennt das auch Milch- oder Resorptionsfieber.

Beim nicht-medikamentösen Abstillen bleibt die Brust noch einige Zeit nach Beginn des Abstillens »stillbereit«. Es gibt also noch ein Hintertürchen, sodass mit stimulierenden Maßnahmen erneut eine Milchbildung angekurbelt werden kann, wenn Frauen es sich doch noch anders überlegen – *Relaktation* nennt man das.

Auch wenn du felsenfest davon überzeugt bist, dass es die richtige Entscheidung ist – es ist auch ein gemeinsamer Prozess. Rechne damit, dass es immer mal emotional werden kann und du gleichzeitig sicher bist, dass es gut so ist, wie es ist.

Wenn dein Baby abzustillen nicht dein ausdrücklicher Wunsch war, dies aber aus irgendwelchen Gründen unumgänglich ist, ist das natürlich erst mal mit großer Trauer verbunden. Lass dir Zeit, und sei dir absolut sicher, dass dein Baby auch mit Formulamilch wunderbar gedeihen wird. Die innige Nähe, die das Stillen ausmacht, kannst du durch viel (nackten) Körperkontakt, Tragen, gemeinsam Baden und durch das Schlafen im gemeinsamen Bett nachholen.

BLUTUNG

In den ersten Tagen nach der Geburt wirst du noch recht ordentlich bluten, viel mehr als regelstark, und vielleicht auch viel mehr, als du es dir vorgestellt hast. »Wochenfluss« nennt man diese Blutung offiziell, klingt ein bisschen angestaubt und sehr nach Körperflüssigkeit. Die Blutung stammt zum einen aus der Plazenta-Haftfläche, an deren Stelle nun eine Wunde im Inneren deiner Gebärmutter entstanden ist. Diese wird sofort nach der Geburt durch das Zusammenziehen der Gebärmutter verkleinert. Durch die Kontraktion der Muskelfasern werden auch die Blutgefäße zusammengezogen, sodass die Blutung nach den ersten 48 Stunden nach der Geburt schon deutlich weniger geworden ist. Zum Zweiten löst sich – wie auch bei einer Menstruation – die komplette Gebärmutterschleimhaut, die die Gebärmutter während der Schwangerschaft vollflächig ausgekleidet hat. Nur dass die Gebärmutter nach einer Schwangerschaft um ein Vielfaches größer ist als während der Menstruation, was eben auch die deutlich größere Menge Blut erklärt. Beim ersten Aufstehen nach der Geburt für den Gang auf die Toilette oder unter die Dusche könnte es sein, dass es regelrecht aus dir herausschwappt: nicht erschrecken. Deine Hebamme hat das Maß der Blutung im Blick und wird noch im Kreißsaal regelmäßig nach der Kontraktion deiner Gebärmutter tasten und die Menge der Blutung einschätzen.

Insgesamt hält der Wochenfluss auch deutlich länger an als eine Menstruation. Bis die Blutung ganz verschwunden ist, vergehen etwa vier Wochen oder noch etwas mehr, zuletzt ist es aber nicht viel mehr als eine rosa-bräunliche Schmierblutung.

Für die ersten Tage brauchst du große, möglichst schlichte, weiche Binden. Gut geeignet sind anfangs sogenannte »Vlieswindeln«, die gibt es im Drogeriemarkt in der Windelabteilung. Lege dir anfangs auch am besten ein Handtuch als Unterlage ins Bett, weil sicherlich mal etwas danebenkleckert. In den ersten Tagen ist deine Blutung üblicherweise übermenstruationsstark, frischrot blutig. Es ist mehr beim Aufstehen, nach oder während des Gangs auf die Toilette und beim Stillen.

Schon zwei bis drei Tage nach der Geburt ist dein Muttermund annähernd wieder verschlossen. Manchmal gerinnt nun das weiter sickernde Blut um Schleimhaut- oder kleinere Eihautreste herum, bildet Klümpchen und kann nicht sofort abfließen. Diese Klümpchen können unterschiedlich groß sein und auch richtig amtliche Klumpen werden. Manchmal kommen die dann recht plötzlich mit einem riesigen »Platsch« aus dir heraus, gerne auf der Toilette oder unter der Dusche. Die meisten Frauen erschrecken dann sehr, weil diese Blutklumpen ziemlich solide aussehen, ganz als käme da noch die halbe Plazenta mit raus oder irgendein anderes Organ. Keine Sorge, das ist ganz sicher nicht geschehen, die Hebamme hat nach der Geburt ausführlich nach der Plazenta geschaut. Es ist einfach eine ordentliche Menge geronnenen Blutes. Oft hat es vorher in deinem Bauch gegrummelt und gezogen, oder du hattest ganz ordentliche Nachwehen, weil dein Körper diese Reste gern noch loswerden wollte. Diese Beschwerden sind dann meist mit einem Schlag deutlich besser, die Gebärmutter oft einen ordentlichen Schritt kleiner und dein Wochenfluss, der möglicherweise zuletzt etwas spärlich war, ist wieder ins Fließen gekommen, wenn du diese Klumpen (die Hebamme nennt sie *Koagel*) losgeworden bist.

Deine Hebamme wird sich bei ihren Hausbesuchen also auch immer nach der Farbe, Form und Menge deiner Blutung erkundigen. Anfangs ist das für dich sicher ein bisschen ungewohnt, da so ins Detail zu gehen, für deine Hebamme aber sind das wichtige Informationen, die Rückschlüsse auf die Rückbildungsprozesse deiner Gebärmutter zulassen. »Normal« sagt nämlich ungefähr gar nichts.

Nachwehen

Nach der Geburt wird sich deine Gebärmutter, für deren Wachsen es Monate gebraucht hat, innerhalb von wenigen Tagen annähernd wieder auf die ursprüngliche Größe zurückbilden. Deine tapfere Gebärmutter weiß auch hier mal wieder, was zu tun ist. Sie kontrahiert, zieht sich zusammen, und das ist auch spürbar. Wie alles werden auch die Nachwehen sehr unterschiedlich empfunden. Die meisten Erstgebärenden spüren ein leichtes menstruationsartiges Ziehen, das aber bald vergeht und keiner weiteren Behandlung bedarf. Wenn es bei dir aber mehr ist, richtig wehtut – gerade bei Mehrgebärenden ist das manchmal der Fall – und du etwas Linderndes tun möchtest, kommen folgende Dinge infrage:

- Eine ***Halt gebende Bauchbandage*** ist stabilisierend und stützend. Viele Frauen finden das sehr angenehm. Wenn du so etwas nicht besitzt, kannst du dich auch mit einem leichten Schal umwickeln. Mehrgebärende Frauen, deren gerade Bauchmuskeln sehr auseinandergewichen sind *(Rectusdiastase)*, profitieren auch von einer festeren, dreiteiligen Stütz-Bandage für die nächste Zeit, frage deine Hebamme danach.
- So wie bei der Geburt: Bewusstes oder auch ***stöhnendes Ausatmen tut gut,*** vielleicht auch in der Knie-Ellenbogen-Lage.
- ***Feuchte Wärme:*** Ein → *feuchtwarmer Wickel* ist oft sehr angenehm.
- Eine ***sanfte Massage mit Geburtsöl*** (*into life* oder *Ingeborg Stadelmann*) oder auch Toko-Öl *(Ingeborg Stadelmann)*, je nachdem, was du dahast: Die darin enthaltenen ätherischen Öle (Muskatellersalbei, Jasmin, Kamille römisch, Ylang-Ylang, Zeder) wirken entspannend.
- Alternativ wirkt ***Kamille römisch 10 %*** *(Ingeborg Stadelmann)* effektiv entkrampfend.
- Trinke einen ***Tee zu gleichen Teilen aus Frauenmantel, Himbeerblättern und Schafgarbe.***
- Gehe unter die ***Dusche,*** nimm eventuell auch ein ***warmes Wannenbad.*** Bade nur, wenn du ansonsten kreislaufstabil bist, nicht zu heiß

und niemals allein. Der generelle Rat, nach einer Geburt kein Bad zu nehmen, ist für die heimische Badewanne aus allen denkbaren Gründen ganz sicher überholt.

- Wenn es ganz doof ist und du arge Schmerzen hast: **Buscopan®** wirkt entkrampfend oder, falls das nachts um drei nicht zur Hand ist, hilft auch ***Ibuprofen.***

Bauchmassage

Eine sanfte Bauchmassage kann im Wochenbett eine schöne, kleine Wellnessanwendung sein. Vielleicht gibt dir deine Hebamme eine solche Entspannungseinheit beim Tasten der Gebärmutter, oder sie zeigt deinem Mann oder einer anderen Care-Person, wie das geht. Du kannst natürlich auch selber deinen Bauch massieren. Eine Bauchmassage kann die Rückbildung der Gebärmutter unterstützen, deinem Darm beim Zurücksortieren helfen und die Peristaltik anregen, wenn du noch nicht so gut aufs Klo gehen kannst. Für die Bauchmassage eignet sich prinzipiell jedes Öl, auch Reste deines Schwangerschaftsöls, aber es gibt natürlich auch spezielle Formulierungen. Etwa das Wochenbett-Bauchmassageöl von *Ingeborg Stadelmann* mit ätherischen Ölen von Grapefruit, Rosengeranie, Schafgarbe, Wacholderbeere, Zypresse, oder – mit einem etwas kosmetischeren Ansatz – der Öl-Balsam *(into life)* mit Grapefruit, Mandarine, Ylang-Ylang, Jasmin, Neroli, Rose, Muskatellersalbei, Lavendel und einem hautregenerierenden, straffenden und narbenpflegenden Tigergrasauszug auf Shea-Basis.

Tees für die Milchbildung

Für das In-Gang-Kommen der Milchproduktion musst du erst mal keinen speziellen Tee trinken. Natürlich gibt es milchbildungsunterstützende Kräuter, du findest sie weiter unten im Kasten → »Galaktagoga: milchbildende Pflanzen, Gewürze und Nahrung«. Vermutlich ist es sinnvoll, sie nicht prophylaktisch zu sich zu nehmen, sondern sie in der Hinterhand zu haben, wenn du sie brauchst, um die Milchbildung anzukurbeln, etwa bei einem Wachstumsschub, nach einem Infekt, in stressigen Zeiten oder wenn aus irgendeinem Grund die Milchbildung nicht richtig anläuft. Wenn du einen Tee trinken magst, sind Reste deines Schwangerschaftstees im frühen Wochenbett ebenfalls zu empfehlen – Himbeerblätter und Frauenmantel tun auch jetzt deiner Gebärmutter gut.

MILCHEINSCHUSS

Eines der merkwürdigen Wörter in der Geburtshilfe, aber er heißt nicht umsonst so: Der Milcheinschuss hat tatsächlich etwas Explosionsartiges. Seit einiger Zeit lautet die korrekte Bezeichnung »initiale Brustdrüsenschwellung«, aber das setzt sich höchstens in Fachkreisen durch. Die meisten Frauen entwickeln etwa am dritten Tag nach der Geburt innerhalb weniger Stunden oder über Nacht mehr oder weniger ausgeprägte Symptome der in diesem Fall offenbar bestens funktionierenden Umstellung der Brüste auf »Milchproduktion – jetzt«. Die Brüste werden prall, empfindlich und fühlen sich oft drüsig und knotig an. Die Venenzeichnung ist deutlich auf deiner Haut sichtbar. Blut und Lymphe wandern in die Brust, um dort die Milchproduktion in Gang zu bringen, es

TEES IM WOCHENBETT: REGENERATION UND MILCHBILDUNG

Auch verschiedene bewährte Teekräuter können bei diesen Prozessen im Wochenbett helfen. Eine warme Tasse Tee tut gut und hilft, deinen Flüssigkeitsbedarf zu decken, du wirst sehr bald merken: Stillen macht richtig durstig! Je nachdem, welche Kräuter-Unterstützung du gut gebrauchen kannst, kann es einfach ein »Wellness-Tee« sein oder auch einer mit der entsprechenden gewünschten Wirkung.

Teemischung

WEICHES WOCHENBETT *(into life)*

Verbene, Fenchel, Süßholz, Zimt, Frauenmantel, Zitronenmelisse, Kardamom, Rosmarin, Gänseblümchen, Lavendelblüten, Brennnessel, Ingwer, alle Zutaten in Bio-Qualität.

Diese Teemischung gibt dem Körper Kraft, wärmt die Seele und hilft nach den Anstrengungen der Geburt bei der Erholung und Stärkung. Es ist ein ganz wohlig-besänftigender Tee für die allerersten Wochen nach der Geburt. Süßholz, Fenchel, Zimt und Kardamom breiten einen warmen und kräftigen Schutzmantel aus, Rosmarin und Ingwer wirken kreislaufanregend, und das Gänseblümchen hilft dir und deiner Gebärmutter beim Heilen.

Anwendung: 2 TL Kräuter pro Tasse mit kochendem Wasser übergießen und 10 Minuten ziehen lassen. Trinke davon so viel und wann immer du magst.

ist nicht die Milch selbst, die deine Brüste so prall macht. Manchmal bekommen Frauen auch eine leicht erhöhte Körpertemperatur und etwas Schüttelfrost (»Milchfieber«). Vor allem dann, wenn du schön im Bett bleibst, sind die Symptome meistens nicht sonderlich schlimm, aber doch etwas skurril. Riesig und prall. Mit so großen Brüsten hast du dich definitiv noch nie gesehen. Zeit für ein Erinnerungsfoto. Und pflege den Milcheinschuss ein bisschen:

DAS HILFT BEIM MILCHEINSCHUSS

- **Lege dein Baby oft an.** Manchmal sind es vielleicht nur ein paar Sauger oder maximal wenige Minuten, bevor es wieder eindöst, dann wieder stillt es eine Stunde am Stück mit kurzen Unterbrechungen, darauf kommt es erst mal nicht an. Halte dein Baby im Arm, nimm es in dein Bett, und zieht euch gerne nackt aus dazu. Macht es euch schön kuschelig! Das ist intuitives, mütterliches Bonding-Verhalten, dein Oxytocin kann so in Strömen fließen. Oxytocin ist nicht nur wichtig für die Geburt, sondern auch für den Milchspendereflex, damit die Milch schön ins Fließen kommt. Entwickle ein Gespür für die zuvor im Kapitel »Erstes Stillen« beschriebenen frühen → *Hungerzeichen* und lege dein Baby dann sehr bald an, bevor es ungeduldig und hektisch wird.
- **Manchmal ist es durch den Milcheinschuss für dein Baby schwieriger,** die Brustwarze zu fassen, es rutscht einfach an den prallen Brüsten ab. Es braucht dann mehr Geduld von euch beiden. Lass dir von deiner Hebamme zeigen, wie du deinem Baby die Brustwarze vorübergehend besser »mundgerecht« anreichen und ihm helfen kannst.
- **Kühlen hilft,** mit feuchten Tüchern, mit in Buttermilch getränkten Tüchern oder tiefgekühlten Kirschkernkissen. Auch gefrorene Erbsen schmiegen sich gut um die Brust herum, Eiswürfel im Gefrierbeutel gehen natürlich auch. Es muss überhaupt nicht unbedingt »eiskalt« sein. Spüre, was dir angenehm ist, manchmal scheint »zimmerwarm« die Lymphe sogar besser abzutransportieren. Einige Kolleginnen schwören auf Weißkohlblätter, die man über den Busen drapieren kann. Manche Frauen mögen den Geruch von Kohl auf der Haut nicht so sehr, aber das ist natürlich Geschmackssache. Es gibt auch spezielle »brustgeformte« Kühlaggregate einiger Stillproduktehersteller. Die besten Kühlmittel sind wirklich die sagenumwobenen **Quarkwickel**. Im nachfolgenden Kasten steht, wie man sie macht.
- Falls du irgendwann Opfer von pastellfarbenem Kosmetik-Content auf deinen Social-Media-Plattformen geworden bist und einen **Rosenquarz-** oder **Jaderoller** erworben hast: Hier ist er wirklich mal nützlich, du kannst kleinere oder größere Bereiche deiner Brüste ganz sanft abrollern – auch super angenehm!
- **Lege dich immer wieder einmal flach auf den Rücken,** das ist gut für den Lymphabfluss mithilfe der Schwerkraft – und amüsiere dich kurz darüber, wie deine Brüste dabei dennoch nach oben abstehen.
- **Nimm deine Brüste vor dem Stillen in die Hände,** und »schuckel« sie sanft hin und her.
- **Vor dem Stillen: Wärme** auf dem Busen mit feuchtwarmen Umschlägen, einer warmen Dusche oder auch einem Rotlicht für wenige Minuten unterstützt das In-Gang-Kommen des Milchflussreflexes.
- **Wärme zwischen den Schulterblättern** entspannt dich und erleichtert ebenfalls den Milchfluss: Lehne dich einfach an eine schön warme Wärmflasche.
- **Quetsche nicht an deinen Brüsten herum,** und vermeide wildes Herumkneten, eine leichte, ganz sanfte Massage kann hingegen sehr wohltuend sein. Deine Hebamme zeigt dir, wie das geht, du kannst auch die Fachbegriffe *Marmet-Methode* oder *Reverse Pressure Softening (RPS)* googeln. Ein Stillöl oder eine Creme hilft als weiche, pflegende Anwendung. Bei ausgeprägter Symptomatik ist auch die Mercurialis-perennis-Salbe *(Weleda)* lindernd.

QUARKWICKEL

Quarkwickel sind das absolute Nonplusultra, wenn es ums Kühlen geht. Die Milchsäure und die spezielle Konsistenz machen sie zu einem wirkungsvollen Mittel bei allen Prozessen, bei denen Rötung, Schwellung und Hitze eine Rolle spielen. Quark wirkt entzündungshemmend, hitzeausleitend, schmerzlindernd, entspannend und leicht fiebersenkend. Die Wickel schmiegen sich perfekt an, sind nie zu kalt und auch viel weniger aufwendig als gedacht. Hier ist die einfache Anleitung:

- Nimm dazu herkömmlichen Magerquark und eine Mullwindel (Spucktuch).
- Breite das Tuch auf dem Küchentisch aus und stelle ein kleines Trinkglas in die Mitte. Das ist die Aussparung für die Brustwarze. Streiche dann, so dick wie auf ein Brot, Quark in einem tellergroßen Kreis drum herum.
- Schlage anschließend die Ecken über den Quark und lege dieses Quarkpaket auf den Busen. Es ist also eine (dünne) Stofflage zwischen Haut und Quark.
- Lasse den Wickel etwa 20 Minuten auf der Brust, bis es nicht mehr angenehm ist. Danach hat das Tuch viel Flüssigkeit aus dem Quark gezogen, und du kannst die trockenen Quarkreste gut vom Mulltuch abschütteln.
- Quarkwickel sind toll beim Milcheinschuss, unverzichtbar bei einem richtigen → *Milchstau*, aber auch später in der Hausapotheke immer einen Gedanken wert, etwa bei Verstauchungen, Mandelentzündungen, Sonnenbrand und Insektenstichen.

DIE WICHTIGSTEN STILLTIPPS

Stillen ist wahrscheinlich das umfangreichste Thema im gesamten Wochenbett, ganze Bücher drehen sich nur darum (wie etwa der empfehlenswerte Ratgeber *Intuitives Stillen – Einfach und entspannt* von Regine Gresens, Kösel 2016).

Das Wichtigste in Kürze für die ersten Tage:

- ***Ruhe und gut essen.*** Beides ist für eine gute Milchproduktion und einen guten Milchspendereflex viel wichtiger als das überall beschriebene »viel Trinken« (welches erwiesenermaßen nicht »viel Milch« macht). Sorge dafür, dass du dich ausreichend schonst (und von deinem Umfeld geschont und umsorgt wirst) und gut und lecker isst!
- Angebot und Nachfrage. Wie bereits unter den Maßnahmen beim Milcheinschuss beschrieben: ***Lege dein Baby ausgiebig an.*** Viel Baby-Trinken macht nämlich viel Milch. Deine Milchmenge wird so marktwirtschaftlichen Gesetzen folgend perfekt für dein Baby eingespielt.
- ***Dein Baby sollte mindestens acht Mal in 24 Stunden trinken.***
- Sollte dein Baby in den ersten Lebenstagen ***häufig beim Trinken einschlafen,*** kannst du es ein bisschen animieren: Nackter Körperkontakt ist sowieso immer gut, Kitzeln an Ohrläppchen oder Füßchen, Wachwickeln in einer Stillpause.
- ***Die ersten zehn Tage sind superwichtig für das Ankurbeln der Milchproduktion,*** in dieser Zeit werden die zentralen Hormonre-

zeptoren ausgebildet. Wenn alles gut läuft, ist das ein Selbstgänger und reguliert sich weitgehend von allein. Sorge aber bei anfänglichen Stillproblemen unbedingt für eine kompetente Begleitung, ggf. zusätzlich mit einer Stillberaterin. Lass keine kostbare Zeit verstreichen, wenn zum Ende der ersten Lebenswoche noch wirkliche Stillprobleme keine Besserungstendenz zeigen. Nach drei oder vier Wochen wird es deutlich schwieriger, die Milchmenge weiter zu steigern. Mehr dazu im Folgenden unter »Tipps zur Unterstützung der Milchbildung« (→ *Milchbildung*).

- ***Bekommt dein Baby genug Milch?*** Es hat mindestens so oft nasse Windeln, wie es Tage alt ist (ab Tag sechs mindestens sechs am Tag) und zweimal täglich Stuhlgang etwa ab dem vierten Lebenstag. Seltenerer Stuhlgang ist ab einem Alter von ca. sechs Wochen okay, davor ist es meistens ein Zeichen von zu wenig Milch. Dein Baby nimmt mindestens 150 g pro Woche zu.
- In der ersten Woche musst du noch nicht im fliegenden Wechsel alle nur denkbaren ***Stillpositionen*** durchturnen. Das ist Stillen für etwas Fortgeschrittene – vielleicht nächste Woche, mehr dazu findest du im Kapitel »Die zweite Woche nach der Geburt«. Dann ist ein gewisses Repertoire aber sinnvoll, vor allem das Stillen im Liegen hat viele Vorteile. Und auch bei einem Milchstau ist es gut zu wissen, welche Positionen helfen, den Abfluss zu verbessern → *Milchstau*.

BRUSTWARZEN

Weil die meisten Babys schon in den ersten Lebenstagen nuckeln und saugen wollen, als gäbe es kein Morgen, sind empfindliche Brustwarzen in einem gewissen Ausmaß in der zweiten Hälfte der ersten Lebenswoche recht häufig – das geht bald wieder vorbei. Nicht durch Abhärtung übrigens, sondern im Wesentlichen, weil die Schwangerschaftshormone, die die Brustwarzen so empfindlich machen, aus dem Körper verschwunden sind und weil bald die Milch so reichlich fließt, dass die Babys nicht mehr so viel »trocken nuckeln«. Progesteron macht Brustwarzen empfindlich, einige Frauen spüren auch – später, wenn sie wieder einen Zyklus haben – nach dem Eisprung eine leise Empfindlichkeit.

Vor allem beim Ansaugen empfinden viele Frauen einige Sekunden lang ein kurzes, unangenehmes »Ansaugbrizzeln«. Achte darauf, dass dein Kind die Brustwarze gut fasst und sie richtig im Mund hat. Es ist wichtig, da am Anfang akribisch zu sein, damit dein Baby eine sanfte und effektive Saugtechnik etabliert und einübt. Deine Hebamme zeigt dir genau, worauf du achten solltest, wie Zunge und Lippen deines Babys beim Trinken aussehen sollten. Pflege deine Brustwarzen gern ein wenig. Neben der Muttermilch selbst (verstreiche den letzten Tropfen nach dem Stillen auf der Haut) ist Lanolin ein bewährtes Mittel. Achte darauf, dass es eine hochreine, hypoallergene Qualität ist. Das erkennst du tendenziell am Preis, dieser Rohstoff ist leider teuer. Die Produkte purelan® oder Lansinoh® sind gut geeignet und natürlich auch der Nipple Balm *(into life)*. Rotlichtbestrahlung (wenige Minuten, einige Male am Tag) kann ebenfalls helfen.

Bei sehr ausgeprägt wunden oder gar blutigen Brustwarzen ist es wichtig zu schauen,

ROTLICHT, INFRAROT UND SOFTLASER

Die klassische Rotlichtlampe ist ein tolles und sehr angenehmes Tool für viele anfängliche Stillproblematiken, wie etwa den Milcheinschuss oder wunde Brustwarzen. ***Sie enthält sichtbares rotes Licht und unsichtbare Infrarotstrahlung.*** Die typische, tiefgehende Wärmewirkung wird meist schon intuitiv als sehr angenehm und wohltuend wahrgenommen.
Früher hat man mit Rotlicht auch Neu- und Frühgeborene im Inkubator warm gehalten, heute gibt es das immer noch im Kälbchenstall. In der gezielten humanmedizinischen Anwendung nutzt man es für alle Bereiche, die auf diese Tiefenwärmeanwendung ansprechen: Man kennt sie bei Nebenhöhlen- oder Mittelohrentzündungen genauso wie bei einem verspannten Nacken. Blutgefäße stellen sich weit, der bestrahlte Bereich wird verstärkt durchblutet. Besonders das Licht im Wellenlängenbereich Infrarot-A kann einige Zentimeter tief in die Haut eindringen und wirkt auf das dahinterliegende Gewebe. Wenn die Milch ins Fließen kommen soll, ist genau dieser Effekt hilfreich.
Infrarotwellen stimulieren intrazellulär die ATP-Produktion in den Mitochondrien. Gesteigerte Energieproduktion verbessert alle Funktionen und Prozesse im Gewebe. Diese photochemischen Prozesse nennt man im therapeutischen Kontext auch *Photobiomodulation*. Schmerzen können gelindert, Entzündungen gehemmt und die Immunmodulation und die Wundheilung und Geweberegeneration gefördert werden. Infrarot hat als Bestandteil des Tageslichts (und dessen veränderlichen Anteils im Verlauf des Tages) auch Einfluss auf chronobiologische Effekte. Es hat innerhalb des Lichtspektrums die niedrigste Frequenz und liegt somit dem hochfrequenten UV- und Blaulicht am anderen Ende genau gegenüber.
Großflächige Bestrahlungen mit Infrarot am Abend etwa erhöhen den Melatoninspiegel mit allen bekannten positiven Effekten → *Melatonin*.
Rotlichtlampen dürfen nicht zu lange angewandt werden, 3 bis 15 Minuten reichen aus, und der Abstand von ungefähr 30 cm sollte eingehalten werden. Auch solltest du nicht ins Rotlicht hineinschauen. Beides gilt vor allem auch für dein zartes, empfindliches Baby, es sollte also nicht innerhalb des direkt bestrahlten Bereiches liegen.
Klassische Rotlichtlampen stehen in mehr Haushalten herum, als man denkt, du kannst dir wahrscheinlich also eine ausleihen und musst gar keine neue kaufen. Ansonsten erhält man sie in fast jedem Elektrogeschäft oder Sanitätsbedarf.

In den vergangenen Jahren hat sich die klassische Infrarot-Wärmetherapie weiterentwickelt, die Nah-Infrarot-Rotlichttherapie entstand. Ein Anwendungsbereich ist die Low-Level-Laser-Therapie (LLLT).

Das Licht eines Lasers ist stabförmig, sodass die Energie auf einem schmalen, direkten Pfad gebündelt wird und verletztes, auch tiefer liegendes Gewebe punktgenau gut erreicht. Man kann sich so ein LLLT-Gerät wie einen dicken Kugelschreiber vorstellen, aus dessen Spitze Laserlicht strahlt.

Das LLL-Licht erzeugt kaum Wärme und entfaltet rein aufgrund der ausgestrahlten Photonen ihre Wirkung in den Zellen. Dort wirkt es direkt auf die Mitochondrien, die gut auf die Bestrahlung ansprechen. So können Erneuerungsprozesse der Zellen, die die Bedingung sind für Wundheilung und Regeneration, besonders gezielt unterstützt werden.

Die LLLT stimuliert zudem das Wachstum von speziellen Bindegewebszellen, den Fibroblasten, die bei der Wundheilung eine sehr wichtige Rolle spielen. Gleichzeitig aktiviert das Nah-Infrarotlicht, mit dem es in der LLLT kombiniert ist, die Lymphozyten, die wiederum dafür verantwortlich sind, abgestorbenes Gewebe abzutransportieren und eingedrungene Keime zu beseitigen.

Diese Effekte tragen dazu bei, dass sich Wunden schneller verschließen und besser heilen.

LLLT ist super geeignet für wunde Brustwarzen, Geburtsverletzungen und Kaiserschnittnarben. Solche medizinischen Lasergeräte sind sehr teuer, nur wenige Hebammen besitzen daher eines. Du kannst sie aber tageweise ausleihen, z. B. hier: *softlaserverleih.de*.

Tiefenwärme regt die Durchblutung an und setzt lokale Abwehrprozesse in Gang.

wo das Problem liegt. Saugt das Baby richtig? Liegt es im richtigen Winkel zur Brust? Eher ein seltener Grund, aber auch das kommt vor: Ist das Zungenbändchen zu kurz, sodass dein Baby die Zunge nicht weit genug aus dem Mund strecken kann? Ist es sehr verspannt im Kiefer? Deine Hebamme hat da den kundigen Blick und wird noch einmal genau schauen, was das Baby da so macht. Auf Youtube gibt es ein paar wirklich gute Videos, bei denen du gucken kannst, wie sanftes Anlegen richtig aussieht. Ein zu kurzes Zungenbändchen kann von einem erfahrenen Kinderarzt gekappt, klemmende Kiefer osteopathisch behandelt werden.

Grundsätzlich scheint die feuchte Wundheilung besser zu funktionieren als das früher gebräuchliche »viel Luft dran«. Aber probiere ruhig aus, was dir guttut.

Besonders fies sind Rhagaden, tiefe spaltförmige Risse, die meist nur zögerlich heilen. Zur Linderung und Heilung sind Multimam®-Kompressen für die feuchte Wundheilung toll. Eher selten ist auch ein Stillhütchen kurzfristig eine Hilfe, wenn das Anlegen vorübergehend gar nicht klappt oder deine Brustwarzen sehr wehtun. Setze es in Absprache mit deiner Hebamme zurückhaltend und mit Bedacht ein. Manche Kinder gewöhnen sich sehr schnell an die »fertige Stöpselform«. Es kann mühevoll werden, es deinem Baby wieder abzugewöhnen, manchmal scheuert das Hütchen selbst beim Saugen auf der Brustwarze und verstärkt das Problem nur noch.

Asymmetrisches Anlegen

Das asymmetrische Anlegen ist ein kleiner Kniff, der es dem Baby besonders gut ermöglicht, mit seinem Unterkiefer und seiner Zunge unter die Brustwarze zu kommen und gleichzeitig effektiv – wichtig für eine ausreichende Milchbildung (!) – und schonend für deine Brustwarzen zu trinken: Du gibst deinem Baby die Brustwarze asymmetrisch in den Mund. Dazu kippst du den Nippel leicht nach oben, sodass er in Richtung des Gaumendaches zeigt, und lässt ihn dann, wenn dein Baby den Mund richtig weit öffnet (wichtig!), in den Mund hinein»fluppen«. Besonders gut sehen kann man das auf einem Youtube-Video – du findest es im Anhang.

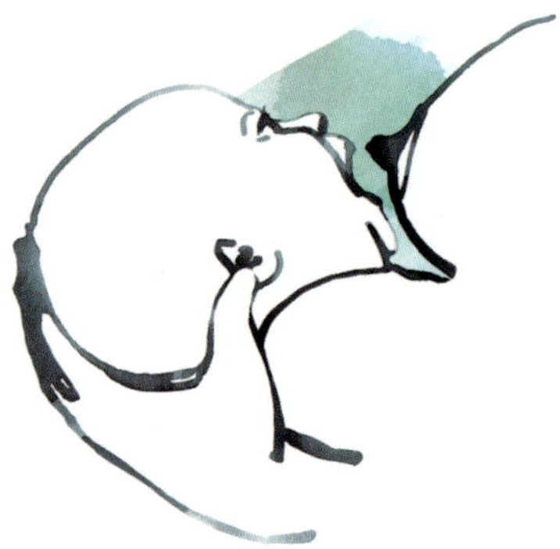

GEBURTSVERLETZUNGEN

Wenn du ein Kind geboren hast, hast du möglicherweise Wunden davongetragen. Bei einer vaginalen Geburt können das Verletzungen am Damm sein, die entweder durch einen Dammschnitt oder auch spontane Rissverletzungen entstanden sein können. Neben dem Damm (Dammriss Grad I bis IV) können sie auch das umliegende Gewebe betreffen, wie etwa Schürfungen oder oberflächliche Verletzungen im Inneren der Vagina oder an den Innenseiten der Vulvalippen. Das klingt meistens gemeiner, als es ist: Diese kleineren Risse verheilen letztlich erstaunlich schnell. Sind sie nur oberflächlich, müssen sie oft noch nicht einmal mit einer Naht versorgt werden. Dammrisse Grad II bis IV werden immer sorgfältig und mit einer örtlichen Betäubung genäht.

Oft schmerzen Geburtsverletzungen in den ersten Tagen etwas, je nach Ausmaß mehr oder weniger. Die allererste Maßnahme hier: hinlegen und liegen bleiben. Nur selten tut es so weh, dass du Schmerzmittel brauchst. In diesem Fall wäre Ibuprofen (400 mg, 3- bis 4-mal täglich) das Mittel der Wahl. Jede Naht, die so wehtut, dass du Schmerzmittel brauchst, ist unbedingt ein Grund, deine Hebamme noch am selben Tag draufschauen zu lassen.

Früher waren Sitzringe gebräuchlich, heute nicht mehr. Auch wenn es erst mal erleichternd wirkt, weil du nicht genau auf der Verletzung draufsitzt – benutze ihn nicht. Er bringt einen ungünstigen Zug auf die Haut, genau dort, wo du verwundet bist. Und zudem sitzt du mehr damit, als es der Naht guttut. Nimm den Schmerz als Hinweis darauf, dass Sitzen jetzt einfach noch nicht gut ist – und lege dich hin, und zwar ins Bett. Schon das aufgerichtete »Liegen auf dem Sofa« ist nämlich mehr ein »Sitzen mit hochgelegten Beinen« als ein wirkliches Liegen. Deinen Geburtsverletzungen und auch der im vorherigen Kapitel »Blutung« beschriebenen Plazentawunde in deiner Gebärmutter tut es gut, und sie werden viel schneller heilen, wenn du das beherzigst und dich wirklich für ein paar Tage konsequent in die Horizontale begibst. Das heißt: ins Bett hineinlegen, und zwar unter die Bettdecke.

Spülen oder Sitzbad

Vielleicht ist es dir angenehm, immer mal wieder zwischendurch, z. B. während oder nach dem Pinkeln, die Wunde mit Wasser zu spülen. Stelle dir einen Messbecher oder eine kleine (neu gekaufte) Gießkanne an die Toilette, lehne dich etwas zurück und spüle dich mit lauwarmem Wasser – gerne mit etwas Salz darin – ab. Einige Frauen schwören auch auf kleine Po-Duschen, die es in jedem Drogeriemarkt gibt. Eine knapp einprozentige Kochsalzlösung ist die Salzkonzentration, die den Körperflüssigkeiten entspricht und deshalb perfekt geeignet. Sie macht das Wasser deshalb »milder« (pures Wasser brennt in den Augen, einprozentige Lösung nicht). Je nachdem, ob deine Naht noch zusätzliche Heilungsunterstützung braucht, empfiehlt deine Hebamme dir vielleicht auch noch weitere Zusätze für das Spülwasser.

Keine Sorge: Die allermeisten Verletzungen heilen ohne Probleme. Zeit, Ruhe und gute Pflege helfen dabei.

LINDERND BEI GEBURTSVERLETZUNGEN

Wenn du etwas die Heilung Unterstützendes für deine Naht unternehmen möchtest, hast du vielleicht spontan ein Gefühl, was dir guttun würde: einfach nur spülen, sitzbaden, etwas Linderndes drauflegen, mit einer Creme oder einem Öl betupfen oder lieber nur etwas sprühen – oder auch gar nichts von alledem. Täte dir Kälte gut oder lieber nicht? Dein spontanes Gefühl ist ein guter Ratgeber, es gibt verschiedene Möglichkeiten:

- ***Für eine einprozentige Kochsalzlösung:*** Löse 2 gestrichene TL Salz auf einen Liter Wasser auf und spüle damit.
- Wenn ein ***Sitzbad*** eine angenehme Vorstellung ist, geht das auch gut. Dazu kannst du am einfachsten einen handelsüblichen Müllbeutel über die Klobrille ziehen, hinten eng verknoten und in die Mulde in der Mitte das Sitzbad hineingießen – am besten, nachdem du dich hineingesetzt hast, sonst gibt's leicht eine Überschwemmung. In dieser so entstandenen Pfütze kannst du die zu badenden Körperteile gut benetzen. Mein Lieblings-Sitzbadzusatz ist das Sitzbad aus der Bahnhof-Apotheke *(Ingeborg Stadelmann)* oder auch Tannolact® aus Eichenrindenextrakt.
- Als ***Zusatz zu Spülungen kannst du einige Tropfen von Heilkräuteressenzen*** (alkoholische Tropfen oder auch Hydrolate) verwenden, z. B. Arnikaessenz. Diese gibt es auch als fertiges Tüchlein einzeln verpackt, ähnlich wie ein Erfrischungstuch zum Auflegen *(Wala).*
- ***Calendula- oder Arnikatinktur:*** Arnika hilft nach meiner Erfahrung besser bei geschwollenen, schmerzenden Nähten mit Hämatomen tiefer im Gewebe (wie etwa bei einem Dammschnitt), Calendula eher bei kleineren, oberflächlicheren Beschwerden, die mehr die Haut betreffen (wie etwa Labienschürfungen).
- ***Ein Spray ist dann toll,*** wenn Berührung noch unangenehm ist oder sich ein bisschen unheimlich anfühlt und du diesen empfindlichen Bereich ohne den Spül- oder Sitzbadaufwand pflegen möchtest – das geht auch schnell mal zwischendurch im Bett. Zudem haften die wundlindernden Substanzen eine Weile auf der Haut und werden nicht, wie nach einem Sitzbad oder Spülen, abgetupft.

Bei schmerzenden und geschwollenen Nähten oder nicht gut oder sekundär heilenden Nähten, die mehr Heilungsunterstützung gebrauchen können, hat deine Hebamme erstens ein waches Auge darauf und zweitens auch gute Ideen, um die Wundheilung zu fördern. Diese Dinge können helfen:

SCHMERZENDE NÄHTE

- Bei frischen Wunden ist **Kühlen** oft wohltuend, es hilft auch, Hämatomen vorzubeugen. Nach 48 bis 72 Stunden ist das nur noch bei größeren Schwellungen sinnvoll, die Blutstillung der Verletzung ist dann abgeschlossen. Dazu kannst du Kühl-Gel-Kompressen nehmen und mit einem Tuch umwickeln. Oder Eiswürfel in einem Frottee-Waschhandschuh (die du auch mit Arnika-, Calendula- oder anderen Zusätzen zubereiten kannst). Finde heraus, ob und welche Form der Kühlung dir angenehm ist, und kühle intervallhaft, jeweils nicht länger als 20 Minuten.
- Auch **kühlende Quarkauflagen** können bei geschlossenen, aber schmerzenden Nähten (oder drum herum, bei Hämatomen) sehr angenehm sein → *Quarkwickel*. In den Quark kann man auch Arnikatinktur oder Lavendelöl hineinrühren.
- Wenn lokale Kälte angenehm ist, können die meisten **Präparate auch gekühlt** zum Einsatz kommen. Lege dazu z. B. mit Calendulaöl getränkte Abschminkpads in den Kühlschrank (oder auch die Fläschchen, Tuben, Sprays der Präparate selbst).
- **Bromelain, das Enzym der Ananas,** ist für seine wundheilungsunterstützende und bluterguss-auflösende Wirkung bekannt. Auch in der Zahnmedizin oder im HNO-Bereich, also überall dort, wo Gewebe zart ist und es bei Eingriffen oder Verletzungen daher häufiger zu Blutungen und Schwellungen kommen kann, wird es gern und erfolgreich eingesetzt. Nimm 2- bis 3-mal täglich eine Tablette Bromelain POS® oder auch Wobenzym®. Alternativ kannst du auch täglich eine halbe Ananas essen – achte dabei auf den Po deines Babys, er könnte auf diese Dosis empfindlich reagieren.

NICHT GUT HEILENDE VERLETZUNGEN

Wenn eine Wunde nicht gut heilt, gibt es unterschiedliche Gründe: Es gibt eine kleine Wundinfektion, die Wunde wurde suboptimal versorgt, es gab ein dickes Hämatom, oder die Verletzung wurde nicht gut geschont. So gut wie nie findet man den genauen, einzelnen Grund. Je nach Ausmaß, Lokalisation und dem, was guttut, sind unterschiedliche Maßnahmen sinnvoll, die deine Hebamme mit dir bespricht. Auch wenn es Geduld braucht: Letztlich heilt alles wieder! In den Katalog der häufigsten Mittel gehören, neben den bereits erwähnten:

- Immer wieder: **hinlegen, ausruhen, schonen**.
- **Beinwellsalbe** *(Ingeborg Stadelmann)* ist eine tolle Heilsalbe für alles.
- **Ätherisches Lavendelöl** wirkt desinfizierend, kühlend und heilend und kann als eines der wenigen ätherischen Öle auch pur aufgetragen werden.
- Ähnlich wirkt auch für die Wundheilung das **ätherische Öl der Rose** (ist aber deutlich teurer als Lavendel), z. B. Rosenöl 1 % *(Ingeborg Stadelmann)*.
- **Manukahonig** war bereits Gegenstand zahlreicher Forschungen. Der Wirkstoff des meist in Neuseeland gewonnenen Manukahonigs heißt Methylglyoxal (MGO) und glänzt durch seine

positive Wirkung auf echte Problemkeime, weil es kaum Resistenzen gibt. Echter Manukahonig ist teuer, nimm zu diesem Zweck nur Pharma-Qualität. Der Wirkstoffgehalt wird in MGO 100 oder MGO 400 angegeben. Für eine Wundbehandlung sollte ein MGO-Wert von mindestens 250 vorhanden sein, ein medizinisches Produkt z. B. ist Medihoney®.

- → *Grapefruitkernextrakt* mit Wasser verdünnt 1:1 bis 1:5. Wirkt desinfizierend, ohne zu brennen.
- Bei belegten, sekundär heilenden Wunden ist auch das **Spülen mit einer 3-prozentigen Wasserstoffperoxidlösung** für wenige Tage oft wirkungsvoll. Das macht deine Hebamme, wenn das eine Maßnahme ihres Portfolios ist.

Unverletzt?

Wenn du keine Geburtsverletzungen erlebt hast, freue dich über dieses ganz wunderbare Gefühl von Unversehrtheit. Auch bei dir hat das Gewebe Druck und Dehnung erfahren und fühlt sich sicher insgesamt etwas mitgenommen an. Manche Frauen mögen bei ganz oberflächlichen Verletzungen und gegen das wunde, geschürfte Gefühl Calendula als Öl. Träufle einfach einige Tropfen pflanzliches Babyöl (z. B. das Calendula-Babyöl von *Weleda*) auf deine Finger und betupfe vorsichtig deine Vulva nach dem Toilettengang oder der Dusche. Angenehm und kühlend ist auch das schon beschriebene Recover Spray *(into life)*.

Das erste Mal aufs Klo nach der Geburt

Viele Frauen haben nach der Geburt Respekt vor dem ersten »richtigen« Toilettengang. Die Vorstellung, aus diesem Körperbereich, der sich in erster Linie wund und geschwollen (und vielleicht durch eine Dammnaht verletzt oder mit Hämorrhoiden dekoriert) anfühlt, entspannt etwas »herauszulassen«, bereitet manchmal doch etwas Sorge. Dankenswerterweise ist es dann in der Realität meistens ziemlich unspektakulär. Ganz sicher wird nicht – heimliche Angst Nummer eins – deine Dammnaht wieder aufgehen, es werden keine unheimlichen Dinge passieren. Versprochen!

Dein Darm ist insgesamt ein zartes Seelchen und reagiert empfindsam auf Psycho-Druck. Wenn es dir sonst im Urlaub schon Kopfzerbrechen bereitet, auf welchem fremden Klo du dich denn ausreichend entspannen kannst, um Erleichterung zu finden, bist du sicher auch eine Kandidatin für Psycho-Verzögerungsmanöver nach der Geburt. Für Frauen, die wissen, was gemeint ist, hier ein paar Tipps:

- Es dauert wahrscheinlich ***mindestens zwei bis drei Tage,*** bis du das erste Mal nach der Geburt wieder Stuhlgang hast. Dein Darm ist üblicherweise nach der Geburt komplett leer, nun ist wieder Platz in deinem Bauch, und dein Darm nimmt sich Zeit, sich wieder zurechtzusortieren.
- Du kannst gern prophylaktisch in den Tagen nach der Geburt für ***weichen, gut flutschenden Darminhalt*** sorgen: Eingeweichte Leinsamen (2-mal 2 EL) oder Flohsamen (2-mal 1 TL), Chia-Pudding und eingeweichte Backpflaumen sind da z. B. eine gute Idee. Ganz wichtig dazu: Viel trinken, damit alles schön quellen kann! → *Verstopfung*
- Eine ***sanfte Bauchmassage*** im Uhrzeigersinn – das ist die Richtung des Darmverlaufes – kann angenehm und hilfreich sein; zeigt deine Hebamme gern auch deinem Partner oder deiner Partnerin oder anderen Care-Personen.

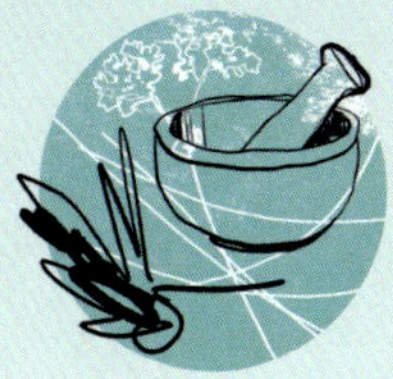

RECOVER SPRAY *(into life)*

Hydrolate von Neroli, Hamamelis, Schafgarbe und Rose, Aloe Vera, Beinwellextrakt, Tigergrasextrakt.

Ein Spray ist eine ganz sanfte, wohltuende und schmerzlindernde Pflege nach Geburtsverletzungen. Es kommt gut überall hin und tut gut, es lässt sich auch leicht immer mal wieder zwischendurch aufsprühen, während du im Bett liegst. Darin sind Hamamelis und Schafgarbe als Hydrolat enthalten, die blutstillend, wundheilend und abschwellend wirken, dazu Hydrolate von Rose, sanft desinfizierend, und Neroli für das vielschichtige Trauma. Aloe-Vera-Gel ist sehr mild, schleimhautberuhigend und heilungsfördernd. Extrakte von Tigergras und Beinwell helfen effektiv bei der Wundheilung. Dieses Spray kann auch zum Reinigen des Baby-Bauchnabels verwendet werden, wenn gerade keine Muttermilch zur Hand ist, oder für den wunden Babypo. Es enthält keinen Alkohol und brennt daher nicht. Sprühe es mehrfach am Tag (bis zu stündlich) auf die empfindlichen Regionen.

- ***Zeit, Ruhe und der richtige Moment.*** Gerade dann, wenn du bereits sehnsüchtig und doch ambivalent auf »das erste Mal« wartest, ist es ausgesprochen günstig, feine Signale deines Körpers nicht zu ignorieren, sondern als zeitnahe Einladung ins Badezimmer zu verstehen. Gib dein hoffentlich sattes, gestilltes Baby ab und zieh dich aufs Klo zurück.
- ***Richtige Körperhaltung:*** Hocken ist eine Haltung, in der sich dein Körper besonders gut öffnen kann, während der Geburt ist das so und auch auf dem Klo. Du kannst dich dazu auf der Toilette etwas nach vorne lehnen und am besten noch die Füße auf ein Schemelchen stellen. Es gibt mittlerweile spezielle Höckerchen: Schlicht, hübsch und multifunktional sind die von – Nomen est omen – *kackhocker.de*. Der letzte Abschnitt des Darmes muss so weniger Kurven machen, und dein Beckenboden wird geschont.
- ***Atmen:*** Auch hier hilft langes, betontes (Aus-)Atmen mal wieder beim Loslassen des Beckenbodens.
- ***»Dammschutz«:*** Das Gefühl von Halt und Widerstand von außen ist manchen Frauen angenehm. Halte etwas (feuchtes, wenn du magst) Toilettenpapier von außen gegen den Damm, während du auf der Toilette bist.

KAISERSCHNITTNAHT

Wenn du eine Bauchgeburt hattest, wird diese Narbe in den ersten Tagen nach der Geburt wehtun. Ein Kaiserschnitt ist immerhin eine große Bauch-OP, mehrere Schichten sind durchtrennt, die jetzt langsam wieder heilen werden. Für die Schmerzen in den ersten Tagen wirst du im Krankenhaus vermutlich Ibuprofen bekommen, ein Medikament, das gut stillkompatibel ist. Im Kapitel »Schmerzmittel nach einem Kaiserschnitt« im Abschnitt »Der Weg zum Baby« findest du sinnvolle Einnahmeschemata und mehr dazu, warum Schmerzmittel hier sinnvoll sind. Drei Tage nach der Bauchgeburt kannst du schon ganz gut wieder umherlaufen, nach einer Woche noch besser, und am Ende der zweiten Lebenswoche spürst du vermutlich phasenweise keinen eigentlichen Schmerz und brauchst keine dauerhaften Schmerzmittel mehr, einige Bewegungen können aber noch doof sein. Auch das ist mal wieder von Frau zu Frau recht verschieden und darf es sein.

Oft dauert es auch einige Zeit, bis du dich diesem (geplant oder vollkommen unvorhergesehen) verletzten Bauch wieder nähern kannst, ihn berühren oder auch nur im Spiegel genau ansehen kannst oder magst. Dein Bauch ist ab jetzt auch die Stelle, durch die du dein Baby geboren hast! Es braucht Zeit und Achtsamkeit, Vertrauen und Gefühl zurückzuerobern.

WAS DU TUN KANNST, UM DIE NAHT ZU PFLEGEN

- Einige Nähte sind nach der Klinikentlassung noch mit Pflastern bedeckt. Es gibt **kleine sterile Spezialpflaster**, die nur aus »Klebefläche« bestehen, sogenannte *Steristrips*. Diese halten die Wunde in den ersten drei Tagen zusätzlich zur richtigen Naht noch oberflächlich zusammen. Sind diese durchgesuppt, sollten sie ab und müssen meistens auch nicht mehr erneuert werden. Lass deine Hebamme draufschauen, ob sie bereits entbehrlich sind und nach dem Duschen dann auch abkönnen.
- Manchmal hilft eine Binde, um die **Naht etwas abzupolstern**. Das ist nicht notwendig, fühlt sich aber für viele Frauen gut und geschützt an, da oft das Bündchen der Unterhose genau auf Nahthöhe liegt.
- Aus dem gleichen Grund: Kaufe ein paar **hoch geschnittene Oma-Frottee-Schlüpfer**, irgendwo günstig im Dreier-Pack, zwei Konfektionsgrößen größer als sonst, damit Bauch und Binden mit reinpassen.
- Es gibt **unterschiedliches Nahtmaterial**: Fäden, die gezogen werden, und Fäden, die sich von allein auflösen. Beides geht und ist die jeweilige Geschmackssache des Operateurs. Wenn es ein nicht-auflösender Faden ist, wird dieser etwa am 7. bis 10. Tag von deiner Wochenbett-Hebamme gezogen. Tut nicht weh, keine Sorge!
- **Die Wundheilung unterstützend** wirkt → *Bromelain*. Blättere auch ein paar Seiten zurück, und lies den Kasten »Schmerzende Nähte«. Vieles davon lässt sich auch auf deine Kaiserschnittnaht anwenden.
- Die **Mikronährstoffe** Zink 15 mg, Vitamin C 1000 mg, Vitamin E und Selen sind besonders wichtig für eine gute Wundheilung, du kannst sie einige Tage lang ergänzen – auch dafür ist es gut, deine

Schwangerschafts-Supplements vorläufig noch weiter zu nehmen, gute Produkte enthalten all diese.

- **Berühren:** Taste dich im wahrsten Sinne des Wortes ganz, ganz langsam an deine Naht heran. Während einige Frauen schon ungebremst eine Creme in die Naht einmassieren, trauen sich andere das noch lange nicht. Wenn du die Narbe noch nicht anfassen magst, ist das vollkommen okay. Vielleicht legst du erst mal nur deine Hand über der Kleidung auf deinen Bauch, atmest etwas in sie hinein und spürst, was geschieht. Wenn du weinen musst, ist das nicht weiter verwunderlich, Tränen dürfen fließen.
- Noch mehr **spezielle Tipps zur Pflege** deiner Bauchgeburtswunde findest du im Folgenden im Exkurs »Heilung und Narben« im Kapitel »Die zweite Woche nach der Geburt«.

BABYBLUES

Der Babyblues tritt typischerweise oft ein paar wenige Tage nach der Geburt auf, etwa zwischen dem dritten und fünften Wochenbetttag – und es erwischt zumindest in milder Form fast alle Frauen. Ungefähr dann also, wenn du nach einem Klinikaufenthalt mit deinem Baby nach Hause kommst. Nach der Anfangseuphorie »Es ist geschafft! Das Baby ist da!« kommt vielleicht ein erstes kleines emotionales Loch. Die Geburt, die hinter dir liegt, hat dich ordentlich durcheinandergewirbelt, körperlich und emotional. Das Geburtserlebnis wirkt nach, es braucht Zeit, um das alles zu verarbeiten und wieder Boden unter die Füße zu bekommen.

Nun kommt so viel Neues auf dich zu: Dein kleines, zartes Baby liegt in deinem Arm, und plötzlich sollst du alles wissen und können und bist bei alledem doch selbst noch so unsicher und genauso frischgeborene Mutter. Nach der anstrengenden Geburt ist der Schlaf rar, dein Baby weint manchmal, ohne dass du weißt, warum, du kannst es nicht sofort trösten, Stillen klappt nicht »mal eben so« und ist am Anfang viel fummeliger als gedacht, deine Geburtsverletzungen schmerzen, die Brustwarzen und alles andere sind so empfindlich …

Sicher spielen auch hormonelle Faktoren eine Rolle, die Schwangerschaftshormone verschwinden aus deinem Körper, vor allem das Progesteron ist hier von Bedeutung. Die Umstellung auf die Milchbildung ist eine hormonelle Achterbahnfahrt, und die merkst du eben auch. Meist legt sich das nach den ersten 14 Tagen nach der Geburt wieder. Manchmal auch nicht – dazu im folgenden Kapitel »Mehr als Babyblues: Schock und Trauma« noch ein paar Sätze mehr. Wichtiger Unterschied: Der Babyblues ist keine Wochenbettdepression. Ist Ersterer ein – wenn auch emotionsreiches und aufwühlendes – normales Umstellungszeichen deiner Seele, stellt eine → *Wochenbettdepression* eine echte, tiefergehende psychische Beeinträchtigung dar.

Mehr als Babyblues: Schock und Trauma

Manche Geburten sind das Gegenteil von einer Traumgeburt. Alles ist anders gekommen, als du es dir gewünscht hast. Möglicherweise waren medizinische Interventionen nötig, vielleicht gab es kritische

DAS HILFT BEIM BABYBLUES

- Hebammenweisheit Nummer 1: **Wochenbett halten! Ganz viel schlafen, ruhen, liegen.** Nichts, was dich zu irgendetwas verpflichtet.
- Ruhe, Einkuscheln zu Hause, **wenig oder gar kein Besuch**. Lade nur Menschen ein, die du wirklich gern um dich haben möchtest, das sind nicht immer die, die am dringendsten kommen wollen.
- **Viel Hautkontakt mit dem Baby,** das ist gut für die Oxytocinproduktion. Dieses Hormon ist wichtig für die Milchbildung, bindungsfördernd und hat – weil Liebe eben so toll ist – eine stimmungsaufhellende Wirkung.
- **Umsorgt sein:** Lasse dir die Schnittchen ans Bett servieren. Du bist im Wochenbett und solltest dich in den ersten beiden Wochen nach der Geburt (mindestens) um nichts (!) im Haushalt kümmern müssen.
- **Pflege dich:** Gehe ausgiebig unter die Dusche (während das andere Elternteil mit dem Baby kuschelt), und reibe dich mit einer wohlduftenden Creme ein. Vielleicht verwöhnt er oder sie dich danach mit einer Bauch- oder Kreuzbeinmassage. Noch besser: Vielleicht geht dein Partner oder deine Partnerin auch, während du duschst, mit Baby zum Lieblingsbäcker, Torte kaufen. Und Blumen mitbringen.
- **Erkenne an, dass es gerade so ist, und weine einfach, wenn dir danach ist.** Das entlastet – und es geht vorbei.
- **Nimm diese besondere Form** der Emotionalität als wichtige Qualität in deiner neuen Rolle als gute Mutter für dein Kind.

Situationen im Kreißsaal, für dich oder dein Baby. Vielleicht fühltest du dich auch hilflos, alleingelassen und ohnmächtig oder hast die medizinischen Notwendigkeiten als Übergriff erlebt. Vielleicht ist da erst mal das Gefühl, als seist du oder dein Baby gerade noch mit dem Leben davongekommen – ob das »objektiv so war«, ist vollkommen zweitrangig. Was zählt, ist dein Erleben.

Wohlmeinende Ratschläge wie »Sei doch froh, ist ja alles noch mal gut gegangen« machen nichts besser. Gefühle wie Ohnmacht, aber auch Wut, Trauer, Enttäuschung sind da, manchmal in achterbahnartigem Wechsel, und verwirren dich. Du hast ein existenzielles Erlebnis und eine seelische Erschütterung hinter dir und wirklich in einen Abgrund geschaut. Dass Gebären und Sterben irgendwie ein Kreislauf sind, hast du leibhaftig erlebt – und bist erschüttert von der Fragilität unseres Lebens und allem, was wir sonst so für selbstverständlich halten.

Möglicherweise fühlst du dich auch in der Hinwendung zu deinem Baby innerlich blockiert, und das zu erleben ist schlimm. Rational ist dir das alles klar, aber dein Gefühl kommt da nicht mit, du hast dich einfach noch nicht davon erholt. Und auch in deinem Körper ist dieses Trauma gespeichert.

Wehmut, Melancholie und Weltschmerz sind schwer erklärliche Gefühle. Denn eigentlich ist ja jetzt alles gut: Du hast ein wundervolles, süßes Kind geboren! Du wärst gern glücklich, schaffst es aber irgendwie nicht so, wie du es dir vorgestellt hattest. Überspielen geht nicht, Ablenken hilft genauso wenig. Dir ist wahrscheinlich auch nicht nach Besuch oder Telefonaten.

Frauen reagieren in diesen Phasen der Verarbeitung sehr unterschiedlich. Manche überfällt es wie aus heiterem Himmel, und sie müssen plötzlich einfach weinen.

Bei anderen regt sich auch stumme Entrüstung, hervorgerufen durch intensive Gefühle von Verletzung oder Demütigung. Vielleicht findest du dann gar keine Worte und bist ganz sprachlos ob der Dinge, die dir widerfahren sind. Vielleicht waren auch medizinische Eingriffe nötig, die du als übergriffig erlebt hast, etwa ein Dammschnitt ohne deine Einwilligung, oder es gab einen ungeplanten, eiligen Kaiserschnitt. Auch Narkosen sind Kontrollverluste in oft notfallbehafteten Situationen und hängen noch tief im System. Der Schock sitzt manchmal noch so sehr in den Knochen, dass manche Frauen wie erstarrt sind.

Unsere Seele erlaubt eine allmähliche, schrittweise Verarbeitung. Nach und nach kann sich diese Starre auflösen, und der Weg

BONDING-BAD

Es ist wichtig, zu verstehen und anzuerkennen, dass du mit einer Geburt immer ein elementares Erlebnis hinter dir hast. Dieses Erlebnis ist auch in deinem Körper gespeichert – und auch dein Baby trägt es noch in sich. Wenn es Momente gab, die mit Schock und seelischen Erschütterungen verbunden sind, wenn die Geburt für dich oder dein Baby oder euch beide schwer war oder dir bestimmte Elemente fehlen – etwa das Zu-dir-Nehmen deines Babys bei einem Kaiserschnitt –, kann ein *Bonding-Bad nach Brigitte Meissner* eine heilende Wirkung haben. Es initiiert einen rituellen Neustart, der noch mal alles auf Anfang stellen und ein unglückliches Geburtserlebnis damit überschreiben kann. Du kannst ein Bonding-Bad kurz nach der Geburt, nach einigen Tagen, aber auch nach Wochen oder Monaten (oder auch mehrmals) machen.

- **Nimm dir dazu Zeit, überlege, ob du** dabei allein sein möchtest (nur du und dein Baby), gemeinsam mit deinem Partner oder deiner Partnerin, mit deiner Hebamme oder ohne. Ob du dein Baby selbst baden möchtest – und ihm dabei von seiner Geburt erzählen, still oder mit Worten – oder eine andere Person, die dir dann das Baby nach dem Bad ins Bett reicht.
- **Inszeniere das Drumherum so, wie** du es dir für deine Geburt gewünscht hättest.
- **Richte den Raum her:** Sorge für eine Rundum-Wohlfühlatmosphäre. Wärme alles gut vor, den Raum, dein Bett, Handtücher. Sorge für gedämpftes Licht, es sollte wirklich schummrig sein.
- **Wähle einen guten Zeitpunkt,** an dem dein Baby entspannt ist.
- **Bereite den Badeplatz am besten neben dem Bett vor,** sodass du dein Baby direkt aus dem Wasser zu dir ins Bett nehmen kannst.
- Als **Badezusatz** kannst du ätherisches Rosenöl oder Neroli ins Wasser geben, ein Geburtsöl oder von mir aus einen Spritzer *Bachblüten*. Klares Wasser reicht aber auch vollkommen.
- Nach dem Bad – so lange, bis du oder dein Baby finden, dass es reicht – **nimm dein Baby zu dir. Nass und nackt, wie es ist,** wie es eben auch bei der Geburt war. Nimm den Hautkontakt deines warmen, weichen, lebendigen Babys auf deiner Haut wahr. Heiße es willkommen bei dir und in deinem Leben. Deckt euch warm zu, und seid einfach in diesem innigen Kontakt.
- **Und dann lasse geschehen, was geschieht.** Möglicherweise kommen dir Sätze in den Sinn, die dir auf der Seele lagen, die du jetzt aussprechen kannst. Rechne damit, dass Tränen fließen werden, sie bringen das Erstarrte in Bewegung.

zur Verarbeitung des Erlebten wird geöffnet. Je nach Grad der Erschütterung hilft erst mal alles, was dich wieder in deinen Körper zurückbringt und aufweicht. Ein warmes Bad, eine sanfte Massage. Rechne damit, dass dann Gefühle ins Fließen kommen, und lasse sie zu. Das ist oft der erste Schritt zur Heilung.

Hilfe finden

Schmerzvolle Erfahrungen brauchen nicht nur – aber auch – Zeit, um zu heilen. Vielen Frauen hilft es, über ihre Erfahrungen zu sprechen, deine Hebamme ist hier die allererste Adresse. Wenn es aber nicht besser wird und du professionelle Hilfe brauchst, gibt es in größeren Städten Menschen, die sich auf die Begleitung traumatisierter Menschen, auch nach Geburten, spezialisiert haben. Adressen dazu findest du im Anhang.

Buchtipps: Tanja Sahib: *Es ist vorbei – ich weiß es nur noch nicht. Bewältigung traumatischer Geburtserfahrungen.* Books on Demand 2013
Viresha Bloemeke: *Es war eine schwere Geburt. Wie schmerzliche Erfahrungen heilen,* Kösel 2015
Beide Autorinnen arbeiten in ihren Praxen seit vielen Jahren zu diesem Thema.

DEIN BABY IN DEN ERSTEN LEBENSTAGEN

So viel ist vermutlich schon vor der Geburt klar: Dein Tag-Nacht-Rhythmus wird völlig aus der Bahn geraten. Babys schlafen bekanntermaßen nicht einfach nachts und sind tags wach. Sie verbringen, eher kätzchenähnlich, ihre 24 Stunden in kurzen Intervallen von Wachsein, Schlafen, Dösen, wieder Wachsein. Euer elterlicher Rhythmus wird sich daran anpassen, andersherum geht es nicht, und zwar noch eine ganze Zeit lang nicht. Wie ein kleiner Höhlenforscher, der nach Monaten in der Dunkelheit in diese Welt zurückkommt und auch keine Idee mehr von einem 24-Stunden-Rhythmus, Tag und Nacht, hat, braucht dein Baby einfach einige Zeit.

Der einzige Rhythmus: Es gibt keinen!

In der ersten Lebenswoche wird dein Baby wahrscheinlich von seiner Geburt rechtschaffen erschöpft sein und viel schlafen, allerdings zu vollkommen unberechenbaren Zeiten. Mal gefühlt ewig am Stück, dann will es wieder gar nicht aufhören mit Nuckeln in 10-Minuten-Häppchen mit einer kurzen Schlummerpause dazwischen, selbstredend nur auf deinem Arm. Das ist vielleicht für euch überraschend, aber auch genau richtig so. Grundsätzlich wird sich dieses Prinzip in den nächsten Tagen, Wochen und Monaten auch nicht ändern. Ein kleiner erster Lichtblick: Etwa nach vier bis sechs Wochen gibt es bei den meisten Babys zumindest einen Anflug eines Tages- und Nacht-Rhythmus, sodass die Wachphasen am Tag und die Schlafphasen in der Nacht jeweils länger und etwas stabiler werden.

Temperaturregulation

Dein Baby kommt direkt aus deiner Gebärmutter, einer konstant 37 Grad warmen Kuschelhöhle. Nach der Geburt lernt es zum ersten Mal in seinem Leben Temperaturen kennen, die sich davon unterscheiden, üblicherweise erst mal deutlich kältere. Selbst wenn es Hochsommer ist oder ihr im Winter eure Wohnung auf mummelige 22 Grad geheizt habt, sind das eben 15 Grad Unterschied. Und das ist richtig viel. Die regulativen Mechanismen im Körper, Wärme einzusparen oder abzugeben, funktionieren bei einem Neugeborenen noch nicht. Deshalb muss ein Baby vor allem in den ersten vier Lebenswochen gut warm gehalten werden, damit es vor Wärmeabstrahlung und damit vor dem Auskühlen geschützt ist. Zudem haben Babys wenig Körpervolumen mit ihren dünnen Beinchen und Ärmchen, dafür aber viel wärmeabstrahlende Oberfläche. Nicht ohne Grund wird in den ersten Tagen nach der Geburt immer mal die Körpertemperatur mit einem Fieberthermometer gemessen. Gar nicht so selten rutschen Kinder auf Untertemperatur um die 35,5 Grad, und das ist für verschiedene wichtige Körpervorgänge nicht gut. Babys werden deshalb also in mehreren Schichten schön warm angezogen.

Dein Baby warm halten

- Setze deinem Baby – in den ersten beiden Wochen auch drinnen – ein ***dünnes Häubchen*** auf. Das schützt das warme, zum Körperkern gehörige Köpfchen vor einem Zuviel an Wärmeabstrahlung.
- Viele Eltern haben Angst, das Baby zu warm anzuziehen, weil überall zu lesen ist, ein Wärmestau sei gefährlich. Das ist richtig, Wichtiges dazu findest du im Kapitel zum sicheren Schlaf unter → *SIDS*. ***Ausreichend warm anziehen führt aber nicht zum Wärmestau.*** Sondern dazu, dass dein Baby sich wohlfühlt und alle Körperfunktionen gut ablaufen.
- In den ersten wenigen drei bis vier Lebenswochen gelten noch andere Regeln als später. Nach dieser Zeit, wenn das Baby »angekommen« ist, die Wärmeregulation besser funktioniert und es sich besser an Raumtemperaturen angepasst hat, braucht es kein Mützchen und auch kein warmes Extra-Strickjäckchen mehr in seinem Stubenwagen.
- Wichtig für die Wärmeregulation sind ***temperaturausgleichende Materialien.*** Hier schlägt die große Stunde von Wolle/Seide. Es gibt Wolle/Seide-Bodys, -Häubchen und -Leggins. Dazu schön warme, dicke Wollstrümpfe, gerne lange. Diese Klamotten sind leider nicht billig, aber unschätzbar im Alltag. Einmal getestet, wirst du nie wieder etwas anderes wollen (→ »Baby-Einkaufen« im Buchteil »Mittendrin in der Schwangerschaft«).
- Trotz aller Maßnahmen wirst du in den ersten Tagen merken, dass die ***Hände und Füße*** allein mit Warm-Anziehen kaum warm zu bekommen sind. Viel besser geht das nah bei dir an deinem Körper.

Der Bauchnabel

Der Bauchnabel deines Babys ist anfangs noch gar keiner, sondern ein schrumpeliger Rest der Nabelschnur, der noch mit der Haut, aus der später ein Bauchnabel wird, verbunden ist. Dieser Nabelschnurrest wird meistens ca. drei bis vier Zentimeter vom Hautnabel entfernt mit einer Klemme versehen – sie sieht in etwa so aus wie ein kleiner Gefrierclip – und dann den biologischen Vorgängen überlassen. Die ursprünglich helle, blass-bläuliche Nabelschnur verfärbt sich am ersten Tag nach der Geburt erst gelb, dann braun und mumifiziert einfach so vor sich hin. Weitere Unterstützung braucht ein Nabel üblicherweise tatsächlich gar nicht, es dauert einige wenige Tage bis zu zwei Wochen (selten auch noch länger), bis dieser Stummel einfach mitsamt der Klemme abfällt.

Auch wenn der Nabelrest für viele Eltern ziemlich Respekt einflößend aussieht: Ihr müsst nicht viel tun, er muss z. B. üblicherweise nicht desinfiziert werden. Wenn der Nabelschnurrest sich am Ende der ersten Lebenswoche langsam dem Abfallen nähert, kann es sein, dass im Laufe das Tages ein wenig Wundsekret austritt, das du vorsichtig mit einem feuchten Kleenex-Zipfel oder einem Q-Tip reinigen kannst. Frische Muttermilch eignet sich auch dazu – aber auf keinen Fall Alkohol. Der brennt und desinfiziert Anteile der Hautflora weg, die für den natürlichen Abfallprozess hilfreich sind. Eine Alternative – wenn Muttermilch nicht zur Verfügung steht oder dir das zu umständlich ist – ist 1-prozentige Kochsalzlösung oder – wenn du es sowieso dahast – das Recover Spray *(into life)* mit Rosenhydrolat und Beinwellextrakt. Mehr findest du auch im Kapitel »Der Bauchnabel« im Abschnitt »Dein Baby in der zweiten Lebenswoche«.

Verdauung

Oft sogar schon während der Geburt oder kurz darauf in den ersten Lebensstunden hat dein Baby das erste Mal Stuhlgang. Das sogenannte Kindspech *(Mekonium)* heißt so, weil es zäh, klebrig und dunkelgrün bis fast schwarz ist. In den ersten beiden Lebenstagen folgen oft noch zwei, drei Portionen davon. Frisch lässt es sich gut abwischen, wenn du erst nach einiger Zeit bemerkst, dass dein Baby etwas in der Windel hat, ist das Kindspech ziemlich klebrig an der Haut. Am besten geht es mit warmem Wasser plus etwas Öl ab. Du kannst auch einen warm-öligen Waschlappen einen Moment lang zum »Einweichen« auf den Po legen und dann vorsichtig abwischen. Nach drei Tagen ist das Mekonium meistens komplett ausgeschieden. Danach kann es durchaus eine Pause von einem Tag geben, bis dann der Stuhlgang seine Farbe verändert und als *Übergangsstuhl* langsam heller wird: Erst ist er grün und in seiner Konsistenz etwa wie Pesto, dann wird er langsam heller, grünlich-ocker, etwa wie körniger Senf, später dann goldgelb.

Spätestens am Ende der ersten Woche machen Babys mehrfach täglich in die Hose, einige zwei-, andere achtmal. Für das Pinkeln gibt es auch eine ungefähre Grundregel: In der ersten Woche soll dein Baby mindestens so oft pinkeln, wie es Tage alt ist, also am ersten Lebenstag mindestens einmal, am zweiten Tag zweimal etc. Allerdings versickert Pipi sehr schnell in den Multiabsorbervliesen der Wegwerfwindeln, deshalb haben die »Newborns« oft einen Urin-Indikatorstreifen. Manchmal pinkelt das Baby auch rostrosafarben, und du findest entsprechende Flecken in der Windel: Das ist sogenanntes *Ziegelmehlsediment*, Salze, die aus der Niere ausgewaschen werden. Das ist vollkommen harmlos und verschwindet nach einigen Tagen.

Abhalten

Babys und Windeln gehören in der Vorstellung der meisten Menschen untrennbar zusammen, obwohl Letztere natürlich in vielen Kulturen und Ländern auf dieser Welt gar nicht üblich oder verfügbar sind. Babys verlieren nicht kontinuierlich Stuhl und Urin, sondern besitzen von Geburt an Schließmuskulatur, die allerdings neuromuskulär noch anders angesteuert wird, als das bei größeren Kindern oder Erwachsenen der Fall ist. Von Anfang an beobachten Eltern, dass sich das Baby oft genau dann entleert, wenn es ausgezogen auf dem Wickeltisch liegt, der Kältereiz an der Haut spielt hier eine Rolle. Vielleicht hat es vorher auch durch Zappeln oder zarte Grunzlaute angezeigt, dass da gleich was kommt.

Du kannst üben, diese Feinzeichen zu erkennen und dein Baby dann abzuhalten, und das in eure Tagesroutine einbauen. Dazu hältst du dein Baby mit nackigem Po und seinem Rücken zu deinem Körper angehockt, ungefähr so, wie du es auch halten würdest, wenn es im Wald pinkeln müsste. Du hältst es über ein dafür vorgesehenes Gefäß (es gibt mittlerweile spezielle Abhaltetöpfchen, eine banale Rührschüssel aus der Küche tut es aber auch), übers Waschbecken oder auch über die Toilette. In dieser Hock-Position ist es für Babys meistens leichter, den Darminhalt loszuwerden und auch bei der Gelegenheit alle Luft mit herauszulassen. Abhalten trainiert also Eltern-Baby-Kommunikation, spart Windeln und erleichtert einigen Babys das In-die-Hose-Machen. Es lohnt sich, das einmal auszuprobieren – und es zu etablieren, oder eben auch nicht.

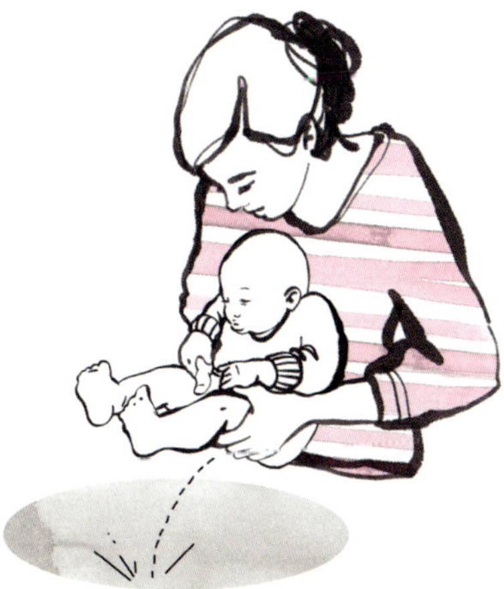

Spucken

Viele Babys würgen und spucken in den ersten beiden Lebenstagen etwas, oft sind das die Reste von Fruchtwasser, die noch im Magen sind. Manchmal ist auch etwas Blut dabei. Nicht erschrecken, das ist so gut wie immer Blut von dir, das dein Baby bei der Geburt runtergeschluckt hat. Durch den Kontakt mit dem Magensaft ist es oft braun, Hämatin nennt man das auch. Manchmal siehst du auch gelbe Flecken auf Ärmelchen oder Spucktuch, das ist dann ausgespuckte Vormilch, die diese oft sonnengelbe Farbe hat. Alles das ist überhaupt nicht schlimm, berichte aber gern der Hebamme davon, und zeige ihr komische Flecken, wenn du dich unsicher fühlst.

Gelbsucht

Die Neugeborenen-Gelbsucht ist relativ häufig, ungefähr 60 Prozent aller Babys entwickeln eine mehr oder weniger sichtbare Gelbsucht. Das, was die Haut orangegelb färbt, ist keine »gesunde Gesichtsfarbe«, sondern Bilirubin, das beim Baby vermehrt im Blut anfällt. Für unsere Blutbildung werden permanent neue rote Blutkörperchen (Erythrozyten) gebaut und alte zerfallen. Neugeborenen-Erythrozyten sind in vielerlei Hinsicht anders aufgebaut als die späteren, reiferen, unter anderem ist ihre Lebensdauer kürzer. Es zerfallen also relativ viele dieser roten Blutkörperchen, und deren Abbauprodukte, zunächst das Biliverdin, dann das Bilirubin, werden in der Leber verstoffwechselt. Babys Leber kann diesen Arbeitsanfall in den ersten Lebenstagen oft noch nicht so schnell bewältigen, das Bilirubin steigt an und wird in der Haut sichtbar.

Der Höhepunkt des Bili-Anstieges ist etwa am fünften Lebenstag, danach fällt der Wert langsam wieder ab. Wenn dein Baby schon in der Klinik durch die Blickdiagnose des Klinikpersonals recht gelb erscheint, wird der Biliwert genauer bestimmt, entweder mit einem »Blitzgerät« transkutan über die Haut oder durch eine Blutentnahme. Bilirubin kann ab einer bestimmten Menge die Blut-Hirnschranke überwinden und wirkt neurotoxisch – das ist bei reif geborenen Babys sehr selten, dann aber durchaus nicht ungefährlich. Deshalb ist ein achtsamer Umgang wichtig, und eine alleinige Blickdiagnose ist nicht immer zuverlässig. Es gibt nach Lebensstunden gestaffelte Höchstwerte des tolerierbaren Bilirubinwertes.

Sollte der Wert zu hoch sein, wird eine Hyperbilirubinämie mit Fototherapie behandelt. Dazu liegt das Baby nackt in einem speziellen Plexiglas-Wärmbettchen und wird mit blauem Licht bestrahlt. Dabei muss es eine kleine Sonnenbrille tragen. Das sieht zwar ein bisschen aus wie ein Solarium, ist aber kein UV-Licht. Zum Stillen darf dein Baby bei dir sein, die restlichen 18 bis 20 Stunden des Tages verbringt es in dem Fototherapie-Bettchen. Üblicherweise dauert diese Therapie 24 bis 48 Stunden. Faktoren, die eine Neugeborenen-Gelbsucht begünstigen, sind Frühgeburten, manche Blutgruppenkonstellationen, eine sehr anstrengende Geburt (beispielsweise durch eine Saugglocke) oder auch ein → *Kephalhämatom* beim Baby.

Unterstützung der Bilirubinausscheidung

Bilirubin landet über die Galle im Darm und wird dann über den Stuhlgang ausgeschieden. Wenn das Bilirubin länger im Darm verweilt, wird es teilweise wieder zurück in die Blutbahn aufgenommen, muss dann erneut den Weg über die Leber zurücklegen und bleibt noch länger im Körper. Deshalb ist alles gut, was die Darmperistaltik und Ausscheidung unterstützt: In erster Linie also ganz viel anlegen, damit dein Baby ordentlich viel in die Windeln macht.

Bilirubin macht Babys müde. Ein gelbes Baby sollte also konsequent nach etwa drei Stunden zum Trinken geweckt werden. Besprich das genaue Prozedere mit deiner Hebamme, sie hat die Entwicklung genau im Blick und kann diese Notwendigkeiten einordnen, du wahrscheinlich noch nicht. Manche Eltern freuen sich einfach nur über das besonders viel und friedlich schlafende Baby – in dem Fall ist das trügerisch und kein gesunder Schlaf.

Um den Bilirubinabbau zu unterstützen oder ein weiteres Ansteigen abzumildern, kannst du Folgendes tun:

- ***Häufiges Anlegen,*** wie oben erklärt, ist das Wichtigste.
- ***Körperwärme ist wichtig*** für die gute Sauerstoffversorgung und Funktion aller Organe. Halte dein Baby schön warm, setze ihm ein Wolle-/Seide-Häubchen auf, zieh ihm Wolle-/Seide-Unterwäsche und Wollsocken an und, falls dann die Händchen noch immer kalt sind, leg ihm eine Wärmflasche an die Füße.
- Ein → *feuchtwarmer Wickel* auf der Leber deines Babys kann die ***Leberfunktion unterstützen.***
- Ein traditionelles Mittel ist ***leberstärkender Maisbart-Tee,*** den die stillende Mutter trinkt, gern auch gemischt mit Mariendistel. Alternativ kannst du auch ein → *Mariendistel*-Fertigpräparat in Kapselform nehmen.
- Auch das Tageslicht hat einen natürlichen Blaulichtanteil, morgens mehr als abends. Physiker würden ob des geringen Anteils im Vergleich zur therapeutischen Dosis einer Fototherapie vermutlich abwinken, aber viele Hebammen sind überzeugt, dass ***Lichtbäder*** helfen können: Lege dein Baby nackt und warm (Wärmelampe, Wärmematte) ans Tageslicht, oder stelle zumindest den Stubenwagen ans helle Fenster.

Schmieräuglein

Oft sind in den ersten Tagen nach der Geburt die Augen deines Babys tränig und manchmal auch etwas gelblich verklebt. Das liegt oft daran, dass der Tränengang zwischen Auge und Nase noch nicht gut durchgängig ist – eine kleine Membran versperrt den

Tränengang. Dadurch tränen die Augen, oft wird das Sekret in den nächsten Tagen gelblich, sammelt sich im inneren Augenwinkel oder verklebt das ganze Auge. Der Übergang zu einer leichten Infektion ist dann fließend, so gut wie nie allerdings muss man sie antibiotisch behandeln. Oft sind verengte Tränenkanälchen auch nur einseitig oder einseitig schlimmer. Der Nasenknorpel ist (genau wie die Ohren übrigens) bei Babys noch ganz weich. Manchmal sieht man auch beim genauen Hinsehen von unten oder von oben, dass das Näschen durch die Lage in der Gebärmutter oder durch den Weg durch den Geburtskanal noch etwas schief ist. All das entfaltet sich im Laufe der nächsten Tage von ganz allein.

Eine Beule am Köpfchen: Geburtsgeschwulst oder Kephalhämatom

Zwei komische Wörter, die ein bisschen unheimlich klingen und auf den ersten Blick auch so aussehen: Dein Baby hält während der Geburt enorme physikalische Druckverhältnisse aus. Manchmal sieht man ihm das nach der Geburt noch eine Weile an, und das Köpfchen sieht etwas mitgenommen aus. Keine Sorge, das ist nicht gefährlich und hat auch keine bleibenden Folgen.

Geburtsgeschwulst nennen Geburtshelferinnen und Kinderärztinnen eine völlig harmlose, weich-ödematöse Schwellung auf dem Hinterkopf des Babys, die direkt nach der Geburt sichtbar, binnen weniger Stunden aber oft schon verschwunden ist.

Ein **Kephalhämatom** hingegen ist ein Bluterguss zwischen Knochen und Knochenhaut am Köpfchen des Kindes. Es bildet sich oft erst Stunden, manchmal auch erst wenige Tage nach der Geburt. Er ist immer durch die Knochengrenzen der Schädelnähte begrenzt, fast immer ist das Scheitelbein betroffen. Dein Baby entwickelt also ein ordentliches Hörnchen, seitlich auf dem Hinterkopf. Das ist nicht schlimm, aber es dauert oft etliche Wochen (eher sechs als zwei), bis es ganz verschwunden ist. Manchmal scheint es den Babys wehzutun, manchmal aber auch gar nicht. Sei achtsam mit Berührungen an dieser Stelle. Du kannst auch Arnica-Tüchlein *(Wala)* z. B. beim Stillen auf das Hämatom legen. Fixiert mit einem Mützchen, können sie einige Zeit dort liegen bleiben.

DAS HILFT BEI VERKLEBTEN AUGEN

- Du kannst die Äuglein mit **steriler 0,9-prozentiger Kochsalzlösung oder frischer Muttermilch** auf einem frischen Abschminkpad von außen nach innen auswischen.
- **Euphrasia (Augentrost) ist das pflanzliche Heilmittel der Wahl.** Einzeldosis-Augentropfen (die sind ohne Konservierungsmittel) gibt es sowohl von *Wala* als auch von *Weleda*. Deine Hebamme zeigt dir, wie du deinem Baby am besten Augentropfen verabreichst.
- Deine Hebamme kann dir auch eine kleine **Massage rund ums Auge** zeigen, die das Öffnen des Tränenganges erleichtert.
- Wenn es schlimmer wird oder das Babyauge rot, dick oder gar schmerzend wird, lasse deine **Kinderärztin** draufschauen.
- Tränenkanalstenosen sind **oft hartnäckig**, mal ist es ein paar Tage gut, dann kommt es wieder. Es gibt Kinder, die einige Wochen brauchen, bis es ganz weg ist. Lästig, aber überhaupt nicht tragisch.

BABYPFLEGE

Weiter vorne im Buchteil »Zeit der Vorbereitung« habe ich bereits die minimalistische Ausstattung mit Babypflegeprodukten aufgelistet. Du brauchst also nicht viel, um dein Baby zu pflegen.

- **Popo waschen:** Der am häufigsten schon beim Windeln gereinigte Körperteil braucht kaum etwas anderes als einen feuchten Waschlappen, auch keine prophylaktische Creme. Wenn der Po mal wund geworden ist, findest du Maßnahmen dazu auf den folgenden Seiten.
- Die **Genitalien** werfen manchmal auch Hygienefragen und ein paar Besonderheiten auf: Bei kleinen Jungs lässt man die Vorhaut die nächsten zwei Jahre komplett in Ruhe, sie lässt sich noch nicht zurückziehen, und deshalb macht man da auch gar nichts. Unterm Hoden verstecken sich gern ein paar Krümel oder auch abgeschilferte Hautreste. Bei kleinen Mädchen ist das Innere der Vulvalippen in den ersten Tagen noch großzügig mit Vernix bedeckt. Dieses weiße Baby-Hautfett lässt du auch in den ersten Tagen noch so, wie es ist. Nach einigen Tagen kann man Vernix nach und nach vorsichtig abwischen, am besten geht das mit einem feuchten Öltuch. Die goldene Babypflegeregel an dieser Stelle (das gilt auch für andere Körperverstecke wie Ohren und Nase): Wo du mit den Fingern nicht hinkommst – lass die Finger weg. Lass dir gern von deiner Hebamme zeigen, wo, wie und wie gründlich du diese Körperbereiche säuberst.
- **Auch in anderen Hautfalten finden sich noch Reste der Vernix.** Nach einigen Tagen ist ihre Schutzwirkung dahin, sie besiedelt sich mit Keimen, und du kannst die Reste in den Achselfalten und Leisten vorsichtig abwischen. Vernix ist fettlöslich, deshalb geht das am besten mit einem feuchten, zusätzlich mit einem Ölspritzer versehenen Babywaschlappen. Cremereste am Po sollten ebenfalls immer beim nächsten, spätestens übernächsten Wickeln entfernt werden.
- **In den Hautfalten verstecken sich zudem gern diverse Überraschungen.** Abgeschilferte Hautzellen und Fussel ergeben zusammen mit der Hautfeuchtigkeit manchmal ordentlich Material. In den Halsfalten versickert auch gern der eine oder andere ausgespuckte Rest der letzten Milchmahlzeit. Damit dein Baby nicht wund wird und buchstäblich nach Käse zu riechen beginnt, reinige die Hautfalten (Hals, Achseln, Steißbein) etwa alle zwei Tage per Katzenwäsche mit einem feuchten Waschlappenzipfel (auch hier gern wieder: mit etwas Mandelöl).
- Etwa einmal in der Woche kannst du dein **Baby baden**, deine Hebamme zeigt dir beim ersten Mal, wie das geht. Ob du lieber im Eimer badest, der Babybadewanne oder ob du euer Baby mitnimmst in eure große Badewanne – reine Geschmackssache. 37 Grad ist die perfekte Temperatur, das ist eher lau, am Anfang hilft ein Badethermometer oder der »Unterarm-Wärmetest« beim richtigen Einschätzen der Temperatur. Meistens wartet man mit dem Baden bis zum Abfallen des Nabelschnurrestes.
- Ein **hauchfeiner Ölfilm** mit ein paar Tropfen Mandelöl nach dem Bad sorgt für Rückfettung und geschmeidige Haut, aber auch das ist eher Baby-Wellness – die zweifelsohne schön ist, wenn dein Baby sie genießt – als unbedingte Notwendigkeit.

Die Haut

In den ersten Tagen wirst du verschiedene Hautirritationen bei deinem Baby bemerken. Das typische **Neugeborenen-Exanthem**, rote Flecken oder Pustelchen, ist eine Sorte davon. Sie sind oft im Gesicht, aber auch überall sonst am Körper zu finden. Meistens sind sie recht flüchtig, mal blühen sie auf, einige Stunden später sind sie wieder nahezu verschwunden, dafür an anderen Stellen aufgetaucht. Die Ursache ist die durch die Geburt begonnene bakterielle Besiedelung der Haut. Vollkommen harmlos – man macht auch überhaupt gar nichts damit. **Milien** sind kleine weiße Talgeinlagerungen meistens auf der Babynase. Sie sehen ein bisschen wie Mitesser aus, aber auch die lässt man einfach in Ruhe und pult nicht daran herum. Sie verschwinden nach einigen Tagen bis Wochen von allein.

Etwas später, etwa ab der dritten oder vierten Lebenswoche, gesellt sich dann oft noch die → *Neugeborenenakne* dazu.

Außerdem beginnt die Haut sich am Ende der ersten Lebenswoche ordentlich zu pellen. Wie nach einem Sommerurlaub schilfern sich kleinere oder größere Hautschüppchen ab. Bei übertragenen Babys ist dies recht früh, oft schon am ersten oder zweiten Lebenstag, und oft in großen Schuppen der Fall. Dieses Pellen beginnt meist in den Hautfalten der Hand- und Fußgelenke, am Hals und auch am Bauch. Etwa am Ende der zweiten Lebenswoche hat sich dein kleines Reptil gehäutet, und darunter kommt neue, frische, rosige Babyhaut zum Vorschein. Wenn Händchen und Füßchen sehr rissig sind, kannst du diese Stellen mit etwas Öl oder einer fetten Creme (z. B. ein Wind- und Wetter-Balsam von *Weleda* oder Nipple Balm von *into life*) etwas geschmeidiger halten.

Wunder Po

Solange ein Baby Windeln trägt, kann es auch immer mal einen wunden Po bekommen. Das feuchtwarme Gummistiefelklima in einer Windel ist per se eine Herausforderung für die Haut. Sie weicht auf, Urin wird an der Luft zu Ammoniak umgewandelt, und die babypopozarte Haut ist eben noch besonders dünn und irritabel. Auch Bakterien und Pilze finden hier im Dunkeln einen warmen Brutschrank und können sich wunderbar vermehren. Manche Babys werden ständig, andere selten oder nie wund.

MASSNAHMEN BEI WUNDEM PO

- **Falls du Feuchttücher benutzt, lasse sie erst mal konsequent weg.** Lasse dein Baby immer mal an der Luft strampeln und wickle es häufig.
- **Tupfe etwas Muttermilch auf die Haut:** Wenn die Milch zu fließen begonnen hat (meistens am Ende der ersten Lebenswoche), kannst du an »der anderen Brust« (die etwas tropfende, an der du gerade nicht stillst) ein Abschminkpad platzieren und danach mit dem feuchten Pad den Po betupfen (oder Schmieräuglein auswischen). Muttermilch enthält verschiedene Heilstoffe und ist deshalb Mamas Allheilmittel für kleinere Blessuren.
- **Widerstehe der Versuchung, innerhalb von zwei Tagen fünf verschiedene Cremes auszuprobieren.** Deren unterschiedliche Bestandteile, Emulgatoren, Duftstoffe etc. tun der Haut selten gut. Entscheide dich für eine Windelcreme mit Zinkanteil (das sind die Cremes, die pastig-weiß auf der Haut bleiben). Diese kannst du sparsam zwei- bis dreimal am Tag auftragen. Wenn das Wundsein vorbei ist, höre mit dem Cremen auch wieder auf.
- Auch ein **mildes Wundspray** kann gut helfen: z. B. Recover Spray *(into life)*.
- **Einige Babys vertragen Stoffwindeln besser, andere Wegwerfwindeln.** Wenn das Wundsein immer wieder auftaucht, probiere das jeweils andere aus, manchmal hilft auch ein Wechsel der Windelmarke.

SCHNULLER

Weil das Nuckelbedürfnis mancher Babys größer ist, als dass es über das Stillen befriedigt werden kann, wurden schon vor Tausenden von Jahren Schnuller erfunden. Manche Babys brauchen einen, manche aber auch nicht.

Wenn ein Baby einen Schnuller bekommt, ist das meistens eine langfristige Entscheidung. Wenn ihr in der frühen Zeit einen Schnuller etabliert, wird dies für ungefähr die nächsten drei Jahre euer Begleiter sein. Ihr gewöhnt euch daran, damit sind durchaus alle Beteiligten gemeint: Das Baby und auch ihr etabliert gemeinsam diese Beruhigungsstrategie, was grundsätzlich ja auch kein Problem sein muss. Wenn ihr über die ersten sechs Wochen ohne Schnuller kommt, braucht das Baby möglicherweise keinen mehr, weil der Saugreflex und damit das Nuckelbedürfnis innerhalb des ersten Lebensjahres kontinuierlich abnimmt.

In der allerersten Zeit ist das komplexe Saugen an der Brust noch in der Einübungsphase. Sehr viele verschiedene »Nuckelobjekte« (Brustwarze, Schnuller, Hütchen) können das Baby irritieren und eine sogenannte Saugverwirrung stiften. Deshalb ist es sinnvoll, in den ersten vier Lebenswochen auf einen Schnuller zu verzichten, ihr könnt so auch viel besser üben, die unterschiedlich geäußerten Bedürfnisse eures Babys zu erkennen und zu differenzieren.

Ersatzweise funktioniert in dieser Zeit ziemlich gut auch der elterliche kleine Finger, mit der weichen Seite nach oben, der Fingernagel nach unten. So können in → *Clusterfeeding*-Phasen kurze Unterbrechungen möglich sein – das können alle Bezugspersonen deines Babys.

Wenn ihr euch für einen Schnuller entscheidet: Achtet darauf, dass er symmetrisch ist und ein schmales Nuckelteil hat, auch der Ansatz am Schnullerschild sollte ganz dünn sein. Also keine »kieferorthopädische Form« und keine runden knubbeligen »Kirschsauger«. Schnuller von *Avent* oder *MAM* beispielsweise haben eine günstige Form.

Aus Gründen der → *Kariesprophylaxe* solltet ihr den Schnuller nicht ablutschen. Lasst ihn außerdem nicht omnipräsent und dauernd im Sichtfeld deines Babys an einer Schnullerkette herumbaumeln, sodass er auch mal »verschwinden« kann; setzt ihn dosiert ein. Ein Schnuller sollte nie ein »Abstöpseln« von geäußerten Babybedürfnissen sein, mit dem jegliches Quengeln und Maunzen beantwortet wird. Untersuchungen zufolge können Eltern, deren Kinder Schnuller benutzen, die Emotionen von Babys tatsächlich weniger gut einschätzen als Eltern schnullerloser Babys.

Unter Kieferorthopädinnen, Logopädinnen und anderen Fachgruppen tobt zudem ein Streit, welche Saug- und Beruhigungsstrategie, ob nun Schnuller oder Daumen, zu bevorzugen sei. Interessanterweise wird Nuckeln in der medizinischen Literatur fast zu jeder Zeit und in jeder Form als »schlechte Angewohnheit« geframt, was natürlich weder den frühkindlichen Reflexen noch der Wirkung von Saugen und Nuckeln auf das Gehirn eines Babys Rechnung trägt.

Daumennuckeln ist seltener als gedacht, höchstens 10 Prozent aller Babys finden spontan ihren eigenen Daumen oder andere Finger und nuckeln daran. Es scheint dabei interessanterweise eine hohe genetische Komponente zu geben: Fast immer findet sich ein Elternteil, das als Baby auch am Daumen gelutscht hat. Und das Daumennuckeln ist viel besser als sein Ruf: Von autarker Selbstregulation, Hirnhälften-Integration über die Mittellinienüberkreuzung und sensorische Integration seien nur einige Stichworte des wissenschaftlichen Diskurses aufgeführt. Zudem gibt es interessante Hinweise zur Intelligenzentwicklung (Daumen schlägt Schnuller).

In Abgrenzung zum »normalen« Wundsein gibt es auch Pilzinfektionen der Haut, die sind in den ersten Tagen aber selten. Mehr dazu findest du im Kapitel »Soor am Po«. Wenn dein Baby das erste Mal wund ist, erschrickst du vermutlich, wie schnell sich ein richtiger Pavianpopo entwickeln kann – und wie wüst das aussieht.

DIE ZWEITE WOCHE NACH DER GEBURT

Kaum hast du das Gefühl, dass sich irgendetwas stabilisiert, taucht am Horizont schon wieder etwas Neues auf: Dein Körper ist in den wundersamsten Zuständen und Großbaustellen, und dein Baby ist ein zartes, dir noch so rätselhaftes Wesen. In alledem findest du dich in einer höchst volatilen, wechselnden Stimmungslage wieder – das ist einfach ganz schön viel! Der Zeitraum einer ganzen Woche bedeutet in dieser Phase Welten, und am Ende der nächsten wird für dich manche Hürde, die im Moment noch eine ist, schon keine mehr sein. Wirklich!

Stillen

Manchmal ist es noch immer fummelig, aber immer häufiger klappt es schon sofort, das Anlegen. Ab der zweiten Lebenswoche nimmt ein anfängliches Wundsein der Brustwarzen auch wieder ab, und das Stillen sollte langsam über das »Ansaugbrizzeln« hinweg auch nicht mehr wirklich wehtun, oder zumindest wird es besser. Wenn du ein Stillhütchen benutzt hast, beginne nun langsam, es dir und deinem Baby abzugewöhnen, bevor sich das allzu sehr etabliert. Wenn du immer noch dolle Schmerzen beim Stillen verspürst, lies das Kapitel »Raynaud« weiter hinten im Buch und überlege, ob das → *Raynaud-Syndrom* einen Gedanken wert sein könnte. Spätestens jetzt wäre dann auch der Moment gekommen, die Saugtechnik deines Babys noch mal genau anzuschauen. Die entsprechenden

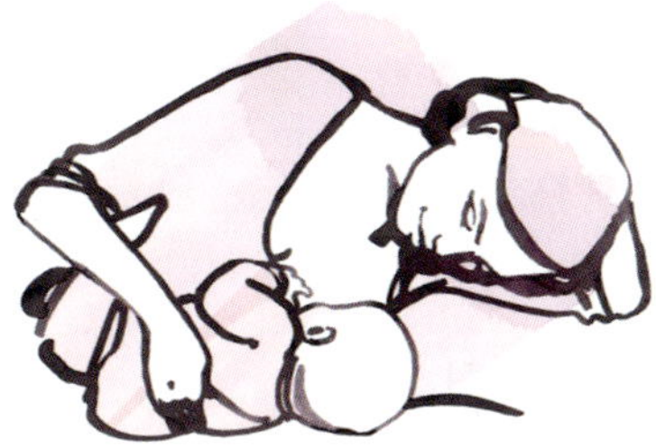

Stillen im Liegen

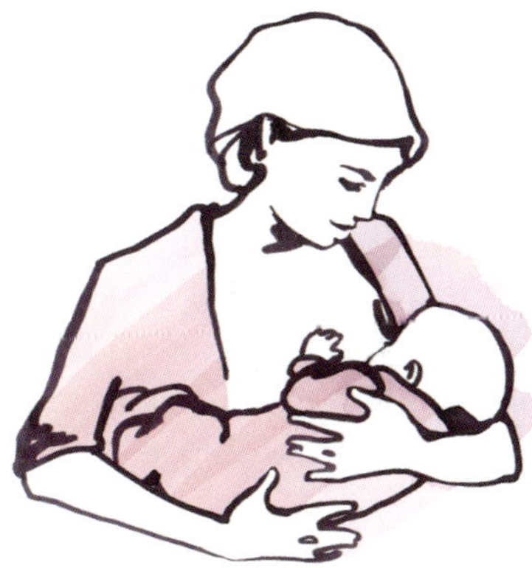

Wiegenhaltung

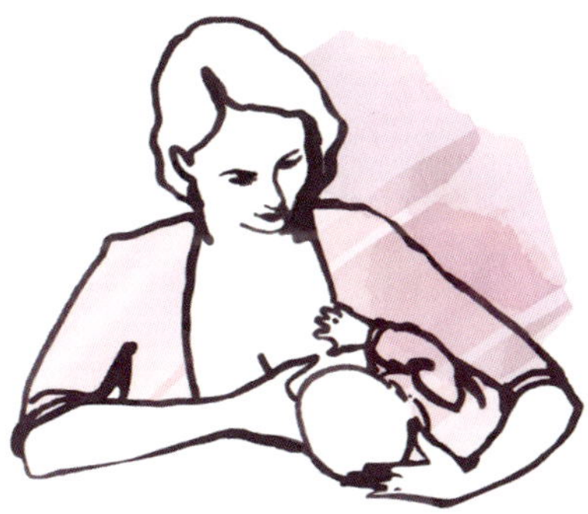

Football-Haltung

Youtube-Filmchen und das asymmetrische Anlegen habe ich im gleichnamigen Kapitel schon erwähnt.

Wenn du dich im Handling langsam sicherer fühlst, kommen nun ein paar alternative Stillpositionen ins Spiel, die je nach Anlass oder Tageszeit eine gute Abwechslung darstellen.

Genug Milch?

Bis zum Ende der zweiten Lebenswoche hat dein Baby vermutlich seinen anfänglichen und normalen Gewichtsverlust von etwa 7 bis allerhöchstens 10 Prozent des Geburtsgewichts wieder aufgeholt.

Wenn die Milch hingegen nicht ausreicht, zeigt sich meistens ein klassisches Bild: Dein Baby gedeiht nicht, es erreicht also das Geburtsgewicht nicht oder nur sehr zögerlich, und es wirkt ständig unzufrieden. Letztlich will es über weite Strecken des Tages am liebsten nonstop an deinem Busen sein, und es schläft zwischendurch nie so richtig zufrieden ein.

Nach aller Erfahrung ist es vor allem wichtig, mit den sinnvollen Maßnahmen, die Milchmenge anzukurbeln, bald zu beginnen und nicht zu lange nach dem Motto »Ach, wird schon« rumzueiern. In den ersten beiden Lebenswochen ist das Zeitfenster für den Milchstart weit offen, aber das bleibt es nicht ewig. Frustrierend sind Verläufe, in denen nach sechs Wochen, 100 g über dem Geburtsgewicht, irgendwann die Kinderärztin bei der U3 stutzig wird und alarmiert ist – für alle Beteiligten wirklich doof. Während man dann erst allmählich versteht, was da wohl blöd gelaufen ist oder verpasst wurde, muss gleich schon mit dem Zufüttern von Formulamilch begonnen werden, weil es wirklich höchste Eisenbahn ist.

> Wenn dein Baby nicht genug Milch bekommt, kannst du etwas tun, um deine Milchproduktion zu steigern.

Um diesen Prozess also vorher schon zu beurteilen, werden Babys in den ersten beiden Lebenswochen alle zwei Tage oder auch täglich von der Wochenbett-Hebamme gewogen, bis das Geburtsgewicht wieder erreicht ist. Wenn ein Baby über 10 Prozent des Geburtsgewichts verloren hat und es am Ende der zweiten Lebenswoche immer noch weit vom Geburtsgewicht entfernt ist, muss man spätestens jetzt etwas tun. Je früher, umso effektiver.

Es ist nicht besonders häufig, dass die Milch vorübergehend nicht ausreicht, manch ein Baby braucht übergangsweise aber wirklich Futter und manchmal eben auch zusätzlich zur Muttermilch Formulamilch aus der Flasche. Und ja, manchmal müssen auch Hebammen solche oft als unpopulär empfundenen Entscheidungen treffen. Chronisches Unterzuckern in den ersten Lebenswochen ist überhaupt nicht gut fürs Gehirn. Zu wenig trinken nicht gut für die Nieren. Zu wenig Ausscheidung nicht gut für den Verlauf der Neugeborenen-Gelbsucht.

Hilfreich ist in diesen Fällen eine gute Tabelle oder ausnahmsweise auch eine Still-App (etwa *Babytracker*), um die Stillmahlzeiten über die nächsten Tage hinweg genau zu dokumentieren und das subjektive Gefühl in konkrete Zahlen zu fassen. Nicht selten berichten nämlich die Eltern: Das Kind trinkt ganz oft und ganz viel – und anhand der wirklichen Dokumentation sieht man dann aber, dass das Baby nicht täglich auf acht Mahlzeiten kommt, die Stillmahlzeiten effektiv auch selten länger als fünf Minuten oder die Abstände hier und da viel zu lang sind.

Blutung

In der zweiten Woche ist die Blutung schon deutlich weniger geworden, sodass es nicht mehr aus dir herausschwappt oder du doppelte Lagen Binden brauchst. Auch geronnene Anteile sind jetzt wahrscheinlich viel weniger geworden. Insgesamt ist die Blutung heller, manchmal rosa, manchmal bräunlich, aber auch immer noch mit frisch-roten Etappen. Auch deine Nachwehen sind nur noch ganz mild zu spüren oder ganz verschwunden. Du kannst wahrscheinlich auf kleinere Binden umsteigen, manche Frauen mögen aber das polsternde Gefühl großer, weicher Binden noch ganz gern.

Wochenflussstau

Dein Muttermund verschließt sich schon wenige Tage nach der Geburt wieder. Manchmal kann dann das Blut nicht gut abfließen und sammelt sich in der Gebärmutter. Oft erledigt sich das nach einem kleinen Spaziergang, einem ausgiebigen Toilettengang oder einer vom Baby initiierten Dauer-Still-Aktion von selbst, und es fließt mit einem Mal die gesammelte Menge und dann wieder kontinuierlich Blut aus dir heraus. Wenn der gestaute Zustand aber länger als zwei Tage anhält, sind unterstützende Maßnahmen sinnvoll:

DAS HILFT BEI EINEM WOCHENFLUSSSTAU

- **Lege dich immer mal auf den Bauch** (den Busen mit einem Kissen weich polstern). So kann deine Gebärmutter besser in ihre ursprüngliche Lage etwas nach vorne gekippt in Richtung Bauch finden und auch der Abfluss nach außen besser funktionieren.
- **In Bauchlage kann man (sich) wunderbar das Kreuzbein massieren (lassen).** Hier sitzen wichtige Reflexpunkte, die für deine Gebärmutter zuständig sind.
- **Vielen Frauen ist auch eine sanfte → Bauchmassage angenehm.** Sie hilft allen Bauchorganen beim Sortieren und deiner Gebärmutter beim Kontrahieren; sie unterstützt die Rückbildung und ist oft schlicht eine kleine Portion Wellness. Sie regt Peristaltik und Gebärmutterkontraktionen an, die dann im besten Fall den gestauten Inhalt nach draußen befördern. Auch hier zeigt die Hebamme deinen Care-Personen gerne, wie das geht.
- Trinke einen **Tee aus Frauenmantel, Hirtentäschel und Himbeerblättern**. Den kannst du in gut sortierten Apotheken mischen lassen.
- Massiere deinen **Akupunkturpunkt Dickdarm 4**: Er liegt zwischen Daumen und Zeigefinger, direkt unter dem kleinen Muskelberg. Nimm den Daumen und Zeigefinger der anderen Hand, mit etwas Herumdrücken und Spüren findest du ihn sehr zuverlässig, er ist etwas empfindlich. Massiere immer mal einige Minuten beide Hände am Di4 herum.
- In hartnäckigen Fällen kann ein **Senfmehl-Fußbad** alles wieder in Fluss bringen: Die anregenden Senföle stimulieren alle Körpersäfte, auch diese. Du findest das Rezept dazu im Buchteil »Frühe Schwangerschaft« → *Senfmehlfußbad*.

HEBAMMENWISSEN

TIPPS ZUR UNTERSTÜTZUNG DER MILCHBILDUNG

- ***Häufig und ausreichend lange anlegen.*** Konkret: Dein Baby soll mindestens alle zwei bis drei Stunden für mindestens 15 Minuten trinken. Die Milchbildung wird durch die gesteigerte Nachfrage mit einer angekurbelten Produktion reagieren. Wenn dein Baby nach kürzerer Zeit schon nicht mehr hörbar schluckt oder ungeduldig wird – manche Babys zerren knurrend an der Brust herum wie ein kleiner Hund –, wechsele die Seite. Rechts-links-rechts-links. Damit löst du häufige Milchspendereflexe aus. In der Milchbildungsanpassungsphase der ersten beiden Wochen oder in Wachstumsschüben reicht diese Maßnahme oft völlig aus.
- ***Richtig anlegen.*** Für eine ausreichende Milchproduktion ist es wichtig, dass die Brüste auch leer getrunken werden. Lasse deine Hebamme noch mal genau zugucken, was genau dein Baby an deiner Brust macht und ob es Lippen, Zunge und Kiefer koordiniert und effizient einsetzt.
- Wenn dein Baby nicht lange und effektiv trinken kann, etwa weil es ein Frühgeborenes ist oder andere Beeinträchtigungen hat, ist ***regelmäßiges Pumpen*** (alle 3 Stunden, also 8-mal in 24 Stunden) mit einer hochwertigen elektrischen Milchpumpe wichtig. Gleichzeitig helfen deinem Baby ***regelmäßiges Saugtraining*** und spezielle Therapien, etwa die → *orofaziale Regulationstherapie* nach Castillo Morales.
- ***Viel Ruhe, gut essen, liegen, schlafen.*** Lege dich mit Baby ins Bett, kuschelt, habt Körperkontakt. Gerne auch nackt! Hautkontakt steigert nachweislich die Oxytocin-Produktion, und damit fließt die Milch schneller und leichter. Eine dir skeptisch über die Schulter starrende Schwiegermutter senkt sie übrigens – ebenfalls nachweislich. Sage also anstrengenden Besuch ab.
- ***Lasse dir Schnittchen, Suppe und Tee ans Bett servieren.*** Bei einer Kalorienzufuhr von unter 1500 Kalorien sinkt signifikant die Milchmenge. »Viel trinken« steigert übrigens die Milchmenge nicht.
- ***Eiweißshakes:*** Für die Synthese von Hormonen braucht der Körper unbedingt hochwertige Aminosäuren, also Eiweiß, das wir mit der Ernährung allein oft nicht ausreichend zu uns nehmen. Konzentriertes, gut bioverfügbares Eiweiß sind Proteinshakes für Leistungssportler, die es mittlerweile im Drogeriemarkt oder Sportbedarf zu kaufen gibt. Molke-Eiweiß ist gut, Veganerinnen können Shakes auf Sojabasis probieren. Denn dein Leistungssport im Moment lautet gerade: Stillen.
- ***Wärme und Massage:*** Für die Anregung eines besseren Milchflusses und damit auch der Trinkmenge pro Zeiteinheit ist das Erwärmen der Brust

vor dem Stillen hilfreich – praktisch ist eine → *Rotlichtlampe*, die erreicht das Drüsengewebe in der Tiefe. Alternativ dazu kannst du feuchtwarme Umschläge mit Mullwindeln oder Handtüchern machen. Danach massiere jede Brust ein bis zwei Minuten lang mit eingeölten Händen. Dazu setze dich etwas vornübergebeugt hin, nimm eine Hand oben auf die Brust, die andere Hand unter den Busen. Dann »rolle« die Brust sanft in den Händen hin und her. Auch eine Massage des Nackens und oberen Rückens (zwischen den Schulterblättern) ist ganz toll. Hier sitzen Reflex- und Akupunkturpunkte, die direkt mit dem Busen in Kontakt sind.

- Wenn das alles nicht ausreicht, kommt nun Phase zwei ins Spiel, mit konsequenteren Maßnahmen wie etwa einer ***elektrischen Milchpumpe.*** Damit kannst du nach jedem Stillen nachpumpen. Erstens entleerst du damit deine Brüste (nahezu) vollständig und signalisierst den milchbildenden Alveolen damit »Mehr Milch!«, zweitens löst du damit auch noch mal den einen oder anderen Milchspendereflex mehr aus. Deine Hebamme stellt dir dazu eine Verordnung aus, die Kosten übernimmt die Krankenkasse. Unter Fachpersonal besonders beliebt und mit Verleihstationen über Apotheken gut verfügbar ist die Marke *Medela*® mit dem Pumpenmodell *Symphonie*®. Ergänze sie am besten mit einem Doppelpumpset, dann sparst du Zeit und kannst an beiden Brüsten gleichzeitig abpumpen. (Ja, ich kenne dein Kopfkino. Und ja, als Mutter findet man sich regelmäßig in skurrilen und nie vermuteten Situationen wieder!)
- Wenn du keine Verleihstation findest oder alle Pumpen gerade vergriffen sind, liefern ***Spezial-Online-Apotheken,*** wie etwa die *milchwiese.de*, bundesweit Medela®-Leihpumpen bis zum nächsten Tag aus.
- Wenn du eine Pumpe hast, kannst du zusätzlich 1- bis 2-mal am Tag etwas machen, das man ***Clusterpumpen*** nennt. Dazu pumpst du eine Stunde lang in kurzen Intervallen, und zwar in diesem Rhythmus: Fünf bis zehn Minuten pumpen oder so lange, bis der Milchfluss versiegt ist. Pumpe mindestens so lange, dass du den Milchspendereflex (ein kribbeliges, manchmal auch »pikiges« Ziehen, das einige Sekunden bis eine Minute nach dem Trinken/Pumpen beginnt) deutlich gespürt hast. Danach zehn Minuten Pump-Pause. Im Wechsel, insgesamt eine Stunde lang. Möglicherweise ist zum Abschluss gar nicht so viel Milch in der Flasche, sei nicht enttäuscht. Es ist eine weitere Maßnahme zum Anregen der Milchproduktion. Dennoch kann dein Baby natürlich auch diese kostbaren Tropfen Milch als »Nachtisch« nach der nächsten Stillmahlzeit bekommen.

GALAKTAGOGA: MILCHBILDENDE PFLANZEN, GEWÜRZE UND NAHRUNG

Mittel, um die Milchbildung zu unterstützen, gibt es traditionell schon immer. Aus vielen Ländern sind regionale Pflanzen oder Nahrungsmittel bekannt, die stillende Frauen seit Generationen zu sich nehmen, um die Milchbildung anzuregen, und die ihnen von Müttern und Großmüttern zu diesem Zweck empfohlen werden.

So sollen **Gerste und Hafer** milchbildungsunterstützend wirken. Ein warmes nährendes Porridge im Wochenbett ist also in vielerlei Hinsicht eine gute Idee. Wenn Getreide 1 bis 2 Tage lang angekeimt wird und damit Stärke in Maltose umgewandelt wird, entsteht Malz. Auch dieses hat eine überlieferte milchbildungsunterstützende Wirkung. Gemalztes Getreide wird zum Bierbrauen verwendet und ist – wie der Name schon sagt – reichlich in **Malzbier** enthalten, wenn dir das schmeckt, trinke es gern. In Ländern, in denen Dattelpalmen wachsen, gelten **Datteln** als wirksames Nahrungsmittel, um die Milchbildung anzukurbeln.

Unter den galaktogenen Kräutern ist **Bockshornklee** eines der weltweit häufigsten und mit einer gewissen Evidenz behafteten »Milchkräuter«. Von den gemahlenen Samen kannst du 2,5 bis 3 g pro Tag als Pulver oder Kapseln zu dir nehmen. Bockshornklee in gemahlener Form wird als Gewürz für Suppen, Eintöpfe und Brot verwendet. Auch **Mariendistel** (die auf Englisch vermutlich nicht umsonst *Milk Thistle* heißt) ist ein effektives Galaktagogum. Entscheidend ist der Silymarin-Anteil, das ist der Wirkstoff aus den Samen dieser Pflanze. Eine Tagesdosis zwischen 100 und 400 mg Silymarin ist die in der Literatur am häufigsten genannte Dosis. Die **Blätter des Moringabaumes**, der in seinen Herkunftsländern in den Subtropen als »Baum des Lebens« gilt, kann als Pulver oder Tee ebenfalls die Milchbildung anregen.

Milky-Milk-Kapseln *(into life)* enthalten eine Kombination aus Bockshornklee, Mariendistel und jodhaltigen Algen, denn der Jodbedarf in der Stillzeit ist gegenüber der Schwangerschaft nochmals höher, und eine gute Schilddrüsenfunktion ist essenziell für die Milchbildung → *Jod*.

Traditionell werden auch **Tees** zur Unterstützung der Milchbildung getrunken. In ihnen sind neben typischerweise Fenchel, Anis und Kümmel auch weitere Kräuter enthalten, Milchmädchen *(into life)* enthält etwa Bockshornklee und Geißraute.

Große Mengen purer Fencheltee sollten von schwangeren Frauen und stillenden Müttern nach neuen Studiendaten wegen des Gehaltes an Estragol nicht getrunken werden. Babys sollten überhaupt gar keinen Fencheltee mehr bekommen. Estragol hat sich im Tierversuch als genverändernd und krebserregend erwiesen. Die EMA empfiehlt, eine tägliche Gesamtmenge von 0,05 mg Estragol pro erwachsener Person am Tag nicht zu überschreiten, die erreicht man durchaus mit einer regelmäßigen Kanne reinen Fencheltees. Auch Basilikum enthält viel Estragol, du solltest Pesto also nicht täglich essen.

Gute Milchbildung braucht Ruhe, gutes Essen und viel, viel Anlegen – auch milchbildende Kräuter können helfen.

Teemischung
MILCHMÄDCHEN *(into life)*

Moringa, Bockshornklee, Verbene, Geißraute, Holunderblüten, Fenchel, alle Zutaten in Bio-Qualität.

Ein klassischer Milchbildungstee: In Milchmädchen finden sich die traditionell schon seit Jahrtausenden als milchbildend bekannten Zutaten zu einem Stilltee der besonders leckeren Art zusammen. Gute Milchbildung braucht Ruhe, gutes Essen und ganz viel intensives Kuscheln mit dem Baby mit viel, viel Anlegen. Als ergänzende Maßnahme hilft dieser Tee ganz wunderbar!
Durch das leichte Aufbrechen der geschlossenen Früchte – z. B. im Mörser – lässt sich der Gehalt an ätherischen Ölen, und damit deren Wirksamkeit, noch erhöhen.
Anwendung: 2 TL Kräuter pro Tasse mit kochendem Wasser übergießen und 10 Minuten ziehen lassen. Trinke davon, so viel und wann immer du magst.

Geburtsverletzungen

Geburtsverletzungen verheilen meistens erstaunlich schnell, wenn man bedenkt, dass es sich immerhin um die zartesten und empfindsamsten Körperstellen handelt. Auch größere Verletzungen sind in der zweiten Lebenswoche meist abgeschwollen und tun jetzt vermutlich schon nicht mehr so weh. Nachdem die erste Phase der Wundheilung abgeschlossen und deine Verletzungen oberflächlich verheilt sind, tut oft eine sanfte Wundpflege gut, z. B. mit einem Öl. Du kannst den Rest deines Damm-Massageöls dafür verwenden, Calendula-Babyöl oder auch ein anderes gutes Körperöl. Es hilft gegen das unangenehme, juckende Trockenheitsgefühl, das sich oft nach einigen Tagen einstellt. Nimm dazu einfach einige Tropfen Öl auf die Fingerspitzen, und verteile es ein- bis zweimal am Tag sanft auf deiner Vulva, wenn du dich schon traust.

Geburtsverletzungen werden in Deutschland immer mit selbstauflösenden Fäden genäht. Die Fäden in den äußeren Schichten lösen sich dabei nicht gänzlich auf wie Brausepulver, sondern werden an einer Stelle im Gewebe brüchig und fallen dann irgendwann ab. Die Frauen finden dann Fadenenden oder Knoten im Duschsieb oder auf dem Toilettenpapier. Manchmal sind diese Fäden wirklich zäh und machen auch nach Wochen keine Anstalten abzufallen. Dann stören, piken oder jucken sie oft, haben aber ihren Dienst nach Abschluss der Wundheilung – etwa nach zehn Tagen – längst erfüllt. Wenn sie dann noch stören, kann deine Hebamme sie ziehen. Das tut nicht weh, ist höchstens je nach Lokalisation etwas fummelig und ziept maximal ein bisschen, danach fühlt es sich meistens deutlich angenehmer an ohne das komische Fremdkörpergefühl.

Kaiserschnittnarbe

Auch eine Kaiserschnittnarbe ist nach einer guten Woche oberflächlich schon ganz gut verheilt, und die Narbenbildung beginnt. Spätestens jetzt können die Pflaster über deiner Narbe abgenommen werden. Vielleicht ist dir dieser ganze Bereich noch ein wenig fremd, er fühlt sich empfindlich und gleichzeitig taub an. Du kannst im Stehen meistens die Narbe noch nicht sehen, weil an dieser Stelle mehr Spannung im Gewebe ist und sich etwas von deinem post-schwangeren Bauch darüberwölbt. Ambivalente Gefühle sind häufig, es braucht manchmal schlichtweg Zeit, um Frieden zu schließen mit deiner Geburt, die vielleicht eben ganz anders war, als du es dir vielleicht gewünscht hast.

- ***Lege immer mal deine warme Hand auf deine Narbe.*** Ganz vorsichtig. Spüre in dich hinein, vielleicht entsteht ein leises Hinspüren oder auch ein innerer Dialog. Mit deinem Bauch, mit deiner Gebärmutter, mit dir selbst. Und manchmal fließen ganz unvermittelt auch Tränen. Lasse das zu, es tut gut.
- ***Es ist ausdrücklich erlaubt, die Narbe zu berühren. Trau dich – und nimm dir Zeit.*** Wenn es sich richtig anfühlt, kannst du, z. B. nach dem Duschen, deine Narbe sanft massieren. Dafür eignet sich jedes gute Hautöl, der Rest deines Schwangerschafts- oder Damm-Massageöls.
- ***Sheabutter*** und auch ***Hagebuttenkernöl*** sind wundervolle und natürliche Narbenpflegemittel. Sie beschleunigen Heilungsprozesse, schützen den Feuchtigkeitshaushalt der Haut, sind ausgezeichnet verträglich und unterstützen die Elastizität von Narben.

HEILUNG UND NARBEN

In den ersten Tagen der Wundheilung ist Schonung wichtig, auch in der folgenden Zeit ist die frische Narbe noch empfindlich – zu starke oder belastende Bewegungen können sie strapazieren oder das Gewebe über Gebühr dehnen, das tut den zarten, frischen Gewebsfasern nicht gut. In den ersten Wochen nach einer Bauchgeburt solltest du also unbedingt auf ein Zuviel dieser Bewegungen (und beispielsweise das Heben von Einkaufstüten und Wäschekörben und auch Auto-Babyschalen) verzichten und dich schonen.

Vielen Frauen ist es angenehm, die Haut zu pflegen und somit weich und geschmeidig zu halten. Es gibt spezielle Produkte zur Narbenpflege mit unterschiedlichen Wirkstoffen, die den Regenerationsprozess des Gewebes unterstützen, die Elastizität der Narbe erhöhen und einen hautberuhigenden Effekt haben sollen. Sie können zu einem unauffälligeren Erscheinungsbild der Narben beitragen.
Das **Provitamin Panthenol** etwa stimuliert die Zellneubildung, beschleunigt den Heilungsprozess und trägt zu einer Verbesserung der Hautfeuchte bei. Allantoin ist ein natürlicher Pflanzenwirkstoff, der z. B. in **Beinwell** enthalten ist. **Aloe vera** enthält Saponine, die bei der Zellerneuerung helfen können und die Hautfeuchte positiv beeinflussen. Später unterstützt auch eine sanfte Massage die Narbenreifung.

SILIKON

Zur Unterstützung dieser Prozesse haben sich nach der Wundheilung der ersten 10 Tage »zur Verbesserung der kosmetischen Ergebnisse«, wie es so schön heißt, Silikonpräparate etabliert. Silikone sollen die Aktivität der Fibroblasten hemmen, spezieller Bindegewebszellen, die für die Narbenbildung verantwortlich sind.
Ein Silikongel (z. B. Dermatix-Gel oder Bepanthen®-Narbengel) wird 2-mal täglich hauchdünn auf die Narben aufgetragen und für einige Minuten trocknen gelassen. Alternativ kannst du auch Silikongelpflaster (z. B. Scarban® oder Hansaplast Narben Reduktion) auf die richtige Länge zuschneiden und aufkleben. Zum Duschen wird das Narbenpflaster abgenommen und im Anschluss wieder auf die Narben gelegt. Dasselbe Pflaster kann mehrmals angewendet werden. Relativ neu sind Silikonpads, die mehrere Wochen lang wiederverwendbar sind, etwa die *scar scar away* von *APRICOT beauty*.
Narbenbehandlung braucht einen längeren Atem: Der Anwendungszeitraum

von Silikonpräparaten beträgt mindestens drei Monate, die Behandlung muss mind. 12 Stunden lang pro Tag angewandt werden. Du kannst verschiedene Methoden kombinieren (etwa tagsüber Silikonpflaster oder -pads auflegen und zur Nacht eine Creme benutzen).

MIKRONÄHRSTOFFE FÜR DIE WUNDHEILUNG

Die Wundheilung und Narbenbildung sind natürlich auch Prozesse, die von innen stimuliert werden, auf zellulärer Ebene laufen diverse Regenerations- und Heilungsprozesse auf Hochtouren. Dafür ist eine gute Versorgung mit Mikronährstoffen wichtig. Immun- und Fresszellen beseitigen Gewebstrümmer und bekämpfen Bakterien. Es bilden sich im verletzten Bereich neue Blutgefäße und Zellen, die die Wunde dauerhaft verschließen.
Im Kontext der Wundheilung ist **Zink** das bekannteste und am besten erforschte Spurenelement, auch **Kupfer** spielt eine wichtige Rolle. Es stimuliert Wachstumsfaktoren, die die Neubildung von Blutgefäßen anregen und den Umbau des Bindegewebes unter Bildung von stabilem Kollagen unterstützt.
Die **Vitamine A, C, D und E** haben bei der Wundheilung besonders wichtige Aufgaben: Vitamin A ist zentral für den Aufbau einer gesunden und narbenfreien Haut, Vitamin C unterstützt die Kollagenbildung und damit die Festigung des neu gebildeten Gewebes. Vitamin E ist ein effektives Antioxidativum und unterstützt den zellulären Reparaturprozess. Vitamin D regt die Produktion des Peptids Cathelicidin an, das sowohl antimikrobiell wirkt als auch den Wundverschluss und die Blutgefäßbildung im frischen Narbengewebe stimuliert.
Und Wundheilung benötigt **Eiweiß.** Proteine versorgen den Körper mit Aminosäuren, die essenziell sind für den Aufbau von Binde- und Granulationsgewebe und das Zellwachstum. Besonders reich an solchen Peptiden und den wichtigen Aminosäuren Arginin und Prolin ist **Kollagen-Hydrolysat.** Kollagen-Hydrolysat bekommst du als Pulver im gut sortierten Nahrungsergänzungshandel. Weil Kollagen tierischen Ursprungs ist, solltest du auf Bio-Qualität achten.
Insgesamt dauert die Heilung bei einer so tiefgreifenden Narbe, wie es die Bauchgeburtswunde ist, bis zu zwei Jahre. In dieser Zeit hat Sonnenlicht einen ungünstigen Einfluss. Um zu vermeiden, dass sie sich dauerhaft dunkel verfärbt, solltest du die Narbe im Verlauf des nächsten Jahres gegen UV-Strahlung schützen. Wenn du deinen Bauch wieder in die Sonne halten möchtest, kannst du einen Sunblocker (mindestens LSF 50) verwenden.

Dein Beckenboden

Dein Beckenboden hat während der Schwangerschaft und während der Geburt Enormes geleistet. Er hat dein Baby neun Monate lang getragen und dein Becken nach unten hin so gut stabilisiert, dass dein Baby in deinem Schoß sicher aufgehoben war. Dann hat er seine Stabilität und Festigkeit während der Geburt vollkommen aufgegeben und sich so weit geöffnet, dass tatsächlich dein Baby aus dir herauskommen konnte. Auch dann, wenn du einen Kaiserschnitt hattest, war Ersteres in jedem Fall eine wirklich großartige Leistung.

Nach der Geburt braucht dein Beckenboden Zuwendung, um sich wieder zu stabilisieren, und in den nächsten Monaten dann auch ein bisschen Disziplin, um sich wieder zu kräftigen.

Bevor du dich mit Fitnessvideos beschäftigst, um schnellstmöglich wieder *back in shape* zu kommen, um mal ein Unwort zu benutzen, stehen für das frühe Wochenbett erst mal beckenbodenschonende und -pflegende Alltagsübungen auf dem Programm, damit du deinen Beckenboden jetzt in seiner Weichheit nicht zusätzlich belastest.

Dazu zeigt deine Hebamme dir, wie du beckenbodenschonend aufstehst, dich bückst, dein Baby aufhebst oder auch auf die Toilette gehst. Gehe rechtzeitig aufs Klo, aber auch nicht übertrieben oft, ohne dass du wirklich »musst«. Gewöhne dir an, gut zu Ende zu pinkeln. Sowohl für die Blasen- als auch Darmentleerung gilt: Besser nicht drücken. Nutze gern einen Hocker und stelle die Füße darauf ab. Nach dem Toilettengang, einem physiologischen »kleinen« Öffnungsvorgang, aktiviere deinen Beckenboden und schließe, gleich dem Reißverschluss deiner Hose, auch deinen Beckenboden wieder.

Melde dich auch bald zu einem Rückbildungskurs an, die besten Kurse sind auch hier mal wieder schnell ausgebucht. Wenn der Kurs von einer Hebamme geleitet wird, wird er von gesetzlichen Krankenkassen erstattet, und du kannst den Präventionskurs, der bei den meisten Versicherungen mittlerweile zum Bonusprogramm gehört, gleich für den nächsten »Post-Rückbildungskurs« aufsparen.

Dein Gemüt

Von »stabil« bist du vielleicht noch ein Stückchen entfernt. Noch immer ist vieles neu, und du bist weiterhin sehr dünnhäutig. Wer hätte das gedacht? Wenn es dir guttut, kannst du in der zweiten Lebenswoche des Babys ganz langsam kleinere Spaziergänge an der frischen Luft unternehmen. Starte dazu nicht gleich mit Erledigungstouren, wie etwa Ämtergängen oder Shopping im Einkaufscenter. Auch gern gesehener Besuch ist schön, Geschenke auspacken, frische Blumen bekommen – spitze.

Achte weiter gut auf die Grenzen deiner Belastbarkeit, die sind manchmal schneller erreicht, als du denkst. Noch immer erlebst du Momente ungeahnter Sentimentalität, mach dich darauf gefasst, ein bisschen davon bleibt als Mutter für immer. Auch Momente von Überforderung und Erschöpfung (»Bleibt das jetzt immer alles so?«) wird es in den nächsten Wochen und Monaten immer wieder geben. Wie sollte es auch anders sein angesichts dieser massiven Lebensumstellung? Und dann, unvermittelt: Von jetzt auf gleich ist mit einem zufrieden am Busen einschlummernden Baby auch schnell alles wieder gut. Rechne immer noch mit ungeahnten Momenten der Fragilität.

NATURHEILKUNDE

YLANG-YLANG

Die »Blume der Blumen«, wie sie in der malaysischen Sprache genannt wird, ist eines der weiblichsten Öle überhaupt. Die grüngelben Blüten der großen Bäume beginnen erst am späten Abend zu duften. Die Nacht ist die Zeit für Ylang-Ylang mit ihrem ausgeprägten Yin-Aspekt.

Es ist ein Öl für die Geburt; mit seinem warmen, betörend sinnlichen Duft bringt es dich in Kontakt mit deiner urweiblichen Seite, unterstützt die Hingabe, stärkt die Intuition und wirkt schmerzlindernd und Endorphin stimulierend.

Auch für alle anderen Aspekte rund um das Thema »Mütterlichkeit« ist Ylang-Ylang eine wertvolle Begleiterin. Der intensiv blumige Duft wirkt euphorisierend und antidepressiv.

Gleichzeitig wirkt Ylang-Ylang auffällig entspannend auf deine Gesichtsmuskulatur, in der sich oft Zweifel, Kritik und Skepsis widerspiegeln.

Ylang-Ylang erlaubt dir Weichheit und eine lebensbejahende Zuversicht, auch für deine ganz neue Rolle als Mutter.

- ***Das Geburtsöl*** *(into life)* mit Jasmin, Neroli, Rose, Muskatellersalbei und römischer Kamille wirkt eher tief auf die Emotionswelt, stark intuitiv und sinnlich. Es fördert die Hingabe an große weibliche Herausforderungen, wie es eine Geburt auf verschiedene Weise ist.
- ***Der Öl-Balsam*** *(into life)* ist etwas leichter, heiterer mit Grapefruit, Bergamotte, Mandarine, Jasmin, Neroli, Muskatellersalbei und Lavendel.
- ***Auch das Massageöl Gelassenheit*** *(Ingeborg Stadelmann)* mit Litsea, Muskatellersalbei, Vetiver, Ylang-Ylang und Zitrone vereint tiefere und hellere Noten zu einem schönen Zusammenklang.

DEIN BABY IN DER ZWEITEN LEBENSWOCHE

Dein Baby ist so langsam angekommen auf dieser Welt. Die Lebensgeister sind erwacht, es hat nun immer mal kurze Wachphasen, in denen es weder trinkt noch weint. Du spürst förmlich, wie es seine kleinen Antennen in diese Welt ausfährt, und würdest zu gern wissen, was in dem kleinen Köpfchen so vor sich geht, wenn es mal stirnrunzelnd, mal gelassen, mal durchdringend die Welt und das Gegenüber betrachtet.

Rhythmus

Nachdem dein Baby in der ersten Lebenswoche wahrscheinlich viel geschlafen hat, hast du dich möglicherweise schon gewundert, was die alle meinen: Wie, man schafft gar nichts? Es schläft doch sogar »schon« in seinem Bett! Vermutlich wird sich ab der Mitte der zweiten Lebenswoche einiges ändern. Euer Baby hat sich bei euch eingelebt, und seine Bedürfnisse werden sich regen.

Während es in den ersten Tagen oft »schlief, wenn es schlief«, wird der Schlaf nun störanfälliger, das Baby lässt sich nicht mal eben so ablegen. Du wirst auch nie genau wissen, wann eine kurze oberflächliche, wann eine lange und tiefe Schlafphase folgt und wann dein Baby nur und ausschließlich in deinem Arm schläft, wann es sich sozusagen »lohnt«, schnell unter die Dusche zu hüpfen oder ebenfalls zu versuchen einzuschlafen …

Setze also Prioritäten: Wenn dein Baby schläft, dann mache das Wichtigste zuerst. Es ist sehr gut möglich, dass du frühstücken kannst, dann aber (vorerst) nicht auch noch duschen. Oder eben umgekehrt. Im frühen Wochenbett sollte dich auch kein Besuch davon abhalten, kurz etwas Schlaf nachzuholen, wenn es eben gerade ginge. Am besten lässt du in den ersten zehn Tagen dein Nachthemd an, damit du auch wirklich im Bett bleibst und nicht anfängst, das Bad zu putzen oder Mails zu checken, wenn es kurz eine Pause gibt. Wenn der Alltag am Ende der zweiten Lebenswoche langsam zurückkehrt und du weniger konsequent im Bett bleibst, lege dich mindestens einmal am Tag zum Stillen ins Bett – und bleibe vielleicht auch etwas liegen, möglicherweise merkst du erst dann die Müdigkeit. Zunehmend ist das die einzige Chance, doch noch mal zu einem wirklichen Mittagsschläfchen zu kommen, behalte das also auch später gern bei.

Temperaturregulation

In der zweiten Lebenswoche hat dein Baby vermutlich keine lila Händchen und Füßchen mehr, du merkst aber immer noch, dass es schnell kalt wird. Beim Wickeln, nach dem Baden oder auch schon dann, wenn es erstaunlicherweise auch mal allein in seinem Bettchen schläft. Du darfst das dann gern feiern und schnell ins Bad verschwinden. Eine Decke (aus Wolle, die wärmt viel besser!), in die du dein Baby wickeln kannst oder mit der du die Beinchen bedeckst, einfach oder doppelt, die du beim Stillen um euch herumdrapieren kannst, ist in den nächsten Wochen immer Gold wert und überall griffbereit zum gemütlichen, wärmenden Einkuscheln.

Der Bauchnabel

Der Bauchnabel sieht in der zweiten Lebenswoche zunehmend etwas merkwürdig aus. Bevor der Rest der Nabelschnur abfällt, ist er braun, matschig-weich am Ansatz und hart vertrocknet am Ende. Er gammelt sozusagen ab – so sieht er aus, und so riecht er auch. Auch das ist mal wieder ganz normal. Zwischen dem 5. und 14. Lebenstag fällt der Rest der Nabelschnur dann ab. Irgendwann liegt der Nabelschnurrest samt Klemme irgendwo im Body. An der dann entstandenen kleinen Nabelwunde bildet sich ein kleines Schorfkrüstchen, welches sich immer mal ablöst. Nur bei einem geröteten Nabel oder sehr viel Sekret ist eine besondere Behandlung notwendig, in diesen Fällen kannst du:

- ***Den Nabel reinigen mit Muttermilch.*** Gut geht das mit einem Q-Tip, deine Hebamme zeigt dir, wie das geht und was notwendig ist.
- Oder mit ***Recover Spray (into life), Kochsalzlösung, Calendulaöl,*** je nachdem, was du magst und im Haus hast.

NABEL-GRANULOM

Manchmal bildet sich auch ein kleines Nabel-Granulom: So nennt man überschießendes Narbengewebe am Nabelgrund. Es sieht etwa so aus wie ein winziges Blumenkohlröschen, das aus dem Bauchnabel herausguckt. Granulome verschwinden sensationell schnell, wenn man sie mit banalem Kochsalz bestreut: Stelle dir ein Näpfchen Salz an den Wickelplatz und streue zwei- bis dreimal täglich eine winzige Prise auf das angefeuchtete Granulom. Nach wenigen Tagen ist vermutlich nichts mehr davon sichtbar. Früher wurden diese Granulome gerne mit Silbernitrat geätzt, das kann die Haut aber sehr reizen oder verletzen und ist deshalb kaum eine gute Idee. Salz ist um Längen milder und mindestens genauso wirksam. Solche speziellen Maßnahmen sagt dir aber deine Hebamme!

Verdauung und Bauchweh

In der zweiten Lebenswoche hat dein Baby vermutlich mehrmals täglich Stuhlgang, dieser hat die Form und Farbe von typischem Muttermilchstuhl erreicht: Er ist gelb in allen Nuancen zwischen Curry und Ocker, manchmal mit ein paar grünen Sprenkeln dazwischen. Er erinnert von der Konsistenz her an körnigen Senf oder Hüttenkäse und ist ziemlich flüssig. Die Konsistenz, die sich in den vollen Windeln finden lässt, ist viel fester als in dem Zustand, in dem er herauskommt, weil die Multiabsorberwindeln sofort alles Flüssige wegsaugen und nur Festes an der Oberfläche bleibt. Dein Baby hat also keinen Durchfall, auch wenn eine kleine Fontäne auf dem vor der Wickelkommode stehenden Stillsessel landet. Ich würde also nicht unbedingt einen cremefarbenen Wollteppich vor die Wickelkommode legen – auch, wie weit Babys pinkeln (Jungs!) und spucken können, wird allgemein unterschätzt.

Manchmal grummelt es auch ganz ordentlich im Bauch, und dein Baby begleitet das In-die-Hose-Machen mit ungehemmten Geräuschen – es knurrt, quiekt oder grunzt und pupst. Oft zappelt es auch herum, wird ganz angestrengt rot im Gesicht, zieht die Beinchen an und streckt sie weit von sich – all das sind die Feinzeichen, von denen im Kapitel »Abhalten« die Rede ist. Verdauung ist eben noch anstrengend für dein Baby, ein enorm großes Organsystem muss jetzt seine Funktion aufnehmen – und das muss sich erst mal warmlaufen.

Spucken

Während Babys in der ersten Woche meistens nur ein bisschen Fruchtwasser oder ein paar Tropfen Vormilch ausspucken, ist nun die Trinkmenge deutlich mehr geworden – und wenn ein Kind spuckt, dann ist das manchmal eine richtige kleine Fontäne. So langsam weißt du, wozu Spucktücher da sind. Bald findest du sie überall in der Wohnung verteilt (oft aber genau dann nicht, wenn du akut eines brauchst). Auch in dieser Zeit gibt es manchmal noch Blutbeimengungen. Meistens stammen die von wunden Brustwarzen, die teilweise während des Stillens heftig bluten können, nicht erschrecken, sage aber deiner Hebamme Bescheid.

Ansonsten gilt der althergebrachte Spruch: »Speikinder sind Gedeihkinder.« Das Spucken zeigt also an, dass dein Baby ordentlich versorgt ist mit guter Milch – und das Spucken einfach als »Überlaufventil« nutzt, wenn es mal zu viel war.

Merkwürdiges Verhalten

Manchmal macht dein Baby komische Geräusche. Beim Atmen quietscht es oder grunzt oder macht andere Haustiergeräusche. Manche Babys röcheln auch immer mal im Schlaf. Alles, was sporadisch auftritt und nach kurzer Zeit oder beim Stillen verschwindet, ist vermutlich vollkommen normal. Oft liegt einfach nur eine kleine Pfütze Muttermilch hinten im Rachen, die da vor sich hin vibriert. Stöhnendes Ausatmen bei jedem Atemzug oder Einziehungen zwischen den Rippen im Atemrhythmus hingegen sollten – je nach Ausmaß sehr zügig – abgeklärt werden: Das machen Babys etwa dann, wenn sie eine schwere Infektion entwickeln → *B-Streptokokken*. Das ist zwar extrem selten, dann aber wichtig zu wissen und sei hier nur der Vollständigkeit halber erwähnt.

Dann gibt es noch die lebhaften Traumphasen. Manche Babys schlafen mit halb geöffneten Augen, sodass man in den Traumphasen die rollenden Augen oder sogar auch nur das Augenweiß hinter den Lidspalten sehen kann. Dabei zucken sie gern noch im Schlaf, manchmal sieht das wirklich etwas beunruhigend aus. Ist es aber nicht: Auch das ist kein Fall für die Neurologie, sondern zeigt einfach, wie sehr das Neuronengewitter im Gehirn gerade aktiv ist und das Baby alles Erlebte verarbeitet. Alles ist gut. Erzähle solche Dinge immer deiner Hebamme oder Kinderärztin. Mache eventuell ein Handy-Video davon, sie schaut und horcht noch mal genau.

Gelbsucht

Die Gelbfärbung der Haut nimmt nun zunehmend ab, vielleicht ist das Augenweiß noch etwas gelblich gefärbt. Dort wird das Bilirubin als Letztes abtransportiert, deine Hebamme wird das Abblassen der gelben Hautfarbe weiterhin im Blick behalten, aber es ist jetzt vermutlich kein wirkliches Thema mehr.

DIE DRITTE UND VIERTE WOCHE NACH DER GEBURT

Körperlich hast du dich wahrscheinlich nun schon ganz gut von den Strapazen deiner Geburt erholt. Noch sind nicht alle Wunden ganz und gar verheilt, aber so langsam eroberst du dir deine körperliche Integrität wieder zurück. Den ersten Spaziergang hast du vermutlich schon unternommen, er hat dir gutgetan, aber du merkst deine Grenzen und dass du es tatsächlich noch langsam angehen solltest. Komische Welt da draußen, mit den ganzen Autos, Menschen und Rauheiten. Genießt du einerseits den blauen Himmel und ein kurzes Frische-Luft-Schnappen, bist du andererseits dann doch froh, wenn du wieder zu Hause in deiner vertrauten Höhle bist.

Stillen

Wahrscheinlich hat sich das Stillen nun auf eine gewisse Weise eingespielt. Du kannst die Signale deines Kindes deuten, und ihr habt gemeinsam das Anlegen schon so gut geübt, dass es meistens gut und prompt klappt. Die Milch fließt ganz ordentlich, dein Baby ist auf den Geschmack gekommen und hat sein Geburtsgewicht nach anfänglicher Abnahme wieder erreicht. Manchmal ist es so begeistert von deinem Busen, dass es mit kurzen Schlummerphasen in deinem Arm gleich noch mal und noch mal und noch mal Nachtisch trinken möchte und du es über Stunden kaum schaffst, auf die Toilette zu gehen, weil du förmlich auf deinem Stillsofa festgetackert bist. Auch ganz normal, *Clusterfeeding* nennt man diese Intervalle von Stillmarathons, die zweifellos anstrengend sind, in den Abendstunden aber immer mal vorkommen, auch eine ganze Weile noch.

Anfängliche Irritationen der Brustwarze sind fast abgeklungen, und das Ansaugen tut kaum noch weh. So weit der Optimalfall. Wenn das Stillen grundsätzlich noch Probleme aufwirft, bist du mit deiner Hebamme in engmaschigem Kontakt.

Solltest du weiterhin unerklärbare, heftige Schmerzen beim Stillen haben, dein Baby aber technisch gut trinken, ist als Erklärung das *Raynaud-Phänomen* einen Gedanken wert. Es ist gar nicht so selten, immerhin leiden bis zu 10 Prozent aller Frauen darunter – viele, ohne dass sie es wissen oder eine Erklärung für ihre Symptome haben.

Blutung

Die Blutung ist jetzt deutlich weniger geworden. Bei einigen Frauen ist sie am Ende der vierten Baby-Lebenswoche fast vorbei und nur noch ein leicht bräunlich oder rosa gefärbter Ausfluss, es kann aber auch immer mal (nach einem Spaziergang, nach der Toilette, einfach so) ein bisschen mehr Blut sein. Deine Gebärmutter ist nun schon fast wieder so klein wie zu Beginn der Schwangerschaft und verschwindet langsam hinter dem Schambein.

Spätestens jetzt können die sehr saugenden und austrocknenden Hightech-Binden unangenehm auf der Haut werden. Period Panties oder auch Stoffbinden sind jetzt eine hautfreundlichere, angenehme Alternative, zumal dann, wenn die Menge des aufzufangenden Blutes immer weniger wird. Gar nicht so selten haben Frauen nach einiger Zeit im Wochenbett das Gefühl »wie bei einem Pilz«: Es juckt, pikt, ist empfindlich oder gar etwas wund. Wenn du Multiabsorber-Binden weglässt, dafür stattdessen immer mal ohne Unterhose bist, auf atmungsaktive Stoffe achtest und dazu deinen Intimbereich mit etwas Öl pflegst, sind fast alle diese Beschwerden innerhalb von zwei bis drei Tagen verschwunden. Vaginale Candida-Infektionen gibt es im Wochenbett so gut wie nie – Candida gedeiht eigentlich nur mit Östrogen (deshalb sind sie in der späten Pubertät und in der Schwangerschaft so häufig), und davon hast du im Wochenbett kaum etwas im Blut.

Geburtsverletzungen

So langsam ist alles gut verheilt und vermutlich auch nicht mehr schmerzhaft. Wenn du etwas Heilungsunterstützendes mit deiner Naht gemacht hast, wirst du irgendwann damit aufhören, weil es sich eben schon wieder ganz gut anfühlt, oder damit weitermachen, wenn dies eben noch nicht ganz wieder der Fall ist. Manche Wunden brauchen Zeit! Als Pflege eignet sich weiterhin etwas Öl, keep it simple. Im Intimbereich ist die Haut extrem arm an Fettdrüsen, was die trockene Haut an diesem Ort also braucht, ist nicht Feuchtigkeit, sondern Fett. Dazu ist ein schlichtes, pflanzliches Öl ganz wunderbar. Auch eine Kapsel Granatapfelkernöl oder Nachtkerzenöl, vor dem Schlafen vaginal eingeführt, kann eine sehr pflegende Wirkung haben. Ich liebe außerdem sehr den Sanddornbalsam von *L'AROME*, manche Frauen mögen auch gern Rosen-Vaginalzäpfchen (Bezugsquellen im Anhang) gegen die Trockenheit. Du kannst deine Vulva auch mit speziellen Präparaten pflegen. Viele Intimpflegeprodukte beinhalten aber ziemlich viel Mist. Das Intim Hydrogel mit Hyaluronsäure oder die Intim Salbe von *Bioturm* enthalten schlichte und gut pflegende Inhaltsstoffe.

RAYNAUD

Das Raynaud-Syndrom ist eine Besonderheit der Muskulatur der Blutgefäße an den Spitzen und Enden des Körpers: Nasenspitze, Finger- und Zehenkuppen, Ohrläppchen und eben auch Brustwarzen können betroffen sein. Die Blutgefäße dieser Körperareale werden durch Kälte oder Stress durch eine Überreaktion des sympathischen Nervensystems so getriggert, dass sie sich unwillkürlich und krampfhaft zusammenziehen, *Vasospasmus* nennt man das auch. Das tut ziemlich weh. Meistens tritt das Raynaud-Syndrom im jungen Erwachsenenalter erstmals auf. Menschen mit bekanntem Raynaud-Syndrom kennen dieses Phänomen schon aus anderen Situationen, typischerweise reagieren die Fingerspitzen ungewöhnlich heftig auf Kälte – das bedeutet weiße, schmerzende Fingerkuppen und: »Ohne Handschuhe geht bei mir gar nichts.« Die meisten betroffenen Frauen entwickeln jedoch erstmals im Kontext des Stillens diese Symptome an der Brustwarze. Typische Zeichen sind (bei ansonsten perfekter Trinktechnik) neben den Schmerzen eine typische fleckig-weiße oder auch bläuliche Verfärbung der Brustwarzen, nachdem das Baby losgelassen hat, die oft erst dann auffällt, wenn man gezielt darauf achtet. Es gibt keine Heilung für diese merkwürdige Laune der Natur, aber es ist enorm entlastend, es so weit in den Griff zu bekommen, dass sich etwas wie Freude am Stillen (wieder) einstellen kann – und das geht.

DAS HILFT BEI RAYNAUD

- **Wärme:** Lege unmittelbar vor dem Stillen einen gut warmen Waschlappen für 1 bis 2 Minuten auf deine Brustwarze, oder bestrahle sie kurz mit Rotlicht. So können sich deine Blutgefäße entspannen. Auch nach dem Stillen ist das oft angenehm.
- **Eine Kombination von NEM kann helfen.** Je nach Intensität und Leidensdruck: Wenn es schlimm ist, würde ich persönlich nicht unbedingt alle einzeln der Reihe nach ausprobieren. Ein neues Trial-and-Error bis zum Wirkeintritt dauert sonst viel zu lang. Auch die richtigen Dosierungen sind wichtig. Sie sind teilweise höher, als du sie aus generellen Empfehlungen kennst, aber es handelt sich hier eben auch um therapeutische Dosen. Je nach Geschmack, Sympathie, sonstigen Lebensgewohnheiten sind einzelne oder Kombinationen aus diesen Maßnahmen wirkungsvoll:
- **Omega-3 scheint** Menschen mit Raynaud gut zu helfen: Du kannst dich mit vorübergehenden hohen Dosen aufsättigen, nimm mindestens 3-mal 400 mg DHA/EPA pro Tag.
- → **L-Arginin wirkt entspannend** auf das Endothel der Blutgefäße. In der Literatur wird eine Anfangsdosis von 1 bis 2 g pro Tag beschrieben, die dann auf bis zu 8 g pro Tag gesteigert werden kann.
- **Vitamin B6, B12 und Folsäure** in einem hoch dosierten Kombipräparat → *Homocystein*
- **Magnesium** reguliert unter anderem den Tonus der Blutgefäße: Supplementiere 300 bis 600 mg, am besten als Citrat oder Chelat. Vor allem dann, wenn du in der Schwangerschaft Magnesium genommen und vor der Geburt abgesetzt hast, ist es oft einen Versuch wert. Starte mit ⅔ jener Menge, und beginne nach etwa zwei Wochen, es langsam auszuschleichen → *Magnesium*.
- **Ginkgo-Extrakt** hat in einigen Arbeiten mit seiner durchblutungsunterstützenden Wirkung einen positiven Effekt gezeigt. 200 bis 400 mg kannst du per NEM ergänzen.
- Wenn nichts hilft und du so sehr leidest, dass du ans Abstillen denkst, kommen auch **verschreibungspflichtige Medikamente** ins Spiel, du bist in diesem Fall darauf angewiesen, dass sich

deine Gynäkologin mit der Therapie auskennt. Infrage kommen dabei Nifedipin oder Amlodipin, manchmal auch – im Off-Label-Use – eine Nitroglycerinsalbe (die eigentlich gegen schmerzhafte Analfissuren zur Entspannung des Schließmuskels erfunden wurde – Rectogesic® heißt etwa ein Präparat).

Bis die NEM gut anschlagen, dauert es oft eine bis zwei Wochen, bleibe so lange konsequent am Ball. Du kannst sie dann langsam nacheinander wieder ausschleichen, bis du deine individuelle »therapeutische Mischung« erreicht hast. Nach einigen Stillwochen scheint das Raynaud-Syndrom auch irgendwann von allein nachzulassen, die Brustwarzen erleben also das Stillen mit etwas Glück irgendwann nicht mehr als auslösendes Stressmoment. Noch mehr dazu und andere infrage kommende Gründe für schmerzende Brustwarzen findest du auch im Kapitel »Mythos Milchgang-Soor« im Buchteil »Rückkehr zum Alltag«.

Kaiserschnittnarbe

Auch deine Kaiserschnittnarbe heilt gut vor sich hin und integriert sich wieder langsam in deinen Körper. Manchmal gibt es klitzekleine Stellen, an denen sich die Naht ein paar Millimeter weit öffnet und etwas Wundsekret heraussickert. Das ist überhaupt nicht schlimm, hier sucht sich das Wundsekret den schnellsten Weg nach draußen. Nach einigen Tagen hört es wieder auf zu suppen, es ist nichts Spezielles notwendig. Deine Hebamme schaut auch immer wieder auf deine Naht – zeige ihr alles, was für dich komisch aussieht oder sich so anfühlt.

So langsam schaust du dir deine Naht auch genauer an und fragst dich vielleicht, wie sie sich wohl im Laufe der Zeit optisch und auch gefühlsmäßig noch verändern wird und ob es sinnvoll ist, etwas Unterstützendes zu tun. Anfangs ist das Narbengewebe noch sehr straff, es teilt deinen weichen Bauch noch in zwei Wölbungen, eine über, eine unter der Narbe. Auch das ist normal und bleibt nicht so. Fast alle Frauen, die per Bauchgeburt geboren haben, spüren noch eine merkwürdige Taubheit zwischen der Narbe und dem Bauchnabel. Hier sind einfach noch nicht alle Hautnerven wieder eingesprosst, die während der OP eben auch durchtrennt wurden.

Weiterhin mag deine Naht Berührung und sanfte Massage. So kommt wieder Lebendigkeit ins Gewebe! Lass dir von deiner Hebamme zeigen, wie das geht.

- Wenn die Wunde trocken und krustenfrei ist, kannst du mit einer ***sanften Massage*** beginnen. Die behutsame Stimulation der Narbe sorgt dafür, dass der Bereich besser durchblutet wird. Das kann bei der Narbenreifung helfen, überschüssiges Kollagen abzubauen und den regelrechten Umbau des Narbengewebes in den unterschiedlichen Schichten zu unterstützen, sodass die Narbe elastischer und weicher wird.
- Womit du massieren magst, ist Geschmackssache, es gibt einige ***Spezialprodukte zur Narbenpflege.*** Du findest sie ein paar Seiten weiter vorne im Kasten »Heilung und Narben«.
- ***Nervenzellen lieben Stimulation.*** Damit sie sich gut wieder verbinden können und das Gefühl zurückkehrt, helfen diese Sinnesreize. Und: Hab Geduld, auch das dauert!
- Eine ***leichte Vibrationsmassage*** kann ebenfalls eine gute Idee sein. Es funktioniert alles, was vibriert: Ein professionelles TENS-Gerät *(transkutane elektrische Nervenstimulation)*, eine elektrische Zahnbürste (die glatte Rückseite) oder eben ein Vibrator. Ob auf der Haut

oder durch die Kleidung – probiere es aus, ob sich das gut für dich anfühlt.

- Manche Menschen schwören auch auf die ***energetischen Ebenen:*** Denn auch auf dieser Ebene fand mit dem Schnitt durch intaktes Gewebe eine Unterbrechung statt, Meridiane sind noch nicht wieder verbunden. Du kannst in Form einer liegenden Acht über die Narbe massieren und streichen (*Tibetische Achten,* diese sollen den Meridianfluss integrieren) oder einige Wochen später mithilfe von Akupunktur oder Neuraltherapie die Narbe entstören.

Dein Beckenboden

Wenn deine Geburtsverletzungen, so es welche gab, langsam wieder verheilt sind, kannst du erste, sanfte Beckenboden-Wahrnehmungsübungen machen und ein bisschen damit experimentieren, in welchen Körperhaltungen (im Liegen, im Sitzen, im Stehen) du deinen Beckenboden schon ganz gut wiederfinden kannst.

Beckenbodenübungen haben für nicht wenige Frauen etwas Dröges und Langweiliges. Das liegt sicher zum einen daran, dass es so kleine Muskeln sind, die viel Konzentration erfordern. Da ist noch so viel dead zone und Wüste, es ist ungewohnt oder scheint gänzlich unmöglich, diese kleinen Muskeln, die die meiste Zeit im Leben reflexgesteuert einfach vor sich hin funktionierten und nun etwas haltlos sind, gezielt und differenziert anzusteuern. Und zweitens: Man sieht von Beckenboden-»Gymnastik« von außen ungefähr so viel Sportliches wie beim Schach, maximal Minigolf. Man sieht so wenig von diesen hochkomplexen Bewegungen, weil sie ja im Inneren deines Körpers stattfinden. Man sieht also auch nicht, wie sie richtig durchgeführt aussehen, du kannst sie so schlecht nachturnen und fragst dich die Hälfte der Zeit, ob das, was gerade angeleitet wird, auch das ist, was du im Moment machst oder was du in dir wahrnehmen kannst. Vollkommen normal.

Deine Hebamme wird dir möglicherweise schon ein paar Übungen für dieses frühe Wochenbett zeigen, gewöhne dich aber vor allem daran, deinen Beckenboden in deinen Alltag zu integrieren, ihn oft, oft, oft in seiner Grundspannung zu aktivieren. Nimm wahr, wo deine Sitzbeinhöcker sind, und baue Zug und Spannung auf, sodass sie etwas »aufeinander zu schielen«. Pulsiere immer wieder mit diesen beiden Sitzknochen, als seien kleine Magneten an der Innenseite befestigt. Einige Male hintereinander, das Ganze einige Male am Tag. Auch das Scham- und Steißbein kannst du auf diese Weise aufeinander zu bewegen.

Ganz ausdrücklich ist das auch beim Stillen erlaubt. Hin und wieder hörst du vielleicht, dies sei nicht gut, da mit dieser Anspannung, dem Festhalten, auch deine Zuwendung, dein Milchfluss – was auch immer beim Stillen so alles zu deinem Baby strömen sollte – blockiert werden könnte. Sosehr ich in gewisser Weise »die Idee dahinter« nachvollziehen kann, sosehr halte ich das, mit Verlaub, für Eso-Unsinn. Stillen wirst du immerhin häufig am Tag – es ist also ein regelmäßiger Anlass, sodass du zuverlässig ein paar Beckenboden-Units am Tag unterbekommst. Und Hinwendung zu dir selbst ist auch beim Stillen nie verkehrt.

Es ist wichtig, dass du etwas für dich tust. Nicht nur, weil die Wörter »Gebärmuttersenkung« und »Harninkontinenz« ausgesprochen uncharmant daherkommen, sondern weil du unabhängig von echten Beschwerden einen guten Beckenbodentonus gut gebrauchen kannst: für deine ganze innere Aufspannung, präsente Körperhaltung, innere Elastizität und guten Sex.

DEIN BABY IN DER DRITTEN UND VIERTEN LEBENSWOCHE

Die ersten Spaziergänge nach draußen sind ein bisschen abenteuerlich für euch alle drei. Da wäre zunächst das Timing: Bleibt genug Zeit zwischen Stillen – Wickeln – Nachtisch-Stillen – und los –, bis dein Baby wieder hungrig ist? Wie rastet die Bremse vom Kinderwagen richtig ein? Ist das Baby warm genug oder zu warm angezogen? Was ist, wenn es unterwegs plötzlich untröstlich zu weinen anfängt – oder dir im Tragetuch eine volle Ladung Milch ins Dekolleté spuckt? Ob du es ohne Stillkissenturm überhaupt jemals irgendwann mal »schnell zwischendurch auf 'ner Parkbank« stillen kannst? Auch für dein Baby sind die vielen Umgebungsreize neu – es gibt gelassenere und aufgeregtere Babys, denen das weniger oder mehr ausmacht.

Rhythmus

Komisch, immer noch kein Rhythmus: Mal schläft dein Baby nicht mal eine Viertelstunde lang, obwohl es doch gerade getrunken hat, dann genauso unerklärlich wieder vier Stunden am Stück. Was ist mit einem Drei- oder Vier-Stunden-Rhythmus, von dem du doch überall gehört hast? Tja – herzlich willkommen in der Realität. Dort gibt es ihn nicht. Du hast davon schon öfter gelesen (auch in diesem Buch) und gehört und nie so recht daran geglaubt, aber so langsam tust du es doch.

Und für die Zukunft: Du wirst auch weiter darauf warten. »Eingespielt« ist so ein Wort. Im Prinzip funktioniert es so: Kaum hast du das Gefühl, etwas Grundsätzliches verstanden zu haben, oder gar die Fantasie: »Jetzt hab ich's raus!« – ist von heute auf morgen wieder alles anders und übermorgen wieder. Das ist das, was junge Eltern mit dem Zeitalter der Phasen beschreiben, und es wird auch dein Mantra (vor allem, wenn irgendwas gerade eher so mittel läuft): »Es ist eine Phase, es ist eine Phase, es ist eine Phase.« Sie geht vorbei, dann kommt eine neue. Es fällt am leichtesten, wenn du es einfach nimmst, wie es ist, und nicht versuchst, an allem herumzuschrauben, um »einen Rhythmus einzuführen«. Das liegt schlicht nicht in deiner Macht. Später hast du da etwas mehr Möglichkeiten der Einflussnahme, aber in den ersten Wochen kannst du dich getrost vom Konzept Kontrolle verabschieden.

Der Bauchnabel

Fast alle Nabelschnurreste sind jetzt abgefallen. Die, die noch dran sind, brauchen vermutlich nichts weiter als etwas Geduld. Meistens ist immer noch mal ein kleines Schorfkrüstchen am Bauchnabel, oder du findest ein paar Spuren Wundsekret am Body. Kleine Granulome brauchen noch die eine oder andere Prise Salz, aber ansonsten wird die kleine Nabelwunde nun ohne weiteres Dazutun zu einem fertigen Bauchnabel. Nach dem Baden kannst du vorsichtig mit einem Handtuchzipfel kleine Hautfussel abrubbeln, mehr Pflege braucht der Nabel jetzt nicht mehr.

Verdauung und Bauchweh

Die Mengen an getrunkener Milch werden größer – ein Baby trinkt tatsächlich bis zu einem Liter Milch am Tag. Damit steigt natürlich auch der Arbeitsanfall für die Verdauung. Da ein Baby sein Unbehagen zwar zeigen, aber noch nicht ganz so verständlich sagen kann, was gerade los ist, sind wir darauf angewiesen, seine Zeichen zu deuten und uns darin zu üben, sie zu verstehen. Und die Zeichen eines Babys beim Verdauen sehen bisweilen schon ziemlich angestrengt aus. Es zieht die Beinchen an, windet und beschwert sich, wird rot im Gesicht, bis es dann endlich erlöst, erstaunlich geräuschvoll in die Hose knattert. Ist das Bauchweh? Wenn wir bei der Verdauung so aussähen, wäre es das. Naheliegender Gedanke also: »Das muss doch wehtun.«

Vielleicht hilft es schon, die Abstufung »Verdauungsarbeit« ernst zu nehmen. Es passiert so viel in Babys Bauch in dieser kurzen Lebenszeit, und für all die Peristaltik, die ja vollkommen neu ist, muss es wirklich Schwerstarbeit leisten. Dein Baby hilft aktiv mit, mit wahrlichem Ganzkörpereinsatz. Aber Arbeit ist nicht Kolik, → *Abhalten* hilft vielen Babys.

Manchmal weinen Babys auch, ohne dass es irgendeine Erklärung dafür gibt oder dass wir sie gleich parat hätten. Scheinbar ist uns »irgendeine« Erklärung dann lieber als gar keine. Oft ist dein Baby ab dem Ende der zweiten Lebenswoche unruhiger, gerade in den Abendstunden will es nonstop auf deinem Arm bleiben, es hat keine wirklich erholsamen Schlafphasen und ist insgesamt etwas unleidlich.

Auch hier: Das ist ganz normal. Manchmal liegt es gar nicht an den Babys, sondern daran, dass wir Eltern schlicht andere Vorstellungen davon hatten, wie ein Baby denn so ist und wie es sich verhält. »Es lässt sich ja gar nicht ablegen« ist eine Erkenntnis, die manchmal gleichzeitig ein harter Boden der Tatsachen ist. In diesen Fällen geht es dann nicht darum, alle erdenklichen Tropfen, Zäpfchen, Salben und sonstige Geheimtipps des Freundeskreises durchzuprobieren und das Baby zum Osteopathen oder anderen Therapeuten zu schleppen.

Es gilt dann, normale Unruhe und normale Verdauungsarbeit zu unterscheiden von »echter Kolik« und »Bauchweh« – und von »Überreizung«. Und das ist im Einzelfall sicher gar nicht so einfach. Lies dazu mehr im nächsten Buchteil unter »Dreimonatskoliken – ein Mythos?«.

DAS HILFT DEINEM BABY BEI BAUCHWEH

- **Es ist vermutlich vollkommen egal, was du isst oder trinkst,** das sagen alle Untersuchungen, die sich damit beschäftigen. Deine Ernährung ist nicht verantwortlich dafür, dass dein Baby weint oder mit seinem Bäuchlein zu kämpfen scheint. Sortiere also nicht als Allererstes hektisch deinen Speiseplan mit einer komplizierten Auslassdiät. Es gibt eine Ausnahme: Kuhmilchprotein, da kann ein Auslassversuch Sinn machen – aber wenn es dann nicht besser wird, ist es das nicht! Und entgegen allen Studien: Es gibt Mütter, die steif und fest behaupten: »Es ist der Brokkoli! Jedes Mal!« Dann lasse ihn weg ...
- **Wenn du dein Baby im Tragetuch trägst,** sind die Beinchen leicht abgespreizt und angehockt. Die perfekte Position, um gut pupsen oder in die Windeln machen zu können. Deine Körperwärme und dein Wiegen tun noch ihr Übriges dazu.
- **Fliegergriff:** Einige Babys lieben es, andere nicht so, wenn du sie bäuchlings auf deinem Unterarm herumträgst.
- **»Pupsgymnastik«:** Wenn dein Baby vor dir liegt – rücklings auf dem Wickeltisch oder auf deinen Knien –, kannst du seine Beinchen schnappen und in Hockstellung sanft Richtung Bauch drücken, etwas schuckeln oder im Uhrzeigersinn über die Hüften kreisen lassen. Oder sanft mit ihnen Rad fahren.

- Du kannst dein Baby auch **mit dem Po über dem Waschbecken** oder der Toilette im Windelfrei-Stil → *abhalten*. Manchmal kann es so leichter alles loswerden, was drückt.
- Einige Babys mögen auch eine **sanfte Bauchmassage im Uhrzeigersinn** mit einem Öl. Es sollten für Babys keine estragolhaltigen ätherischen Öle wie Fenchel, Anis oder Majoran verwendet werden.
- **Anti-Blähungsmittel aus der Apotheke** (Lefax®, SabSimplex® und Co.) wirken auf der Basis von Simeticon, einem flüchtigen Silikon-Antischaumstoff. Sie beeinflussen die Oberflächenspannung der Luftbläschen im Bauch. Abgesehen davon, dass sie das Problem damit nicht ursächlich lösen, hat Silikon für mich im zarten Darm eines Neugeborenen nichts zu suchen. Viele dieser Produkte enthalten zudem Natriumbenzoat, einen für Kinder umstrittenen Konservierungsstoff, der häufig Allergien auslöst und ungünstige Auswirkungen auf die Darmflora haben kann. Zudem werden Auswirkungen auf die Gehirnfunktion und ein Zusammenhang zu kindlichem ADHS diskutiert.
- Babys mit Blähungen weisen häufiger eine ungünstigere Darmbesiedelung auf, unliebsame Bakterien produzieren übermäßig Gas. Bei Bauchweh-Babys sind statistisch mehr Proteobacter- und weniger Bifidus- und Lactobazillen in der Flora zu finden. Du kannst die Darmflora deines Babys mit **Probiotika** unterstützen. Wenn du einen Kaiserschnitt hattest oder einem von euch beiden unter der Geburt oder danach Antibiotika gegeben wurden, ist das in jedem Fall einen Gedanken wert, und auch sonst bei deutlichen Bauchwehsymptomen: Von allen Mitteln, die zu diesem Zweck im Umlauf sind, ist dieser Ansatz sicher der erfolgversprechendste. Die Zulus geben ihren Babys dazu sauer gewordene Milch, du kannst zwischen unterschiedlichen Baby-Probiotika wählen. Achte auf eine diverse Mischung verschiedener Lactobazillen. Es gibt Pulver, das du mit etwas Milch verrühren, oder Tropfen, die du dem Baby direkt in den Mund tropfen kannst, etwa Baby Flor *(into life)* mit sechs Stämmen Lacto- und Bifidusbakterien, Symbiolact® comp. (enthält vier verschiedene Bakterienstämme), Bigaia® (nur einen).
- Mit sehr gemischter Reputation: Manchmal kann auch **Osteopathie** ein hilfreicher Ansatz sein. Der osteopathische Ansatz soll Kindern sowohl bei der Entspannung der Darmtätigkeit als auch bei den komplexen Entwicklungen der Selbstregulation helfen (lies dazu mehr im Kapitel »Dreimonatskoliken – ein Mythos?«). Wenn du das probieren möchtest, gehe auf jeden Fall zu einem Osteopathen, der viel Erfahrung in der Behandlung von Babys hat.

Haut

Etwa drei bis vier Wochen nach der Geburt bekommt mindestens die Hälfte aller Babys die sogenannte Neugeborenenakne in ganz unterschiedlichem Ausmaß. Vermutlich ist die allseits gängige Erklärung »Die Hormone!« gar nicht der Hauptgrund, sondern eine mild verlaufende Pilzinfektion mit dem weitverbreiteten Hefepilz *Malassezia furfur* im Zuge der Besiedelung mit der normalen Hautflora. Neugeborenenakne hält ziemlich genau drei Wochen an und verschwindet dann von alleine. Es beginnt meist am Ende der vierten Lebenswoche im Gesicht, eine Woche später ist das ganze Köpfchen, später auch der Hals und der obere Brustkorb bis etwa in Höhe der Brustwarzenlinie ordentlich verpickelt. Das ist vielleicht vorübergehend nicht so fotogen, aber ansonsten nicht weiter tragisch – und man macht gar nichts damit. Reinige dein Baby auch gut hinter den Ohren und am Hals. Entgegen dem weitverbreiteten Tipp, dazu Muttermilch zu verwenden, würde ich lieber klares Wasser, eventuell mit einem kleinen Tropfen Öl verwenden, da Muttermilch nur zusätzlich noch den Nährboden für ungünstige Keime und Pilze schafft.

Manche Kinder sehen wirklich wüst aus. In ganz seltenen Fällen, wenn die Pusteln ineinanderfließen und richtige gelblich-belegte Krusten bilden, kann es sein, dass der Malassezia furfur so viel Oberwasser bekommt, dass die Neugeborenenakne in eine *seborrhoische Dermatitis* übergeht. Hier kann die Behandlung mit einer 2-prozentigen Ketoconazol-Creme sinnvoll sein, besprich das mit deiner Kinderärztin bei der U3.

Milchschorf

Es gibt bei diesem Thema tatsächlich eine Begriffsverwirrung. Je nach Buch, Hebamme, Oma, Region wird das Phänomen unterschiedlich benannt und heißt entweder Gneis oder Milchschorf. Der Kinderarzt wählt eher die medizinisch-korrekte Bezeichnung »seborrhoisches Säuglingsekzem«.

In der Tendenz wird mit »Gneis« eher die frühe Form mit weichen Schuppen ohne Juckreiz bezeichnet, die von allein nach einiger (manchmal auch längerer) Zeit wieder verschwindet und sich in eher weichen, gelblich-hellbraunen Schüppchen im Bereich der großen Fontanelle äußert.

»Echter Milchschorf« hingegen gilt als frühe Manifestation einer Neurodermitis, er tritt später auf als Gneis, oft erstmals im dritten oder vierten Lebensmonat, und bildet eher festere, juckende Schuppen, gerne auch auf der Stirn, im Brauenbereich oder hinter den Ohren. Sie sind kupferfarben bis braun und sehen aus wie übergekochte Milch auf einer Herdplatte.

Ersteres, der Gneis, ist eine typische und häufige Hautveränderung auf dem Babyköpfchen, die sich bei vielen Kindern mehr oder weniger ausgeprägt nach etwa sechs bis acht Wochen bildet. Manchmal schließt sich dieser Gneis auch nahtlos an die Neugeborenenakne an oder entwickelt sich aus ihr. Die Ursache ist unklar, vermutlich spielt hier der sehr verbreitete, ansonsten völlig harmlose Hautpilz Malassezia furfur eine Rolle, wie das auch bei der → *Neugeborenenakne* der Fall ist.

Nicht schlimm, nicht therapiebedürftig – in ausgeprägter Form höchstens etwas weniger hübsch –, und manchmal müffelt es auch ein bisschen. Es stört sehr wahrscheinlich dich mehr als dein Baby. Bei einigen Kindern hält sich der Milchschorf oft sogar bis ins Kleinkindalter hinein. In diesem Alter haben Kinder tatsächlich auch irgendwann Haare, sodass man etwas genauer hinsehen muss, um dann aber noch immer kleine Reste von Milchschorf (oder Gneis) zu entdecken.

Bei sehr ausgeprägtem juckendem, schuppigem Milchschorf auf dem unbehaarten Köpfchen (auf der Stirn oder hinter den Ohren) kannst du die Haut auch mild behandeln:

- Wische die Haut an den betroffenen Stellen ***2-mal täglich mit warmem Wasser oder Stiefmütterchen-Tee*** ab. Nimm dazu lieber keine Muttermilch, da sie eher noch mehr verklebt und den Pilzen Nährboden liefert.
- Bei rauen, verhornten Stellen kannst du die Haut ***mit einer milden Salbe pflegen:*** Omega-6-Fettsäuren (Linol- und Gammalinolensäure), etwa aus Nachtkerzensamen und Traubenkernöl, sind hier bewährt, z. B. in Eucerin® AtopiControl 12 % Omega.
- Nur in sehr ausgeprägten Fällen und bei gesichertem Pilzbefall verordnet deine Kinderärztin eventuell auch eine ***Ketozolin-Salbe.***

BABYSCHÜPPCHEN ABLÖSEN

Wenn du etwas gegen den harmlosen Gneis unternehmen möchtest:

- Salbe am Morgen des nächsten Badetages das Babyköpfchen großzügig mit in der Hand schmelzendem **Kokosöl** ein. Lasse die Schuppen so ein paar Stunden einweichen. Lege vielleicht ein Spucktuch unter das Köpfchen, damit nicht überall Ölflecken landen.
- Wenn dein Baby viele Haare hat, kannst du dann beim Baden einen winzigen erbsengroßen Klecks **mildes Babyshampoo** benutzen, bei »Flaumbabys« reicht klares Wasser.
- Nach dem Baden kannst du dann das Köpfchen ein bisschen kräftiger **mit dem Handtuch rubbeln** oder mit einer Babybürste (oder einer ganz weichen Zahnbürste) vorsichtig abbürsten. In einer Aktion lassen sich oft schon viele der durch Öl und Wasser aufgeweichten Schüppchen ablösen und wegbürsten, beim nächsten und übernächsten Bad bröselt dann nach und nach alles heraus.
- Es gibt auch **Produkte aus der Apotheke**, die den Milchschorf auf dieser Ölbasis lösen, z. B. babybene® Gel. Später verwenden einige Eltern auch Produkte mit Salicylsäure (z. B. Pédiatril® von *Avène*) zur Auflösung der verhornten Haut. Diese sind für die ersten Lebenswochen und -monate nicht geeignet, da sie die zarte Haut reizen können. Manche Mütter schwören auch auf ganz normales Schuppenshampoo. Fast alle enthalten nämlich ein mildes Antifungizid, das gegen Malassezia furfur wirkt – das aber ebenfalls erst nach dem ersten Geburtstag!

Windeldermatitis

Zwischen einem »normalen« → *wunden Po* und einer Windeldermatitis, also einer Entzündung der Haut im Windelbereich, gibt es oft fließende Übergänge. Es gibt Babys, die einfach sehr schnell zum Wundwerden neigen, andere haben einen widerstandsfähigeren Po. Im Kapitel »Dein Baby in den ersten Lebenstagen« findest du erste Maßnahmen gegen einen wunden Po. Wenn diese nicht ausreichen, dann versuche Folgendes:

- ***Luft und Licht an den Po.***
- ***Recover Spray (into life), verdünnte Calendulatinktur oder verdünnter Grapefruitkernextrakt*** (eines von beiden, jeweils 10 Tropfen auf 20 ml Wasser). Damit als letztes Wischwasser einen Abschminkpad befeuchten und Po abtupfen.
- Nach dem Säubern, Trocknenlassen und Luftbad ist ***Lavendelöl*** toll. Es pflegt, hat eine desinfizierende Wirkung und ist dabei ganz mild: Nimm 20 Tropfen davon auf 20 ml Öl und betupfe den Po damit. Manche Kinder sind empfindlich auf ätherische Öle, probiere es vorsichtig aus.
- Bei ausgeprägteren oder hartnäckigeren Fällen mag ich ***Mirfulan®-Salbe***, sie enthält neben Zink noch zusätzlich Lebertran, Vitamin A und D, die die Haut beruhigen und Regeneration und Zellerneuerung unterstützen. Hamamelis und Kamille sind auch mit drin und wirken ebenfalls lindernd.

Soor am Po

Einer der verbreitetsten Halunken, der sich in die noch wenig widerstandsfähige Haut- und Mundflora einschleicht, ist der Candida-Hefepilz. Babys sammeln sich den gern auf der Haut oder auch im Mund und Darm ein, weil die Schutzflora eben noch nicht so gut aufpassen kann. Manche Babys infizieren sich schon bei der Geburt, weil Candida auch in der Vagina vorkommt, andere im Krankenhaus oder zu Hause. Babys, die einen Schnuller haben, sind häufiger betroffen. Eine Soorinfektion zeigt sich im Windelbereich in einem typisch geröteten Po mit pünktchenförmigem, pusteligem Ausschlag, oft gut erkennbar an den sogenannten Satellitenpusteln: versprengte, einzelne rote Pusteln. An den Rändern erscheint die Haut oft etwas trocken, schuppig oder rau. Manchmal setzt sich auch eine Pilzinfektion auf eine vorher bestehende Windeldermatitis noch oben drauf. Lass deine Hebamme schauen, um was es sich wirklich handelt, oft ist das aber auch nicht eindeutig zu erkennen. Neben den Tipps bei einer Windeldermatitis hilft bei einem Pilz:

- ***Wenn du Feuchttücher benutzt, lasse sie spätestens jetzt erst mal konsequent weg.*** Die darin enthaltenen Konservierungsmittel stören die Entwicklung der schützenden Hautflora, sodass sich Candidasporen im feuchtwarmen Milieu dankbar vermehren können → *Feuchttücher.*
- ***Benutze zum Reinigen vorübergehend Einmalwaschlappen oder Stofflappen,*** wechsele sie nach jedem Gebrauch (bei 60 Grad waschen reicht aus).
- ***Es gibt ätherische Öle mit einer guten antimykotischen Wirkung.*** Teebaumöl ist eines davon – und gleichzeitig das mit der höchsten allergenen Potenz. Ich finde es für Babys daher gänzlich ungeeignet. Besser und verträglicher ist ***Lavendelöl:*** Du kannst 20 Tropfen ätherisches Lavendelöl guter Qualität mit 20 ml Basisöl mischen und den Po damit betupfen.
- Wenn das nicht ausreicht, nach 2 bis 3 Tagen keine Besserung zu sehen ist oder der Pilz immer wiederkommt, hilft in Absprache mit deiner Hebamme oder der Kinderärztin eine ***Salbe mit einem Antimykotikum,*** Nystatin (etwa Multilind®) oder Miconazol (etwa Infectosoor®).

Oft reicht viel Luft am Po aus – manchmal entwickeln Babys aber auch eine Pilzinfektion.

Soor im Mund

Nicht nur der Po, sondern auch der Mund kann von einer Soorinfektion betroffen sein. In diesem Fall siehst du erst auf der Zunge, später auch auf der Innenseite der Wangen und Lippen typische weiße, stecknadelkopfgroße Stippchen, die sich mit einem Zipfel des Spucktuches nicht wegwischen lassen. Die Zunge hingegen ist häufiger mal weiß, und ein Soor ist hier nicht immer so ganz eindeutig als solcher zu erkennen. Es könnte sich auch schlicht um Milchreste handeln, oder es ist einfach etwas »Zungenbelag«. Wenn die Zunge nicht übermäßig pelzig weiß ist, sondern nur in der Mitte etwas belegt, und sich keine Ausbreitung auf den Rest des Mundinneren an den Wangen zeigt, warte ich ab. Wenn allerdings der Po immer wieder Pilzinfektionen zeigt, ist es sinnvoll, den gesamten Verdauungstrakt »von oben bis unten« zu behandeln. In dem Fall ist ein Mundgel, auch wieder mit einem der beiden Wirkstoffe Nystatin (z. B. Nystaderm®-Mundgel) oder Miconazol (Infektosoor®-Mundgel), sinnvoll.

Rückkehr zum Alltag

DAS SPÄTE WOCHENBETT

Wie kann eine Zeit, in der so viel Unglaubliches geschieht, so schnell vorbeigehen? Der Alltag kehrt zurück, und so langsam bekommst du eine Ahnung davon, dass es wirklich so ist, dass man zu nichts kommt. Wie du es jemals pünktlich morgens um zehn zum Rückbildungskurs oder zu irgendeinem anderen wichtigen Termin schaffen sollst, ist dir vollkommen schleierhaft. Geistesabwesend nimmst du einen Schluck aus dem Kaffeebecher, der irgendwo rumstand, und stellst fest, dass das der von gestern war.

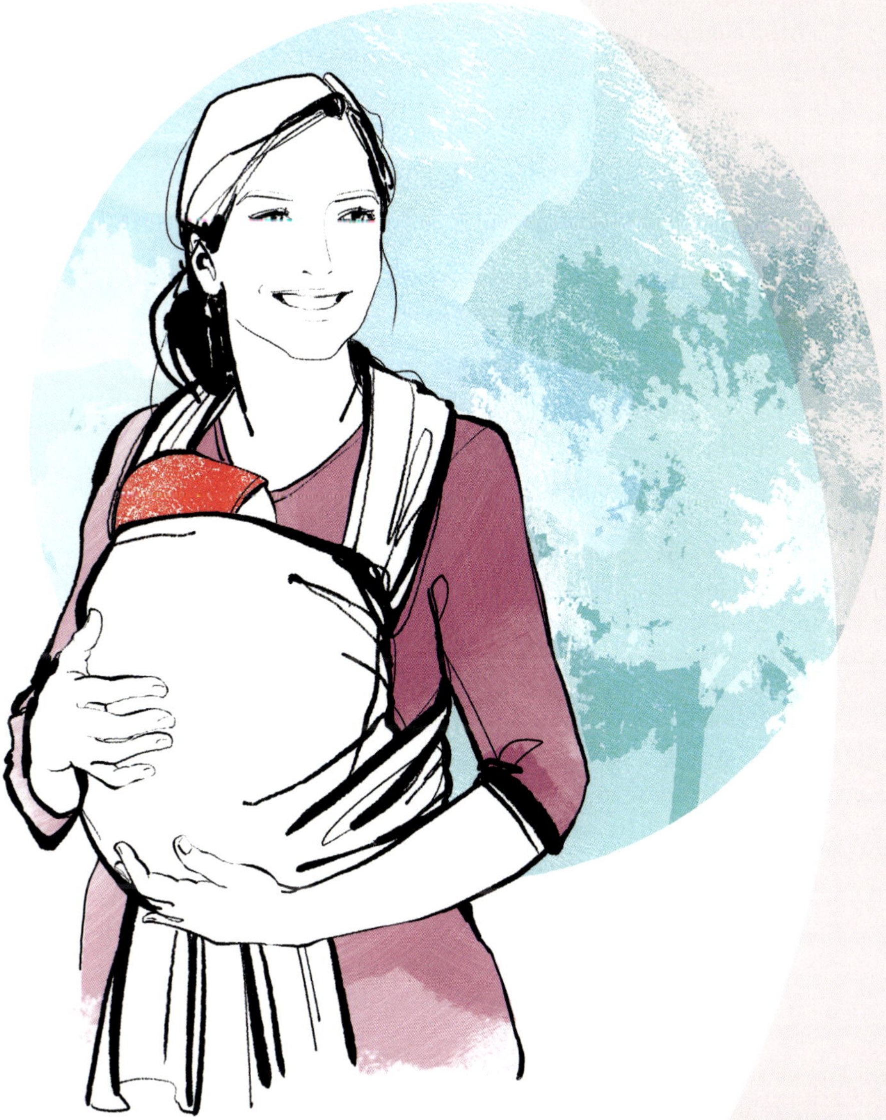

Frauen erleben alle Stationen auf dem Weg zum Mutterwerden unglaublich unterschiedlich. Es gibt Frauen, die wären liebend gern bis ans Ende ihrer Tage schwanger, während andere beim nächsten Kind eher eine Leihmutter engagieren würden, als sich nochmals auf eine erneute Schwangerschaft einzulassen. Es gibt Traumgeburten und Albträume, Wochenbetten auf rosaroten Wolken und körperlich-emotionale Desaster an einer Stelle, an der man längst dachte, jetzt begänne endlich mal der schöne Teil. Entsprechend unterschiedlich sind die Antworten, wenn man Mütter danach fragt, welches denn die anstrengendste Phase auf dieser Reise gewesen sei.

HERAUSFORDERUNGEN DES ALLTAGS

Das frühe Wochenbett ist herausfordernd, weil man einigermaßen orientierungslos ist zwischen all dem, was noch so neu und unbekannt ist, weil der Körper sich von oben bis unten, innen und außen nach Großbaustelle anfühlt, weil man das Baby noch nicht so gut kennt und versteht und man vielleicht in ständiger Sorge ist, irgendetwas ganz und gar falsch zu machen – und letztlich hat man auch viele Aspekte völlig unterschätzt. Kaum fühlt man sich in ruhigeren Fahrwassern angekommen, verändern sich schon wieder Rhythmen und Schlafgewohnheiten deines Babys, kaum glaubst du, jetzt hast du gecheckt, wie es läuft, ändert sich plötzlich alles, und du kannst dir keinen Reim darauf machen, was nun schon wieder los ist. Dein Kind macht einen Entwicklungssprung, und jeder dieser Schübe macht sich mit viel Anhänglichkeit und Bedürftigkeit deines Babys bemerkbar. Rechne damit, dass das noch eine ganze Weile so bleibt. Nicht umsonst ist das Mantra junger Eltern: »Es ist eine Phase, es ist eine Phase, es ist eine Phase.«

Du wirst merken, dass vieles gleichzeitig geht. Man kann auch mit ausgespuckter Muttermilch über der Schulter Grandezza versprühen. Du kannst dich über das tollste Dekolleté freuen, das du je haben wirst – und ein schickes Oberteil spazieren führen, in dem du nichts davon versteckst –, und gleichzeitig niemanden an deine Brüste heranlassen wollen als dein Baby. Du wirst wundervolle Momente erleben, mit deinem Baby in der Frühlingssonne spazieren gehen, ein kleines, feines Picknick im Park veranstalten, einfach nur geflasht von Glücksgefühlen sein und das Leben im Allgemeinen und deines im Speziellen unfassbar schön finden. *You are blessed!* Und dieselbe Frau wird wenige Stunden später heulend und erschöpft auf dem Wohnzimmerteppich liegen und ihren Mann durchs Telefon anflehen, er möge subito nach Hause kommen, weil du diese Gleichförmigkeit und dieses ständige Gefragtsein einfach nicht mehr aushältst und seit Stunden versuchst, die Suppe von gestern aufzuwärmen. Alles geht. Alles gleichzeitig auch. Und manchmal nicht.

SCHLAFMANGEL UND ERSCHÖPFUNG

Weil dein Baby weder jetzt noch in den nächsten Monaten zuverlässig so etwas wie durchschlafen wird (mehr dazu im folgenden Kapitel »Babyschlaf«), geht es hier mehr um deinen Schlaf, der zugegebenermaßen an den des Babys gekoppelt ist. Was uns zu dem meistgehassten Satz in der Mom-Bubble führt: »Schlafe, wenn das Baby schläft.« Es existieren Millionen zynisch-verzweifelter Memes, in denen Mütter »staubsaugen, wenn das Baby staubsaugt« oder »Wäsche machen, während das Baby die Wäsche macht«. Blöderweise muss man ja eben so viele Sachen in die Schlafzeit des Babys stopfen, dass es niemals reicht für all die Tasks und Bedürfnisse. Nur: Staubsaugen kann auch dein Mann, schlafen kann er nicht für dich.

Du wirst dir angewöhnen müssen, ein gutes Gespür für deine Bedürfnisse und deren Erfüllung zu bekommen und dafür zu sorgen, dass du irgendwie dein Schlafdefizit ausgleichst, damit du die nächsten Monate gut überstehst. Also die Phasen, in denen dein Baby schläft, primär für deinen Schlaf (oder ein Bad oder ein leckeres Essen) zu nutzen.

Hin und wieder wird es sich nicht ändern lassen, dass du nachts um halb eins für den Geburtstag des großen Geschwisterkindes eine dreistöckige Torte zauberst (ziehe die Backmischung oder den trashigen Fertigkuchen dennoch ernsthaft in Erwägung) oder bei vinted nach den nächsten Schnäppchen total angesagter Babyklamotten stöberst. Es gibt mittlerweile sogar einen Begriff für diese Zeit des Tages, in der niemand etwas von uns will und die wir deshalb kaum abbrechen wollen: *Revenge Bedtime Procrastination*. Ehrlicherweise bleiben wir aber doch an vielen Abenden einfach so hängen und glotzen stumpf an die Wand und sind noch nicht mal in der Lage, uns für irgendeinen Netflix-Kram zu entscheiden. Geh ins Bett, jetzt, gewöhn dir das an, und lasse den stummen Schrei einer unaufgeräumten Wohnung ungehört verhallen.

- ***Kurze Pausen sind wichtig!*** Um ein Kind groß werden zu lassen und es zu begleiten, braucht es das sprichwörtliche Dorf, das es aber nicht immer gibt, zumindest ist es nicht einfach so magisch plötzlich da. Pflege es und spanne es ein: Großeltern, Paten, echte oder Wahlverwandte – nutze das Netzwerk und mache es zu einem. Zum Kinderwagen-Schieben, kurzen Baby-Bewachen oder Suppe-Kochen.
- ***Die Wochenenden können einsam sein,*** nicht nur für Eltern, die allein sind mit dem Baby oder den Kindern. Rechne damit, dass es vielleicht nicht nur getrennt Erziehenden so geht, und ruf einfach mal durch, ob auch anderen in der trauten Kleinfamilie gerade die Decke auf den Kopf fällt.
- ***Schon ganz kleine Auszeiten sind manchmal Gold wert:*** Stelle dich unter die Dusche, und stelle dir einen Moment lang vor, hier einfach nie wieder rauskommen zu müssen, während wohlige Wärme auf deinen Nacken prasselt.
- ***Schlaf auf Kommando klappt fast nie.*** Lege dich mindestens einmal am Tag mit deinem Baby ins Bett und stille im Liegen. Mit ein bisschen Glück schlaft ihr gemeinsam ein, und du hast zumindest einen kleinen Powernap gekriegt.
- ***Wenn ihr kocht, kocht immer gleich für drei Tage*** (oder mindestens zwei), sodass immer noch ein Rest Reispfanne oder Suppe da ist, damit du etwas isst und dich stärken kannst.
- ***Mealprep is queen:*** Was früher *Vorkochen* hieß, ist jetzt ein Trend auf Instagram. Habe immer ein Weckglas Quinoa und ein paar Behälter mit im Ofen oder in der Pfanne gebra-

NATURHEILKUNDE

Teemischung
MUTTERSTOLZ *(into life)*

Rosenblüten, Verbene, Fenchel, Frauenmantel, Zitronenmelisse, Süßholz, Zimt, Sanddornfrüchte, Kardamom, Johanniskraut, Lemongrass, Orangenschalen, Lavendelblüten, Orangenblüten, alle Zutaten in Bio-Qualität.

Ein feiner, leckerer Tee mit duftenden Rosenblüten und frischer Verbene – für die gesamte Stillzeit und darüber hinaus. Nach den ersten zauberhaften Wochen mit dem Baby bleibt alles anders. Eine leckere Tasse Mutterstolz gibt da ordentlich Rückenwind – für die Tage und die Nächte, für die Höhen und die Hürden des Mutterseins. Frauenmantel hilft den weiblichen Organen bei der Rückbildung und bei der hormonellen Stabilisierung, Melisse entspannt und belebt, Johanniskraut wirkt ausgleichend auf die seelische Verfassung. Wenn du ausreichend Milch hast, ist dieser Tee eine willkommene Abwechslung zu den üblichen Milchbildungs- oder Stilltees.
Anwendung: 2 TL Kräuter pro Tasse mit kochendem Wasser übergießen und 10 Minuten ziehen lassen. Trinke davon, so viel und wann immer du magst – oder phasenweise eben auch mal nicht.

tenen Gemüsen im Kühlschrank. Dann dauert eine Bowl nur 10 Minuten – und die kann man auch gut lauwarm essen.

- ***Denke auch in der Stillzeit an deinen erhöhten Nährstoffbedarf!*** Der Bedarf an allen wichtigen Vitaminen, Mineralstoffen und Spurenelementen ist in der Stillzeit mindestens genauso hoch wie in der Schwangerschaft. Du brauchst sie nicht in erster Linie für dein Baby, sondern auch für dich. Haarausfall, Dauerschlappheit, Blues – manchmal ist es ganz banal eine Unterversorgung an Nährstoffen, die dahintersteckt. Lies noch mal das Ernährungskapitel »Essen für zwei« dieses Buches und gucke, ob es da sinnvolle Ansatzpunkte gibt.

STILLEN

Das Stillen hat sich vermutlich mittlerweile ganz gut eingespielt. Auch wenn es vielleicht von der Vorstellung abweicht, die du vorher hattest. Acht Stillmahlzeiten, manchmal mehr, davon einige Hauptspeisen, einige Snacks, sind nicht gleichmäßig über den Tag verteilt. Manche Babys sorgen während der nächtlichen Stunden für ihre Kalorienzufuhr, manch andere während derer mit Tageslicht. Mit etwas Glück gibt es in der Nachthälfte des Tages schon mal ein paar längere Stillpausen, aber auch das kann noch ein wenig dauern, der zirkadiane Rhythmus eines Babys bekommt erst langsam in den ersten vier Lebensmonaten etwas Struktur, bis er bis etwa zum dritten Geburtstag so weit ausgereift ist, dass durchgeschlafene Nächte irgendwann die Regel sind und nicht die Ausnahme.

In der Regel werden voll gestillte Babys sehr viel häufiger als die sagenumwobenen »alle vier Stunden« – ein Relikt aus früheren Jahrzehnten – gestillt. Wenn man die nonnutritiven Stilleinheiten (so nennt man im Fachjargon die Stillmahlzeiten, die nicht im Wesentlichen Mahlzeiten sind, sondern hauptsächlich dem Kuscheln, Beruhigen oder Einschlafen dienen) mitzählt, sowieso. Und Babys, die »nach Bedarf« gestillt werden, dürfen eben jeglichen Bedarf stillen, und den melden sie üblicherweise häufiger an als sechsmal am Tag, Clusterfeeding-Attacken über Stunden am Abend miteingeschlossen.

Insgesamt ist der Rhythmus doch ein bisschen von dem entfernt, was du erwartet hattest, es gibt nämlich keinen, zumindest keinen verlässlichen. Vier-Stunden-Rhythmus, my ass. Natürlich gibt es solche Babys, es sind aber die Ausnahmen. Auch deren Mütter haben nicht den heiligen Gral geknackt, es ist ganz banal – Glück.

Noch immer Schmerzen beim Stillen?

Wenn du noch immer Schmerzen beim Stillen hast, vor allem dann, wenn äußerlich keine Verletzungen deiner Brustwarze mehr zu sehen sind, ist manchmal guter Rat teuer. Entgegen der fast immer zutreffenden Prognose: »Das geht vorbei!« tut es dir auch jenseits von zwei, drei Wochen nach der Geburt immer noch weh, und es zeichnet sich irgendwie kein Durchbruch ab. Schmerzende Brustwarzen sind immer ein dringendes Symptom, und es gehört zu den häufigsten Gründen für vorzeitiges Abstillen. Wenn Frauen vor Schmerzen beim Stillen weinen oder schon Stunden vor der nächsten Mahlzeit Angst vor dem Anlegen haben, muss also dringend Rat her.

Milchstau und Mastitis

Gar nicht so wenige Frauen entwickeln im Verlauf ihrer Stillzeit mindestens einmal eine Episode eines Milchstaus oder der oben beschriebenen subakuten Mastitis. Eher selten hingegen ist die klassische, »echte« bakterielle Mastitis. Die Begrifflichkeiten werden oft (auch in Erzählungen im Freundeskreis) etwas durcheinandergewürfelt, längst nicht jede »Brustentzündung«, die so genannt wird, ist auch eine bakterielle Mastitis. Auch der fachliche Diskurs ist, wie oben beschrieben, im Wandel – es gibt also auch unterschiedliche Definitionen. Da ein Milchstau / subakute Mastitis im blödesten Fall in eine Mastitis münden kann, sind die Grenzen manchmal fließend.

Ein Milchstau beginnt oft mit einem diffusen Schmerz in der Brust. Frauen beschreiben es häufig so »wie bei einem blauen Fleck«. Je nach Lokalisation und Größe der Brust kann man knubbelige Verhärtungen tasten, manchmal auch nicht. Die Brust ist oft insgesamt empfindlich auf Druck oder Erschütterung. Früher oder später hast du möglicherweise ein allgemeines, grippiges Krankheitsgefühl mit Gliederschmerzen. Etliche Frauen entwickeln auch ziemlich rasant Schüttelfrost und Fieber, das schnell und beeindruckend hoch ansteigen kann. Später, meistens erst am nächsten Tag, sind dann auch rote Flecken auf der Brust zu sehen.

Der häufigste Grund für einen Milchstau ist neben der beschriebenen ungünstigen bakteriellen Besiedelung ein gestörter Milchspendereflex, meistens ausgelöst durch Stress. Stress unterdrückt Oxytocin, welches

EVIDENZ

MYTHOS MILCHGANG-SOOR

Wenn alle mechanischen Gründe wegen einer ungünstigen Baby-Trinktechnik ausgeschlossen sind – dazu gehört etwa das kurze → *Zungenbändchen* –, werden deine Befragungen von Dr. Google und diversen Foren im Wesentlichen zwei Diagnosen ergeben, die sehr unterschiedlich häufig sind, jeweils einer völlig unterschiedlichen Therapie bedürfen und insgesamt in der wissenschaftlichen Fachliteratur in den letzten Jahren ganz neu bewertet wurden.
In den letzten Jahren hat sich der »Milchgang-Soor« (eine Pilzinfektion im Inneren der Brust) zu einer verbreiteten und reflexhaften (Verdachts-)Diagnose bei unerklärlichen Schmerzen beim Stillen entwickelt.

NEUE STUDIEN SAGEN VOR ALLEM ZWEIERLEI:

- Satte 90 Prozent der vermeintlich diagnostizierten Soorfälle schlagen tatsächlich gar nicht auf eine antimykotische Therapie mit dem gut wirksamen, verschreibungspflichtigen Anti-Pilz-Medikament Fluconazol an, was zu erwarten wäre, wenn das denn die Ursache der Symptome wäre. Fluconazol wirkt bei einem wirklichen Candida-Befall meist binnen weniger Tage. Manche Diagnosen fallen in der Medizin auch über die (Nicht-)Reaktion auf einen medikamentösen Therapieversuch. *Ex iuvantibus* – lat. »aus dem Helfenden heraus« – nennt man das. Wenn also die Anti-Pilz-Behandlung erfolglos war, nicht geholfen hat – war es kein Pilz. »Noch mehr Pilzmittel draufhauen« ist in diesen Fällen keine gute Idee.
- Wahrscheinlich handelt es sich entweder um eine spezielle Form des unterdiagnostizierten → *Raynaud-Syndroms*. Und wenn es kein Raynaud ist, dann hat man es sehr viel häufiger mit einer Dysbiose in den Brustdrüsen und Milchgängen, also einer bakteriellen Fehlbesiedelung des Milchdrüsen-Mikrobioms, zu tun als mit einem Milchgang-Soor.

In der neueren Literatur wird das beschriebene Symptombild mittlerweile als *subakute Mastitis* bezeichnet. Neuere Arbeiten konnten nachweisen, dass Candida als Auslöser nur eine geringe Rolle spielt, ein bakterieller Befall hingegen häufig ist und das typische Bild gut erklärt.
Mittlerweile geht man von der Idee eines *Mastitis-Spektrums* aus, das nach heutigem Wissensstand wesentlich mehr als den mechanischen Milchstau oder die klassische, bakterielle Mastitis mit Entzündungszeichen (Rötung, harte Stellen, Fieber) umfasst.

Die Milchgänge von schwangeren und stillenden Frauen sind im Inneren mit einem Biofilm ausgekleidet, der eine individuelle und bunt gemischte Bakterienpopulation beheimatet. Dieses natürliche Mikrobiom kann in ein Ungleichgewicht geraten *(Mammary Dysbiosis)* und durch vermehrtes Wachstum »böser« Keime zu einer entzündlichen Veränderung der zarten Innenauskleidung der Milchgänge und zu Störungen des Milchflusses beitragen.

Diese subakuten Mastitiden werden typischerweise durch bestimmte Bakterien wie z. B. *Staphylokokkus epidermis* oder *Streptokokkus salivarius* verursacht. Diese produzieren im Gegensatz zu einem anderen bekannten Keim, dem *Staphylokokkus aureus*, keine Toxine, die dann eher für die lokalen Entzündungszeichen der klassischen bakteriellen Mastitis verantwortlich sind.

Auf der Suche nach einer ursachenbezogenen Therapie kam man natürlich an der Regulation eines physiologischen Milchmikrobioms mit »guten Bakterien« nicht vorbei – und tatsächlich: In verschiedenen Studien konnte eine effektive Behandlung mit den beiden probiotischen Lactobazillus-Stämmen L. salivarius und L. fermentum nachgewiesen werden. Betroffene Frauen erhielten in verschiedenen Arbeiten meist 21 Tage lang ein bis drei tägliche Dosen (10^9 KBE = koloniebildende Einheiten) dieser Lactobazillen. Proben von Milch und Blut wurden vor und nach der probiotischen Gabe entnommen und neben der Beobachtung der Symptome auf ein breites Spektrum mikrobiologischer und immunologischer Parameter untersucht. Die Einnahme eines Probiotikums aus diesen beiden Keimen führte zu einer Verringerung der Bakterienzahl, der Milch- und Blut-Leukozytenzahlen und verschiedener immunmodulierender Stoffe im Serum.

Möglicherweise ist die Probiotika-Therapie sogar der klassischen Antibiose überlegen. In einer Studie aus dem Jahr 2010 zeigten Frauen aus der Probiotikum-Gruppe eine schnellere Linderung der Symptome und eine geringere Quote für das Wiederauftreten der Mastitis als diejenigen, die der Antibiotika-Gruppe zugewiesen wurden.

Auch zur Prophylaxe für Frauen, die nach früheren Geburten in der Stillzeit eine infektiöse Mastitis hatten, scheinen L. salivarius und L. fermentum zu helfen. Schwangere Frauen, die L. salivarius etwa von der 30. Schwangerschaftswoche bis zur Geburt genommen hatten, waren nur halb so oft von einer Mastitis in den ersten drei Monaten nach der Geburt betroffen.

DIE URSACHE FINDEN

Alle drei Verdachtsdiagnosen – Raynaud, Candida und Mammary Dysbiosis – sind für sich genommen nur schwer eindeutig zu diagnostizieren. Eine Candida-Infektion in den Milchgängen kann weder per Abstrich noch per Muttermilchkultur zweifelsfrei nachgewiesen werden. Dass Candida im Inneren eines Organs ohne »Außenzugang« sein Unwesen treibt, ist bei immunkompetenten Menschen per se erst mal exotisch und sicher nicht in der Häufigkeit zu erwarten, in der die Diagnose derzeit gestellt wird. Irgendwie müssen die Pilze erst mal dorthin kommen. Ohne eine entsprechende Anamnese, wie etwa eine »Pilz-Historie« oder eine Antibiotika-Therapie in der Vorgeschichte, ist das zunächst einigermaßen ungewöhnlich.

Abgepumpte Milch ist auch unter guten hygienischen Verhältnissen oft mit Candida besiedelt, die aber nicht aus den Milchgängen stammt, sondern sekundär über die Pumpe hineingelangt ist. Auch für Raynaud gibt es keine Labormarker oder andere eindeutige Zeichen, die noch am ehesten typischen Verfärbungen – weiß, blau, lila – fehlen oft.

Deshalb erfolgt die Therapie tendenziell nur über die Symptomatik und die Anamnese, mit Glück beginnt man bei der Therapie mit der richtigen der Varianten zuerst. Da Fluconazol, das Anti-Pilz-Mittel der Wahl bei einer gesicherten Pilzinfektion, ein ziemliches »Brett« ist und in der Stillzeit einer strengen Indikation bedarf, sollten erst mal die anderen beiden Verdachtsdiagnosen behandelt werden. Mehr zu den unterschiedlichen Therapieansätzen bei → *Raynaud* findest du im vorherigen Kapitel, blättere noch mal zurück.

Eine Unterstützung des Mikrobioms mit Signaturkeimen eines gesunden Milch-Mikrobioms, allen voran mit Lactobazillus salivarius und Lactobazillus fermentum, scheint sinnvoll, z. B. mit Mama Flor *(into life)*.

Wenn nichts davon innerhalb einer Woche zumindest Besserung verspricht oder natürlich auch dann, wenn eine Candida-Infektion aus individuellen Gründen dringend vermutet wird, wird das sinnvollerweise mit dem (leider teuren) Medikament Fluconazol behandelt. Wichtig ist eine ausreichende Dosierung: initial 200 bis 400 mg, danach über zehn Tage hinweg 100 mg täglich. Fluconazol ist verschreibungspflichtig.

Douglas, Pamela: *Overdiagnosis and overtreatment of nipple and breast candidiasis: A review of the relationship between diagnoses of mammary candidiasis and Candida albicans in breastfeeding women,* Women's Health, 2021, 17

Barrett, M. E. et al.: *Raynaud Phenomenon of the Nipple in Breastfeeding Mothers. An Underdiagnosed Cause of Nipple Pain.* JAMA Dermatol 2013; 149 (3) 300 306

Mitchell, K. B. et al.: *Academy of Breastfeeding Medicine Clinical Protocol# 36: the mastitis spectrum, revised 2022.* Breastfeeding Medicine 17 (5) 2022, 360–376

Jiménez, E. et al.: *Mammary candidiasis: a medical condition without scientific evidence?* PLoS One 12 (7) 2017, e0181071

Fernández, L. et al.: *Prevention of infectious mastitis by oral administration of Lactobacillus salivarius PS2 during late pregnancy.* Clinical Infectious Diseases 62 (5) 2016, 568–573

Arroyo, R. et al.: *Treatment of infectious mastitis during lactation: antibiotics versus oral administration of Lactobacilli isolated from breast milk.* Clinical Infectious Diseases 50 (12) 2010, 1551–1558

Espinosa-Martos, I. et al.: *Milk and blood biomarkers associated to the clinical efficacy of a probiotic for the treatment of infectious mastitis,* Beneficial Microbes 7 (3) 2016, 305–318

Jiménez, E.: *Oral administration of Lactobacillus strains isolated from breast milk as an alternative for the treatment of infectious mastitis during lactation.* Applied and Environmental Microbiology, June 2008

Arroyo, R. et al.: *Treatment of Infectious Mastitis during Lactation: Antibiotics versus Oral Administration of Lactobacilli Isolated from Breast Milk.* Clin Infect Dis 2010; 50 (12) 1551–1558 die Milchgänge kontrahieren und die Milch fließen lässt, und er macht entzündliche Gewebsreaktionen, überall im Körper. Stress kann Überlastung bedeuten, durch Schmerzen an den Brustwarzen, durch Geburtsverletzungen oder auch Erschöpfung, Streit oder Familienbesuch im Anmarsch. Manchmal hat das Baby die Brust nicht gut leer getrunken oder übersprungen (gerade anfangs in der Stilleingewöhnungszeit heißt es dann von den Müttern: »Links ging nicht, da habe ich einfach nur rechts gestillt.«) oder hat eine Mahlzeit verschlafen. Manche Frauen reagieren auch empfindlich auf Zugluft an den Brüsten, das ist aber eher selten. Es kommen also oft mehrere Faktoren zusammen.

Verstopfter Milchgang

Manchmal kann ein Milchgang auch in der Nähe der Ausführungsgänge verstopfen und die Milch nicht mehr abfließen lassen. Das siehst du dann an der Brustwarze als kleinen weißen Knubbel oder als Bläschen. Es gibt diese beiden unterschiedlichen Varianten:

- ***Du siehst einen kleinen, weißen Knubbel, der wie ein größeres Grießkörnchen,*** manchmal auch wie ein kleiner Pickel aussieht: Deine Milch ist nicht homogenisiert, und so können kleine Sahne- oder Fettbröckchen zusammen mit dem Talg deiner Haut einen Milchgang zusetzen und diesen dann verstopfen. Hier hilft am besten lokale feuchte Wärme, um dieses kleine Pfröpfchen aufzuweichen. Du kannst entweder schön warm duschen oder baden, manchmal hilft auch eine feuchtwarme Kompresse mit etwas Öl. Danach kannst du die Brustwarze vorsichtig zwischen den Fingern abrollen, ein bisschen so, als würdest du einen Rest Zahnpasta aus einer Tube entleeren. Sei dabei aber sanft und quetsche nicht an deiner Brustwarze herum. Danach solltest du am besten gleich anlegen, manchmal löst das Babysaugen schon alles wieder heraus. Bleibt das Pfröpfchen hartnäckig und beginnt zu schmerzen oder entwickelst du Zeichen eines Milchstaus, wende dich an deine Hebamme.
- In der Literatur wird das primär nicht empfohlen, aber in einigen Fällen kannst du bei der nächsten Stillmahlzeit auch sanft und vorsichtig (mit gut gewaschenen Händen) ein bisschen an diesem Pünktchen »pulen«, um die Verstopfung zu lösen. Wenn sich so ein Pfröpfchen löst, kommt ein Körnchen heraus, das manchmal so groß wie ein kleiner Nuss-Splitter oder auch wie eine dünne Spaghetti sein kann, die aus deiner Milch kommt – nicht erschrecken. Mittlerweile nimmt man an, dass auch für dieses Phänomen eine Milchgang-Dysbiose eine Rolle spielt, also eine Besiedelung mit Staphylokokken solche Verstopfungen befeuern kann. Sollte das gehäuft auftreten, solltest du ein Probiotikum überlegen. Zusätzlich kannst du Lecithin als Granulat nehmen, circa 3 bis 4 TL pro Tag, gut verteilt, am besten mit dem (etwas fetthaltigen) Essen. Lecithin ist ein natürlicher Emulgator, der in Eidotter, Soja und Pflanzensamen vorkommt und deine Milch besser emulgieren soll.
- ***Auf der Brustwarze bildet sich ein kleines, weißes Bläschen:*** Das ist Milch, die nicht abfließen kann, weil sich über dem ausführenden Milchgang ein kleines Häutchen gebildet hat. Wenn sich das nicht innerhalb einiger Stillmahlzeiten auflöst, weil das Häutchen platzt, kannst du es ebenfalls wie oben beschrieben behandeln. Nur ganz selten ist es sinnvoll, es vorsichtig mit einer sterilen Kanüle aus der Apotheke aufzupiksen. Befrage auch hier deine Hebamme. Auch danach gleich anlegen, damit der Gang wieder gut freigesaugt wird.

MASSNAHMEN BEI EINEM MILCHSTAU

- ***Erste Maßnahme: Lege dich sofort ins Bett,*** sage alles ab, und rufe deine Hebamme an. Du bist wirklich krank! Wenn ansonsten schon wieder Alltag eingekehrt ist und dein Partner oder deine Partnerin erwerbsarbeiten, müssen sie sich irgendwie ganztägig alles freischaufeln und dich pflegen – keine Diskussion.
- ***Deine einzige Aufgabe sollte es sein, dich und deine Brüste zu pflegen.*** Lege gut und oft an, vor allem an der betroffenen Seite – die andere aber nicht zu sehr vernachlässigen, manchmal reagiert diese dann beleidigt.
- ***Wähle die Stillposition so, dass*** der Unterkiefer des Babys in Richtung des gestauten Bereiches zeigt, so wird dieses Areal besser leer getrunken. Du kannst beim Trinken sanft »mitstreichen«, aber knete auf keinen Fall an deinem Busen herum. Zu intensive Massagen quetschen und verletzen das Gewebe eher und triggern inflammatorische Geschehen.
- ***Pumpen ist um Längen nicht so effektiv wie dein Baby,*** weil Pumpen vor allem die nicht gestauten Bereiche erwischt. Du kannst die Brust auch nicht »leer pumpen«, wie es immer noch in veralteten Ratgebern empfohlen wird. Pumpen schleudert dich viel zu leicht in die Überproduktions-Schleife, die den Milchstau nur verstärkt – lass es am besten ganz.
- ***Wenn du vor dem Stillen die Brust wärmst,*** läuft die Milch besser. Das geht gut unter der Dusche, mit einem Rotlicht oder einer feucht-warmen Kompresse.
- ***Nach dem Stillen ist Kühlen oft angenehm,*** zimmerwarm reicht, es muss gar nicht eiskalt sein. Toll sind hier mal wieder → *Quarkwickel*. Unter → *Milcheinschuss* steht, wie man sie macht.
- Wenn Kälte unangenehm ist, ist auch eine ***Salbenanwendung nach dem Stillen*** toll: Streiche Mercurialis perennis 10 % *(Weleda)* auf das betroffene Areal, und massiere es sanft ein.
- Eine ***Probiotika-Therapie*** mit Lactobazillen ist nach der neuen Erklärung der Entstehung sinnvoll und wird in neuen Arbeiten auch empfohlen, mittlerweile gibt es Erfolg versprechende Erkenntnisse: Nach der Entdeckung des Brustdrüsen-Mikrobioms weiß man, dass ein gesundes Keimprofil dort für die »richtige« Besiedelung des Biofilms in den Milchgängen sorgt und somit eine Infektionsprophylaxe darstellen kann, vor allem dann, wenn du immer wieder einen (fieberhaften) Milchstau

bekommst. Auch als Therapieansatz etablieren sich → *Probiotika* mehr und mehr, sogar als Alternative zu Antibiotika bei einer bakteriellen Mastitis sind sie in der Diskussion, mindestens aber als Ergänzung und Rezidivprophylaxe. Gut beforscht sind die Stämme L. salivarius und L. fermentum, etwa im Mama Flor *(into life)* oder Symbiolact® plus.

- ***Wenn du richtig krank bist und Fieber hast,*** kannst du dein Immunsystem mit Mikronährstoffen boostern: Nimm eine ordentliche Dosis Vitamin C und Zink. Zusammen unterstützen sie die verschiedenen Immunzellen, etwa die Aktivität natürlicher Killerzellen und die Phagozytose. Beide sind entscheidend für die Widerstandsfähigkeit gegenüber Infektionen, auch bakterieller Art. In Studien konnte gezeigt werden, dass Vitamin C das Wachstum von Staphylococcus aureus hemmen kann, ein Keim, der bei der akuten und subakuten Mastitis eine zentrale Rolle spielt. Vitamin C und Zink verkürzen offenbar die Dauer unterschiedlicher Infektionen und unterstützen die Erholung.
  Du bekommst sie als Kombiprodukt in der Drogerie, oder du nimmst – optimal abgestimmt und kombiniert mit weiteren immunaktiven Substanzen wie Selen und Quercetin – etwa das Mama immun von *into life.*
- Gegen das Fieber und die Schmerzen kannst du natürlich auch ***400 mg Ibuprofen*** nehmen, maximal 4-mal am Tag (1600 mg).
- ***Mit all diesen Maßnahmen bessern sich die Symptome üblicherweise recht zügig.*** Bis es »ganz wieder weg« ist, braucht es aber meistens mindestens drei Tage.
- Wenn sich die Symptome nach den eingeleiteten Maßnahmen innerhalb von 24 Stunden verschlimmern oder spätestens nach 48 Stunden nicht bessern, befindest du dich an der Schwelle zum fließenden Übergang in eine ***»echte« bakterielle Mastitis.*** Dies ist unbedingt eine Indikation, umgehend zu deiner Ärztin zu gehen. Sie wird einen Ultraschall machen und eventuell ein (stillkompatibles) Antibiotikum verordnen.
- Eine bakterielle Mastitis ist ***keine ansteckende Krankheit*** und auch nicht gefährlich für dein Baby. Eine Unterbrechung des Stillens ist weder notwendig noch sinnvoll.

Zu viel Milch

Zu viel Milch mögen manche als »Luxusproblem« beschreiben, aber auch das kann sehr lästig sein. Du hast ständig pralle Brüste, oft nah am Milchstau, nasse Betten – und dein Kind bekommt auch dann, wenn es nur gemütlich einschlafnuckeln möchte, immer einen satten Strahl Milch bis ans Zäpfchen gespritzt und ertrinkt fast an der Milch. Dadurch trinkt es unruhig, protestiert, schluckt Luft – entspanntes Stillen geht anders. Manchmal ist man bei dieser Symptomatik auch zunächst Blähungen bei deinem Baby auf der Spur, weil es so unruhig trinkt, die Brust wegschubst und nie glücklich zu Ende nuckelt, bis man darauf kommt: Es könnte einfach auch an der zu reichhaltig sprudelnden Milch liegen! Meistens reguliert sich die Milchmenge auch hier über das bewährte Angebot-Nachfrage-Prinzip. Zu viel Milch kann Mütter immer haarscharf an den Rand eines Milchstaus bringen. Wenn das Problem also fortbesteht, kannst du Folgendes tun:

- ***Lasse die Milch aus der jeweils nicht stillenden Brust*** in ein Tuch mitlaufen. Zumindest zu Hause geht das ganz gut und befreit dich schon mal von einem Teil des Überschusses. Unter der Dusche kannst du auch gut etwas Milch ausstreichen.
- ***Zur Reduktion der Milch kannst du Salbeitee trinken*** – beginne mit 2 Tassen täglich. Wenn du keinen Salbeitee magst, können Bonbons eine Alternative sein oder auch Salbeiextrakt aus der Apotheke, Sweatosan® 2-mal täglich 1 Dragee. Bei all diesen Maßnahmen: Frauen reagieren sehr unterschiedlich auf die Dosierung. Taste dich vorsichtig heran, beobachte, was passiert, und nimm entsprechend mehr oder weniger.
- Es ist weder sinnvoll noch hat es einen Effekt, dass du deine Trinkmenge reduzierst.
- ***Stille nur auf einer Seite pro Mahlzeit,*** sodass an deren Ende der Milchfluss für dein Baby gemütlicher wird. Wenn eine Seite voll Milch bleibt, wird auch die Nachbildung von Milch etwas unterdrückt.

DEIN BECKENBODEN

Wenn die erste Stufe der Rückbildung und Heilung bewältigt wurde, solltest du dir in Sachen Beckenboden langsam ein kleines, aber feines – und vor allem regelmäßiges – Workout für die Kräftigung und Stärkung in deinen Alltag einbauen. Einbauen deshalb, weil kaum eine Frau im Wochenbett regelmäßig dazu kommt, ihre Yogamatte im Wohnzimmer auszurollen und 45 ungestörte Minuten ein Programm abzuturnen. Vielleicht hat deine Hebamme dir schon ein paar Übungen gezeigt, und du weißt, wie du in Alltagssituationen (aufstehen, auf die Toilette gehen, etwas hochheben) deinen Beckenboden schonen kannst. Um sekundären Beschwerden wie Gebärmutter- oder Blasensenkungen, aber auch Rückenschmerzen – die ursächlich zunächst oft gar nicht mit dem Beckenboden in Zusammenhang gebracht werden – vorzubeugen oder sie zu lindern, solltest du jetzt also konsequent etwas tun.

Bis dein Beckenboden wieder »richtig fit« ist, dauert es Monate, manchmal bis über das Abstillen hinaus, je nach Konstitution (nicht änderbar), Geburtserfahrung (nicht änderbar) und Disziplin (hier kannst du drehen). So lange wirst du deinen Beckenboden spüren. Nicht unbedingt gleich mit dem

BLOCKSTILLEN

Blockstillen kann noch eine Option sein, wenn das alles nicht ausreicht.

- **Das geht am besten mit einer elektrischen Milchpumpe.** Damit pumpst du zum Start des Blockstillens, etwa 30 bis 60 Min. vor dem nächsten Stillen, beide Brüste vollkommen leer – ganz leer ist eine Brust natürlich nie, aber eben bis es an der Pumpe nicht mehr im Strahl läuft. Nicht wundern, das können enorme Milchmengen sein, 200 ml pro Seite sind keine Seltenheit.
- **Lege dann das Baby an einer der »fast leeren« Seiten an, und stille es nur auf dieser Seite** (als Beispiel: links), bis es satt ist. Mit dieser Seite beginnt der »Zeitblock links«. Einige Frauen erleben jetzt zum ersten Mal, dass ihr Baby zufrieden und gemütlich trinken kann.
- **Die nächsten drei oder vier Stunden** – je nachdem, wie lange es halbwegs geht – ist nun nur die linke Seite dran, wann immer sich dein Baby mit Hunger meldet.
- **Nach diesem Zeitblock** ist die rechte Seite dran, wieder für etwa drei bis vier Stunden.
- Wenn deine volle Brust »muckt« und zu voll wird, **kannst du sie ausstreichen, mitlaufen lassen** oder die Zeitblöcke etwas reduzieren.
- **Frühestens nach 24, besser nach 48 oder 72 Stunden, kannst du** das Leerpumpen noch mal wiederholen. Achtung: Mache das nicht zu oft, um nicht das Gegenteil, ein Anregen der Milchbildung, zu bewirken!
- **Der Effekt des »Brust-voll-Lassens« ist** die Umkehrung des Angebot-und-Nachfrage-Prinzips. Nur eine leere Brust signalisiert dem Körper: Nachbilden. Wenn du sie voll lässt, wird also mittelfristig weniger Milch gebildet.

Vollbild von Inkontinenz oder Gebärmuttersenkung, und auch nicht unbedingt permanent störend oder unangenehm. Aber er ist eben noch nicht wieder der alte: Nach langen Spaziergängen oder Tagen mit viel Belastungen – Baby und Einkäufe irgendwie in die Wohnung im 4. Stock befördern –, merkst du dann doch ein Druckgefühl nach unten oder eine gewisse Weichheit und Instabilität.

Meistens ist es nicht schlimm genug, dass wirklicher Leidensdruck entsteht, das wäre für einige Menschen ein Anlass und eine Motivation, auch wirklich etwas zu tun. Eine andere wäre: Suche dir – neben den kleinen Alltagsunits auf dem Küchenstuhl und beim Zähneputzen oder auch während des Stillens – ein Angebot, das dir wirklich Spaß macht. An einem netten Ort, mit einer netten (und kompetenten) Kursleiterin und mit netten Frauen, mit denen man auch hinterher eine Runde quatschen kann.

Das kann ein Kurs in einer Hebammenpraxis sein oder Kurse mit einem »Postnatal«-Aspekt aus den Bereichen Yoga, Pilates oder gezieltem Beckenbodentraining wie z. B. → *Cantienica*. Auch online gibt es gute Angebote, wenn das für dich einfacher ist oder es an deinem Ort nicht so viele Angebote gibt, die zu dir passen.

Fitnessgeräte für den Beckenboden

Und wieder ein paar Gimmicks aus der Abteilung *Verrückt, was es alles gibt*: Trainingsgeräte für den Beckenboden – Beckenbodenhanteln, wenn man so will.

Beckenbodenkonen: Im weniger medizinischen Kontext heißen sie *Loveballs*, kleine Kugeln oder ovale Gewichte aus Kunststoff oder

Silikon. Sie werden wie ein Tampon in die Vagina eingeführt und einige Zeit lang herumgetragen. Im Inneren der Silikonummantelung sind etwas kleinere Metallkugeln eingearbeitet, die beim Tragen in Bewegung geraten und sanfte, gut spürbare Schwingungen auf die Beckenbodenmuskulatur übertragen. So wird diese stimuliert und durch das Gewicht ein reflektorisches Anspannen erzielt. Es gibt verschiedene Gewichte und Größen und Varianten wie Duo-Kugeln, zwei durch ein kleines Schnürchen verbundene Kugeln. Beginne mit einem eher niedrigen Gewicht um die 25 g, nach und nach kannst du dann die Tragezeit – man beginnt zu Hause mit ein paar Minuten, etwa während des Abwasches – steigern und später auch auf ein schwereres Gewicht umsteigen. Loveballs sind gut für das praktische »Training nebenbei« und eine Ergänzung zu deinen herkömmlichen Übungen, kein Ersatz.

Würfelpessare: Wenn du deutlich spürbare Beckenbodenprobleme hast, die sich auch nach Ende des ersten Rückbildungskurses nicht bessern, können Würfelpessare eine gute Idee sein. Würfelpessare sehen aus wie ein kleiner Würfel mit kleinen Mulden an jeder Seite. Sie haben eine Kantenlänge von 3 bis 4 Zentimetern in den mittleren Größen. Vaginal getragen, stützen und halten sie den Beckenboden, damit sich die Bänder, das Haltesystem der inneren Organe, entlastet wieder erholen und neu formieren können. Sie sind also keine Trainingsgeräte wie die Loveballs, sondern ein kleines medizinisches Hilfsmittel. Man trägt das Würfelpessar konsequent täglich vom Aufstehen morgens bis zum Abend, solange man also den Tag aufrecht verbringt, konsequent einige Monate lang. Man kann es ein bisschen mit einem Gips vergleichen: Damit stützt man einen Beinbruch, bis der Knochen wieder geheilt ist. Diesen nimmt man auch nicht einige Tage zwischendurch mal ab und läuft ohne ihn herum.

Wenn du nach einiger Zeit auf das Pessar verzichten kannst, solltest du es bei bestimmten Belastungssituationen (Joggen, Trampolinhüpfen mit Kleinkind, einem langen anstrengenden Tag) immer noch tragen, bis dein Beckenboden in der Lage ist, diese Belastung vollständig gut zu tragen.

Ein Würfelpessar gibt es in unterschiedlichen Größen, deine Frauenärztin kann die passende Größe ermitteln. Nach einigen Wochen, wenn sich die Symptome bessern, steigst du um auf die nächstkleinere Größe. Würfelpessare sind Hilfsmittel und können als Kassenleistung verordnet werden.

KAISERSCHNITTNARBE

Langsam ist deine Narbe ganz gut verheilt, und sie sieht wie ein rosiger kleiner Streifen aus, manchmal noch etwas wulstig. Innerhalb des nächsten Jahres – so lange dauert es dann doch – verblasst die Narbe immer mehr und ist dann nur noch als feine weiße Linie zu sehen. Was ebenfalls noch eine Weile anhält, ist ein gewisses Taubheitsgefühl über der Narbe, meist etwa eine Handbreit in Richtung Nabel. Das fühlt sich oft noch etwas komisch und ein wenig fremd an. Auch deine Hautnerven sind bei der Operation durchtrennt worden, und Nerven brauchen immer lange, um sich zu erholen und neu ins Gewebe einzusprossen. Du kannst noch einiges tun, damit wieder mehr Lebendigkeit ins Gewebe zurückkehrt:

- ***Berührung und sanfte Massage*** sind gut für die Sensibilität; Nerven genießen Stimulation. Massiere deine Narbe nach dem Duschen mit Creme oder Öl, behalte das noch eine Weile bei.
- ***Vibrationsmassagen*** sind ebenfalls weiterhin gut.
- Wenn man sich unter dem ***Konzept von Meridianen*** etwas vorstellen kann – Akupunktur und andere energetische Heilweisen basieren darauf: Auch die Meridiane sind bei einer Bauchgeburt durchtrennt worden. Nach dieser Vorstellung kann eine Narbe ein Störfeld für den gesamten Organismus darstellen. Dafür gibt es spezielle Entstörungstechniken, etwa manuelle Entstörungen mit speziellen Massagen oder »haltenden Griffen«, wie etwa Womens Care®, Entstörung per Akupunktur oder auch Kinesio-Tape. Alle nicht besonders evident, aber doch regelmäßig mit individuellen Heilerfolgen verbunden.
- ***Andere schwören auf Neuraltherapie:*** Hierbei wird die Narbe mit mehreren Injektionen eines Lokalanästhetikums (Procain) unterspritzt und damit entstört. Der genaue Wirkmechanismus von Procain ist nicht vollständig verstanden. Eine Annahme ist, dass Procain durch seine betäubende Wirkung auf die Nervenenden und die neuronalen Strukturen im Gewebe eine lokale Wirkung hat. Es soll gestörte Nervenreize »resetten« und die normale Funktion des vegetativen Nervensystems wiederherstellen. Darüber scheint Procain auch das Zellmembranpotenzial positiv zu beeinflussen, das für die Signalübertragung in den Zellen verantwortlich ist.

Wenn du so etwas probieren möchtest, kannst du deine Hebamme fragen, ob sie eine dieser Methoden anwendet oder dir jemanden empfehlen kann, der das tut.

DIE PAARBEZIEHUNG ALS ELTERN

Den Veränderungen in der Paarbeziehung durch die Geburt eines Kindes wird bestimmt von beiden Personen in der Liebesbeziehung auch mit etwas mulmigen Gefühlen entgegengesehen. Dass jetzt ein winziges Bettchen in eurer Wohnung Platz finden muss, dass ihr bei der nächsten Oscar-Verleihung wehmütig anerkennen werdet, dass ihr keinen der Filme gemeinsam im Kino gesehen habt, dass die in drei Stunden mit einem mit Windeln bis unters Dach vollgepackten Kombi erreichbare Ostsee bestimmt auch ein tolles Reiseziel ist – geschenkt. Aber an eurer beider Liebe – was wird sich da verändern? Vor allem in heterosexuellen Liebesbeziehungen sieht man sich mit neuen Rollenbildern – eigenen, fremden, neuen, alten – konfrontiert. Sprecht ihr (in Anwesenheit eures Kindes ganz sicher) euch bald mit »Mama« und »Papa« an? Bremst das bei euch im Bett schlafende Baby jede Form von zarter Annäherung oder lustvoller Begegnung? Hat man überhaupt jemals wieder hemmungslosen Sex? Bleibt in all dem vollgestopften Alltag noch Zeit für euch gemeinsam? Wie ist das, wenn ihr in den nächsten Monaten realistischerweise kaum Momente »nur zu zweit« erleben werdet? Wird das Bild, das ihr von Familie habt – du und er und das süßeste Baby der Welt – sich irgendwie erfüllen?

Was soll ich sagen – es stimmt, was alle sagen: Das ist echt eine Herausforderung. Wenn man einmal die Zahlen befragt, wachsen immerhin etwa 25 Prozent aller Kinder bei nur einem Elternteil auf, in Großstädten sind es über 30 Prozent. Bei wie vielen der übrigen 70 Prozent es »so richtig super« läuft, weiß ich nicht zu sagen, eigene, wenig wissenschaftlich erhobene sozialempirische Daten beim Mutti-Talk auf den Spielplätzen zeigen, dass angesichts dieser Herausforderung auch nicht immer alles in Butter ist. Wenn ihr nicht zu diesen 30 Prozent gehören wollt, müsst ihr was tun.

Wenn ihr euch dabei ertappt, über die Details von Geschirrspülmaschinen-Einräumtechniken (»Wer macht das denn immer? Du oder ich?«) zu streiten: Willkommen im Club. Damit seid ihr weniger originell, als ihr vielleicht denkt – was einerseits beruhigend sein könnte, gleichzeitig aber große Fragen aufwirft.

Die Traditionalismus-Falle ist ein Teil der Geschichte, den wir als aufgeklärte, woke und post-emanzipierte Eltern vor der Geburt gerne ausblenden. Wir sind doch längst so weit. Die Frau, die jetzt Mutter wird, soll für alles zuständig sein? Natürlich nicht, auf keinen Fall. Wir machen das ganz partnerschaftlich, 50:50. Und bringen abends abwechselnd das Baby ins Bett, und einmal in der Woche etablieren wir einen Babysitter, damit wir auch mal wieder gemeinsam rauskommen, nur wir beide. Erwerbs- und Care-Arbeit, klar teilen wir das alles.

Und dann kommt ihr auf dem Boden der Realität an, und der ist manchmal überraschend hart. Solche Vorsätze funktionieren schon wenige Monate später erschreckend schlecht. Aber warum ist das so? Euer Baby will nicht ohne Busen einschlafen, und den hat Papa nun mal nicht – ein Großteil aller Babys schläft abends nur oder zumindest am liebsten beim Stillen ein, abgepumpte Milch aus der Supersoftnuckelflasche: Lol. Der Babysitter ruft nach zehn Minuten an, weil euer Baby sich natürlich nicht ohne wirklich vertraute Bindungsperson in den Schlaf zurückschuckeln lassen möchte. Und ob man für einen eher enttäuschenden Abend auch noch 40 Euro zusätzlich ausgeben möchte, überlegt man sich beim nächsten Mal dreimal. Auch davon kannst du genervt sein, damit hadern und es unbedingt anders wollen – rechne damit, dass das einfach oft so ist, weil Babys eben sind, wie sie sind, und du eben nicht beliebig ersetzbar bist.

Das sind die Bereiche, in denen die Biologie alle Ideen von partnerschaftlicher Aufklärung in Bahnen lenkt, die gemäß der reinen Lehre oft anders funktionieren und eine ganz neue Idee von gesellschaftlicher Entwicklung und Elternsein brauchen. Und auch hier ist das Private stets politisch, schon Simone de Beauvoir postulierte: *Mutterschaft und Freiheit schließen sich aus.* Und jede feministische Theorie beißt sich seither daran die Zähne aus.

Sehr wahrscheinlich denkt man auch als Mutter und Vater anders darüber als in der kinderlosen Zeit (»Das wird doch nicht so schwer sein, *man muss es nur wollen*«). Tja und dann wechselt man einfach das Ufer, wird Eltern und ja, vorher kann man sich vieles schlicht nicht vorstellen, dieser Part gehört ganz sicher dazu.

Als Hebamme begleite ich stolze Amazonen und sexy Feministinnen, streitbare und mutige, coole Frauen auf ihrem Weg. Ich bin wirklich weit weg von reaktionären Ideen übers »Frau- und Muttersein«. Und gleichzeitig sehe ich die Wandlung von all diesen Frauen zu Auch-Müttern. Viele werden viel gluckiger, als sie es je für möglich gehalten haben. Alle definieren diese neue Facette ihres Lebens neu. Es könnte also sogar sein, dass du möglicherweise zunächst gar keinen Babysitter möchtest und auch nicht unbedingt ein Candle-Light-Dinner mit Rahmenprogramm oder gar *asap* in deine Vollzeitstelle zurück.

Und – wie zu allen paardynamischen Entwicklungen – gehören dazu auch immer zwei. Was ist los bei den Vätern? Auch sie beteuern ja, wie wichtig es ihnen ist, ein präsenter Vater zu sein. Ist es ein stillschweigendes Anerkennen, das ihnen auch irgendwie ganz lieb ist, wenn sie Überstunden schrubben, während die Frauen zu Hause (das sagt das Statistische Bundesamt, nicht ich) den überwiegenden Teil der Haushaltsarbeit erledigen – neben dem Vollzeit-Job als Care-Person für das Baby?

Mit alledem muss man halt irgendwie umgehen und anerkennen, dass man vorher keine wirkliche Idee dazu haben kann und auch nicht muss. Von Wandtattoo-Blogs weiß ich, was Paarcoaches dazu sagen, aber was haben die denn anzubieten? Vielfach geht es nicht viel weiter als über den Tipp »mal ein Wochenende ins Wellnesshotel zu fahren und das Kind bei Oma zu lassen« hinaus. Ich vermute an dieser Stelle einen kinderlosen Autor und bin ein bisschen ratlos.

Gemeinsames Glück geht nur, wenn es beiden Individuen auch gut geht. Sorgt also gut für euch und eure Bedürfnisse und dafür, dass ihr beide einen kleinen, eigenen Freiraum habt. Diese Oasen »nur für dich«, die ihr euch gegenseitig versprecht, haben allerdings jetzt auch plötzlich unterschiedliche Grundvoraussetzungen, behaltet das im Blick. Die Frauen müssen sie sich mit deutlich mehr Planung und Vehemenz als zuvor freischaufeln und sind darauf angewiesen, dass die Männer sie ihnen möglich machen. Während Frauen üblicherweise eine halbe Woche vorher eine Yogasession einplanen, sie langfristig ankündigen (und in den family-Kalender eintragen), um *dem Mann den Rücken freizuhalten*, können Väter einfach mitteilen, ohne dass diese Merkwürdigkeit irgendwem auffällt: »Ich gehe heute Abend zum Sport.« Frauen können noch nicht mal eben so ohne Stillzeittaktung zum Supermarkt gehen, eine Tüte Milch kaufen. Oasen für junge Mütter sind nicht das Stündchen mit warmem Kakao auf dem Sofa, sondern Partnerschaften, in denen Väter in der Zwischenzeit selbstverständlich das Baby an die frische Luft bringen und den Wocheneinkauf erledigen, ohne einen Einkaufszettel geschrieben bekommen zu müssen.

Behaltet den liebevollen Blick auf den anderen. Hütet euch vor der Spirale »Jetzt hat er/sie schon wieder …« mit sichtbarem oder unsichtbarem Augenrollen. Macht Quatsch miteinander. Sucht euch Verbündete, bildet Banden, trefft euch mit Freunden und deren kleinen Kindern zum gemeinsamen Chaos-Kochen bei euch zu Hause, und amüsiert euch miteinander über das Gefangensein im Klischee. Ab jetzt seid ihr Teil davon, *so what*. Immerhin schafft man so Großfamilienersatz, weitere Bezugspersonen für die Kinder und rührt nicht immer nur in dem eigenen, überschaubaren Süppchen – eine Strategie.

Für die Männer:

- ***Nimm deine Rolle als Fels in der Brandung, als Schutz für deine Familie ernst.*** Nicht alle Aufgaben sind komplett symmetrisch verteilt. Deine Frau braucht viel Unterstützung, um all das leisten zu können, was Schwangerschaft, Geburt und die Zeit danach ihr abverlangen. *A mother needs to be mothered.* Das ist deine Aufgabe. Auch wenn es manchmal anstrengend ist und du dich in die zweite Reihe versetzt fühlst.

- ***Der wohl am häufigsten gesagte Satz von unzufriedenen Frauen dürfte sein:*** »Alles muss man ausdrücklich sagen oder einfordern. Kann er nicht mal selber daraufkommen, dass der Kühlschrank leer ist oder ich letzte Nacht schon wieder nur fünf Stunden, davon maximal eine am Stück, geschlafen habe?« Denke darüber nach. Auch deine Frau fühlt sich ziemlich bescheuert, sich plötzlich Sätze sagen zu hören wie: »Du könntest wenigstens mal den Geschirrspüler ausräumen.« Nimm es als Signal, dass ihr wirklich Entlastung braucht. »Das bisschen Haushalt« frisst immer mehr Zeit, als (vor allem Nichtbeteiligte) das einschätzen.
- ***Interessiere dich ernsthaft für*** die in eurem Haushalt neuen Fasermischungen wie Wolle-Seide und die dazugehörigen Waschprogramme. Das ist kein Witz: Ein Wolle-Seide-Body kostet 30 Euro aufwärts, und ein falscher Waschgang wird ihn ruinieren. Lifehack: Alle Kleidungsstücke, die in Europa verkauft werden, tragen hinten oder in der Seitennaht ein kleines Mini-Etikett mit einer detaillierten Waschanleitung.
- ***Eigeninitiative ist ein Gute-Laune-Garant.*** Kannst du ganz einfach ausprobieren. Sage gut hörbar den Satz: »Oh, hier müsste unbedingt mal wieder gesaugt werden!« oder »Schatz, ich koche uns nachher mal was Leckeres« – und es dann tun – das kommt ausgesprochen gut an.
- ***Wenn du noch mal schnell losgehst, weil*** keine Milch für deinen Kaffee mehr im Kühlschrank ist, nimm das Baby mit und schlage das von dir aus vor. Und schaue nach, was noch alles fehlt. Deine Frau wird aus zwei Gründen dankbar sein: Erstens kann sie – purer Luxus – ohne gespitzte Ohren unter die Dusche verschwinden und sich sogar hinterher eincremen, zweitens signalisierst du damit, dass auch du Teile des Alltagslebens gleichzeitig bewältigst: Zur selben Zeit Dinge erledigen und das Baby hüten. Deine Frau macht nämlich den ganzen Tag genau das: immer alles gleichzeitig, mit Baby und geteilter Aufmerksamkeit.
- ***Schmuggle nicht jedes Mal das iPad mit aufs Klo.*** Frauen müssen ab jetzt alles – auch die banalsten Dinge – erst mal abklären: »Kann ich mal kurz unter die Dusche?«, »Ich müsste schnell noch diesen Brief einwerfen«. Alles, was vor der Geburt selbstverständlich war, braucht jetzt einen Still-Schlaf-Masterplan. Mache es deshalb ebenso: Wenn du im Hobbykeller verschwindest (dir Gitarre/Kopfhörer/Endgerät schnappst), besprich das oder kündige es zumindest an und löse dich nicht plötzlich in Luft auf.

Für die Frauen:

- ***Manövriere dich nicht weiter in die Expertinnenrolle, als*** es ohnehin schon durch den Alltag – in vermutlich traditionellerer Aufteilung, als du gedacht hattest – vorgegeben ist. Die Steigerung von Expertin ist Mrs. Zuständig.
- ***Der wohl am häufigsten gesagte Satz von unzufriedenen Männern dürfte sein:*** »Kaum komme ich nach Hause, ist nur Stress und Gemecker in der Bude.« Denke darüber nach.
- ***Choose your fights:*** Dass die Bodyschleifchen andersrum gehören oder die Windel deiner Meinung nach zu fest/zu locker gebunden ist – who cares? Euer Baby wird auch nicht erfrieren, wenn es mal den falschen Body angezogen kriegt, oder sterben, wenn es in einem Dreivierteljahr auf dem Papa-Ausflug ein ganz und gar unveganes Nicht-bio-Würstchen wegmampft. Behandle deinen Mann als erwachsenen und kompetenten Partner, das bedeutet auch, dass du erwarten kannst, dass er sich organisiert, die

nächste Milchmahlzeit im Kopf hat und weiß, welche Windelgröße ihr in welchem Drogeriediscounter kauft.

- ***Kinderkriegen ist – mehr als du vielleicht dachtest – total »un-gender«.*** Die Biologie macht dich im ersten Jahr zur primär ansprechbaren Zuständigkeitsperson für dein Baby, was durchaus manchmal den Gedanken aufkommen lässt, dass du unverschämterweise auf deine Brüste reduziert bist. Sei von mir aus sauer auf die Biologie, aber dein Mann kann nichts dafür, dass dein Baby immer an deinem Rockzipfel hängt, sich vor allem ab dem zweiten Lebenshalbjahr schwer abwimmeln lässt und es noch lange dauert, bis es nicht mehr heult, wenn du das Zimmer verlässt (»Fremdeln«: Ganz gesund. Gute Bindung, das Kind. Falls dich das tröstet).

MENTAL LOAD

Mental Load ist ein Phänomen, das Mütter wahrscheinlich schon immer kennen: Jede nach außen scheinbar banale Alltagserledigung ist vielmehr nur die sichtbare Spitze eines Eisbergs an unsichtbaren Erledigungen und Prozessen im Hintergrund.

Sie ist für dich vielleicht eine neue Vokabel, die dir erstmalig rund um die Geburt deines ersten Kindes über den Weg läuft. Vielleicht auch erst später, nämlich dann, wenn ihr schon in diese Falle hineingetappt seid und du mitbekommst, dass für deine manchmal am Mutterglück nagende Unzufriedenheit bereits ein Wort gefunden wurde.

Mental Load meint die Summe an alltäglichen »Kleinigkeiten«, die wenig gesehen werden und kaum Wertschätzung erfahren, die aber irgendwie erledigt werden müssen. Es sind die 137 Tasks, die wir gleichzeitig offen haben und die einen stetigen Parallelhandlungsstrang bilden. Bei der größten Suchmaschine der Welt erzielt »Mental Load« mittlerweile dreistellige Millionenergebnisse.

So ist die sichtbare Erledigung »mit dem Kind für die U4 zur Kinderärztin gehen« im Hintergrund behaftet mit verschiedenen Einzeltasks: Erst mal eine Kinderärztin recherchieren; herausfinden, in welchem Zeitfenster die nächste Untersuchung stattfinden soll; nach fünf erfolglosen Anrufen eine Mail schreiben; bei einem Aufnahmestopp noch eine Mail schreiben, um auf der Warteliste zu landen; parallel Alternativen recherchieren; schlussendlich einen Termin ausmachen; vorab geschickte Anamnese- und DSGVO-Bögen downloaden, ausdrucken, ausfüllen; dran denken, sie mitzubringen; wissen, welche anderen Papiere und Befunde aus der Geburtsklinik mitzubringen sind; diese raussuchen und ebenfalls einpacken; eine Liste mit Fragen erstellen, die unbedingt gefragt werden wollen.

Das sind nur kleine Dinge. Und vielleicht erscheint es lächerlich, »selbstverständliche« Zwischenschritte so akribisch aufzuschreiben, aber es gibt eben 1000 weitere: Dem Kind die Fußnägel schneiden; wissen, wie gelbe Babykacke-Flecken aus Wolle-Seide-Bodys rausgehen; das Ins-Bett-geh-Ritual einläuten, *bevor* die Stimmung kippt; überlegen, was morgen gekocht wird: In ungefähr 80 Prozent der heteronormativen Familien machen das die Mütter, ohne dass es irgendjemandem auffällt (außer den Müttern selbst, vielleicht aber noch nicht mal das).

Mental Load dürfte damit gleichzeitig diejenige Wortneuschöpfung sein, die beim Thema Kinderkriegen die höchste soziale Sprengkraft mitbringt. Sie rüttelt an Grundfesten, daran, wie wir bewusst und unbewusst sozialisiert worden sind. Wir sind die erste Generation, der stetig »you can have it all« (meint z. B., klaro, Karriere *und* Kinder) versprochen wurde und die zumindest theoretisch mit einem Ideal von Gleichberechtigung zwischen Männern und Frauen aufgewachsen ist. Gleichzeitig wundern wir uns permanent, warum wir das alles irgendwie doch nicht so einfach unter diesen einen Hut bekommen.

Die Perspektive ist dabei eher die weibliche: Die Frau ist primär zuständig in diesen »Familie-und-Gedöns-Dingen« und delegiert gewisse Teilaufgaben an den Mann. Das haben sich auch nicht irgendwelche Feministinnen ausgedacht, sondern das sagen die Zahlen: Frauen leisten in heterosexuellen Partnerschaften nach der Geburt eines gemeinsamen Kindes 52 Prozent *mehr* an Haushaltsarbeit, neudeutsch »Care-Arbeit« genannt. Später mündet das in einen proportional zur Kinderzeit sich immer weiter öffnenden Gender-Pay-Gap, in die Teilzeitfalle, die Altersarmut – all diese unattraktiven Dinge, die gefühlt so unendlich weit weg sind vom eigenen Weltbild. Erstaunlicherweise scheinen emanzipierte Millennials, Männer wie Frauen, nämlich das Ideal einer 50:50-Aufteilung nicht in die Realität umzusetzen, während wir so gern daran glauben, dass wir ganz vorne mit dabei wären.

Ein weiteres zentrales Kennzeichen von Mental Load ist die höchst unterschiedliche Wahrnehmung derer, die darin gefangen sind. Exemplarisch heißt die wohl bekannteste Episode in dem 2018 erschienenen Comic *The Mental Load* der französischen Bloggerin Emma: »You should have asked!« – »Aber Schatz, warum hast du denn nichts gesagt?!«

SEX NACH DER GEBURT

In vielen Ratgeber-Büchern ist zu lesen, dass sich Frauen in heterosexuellen Liebesbeziehungen nach der Geburt alles Mögliche vorstellen können, eins aber ganz sicher nicht: einen Penis in ihrer Vagina. Man könnte es vermutlich generell schon so beschreiben, dass es Zeiten in deinem Leben gegeben hat, in denen du deutlich häufiger Sex hattest und auch mehr spontane Lust darauf als in den Wochen oder Monaten nach der Geburt eines Kindes.

Gleichzeitig bin ich auch mehr als einmal in der Wochenbettbetreuung deutlich vor Ablauf der ersten sechs Wochen gefragt worden, ob es okay sei, wieder miteinander zu schlafen, und damit war durchaus »zeitnah« gemeint. Es ist also mal wieder sehr verschieden. In konkreten Zahlen aus einer Befragung von über 1000 Frauen in Australien: 78 Prozent der Frauen hatten nach 3 Monaten wieder Sex, 94 Prozent nach 6 Monaten, 97 Prozent nach 12 Monaten und 98 Prozent nach 18 Monaten. Je länger es dauert, umso größer also die Wahrscheinlichkeit, dass es noch länger dauert.

Ein wesentlicher Faktor für die ersten Wochen oder auch wenigen Monate sind mit Sicherheit das Vorhandensein und das Ausmaß von Geburtsverletzungen, nachweislich aber auch das subjektive Geburtserlebnis.

Wurde die Geburt als »schön« erlebt, haben Frauen deutlich früher wieder Sex (und Spaß daran), als wenn es eine traumatisch erlebte Geburt war. Auch Kaiserschnittnarben sind natürlich Geburtsverletzungen. Sie befinden sich zwar nicht an Vagina und Vulva, dem vordergründigen Ort des Geschehens, aber Sex ist eben mehr als nur das. Es gibt sogar Zahlen, dass Frauen nach Kaiserschnitten (und nach Saugglockengeburten) häufiger über nachgeburtliche Schmerzen beim Sex klagen als Frauen nach spontanen Geburten.

Und es gibt auch die Paare, die monatelang keinen Sex haben, auch wenn alle Verletzungen längst verheilt sind. Hoffentlich unnötig zu erwähnen, aber es gibt natürlich auch andere Formen lustvoller sexueller Begegnung als nur herkömmlichen penetrativen »Penis in Vagina«-Sex. Vielleicht liegt es auch daran, dass Frauen ständig und immer müde sind. Weil sie in den wenigen Momenten, in denen sie nicht von dem kleinen geliebten Babywesen okkupiert sind, ihren Körper einfach mal kurz für sich haben wollen und einigermaßen ungehalten reagieren, wenn der andere geliebte Mensch plötzlich körperliche Bedürfnisse anmeldet. Und sich also schlafend stellen, sobald sich der Mann der Bettstatt nähert.

Man kann übrigens auch trefflich aneinander vorbei nicht-reden, als weiblicher Mensch kenne ich die männliche Position hierzu nur anekdotisch. Möglicherweise entstehen längere Sexpausen hier und da auch durch Missverständnisse – und womöglich sind *beide* nicht so richtig happy damit: Vielleicht will er nicht als ungehobelter, drängelnder Klotz erscheinen und gibt sich zurückhaltend. Sie interpretiert dies Verhalten aber ganz anders, z. B.: »Hab ich's mir doch gedacht. Mit diesem Schwabbelbauch findet er mich halt nicht mehr sexy.«

Ein recht einfacher Punkt dürfte sein, dass Frauen in Beziehungen besonders dann Lust auf Sex haben, wenn sie sich gesehen, wertgeschätzt, geliebt und unterstützt fühlen. So kann auch umgekehrt Sexentzug ein deutliches Signal sein – ob bewusst oder nicht – für: »Nö, so nicht«, etwa dann, wenn die geschlechtergerechte Aufteilung der familiären Aufgaben ganz anders funktioniert, als das vorher besprochen oder beteuert wurde.

Wir betreten hier also vielschichtiges Terrain. In jedem Fall ist es sicher mehr als die Furcht vor (noch) schmerzenden Geburtsverletzungen oder die permanente Müdigkeit. Nehmt es als das, was es ist: als wichtigen Teil des Mann-Frau- und somit Paarseins. Und wartet nicht zu lang.

Fruchtbarkeit und Verhütung in der Stillzeit

Ihr dürft dann wieder Sex haben, wenn dir danach ist, und die Art von Sex, auf die du Lust hast. Obwohl es längst überholt ist, wird den Frauen beim »Abschlussgespräch« in der Klinik offenbar immer noch landauf, landab geraten, vollkommen willkürliche sechs Wochen damit zu warten, ebenso wie damit zu warten, ein Vollbad zu nehmen, was genauso wenig haltbar ist. (Haare waschen wurde bis vor einigen Jahren auch noch verboten, weil ja das dreckige Haarwaschwasser über die Brustwarzen laufen könnte. Kein Witz.)

Wenn du also schon vor Ablauf der sechs Wochen wieder mit deinem Mann schlafen möchtest, könnt ihr das tun. Die Empfehlung, ein Kondom zu benutzen, halte ich für entbehrlich. Dein Muttermund ist wenige Tage nach der Geburt wieder verschlossen. Es kommen also nicht mehr gesunde Hautkeime deines halbwegs frisch gewaschenen Mannes in deine Gebärmutter hinein als sonst auch beim Sex – nämlich kaum welche. Sie gesellen sich zu den vielen Bakterien in deiner Vagina, und damit kommst du dort in jeder Hinsicht gut klar. Ein Kondom kann aber auch eine gewisse »Abgrenzung« sein, die sich vielleicht aus ganz anderen Gründen irgendwie besser anfühlt. Wenn deine Vagina noch trocken und empfindlich ist, können Vaginalzäpfchen auf Kakaobutterbasis eine gute Gleitcreme-Alternative sein, sie schmelzen innerhalb weniger Minuten in deinem Inneren.

Spätestens nach dem Ablauf von drei Monaten solltet ihr euch nicht auf die alleinige verhütende Wirkung des Stillens verlassen, wenn ihr nicht in Kauf nehmen wollt, dass sich ein Geschwisterkind auf den Weg macht. Das Stillhormon Prolaktin bremst zwar die Tätigkeit der Eierstöcke, das ist auch evolutionsbiologisch sinnvoll. Aber es gibt einfach Paare, die unfassbar fruchtbar sind.

Wann du deine Periode das erste Mal wieder bekommst – und damit ziemlich sicher auch bereits einen Zyklus lang wieder fruchtbar warst –, ist sehr unterschiedlich. Wenn du nicht stillst, dauert es weniger lang. Auch bei voll stillenden Frauen ist das höchst unterschiedlich: Von sechs Wochen bis 18 Monaten habe ich schon alles erlebt, beide Enden des Spektrums regelmäßig.

Verhütung ist in der Stillzeit etwas komplizierter als sonst im Leben: Klassische hormonelle Verhütung in Form der »Pille« scheidet weitestgehend aus, solange du stillst. Viele Frauen haben auch nach möglicherweise langer Zeit irgendwann keine große Lust mehr, täglich Hormone zu schlucken. Zyklusbeobachtung zur Ermittlung der fruchtbaren Tage (NFP) ist anfangs noch schwierig, weil es in den ersten Monaten noch keinen wirklichen Zyklus zu beobachten gibt, der gute Hinweise auf fruchtbare oder nicht fruchtbare Tage liefert. Auch die Zykluscomputer fordern unerschwinglich viele Urintests an und signalisieren trotzdem monatelang: »vielleicht fruchtbar«. Bleiben Barriere-Methoden (Kondom, Diaphragma, Portiokappe) oder IUPs (Spiralen). Weibliche Barriere-Methoden sollten nach Geburten neu angepasst werden, Pro Familia ist hier oft ein guter Anlaufpunkt, wenn deine Frauenärztin das nicht in ihrem Portfolio hat.

Bei den Spiralen gibt es auch wieder verschiedene Alternativen, mechanische und welche mit low dose Levonorgestrel, einem Hormon. Einige Gynäkologinnen empfehlen nach Geburten kein allzu zügiges Einlegen, damit sich deine Gebärmutter von ihrer großen Aufgabe erst mal ein bisschen ausruhen und erholen kann und etwas Zeit hat, ihre annähernd ursprüngliche Größe wieder zu erreichen, was nach etwa einem halben Jahr der Fall ist.

Buchtipp: Dorothee Struck: *Verhüten ohne Hormone. Alternativen zu Pille und Co.* Stadelmann 2015 Sehr spannendes und vielschichtiges Buch über alte und neue Verhütungsmethoden und ein paar interessante Fakten rund ums Frau-und-fruchtbar-Sein.

WOCHENBETTDEPRESSION

In verschiedenen Bereichen rund ums Kinderkriegen begegnen dir immer mal Gefühle und Gedanken, die nicht nur die reine Freude sind, sondern auch andere Facetten auf der zur Verfügung stehenden Emotionspalette abdecken. Ambivalente Gedanken und Momente von Zweifeln, Erschöpfung und Sorgen gehören dazu. Auch wenn es auf den vielen bunten Bildern in Büchern und auf all den Mutti-Blogs manchmal nicht so aussieht: Natürlich ist diese dunkle Seite des Mondes völlig normal, und allen Frauen geht das so. Aber es gibt in diesem Spektrum der Gefühle auch grundlegende Unterschiede zwischen normaler Erschöpfung, normalen Zweifeln und einer echten Depression, bei der die Gehirnchemie aus den Fugen ist.

In den Tagen nach der Geburt bist du vermutlich erst mal erleichtert, dass du es geschafft hast und euer Baby nun bei euch ist. Alles ist erst mal überwältigend, es gibt körperliche Issues, kein Wunder, dass zunächst Überforderung das zentrale Gefühl ist. Und dann ist da eine Leerstelle. Dein emotionales Ich scheint irgendwie eingefroren. Du hast dir das alles viel großartiger und dich selbst viel glücklicher vorgestellt. Dieses Gefühl von Erfüllung stellt sich nicht ein. Du wärst so gern die glücklichste Mutter der Welt, aber so fühlt es sich gar nicht an. Du bist irritiert oder auch enttäuscht und vielleicht auch beschämt oder einfach nur leer. Manchmal fühlt es sich einfach so an, als würde hinter dem nächsten Hügel noch das große, in jeder Faser spürbare Mutterglück warten, wie der Goldtopf unterm Regenbogen. Aber dieses absolute Leuchten scheint unerreichbar.

Ein Babyblues ist keine Wochenbettdepression und umgekehrt. Es handelt sich tatsächlich um zwei ganz verschiedene Phänomene. Während der → *Babyblues* in mehr oder weniger ausgeprägtem Ausmaß fast jede Frau betrifft, meistens aber eine Sache eher von »Tagen, die vorbeigehen« ist, ist eine Wochenbettdepression eine wirkliche psychische Erkrankung, die natürlich auch in verschiedenen Schweregraden auftreten kann. Je nach Literatur schwankt die Häufigkeitsangabe zwischen 10 und 20 Prozent. Innerhalb dieser Wochenbettdepression gibt es auch eine breite Spanne, wie ausgeprägt die Symptomatik ist und wie sehr die Frauen selbst darunter leiden. Es gibt milde Formen, die man mit einer gewissen psychischen Grundstabilität und ihren inneren Ressourcen gut übersteht, bis es einfach wieder vorbei ist, so wie das in anderen Phasen des Lebens manchmal eben auch so ist.

Eine ausgeprägte Wochenbettdepression ist dagegen etwas anderes. Oft beginnt sie erst etwas später, also wenige Wochen, manchmal sogar Monate nach der Geburt, oder Frauen erleben nach dem Babyblues keine Erholung, sondern schlittern nahtlos in eine handfeste Depression hinein. Manchmal erwischt es Frauen sogar auch erst dann, wenn das »Elterngeldjahr« rum ist und sie wieder zu arbeiten beginnen. Weil dann erst *alles zu viel wird* und der emotionale Spagat mit all seinen Anforderungen an Baby, Job, Liebesbeziehung, Zuhause zur ungeahnten Herausforderung wird. Im klassischen Sinn ist das keine Wochenbettdepression mehr, ich würde sie dennoch dazuzählen.

Bei einer Wochenbettdepression dreht sich vieles um das Thema Erschöpfung und Überforderung, sehr ähnlich einer Erschöpfungsdepression. So als hätte zwischen all dem Alltag das einfache Glück keinen Platz. Sie ist einfach auch anstrengend, die erste Zeit mit dem Baby! Sobald sich die Anfangseuphorie gelegt hat, begegnet dir vielleicht der Widerspruch zwischen Vorstellung und Wirklichkeit. Dein Baby braucht viel mehr Nonstop-Aufmerksamkeit, als du dachtest. Es weint vielleicht mehr, als du dachtest. Es fügt sich weniger in dein Leben ein, als du dachtest. Dazu kommt die ständige Müdigkeit. Die Nächte sind kurz, kaum bist du mal richtig eingeschlafen, wacht dein Baby wieder auf.

ES GIBT FAKTOREN, DIE DIE WAHRSCHEINLICHKEIT ERHÖHEN, AN EINER POSTPARTALEN DEPRESSION ZU ERKRANKEN

- Depression in deiner Vergangenheit oder in deiner Familie
- Traumatisch erlebte Geburten. Dabei ist dein subjektives Geburtserleben relevant, nicht das, was im Entlassungsbrief der Klinik steht.
- Partnerschaftliche Konflikte oder mangelnde Unterstützung
- Finanzielle Probleme oder anderweitiger Ausschluss von sozialer oder kultureller Teilhabe; Zugehörigkeit zu marginalisierten Gruppen
- Kaiserschnitt und primäres Abstillen

Und neben all dem hast du das Gefühl, du kommst zu gar nichts. Leckeres und gesundes Essen zu kochen, schaffst du viel zu selten, beim Friseur warst du schon ewig nicht mehr, und vielleicht fühlst du dich auch von deinem Partner oder deiner Partnerin viel weniger unterstützt, als du dachtest oder als es besprochen war. Beim Wort *Selfcare* weißt du nicht, ob du hysterisch lachen oder in Tränen ausbrechen sollst.

Insgesamt fühlt es sich an wie ein Zustand von totaler körperlicher und emotionaler Ausgelaugtheit.

Symptome

- Du fühlst dich ***dauerhaft überfordert*** und hast schon morgens das Gefühl: »Oje, wie soll ich nur den Tag schaffen?«
- Du willst am liebsten ***nur noch schlafen.*** Oder weg.
- Du siehst dein Baby an und fragst dich, was es von dir will und warum du so wenig zu geben hast. Oder du hast ***das Gefühl, nichts zu fühlen*** oder viel weniger, als du es für gut hältst.
- Du bist massiv reizbar, du fühlst dich getrieben und wie unter Strom. ***Manchmal spürst du eine verzweifelte Wut in dir, als würden gleich alle Sicherungen durchbrennen.*** Dein Baby weint und weint und will nicht aufhören, du bist total an deiner Grenze und hast Angst vor deinem Impuls, es schütteln zu wollen. Aus Verzweiflung hast du schon mal die Cremetube auf den Badezimmerfußboden gepfeffert.
- All diese Gefühle und Gedanken sind keine Momentaufnahme, sondern ***halten schon seit mindestens zwei Wochen an,*** ohne dass es Tage dazwischen gibt, an denen es dir richtig gut geht.

Was kannst du tun?

- ***Nimm die Symptome ernst, und leite etwas in die Wege:*** Rufe deine Hebamme an, jetzt gleich (außer, ihr seid schon für einen Termin in den nächsten zwei Tagen verabredet). Sie kennt die Situation gut. Oft helfen und reichen schon einfühlsame Gespräche. Und sie ist auch interdisziplinär gut vernetzt und kennt weitere Begleitungsmöglichkeiten, wenn du therapeutische oder weitere beratende Hilfe in Anspruch nehmen solltest. Kläre, inwieweit deine Hebamme Kompetenzen und Kapazitäten hat, um dich noch eine Weile mitzubegleiten, auch wenn sich das Wochenbett dem »offiziellen« Ende nähert. Im Zuge des generellen Hebammenmangels (und dadurch der Arbeitsbelastung der einzelnen Kollegin) und der Richtlinien der gesetzlichen Krankenkassen geht das nicht immer. Sprecht darüber, damit ihr ein klares Commitment habt und du dich nicht hängen gelassen fühlst, wenn das eben nicht immer möglich ist.

- ***Verabrede einen Termin mit der Ärztin, der du vertraust,*** ob das deine Hausärztin oder deine Gynäkologin ist, ist egal. Nimm deinen Lieblingsmenschen mit.
- ***Kontaktiere eine Beratungsstelle,*** das können z. B. Schwangerenberatungsstellen oder die Psychosozialen Beratungsstellen oder Sozialpsychiatrischen Dienste deiner Stadt sein. Du bist nicht allein, und es gibt Menschen, die dir helfen können.
- ***Suche dir Unterstützung, und zwar ganz konkret und jetzt sofort.*** Neben deinem direkten Umfeld von Freundinnen und Familie kannst du – je nach Ressourcen – über eine Haushaltshilfe, Oma/Leihoma, Familienhilfe, einen Putzmann, Babysitter nachdenken. Eine Haushaltshilfe kann dir bei einer entsprechenden Indikation – und eine beginnende Depression ist eine – deine Ärztin verschreiben.
- ***Oft ist genau dieses notwendige »Kümmern« etwas, das*** für depressive Menschen nicht mehr geht. Wenn du selbst dazu nicht in der Lage bist und schon das »zu viel« ist, muss dein Mann oder deine beste Freundin das übernehmen. Bitte sie darum!
- ***Unterstützt dein Partner oder deine Partnerin dich genug?*** Fühlst du dich verstanden? Oder kämpft ihr mit schwierigen, erst mal nicht zu ändernden Umständen? Arbeitet er oder sie unter der Woche in einer anderen Stadt, hat so lange Fahrtwege, dass er oder sie erst sehr spät zu Hause ist? Gender-Care-Gap is real, und da gilt es auch noch mal, Prioritäten zu untersuchen. Manchmal ist ein »Ich kann meinen Chef unmöglich fragen« in Wirklichkeit: »Ich will meinen Chef auf keinen Fall fragen«. Nachweislich ist der Grad an partnerschaftlicher Unterstützung ein wichtiger Faktor bei einer Wochenbettdepression.
- ***Kontakt und Austausch mit ähnlich tickenden anderen Müttern*** hilft sehr gegen das Gefühl, dass dir gleich die Decke auf den Kopf fällt. Suche dir verschiedene Kurse aus, PEKiP, Rückbildung, eigentlich egal, und gehe mit der nettesten Mutter danach noch eine Runde um den Block. Sozialer Kontakt und Austausch sind enorm wichtig in einer neuen Lebenssituation!
- Wenn es intensive und ruhelose Gefühle von ausgeprägter Reizbarkeit oder Wut sind, ***hilft oft Bewegung, die innere Spannung abbaut:*** Joggen z. B. oder schwimmen gehen.
- ***Lege dein (schreiendes) Baby in sein Bettchen, und verlasse kurz den Raum.*** Schreie selbst kurz im Badezimmer und komme dann zurück. Oder weine still gemeinsam mit deinem Baby, vielleicht habt ihr beide etwas zu betrauern.
- ***Oft ist Wut auch ein Ventil, dem*** eine Verletzung, eine Herabsetzung oder Kränkung zugrunde liegt. Vielleicht hast du eine traumatische Geburt erlebt oder gar verletzende oder übergriffige Situationen im Kreißsaal. Zu Hause fühlst du dich nicht unterstützt, oder du musst dich mit Ämtern oder anderen Stellen von Autorität oder mit Macht(missbrauch) herumschlagen. Du fühlst dich alleingelassen und ohnmächtig. Schaue, ob du »hinter deiner Wut« etwas anderes entdecken kannst, das diese intensiven Gefühle erklärt.
- ***Gute Ernährung ist ein wesentlicher Baustein*** nicht nur der körperlichen, sondern auch der psychischen Gesundheit. Gleichzeitig kommst du vermutlich kaum dazu, dir aufwendige und tolle Bowls mit Topping zuzubereiten. Ergänze deshalb die üblichen Verdächtigen an Vitalstoffen über Nahrungsergänzungsmittel. Vor allem eine gute Versorgung mit Omega 3, Vitamin D im Winter, Jod, Selen, Zink, B-Vitaminen und Magne-

WENN DU SOFORT HILFE BRAUCHST

In Abgrenzung zur relativ häufigen Wochenbettdepression gibt es auch – vergleichsweise selten – akute psychotische Zustände. Sie sind gekennzeichnet durch unterschiedliche psychische Symptome, zu denen Halluzinationen, gestörte Realitätswahrnehmung, Desorientierung und Verwirrung bis hin zu Wahnvorstellungen oder Schizophrenie gehören können. Manchmal sind es gewaltvolle, fast wahnhafte Gedanken, die dich ergreifen. Du stellst dir schräge Sachen vor und hast Angst vor dir selbst. Was, wenn du dein Baby im Affekt vom Balkon wirfst? Du weißt einerseits, du würdest das natürlich niemals tun, aber da sind so Gedanken ... Du hast manchmal Angst vor deiner eigenen Impulsivität und sprichwörtlich Angst, verrückt zu werden. Du fühlst dich permanent am Rande des Nervenzusammenbruchs.

Das ist ein Zustand, in dem du wirklich sofort Hilfe brauchst.

Sprich unbedingt mit jemandem darüber, jetzt gleich! Es könnte sein, dass du dich am Rande einer Wochenbettpsychose befindest.

Unter diesen Telefonnummern kannst du 24/7 anonym jemanden erreichen:

Telefon-Seelsorge für Menschen in Krisen:
0800 / 1 110 111 oder 0800 / 1 110 222

sium ist wichtig. Nach einer Schwangerschaft und den zehrenden ersten Wochen nach der Geburt sind diese Werte bei vielen Frauen – meiner Erfahrung nach bedeutet das bei so gut wie allen, die nicht gezielt supplementiert haben – im Keller. Und gleichzeitig sind niedrige Blutwerte dieser Mikronährstoffe eben auch mit Depressionen assoziiert. Umgekehrt heilt eine Vitaminpille natürlich keine Depression. Lies dazu mehr unter → »Depressionen« im Buchteil »Mittendrin in der Schwangerschaft«.

Die meisten depressiven Episoden im Wochenbett verschwinden nach einiger Zeit auch ohne weiter reichende Maßnahmen wie eine längere Therapie oder gar medikamentöse Behandlung. Stationäre Aufenthalte sind zum Glück selten nötig, mittlerweile gibt es aber gute Adressen, die auf dieses Themenfeld spezialisiert sind und die keine Trennung von Mutter und Kind bedeuten müssen.

Menschen sind grundsätzlich kompetent für ihr Wohlergehen, und die meisten Frauen können sehr gut einschätzen, ob sie im normalen Rahmen erschöpft, kraftlos, traurig oder überfordert sind oder ob ein Zustand dahintersteht, der mehr ist als nur dunkle Wolken an einem ansonsten blauen Himmel. Jeder von uns kennt diese Gefühle, und sie sind Teil unserer Gesamtwelt an Gefühlen.

Zur ersten Einschätzung, ob es sich um eine »echte« Depression handeln könnte, wird vielfach die sogenannte *Edinburgh-Postnatal-Depression-Scale* herangezogen. Du findest solche Tests, die sich auf diese anerkannte Skala beziehen, im Internet, z. B. hier: schatten-und-licht.de/selbsttest/

NATURHEILKUNDE BEI WOCHENBETTDEPRESSIONEN

Es gibt Substanzen in der Naturheilkunde, die bei einer postpartalen Depression angezeigt sein können. Für milde Formen, die ich eher der Kategorie »Befindlichkeitsstörung« zuordnen würde, ist eine Selbstmedikation manchmal auch vollkommen ausreichend und selbstbestimmt möglich. Menschen verfügen üblicherweise über das Wissen, dass nach schweren Zeiten auch wieder bessere kommen. Manchmal aber auch nicht. Und deshalb ist es wichtig, nicht zu lange herumzudoktern. Es geht einem dabei dann irgendwie doch immer schlechter.

Bekannt und bewährt (in einer Review von 2009 sogar gleichwertig mit synthetischen Antidepressiva) zur Unterstützung bei depressiven Symptomen ist Johanniskrautextrakt. Anders als in der Schwangerschaft kannst du in der Stillzeit ein Johanniskrautpräparat einnehmen, etwa Laif®900. Es wurde ein möglicher Rückgang der Prolaktinproduktion diskutiert, laut *embryotox.de* fanden sich bei einer Untersuchung dazu aber keine Hinweise. Weitere Mittel findest du im Kapitel »Depressionen« im Teil »Mittendrin in der Schwangerschaft«.

NEROLI – ORANGENBLÜTE

Neroli sind die zart duftenden Blüten des Orangenbaumes. Sie werden zur Gewinnung des ätherischen Öles benutzt, einer der teuersten ätherischen Essenzen überhaupt. Neroli ist eines der tiefgreifendsten Öle auf die Psyche, es wirkt angstlösend, beruhigend und antidepressiv. Angst spüren wir auch immer in unserem Herzen. Neroli wirkt hier spürbar auf Furcht und Beklemmung und nimmt unruhiges Herzklopfen und nervöses »Flattern«. Die Themen des Herzchakras sind Vertrauen, Hingabe, Liebe – alle jene erfahren Stärkung und Unterstützung durch Neroli.

Neroli hilft bei allen Zuständen von Angst oder Schock und wirkt heilend und stabilisierend auch bei lang anhaltenden und tiefen seelischen Verletzungen.

- ***Bergamotte-Neroli-Öl*** *(Ingeborg Stadelmann)* für deine Duftlampe.
- ***Als Aromaroller*** *(into life).* Rolle damit mehrfach täglich, immer nach Bedarf, einige Tropfen auf deine Pulse. Beide Sorten enthalten Neroli: Lift me up mit Zitrone und Rosmarin wirkt eher sanft stimulierend, Soothing and Smoothing mit Mandarine und Zeder eher stabilisierend, einhüllend und schützend.
- ***Auch als Tee*** können die Blüten getrunken werden, sie mischen sich gut mit anderen besänftigenden Kräutern, z. B. mit → *Melisse* und → *Lavendel*, etwa in → *Neun Monde (into life).*

DIE SCHILDDRÜSE: POSTPARTUM-THYREOIDITIS

In der Schwangerschaft ist deine Schilddrüse als hormonproduzierendes Organ ordentlich gefordert. Gar nicht so selten ist in der Schwangerschaft und der Zeit danach die Mischung aus hormonellen Amplituden und einem latenten Jodmangel ein Auslöser für vorübergehende oder länger dauernde Beeinträchtigungen der Schilddrüse. Eine Untersuchung der Schilddrüsenfunktion gehört deshalb mittlerweile zum sinnvollen Kontrollprogramm in der Schwangerschaft, um auch noch nicht deutlich spürbare Störungen schnell aufzuspüren. Unterfunktionen, sogenannte Hypothyreosen, sind in der Schwangerschaft relativ häufig.

Ebenfalls eher unterdiagnostiziert und vermutlich eine Sonderform der *Hashimoto-Thyreoiditis* (einer Autoimmunerkrankung der Schilddrüse mit vielen Gesichtern) ist die *Postpartum-Thyreoiditis*, also eine Schilddrüsenentzündung, die nach einer Geburt auftreten kann. Sie betrifft etwa 7 Prozent aller Frauen nach Geburten, die Symptome sind sehr unterschiedlich ausgeprägt. Sie hat eine recht gute Prognose und verschwindet in den meisten Fällen etwa nach einem halben Jahr von alleine wieder, kann aber (unbehandelt) in dieser Zeit unangenehme Symptome auslösen.

Klassischerweise beginnt sie etwa ein bis sechs Monate nach der Geburt mit einer vorübergehenden Schilddrüsenüberfunktion von wenigen Wochen. Betroffene Frauen empfinden möglicherweise intensiveres Herzklopfen, Unruhe oder Gereiztheit. Danach schließt sich oft eine Phase der Unterfunktion mit den typischen Symptomen – Erschöpfung, Müdigkeit und depressive Stimmung, aber auch Haarausfall und stumpfe Haut mit verquollenen Augen am Morgen – an. Weil die Symptome so diffus sind und im späteren Wochenbett auch per se nicht ungewöhnlich, wird die Postpartum-Thyreoiditis aber oft übersehen.

- Dein Körper braucht in dieser körperlich und emotional fordernden Phase eine ***gute Versorgung mit Vitalstoffen,*** auch für die Schilddrüse: Das sind in erster Linie → *Selen*, → *Jod*, → *Zink*, → *Vitamin D* und *A*.
- Häufig wird eine Postpartum-Thyreoiditis übersehen und mit einer »mütterlichen Überlastung« oder sogar ***mit einer Wochenbettdepression verwechselt.*** Frauen mit Symptomen gehören vernünftig diagnostiziert und behandelt, das ist relativ einfach über die Bestimmung der Schilddrüsenwerte TSH, fT_3 und fT_4 in deinem Blut möglich. Bei einer nachgewiesenen Schilddrüsenunterfunktion bekommst du Schilddrüsenhormone verschrieben, und vermutlich wird es dir sehr bald besser gehen.

DEIN BABY IM SPÄTEREN WOCHENBETT

Das Bedürfnis nach Nähe

Dein Baby wacht auf, und gleich ist es hungrig, mittlerweile kannst du die Zeichen schon ganz gut deuten. Es muckst ein bisschen vor sich hin, macht suchende Bewegungen mit seiner kleinen Schnute und lutscht am Händchen. Bevor es richtig anfängt zu weinen, nimmst du es auf, tröstest es mit gurrenden Worten und stillst oder fütterst es. Es macht eine Pause, nachdem der größte Hunger gestillt ist, dann hörbar in die Hose, und du wickelst es. Ein bisschen spielen, plaudern, umhertragen, dann: Nachtisch. Beim Saugen wird dein Baby müde, die Äuglein fallen zu, das Saugen geht in ein Nuckeln über – bis es glücklich in deinem Arm einschläft.

Ein wenig noch wiegen, kuscheln, genießen – dann der Gedanke, immerhin ist es schon fast mittags: »Wie wär's mit Frühstück?«

Du legst dein offensichtlich tief schlafendes Baby in sein Bettchen, gehst in die Küche, schneidest ein Brot, und während du noch über den Belag nachdenkst, hörst du schon im Zimmer nebenan leises Maunzen, wirfst einen Blick um die Ecke und siehst die kleinen Fuchtelärmchen über den Rand der Wiege zappeln – und weißt: »Okay, Frühstück später.« Vielleicht probierst du ein bisschen Wiegengeschaukel, sch-sch-sch, merkst aber sehr bald, das reicht deinem Baby nicht. Du nimmst es in den Arm, es beruhigt sich gleich, möchte vielleicht auch kurz noch mal saugen – und schläft auf deinem Arm wieder ein. Diesmal wartest du ein bisschen länger, bis es wirklich, wirklich, Gesichtchen an den Busen geschmiegt, tief eingeschlafen ist. Du legst es wieder zurück ins Bettchen, in das Körbchen, in dem immerhin schon deine Großmutter lag, das du mit selbst genähtem Himmelchen aufgehübscht hast, mit dem Stoff, nach dem du die ganze Stadt abgesucht hast. Und dieses kleine Wesen hat den Sinn hinter all deinen Mühen anscheinend nicht wirklich verstanden und ist – keine zehn Minuten später – wieder wach.

Kommt dir bekannt vor? Herzlichen Glückwunsch, du hast ein vollkommen gesundes Baby!

Wenn ich ein solches Szenario in meinen Geburtsvorbereitungskursen schildere, sehe ich in den Gesichtern der erstgebärenden Eltern: »Mein Gott, muss sie immer übertreiben?« Mittlerweile weißt du wahrscheinlich: Sooo übertrieben war das nicht.

Vielleicht denkst du auch, dass das Leben mit Baby einfach nur anstrengend ist und du möglicherweise entweder etwas grundlegend falsch machst oder den entscheidenden Trick nicht kennst. Oder – Hilfe! – hast du gar ein Schreibaby?

Dreimonatskoliken – ein Mythos?

Manche Babys weinen häufiger, als es deren Eltern vorher erwartet haben. Sie weinen, ohne dass ein offensichtlicher Grund dafür zu finden ist. Oft ist dann die naheliegende Idee: Das Baby hat bestimmt Bauchweh. Denn irgendetwas muss es ja sein! Und Bauchweh erscheint den ratlosen Erwachsenen zumindest halbwegs plausibel, findet generationsübergreifendes Verständnis – und man hat eine »richtige Diagnose«. Diagnosen helfen uns manchmal, denn sie benennen zumindest das Problem, nehmen es ernst und liefern sogar einen Therapieansatz. Hurra, wir können etwas *tun*.

Nur ist es leider eben auch so, dass Tropfen oder Tees, Zäpfchen oder Öle, die zu diesem Zweck verkauft werden, nicht so wirken, wie man es sich wünschen würde: meistens nur sehr wenig oder gar nicht oder nur zufällig. Und, dies ist der nächste Gedanke des gesunden Menschenverstandes: Sie würden wirken, wenn das Weinen des Babys tatsächlich Blähungen oder Koliken als Ursache hätte.

In der Fachwelt ist die Erkenntnis tatsächlich mittlerweile nicht mehr so besonders neu, dass es sich bei den typischen »Dreimonatskoliken« um einen Mythos handelt. Oder dass zumindest »der Bauch an sich« gar nicht unbedingt das Problem darstellt, sondern dass es sich um eine generelle physiologische, organische Unreife-Symptomatik handelt, nämlich die des Verdauungstraktes, aber auch des neurologischen Systems.

Das vierte Schwangerschaftsdrittel

Ein Baby kommt, verglichen mit anderen Säugetieren, sehr unfertig auf die Welt. Im Gegensatz zu einem Zebrafohlen oder einem Kälbchen kann ein Baby viele Monate lang eigentlich noch gar nichts allein. Deshalb nennt man das erste Lebensvierteljahr eines Babys auch häufig »das vierte Schwangerschaftsdrittel«.

Babys müssen unmittelbar nach der Geburt sehr plötzlich ihre gemütliche und vertraute Umgebung aufgeben. Sie müssen selbst für ihre Nahrung sorgen, zuvor lief die Versorgung automatisch über die Nabelschnur. Sie müssen nun Milch trinken und diese dann im frisch eingeweihten Magen-Darm-Trakt erstmals verdauen. Das ist eine enorme Herausforderung für dein Baby.

Vermutlich mischen sich in die typische abendliche Unpässlichkeit und Unruhe auch ganz unterschiedliche Phänomene, wahrscheinlich weiß dein Baby manchmal selbst nicht genau, was los ist: Irgendwie ist alles zu viel.

Bei Babys, und auch später noch bei kleineren Kindern, gibt es eine besondere Beziehung zwischen Kopf und Bauch. Das enterische Nervengeflecht, unser zweites Gehirn im Darm, ist hochkomplex und hängt vielfach mit der Neurophysiologie des Gehirns weiter oben zusammen. Und auch da ist nun nach der Geburt eine Menge los, diese beiden Gehirne funken Überlastung.

Reizverarbeitung

Babys kommen mit einem natürlicherweise noch unreifen Nervensystem auf die Welt. War die Umgebung in der Gebärmutter noch sehr gleichförmig, warm, nah bei Mama und bezogen auf alle Sinne recht homogen, so muss sich dein Baby nun nach dem Ankommen auf der Erde in dieser neuen Welt einleben und sehr viele neue Reize verarbeiten.

Alle Sinneswahrnehmungen haben sich für dein Baby mit der Geburt vollkommen verändert. Die Geräusche sind anders, es gibt keinen »mütterlichen Klangteppich« als Untermalung mehr. Es ist hell und verdammt bunt auf dieser Welt. Es gibt Schwerkraft. Dein Baby liegt in seinem Bettchen und spürt dort nur die Unterlage, drum herum ist freier, »leerer Raum«. Es muss sich mit all dem vollkommen neu orientieren. All diese Reize verursachen erst mal ein unsortiertes Neuronengewitter im Gehirn deines Babys. Die Synapsen verkabeln und organisieren sich in Hochgeschwindigkeit zu einem komplexen menschentypischen Geflecht. Das Gehirn hat bei der Entwicklung in den ersten Lebensmonaten wirklich Siebenmeilenstiefel an.

Es scheint, dass Babys, die viel weinen, damit zu Beginn ihres Lebens Überforderung signalisieren. Auch die Fähigkeit, sich selbst zu beruhigen und einfach einzuschlafen, wenn die Müdigkeit kommt, ist noch nicht vorhanden. Babys, die viel weinen, scheinen es grundsätzlich mit dem Schlaf-Wach-Rhythmus und der Selbstregulation schwerer zu haben. Oft wachen sie schnell wieder auf, schlafen nur kurz und oberflächlich und erreichen selten den entspannenden Tiefschlaf. Zwanzig Minuten Schlaf sind manchmal schon Gold. Die Fähigkeit, einzuschlafen und sich selbst zu beruhigen, muss ein Baby sich erst erwerben. Es braucht am Anfang – wie immer beim Lernen – viel liebevolle Begleitung und die Hilfe und Unterstützung seiner Eltern. Ohne diese ist es noch verloren.

ALLES ZU VIEL – DAS HILFT DIR UND DEINEM BABY

- **Herumtragen, also intensiver, naher Körperkontakt** ist oft das Einzige, was hilft. Ein Tragetuch kann da entlastend sein, weil du beide Hände frei hast, um etwas zu essen, ein paar Tassen in den Geschirrspüler zu stellen oder einfach ein bisschen »herumzupuzzeln«.
- **Auch das sogenannte »Pucken«,** also das feste Einwickeln des Babys, gibt Halt und Begrenzung und tut vielen Babys gut. Es besänftigt einen übersteigerten **Moro-Reflex**, einen angeborenen Schreck-Reflex, der im Gehirn Alarm und damit Unruhe auslöst und im Schlaf zum schreckhaften Aufwachen führt. Bei sensiblen Babys ist dieser Reflex oft besonders wach, oder er bleibt über Monate noch bestehen. Deine Hebamme kann dir zeigen, wie das Pucken geht.
- **Untersuche deinen Blick auf das Weinen deines Babys.** Betrachte das Schreien per se nicht als etwas, dessen Beendigung in deiner Zuständigkeit liegt. Dein Baby weint – und du kannst es dabei begleiten, mehr nicht. Schreien ist vielleicht auch ein wichtiges »Ventil« für Babys, um sich gewissermaßen von allem Stress zu entlasten. Sage ihm also: »Ja, Baby, weine dich aus, Mama ist da.« Das signalisiert mehr Empathie und Begleitung als: »Baby, warum weinst du denn, es ist doch alles gut.« Denn ganz offensichtlich ist ja gerade nicht alles gut.
- **Sehr bald hast du auch ein Gespür dafür, welche Tageszeiten** besser oder schwieriger für dein Baby sind. Richte deinen Tagesablauf danach – dein Baby kann das nicht. Wenn es dann schläft, nutze die Zeit zum Stillen deiner Bedürfnisse sinnvoll: Erst essen, dann duschen. In dieser Reihenfolge. An ganz guten Tagen geht vielleicht sogar beides. Wenn du »schnell Mails checken oder staubsaugen« davorgepackt hast, fällt es hinten runter.
- **Sorge für eine reizarme Umgebung.** Verschiebe Ausflüge in die Shopping-Mall auf später. Lade sparsam Besuch ein und nur Menschen, die du wirklich gerne um dich hast und die nicht von dir erwarten, dass du ihnen Cupcakes mit fancy Frosted Toppings servierst.
- **Triff dich mit Freundinnen oder anderen Müttern** zum Spazierengehen. Das geht am ehesten zu verabredeten Zeiten. Zu Hause oder im Café ist fast immer viel schwieriger. Coffee to go ist – da bin ich mir vollkommen sicher – erfunden worden für frische Mütter!
- **Sorge für deine eigene Entlastung,** damit diese auch für dich so anstrengende Phase etwas leichter wird. Es ist wichtig, dass du deine Akkus auflädst. Wenn du für deine Entspannung sorgst, sorgst du auch für die Entspannung deines Kindes. Also: Organisiere eine Haushaltshilfe, kaufe online ein, nimm die Angebote der Omas an – wenn das für dich eine wirkliche Entlastung ist. Eine halbe Stunde Kaffee trinken im Lieblingscafé, während die Studentin von gegenüber den Kinderwagen um den Block schiebt, kann Gold wert sein!
- **Ein so hochsensitives Baby verlangt seinen Eltern einiges ab** – und es schult auch ihre ganz feinen Antennen für seine Bedürfnisse. Du wirst zunehmend erkennen, was es jetzt (oder jetzt gleich) braucht. Wann die Stimmung zu kippen beginnt. Dann wirst du das Gespräch abbrechen, den Rückbildungskurs vorzeitig beenden, dir nur schnell eine Jacke überwerfen und das Haus – schon wieder – ohne Frühstück verlassen, damit dein Baby einschlafen kann, weil *gerade jetzt* das Zeitfensterchen dafür offen ist. Das ist anstrengend, aber auch eine wirkliche Chance für deine Mutterkompetenz. Ich hatte auch so ein Baby. Noch heute, viele Jahre später, weiß ich sofort, wie es meiner Tochter geht. Ich sehe das und spüre das, manchmal sogar noch vor ihr selbst. Und weiß heute, dass das auch eine Folge der sehr intensiven, wunderschönen und wirklich mega anstrengenden Babyzeit war. Und bin glücklich darüber.

Am ehesten gelingt das, indem du dich in die Welt deines noch ungeborenen Babys hineinversetzt und auf verschiedenen Ebenen gebärmutterähnliche Verhältnisse schaffst. Diese Umgebung ist ihm vertraut und macht es ihm leichter, etwas langsamer und gemütlicher in dieser ganz neuen Welt anzukommen.

Wenn man sich ein wenig einliest oder im Netz nach Erklärungen und Informationen sucht, findet man dort ziemlich schnell die Wörter »Interaktionsstörung« und »Regulationsstörung«. Egal, was das Baby äußert, irgendetwas ist *gestört*, entweder das Kind in irgendwelchen zentralen neurologischen oder ihr in euren elterlichen Kompetenzen.

»Interaktionsstörung« suggeriert ein bisschen, die Eltern dieser besonders bedürftigen Kinder seien etwas stumpf. Sie würden Feinzeichen nicht erkennen, weil sie den ganzen Tag auf ihren Handys rumscrollen und viel zu viel in ihren Alltag stopfen, anstatt mal Prioritäten zu setzen und etwas achtsamer durchs Leben zu gehen. Und ihren Kindern die daily dose Großstadt zumuten, anstatt es bei Landluft durch den Wald spazieren zu tragen. Und wenn man bei den Babys irgendetwas zur neurologischen Informationsverarbeitungskapazität und Autoregulation liest, ist es auch nicht gerade das, was sich beruhigend anhört.

Das hat vor allem eines zur Folge: Eltern fühlen sich schuldig, inkompetent und sich und ihr Baby in vollkommen unpassende Schubladen gesteckt. So wichtig es ist, all diese Aspekte einzubeziehen und sie sich bewusst zu machen, so ist es doch genauso angebracht, nicht aus allem, das nicht perfekt läuft oder so, wie man es sich vorgestellt hat, eine Diagnose zu machen oder sich oder das Baby als defizitär zu deklarieren. Ihr seid die perfekten Eltern für euer perfektes Baby. Eltern von *High-Need-Babys* stellen sich selbst und die Begleitumstände meistens viel reflektierter infrage als alle anderen und auch mehr, als ihnen guttut und hilfreich ist. Sie brauchen vor allem Hilfe und Unterstützung.

Weinen nach anstrengenden Geburten

Manche Babys hatten es auch einfach unter physikalischen Aspekten schwer. Sowohl die Lage in der Gebärmutter über Monate als auch die Geburt selbst können Spuren an körperlichen Strukturen und Geweben hinterlassen. Gerade dann, wenn Zug oder Druck im Spiel waren, etwa bei einer Saugglockengeburt, einer schweren Schulterentwicklung oder einem Kaiserschnitt – oder wenn die Geburt sehr lange gedauert hat –, können diese physikalischen Kräfte dein Baby belastet haben. Die Schädelknochen sind weich und flexibel, aber gleichzeitig auch zart → *Kephalhämatom*. Auch die obere Halswirbelsäule und der Übergang von den Halswirbeln zum Schädel sind empfindlich. Hier gibt es manchmal Blockaden, die dem Baby Schmerzen machen und auf Reflexe und neurologische Reizverarbeitung wirken können. Man weiß sehr wenig über diese Phänomene, da man das Baby selbst nicht dazu befragen kann. Obwohl die Evidenz nicht wirklich klar ist, kann eine osteopathische Behandlung manchmal Wunder wirken. Gerade bei komplizierten, anstrengenden Geburten kann das eine Idee sein. Gehe niemals mit deinem Baby zu einem Chiropraktiker.

High-Need-Babys

Es gibt Babys, bei denen geht die Bedürftigkeit und auch das Weinen über das hinaus, was »normal« ist. Babys, die mindestens an drei Tagen der Woche jeweils mehr als drei Stunden untröstlich weinen, definiert man ein wenig despektierlich als *Schreibabys*. Die Bezeichnung »High-Need-Baby« ist jünger und betrachtet die Perspektive des Babys, das in Not ist. In diesen Situationen findest du Hilfe in sogenannten »Schreiambulanzen«, die es mittlerweile zumindest in mittleren und größeren Städten gibt. Wenn es wirklich schlimm ist, kann das eine ganz wertvolle Anlaufstelle sein, um deinen Kontakt zu deinem Kind zu stärken und die Mama-Baby-Kommunikation verständnisvoller zu gestalten. Mit einem High-Need-Baby fühlt man sich allein und erfährt auch aus dem Umfeld wenig Hilfe oder Gesehen-Werden. In manchen Lebenssituationen ist es tatsächlich so, dass nur Menschen, die in einer ähnlichen Situation sind oder waren, verstehen können, wie es euch geht.

BABYSCHLAF

Die Ansätze des → Attachment Parenting, des bindungs- oder bedürfnisorientierten Elternseins, sind glücklicherweise einleuchtend, wissenschaftlich belegbar und uns Eltern intuitiv meist sehr nahe. Auch wenn es mittlerweile zu diesem Begriff einige Missverständnisse und Dogmen gibt und ideologische Grabenkämpfe stattfinden, die den Grundgedanken nicht immer guttun, hat diese Entwicklung zu einem vielschichtigeren Verständnis von elterlich-kindlicher Interaktion und einem liebevolleren Blick auf Beziehung geführt. Auch für das Verständnis des Babyschlafes sind ein paar biologische Kenntnisse sehr hilfreich, um die Bedürfnisse unserer Babys besser zu verstehen.

Fürs Schlafen bedeutet das in erster Linie: Nur wer sich vollkommen sicher und geborgen fühlt, kann getrost die Augen schließen und sich in dies andere Land der Träume hinübergleiten lassen, in dem er ziemlich schutzlos ist. Das gilt vor allem für alle Jungtiere und für unsere Menschenbabys genauso. Wir sind Traglinge, und der einzige sichere Ort auf der Welt für unsere Babys ist der elterliche, behütende Körper.

Dein Baby hat gute Gründe, warum es also nicht einfach allein schlafen kann: In Zeiten der Säbelzahntiger hätte niemand das kleine Baby sorglos in irgendein Nestchen, und sei es nur ein paar Schritte von den Eltern entfernt, gelegt. Ein dort zufrieden ruhig und allein schlafendes Baby wäre – um in diesem Bild zu bleiben – sicher sehr bald ein gefressenes gewesen. Ein Menschenjunges ist ohne uns Eltern verloren. Zudem ist Muttermilch ein perfektes Superfood, aber auch schnell verdaut. Dein Baby muss also oft trinken, und durch die vielen nächtlichen Mahlzeiten ergibt sich ebenfalls eine gewisse Sinnhaftigkeit für Co-Sleeping. Das gemeinsame, nahe Schlafen ermöglicht, dass der nächste Snack auch im allseitigen Halbschlaf genommen werden kann.

Unsere Verhaltensbiologie ist träge. In den wesentlichen Bereichen befinden wir uns immer noch im Neandertal und verhalten uns in den wichtigen Situationen des Lebens, wenn es darauf ankommt, noch genauso. In diesem Kontext weiß Babys Biologie noch nichts von säbelzahntigersicheren, zentral geheizten Kinderzimmern, die liebevoll nach pastellfarbigen Moodboards gestaltet worden sind. Deshalb – und da sind die Antennen eines kleinen Babys so fein – wacht dein Baby auf, sobald es spürt, dass es nicht mehr im sicheren Arm der Eltern liegt.

Es wacht auf und protestiert gegen das ihn gefährdende Verhalten seiner Eltern. Das sichert sein Leben. Es will auf den Arm, sicher sein bei Mama oder Papa – so einfach ist das.

Co-Sleeping

Als Co-Sleeping wird das gemeinsame Schlafen im Familienbett verstanden. Vermutlich ist es vielen Eltern vor der Geburt ihres Babys nicht bewusst, dass es keine wirkliche Entscheidung ist, ob man das »gut findet, das Baby mit ins Bett zu nehmen, und es deshalb so macht«. Nachts um drei hat ein Baby ausgesprochen gute Argumente, damit sich seine Eltern biologisch sinnvoll verhalten.

Weltweit ist es sicher die häufigste Form, die Nacht zu verbringen, auch hierzulande hatten bis zum Beginn des 20. Jahrhunderts die meisten Kinder noch kein eigenes Bett. Nach allen biologischen Notwendigkeiten könnte man also sagen, Co-Sleeping ist das, was uns Menschen gemäß und letztlich artgerecht ist. Liebende Erwachsene verbringen die Nacht miteinander, es fällt schwer, einen Grund zu finden, warum ausgerechnet das Baby, das schutzloseste und bedürftigste Mitglied der Herde, allein schlafen sollte. Das findet dein Baby auch und wird zuverlässig dafür sorgen, dass ihr es eben nicht allein lasst, es tagsüber auf den Arm nehmt und nachts nicht übertrieben weit von euch weglegt. Mit einer Distanz, in der dein Baby dich – auch im Schlaf – über einige seiner Sinne wahrnehmen kann, es dich riecht und atmen hört und du bei drohendem Wachwerden eine Hand beruhigend auf sein Bäuchlein oder Köpfchen legen kannst, wird es sich einverstanden erklären. Das dürften in der Praxis dann etwa 20 oder 30 Zentimeter sein.

Co-Sleeping ist – dazu gibt es im Folgenden gleich noch ein Extrakapitel – nach ganz neuen und nicht mehr ganz so neuen wissenschaftlichen Erkenntnissen im Übrigen auch sicheres Schlafen und kein Risikofaktor für den plötzlichen Kindstod.

Buchtipp: Herbert Renz-Polster/Nora Imlau: *Schlaf gut, Baby! Der sanfte Weg zu ruhigen Nächten*, Gräfe und Unzer 2016
Wundervoll gelassenes Schlafbuch in gewohnt kompetent-warmherziger Art.
Im Netz: Wenn du lieber digital liest, findest du viele Artikel zum Baby- und Kinderschlaf mit wissenschaftlichem Hintergrund auch auf dem Blog von Herbert Renz-Polster: *kinder-verstehen.de*

DIE NACHT-MILCH

Die Milch von stillenden Müttern variiert in ihrer Zusammensetzung je nach Bedarf des Babys. Dies gilt nicht nur in Situationen, wenn eine Mutter krank wird und sie schon direkt die passenden Antikörper produziert und mit ihrer Milch sozusagen eine kleine Mini-Schluckimpfung für ihr Baby bereitstellt → *Nestschutz*. Auch Frühgeborene bekommen eine andere, besser auf ihre Bedürfnisse angepasste Milch als Babys, die am Termin geboren wurden.
Die Zusammensetzung der Muttermilch verändert sich auch im Laufe des Tages. Der zirkadiane Rhythmus, der den Schlaf-Wach-Zyklus von uns Menschen steuert, hat ganz vielfältige Auswirkungen auf alle Organsysteme und natürlich auch auf unser Gehirn. Anscheinend hilft der Melatoningehalt der Milch – zusammen mit Faktoren wie Helligkeit am Tag, Dunkelheit in der Nacht und einem unterschiedlichen Aktivitätsrhythmus der übrigen Familienmitglieder – dem Baby beim Entwickeln eines eigenen Tag-Nacht-Rhythmus und für einen besseren Schlaf.

SIDS – DER PLÖTZLICHE KINDSTOD

Wenn es ein Gruselthema für junge Eltern gibt, dann ist es vermutlich das: der plötzliche Kindstod, nach der englischen Bezeichnung *Sudden Infant Death Syndrome* auch SIDS genannt. Die betroffenen Kinder versterben »plötzlich«, SIDS ist also nicht die Folge einer akuten oder chronischen, bekannten oder unbekannten Erkrankung. Damit ist SIDS definitionsgemäß eine Ausschlussdiagnose, die dann gestellt wird, wenn nach einer Autopsie (und mittlerweile wird in Deutschland ein Großteil der zu Hause gestorbenen Babys obduziert) kein anderer Grund für den Tod zu finden ist. Je häufiger und genauer man untersucht, umso mehr sinkt auch die SIDS-Quote in extrem niedrige Bereiche.

Denn, und das erst mal für deine Entspannung: SIDS ist sehr selten geworden, die Häufigkeit sinkt seit Jahren und ist in Deutschland bei ungefähr 0,1 bis 0,15 Promille angekommen, das sind in Deutschland ungefähr 100 Kinder bei über 750 000 Geburten pro Jahr.

Das liegt an unterschiedlichen Dingen: Zum einen wird viel weniger geraucht und viel mehr gestillt als in den 1980er-Jahren, zwei ganz wichtige Schutzfaktoren. Zum anderen wurde seit Beginn der 1990er-Jahre eine intensive Aufklärung über schützende Faktoren (z. B. die »Back-to-Sleep«-Kampagne zum Schlafen auf dem Rücken) gefahren. Über 90 Prozent aller SIDS-Fälle ereignen sich im ersten Lebensjahr, 80 Prozent unter einem halben Jahr. Der Häufigkeitsgipfel liegt mit einer üblichen Gauß'schen Verteilungskurve im dritten und vierten Lebensmonat. So gut wie alle Kinder versterben im Schlaf, die meisten in der zweiten Nachthälfte, aber auch tagsüber, im Autositz, im Tragetuch, gibt es SIDS-Fälle.

Du wirst vermutlich, wie alle Eltern, mit denen ich mich jemals über das Thema unterhalten habe (mich selbst ausdrücklich eingeschlossen), immer mal Schockmomente erleben, in denen du in einem kurzen Anflug von echter Panik nachguckst, ob dein Baby noch atmet und lebt. SIDS macht Angst. Deshalb ist es gut zu wissen, dass du auch Dinge tun oder vermeiden kannst, die das Risiko, am SIDS zu sterben, signifikant und beinahe gen null gehen lassen.

99 Prozent aller gestorbenen Kinder wiesen nämlich mindestens einen der folgenden Risikofaktoren auf, wobei umgekehrt natürlich auch Millionen von Kindern mindestens einen Risikofaktor aufweisen und natürlich nicht sterben. Ein Risikofaktor ist keine Todesursache, das sind die Gesetze der Statistik, die man sich – ganz besonders, wenn es sich gerade ganz anders anfühlt und man vor Sorge um etwas innerlich durchdreht – immer mal wieder vor Augen halten sollte.

Risikofaktoren für SIDS

Diese Faktoren erhöhen das statistische Risiko in der vermutlichen Reihenfolge ihrer Bedeutung:

- ***Passivrauchen oder Rauchen in der Schwangerschaft*** und in der Umgebung des Babys. Raucht die Mutter in der Schwangerschaft, ist das SIDS-Risiko um das Sechsfache (dosisabhängig, diese Berechnung bezieht sich auf etwa zehn Zigaretten täglich) erhöht.
- ***Schlafen in Bauchlage.*** Der angenommene Grund dieses Faktors ist vermutlich eine Verquickung ganz unterschiedlicher Aspekte: Eine Hypothese vermutet, dass die Hirngefäße das Gehirn bei dem in Bauchlage gedrehten Babyköpfchen nicht mehr so gut ver-

sorgen können. Außerdem schlafen Babys in Bauchlage besser und damit tiefer, sodass das unreife Atemzentrum das Atmen im Tiefschlaf bei vulnerablen Babys möglicherweise »vergisst«. Auch die CO_2-Rückatmungsgefahr ist höher sowie möglicherweise der *Dive-Reflex*, der zum Luftanhalten führt, sobald Mund und Nase nicht an der Luft sind. Die Bauchlage erhöht das Risiko für SIDS gegenüber der Rückenlage um das Zwei- bis Sechsfache.

- ***Nicht-Stillen.*** Stillen in den ersten Lebensmonaten reduziert die SIDS-Häufigkeit um die Hälfte. Es gibt ein paar Hypothesen dazu, warum das Stillen als Schutzfaktor wirkt. Es könnte zum einen der Nestschutz vor Infekten eine Rolle spielen, zudem »übt« ein Baby am Busen komplexere Atem- und Schluckvorgänge sowie Schutzmechanismen, die ihm helfen, selbst für freie Atemwege zu sorgen.
- ***Überwärmung im Schlaf,*** sodass das Baby im Schlaf schwitzt.
- ***Mangelnde Luftzirkulation im Bettchen*** durch zu viel »Kram« wie Kuscheltiere oder diverse Kissen oder auch Stillkissen als Nestchen. Dieser Faktor erhöht auch das Risiko für das Ersticken eines Babys, eine andere Todesursache als SIDS, aber natürlich auch relevant.
- ***Alkoholkonsum und Drogenkonsum.*** Schon »ein Gläschen« Alkohol verändert messbar die Schlafphysiologie und vermindert die Schutzfunktion durch das leichtere Aufwachen bei stillenden Frauen und Vätern.
- Ein bereits an SIDS verstorbenes Geschwisterkind, Frühgeburten und Mehrlingskinder.
- ***Sehr junge Mütter*** (unter 20 Jahren), ***schwierige psychosoziale Verhältnisse*** wie relative Armut oder Zugehörigkeit zu anderen marginalisierten und benachteiligten Gruppen.

Präventionsmaßnahmen gegen SIDS

Diese Faktoren vermindern das statistische Risiko – und du kannst sie beeinflussen:

- ***Achte auf eine konsequent rauchfreie Umgebung für dein Baby*** in der Schwangerschaft und danach. Rauchen verursacht Schäden am Hirnstamm, der für autonome Funktionen wie Atemregulation zuständig ist.
- ***Lege dein Baby zum Schlafen auf den Rücken.*** Vor allem Kinder, die »ausnahmsweise« oder zum allerersten Mal auf dem Bauch zum Schlafen gelegt werden, sind offenbar besonders gefährdet. Manche Autoren schlagen vor, Babys auch in Wachphasen regelmäßig auf den Bauch zu legen, damit sie diese Position integrieren und ihre Reflexe und Muskeln auch in Bauchlage kennenlernen und ein bisschen »einüben«.
- ***Stillen schützt,*** auch das anfängliche (und eventuell später aufgegebene) Stillen hat einen schützenden Effekt.
- ***Eine Schlafzimmertemperatur von 16 bis 18 Grad ist optimal,*** wenn die klimatischen Bedingungen das zulassen. Achte auf atmungsaktive Naturmaterialien in der Kleidung und im Bett – das gilt auch für die Wattierung der Schlafsäcke – und auf eine feste, luftdurchlässige Matratze mit einem Spannbettlaken. Setze deinem Baby jenseits der ersten beiden Lebenswochen kein Mützchen im Schlaf auf.
- ***Drapiere nicht 100 Kissen und Kuscheltiere um dein Baby.*** Ein »Nestchen«, welches einfach nur das Holz des Bettchens abpolstert und nicht aus dickem Kissen besteht, dürfte ebenso wenig ausmachen wie das *eine* Lieblingskuscheltierchen.
- ***Lasse dein Baby mindestens bis zum ersten Geburtstag in eurem Zimmer schlafen.*** Zum Thema Co-Sleeping, dem gemeinsamen Schlafen im Elternbett, folgt gleich noch ein Extrakapitel.
- ***Achte besonders auf diese Faktoren, wenn dein Baby krank ist.*** Obduktionsberichte in einigen Arbeiten zeigen, dass viele Babys

im Todeszeitraum einen akuten Virusinfekt aufwiesen. Auch ist bei Fieber die Überwärmungsgefahr größer als sonst.

- Ohne die Wichtigkeit der vorgenannten Faktoren auch nur ansatzweise schmälern zu wollen, ist es wichtig, sich klarzumachen, ***dass es nie um einen einzelnen Faktor geht*** und dass im Einzelfall SIDS tatsächlich ein sehr seltenes und natürlich unfassbar tragisches und schicksalhaftes Ereignis ist.
- Es gibt Babys, die schlafen nur in Bauchlage, manche sind Frühgeborene, oder sie können trotz aller Bemühungen nicht voll gestillt werden. Achte dann umso mehr auf die anderen Dinge. Elternsein stellt uns vor große Aufgaben. Dazu gehört wohl auch, ***anzuerkennen, dass wir im Leben nie eine absolute Sicherheit für irgendetwas bekommen***. Das Leben ist voller kurzer Momente, in denen sich das Schicksal von einer Sekunde auf die andere wenden und das weitere Leben einen ganz anderen Lauf nehmen kann. Sei dir dessen bewusst – aber denke nicht allzu viel darüber nach.

SIDS und Co-Sleeping

Auch im Zusammenhang mit Co-Sleeping wurde die SIDS-Gefahr immer wieder untersucht und kontrovers diskutiert. Wenn man sich die Arbeiten genau ansieht, wird man finden, dass Co-Sleeping allein eben *keinen* Risikofaktor darstellt, wenn die bekannten und oben angeführten Risikofaktoren ausgeschlossen sind.

Viele Studien, die das dennoch behaupten, benutzen Erhebungen aus den 1980er- oder 1990er-Jahren, in denen man noch nichts über wichtige Risikofaktoren des SIDS wusste und darüber, was beim sicheren Co-Sleeping zu beachten ist. In einer Studie in Alaska aus dem Jahr 2009 zeigte sich, dass 99 Prozent der betroffenen co-sleependen Kinder mindestens einen der SIDS-Risikofaktoren aufwiesen, wie Alkoholkonsum am Abend des Kindstodes, Rauchen, Bauchlage oder das Co-Sleeping mit einem Nicht-Elternteil.

Achtet beim Schlafen im gemeinsamen Bett auf die Gefahr des Überdeckens durch euer Bettzeug. Streng genommen wäre ein überdecktes Baby kein SIDS, sondern ein Erstickungsfall, aber da es in der Tragik des Geschehens aufs Gleiche hinausläuft, würde ich das für die Praxis als letztlich zweitrangig einstufen. Es gibt zwar unterschiedliche Statistiken zu den beiden Diagnosen, sie dürften im Einzelfall aber sehr schwierig zu unterscheiden sein.

Euer Baby kann also in eurem Bett selbstverständlich sicher schlafen, wenn man bestimmte Grundregeln beachtet, genauso wie sonst auch.

Co-Sleeping hat vermutlich gleichzeitig protektive Auswirkungen auf SIDS durch die positiven Auswirkungen auf die Schlafbiologie. Die evolutionsbiologischen Ansätze, die im Kapitel »Co-Sleeping« erklärt sind, bilden dafür die Grundlage. Die Natur lässt Babys am Körper ihrer Mutter erst einmal gut (weil sicher) schlafen. Im Körperkontakt erfährt das Baby darüber hinaus im Unterbewusstsein wahrgenommene Stimuli (»sensorische Regulationsstimuli«, so nennt sie Herbert Renz-Polster), wie Atemgeräusche und -rhythmen der Eltern, Kontakt, Bewegung und Wärme, und es entwickelt (im EEG nachweisbar) andere Schlafmuster als allein schlafende Kinder. Co-Sleeping-Babys schlafen anders. Diese Außenstimuli fördern die leichtere Weckbarkeit der Kinder. Was sich erst mal nach einem Gegenargument für ungestörte elterliche Nachtruhe anhört, ist in Wirklichkeit ein wichtiger Schutzmechanismus für die Babys.

Bei allein schlafenden Babys stabilisiert sich zwischen dem dritten und sechsten Lebensmonat das Schlafmuster. Ausgerechnet in diesem Zeitfenster ereignen sich die meisten SIDS-Fälle, möglicherweise sind das genau die Risikofaktoren beim Alleinschlafen.

Auch eine co-sleepende Mutter schläft anders, wenn das Baby neben ihr liegt. Es scheint, als würden die Gehirne von Müttern und ihren Babys auch im Schlaf kommunikativ in Verbindung stehen. Auch in den Tiefschlafphasen synchronisiert sich das mütterliche Gehirn gewissermaßen mit dem des Babys. So kann die Mutter auch im Schlaf ihr Baby beschützen. Die Sorge vor dem »Überrollen« von schweren Elternkörpern aufs wehrlose Baby ist unbegründet, zumindest, wenn das Baby auf der Seite der oxytocingetränkten (stillenden) Mutter liegt. Klaus Saternus, ehemaliger langjähriger Vorsitzender des wissenschaftlichen Beirats der »Gesellschaft zur Erforschung des Plötzlichen Säuglingstods«, formuliert es so: »Eine Mutter überrollt ihr Kind nicht. Es sei denn, sie hat z. B. Alkohol getrunken, ein Schlafmittel eingenommen oder Betäubungsmittel konsumiert. Dann ist die Mutter-Kind-Kommunikation gestört.«

Zahlen zeigen, dass erstens co-sleepende Frauen länger stillen. Stillen ist ein immens protektiver Faktor für SIDS. In der German Study of Sudden Infant Death (GeSID) von 2009 fand man, dass das Stillen eines Babys im Alter von einem Monat die SIDS-Quote halbiert. Wenn alternativ eine Mutter aus Angst vor dem Familienbett zu jedem Stillen aufsteht und sich in einen Sessel setzt und dort einschläft, ist das Risiko in so einer wurschteligen und zufälligen Schlafsituation massiv erhöht.

Ein weiterer Faktor ist auch interessant: Unter den im Elternbett verstorbenen Kindern waren auffallend viele, die nur »ausnahmsweise« bei ihren Eltern schliefen, etwa weil sie krank waren – Infekte scheinen sowieso ein eigener Risikofaktor zu sein. Oder die SIDS-Fälle ereigneten sich in Besuchssituationen, vor allem auf ungeeigneten Bettlagern (auf Gästesofas oder Ähnlichem). Auch bei der Bauchlage ist das »Ausnahmsweise« ein bekanntes Phänomen. Auffällig häufig berichteten Eltern weiterhin, es sei die erste Nacht gewesen, in der das Baby nicht im Zimmer der Eltern geschlafen habe. Diese »Ausnahmsweise-Situationen« scheinen tatsächlich eine wichtige Bedeutung zu haben. Sogar die Häufung von Wochenenden als möglicher SIDS-Faktor, den einige Untersuchungen identifiziert haben, scheint davon zu zeugen: Hier wird häufiger Alkohol getrunken und verreist.

Sicheres Co-Sleeping

Co-Sleeping findet de facto in den meisten Familien statt, ob als Teil eines gewünschten Konzeptes – etwa im Sinne des Attachment Parenting – oder im Zuge der zunächst nicht geplanten Kapitulation vor den realistischen Gegebenheiten, die die Babyzeit mit sich bringt. Entweder schlafen Mama und Baby eben während des Stillens miteinander ein, oder ihr findet schlicht heraus, dass euer Baby wundersamerweise keine fünfzehn Minuten am Stück schläft, wenn es weiter als zwanzig Zentimeter von einem Elternteil entfernt liegt. Wenn man es also als Realität in den Schlafzimmern betrachtet, ist es sicher eine gute Idee, genau zu wissen, wie Co-Sleeping gut und sicher für den Babyschlaf funktioniert, damit möglichst wenige potenziell gefährliche »Zufallssituationen« entstehen.

Schlafkrisen

Es wird Phasen geben, da wünschst du dir nichts sehnlicher als ausgedehntes Co-Sleeping ausschließlich mit deinem ungeteilten Kopfkissen in deinem eigenen Bett. Allein,

WICHTIG FÜR SICHERES CO-SLEEPING

- **Ihr habt ein ausreichend großes Bett** (zu dritt mindestens 1,60 m breit, besser größer) mit einer festen Matratze. Wasserbetten und weiche Schlafsofas sind nicht geeignet.
- **Das Baby schläft am sichersten auf der Seite der Mutter** (nicht zwischen euch) und so, dass es nicht herausfallen kann (Bett an der Wand oder angebautes Beistellbettchen oder Rausfallsperre aus dem Seniorenbedarf). Alle Ritzen und Übergänge müssen sicher sein, damit das Baby nicht hineinrutschen kann.
- **Das Baby liegt ohne Kopfkissen in seinem Schlafsack neben dir.** Du kannst es auch auf ein größeres Spucktuch legen und es nach dem Stillen darauf ein Stückchen nach oben Richtung Kopfende (oder ins Beistellbettchen) ziehen, wenn du dich damit wohler fühlst. Umbetten funktioniert meistens nicht ohne Wachwerden: Never move a sleeping baby!
- **Es liegen keine bauschigen Kissen oder andere Gegenstände in der Nähe des Babys.**
- Sichere Schlafpartner sind die Eltern des Kindes. **Geschwisterkinder sollten nicht direkt neben dem Baby schlafen,** auch Babysitter oder Großeltern gelten nicht als sichere Schlafpartner für einen Säugling.
- Das Baby schläft auch besser **nicht neben einem rauchenden Elternteil.**
- Wenn ihr **Alkohol** getrunken, Drogen konsumiert oder Schlafmittel genommen habt, darf das Baby nicht in eurem Bett schlafen.

ohne Kuscheltierknubbel im Nacken, Spieluhrabdrücke auf deiner Wange und eingeschlafene Extremitäten eingezwängt im Beistellbettchen, weil du dich nicht traust, dein Baby auch nur drei Millimeter zu bewegen, im Wissen, dass es dann wieder wach ist.

Es ist normal, verständlich und gesund, dass du hin und wieder deine Grenzen spürst und erschöpft und total am Ende bist. In solchen Phasen hilft alles (kurzfristig) Entlastende und (langfristig) noch mal Bestärkendes dazu zu hören oder zu lesen – von deiner Hebamme, aus einem guten Buch zum Thema, im Austausch mit ähnlich gestrickten Müttern.

Es gibt verschiedene angeborene Schlaftypen bei Babys, auch unter Geschwistern ist das höchst unterschiedlich. Es gibt die eher problemloseren Schläfer, die immer und überall einfach einschlummern, wenn sie müde sind. Die sind selten, aber es gibt sie. Und es gibt die, bei denen in der fragilen Schlafphase ein Matratzenknirschen reicht, um sie wieder aufzuwecken. Es gibt Eulen und Lerchen, es gibt Powernapper, die tagsüber nach spätestens einer halben Stunde wieder wach sind und in ihrem ganzen Babyleben nie einen zweistündigen Mittagsschlaf machen, und es gibt die, die mittags drei Stunden am Stück schlafen, in denen ihre Mütter aufräumen, kochen und sich auch noch die Fußnägel lackieren können. Und das ist total unabhängig davon, was *du* machst! Man weiß heute, dass Biorhythmen eine hohe genetische Komponente haben und sich nicht einfach umbiegen lassen.

- ***Folge deiner Intuition!*** Dieser Satz ist der wichtigste überhaupt. Kultiviere das! Oft ist die natürliche elterliche Intuition verschüttet unter all dem Ratgeber- und scheinbaren Expertenwissen, egal welcher Couleur. Du wirst deine Intuition die nächsten 20 Jahre immer wieder und wieder brauchen.

- ***Das bedeutet meistens: Ja, es ist richtig, dein Baby*** aufzunehmen und zu trösten, wenn es weint. Ja, es ist richtig, dass du es im Arm wiegst und es an deiner Brust trinken lässt, damit es sich beruhigt. Nein, man kann ein Baby im ersten Lebensjahr nicht zu sehr verwöhnen.
- ***Muss jedes Baby schlafen lernen?*** Manche Eltern »brauchen« in Situationen des Grundsatzzweifels auch einen Ausflug in überkommene »Schlaflernprogramme«, um nach einer oder zwei bitterlich durchgeweinten Nächten (mit Tränen bei allen Beteiligten) zu realisieren, dass das ja wohl irgendwie nicht richtig sein kann.
- ***Ja, das ist anstrengend.*** Ja, das ist ungewohnt und vielleicht auch sehr anders, als du es erwartet hast. Es wird nicht besser, wenn du fünfmal am Tag denkst: »Es sollte aber anders sein!« Nimm es hin – ernsthaft – und denke daran: Es ist eine Phase, und es wird wieder leichter.
- ***Mach dir das Wachsein und Einschlafbegleiten angenehm.*** Ein E-Reader kann auch im Dunkeln ein paar gelesene Zeilen bei halb schlafendem Baby ermöglichen, Hörbücher oder Podcasts mit einem In-Ear-Kopfhörer sind auch eine Idee. Stelle Tablet oder Smartphone dabei auf Nachtmodus mit herausgefiltertem Blauanteil, weil helles Licht messbar die Schlafqualität in den folgenden Stunden stört.
- ***Entlastet euch gegenseitig.*** Wechselt euch stundenweise ab, sodass jeder Elternteil im »Nicht-zuständig-Modus« ein paar Stunden – und wenn es nur zwei oder drei sind – ungestört Schlaf nachholen kann. Eine Matratze in einem anderen Zimmer ist dafür manchmal eine sehr praktische Idee.
- ***Mache dir bewusst*** (auch wenn es dir im Moment überhaupt nicht vorstellbar erscheint), dass du (vielleicht auch erst viel) später in deinem Leben wehmütig an diese innige Zeit zurückdenken wirst, in der eine kleine, warme schnaufige Schnute dir so nahe war und so süße Geräusche gemacht hat (auch nachts um drei).

Auch eine gute Idee: Richtet einen »Ersatz-Schlafplatz« irgendwo in der Wohnung ein. Das kann ein Schlafsofa sein oder eine Matratze auf dem Boden im Kinderzimmer (wenn es schon eins gibt). Sie ist Gold wert in turbulenten Nächten oder am Morgen danach, damit ihr zumindest abwechselnd zu etwas Schlaf kommt. So eine Ausweichmatratze ist kein Zeichen für eine Ehekrise, sondern das denkbar Vernünftigste dann und wann. Vermutlich wird in den nächsten Jahren kein Anlass dazu bestehen, sie wegzuräumen. Sie dient als Kuschel-, Vorlese,- Nickerchen- und Krankenlager, was auch immer gerade dran ist. Und irgendwas ist immer.

VERWÖHNEN

Das Konzept des Verwöhnens hat im Kontext »Baby« keine besonders gute Lobby. Wenn man sich aber ernsthaft fragt, warum eigentlich gerade das Baby nicht verwöhnt werden darf, wird es schon schwierig. Wohl niemand würde in seiner Erwachsenen-Liebesbeziehung den Vorschlag machen, mit dem gegenseitigen Verwöhnen am besten gar nicht erst anzufangen. Tatsächlich ist das eher das Erbe der früheren Generationen und der verinnerlichten Glaubenssätze, die uns diese Art Zweifel überlassen haben. Möglicherweise wirst du auch im Kontakt mit deiner Eltern- oder Großelterngeneration auf entsprechende »Erziehungsfehler« aufmerksam gemacht.

Wenn man sich in den pädagogischen Idealen der vergangenen Jahrzehnte ein wenig umschaut, ging es da viel um »gelobt sei, was hart macht«, auch urdeutsch gelesene Errungenschaften wie »Kruppstahl« wurden in dem Kontext als erstrebenswert beschrieben. Es ging um die Idee von »wer gewinnt oder sich durchsetzt«, was immer einen Kampf impliziert. Und mit Zärtlichkeit und Liebe gewinnt man keinen Kampf. Dass uns auch hier mal wieder die Nazizeit so manches schwere Erbe hinterlassen hat, das bis heute nachwirkt, ahnt so mancher und liegt damit richtig.

Den mitfühlenden Eltern von heute ist das natürlich in weiten Teilen klar, zum Glück. Dennoch ist es hilfreich, unsere tief verankerten Glaubenssätze ein wenig genauer anzusehen. Im Alltag erleben alle Professionen, die mit Babys arbeiten, wie schnell da Zweifel gesät sind. Schon in unserer mitunter reichlich unbedachten, aber alltäglichen Wortwahl wird es interessant. Da ist von »kleinen Tyrannen«, »Diven« oder gar »Diktatoren« die Rede, wenige Tage alte Babys sind wahlweise »zickig« oder »lieb«, wenn sie mehr oder weniger Bedürfnisse anmelden. Bei fast allen Eltern bleibt etwas von der Sorge übrig, man könne mit einem »Zuviel« an Zuwendung grobe Fehler machen und sich komplett die selbstbestimmte Zukunft verbauen. Und man bekäme sein Kind bis zur Einschulung nicht mehr aus dem eigenen Bett und von den mütterlichen Brüsten. Das, was in den Tiefen schlummert, wird üblicherweise dann aktiviert, wenn sich erste Zweifel regen: Ist es *wirklich* normal, dass das Baby (phasenweise) ständig und immer an meinem Rockzipfel oder Busen hängt und es sich nicht mal für zehn Minuten ablegen lässt? Haben die Großeltern doch recht mit ihrem »Kein Wunder, wenn du auch immer gleich beim kleinsten Mucks …«?

Du gewöhnst deinem Baby nicht an, dass es nah bei dir schlafen möchte. Mit diesem Bedürfnis kommt es auf die Welt. Du gewöhnst deinem Baby auch nicht an, dass es »immer gleich auf den Arm« darf, wenn es weint. Damit es dich, wenn es größer wird, irgendwann nach und nach etwas weniger braucht, damit es einschlafen kann, braucht es erst mal die Bestätigung, dass du auch wirklich, wirklich immer da bist. Erst ist es der Busen, später vielleicht das Köpfchenstreicheln auf diese bestimmte Art, dann das Schlaflied und sicher noch lange, lange die Gute-Nacht-Geschichte. Leb das aus, in keiner Liebesbeziehung gibt es ein Zuviel an Liebe und Zuwendung!

Es braucht eine stabile Basis und Urvertrauen, das Wissen: Ich kann mich auf Mama und Papa verlassen. Ich weiß, sie sind da. Ein ausgesprochen gutes Gefühl, um damit durchs Leben zu gehen, wenn eurem Baby nach den sprichwörtlichen Wurzeln dann später Flügel wachsen.

Irgendwann, um einiges später, kommt dann natürlich Pädagogik ins Spiel, denn »irgendwann muss es ja auch mal lernen, dass …«. Das wird euer Kind zu gegebener Zeit auch tun, ist doch Er-ziehung vor allem Be-ziehung und speist sich aus Liebe, Geduld und Vorbild. Um das Konzept zu verstehen, muss ein Baby entwicklungspsychologisch dazu in der Lage sein. Ursache und Wirkung erkennen und ein Verständnis von »ich« und »nicht ich« bekommen. Im kompletten ersten Lebensjahr kannst du dich, was das angeht, mindestens noch entspannen und musst nicht an deinem Baby herummanipulieren. Entwicklung geschieht immer intrinsisch, etwas eingängiger könnte man es auch ausdrücken: Das Gras wächst nicht schneller, wenn man daran zieht.

Buchtipp: Susanne Mierau: *Geborgen wachsen: Wie Kinder glücklich groß werden und Eltern entspannt bleiben,* Kösel 6. Auflage 2021

WIE GEHT ES WEITER? EIN WORT ZUM SCHLUSS

Wenn alle die Phasen hinter dir liegen, von denen in diesem Buch die Rede ist, ist ein ganzes Jahr vergangen. Und ein weiteres, aufregendes Jahr liegt vor dir. An dessen Ende wird dein winziges Baby, das jetzt in deinem Arm liegt, vermutlich in eurer Wohnung herumkrabbeln. Bevor dir schon angesichts dieses schlichten Gedankens gleich Tränen der Rührung in die Augen steigen oder du denkst: »Unglaublich! Was sich in so kurzer Zeit alles tut!«, hier ein ganz kurzer Ausblick, was als Nächstes kommt oder als Übernächstes.

Du wirst weiter in das Muttersein hineinwachsen, sicherer werden, den Alltag erobern, und neue Themen werden am Horizont auftauchen, von denen du nicht ahntest, dass es sie gibt.

Deine Hebamme wird noch lange deine Ansprechpartnerin sein, wenn du das möchtest. Auch wenn die ganz regelmäßigen Besuche langsam dem Ende zu gehen, ist sie nicht aus der Welt, du kannst sie die gesamte Stillzeit (egal, wie lange sie dauert) weiter konsultieren. Nach Ablauf von zwölf Lebenswochen kannst du noch insgesamt acht Besuche oder Telefonate in Anspruch nehmen.

Möglicherweise wirst du lange stillen – zumindest länger als gedacht. Damit bist du nicht allein.

Aber weil vieles davon im Verborgenen (nachts in den Betten) stattfindet, hat man wenige Anhaltspunkte, wie es denn üblicherweise so läuft, ob das alles okay und richtig so ist, wenn das Baby immer noch am Busen trinkt, immer noch bei euch im Bett schläft, nur an der Brust einschläft, immer noch nicht durchschläft.

In ein paar Monaten tritt dann Beikost auf den Plan, und du hörst, dass Babys nicht unbedingt Brei kriegen müssen, sondern Fingerfood essen können, *Baby-Led-Weaning* gehört zu den neuen Vokabeln, die du in deinen aktiven Sprachschatz einbauen wirst. Dein Baby wird irgendwann das erste Mal krank.

Zu verschiedenen dieser Themen findest du weitere Bücher, Links und Blogs zum Weiterlesen im Anhang.

Falls du das Gefühl hast, es sei das verrückteste, schönste und emotionalste Jahr gewesen, das du jemals erlebt hast: Vermutlich wird es genau so sein.

Solltest du denken: »Es war auch das anstrengendste«, kann es sein, dass du das auch im nächsten Jahr wieder denkst – aber wir gewöhnen uns ein bisschen daran. Es bleibt also spannend.

Und sei willkommen im einzigartigen Abenteuer, mit deinen Kindern und für sie zu leben!

Danke …

… an alle, die dazu beigetragen haben, dass dieses Buch so geworden ist, wie es ist. Tanja Maus für den »Look« in Sachen Cover und Layout, Claudia Meitert für die wunderschönen Illustrationen und Melanie Hartmann für das feinfühlige und kleinteilige Lektorat sowie die Geduld bei chronisch überreizten Deadlines. Danke dem Kösel-Verlag, vor allem Annegret Augustin, für die Entscheidung, aus einer Neuausgabe letztlich ein ganz neues Buch zu machen, mit allem, was daran hängt.

Meinen Freunden und Freundinnen und meiner Familie danke ich für Unterstützung und Rat während aller Turbulenzen und Weltuntergänge, die das Schreiben eines Buches mit sich bringen, Koulla und Ansgar Oberholz für das fantastische Schreibexil, diesmal auf dem Land. Der Rotwein an eurem Kamin trug zumindest ein wenig dazu bei, den Entbehrungen auf den letzten Metern dann doch noch ein wenig Glamour abzutrotzen.

Dank auch an meine Hebammen-Kolleginnen für den fachlichen Austausch und Input in meinem Umfeld, jetzt und früher, auch den virtuellen, auf allen Kanälen.

Chris Michalk danke ich für das kompetente Lesen mit wertvollen Hinweisen im Ernährungsteil und zu allen Stoffwechselmysterien, Prof. Dr. med. Sven Hildebrandt und Prof. Dr. med. Frank Louwen für ein paar hilfreiche Antworten und Details zu Fragen in Symposiums-Kaffeepausen sowie Dr. med. Herbert Renz-Polster für seinen Rat und seine Wärme auf allen Ebenen.

Danke den vielen Leserinnen, die das Buch zu dem gemacht haben, was es ist, meiner sweeten Insta-Community und den Hebammensalon-Hörerinnen. Danke für euer Feedback, eure Liebe, euren Austausch. Ihr seid die Besten.

Tief verbunden bin ich allen Frauen, die ich in den vielen Jahren begleiten durfte. Von euch lernte ich alles, was ich übers Gebären weiß.

Anhang

QUELLEN

Die Quellenangaben entsprechen der Reihenfolge ihrer Bezüge oder Erwähnungen im Text.

FRÜHE SCHWANGERSCHAFT: DAS ERSTE DRITTEL

Simpson, J. L. et al.: *Low Fetal Loss Rates After Ultrasound-Proved Viability in Early Pregnancy.* JAMA Nov. 1987, 987; 258 (18) 2555–2557

Biehl, L. M.: *Das Ersttrimester-Screening. Eine quantitative Erhebung zur Informiertheit, Motivation, Erwartungen, Einstellungen und Zufriedenheit schwangerer Frauen.* Dissertation, Medizinische Fakultät der Universität zu Köln. 18.12.2013

Nicolaides, K. H.: *First-trimester screening for chromosomal abnormalities.* Semin Perinatol 2005 Aug; 29 (4) 190–194

Deutscher Hebammenverband: *Schwangerenvorsorge durch Hebammen.* Hippokrates Verlag, Stuttgart 2010

Weichert, A. et al.: *Einflussfaktoren auf die Frühgeburt in Deutschland – Analyse der für Deutschland repräsentativen KiGGS-Daten.* Geburtsh Frauenheilk 2015, 75

Loytved, C.: *Qualitätsbericht 2014 Außerklinische Geburtshilfe in Deutschland.* Gesellschaft für Qualität in der außerklinischen Geburtshilfe e. V. (QUAG e. V.) 2015

Olsen, O. / Clausen, J. A.: *Planned hospital birth versus planned home birth.* Cochrane Database of Systematic Reviews 2012, Issue 9

S1-Leitlinie 087–001, *Empfehlungen für die strukturellen Voraussetzungen der perinatologischen Versorgung in Deutschland,* aktueller Stand: 05/2015. Deutsche Gesellschaft für Perinatale Medizin

Die Arbeitssituation von Hebammen in Kliniken in Deutschland. Ergebnisse einer repräsentativen Umfrage unter 1.692 Hebammen im November 2015. Deutscher Hebammenverband 2016

Overgaard, C. et al.: *Freestanding midwifery unit versus obstetric unit: a matched cohort study of outcomes in low-risk women.* BMJ Open; 1:e000262.doi:10.1136/bmjopen-2011-000262 (2011)

Romano, M. / Lothian, J.: *Promoting, protecting, and supporting normal birth: A look at the evidence.* Journal of Obstetric Gynecologic and Neonatal Nursing 2008; 37 (1) 94–105

Evidence Based Guidelines for Midwifery-Led Care in Labour. The Royal College of Midwives 2012

Page, L. et al.: *Clinical interventions and outcomes of One-to-One midwifery practice.* J Public Health Med 21 (1999) 243–248

Hodnett, E. D.: *Continuous support for women during childbirth.* Cochrane Database of Systematic Reviews 2011, Issue 2

Koletzko, B. et al.: *Ernährung in der Schwangerschaft. Handlungsempfehlungen des Netzwerks »Gesund ins Leben – Netzwerk Junge Familie«.* DMW 2012; 137 (25/26) 1366–1372

Schäfer, L.: *Zytomegalievirus-Infektion und Schwangerschaft – Neues zu Risiken, Prävention, Diagnostik und Therapie.* Rosenfluh, Gynäkologie 03/2021, 12–18

Leruez-Ville, M. et al.: *In utero treatment of congenital cytomegalovirus infection with valacyclovir in a multicenter, open-label, phase II study.* American journal of obstetrics and gynecology 215.4 (2016). 462-e1

Zammarchi, L. et al.: *Treatment with valacyclovir during pregnancy for prevention of congenital cytomegalovirus infection: a real-life multicenter Italian observational study.* American Journal of Obstetrics & Gynecology MFM 5.10 (2023), 101101

Vicente, M. et al.: *Cytomegalovirus congenital infection: long-term outcomes in a valaciclovir treated population.* Journal of Perinatal Medicine 52.7 (2024), 778 – 782

McMahon, C. L. et al.: *Fetal brain vulnerability to SARS-CoV-2 infection.* Brain. Behavior, and Immunity, 2023

Shook, L. L. et al.: *COVID-19 in pregnancy: implications for fetal brain development.* Trends in molecular medicine, 28 (4) 2022, 319–330

Prabhu, M. et al.: *Pregnancy and postpartum outcomes in a universally tested population for SARS-CoV-2 in New York City: a prospective cohort study.* British Journal of Obstetrics and Gynaecology, (07) 2020

Menter, T. et al.: *SARS-CoV-2/COVID-19-Auswirkungen auf die Plazenta.* Der Pathologe 42 (6) 2021, 591–597, published online: 2021 Jun 11

Edlow, A.G. et al.: *Neurodevelopmental Outcomes at 1 Year in Infants of Mothers Who Tested Positive for SARS-CoV-2 During Pregnancy.* JAMA Netw Open 5 (6) 2022

Stoecklein, S. et al.: *Effects of SARS-CoV-2 on prenatal lung growth assessed by fetal MRI.* The Lancet Respiratory Medicine, March 16, 2022

Suseeladevi, A. K. et al.: *COVID-19 vaccination and birth outcomes of 186,990 women vaccinated before pregnancy: an England-wide cohort study.* The Lancet Regional Health–Europe 45 (2024)

Martinez, V. F. et al.: *Neuromotor repertoires in infants exposed to maternal COVID-19 during pregnancy: a cohort study.* BMJ open 13.1 (2023): e069194

Guo, Z. et al.: *Association between situs inversus and maternal SARS-CoV-2 infection at gestational age 4–6 weeks.* Med 5.11 (2024): 1433-1441

Amirthalingam, G. et al.: *Optimization of Timing of Maternal Pertussis Immunization From 6 Years of Postimplementation Surveillance Data in England.* Clinical Infectious Diseases 76 (3) 2023, 31129–31139

Navarrete, F. et al.: *Cannabis use in pregnant and breastfeeding women: behavioral and neurobiological consequences.* Frontiers in psychiatry, 11, 586447, 2020

aerzteblatt.de – News, Studie: *Jede zweite Schwangere trinkt Alkohol*, September 2008

Tortoriello, G. et al.: *Miswiring the brain: delta(9)-tetrahydrocannabinol disrupts cortical development by inducing an SCG10/stathmin-2 degradation pathway.* EMBO Journal (2014) 33, 668–685

Hinkle, S. N. et al.: *Association of Nausea and Vomiting During Pregnancy With Pregnancy Loss. A Secondary Analysis of a Randomized Clinical Trial*; DOI:10.1001/jamainternmed.2016.5641

Mendoza, E./Amsler, F.: *A randomized crossover trial on the effect of compression stockings on nausea and vomiting in early pregnancy.* Int J Womens Health, 2017

Rockel-Loenhoff, A.: *Die Embryogenese im ersten Trimenon: Hebammenarbeit im Wissen um die Entwicklungsphasen.* DHZ 2 (2012)

Moore, K. / Persaud, T. V. N.: *Embryologie, Entwicklungsstadien, Frühentwicklung, Organaogenese, Klinik.* München, Urban & Fischer 2007

Abdallah, Y. et al.: *Limitations of current definitions of miscarriage using mean gestational sac diameter and crown-rump length measurements: a multicenter observational study.* Ultrasound in Obstretics & Gynecology, 13 October 2011

Goldstein, R. R.: *Neonatal outcomes in immediate versus delayed conceptions after spontaneous abortion: a retrospective case series.* Am J Obstet Gynecol. 2002 Jun; 186 (6) 1230–1234

The Cochrane Library: *Zinc for the common cold.* 2013, Issue 6 online, 18. Juni

Liew, Z. et al.: *Acetaminophen use during pregnancy, behavioral problems, and hyperkinetic disorders.* JAMA Pediatr 2014 Apr; 168 (4) 313–320

MITTENDRIN IN DER SCHWANGERSCHAFT: DAS ZWEITE DRITTEL

Brambilla, E. et al.: *Caries prevention during pregnancy: results of a 30-month study.* J Am Dent Assoc, (129) 1998, 871–877

Fatori Popovic, S. et al.: *Schwangerschaft und Stillzeit: Antibiotika, Spülungen und Pasten.* Swiss Dental Journal SSO, (126) 2016, 490–491

Leon, R. et al.: *Detection of Porphyromonas gingivalis in the Amniotic Fluid in Pregnant Women With a Diagnosis of Threatened Premature Labor.* Journal of Periodontology Online, July 2007, Vol. 78, No. 7, 1249–1255

Offenbacher, S. et al.: *Periodontal infection as a possible risk factor for preterm low birth weight.* J Periodontol 67 (1996) 1103

Offenbacher S. et al.: *Potential pathogenic mechanisms of periodontitis-associated pregnancy complications.* Ann Periodontol 3 (1998) 233

Jeffcoat, M. K. et al.: *Periodontal disease and preterm birth: Results of a pilot intervention study.* J Periodontol 74 (2003) 1214

Söderling E. et al.: *Influence of maternal xylitol consumption on acquisition of mutans streptococci by infants.* Journal of Dental Research, B. 2000, 79 (3) 882–887

Watkins, K. / Josling, P. D.: *A pilot study to determine the impact of transdermal magnesium treatment on serum levels and whole body CaMg ratios.* European Journal for Neutraceutical Research, April 2010

Spratte J. et al.: *Restless-Legs-Syndrom. Diagnostik und Therapie in der Schwangerschaft.* Der Frauenarzt 56 (2015) 12, 1094

Spiess, D.: *Treatment of mild mental disorders in pregnancy: How safe are phytomedicines?.* Diss. Universität Basel, 2023

Gantner, G. et al.: *Use of herbal medicines for the treatment of mild mental disorders and/or symptoms during pregnancy: A cross-sectional survey.* Frontiers in pharmacology, 12 (2021), 729–724

Spiess, D. et al.: *Medicinal plants for the treatment of mental diseases in pregnancy: An in vitro safety assessment.* Planta medica, 88 (12) 2022, 1036–1046

Yao, M. et al.: *A developmental toxicity-screening test of valerian.* Journal of ethnopharmacology, 113 (2) 2007, 204–209

Brattström, A.: *Scientific evidence for a fixed extract combination (Ze 91019) from valerian and hops traditionally used as a sleep-inducing aid.* Wiener Medizinische Wochenschrift, 13 (157) 2007, 367–370

Koulivand, P. H. et al.: *Lavender and the nervous system.* Evidence-based complementary and alternative medicine, March 2013

Wilkinson, D. et al.: *Melatonin for women in pregnancy for neuroprotection of the fetus.* Cochrane Database of Systematic Reviews, March 2016

Mahoney, M. M.: *Shift work, jet lag, and female reproduction.* International journal of endocrinology, March 2010

Jahnke, G. et al.: *Maternal and developmental toxicity evaluation of melatonin administered orally to pregnant Sprague-Dawley rats.* Toxicological sciences: an official journal of the Society of Toxicology, 50 (2) 1999, 271–279

Yıldırım, E./Hakan A.: *Zinc and magnesium levels of pregnant women with restless leg syndrome and their relationship with anxiety: a case-control study.* Biological Trace Element Research, 199.5 (2021), 1674–1685

Hornyak, M. et al.: *Magnesium therapy for periodic leg movements-related insomnia and restless legs syndrome: an open pilot study.* Sleep, 21 (5) 1998, 501–505

Arab, A. et al.: *The role of magnesium in sleep health: a systematic review of available literature.* Biological Trace Element Research 201.1 (2023), 121–128

Supakatisant, C./Vorapong, P.: *Oral magnesium for relief in pregnancy-induced leg cramps: a randomised controlled trial.* Maternal & Child Nutrition, 11.2 (2015), 139–145

Garrison, S. R. et al: *Magnesium for skeletal muscle cramps.* Cochrane Database of Systematic Reviews, (9) 2020

Moretti, A. et al.: *Choline: an essential nutrient for skeletal muscle.* Nutrients, 12 (7) 2020, 2144

Giovanni, I. et al.: *Can vitamin D deficiency influence muscle performance in post-menopausal women? A multicenter retrospective study.* European Journal of Physical and Rehabilitation Medicine, 54 (5) 2018, 676–682

Avila, C. et al.: *The safety of St John's wort (Hypericum perforatum) in pregnancy and lactation: A systematic review of rodent studies.* Phytotherapy Research, 32 (8) 2018, 1488–1500

Dugoua, J. J. et al.: *Safety and efficacy of St. John's wort (hypericum) during pregnancy and lactation.* Journal of Population Therapeutics and Clinical Pharmacology, 13 (3) 2006

Anglin, R. E. S.: *Vitamin D deficiency and depression in adults: systematic review and meta-analysis.* The British Journal of Psychiatry 2013 (202) 100–107

Kleinwechter, H.: *Gestationsdiabetes mellitus (GDM) – Diagnostik, Therapie u. Nachsorge 2008.* Handlungsorientierte Kurzfassung der evidenzbasierten S3-Leitlinie der Deutschen Diabetes-Gesellschaft

Backes Kozhimannil, K.: *Association Between Diabetes and Perinatal Depression Among Low-Income Mothers.* JAMA 2009; 301 (8) 842–847

Dudley, D., *Diabetic-associated stillbirth: incidence, pathophysiology, and prevention.* Obstet Gynecol Clin North Am 2007 (34) 293–307

5th Workshop Conference of GDM: *Summary and Recommendations of the Fifth International Workshop-Conference on Gestational Diabetes Mellitus*, Diabetes Care 2007 Jul; 30 (Supplement 2), 251–260

Hildebrandt, S.: *Schwangerschaftsdiabetes – Neue Erkenntnisse zu Diagnostik, Management, Therapie und Prävention,* Seminar, Dresden, 2016

Ray J. G.: *Gestational prediabetes: a new term for early prevention.* Indian J Med Res 2010 Sep; 132, 251– 255

Scholl, T. O.: *Oxidative stress, diet, and the etiology of preeclampsia.* Am J Clin Nutr 2005; 81 (6) 1390–1396

Chappell, L. C. et al.: *Effects of antioxidants on the occurrence of pre-eclampsia in woman at increased risk: a randomized trial.* Lancet 1999 (354) 810–816

Haidar, M.: *Vitamin D fördert das angiogene Potential von endothelialen Vorläuferzellen.* Geb. Neonat 2011; 215 – FV09_03 DOL; 10.1055/s-00311293260

Perez-Ferre, N. et al.: *Association of low serum 25-Hydroxyvitamin D levels in pregnancy with glucose homeostasis and obstetric and newborn outcomes.* Endocr Pract 2012 May 1, 1–18

Maas, R. et al.: *Asymmetrisches Dimethylarginin (ADMA): Ein endogener Hemmstoff der NO-Synthase – und auch ein Risikomarker der Präeklampsie?* Geburtshilfe Frauenheilkd 2007; 67 (6) 611–619

Hoppe, C. et al.: *High intakes of milk, but not meat, increase s-insulin and insulin resistance in 8-year-old boys.* European Journal of Clinical Nutrition 2004; 59 (3) 393–398

Rådestad, I. et al.: *Women's perception of fetal movements in full-term pregnancy.* Sex Reprod Health 2012 (3) 113–116

Raynes-Greenow, C. H. et al.: *A cross-sectional study of maternal perception of fetal movements and antenatal advice in a general pregnant population, using a qualitative framework.* BMC Pregnancy and Childbirth 2013

Tveit, J. et al.: *Reduction of late stillbirth with the introduction of fetal movement information and guidelines – a clinical quality improvement.* BMC pregnancy and childbirth, 9 (2009), 1–10

Kendrick, K. M.: *Oxytocin, motherhood and bonding. Experimental Physiologie*, March 2000, Vol. 85, 111–124

AM ENDE DER SCHWANGERSCHAFT: DAS LETZTE DRITTEL

Rath, W. / Bartz, C.: *Medikamentöse Wehenhemmung – aktueller Stand.* Geburtshilfe Frauenheilkd 2005 (65) 570–579

Rath, W. / Pecks, U.: *Management der drohenden Frühgeburt ohne vorzeitigen Blasensprung.* Geburtshilfe Frauenheilkd 2008; 68 (11) 1061–1068

Goldenberg, R.: *The management of preterm labor.* Obstet Gynecol 2002 (100) 1020–1037

Hassauer, W. et al.: *Bryophyllum – Ein neuer Weg in der tokolytischen Therapie.* Erfahrungsheilkunde, (34) 1985, 683–687

Daub, E.: *Vorzeitige Wehentätigkeit: Ihre Behandlung mit pflanzlichen Substanzen – eine klinische Studie.* Stuttgart 1989

Vilaghy, I.: *Senkung der Frühgeburtenrate mit Phytotherapie-Ergebnisse aus der Praxis.* Ther Umsch, (59) 2002, 696–701

Simões Wüst, A. P. et al.: *Juice of Bryophyllum pinnatum (Lam.) inhibits oxytocin-induced increase of the intracellular calcium concentration in human myometrial cells.* Phytomedicine, (17) 2010, 980–986

Lambrigger-Steiner, C. et al.: *Sleep quality in pregnancy during treatment with Bryophyllum pinnatum: an observational study.* Phytomedicine, (21) 2014, 753–757

Salvig, J. D./Lamont, R. F.: *Evidence regarding an effect of marine n-3 fatty acids on preterm birth: a systematic review and meta-analysis.* Act Obstet Gynecol Scand, (90) 2011, 825–838

Kar, S. et al.: *Effects of omega-3 fatty acids in prevention of early preterm delivery: a systematic review and meta-analysis of randomized studies.* Eur J Obstet Gynecol Reprod Biol, (198) 2016, 40–46

Fonseca, E.B. et al.: *Prophylactic administration of progesterone by vaginal suppository to reduce the incidence of spontaneous preterm birth in women at increased risk.* Am J Obstet Gynecol 2003 (188) 419–424

Gomez, R. et al.: *Cervicovaginal fibronectin improves the prediction of preterm deliveries based on sonographic cervical length in patients with preterm uterine contractions and intact membranes.* Am J Obstet Gynecol 2005 (192) 350–359

Mailàth-Pokorny, M. et al.: *Breech presentation: a retrospective analysis of 12-years' experience at a single center.* Wiener klinische Wochenschrift 2009 (121) 209–215

Asztalos, E. V. et al.: *Multiple courses of antenatal corticosteroids for preterm birth study: outcomes in children at 5 years of age (MACS-5).* JAMA pediatrics 167 (2013) 1102–1110

Crowther, C. A. et al.: *Mid-Childhood Outcomes of Repeat Antenatal Corticosteroids: A Randomized Controlled Trial.* Pediatrics 2016 (138) 0947

Räikkönen, K. et al.: *Associations Between Maternal Antenatal Corticosteroid Treatment and Mental and Behavioral Disorders in Children.* JAMA 2020 (323) 1924–1933

Ninan, K. et al.: *Evaluation of Long-term Outcomes Associated With Preterm Exposure to Antenatal Corticosteroids: A Systematic Review and Meta-analysis.* JAMA pediatrics 2022, e220483

Lee, J. Y. et al.: *Administration of melatonin for prevention of preterm birth and fetal brain injury associated with premature birth in a mouse model.* American Journal of Reproductive Immunology, 82 (3) 2019, e13151

Chitimus, D. M. et al.: *Melatonin's impact on antioxidative and anti-inflammatory reprogramming in homeostasis and disease.* Biomolecules, 10 (9) 2020, 1211

Alarab, M. et al.: *Singleton vaginal breech delivery at term: still a safe option.* Obstetrics and Gynecology 2004; 104 (1) 190

Baumgarten, K.: *Interview mit Frank Louwen zur Beckenendlage – Teil 1: »Der Kopf bleibt nicht stecken«.* DHZ 12 (2015)

Baumgarten, K.: *Interview mit Frank Louwen – Teil 2: »Ziehe nie am Kind!«.* DHZ 01 (2016)

Kielland-Kaisen, U. et al.: *Maternal and neonatal outcome after vaginal breech delivery of nulliparous versus multiparous women of singletons at term—A prospective evaluation of the Frankfurt breech at term cohort (FRABAT).* European Journal of Obstetrics & Gynecology and Reproductive Biology (2020) (252) 583–587

Maier, B.et al.: *Fetal outcome for infants in breech by method of delivery: experiences with a stand-by service system of senior obstetricians and women's choices of mode of delivery.* Journal of Perinatal Medicine 2011 (39) 385–390

Louwen, F. et al.: *Beckenendlagengeburt – mehr als Sectio vs. Spontangeburt.* Zeitschrift für Geburtshilfe und Neonatologie 216 (2012) 191–194

Krause, M.: *Der Vierfüßlerstand – eine optimale Gebärhaltung bei Beckenendlage.* Die Hebamme 2007 (20) 164–167

de Wolff, M. G. et al.: *Rebozo and External Cephalic Version in breech presentation (RECEIVE): A randomised controlled study.* BJOG: An International Journal of Obstetrics & Gynaecology, 129.10 (2022), 1666–1675

Brici, P. et al.: *Turning Foetal Breech Presentation at 32–35 Weeks of Gestational Age by Acupuncture and Moxibustion.* Evidence-Based Complementary and Alternative Medicine, June 2019

Tafazolifar, M. et al.: *The Effect of knee – chest position on turning breech to cephalic presentation in pregnant women: randomized clinical trial.* The Iranian Journal of Obstetrics, Gynecology and Infertility, 21 (12) 2019, 57–64

Ortmeyer, G.: *Die äußere Wendung: Langjährige Erfahrung, hohe Erfolgsrate.* DHZ 12 (2015)

Reinhard, J. et al.: *Delivery mode and neonatal outcome after a trial of external cephalic version (ECV): a prospective trial of vaginal breech versus cephalic delivery.* Arch Gynecol Obstet 2013 (287) 663

Rendtorff, R. / Hinkson, L.: *The benefits of successfully implementing a dedicated External Cephalic Version (ECV) service using the Soft Touch Tap Technique for the Management of Breech Presentation 2012–2015.* Department of Obstetrics, Charité – Universitätsmedizin Berlin, Campus Mitte

Hinkson, L. / Henrich, W.: *Eliciting primitive fetal reflexes in the intrauterine environment: A new concept to aid external cephalic version.* European Journal of Obstetrics and Gynecology and Reproductive Biology 231 (2018) 283–284

Mendoza, E./Amsler, F.: *A randomized crossover trial on the effect of compression stockings on nausea and vomiting in early pregnancy.* Int J Womens Health 2017

Koulivand, P. H. et al.: *Lavender and the nervous system.* Evidence-based complementary and alternative medicine, March 2013

Malcolm, B. J./Tallian, K.: *Essential oil of lavender in anxiety disorders: Ready for prime time?.* Mental Health Clinician, 7 (4) 2017, 147–155

Chu, C. J./Kemper, K. J.: *Lavender (Lavandula spp.).* Longwood Herbal Task Force, 32 (3–4) 2001, 1–32.

Maya-Enero, S. et al.: *Analgesic effect of inhaled lavender essential oil for frenotomy in healthy neonates: a randomized clinical trial.* World Journal of Pediatrics, 18 (6) 2022, 398–403

Abela, A. G. / Fava, S.: *Association of incidence of type 1 diabetes with mortality from infectious disease and with antibiotic susceptibility at a country level.* Acta Diabetol 2013; 1007/s00592–013–0464-z

Penders, J. et al.: *Infant antibiotic use and wheeze and asthma risk: a systematic review and meta-analysis.* Eur Respir J 2011; 38 (2) 295–302

Massoth, C. et al: *Supine hypotensive syndrome of pregnancy: a review of current knowledge.* European Journal of Anaesthesiology | EJA, 39 (3) 2022, 236–243

Gordon, A. et al.: *Sleep position, fetal growth restriction, and late-pregnancy stillbirth: the Sydney stillbirth study.* Obstetrics & Gynecology, 125 (2) 2015, 347–355.

Heazell, A. E. et al.: *Association between maternal sleep practices and late stillbirth-findings from a stillbirth case-control study.* BJOG: An International Journal of Obstetrics & Gynaecology, 125 (2) 2018, 254–262

Spector, T.: *Mythos Diät. Was wir wirklich über gesunde Ernährung wissen.* Berlin, Berlin Verlag 2016

Barthow, C. et al.: *The Probiotics in Pregnancy Study (PiP Study): rationale and design of a double-blind randomised controlled trial to improve maternal health during pregnancy and prevent infant eczema and allergy.* BMC Pregnancy and Childbirth, BMC series – open, inclusive and trusted 2016 (16) 133

Pelucchi, C. et al.: *Probiotics supplementation during pregnancy or infancy for the prevention of atopic dermatitis: a metaanalysis. Epidemiology* 2012; 23 (3) 402–414

Fernández, L.: *The human milk microbiota: origin and potential roles in health and disease.* Pharmacol Res 2013 Mar; 69 (1) 1–10

Jäger, H.: *Sauber und keimbesiedelt.* DHZ 05 (2015)

Kim, Y. H. et al.: *Hydrogen peroxide-producing lactobacilli in the vaginal flora of pregnant women with preterm labor with intact membranes.* Int J Gynaecol Obstet 93 (2000) 22–27

Wilks, M.: *Identification and H_2O_2 production of vaginal lactobacilli from pregnant women at high risk of preterm birth and relation with outcome.* J Clin Microbiol 42, 713–717

Onderdonk, A. B. et al.: *Quantitative Microbiologic Models for Preterm Delivery.* J Clin Microbiol 2003 Mar; 41 (3) 1073–1079

Farr, A. et al.: *Konsequentes Infektionsscreening in der Schwangerschaft zur Reduktion der Frühgeburtenrate.* Geburtshilfe Frauenheilkd 2014

Agrawal, B.M. et al.: *Role of non-H_2O_2 producing lactobacilli and anaerobes in normal and complicated pregnancy.* Journal of the Indian Medical Association, December 2002; 100 (11) 652, 654–655

Mendling, W. / Schwiertz, A., *Rezidivierende Infektionen und Frühgeburten durch veränderte Döderlein-Flora?* Der Frauenarzt 2007; 48 (10) 936–939

Verstraelen, H. / Swidsinski, A.: *The biofilm in bacterial vaginosis: implications for epidemiology, diagnosis and treatment Current Opinion in Infectious Diseases.* February 2013 – Volume 26 – Issue 1

Metts, J. et al.: *Lactobacillus acidophilus strain NAS (H_2O_2 positive) in reduction of recurrent Candidal vulvovaginitis.* Journal of Applied Research 2003; 3 (4) 340–348

Roderick, A.: *Probiotic strategies for the treatment and prevention of bacterial vaginosis.* Expert Opinion on Pharmacotherapy, Volume 11, 2010 – Issue 18

Neu, J. / Rushing, J.: *Cesarean versus vaginal delivery: long-term infant outcomes and the hygiene hypothesis.* Clin Perinatol 38 (2011) 321–331

Atkinson, M. A. / Chervonsky, A.: *Does the gut microbiota have a role in type 1 diabetes? Early evidence from humans and animal models of the disease.* Diabetologia 55 (2012) 2868–2877

Mejía-León, M. E. et al.: *Fecal microbiota imbalance in Mexican children with type 1 diabetes.* Nature Medicine, scientific reports, article number 3814 (2014)

Dominguez-Bello, M. G. et al.: *Partial restoration of the microbiota of cesarean-born infants via vaginal microbial transfer.* Nat Med 2016 Mar; 22 (3) 250–253

Song, S. J. et al.: *Naturalization of the microbiota developmental trajectory of Cesarean-born neonates after vaginal seeding.* Med 2021 2 (8) 951–964

Mueller, N. T. et al.: *Maternal Bacterial Engraftment in Multiple Body Sites of Cesarean Section Born Neonates after Vaginal Seeding – a Randomized Controlled Trial.* Mbio 2023, e00491–23

Dominguez-Bello, M. G. in: *Mikrobirth – Der größte Moment.* Dokumentarfilm. Produktion und Regie: Toni Harman und Alex Wakeford, UK 2014

Tarry, W. et al.: *Candida albicans: the estrogen target for vaginal colonization.* J Surg Res 2005 (129) 278–282

Blaschke-Hellmessen, R.: *Subpartale Übertragung von Sprosspilzen von der Mutter auf das Kind.* Der Frauenarzt 2006 (47) 714–722

Ehrström, E. et al.: *Signs of chronic stress in women with recurrent candida vulvovaginitis.* Am J Obstet Gynecol 2005 (193) 1376–1381

Aguin, T. J./Sobel, J. D.: *Vulvovaginal Candidiasis in Pregnancy.* Current Infectious Disease Reports 17 (30) 2015

Krajewska-Kulak, E. et al.: *Effects of 33 % grapefruit extract on the growth of the yeast-like fungi, dermatophytes and moulds.* Wiad Parazytol 2001; 47 (4) 845–849

Reagor, L.: *The effectiveness of processed grapefruit-seed extract as an antibacterial agent: I. An in vitro agar assay.* J Altern Complement Med, 2002 Jun; 8 (3) 325–332

Reagor, L. et al.: *The effectiveness of processed grapefruit-seed extract as an antibacterial agent: I. An in vitro agar assay.* The Journal of Alternative & Complementary Medicine, 8 (3) 2002, 325–332

Han, H.-W. et al.: *Grapefruit seed extract as a natural derived antibacterial substance against multidrug-resistant bacteria.* Antibiotics, 10 (1) 2021, 85

Heggers, J. P. et al.: *The effectiveness of processed grapefruit-seed extract as an antibacterial agent: II. Mechanism of action and in vitro toxicity.* The Journal of Alternative & Complementary Medicine, 8 (3) 2002, 333–340

Prophylaxe der Neugeborenensepsis – frühe Form – durch Streptokokken der Gruppe B. S2-Leitlinie AWMF 024–020, 03/2016, aktuelle Version, online abgerufen am 18.10.2023

Melissa, K. / Van Dyke et al.: *Evaluation of Universal Antenatal Screening for Group B Streptococcus,* N Engl J Med 2009 (360) 2626–2636

Hildebrandt, S.: *Das B-Streptokokken-Problem. Ein Update.* hebammenforum 10–2016, 1088–1093

Pannicke, U. et al.: *Deficiency of Innate and Acquired Immunity Caused by an IKBKB Mutation.* N Engl J Med 2013 (369) 2504–2514

Hanson, L. et al.: *Feasibility of oral prenatal probiotics against maternal group B Streptococcus vaginal and rectal colonization.* Journal of Obstetric, Gynecologic & Neonatal Nursing 2014; 43 (3) 294–304

Hanson, L. et al.: *Probiotic interventions to reduce antepartum Group B streptococcus colonization: A systematic review and meta-analysis.* Midwifery 2022 (105) 103 208

McDonald, B. et al.: *Maternal microbiota in pregnancy and early life.* Science 2019; 365 (6457) 984–985

Fernández, L. et al.: *Probiotics for human lactational mastitis.* Benef Microbes, 2014 Jun 1; 5 (2) 169–183

Espinosa-Martos, I. et al.: *Milk and blood biomarkers associated to the clinical efficacy of a probiotic for the treatment of infectious mastitis.* Beneficial Microbes, March 2016; 7 (3) 305–318

ESSEN FÜR ZWEI: ERNÄHRUNG UND VITALSTOFFE

Heim, C. / Binder, E. B.: *Current research trends in early life stress and depression: Review of human studies on sensitive periods, gene-environment interactions, and epigenetics.* Exp Neurol 2012; 233 (1) 102–111

Szyf, M.: *The social environment and the epigenome.* Environ Mol Mutagen 2008; 49 (1) 46–60

Franklin, T. B. et al: *Epigenetic Transmission of the Impact of Early Stress Across Generations.* Biological Psychiatry, Volume 68, Issue 5, September 2010, 408–415

62. Jahresversammlung der Max-Planck-Gesellschaft, Rede des Präsidenten, Prof. Peter Gruss, zur Festversammlung der Max-Planck-Gesellschaft am 9. Juni 2011 in Berlin

Tochitani, Sh.: *Taurine: a maternally derived nutrient linking mother and offspring.* Metabolites 12.3 (2022) 228

Jung, Y.-M. / Choi, M.-J.: *Relation of Taurine Intake During Pregnancy and Newborns' Growth,* in: Hu, J. et al. (Hrsg.): Taurine 11. Springer Singapore 2019, Bd. 1155, 283–292

Wharton, B. A.: *Low plasma taurine and later neurodevelopment.* Archives of Disease in Childhood – Fetal and Neonatal Edition 89 (6) 2004, F497–F498

Jakaria, M. et al.: *Taurine and its analogs in neurological disorders: Focus on therapeutic potential and molecular mechanisms.* Redox biology 24 (2019) 101 223

Wu, G. F. et al.: *Antidepressant effect of taurine in chronic unpredictable mild stress-induced depressive rats.* Scientific reports 7 (1) 2017; 4989

Manta-Vogli, P. D. et al.: *The significant role of carnitine and fatty acids during pregnancy, lactation and perinatal period. Nutritional support in specific groups of pregnant women.* Clinical Nutrition 39 (8) 2020, 2337–2346

Manta-Vogli, P. D. et al.: *Perinatal free carnitine and short chain acylcarnitine blood concentrations in 12,000 full-term breastfed newborns in relation to their birth weight.* Pediatrics & Neonatology 61 (6) 2020, 620–628

Dickinson, H. et al.: *Creatine supplementation during pregnancy: summary of experimental studies suggesting a treatment to improve fetal and neonatal morbidity and reduce mortality in high-risk human pregnancy.* BMC pregnancy and childbirth 14 (1) 2014, 1–12

Ellery, S. J.: *Dietary interventions designed to protect the perinatal brain from hypoxic-ischemic encephalopathy-creatine prophylaxis and the need for multi-organ protection.* Neurochemistry International 95 (2016) 15–23

Ireland, Z. et al.: *A maternal diet supplemented with creatine from mid-pregnancy protects the newborn spiny mouse brain from birth hypoxia.* Neuroscience 194 (2011) 372–379.

Muccini, A. M. et al.: *Creatine metabolism in female reproduction, pregnancy and newborn health.* Nutrients 13 (2) 2011, 490

Junker, Y. et al.: *Wheat amylase trypsin inhibitors drive intestinal inflammation via activation of toll-like receptor 4.* Journal of Experimental Medicine 209 (13) 2012, 2395–2408

Ziegler, J. U. et al.: *Wheat and the irritable bowel syndrome– FODMAP levels of modern and ancient species and their retention during bread making.* Journal of Functional Foods 25 (2016) 257–266

Theobald, S.: *Vegetarische und vegane Ernährung – potenzielle Risiken.* Schweizer Zeitschrift für Ernährungsmedizin 5 (2014)

Kulczyński, B. et al.: *Characteristics of selected antioxidative and bioactive compounds in meat and animal origin products.* Antioxidants 8.9 (2019) 335

Gehrmann-Gödde, S. / Gries, F.A.: *Die Ernährung der Schwangeren unter besonderer Berücksichtigung kritischer Nährstoffe.* Der Gynäkologe 2001 (34) 229–243

Agrawa, R. et al.: *Prospective randomized trial of multiple micronutrients in subfertile women undergoing ovulation induction: a pilot study,* January 2012, Volume 24, Issue 1, 54–60

Westphal L. M. et al.: *Double-blind, placebo-controlled study of Fertilityblend: a nutritional supplement for improving fertility in women.* Clin Exp Obstet Gynecol 2006; 33 (4) 205–208

Chavarro, J. E.: *Use of multivitamins, intake of B vitamins, and risk of ovulatory infertility. Fertil Sterility,* 2008 Mar; 89 (3) 668–676

MRC Vitamin Study Research Group: *Prevention of neural tube defects: Results of the Medical Research Council Vitamin Study.* Lancet 1991 (338) 131–137

Koletzko, B. et al.: *Ernährung und Lebensstil vor und während der Schwangerschaft – Zusammenfassung aktualisierte Handlungsempfehlungen.* Hebamme 32 (02) 2019, 8–15

Thamm, M.: *Folsäureversorgung von Frauen im gebärfähigen Alter.* Berliner Ärzte 8 (2001) 21–24

de Bree, A. et al.: *Folate intake in Europe: recommended, actual and desired intake.* Eur J Clin Nutr 1997 (51) 643–660

Nationale Verzehrsstudie II (NVS II), hrsg. vom Max-Rubner-Institut, Bundesforschungsinstitut für Ernährung und Lebensmittel, im Auftrag des Bundesministeriums für Ernährung, Landwirtschaft und Verbraucherschutz, 2008

Vollset, S. E.: *Plasma total homocysteine, pregnancy complications, and adverse pregnancy outcomes: the Hordaland Homocysteine study.* Am J Clin Nutr, 2000 Apr; 71 (4) 962–968

Mignini, L. E. et al.: *Mapping the theories of preeclampsia: the role of homocysteine.* Obstet Gynecol, 2005 Feb; 105 (2) 411–425

Herrmann, W. et al.: *Alteration of homocysteine catabolism in pre-eclampsia. HELLP syndrome and placental insuffciency.* Clin Chem Lab Med, 2004; 42 (10) 1109–1116

Stengl, S. et al.: *Folsäure zum Schutz vor Neuralrohrschlussstörungen: Informationsstand von Patientinnen und Ärzten. Folic Acid Supplementation for the Prevention of Neural Tube Defects: What Do Patients and Physicians Know?* Geburtshilfe Frauenheilkd, 2000; 60 (1) 26–29

Korsmo, H. W. et al.: *Choline: exploring the growing science on its benefits for moms and babies.* Nutrients 11 (8) 2019, 1823

Shanmuganathan, M. et al.: *Dynamic Metabolic Sig-*

natures of Choline and Carnitine across Healthy Pregnancy and in Cord Blood: Association with Maternal Dietary Protein. The Journal of Nutrition 153.4 (2023) 999–1007

Roeren, M. et al.: *Inadequate Choline Intake in Pregnant Women in Germany.* Nutrients 14 (22) 2022, 4862

Miller, R. K. et al.: *Periconceptional vitamin A use: how much is teratogenic?* Reproductive Toxicology 12 (1) 1998, 75–88

WHO/UNICEF: *ICCIDD. Assessment of iodine deficiency disorders and monitoring their elimination. A guide for programme managers.* Genf, World Health Organization 2007, 1–94

Profound Vitamin D Deficiency in a Diverse Group of Women during Pregnancy Living in a Sun-Rich Environment at Latitude 32 °N; www.hindawi.com/journals/ije/2010/917428/

Wuertz, C. et al.: *Cross-sectional study of factors that influence the 25-hydroxyvitamin D status in pregnant women and in cord blood in Germany.* British Journal of Nutrition, online veröffentlicht am 23. Mai 2013

Pressestelle der Justus-Liebig-Universität Gießen: *Vitamin D-Versorgung in der Schwangerschaft nicht ausreichend – Studie zeigt gravierende Versorgungsmängel – Gießener Ernährungswissenschaftler plädiert für routinemäßige Bestimmung des Vitamin D-Status bei Schwangeren.* 23. Mai 2013, Nr. 94

Hollis, B. W. / Wagner, C. L.: *Assessment of dietary vitamin D requirements during pregnancy and lactation.* Am J Clin Nutr, May 2004; 79 (5) 717–726

Minnemann, T. et al.: *Vitamin-D-Substitution – Die neue Leitlinie und ihre mögliche Anwendung in der täglichen Praxis.* Der Frauenarzt 52 (2011) Nr. 10

Bodnar, L. M. et al.: *High prevalence of vitamin D insufficiency in black and white pregnant women residing in the northern United States and their neonates.* J Nutr 137 (2007) 447–452

Holick M. F. et al.: *Evaluation, treatment, and prevention of vitamin D deficiency: an Endocrine Society Clinical Practice Guideline.* J Clin Endocrinol Metab, 2011, Jun 6

Institute of Medicine: *Dietary reference intakes for calcium and vitamin D.* The National Academies Press, Washington, DC, 2011

Föhl-Kuse, S., *Präeklampsie und HELLP-Syndrom – Hilfe für Betroffene*, PDF-Ausgabe, aktuelle Überarbeitung 08/2016

Der Hb in der Schwangerschaft, hebammenforum 8/2016

Nacamulli, D. et al.: *Influence of physiological dietary selenium supplementation on the natural course of autoimmune thyroiditis.* Clinical endocrinology 73 (4) 2010, 535–539

Wu, Q. et al.: *Low population selenium status is associated with increased prevalence of thyroid disease.* The Journal of Clinical Endocrinology & Metabolism 100 (11) 2015, 4037–4047

Vardatsikos, G. et al.: *Insulino-mimetic and anti-diabetic effects of zinc.* Journal of inorganic biochemistry 120 (2013) 8–17

Mahomed, K.: *Zinc supplementation in pregnancy* (Cochrane Review, The Cochrane Library, Issue 3). UK, John Wiley & Sons 1997

Garrison, S. R. et al.: *Magnesium for skeletal muscle cramps.* Cochrane Database of Systematic Reviews 9 (2020)

Classen, H. G.: Magnesium-L-aspartat Hydrochlorid: Experimentelle und klinische Studienergebnisse. Journal für Mineralstoffwechsel 9.2 (2002) 28–34

Coudray, C. et al.: *Effects of dietary fibers on magnesium absorption in animals and humans.* The Journal of nutrition 133.1 (2003) 1–4

Grimes, D. A. / Nanda, K.: *Magnesium sulfate tocolysis: time to quit.* Obstetrics & Gynecology 108.4 (2006) 986–989

Han, S. et al.: *Magnesium maintenance therapy for preventing preterm birth after threatened preterm labour.* Cochrane Database of Systematic Reviews 5 (2013)

Mercer, B. M. et al.: *Magnesium sulfate for preterm labor and preterm birth.* Obstetrics & Gynecology 114.3 (2009) 650–668

Supakatisant, Ch. / Vorapong, P.: *Oral magnesium for relief in pregnancy-induced leg cramps: a randomised controlled trial.* Maternal & Child Nutrition 11.2 (2015) 139–145

Vartanian, L. R. et al.: *Effects of soft drink consumption on nutrition and health: a systematic review and meta-analysis.* American journal of public health 97.4 (2007) 667–675

Shenkin, J. D. et al.: *Soft drink consumption and caries risk in children and adolescents.* General dentistry 51 (1) 2003, 30–36

Life Extension Magazine, Feb. 2015; J. Robinson: *Eating on the Wild Side.* Boston, Little Brown & Co. 2013

Hasan, R. et al.: *Self-reported Vitamin Supplementation in Early Pregnancy and Risk of Miscarriage.* Initially submitted December 2, 2008; accepted for publication February 10, 2009

Nelen, W. L. et al.: *Methylenetetra-hydrofolate reductase polymorphism affects the change in homocysteine and folate concentrations resulting from low dose folic acid supplementation in women with unexplained recurrent miscarriages.* J Nutr, 1998; 128 (8) 1336–1341

George, L. et al.: *Plasma folate levels and risk of spontaneous abortion.* JAMA, 2002; 288 (15) 1867–1873

Windham, G. C. et al.: *Miscarriage and use of multivitamins or folic acid.* Am J Med Genet, 2000; 90 (3) 261–262

Catov, J. M. et al.: *Association of peri-conceptional multivitamin use and risk of preterm or small-for-gestational-age births.* Am J Epidemiol, 2007; 166 (3) 296–303

Bodnar, L. M. et al.: *Periconceptional multi-vitamin use reduces the risk of preeclampsia.* Am J Epidemiol, 2006; 164 (5) 470–477

ZEIT DER VORBEREITUNG: KURZ VOR DER GEBURT

Interview von Nina Drexelius mit Prof. Frank Louwen: *Geburtshormone – mit dem Kopf durch die Wand.* Hebammenforum, März 2010

Solomon, N./Tesfaye, M.: *Traditional practices during pregnancy and childbirth among mothers in Shey Bench District, South West Ethiopia.* SAGE Open Medicine 14 (2022)

Hashimoto, M. et al.: *Effects of an ω3 fatty acid-biased diet on luteolysis, parturition, and uterine prostanoid synthesis in pregnant mice.* Biochemical and Biophysical Research Communications 589 (2022) 139–146

Heydari, P. et al.: *Comparing the effects of vaginal and oral evening primrose oil on cervical ripening and labor progress among primiparous women.* Nursing Practice Today 9.3 (2022)

Römer, A. et al.: *Veränderungen der Zervixreife und Geburtsdauer nach geburtsvorbereitender Akupunkturtherapie. Das Mannheimer Schema.* Geburtshilfe Frauenheilkd, 2000; 60 (10) 513–518

Burkart, A.: *Gute Geburt genadelt …? – Wirkung der geburtsvorbereitenden Akupunktur.* Hebamme 28.01 (2015) 8–14

Zeisler, H. et al.: *Influence of acupuncture on duration of labor.* Gynecologic and obstetric investigation 46 (1) 1998, 22–25

Odent, M.: *The Fetus Ejection Reflex.* BIRTH Issues in Perinatal Care, Vol 14, Issue 2, June 1987, 104–105

Albers, L. / Borders, N.: *Minimizing Genital Tract Trauma and Related Pain Following Spontaneous Vaginal Birth.* J Midwifery Womens Health, 2007; 52 (3) 246–253

Lindgren, H.: *Fear causes tears – Perineal injuries in home birth settings. A Swedish interview study.* BMC Pregnancy and Childbirth, 2011

Seehafer, P.: *Hände weg vom Damm?* DHZ 08 (2011)

Aasheim, V. et al.: *Perineal techniques during the second stage of labour for reducing perineal trauma.* Cochrane Database of Syst Rev, 2011, Issue 12

Paris, A. E. et al.: *Is an episiotomy necessary with shoulder dystokia?* American Journal of Obstetrics and Gynecology 205 (2011) 217.e1–217.e3

Practice Bulletin: *Prevention and Management of Obstetric Lacerations at Vaginal Delivery.* American College of Obstetrics and Gynecology, 2016

Beckmann, M. M. / Garrett, A. J.: *Antenatal perineal massage for reducing perineal trauma.* Cochrane Database Syst Rev., 2006 Jan 25 (1) CD005123

Grubinger, C.: *Den Damm vorbereiten – hilft das?* DHZ 08 (2011)

Kruger, J. et al.: *Pelvic floor function in elite nulliparous athletes and controls.* Ultrasound Obstet Gynecol 2007 (30) 81–85

Hillebrenner, J.: *Erste klinische Erfahrungen bei Erstgebärenden mit einem neuartigen Geburtstrainer Epi-no®. First clinical experiences with the new birth trainer Epi-no® in primiparous women.* Geburtshilfe Neonatol, 2001; 205 (1) 12–19

Dannecker, C. et al.: *Einfluss des Geburtstrainers Epi-No® auf die mütterliche Beckenbodenfunktion sechs Monate nach Entbindung – Follow-up einer prospektiven und randomisierten Studie. The Effect of the Pelvic Floor Training Device Epi-No® on the Maternal Pelvic Floor Function Six Months After Childbirth – Follow-Up Study of a Randomised Controlled Trial.* Geburtshilfe Frauenheilkd 2004; 64 (11) 1192–1198

Shek, K. et al.: *Does the Epi-No device prevent levator trauma? A randomised controlled trial.* Int Urogynecol J 2010 (21) 217–218

Dietz, H. P.: *Geburtsbedingtes Beckenbodentrauma (Childbirth-related Pelvic Floor Trauma).* Geburtshilfe Frauenheilkd, 2010; 70 (12) 969–978

Shek, K. L. et al.: *Does the Epi-No® Birth Trainer reduce levator trauma? A randomised controlled trial.* International urogynecology journal 22 (2011) 1521–1528

Kovacs, G. T. et al.: *First Australian trial of the birth-training device Epi-No: A highly significantly increased chance of an intact perineum.* Australian and New Zealand Journal of Obstetrics and Gynaecology 44.4 (2004) 347–348

Brito, L. G. O. et al.: *Antepartum use of Epi-No birth trainer for preventing perineal trauma: systematic review.* International urogynecology journal 26 (2015) 1429–1436

Tveit J. V. et al.: *Reduction of late stillbirth with the introduction of fetal movement information and guidelines – a clinical quality improvement.* BMC Pregnancy and Childbirth 32 (2009)

Milner, J. et al.: *The accuracy of ultrasound estimation of*

fetal weight in comparison to birth weight: A systematic review. Ultrasound 26.1 (2018) 32–41
Pay, A. S. D. et al.: *Symphysis-fundus height measurement to predict small-for-gestational-age status at birth: a systematic review.* BMC pregnancy and childbirth 15 (1) 2015, 1–9
Schwarz, C. et al.: *Fetale Mortalität bei Einlingen ab Termin – eine Analyse bundesdeutscher Perinataldaten 2004–2013.* Z Geburtshilfe Neonatol 2015; 219 (02) 81–86
Alfirevic Z.: *Oral verabreichtes Misoprostol zur Einleitung der Wehentätigkeit.* The Cochrane Library, 13.06.2014
Boulvain, M. et al.: *Membrane sweeping for induction of labour.* Cochrane Database Syst Rev 2005; Jan 25 (1) CD000451. Review
Stahl, K.: *Mindestens haltbar bis:?? Terminüberschreitung und Übertragung.* Hebammenforum 1 (2007)
Smith, R.: *Das Timing der Geburt – Die Uhr in der Placenta.* Spektrum der Wissenschaft 6 (1999) 46
Azad, A. et al.: *Evening primrose oil for cervical ripening prior to labor induction in post-term pregnancies: A randomized controlled trial.* European Journal of Integrative Medicine 51 (2022)
Dörken, B. et al.: *Geburtseinleitung mit Nelkenöltampons – erste Studienergebnisse.* Die Hebamme 17.04 (2004) 218–219
Hyppönen, E. et al.: *Intake of Vitamin D an risk of type 1 diabetes: a birth-cohort study.* Lancet 358 (2001) 1500–1503
Zipitis, C. S. / Akobeng, A. K.: *Vitamin D Supplementation in Early Childhood an Risk of Type 1 Diabetes: a Systematic Review and Meta-analysis.* Arch Dis Child, 2008; 93 (6) 517–517
Grandjean, Philippe: *Developmental fluoride neurotoxicity: an updated review.* Environmental Health 18.1 (2019) 1–17

DER WEG ZUM BABY: DIE GEBURT

Bailit, J. L. et al.: *Outcomes of Women Presenting in Active Versus Latent Phase of Spontaneous Labor.* Obstetrics & Gynecology, 2005; 105 (1) 77–79
Schwarz, C.: *Die Erlaubnis zum Nichtstun.* DHZ 9 (2014)
Uvnäs-Moberg, K. / Petersson, M.: *Oxytocin – biochemical link for human relations. mediator of antistress, well-being, social interaction, growth, healing.* Lakartidningen 101 (2004) 2634–2639
Feldman, R. et al.: *Evidence for a Neuroendocrinological Foundation of Human Affiliation: Plasma Oxytocin Levels Across Pregnancy and the Postpartum Period Predict Mother-Infant BBonding*
Kendrick, K. M.: *Oxytocin, motherhood and bonding.* Exp Physiol 85 (2000), Supplement, 111S–124S
Plothe, C.: *Die perinatale Gabe von Oxytocin und deren mögliche Konsequenzen auf die Psyche des Menschen.* Int. J. Prenatal and Perinatal Psychology and Medicine, 2009; 21 (3/4) 233–251
Baumgartner T.et al.: *Oxytocin Shapes the Neural Circuitry of Trust and Trust Adaptation in Humans.* Neuron 58 (2008) 639–650
Lothian, J. A.: *Do Not Disturb, The Importance of Privacy in Labor.* The Journal of Perinatal Education 13 (3) 2004, 4–6
Duden, B.: *Die Kunst zu warten.* DHZ (06) 2014
Bell, A. F. et al.: *Beyond Labor: The Role of Natural and Synthetic Oxytocin in the Transition to Motherhood.* J Midwifery Womens Health, 2014 Jan; 59 (1) 35–42
Henry, J. P. / Wang, S.: *Effects of early stress on adult affiliative behavior.* Psychoneuro endocrinology 23 (1998) 863–875
Winstone, C. L.: *The relationship between artificial Oxytocin (Pitocin) use at birth for labor induction or augmentation and the psychological functioning of 3-year-olds.* Dissertation Submitted in Partial Fulfillment of the Requirements for the Degree of Doctor of Philosophy in Clinical Psychology Specialty in Prenatal and Perinatal Psychology, Santa Barbara Graduate Institute, 2008
Miller, G.: *Neuroscience. The promise and perils of oxytocin.* Science (New York, N.Y.), 2013; 339 (6117) 267–269
Sepkoski, C. M. et al.: *The effects of maternal epidural anesthesia on neonatal behavior during the first month.* Dev Med Child Neurol, 1992; 34 (12) 1072–1080
Murray, A. D. et al.: *Effects of epidural anesthesia on newborns and their mothers.* Child Dev, 1981; 52 (1) 71–82
von Sydow, K. / Happ, N.: *»Da lag sie eben da, wie Jesus am Kreuz …«–Die Erfahrungen von Vätern bei der Geburt.* Zeitschrift für Psychosomatische Medizin und Psychotherapie 2012, 26–41
Lawrence, A. et al., *Maternal positions and mobility during first stage labour.* Sao Paulo Med J 129 (2011) 362
Reitter, A. et al.: *Does pregnancy and/or shifting positions create more room in a woman's pelvis?* Am J Obstet Gynecol 211 (2014) 662, e1–9
Eriksson, M. et al.: *Early or late bath during the first stage of labour: a randomised study of 200 women.* Midwifery, 1997; 13 (3) 146–148
Odent, M.: *Insights into pushing. The second stage as a disruption of the fetus ejection reflex.* Midwifery Today With International Midwife 2000 (55) 12
Vain, N. E. et al.: *Effect of gravity on volume of placental transfusion: a multicentre, randomised, non-inferiority trial.* Lancet 2014 (384) 235–240

van Rheenen, P. / Brabin, B. J.: *Late umbilical cord-clamping as an intervention for reducing iron deficiency anaemia in term infants in developing and industrialised countries: a systematic review*. Ann Trop Paediatr 24 (2004) 3–16

McDonald, S. J. et al.: *Effect of timing of umbilical cord clamping of term infants on maternal and neonatal outcomes*. Cochrane Database Syst Rev, Issue 7, Art.: CD004074 (2013)

Lozoff, B. / Georgieff, M. K.: *Iron deficiency and brain development*. Semin Pediatr Neurol 13 (2006) 158–165

Hildebrandt, S.: *Das Band des Lebens*. DHZ (10) 2015

Manzei, A.: *Stammzellen aus Nabelschnurblut. Ethische und gesellschaftliche Aspekte*. Hrsg. v. Institut Mensch, Ethik und Wissenschaft (IMEW), Berlin 2005

Saxton, A. et al.: *Does skin-to-skin contact and breast feeding at birth affect the rate of primary postpartum haemorrhage. Results of a cohort study*. Midwifery. 2015 Nov; 31 (11) 1110–1117

Eldering, G. / Selke, K.: *Wassergeburt – eine mögliche Entbindungsform?* Geburtshilfe Frauenheilkd, 1996; 56 (12) 670–676

Regli, M. et al.: *Wassergeburt als alternative Geburtsmöglichkeit: eine Fallkontroll-Studie*. Geburtshilfe Frauenheilkd, 1999; 59 (12) 626–633

Burns, E. et al.: *Systematic review and meta-analysis to examine intrapartum interventions, and maternal and neonatal outcomes following immersion in water during labour and waterbirth*. BMJ Open 12 (2022) e056517

Ye, J. et al.: *Searching for the Optimal Rate of Medically Necessary Cesarean Delivery*. Birth Issues in Perinatal Care, Volume 41, Issue 3, September 2014, 237–244

Senturk, M. B. et al.: *Does performing cesarean section after onset of labor has positive effect on neonatal respiratory disorders?* The Journal of Maternal-Fetal & Neonatal Medicine, Volume 29, 2016 – Issue 15

El-Sayed, Y. Y.: *Diagnosis and Management of Arrest Disorders: Duration to Wait*, Seminars in Perinatology, Oct 2012, Vol 3

Lipschuetz, M. et al.: *A large head circumference is more strongly associated with unplanned cesarean or instrumental delivery and neonatal complications than a high birth weight*. Am J Obstet Gynecol, December 2015, Volume 213, Issue 6, 833.e1–833.e12

Lee, J. H. et al: *Computational modeling of drug dissolution in the human stomach: Effects of posture and gastroparesis on drug bioavailability*. Physics of Fluids, 34 (8) 2022.

Queckenberg, Chr./Fuhr, U.: *Influence of posture on pharmacokinetics*. European journal of clinical pharmacology, 65 (2009), 109–119

DIE ALLERERSTEN WOCHEN: DAS FRÜHE WOCHENBETT

Beim, R.: *Infektionsprävention KRINKO. Händehygiene in Einrichtungen des Gesundheitswesens*. Bundesgesundheitsblatt-Gesundheitsforschung-Gesundheitsschutz 9 (2016) 1189

Abou-Dakn, M. et al.: *Positive Effect of HPA Lanolin versus Expressed Breastmilk on Painful and Damaged Nipples during Lactation*. Skin Pharmacol Physiol 2011 (24) 27–35

Ogita, Sachio et al.: *Effects of far-infrared radiation on lactation*. The Annals of physiological anthropology, 9.2 (1990), 83–91

Zatuchni G. I. / Colombi, D. J.: *Bromelains therapy for the prevention of episiotomy pain*. Obstet Gynecol 1967 (29) 275–278

Brodribb, W./Academy of Breastfeeding Medicine: *ABM Clinical Protocol# 9: Use of galactogogues in initiating or augmenting maternal milk production, second revision 2018*. Breastfeeding Medicine, 13.5 (2018), 307–314

Srinivas, R. et al.: *The effect of naturally formulated galactogogue mix on breast milk production, prolactin level and short-term catch-up of birth weight in the first week of life*. Int J Health Sci Res, 4 (10) 2014, 242–53

Ryan, R. A. et al.: *Use of Galactagogues to Increase Milk Production Among Breastfeeding Mothers in the United States: A Descriptive Study*. Journal of the Academy of Nutrition and Dietetics, 2023

Modepeng, T. et al.: *The Effects of date fruit consumption on breast milk quantity and nutritional status of infants*. Breastfeeding Medicine, 16 (11) 2021, 909–914

European Medicines Agency (EMA): *Public statement on the use of herbal medicinal products containing estragole*, EMA/HMPC/137212/2005/Rev 1 Corr 1, 2023

Lee, S. K. et al.: *Pressure Ulcer Healing with a Concentrated, Fortified, Collagen Protein Hydrolysate Supplement: A Randomized Controlled Trial*. Advances in Skin & Wound Care, 19 (2) 2006, 92–96

Sibilla, S. et al.: *An Overview of the Beneficial Effects of Hydrolysed Collagen as a Nutraceutical on Skin Properties. Scientific Background and Clinical Studies*. The Open Nutraceuticals Journal, 8 (2015), 29–42

Lansdown, A. B. G. et al.: *Zinc in Wound Healing: Theoretical, Experimental, and Clinical Aspects. Wound Repair and Regeneration*. Official Publication of the Wound Healing Society [and] the European Tissue Repair Society, 15 (1) 2007, 2–16

Arnold, M./Barbul, A.: *Nutrition and Wound Healing*. Plastic and Reconstructive Surgery, 117 (2006), 42–58

Soule, S. D. et al.: *Oral proteolytic enzyme therapy (Chymoral) in episiotomy patients.* Am J Obstet Gynecol 1966 (95) 820–823

Tassman, G. C.: *Evaluation of a plant proteolytic enzyme for the control of inflammation and pain.* J Dent Med 1964 (19) 73–77

Al-Khateeb, T. H. / Nusair, Y.: *Effect of the proteolytic enzyme serrapeptase on swelling, pain and trismus after surgical extraction of mandibular third molars.* Int J Oral Maxillofac Surg 2008 (37) 264–268

Anderson, P. O.: *Drug treatment of Raynaud's phenomenon of the nipple.* Breastfeeding Medicine, 15 (11) 2020, 686–688

DiGiacomo, R. A. et al.: *Fish-oil dietary supplementation in patients with Raynaud's phenomenon: a double-blind, controlled, prospective study.* The American journal of medicine, 86.2 (1989) 158–164

Malenfant, D.: *The efficacy of complementary and alternative medicine in the treatment of Raynaud's phenomenon: a literature review and meta-analysis.* Rheumatology (Oxford), 2009; 48 (7) 791–795

Muir, A. H. et al.: *The use of Ginkgo biloba in Raynaud's disease: a doubleblind placebo-controlled trial.* Vasc Med 2002 (7) 265–267. PMID: 12 710 841

Khoshnoud, M. J. et al.: *Effects of sodium benzoate, a commonly used food preservative, on learning, memory, and oxidative stress in brain of mice.* Journal of biochemical and molecular toxicology, 32 (2) 2018, e22022

McCann, D. et al.: *Food additives and hyperactive behaviour in 3-year-old and 8/9-year-old children in the community: a randomised, double-blinded, placebo-controlled trial.* The lancet, 370 (9598) 2007, 1560–1567

Niedenthal, P. M. et al.: *Negative relations between pacifier use and emotional competence.* Basic and Applied Social Psychology 34 (5) 2012, 387–394

Rychlowska, M. et al.: *Pacifiers disrupt adults' responses to infants' emotions.* Basic and Applied Social Psychology 36 (4) 2014, 299–308

de Weerth, C. et al.: *Intestinal Microbiota of Infants With Colic: Development and Specific Signatures.* Pediatrics, February 2013; 131 (2)

Senger, U. / Heber, A.: *Dreimonatskolik: Osteopathie klinisch klar überlegen.* Deutsche Zeitschrift für Osteopathie, 2004; 2 (02) 8–9

Wikus, P.: *Säuglinge mit frühkindlicher Regulationsstörung – eine Pilotstudie.* Osteopathische Medizin, Volume 17, Issue 4, December 2016, 17–21

Rapelanoro, R. et al.: *Neonatal Malassezia furfur pustulosis.* Archives of Dermatology 1996; 132 (2) 190–193

RÜCKKEHR ZUM ALLTAG: DAS SPÄTE WOCHENBETT

Mitchell, K. B. et al.: *Academy of Breastfeeding Medicine Clinical Protocol# 36: the mastitis spectrum, revised 2022.* Breastfeeding Medicine 17 (5) 2022, 360–376

Mousavi, S. et al.: *Immunomodulatory and antimicrobial effects of vitamin C.* European Journal of Microbiology and Immunology 9 (3) 2019, 73–79

Kallio, J. et al.: *Vitamin C inhibits staphylococcus aureus growth and enhances the inhibitory effect of quercetin on growth of Escherichia coli in vitro.* Planta medica 2012, 1824–1830

Gombart, A. F. et al.: *A review of micronutrients and the immune system–working in harmony to reduce the risk of infection.* Nutrients 12.1 (2020) 236

Wintergerst, E. S.: *Immune-enhancing role of vitamin C and zinc and effect on clinical conditions.* Annals of Nutrition and Metabolism 50.2 (2006) 85–94

McDonald, E. A. et al.: *Dyspareunia and childbirth: a prospective cohort study.* British Journal of Obstetrics and Gynaecology 2015

Rahimi, R. et al.: *Effcacy and tolerability of Hypericum perforatum in major depressive disorder in comparison with selective serotonin reuptake inhibitors: A meta-analysis.* Progress in Neuro-Psychopharmacology and Biological Psychiatry 33 (1) 1 February 2009, 118–127

Papoušek, M.: *Regulatory disorders in early childhood. Family physician counseling for crying, sleeping and feeding disorders.* MMW Fortschr Med, 2005 Mar 24; 147 (12) 32–34, 36, 38

Katzer, D. et al.: *Melatonin concentrations and antioxidative capacity of human breast milk according to gestational age and the time of day.* Journal of Human Lactation, 32 (4) 2916, NP105–NP110

Vennemann, M. M. et al.: *Bed sharing and the risk of sudden infant death syndrome: Can we resolve the debate?.* The Journal of Pediatrics, 160 (1) 2012, 44–48.e2

Cote, A.: *Circumstances Leading to a Change to Prone Sleeping in Sudden Infant Death Syndrome Victims.* Pediatrics 2000; 106 (6) E86

L'Hoir, M. P. et al.: *Risk and preventive factors for cot death in The Netherlands, a low-Incidence country.* European Journal of Pediatrics, 157 (8) 1998, 681–688

Zinka, B. M.: *Der Plötzliche Säuglingstod. Untersuchungen eigener Fälle am Institut für Rechtsmedizin der Ludwig-Maximilians-Universität zu München aus den Jahren 1999 bis 2001.* Dissertation zum Erwerb des Doktorgrades der Medizin an der Medizinischen Fakultät der Ludwig-Maximilians-Universität zu München, März 2004

Mut machende Entwicklung und dumpfe Ahnung. Bettina Salis im Gespräch mit Dr. Jan Sperhake, Rechtsmediziner am Universitätsklinikum Hamburg-Eppendorf und seit acht Jahren Mitglied des Hamburger Bündnisses gegen den Plötzlichen Säuglingstod. Hebammenforum 2 (2005) 89–94

Blair, P. S. et al.: *Bed-Sharing in the Absence of Hazardous Circumstances: Is There a Risk of Sudden Infant Death Syndrome? An Analysis from Two Case-Control Studies Conducted in the UK.* PLOS ONE, September 2014, Volume 9, Issue 9

Blabey, M. H. / Gessner, B. D.: *Infant bed-sharing practices and associated risk factors among births and infant deaths in Alaska.* Public Health Rep, 2009 Jul–Aug; 124 (4) 527–534

Sperhake, J., Oberarzt am Institut für Rechtsmedizin: *Helfen und Ermitteln beim Plötzlichen Säuglingstod – ein Widerspruch?* Universitätsklinikum Hamburg-Eppendorf, DHZ 01 (2009)

Interview mit Prof. Dr. Dr. Klaus-Steffen Saternus: *Der Plötzliche Kindstod ist kein Erstickungstod.* DHZ 03 (2014)

Vennemann, M. M. et al.: *Sleep environment risk factors for sudden infant death syndrome: the German Sudden Infant Death Syndrome Study.* PMID: 19 336 376 DOI:10.1542/peds.2008–0505

Chamberlain, S.: *Adolf Hitler, die deutsche Mutter und ihr erstes Kind. Über zwei NS-Erziehungsbücher.* Gießen, Psychosozial-Verlag 2010

TRANSPARENZHINWEIS

Im Anhang und im gesamten Buch werden an einigen Stellen Produkte, Marken oder Dienstleistungen genannt. Dies geschieht aus einem Service- und Mehrwertgedanken für die Leserinnen, die sich in diesen Bubbles und Produktkategorien noch nicht gut auskennen. Als Hebamme sehe und erlebe ich vieles davon täglich und finde einiges richtig gut und anderes furchtbar. Hier findet ihr ausschließlich meine persönliche, unbezahlte Meinung.

Ich schreibe das, weil auch Hebammen mittlerweile als Werbeträgerinnen heiß umworben sind und einige von ihnen auch Geld mit bezahlter Werbung für Produkte verdienen. Ich persönlich mache keine bezahlten Kooperationen. Keine der hier genannten Firmen oder Personen wusste bei Veröffentlichung des Buches von einer Erwähnung, geschweige denn, dass dafür Geld geflossen oder andere Bedingungen daran geknüpft gewesen wären.

Einige meiner an anderen Stellen zur Verfügung gestellten Inhalte werden durch Werbung finanziert, zum Beispiel mein Podcast-Projekt »**Hebammensalon**« zusammen mit Sissi Rasche. Einige der hier genannten Firmen haben im »Hebammensalon« über unsere externe Vermarkterin schon bezahlte Werbung geschaltet.

Eine Erwähnung auf anderen Plattformen (z. B. Instagram) oder gar in meiner schreibenden Tätigkeit war nie Bestandteil des Vertrages, und daran wird sich auch in Zukunft nichts ändern.

2004 habe ich ***into life*** gegründet, unter diesem Label produziere ich Produkte, die mir als Hebamme in meiner täglichen Arbeit gefehlt haben. Dies sind Pflegeprodukte für typische Schwangerschafts- und Wochenbett-Issues sowie hochwertige Supplements und Nahrungsergänzungsmittel. Qualität und Bioverfügbarkeit ist hier mein Ansatz.

Dieser Anhang erhebt keinen Anspruch auf Vollständigkeit und wird regelmäßig aktualisiert.

NÜTZLICHE INFOS

unsere-hebammen.de: Interaktive Seite des Deutschen Hebammenverbandes zur berufspolitischen Situation mit vielen Infos zur Rundum-Hebammen(unter)versorgung.

bfhd.de: Portal des zweiten Berufsverbandes der Hebammen, dem Bund freiberuflicher Hebammen Deutschlands e. V.

mother-hood.de: Bundeselterninitiative zum Schutz von Mutter & Kind während Schwangerschaft, Geburt und erstem Lebensjahr.

Auf der Seite des **Bundesfamilienministeriums** kannst du dir die offiziellen und immer aktuellen Broschüren zu Elterngeld und Co. direkt unter »Service« herunterladen: **bmfsfj.de**. Hier gibt es Infos zu allen erdenklichen Gesetzeslagen.

Die **Bundeszentrale für gesundheitliche Aufklärung** ist ein Organ des Bundesfamilienministeriums. Du findest hier diverse Beratungsinhalte für die Zeit der Schwangerschaft und danach, etwa zur pränatalen Diagnostik. Auch hier können Broschüren heruntergeladen oder bestellt werden: **familienplanung.de**.

Die **Arbeitsgemeinschaft Gestose-Betroffene e. V.** berät Betroffene mit Präeklampsie, HELLP-Syndrom und Plazentainsuffizienz umfangreich und nach dem neuesten Stand der Forschung zu Diagnose und Therapie und bei Folgeschwangerschaften: **präeklampsie-hellp.de**.

Der Bundesverband **Das frühgeborene Kind e. V.** berät auf **fruehgeborene.de**.

lavanja.com ist das großartige Projekt von Tanja Thalwitzer und Lara Mars für Eltern, die vor oder nach der Geburt die Diagnose Down-Syndrom/Trisomie 21 bekommen haben. Auch Esther **@ourlifeinthealps** schreibt auf Instagram mit wunderschönen Fotos vom naturnahen Leben in den Alpen – und von ihrem Leben mit drei kleinen Kindern, eines von ihnen mit Down-Syndrom.

embryotox.de ist die Datenbank des unabhängigen Beratungszentrums für Embryonaltoxikologie an der Charité in Berlin. Hier kannst du nachschauen, welche Medikamente du (nicht) nehmen darfst, mitsamt der empfohlenen Alternativen.

Das **hilfetelefon-schwierige-geburt.de** ist ein Projekt der Bundeselterninitiative Mother Hood e. V. in Kooperation mit der International Society for Pre- and Perinatal Psychology and Medicine, ISPPM e. V. Es ist eine niedrigschwellige und bei Bedarf anonyme Anlaufstelle, bei der Mütter ganz offen über ihre Geburtserfahrung sprechen können. Die Beraterinnen des Hilfetelefons sind ausgebildete Therapeutinnen oder Sexualpädagoginnen. Alle arbeiten seit vielen Jahren mit Familien und haben Erfahrung im Umgang mit schwierigen Geburtserlebnissen. +49 (0) 228–9295 9970.

schatten-und-licht.de berät zu psychischen Erkrankungen im Kontext Schwangerschaft, Geburt und Wochenbett, auch hier gibt es Kontaktadressen in deiner Nähe.

Unter **rueckhalt.de** findet ihr Krisenbegleitung/Schreibaby-Ambulanz und Vernetzungen in den frühen Hilfen bei High-Need-Babys.

stillkinder.de, das Still-Portal der Hebamme und Stillberaterin Regine Gresens, **still-lexikon.de**, **stillen-institut.com** und **bdl-stillen.de** sind umfangreiche, sehr informative Seiten rund ums Stillen und allen denkbaren Fragen dazu, die sich an Laien und Fachpersonen richten.

YOUTUBE

Manche Dinge versteht man besser durch Angucken als durch Lesen. Für gute Videos zum »richtigen Anlegen« stehen die Breastfeeding Series des **Global Health Media Project**, hier wird unter anderem das **asymmetrische Anlegen** gezeigt. Auch ein paar Ikonen und deren Vorträge kann man dort finden, etwa **Michel Odent**, der Berührendes zum Oxytocin zu sagen hat, oder die wunderbare **Ina May Gaskin**. Und natürlich ist YouTube der perfekte Fundus für ganz schlichte Anleitungen, wie etwa für die **Wickelkreuztrage** oder das **Pucken**.

BLOGS & SOCIAL MEDIA

Blogs erzählen aus dem Leben, auf einigen gibt es sogar noch ein bisschen gehaltvolleren Fach-Content: **into-life.de** ist mein Blog zum Buch, hier kannst du weiterlesen oder meine Online-Kurse finden. Akademischen Hintergrund gibt es von dem wunderbaren Kinderarzt, der umfangreich zur Kinderentwicklung forscht, Dr. med. Herbert Renz-Polster. Alles zu seinen Lieblingsthemen »das Baby als gelebte Evolutionsbiologie«, Schlafen, Familienbett, artgerechtes Babyleben und Co. findet ihr hier: **kinder-verstehen.de**. Auf **vonguteneltern.de** schreibt meine Kollegin Anja Gaca aus dem Hebammen- und Mutterleben.

Hübsche Blogazines, die du bisher noch nicht auf dem Radar hattest, sind **little-years.de** oder **mummy-mag.de**. Neben vielen schönen Reportagen, Shopping- und Einrichtungstipps gibt's auch Nachdenkliches zu aktuellen gesellschafts- und familienpolitischen Themen rund um die Mama-Bubble. **hauptstadtmutti.de** Elina Penner schafft es, nahezu babyfrei dem Muttileben zu huldigen, und bringt regelmäßig coolen Mum-Streetstyle aus der Hauptstadt und diverse gesellschaftspolitische Themen mit. Mareice Kaiser schreibt hier klug zu Familie, Inklusion, Politik: **kaiserinnenreich.de**. Sandra Runge ist Fachanwältin rund um Elternrechte (Kündigungsschutz, Elternzeit und -geld) und bloggt dazu auf **smart-mama.de**.

Auch Instagram ist mehr als hübsche bunte Bilder. **@fraeulein_tessa**, Teresa Bücker, wirft einen journalistisch-femistisch-gesellschaftlichen Blick aufs Muttersein, regelmäßig auch in ihrer SZ-Kolumne »Freie Radikale«. **@anne_dittmann**, getrennt erziehende Mutter, Autorin und Journalistin, erzählt von diesem Entwurf des Familienlebens, **@solomuetter** ist das digitale Zuhause für Single Moms.

Gut, gesund und lecker kochen: **ottolenghi.co.uk** ist natürlich 'ne Bank. **greenkitchenstories.com** bloggen aus Stockholm, die Berliner Fotografen und Kochbuchautoren zeigen ihre leckersten Rezepte hier: **krautkopf.de/rezepte**. Familientaugliche Millennial-Rezepte für einen *Avocado-Banane-Quinoa-Brei* und die *Schoko-Cashew-Smoothie-Bowl* sowie zeitsparende Praxistipps für gesundes Mama-Baby-Kochen findest du bei Julia Radtke **tiny-spoon.com** und **kinderkommtessen.de**. Auf dem Heimweg vom Büro und mal wieder nix Gesundes eingekauft? **toogoodtogo.**

de vermittelt kurz vor Feierabend übrig gebliebenes Essen von Restaurants und Läden zu Discount-Preisen.

BEZUGSQUELLEN

Aromazäpfchen, individuelle Rezepturen, Aromaöle oder Produkte von *Ingeborg Stadelmann* sind enorm hilfreich, aber längst nicht überall zu bekommen. Deshalb hier drei ausgewählte **Apotheken für spezielleren Hebammenbedarf**:

Bahnhof-Apotheke Kempten: Alle Stadelmann-Produkte quasi aus dem »Mutterhaus« im Online-Shop. Vitamin-K1-Tropfen und aromatherapeutische Vaginal-Ovula sind nicht über den Online-Shop verfügbar. Diese kannst du telefonisch bestellen: +49 (0) 831–5 22 66 11, **bahnhof-apotheke.de**.

Zieten-Apotheke in Berlin: Auch hier gibt's alles und wird bundesweit versandt, es gibt außerdem ein Sortiment an TCM-Kraftsuppen. Vaginal-Ovula in einigen Standard-Rezepturen (etwa die Rosenzäpfchen) oder nach Aromatogramm-Rezeptur einfach per Mail oder Fax. +49 (0) 30–54 71 69–0, **zieten-apotheke.de**.

OK-Apotheke in Karlsruhe: Hier gibt es neben allen oben genannten Produkten (Aromatogramm-Rezeptur ebenfalls per Mail oder Fax) auch die kleine, feine Aromatherapie-Marke *L'arome*, etwa mit dem Sanddorn-Balsam. +49 (0) 721–35 75 21, **ok-apotheke-karlsruhe.de**.

Alle Produkte aus meiner eigenen Range (Nahrungsergänzungsmittel, Pflege und Tees) gibt es bei **into-life.de**.

Bei den Klassikern der Bio-Textilien **hessnatur.com** und **hans-natur.de** kannst du dich umfangreich den neuen Themen »Wolle/Seide« und »Wollfleece« nähern. Auch im **lilaemmchen-shop.de** gibt es eine große Auswahl.

Bei der **Babybox and Family** gibt es die allerschönsten (Bio-)Sets zum Schenkenlassen, wenn es etwas Besonderes sein soll. Andere hübsche **Online-Shops** sind **unaduna.de, lulue.de, uniquelove-design.com** oder **houseofkids.de**.

Auch Mama-Klamotten dürfen gern ein Statement in Sachen Coolness abgeben: Das Münchner Label **adieucliche.com** macht die tollsten Mama-Shirts.

Wer alles neu kauft, wird arm! Im Sinne der Nachhaltigkeit: Auf den Portalen **vinted.de** oder **sellpy.de** kannst du nach Marken, Größen, allem suchen – und findest viele Lieblingsteile aus zweiter Hand. Und weil du sehr bald mit dem Aussortieren nicht mehr hinterherkommst, finden deine preloved-Sachen dort auch schnell wieder Abnehmerinnen. Wärmestrahler, Betten, Hochstühlchen und mehr werden munter auf **kleinanzeigen.de** weitergegeben, **strollme.de** und **nomadi.de** verleihen Kinderwägen, Babybetten, Autositze und mehr. Bei **raeubersachen.de** kann man Bio-Babyklamotten mieten.

Für den Kauf einer Tragehilfe ist eine gute Trageberatung das Allerbeste. In allen größeren Städten gibt es Trage-Läden, die eine Auswahl der ganz unterschiedlichen Tragehilfen bereithalten. Alternativ bietet **meintragling.de** oder **tragehilfen-vergleich.de** auch Testpakete unterschiedlicher Tragehilfen gegen eine Kaution und geringe Gebühr an. Bei **dydimos.de**, **hoppediz.de**, **fraeuleinhuebsch.de** und **limasbaby.de** findest du Tragetücher, Tragen und Tragebekleidung in allen Variationen und Farben inklusive guter Kundenberatung.

Auf **etsy.com** finden sich viele kleine DIY-Labels, und du kannst für deine Krabbeldecke, Wetbags und Windelclutch Style sowie Stoffe selbst aussuchen. Selbermachen kriegt mit Baby eh eine ganz neue Bedeutung, bei **maschenfein.de**, **diyctators.com** und **knitknit.de** gibt es alles zum Stricken, bei **stoffbiotop.de** und **jinnyandjoe.de** schöne Stoffe und was man sonst zum Nähen so braucht.

Etwas spezieller, aber unbedingt einen Blick und Gedanken wert: Stoffwindeln und Stoffbinden fürs Wochenbett, vielfältig und bunt, zum Beispiel auf **blumenkinder.eu**. Tolle und nachhaltige **Period Panties** und einlagenfreie Still-BHs gibt es bei **ooia.de**.

Register